YIZHI YIXUE

CONG JICHU DAO LINCHUANG

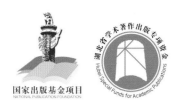

国家出版基金资助项目
湖北省学术著作出版专项资金资助项目

移植医学
——从基础到临床

名誉主编　夏穗生

主　　编　陈知水　陈孝平

顾　　问　吴在德　陈　实　陈忠华

编　　委　（以姓氏笔画为序）

王少发	王树森	王海灏	文志向	朱　兰
朱学海	刘红艳	杜敦峰	李　宁	李贵刚
杨　博	何　凡	张　波	张义成	张伟杰
陈　刚	陈　实	陈　栋	陈孝平	陈忠华
陈知水	陈静瑜	明长生	罗爱林	周晓君
赵体玉	施辉波	宫念樵	夏穗生	郭　晖
蒋继贫	曾凡军	谢卫国	潘铁成	魏　来
魏　翔				

其他参加编写人员（以姓氏笔画为序）

万静雯	王　璐	王芙蓉	毛文君	田　琴
刘　隆	孙叶菁	杨　敏	肖甜甜	张　季
张　瑜	陈晔凌	昌　盛	周　仑	周　黎
周业芳	胡传琛	唐　静	谢　林	谭晓晟

编写秘书　王海灏

绘　　图　吴喜红

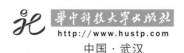
http://www.hustp.com
中国·武汉

内 容 简 介

本书是全面阐述移植医学基础与临床研究的专业性著作,内容共五篇三十四章,主要包括总论、基础研究、临床实践、探索与展望、附记。本书不仅从基础实验研究层面,同时也从临床适应证、禁忌证、手术方式、临床病理、免疫抑制治疗等多个方面,有层次、有深度地呈现和探讨,同时对移植医学未来的发展方向展开讨论,对异种移植、移植与其他学科的关系等也有阐明。

本书内容丰富、文字流畅、紧密结合临床,全面反映了移植医学领域的新理论、新技术、新进展,具有很高的权威性、科学性和实用性,可作为器官移植相关领域的临床工作者和科研工作者必备的一本有价值的参考书。

声 明

未经主编和出版社书面授权,不得以任何方式复制本书内容。

图书在版编目(CIP)数据

移植医学:从基础到临床/陈知水,陈孝平主编.—武汉:华中科技大学出版社,2018.12
ISBN 978-7-5680-4757-9

Ⅰ.①移… Ⅱ.①陈… ②陈… Ⅲ.①移植术(医学) Ⅳ.①R615

中国版本图书馆 CIP 数据核字(2018)第 300734 号

移植医学——从基础到临床　　　　　　　　　　　　　　　　　　　　陈知水　陈孝平　主编
Yizhi Yixue——Cong Jichu Dao Linchuang

策划编辑:陈　鹏
责任编辑:陈　鹏　车　巍
装帧设计:范翠璇
责任校对:李　琴
责任监印:周治超
出版发行:华中科技大学出版社(中国·武汉)　　　电话:(027)81321913
　　　　　武汉市东湖新技术开发区华工科技园　　　邮编:430223
录　　排:华中科技大学惠友文印中心
印　　刷:湖北新华印务有限公司
开　　本:880mm×1230mm　1/16
印　　张:36　插页:2
字　　数:1013千字
版　　次:2018年12月第1版第1次印刷
定　　价:228.00元

序

20世纪外科学的最大成就是将器官移植从幻想变成了现实。1954年,Murray等在孪生兄弟之间行同种肾脏移植取得成功,开创了器官移植的临床先河,获得了1990年诺贝尔生理学或医学奖;1963年,Starzl等完成了第一例肝脏移植;同年Hardy等进行了第一例肺移植;第一例心脏移植由南非医生Barnard于1967年完成。此外,还陆续开展了多器官的联合移植,如心肺联合移植、肝肾联合移植、肝小肠联合移植、心肝联合移植、心肾联合移植等,器官移植手术挽救了不计其数的终末期病人。因此,器官移植也被誉为"21世纪医学之巅"。

我国的器官移植事业较国际上起步稍晚,实验探索始于20世纪50年代末,20世纪70年代末在以武汉同济医院器官移植研究所为代表的数个移植中心逐渐开展,并于20世纪80年代形成一定规模,至20世纪90年代,已能成功开展国际上主要施行的各种不同类型的器官移植,包括肝、肾、心、肺、小肠、脾脏、胰岛细胞、甲状旁腺、肾上腺、睾丸等器官和组织均可以移植。我国器官移植例数飞速增加,移植效果越来越好,跻身为世界器官移植第二大国。

回顾我国器官移植的发展历程,华中科技大学同济医学院附属同济医院器官移植研究所在一些关键环节上发挥了里程碑的作用。不论是早年间进行的基础实验研究(如狗的肝、肾异位移植等),还是后期开展的临床实体器官移植手术,包括现阶段的DCD供体捐献工作,该研究所成员在我国器官移植创始人裘法祖、夏穗生等前辈的带领下都起到了排头兵作用。该研究所不仅是卫生部批准成立的最早、最大、最全面的器官移植专业研究机构(1979年),而且于1980年成功创刊了《中华器官移植杂志》,历任总编辑均由该所专家担任。1981年成立了第一个器官移植学会——中华医学会武汉分会器官移植学组,同年在武汉召开全国器官移植专题研讨会。武汉被誉为"中国器官移植的发源地、大本营",实至名归!

为了总结我国器官移植发展的经验,华中科技大学同济医学院附属同济医院在两任所长陈孝平院士和陈知水教授的带领下,组织国内外有关专家以自身经验为主,结合相关兄弟单位的宝贵经验,编写了这本《移植医学——从基础到临床》。本书既有对既往经验的总结,也有对现实工作的探索,更有对移植医学发展前景的展望和憧憬。

本书对老、中、青三代移植人均有很好的帮助,可以通过"温故"而"知新"。我热忱地推荐此书,愿其成为作者与读者共享研讨、交流卓见的"桥梁",为正在蓬勃发展的器官移植事业起到积极的推进作用,特为之序。

石炳毅

中华医学会器官移植学分会主任委员

中国人民解放军总医院第八医学中心全军器官移植研究所所长

前　　言

　　器官移植是近代医学最令人瞩目的医学成就之一，也被誉为"21世纪医学之巅"。现在可移植的器官种类不断增加，心、肝、脾、肺、肾、小肠、胰腺、睾丸、甲状旁腺、皮肤、骨髓等均可移植，几乎囊括了所有器官和组织。随着移植效果的不断提高，适应证的范围也随之扩大，从事器官移植的单位和医护人员也越来越多。新的理念、新的术式、新的治疗手段、新的药物层出不穷。然而，所有新的临床治疗手段都不是凭空出现的，每一点临床治疗的进步都是大量的基础和临床研究的结晶。

　　华中科技大学同济医学院附属同济医院器官移植研究所作为全国最早成立、规模最大、移植种类最多的移植中心，从20世纪50年代开始，一代代同济人就在我国器官移植的创始人和开拓者裘法祖、夏穗生、吴在德等前辈的带领下，献身于器官移植的基础和临床研究，取得了一系列标志性的成果，同时，也培育了一批又一批的器官移植专家和学者。为了更好地总结经验，也为了更好地接过老一辈器官移植专家的接力棒并顺利传承下去，我们受华中科技大学出版社的委托，以笔者所在器官移植研究所的专家、教授为骨干，组织国内外相关专家编写了这本《移植医学——从基础到临床》。

　　我们撰写本书的主旨在于总结经验、展望未来，不仅从基础实验研究层面，同时也从临床适应证、禁忌证、手术方式、临床病理、免疫抑制治疗等多个方面，有层次、有深度地呈现和探讨，同时对器官移植未来的发展方向展开讨论，对异种移植、移植与其他学科的关系等也有阐明。在心脏死亡器官捐献（DCD）时代的浪潮下，如何更好地开展DCD评定和维护、如何更好地利用DCD供体，对DCD的伦理和法律问题等，本书均进行了深入的探讨，以飨读者。本书是一本难得的全面阐述器官移植基础与临床研究的专业性著作，对于器官移植相关研究领域的研究人员均大有裨益，我们愿意将此书推荐给大家。

陈孝平

中国科学院院士

华中科技大学同济医学院附属同济医院外科学系主任

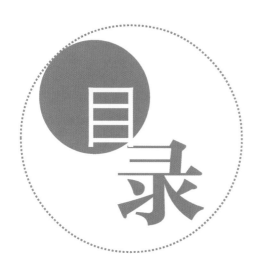

目录

第一篇 总 论

第二篇 基 础 研 究

第三篇 临 床 实 践

第十六章　心脏移植

第十七章　肺移植

第十八章　胰肾联合移植

第十九章　肝肾联合移植

第二十章　肝小肠联合移植

第二十一章　腹部多器官联合移植

第四篇　探索与展望

第五篇　附　记

第一篇

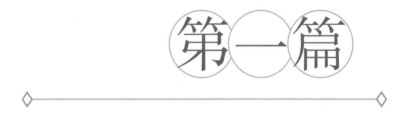

总论
Zonglun

第一章
器官移植发展背景

移植医学是医学领域的一门新兴学科,进入 21 世纪,器官保存技术、外科手术技术、移植免疫学及免疫抑制药物等得到全面发展,器官移植现已成为治疗终末期器官功能衰竭的常规方法。随着我国公民逝世后器官捐献的全面发展,器官移植在我国得到了大力的发展,但是现阶段我国器官移植仍然面临挑战。

一、器官移植发展简史

在公元前 300 年我国的春秋战国时期,《列子·汤问》就记载了扁鹊换心的故事。这是人类史上有关移植术的最早文字记录。在西方,大量的神话传说、传奇故事及文学艺术作品中也记载了各种移植幻想。

直到 20 世纪初,法国医生 Carrel 发明了血管吻合技术,器官移植才得以进入动物实验阶段,并为日后的临床应用打下基础。20 世纪 40 年代,英国学者 Medawer 通过在第二次世界大战期间为烧伤者进行植皮(皮肤移植)逐步揭开了器官移植排斥之谜,指出同种异体之间移植的失败是由于活性免疫细胞所导致的破坏,并由此建立了移植免疫学。在此基础上,人们认识到在无免疫抑制治疗的情况下,单卵双生供受者间的肾移植是可行的。

1954 年 12 月 23 日,经过 2 年的准备,美国外科医生 Murray 在波士顿成功地施行了同卵孪生兄弟间肾移植(无排斥型),并获得了长期存活。这一历史性成功还证实,无论对供者还是受者,单肾足以维持正常生命。Murray 也因此获得 1990 年的诺贝尔生理学或医学奖。20 世纪 50 年代后期,随着肾移植在临床的逐步应用,外科医生对其他脏器移植手术也相继开展了探索性研究,1963 年开展了肝、肺移植,1966 年开展了胰腺移植,1967 年开展了心脏移植等。

与此同时,其他移植相关技术也得到迅猛发展。1964 年 Terasaki 发明了微量淋巴细胞毒技术,奠定了人类白细胞抗原(HLA)分型方法的基础,为选择良好的供者和受者间的配对提供了可能。1967 年,德国 Belzer 用持续灌注法保存肾脏 3 天。随后相继开发了 Collins 液、Euro-Collins 液及 Sacks II 液等器官保存液。1988 年,美国 Wisconsin 大学研制出新鲜保存液,可保存肝脏 30 小时、肾脏和胰腺 72 小时以上,为利用异地获取的器官提供了保障。

免疫抑制治疗在此期间也不断取得进展。全身性放疗是最早用于抗排斥的手段,始于 1958 年。1959 年,英国学者 Calne R 在犬的肾脏移植实验中证实 6-巯基嘌呤(6-MP)可以有效延长移植物存活期,并于 1960 年将其用于人体移植,从而诞生了以糖皮质激素、硫唑嘌呤、抗淋巴细胞球蛋白(ALG)为代表的第一代免疫抑制剂以及联合用药方案。20 世纪 70 年代,Dreyfuss M 发现了环孢素 A(CsA),而 Borel 的一系列实验证实了其免疫抑制功能(既对 T 淋巴细胞具有特异性,又没有骨髓抑制的不良反应)。Calne R 在证实 CsA 对多种动物的器官移植具有明显延长存活时间的作用后,大胆将其用于临床,并取得了突破性进展。到目前为止,CsA 仍是世界上广泛使用的抗排斥药物之一。CsA 可使器官移植的存活率明显提高,成为器官移植发展史上公认的里程碑。

进入 20 世纪 90 年代，多种免疫抑制剂被开发出来并应用于临床，例如，1994 年美国 FDA 正式批准日本 Fujisawa 公司研发的他克莫司应用于肝、肾移植，1995 年瑞士 Roche 公司研发的吗替麦考酚酯（骁悉）进入临床，从而形成了以钙调磷酸酶抑制剂联合骁悉和激素的标准三联免疫抑制方案。新型免疫抑制剂的应用进一步减少了排斥反应的发生率，提高了移植物的存活率，使器官移植成为治疗人类终末期器官衰竭的重要手段。

据统计，截止到 2016 年底，全球累计施行肾移植 84.3 万余例次，近年来每年移植约 3 万例次；累计施行肝移植 19.4 万余例次，每年肝移植约 1 万例次；心脏移植累计 8.7 万余例次，每年施行约 3000 例次；胰肾联合移植累计施行 2.4 万余例次，并出现大批长期存活的受者。

二、我国移植历史回顾及现阶段面临的挑战

我国的移植工作与国外相比大约滞后 10 年。20 世纪 50 年代末，武汉、上海、广州、北京等地相继开展了肝、肾移植的动物实验研究。在武汉，以裘法祖、夏穗生为代表的老一辈医学家敏锐地注意到移植医学的兴起，进行了一系列腹部脏器移植的探索性实验研究。1980 年经卫生部批准成立同济医院器官移植研究所，成为我国最早的移植医学专业化、系统化研究基地。1960 年，北京吴阶平教授率先在国内开展了临床肾移植，开辟了我国临床器官移植的先河，但因缺乏有效的免疫抑制剂，受者未能长期存活。1972 年，广州中山医学院第二附属医院开展了国内首例活体肾移植术，并获成功。1977 年，上海瑞金医院、武汉同济医院先后开展了肝移植术，揭开了我国大器官移植的序幕。随后，全国各地陆续开展了肝、心、肺、胰腺等器官的移植术。

当然，我国器官移植的发展之路并非一帆风顺。在早期临床肝移植成功开展的推动下，20 世纪 80 年代，我国共有 18 个移植中心开始了临床肝移植工作，共完成 57 例手术。但由于手术操作、免疫抑制剂及排斥反应监测等方面所限，80% 以上的病例均在术后 3 个月内死亡，最长存活者由夏穗生教授所保持，受者术后存活 264 天。肝移植工作随后陷入停滞，持续十余年，直至 1993 年随着黄洁夫、郑树森、叶启发等一批中青年学者从海外学成归国，并伴随着新型免疫抑制剂 CsA 的临床推广使用，临床肝移植工作才重新在中国起步并得到大力发展，并进入成熟应用阶段。同时，随着尸体肝移植存活率的显著提高，王学浩、严律南等教授在我国率先开展活体肝移植并取得成功，目前包括上海交通大学医学院附属仁济医院、天津市第一中心医院、首都医科大学附属北京友谊医院的小儿肝移植工作在数量及临床疗效方面均已步入世界领先行列。

其他临床器官移植工作也随着一批年轻有为的开拓者的涌现，使我国每年约有 1 万人次接受各类器官移植手术，我国也成为仅次于美国的世界第二移植大国。截至 2016 年底，据中华医学会器官移植学分会中国器官移植登记处统计，全国共施行各种实质大器官移植术 12 万余例次，包括肾移植 10.1 万余例次，其中活体肾移植近 6000 例，尸体肾移植最长存活超过 33 年；肝移植 1.8 万余例次，其中活体肝移植 1700 余例；心脏移植 808 例，最长存活超过 18 年；胰肾联合移植 200 余例，最长存活超过 10 年；肺移植 200 余例，最长存活超过 7 年。此外，国内还曾开展了少量的脾移植、肾上腺移植、甲状旁腺移植和睾丸移植。

但由于中国器官移植法规管理建设滞后，缺乏组建诸如美国器官共享联合网络、欧洲器官共享网络等专业器官捐献机构的能力；包括广大医务人员在内对"脑死亡"、"植物人"的概念混淆，以及传统文化对"死后全尸"等观念的根深蒂固的影响，器官捐献工作一时难以在中国推开。移植医生为救治器官功能衰竭的病人，将目光投向死囚尸体器官捐献。虽然此项工作对救治广大终末期器官衰竭病人，提高我国临床移植水平起到了至关重要的作用，但也成为西方世界对我国人权问题攻讦的借口，器官移植成为一个非常敏感的"禁区"。

移植界也曾尝试探索采用公民逝世后器官捐献的方法代替死囚器官的来源。例如，上海、湖北、山东、广东等省在 2002—2008 年，由陈忠华教授等人以医学科研项目立项进行了 130 例

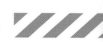

脑死亡供体捐献器官手术,但由于无相关配套法规政策等国家层面的支持,"脑死亡"器官捐献项目进展缓慢。

"十年磨一剑"。值得庆幸的是,以时任中华人民共和国卫生部副部长的黄洁夫教授所代表的行业领导认识到了阻碍我国器官移植工作发展的关键问题,并开始着手解决。2005 年,在西太平洋地区召开的世界卫生组织移植高层会议上,黄洁夫副部长代表中国卫生部向世界做出承诺:中国将改革器官移植体系,逐步立法,彻底改变我国器官来源与分配问题。2006 年,卫生部医政司出台了中国第一部卫生行政部门对器官移植行业规范的法规《人体器官移植技术临床应用管理暂行规定》,组建了人体器官移植技术临床应用委员会(OTC)。实施了严格的行业内部评审和准入,将有移植资质的医院减少至 164 家。并相继建立了国家层面的肝、肾、心、肺、小肠移植术后登记随访系统。2007 年 3 月 21 日,国务院《人体器官移植条例》(后简称《条例》)颁布,使中国器官移植事业开始走上了一条法制化的轨道。2010 年,卫生部与中国红十字会联合启动中国公民逝世后自愿器官捐献试点工作,成立了中国人体器官捐献工作委员会(CODC);2011 年,成立了"中国器官捐献管理中心"。随后,两部门联合相继出台了 30 多个相关器官捐献的配套政策文件,提出中国器官捐献三类死亡判定的科学标准与流程,使一个遵循 WHO 指导原则并符合我国国情,包括器官捐献体系、器官获取与分配体系、器官移植临床服务体系、器官移植后科学登记体系和器官移植监督体系的器官捐献移植体系初步形成。2013 年 2 月 25日,中国宣布全面正式启动公民逝世后器官捐献工作。2015 年 1 月 1 日起,中国完全停止死囚器官捐献,成功实现移植器官来源转型,所有移植器官均来源于公民自愿捐献,并在当年完成器官捐献 2766 例;2016 年完成器官捐献 4080 例;2017 年完成器官捐献 5146 例,实施器官移植手术超过 1.6 万例。

经过几十年的发展,我国器官移植事业在各方面都取得了长足的进步,总体上说已接近国际水平。但现阶段我国的器官移植事业仍面临众多挑战。

1. 供体仍明显短缺 以尿毒症为例,我国每年新增透析病人约 120 万人,但每年肾移植总量约 7000 例,仅占 0.6% 左右,供求矛盾十分突出。我国移植用供体器官长期以来依靠死囚,饱受国际社会的指责,也在一定程度上制约了移植事业的发展。

2. 活体捐赠者的长期健康问题 我国的活体捐赠在近几年才规模开展,无论是活体供肝还是供肾,都需要建立长期随访系统,关注捐赠者的健康。如:供肝者的生活质量有无下降? 余肝能否满足日常生活需要? 捐肾者也如此,尤其是给孩子捐肾的父母,他们在捐肾 10 年、20 年后肾功能到底如何? 高血压的发生率是多少? 这些问题都需要深入研究。

3. 受者的长期存活率需进一步提高 许多移植中心虽然能开展临床肝、肾移植,但缺乏术后管理经验,排斥反应的诊断依赖于临床而不是病理。耐激素的排斥反应、抗体介导的排斥反应难以逆转,术后间质性肺炎、慢性排斥反应等处理不当,常导致病人死亡及移植肾失功,故总体存活率并不高。长期存活者恶性肿瘤、心血管疾病及新生糖尿病的发病率都有待研究。

4. 缺乏稳定的早期诊断排斥的指标 移植术后排斥反应越早发现,治疗效果越好。长期以来,移植物活检是诊断移植物急性排斥反应和慢性排斥反应的金标准,但是由于观察者水平有差异,导致其在实际应用中并不尽如人意,病理诊断在早期临床中判断治疗效果及预后方面也存在一定不足。因此,很有必要进一步认识排斥的分子机制,建立排斥反应的预警指标。

最后必须指出,当前我国器官移植领域中最薄弱的环节是基础研究和建立在循证医学原理上的临床观察系统。国家应重视这片领域的开发,给予相应的投入。只有加深对移植免疫的研究和对移植物慢性失功机制的了解,才有可能进一步降低急、慢性排斥反应的发生率,从而提高病人的生存质量和远期存活率。

(张 波 陈知水 夏穗生)

第二章
移植的定义和分类

第一节　移植的概念

移植(transplantation)是指将某一个体有活力的细胞、组织或器官即移植物(graft)用手术或其他的方法移植到自体或另一个体(异体)的体表上或体内某一部位。

移植术并不包括那些能用在体内或固定在体表,不含有人或动物的组织和细胞的物质,如应用假体、人工合成物质或人造器官等。

供给移植物的个体称供者(donor),接受移植物的个体称受者(recipient)。移植物的供者和受者不属同一个体,称作异体移植术。供者和受者是同一个体的称作自体移植术。自体移植物重新移植到原来的解剖位置,称作再植术(reimplantation),如断手再植、断肢再植等。

第二节　移植的分类

(一)根据供者和受者遗传基因的差异程度分类

1. 自体移植(autotransplantation)　移植的细胞、组织或器官取自受者自身并在自体内植入,即供者和受者为同一个体。

2. 同质移植(isologous transplantation)　又称同基因移植(syngeneic transplantation)或同系移植(isotransplantation)。供者与受者虽非同一个体,但二者遗传基因型完全相同,受者接受来自同系(同基因)供者移植物后不发生免疫排斥反应,如动物实验中纯种同系动物之间的移植、临床应用中的同卵孪生之间的移植。

3. 同种移植(allotransplantation)　供者和受者为同一种属但遗传基因不相同的个体间的移植,如不同个体人与人、狗与狗之间的移植,称同种移植。同种移植为临床最常见的移植类型。因供者和受者遗传学上的差异,术后如不采用合适的免疫抑制措施,受者对同种移植物不可避免地会发生排斥反应。

4. 异种移植(xenotransplantation)　不同种属如猪与人之间的移植,术后如不采用合适的免疫抑制措施,受者对异种移植物不可避免地会发生强烈的异种排斥反应。异种移植又根据供者和受者之间的遗传背景的差异再分为两类,遗传背景差异小、进化关系相近的供者和受者之间的移植称为协调性异种移植(concordant xenotransplantation),如啮齿类的仓鼠与大鼠、非人灵长类(non-human primate,NHP)的狒狒与人之间的移植等。其排斥反应发生比较慢,程度较

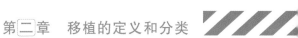

轻,类似于第一次同种移植排斥反应。又有学者将协调性异种移植进一步分为困难型和容易型。非协调性异种移植(discordant xenotransplantation)指在遗传背景相差较大、进化关系相差较远的供者和受者之间进行的异种移植。如豚鼠器官移植给大鼠、猪器官移植给人等。移植后常表现出典型的超急性排斥反应。

(二)根据移植物植入部位分类

1. 原位移植(orthotopic transplantation)　移植物植入该器官正常解剖部位,移植前需将受者原来病变的器官切除,如绝大多数的肝移植和心脏移植等。

2. 异位移植(heterotopic transplantation)　移植物植入部位与该器官原有解剖位置不同。一般情况下,异位移植不必切除受者原来的器官,如大多数的肾移植和胰腺移植等。

异位移植根据移植的目的可分为:①替代原器官丧失的功能,如异位肾移植;②辅助原器官部分丧失的功能,如辅助性异位肝移植、辅助性心脏移植等。

3. 旁原位移植　将移植物植入贴近受者同名器官的位置,不切除原来器官,如胰腺移植到紧贴受者胰腺的旁原位胰腺移植。

(三)根据移植技术分类

1. 血管重建移植(vascularized transplantation)　又称吻合血管移植,移植时将移植物血管与受者血管吻合,建立有效血液循环,移植物即刻恢复血供。临床上实体器官移植,如心脏移植、肝移植、肾移植和胰腺移植等都属此类。

2. 带蒂移植(pedicled transplantation)　移植物通过带有主要血管及淋巴或神经的蒂与供者相连,其余部分均已分离,以便转移到其他需要的部位,移植过程中始终保持有效血供,移植物在移植部位建立了新的血液循环后,再切断该蒂。这类移植都是自体移植,如各种皮瓣移植。

3. 游离移植(dissociated transplantation)　移植时不进行血管吻合,移植后移植物血供的建立依靠受者周缘的组织形成新生血管并逐渐长入移植物。游离皮片的皮肤移植即属此类。

4. 输注移植(infused transplantation)　将移植物制备成有活力的细胞或组织悬液,通过各种途径输入或注射到受者体内,如输血、骨髓移植、胰岛细胞移植等。

(四)根据移植物供者来源分类

1. 尸体供者器官移植(cadaver transplantation)　尸体供者分为脑死亡供者(donor of brain death)和心脏死亡供者(donor of cardiac death)两类。心脏死亡供者又根据死亡前心脏控制的状况分为可控心脏死亡供者(controlled donor after cardiac death)和不可控心脏死亡供者(uncontrolled donor after cardiac death),一般用于移植的供者是可控心脏死亡供者,少数不可控心脏死亡供者也可用于移植,但效果明显较差。

2. 胚胎供者器官移植　移植物取自引产胎儿,根据需要选择不同胎龄的供者,这类供者免疫原性较低,排斥反应较轻,但胎龄过小时组织分化可能不完全,移植物功能不完善,体积过小,往往不能满足受者的需要。

3. 活体供者器官移植(living transplantation)　分为活体亲属供者移植(living related transplantation)和活体非亲属供者移植(living unrelated transplantation)两类。活体亲属供者又根据是否有血缘关系分为:有血缘关系的供者即直系血亲或者三代以内旁系血亲的供者,无血缘关系活体亲属供者包括配偶、继父母和非同父母的兄弟姊妹等家属成员;活体非亲属供者包括至亲好友及自愿捐赠器官供他人移植,但不愿透露身份的匿名供者(anonymous donor)等。

亲属供者和受者之间免疫学配型如ABO血型不符,而与另外一对亲属供者和受者交叉互换后则能满足移植的要求,称为配对供者交换(paired donor exchange),甚至可出现多对供者和受者配对交换的现象。

有偿捐赠供者即对移植物的捐赠者予以一定的经济补偿,但禁止活体器官买卖,在少数国家还存在活体器官出售者,但均被认为是非法和违法的。

4. 扩大标准供者(expanded criteria donor,ECD) 又称边缘性供者(marginal donor),由于可供移植器官的严重短缺,为了开拓供移植器官来源,适当放宽了选用指征,对于以往某些认为属禁忌证,不适合作为供移植的器官现在又成为一个新的供移植器官来源。

何为ECD,目前尚无统一的定义。其基本的定义为:①热、冷缺血时间超过一半安全时限者;②使用无心跳尸体供者;③对供者的年龄限制放宽,使用年龄大于60岁的供者;④质量限制放宽的供者。不同器官移植对边缘性供者的条件也有所区别,如:使用轻或中度脂肪变性的供肝,甚至使用一位受者被切除的患有代谢性病变的肝脏供给急需肝移植者或肝癌肝移植受者(这种肝移植被称为多米诺肝移植);有高血压或糖尿病病史者作为肾脏供者等。

一般的ECD还不能满足需要,有学者提出在紧急情况下使用条件更差的带有两个或两个以上危险因素的供者即高危边缘供者(super-marginal donor)。

5. 多米诺器官移植供者(domino organ transplant donor) 器官移植的受者又作为另外一位受者的供者,即前者接受器官移植时切取的器官,同时再利用移植给另外一位病人,如多米诺肝移植,也称为连续性肝移植,即肝移植受者所切除的病肝(一般为肝脏代谢性疾病的肝脏)同时再作为供肝移植给其他病人(一般为危重肝病如暴发性肝衰竭或晚期肝癌病人),其如同多米诺骨牌一样连续地进行移植。此外,接受心肺联合移植的受者,被切除的心脏用于移植给另一个病人也属多米诺移植。

6. 移植物再使用供者(reused graft donor) 由于供移植器官来源严重短缺,新近又开发一种新的来源,即曾经接受器官移植的受者,移植物功能正常,但因心脑血管或其他致死性疾病死亡,经家属同意,将有功能的移植物切取移植给另一受者,这种再利用移植物据报道包括移植心、移植肝和移植肾,大部分是在移植术后近期死亡者,也有移植长达数年后切取移植物再利用的。

(五)根据移植物性质分类

根据移植物性质,移植可分为细胞移植、组织移植、器官移植、多器官移植和器官簇移植。

1. 细胞移植 细胞移植是指将适量游离的具有某种功能的活细胞输注到受者的血管、体腔或组织器官内的技术。其主要适应证是补充受者体内该种数量减少或功能降低的细胞。细胞移植中骨髓与造血干细胞移植备受瞩目,可用于治疗重症地中海贫血、重症再生障碍性贫血及包括各种白血病在内的血液系统恶性肿瘤疾病。此外,胰岛细胞移植治疗糖尿病、脾细胞移植治疗重症血友病等也是其适应证。

2. 组织移植 组织移植是指某一种组织如角膜、皮肤、筋膜、肌腱、软骨、骨、血管等,或整体联合几种组织(如皮肌瓣等)的移植术。一般采用自体或异体组织行游离移植或血管吻合移植以修复某种组织的缺损。活体移植以自体移植为主,通过显微外科技术吻合血管和(或)神经,施行自体皮瓣、肌肉、神经、骨及大网膜等移植,其中以自体皮肤移植修补创面皮肤缺损最为常用。

3. 器官移植 将某一个体有活力的器官(部分、一个或几个)用手术的方法转移到另一个体或自体的某一部位,如肾移植、肝移植、心脏移植、肺移植等。

4. 多器官移植 多个器官同时或先后分别移植,前者称为同期多器官移植,后者称为分期多器官移植,如肝肾、肝胰、肝心、肝心肺和肝胰肾等联合移植。这实际上是为同一受者所施行的2个或3个标准的、互无关联的移植手术,如果解剖相连的多个器官共用一个血管蒂则称为器官簇多器官移植。

5. 器官簇移植 多器官移植的特殊类型,指几个器官保持着固有的解剖关系的多脏器移植,如肝胰和整个消化道的全腹腔脏器移植和肝胰、十二指肠及部分近端空肠的器官簇移植,多

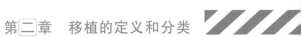

个器官共用一个血管蒂,所以植入时虽然是多个器官,但一般只需要吻合共用的动脉和静脉即可。

　　在实际的移植实践中,为了准确描述某种移植术,往往综合使用上述分类及术语,如同种尸体原位肝移植术、活体亲属同种异位肾移植术、吻合血管的胎儿甲状旁腺异位移植术等。

（陈知水）

第三章

人类移植器官的开发、利用及国际经验

移植器官来源模式是科学技术发展和人文精神升华完美结合的产物。移植器官来源经历了异种动物、死刑遗体、亲属活体、脑死亡供体、亲属活体＋非亲属活体、心脏死亡供体、多种来源这7个不同的历史阶段。异种移植离临床应用遥远，死刑来源备受批评，活体移植伤害健康人，器官捐献移植发展史证明，公民逝世后器官捐献值得大力推广。以美国全脑死亡器官捐献和英国脑干死亡器官捐献为代表的美-欧模式，均为生前自愿同意，且绝对无偿。循环死亡或心脏死亡器官捐献（DCD）是对多年来脑死亡器官捐献（DBD）单一渠道的完善和补充，适合于个别既不符合脑死亡标准，又明显不可救治，而且家属又有强烈捐献意愿者。目前医学界关于DCD的伦理学争议较大。如果说DBD是器官捐献的初级阶段，那么DCD就是器官捐献的高级阶段。

人体器官来源模式的更替是一个国家和地区器官移植医疗事业发展和社会进步的综合反映，同时也是一个国家和地区医疗现代化、透明化的标志，决定了一个国家的器官移植领域和事业能否持续、健康发展。

（一）不同时期的移植器官来源

总体上来说，移植器官来源经历了以下几个不同的历史阶段。

1. 异种器官　动物器官来源的临床移植尝试由于技术因素和免疫排斥反应使早年探索者无比沮丧。20世纪90年代的第2次临床尝试也未形成气候。

2. 死刑遗体　1951年两位年轻的医生Charles Dubost和Marcel Servelle，经科主任允许去监狱取回2个刚被执行死刑的犯人的肾，一个移植给42岁女病人，17天死亡。另一个移植给22岁女病人，19天死亡。同年，Küss等也实施了第3例类似的肾移植给44岁女病人（该病人先后共做4次肾移植，另3次为活体肾移植）。利用死刑遗体的供肾肾移植曾经在欧洲昙花一现。技术和伦理两大障碍使得这个途径不能持续性发展。尽管美国、新加坡、中国台湾地区等部分国家和地区都曾尝试过这一途径，但均失败，目前已全面停止采用这一来源。

3. 亲属活体　1954年欧美国家研究者在亲属活体肾移植来源上找到了一个极具伦理学挑战性的突破口，几个零星案例的经验积累充分展示了肾移植成功的可能性。这一划时代的技术突破给人类所带来的直接利益完全压倒了当时来自医学界"无害至上论"捍卫者的伦理学批评。伦理学关虽然暂时闯过了，但同种异体移植的免疫排斥反应问题直接阻碍了用同质异体（同卵孪生体）所展示的移植技术的推广应用。由于一时找不到新的器官移植来源，这一技术一直被闲置，并没有给人类带来实质性利益。

4. 脑死亡供体　1959年，随着急救技术的发展和对生命本质认识的提高，高级神经中枢系

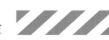

统死亡概念应运而生。这一概念的提出与一直具有用器官移植治疗终末期疾病的个别专家的潜在意识相碰撞,期待已久的思路最终形成:不可逆昏迷但有心跳,这一特殊状态者能否作为潜在的器官来源?当时,这种奇特的想法要想得到医学界公认必须闯过相当于三座大山的意识形态屏障:①颠覆传统的心脏死亡观;②有心跳遗体器官切除对社会的冲击;③公众的理解和支持(知情同意)。可以想象,这在当时是多么大的一个系统工程!为了医学本身的发展及合理救助更多的濒危者,政治家、法学家、伦理学家、医学家、器官移植专家等经过一番激烈辩论,最后终于达成一个划时代的共识——脑死亡=死亡,并于 1968 年以法律的形式认定哈佛标准为一个补充性死亡标准。一旦符合这个标准,医务人员可以依法撤除呼吸机依赖者的呼吸机(不需要呼吸机者自然也不在这个标准的适用范围)。这就彻底解决了"脑永远不再活,但心一时不死"这一对临床矛盾的医学和法律统一。在这一强大的进步浪潮推动下,最大的受益群体就是今天的终末期器官疾病病人。至此,零星的、漫无边际的器官移植临床实践才得以进入小规模试用阶段。移植医学发展到了这一阶段,摆在面前的最后一道难关就是如何获得死者本人生前的知情同意或生后家属的知情同意。要扩大规模,使更多人受益,就要有更多的器官自愿捐献者。这不是制订一个医学标准和出台一部法律就能立刻解决的问题。欧美各国无一例外地在各自的解决方案上大动脑筋、大显身手。以西班牙这个移植后起之秀为例,它花了 30~40 年时间才将公民逝世后器官捐献率从每年 0 人推动至每年每百万人口 34~36 人的极限水平,从而将美国、英国、法国这一批器官移植原始推动国家远远地抛到了后面。与欧美医疗体系接轨程度相当高的亚洲部分国家和地区,如新加坡和中国香港地区,2000 年后捐献率还不到每年每百万人口 5 人。中国台湾地区脑死亡立法虽早于其他亚洲地区,但标准捐献率也长期徘徊在每年每百万人口 3~4 人。

5. 亲属活体＋非亲属活体 20 世纪 90 年代,器官移植技术和专业医药产品生产都达到了高峰。欧美国家移植受益人群虽已达到每年每百万人口 50~90 人,然而,因终末期实体器官疾病而死亡的人数并没有呈显著下降趋势。相反,由于濒危病人对器官移植认知度的大幅提高,其结果就是等待名单与日俱增。面对巨大需求,有限的"死亡器官捐献模式"显得杯水车薪。回想起当年器官移植是如何起步于亲属活体肾移植,这一特殊来源又重新成为移植界关注的焦点。而这一次的伦理学争论一点也不亚于 1954 年前后的争论。此后 5~10 年,活体移植在欧美并未成为主流。这个问题的解决反而应该归功于亚洲各国家和地区的不懈努力。因为这些国家和地区的医学界和医疗行政管理层对脑死亡概念的接受又慢又晚,加上公众对器官捐献意义的漠视,公民逝世后器官的捐献在该地区长期不成气候。日本为亚洲地区经济最为发达的国家,曾一度将与其工业发达不相称的移植事业归咎于没有脑死亡立法,历经千辛万苦,终于在 1997 年提出脑死亡法律框架,然而 10 多年来总捐献人数也不过 80 例。面对欧美成熟的移植技术,它也只好另辟蹊径以满足本国器官需求。活体移植自然成为唯一出路。2000 年前后,日本、中国香港地区、中国台湾地区、韩国相继成为活体器官移植的领导者,这项工作也成就了一批优秀的活体移植专家。然而每做一例活体肾移植,这个世界上就多一个"孤肾人"。这实际上是将终末期疾病病人带来的家庭和社会危机转嫁给了健康人群。

在亚洲同道大规模实践的推动下,一些欧美国家的移植中心开始逐渐加入活体移植行列。2000 年后,美国活体器官移植 度超过尸体器官移植。全球化的活体器官移植过热潮,很快带来了伤害、交易、犯罪等一系列社会问题。由于捐献直接造成的身心伤害显而易见,因此,活体器官捐献近几年已呈减弱式发展。以法国为例,自 1994 年停止非亲属活体移植以来,活体器官来源已基本萎缩,只有为数不多的亲属活体肾移植。

6. 心脏死亡供体 心脏死亡器官捐献(donation after cardiac death,DCD)分非控制性和控制性。非控制性 DCD 由于心跳停止时间的随机性,当器官获取组织(organ procurement organization,OPO)人员紧急介入时,供者多有不同程度的热缺血损伤,所获器官质量较差。控制性 DCD 是在病情不可逆、呼吸机依赖和家属知情同意等前提下,主管医生同意停止一切治疗(主要是撤除生命支持手段,包括停止呼吸机)后进行。OPO 人员在另一房间守候,心跳停止后再过 3~5 分钟宣告供者死亡,然后开始器官切除手术。

DCD 是脑死亡器官捐献(donation after brain death,DBD)的补充,只适合于个别既不符合脑死亡标准又无法救治,同时家属又有强烈捐献意愿者。例如,严重颅脑损伤不能救治,但又有微弱自主呼吸或持续微弱脑电波存在等,总之,总有一条不符合国际现行的脑死亡标准。目前医学界关于 DCD 的伦理学争议实际上大于 DBD,如德国目前还处在禁止 DCD 阶段。笔者认为,如果说 DBD 是器官捐献的初级阶段,那么 DCD 就是器官捐献的高级阶段。DCD 的开展应以 DBD 为基础,跳跃式发展可能引发社会更大的误解和争议。因为如同没有脑死亡标准一样,我国目前也没有关于停止或放弃治疗的任何医学标准。在现阶段若绕开 DBD 去推广 DCD,实际上工作更难开展,因为这将面对更多、更严重的伦理学和医学标准挑战。由于前面提到的人为等待所造成的两次热缺血损伤,这对移植中心、手术医生和移植受者三方面来说意味着更大的风险。

英国在 DBD 推行若干年之后,推出 DCD,近年来器官捐献增长 10%~14%。荷兰的资料显示:推行 DCD 后,DCD 有所上升,但 DBD 下降了,总体捐献例数实际上并没有显著增加,因为本可以按 DBD 操作的案例,提前按 DCD 做了,结果其供器官产出和疗效均有所降低。西班牙的主要特点是在急救车上实施非控制性 DCD。日本 1997—2006 年每年 DCD 在 114~181 例之间,且 10 年间变化不大。

（二）各国器官捐献模式例举

1. 新加坡推定同意捐献模式　逝世之后不愿意成为器官捐献者的公民必须到政府指定的部门预约、申请填表、登记、注册,否则一律视为"同意在逝世后捐献器官的自愿者"。

国际上有很多国家采用推定同意制度。源于 2017 年诺贝尔经济学奖获得者、行为经济学家 Richard Thaler 提出的"Opt-in"和"Opt-out"原则及社会实践。Richard Thaler 所著的《Nudge（助推）》一书,尤其是第十一章:如何促进器官捐献? 对如何推动器官捐献给出了很多理论性建议。书中强调:愿意捐献≠同意捐献,如何减少惰性对美好愿望的阻力? 强制切除器官可行吗? 如何实现大众接受与效果之间的平衡? 推定同意能解决所有问题吗? 如何让死者家庭成员接受捐献? 如果你愿意,它就是一种强制选择! 如何结合强制与推定方案的优点? 启动互联网的拯救能量:如何用在线注册降低"同意"的成本? Richard Thaler 的贡献堪称是行为经济学成就在移植医学中成功应用的典范。

2. 伊朗国有化非亲属活体器官买卖模式　伊朗模式主要包括以下内容:①专业医生评估病人是否需要移植;②由移植病人和肾透析协会组成的专门机构负责匹配病人和捐献者;③捐献者获得大约 1200 美金的一次性补偿,另加一份一定时限的生命保险和健康保险;④捐献者可长期接受特设捐献者门诊随访和随诊;⑤最重要的是允许供者和受者见面,其他条件如现金交易,可直接面议(可以议价,但没有中介)。这样,伊朗成为全世界唯一没有移植等待名单的国家。然而这一模式无法被其他国家接受和复制的主要原因为上述第⑤条,该条有违"人体器官不许买卖"这一人类基本伦理、道德和尊严的底线,而正是第⑤条才是所谓"伊朗"模式"成功"的秘诀。

3. 法国禁止非亲属活体移植模式　法国行业医生学会集体抵制活体移植,尤其是非亲属活体移植,而力推公民逝世后器官捐献,认为这样才能回归到医学"无害至上论"的人文精神的本质。1994 年后,法国已明确停止任何形式的非亲属活体移植。目前亲属活体肾移植数很少;亲属活体肝移植数几乎降到零。

4. 德国禁止 DCD 模式　德国禁止 DCD,只认可 DBD。法律条文规定,如果不按脑死亡判定标准实施器官获取,将面临 3 年有期徒刑。

5. 泰国模式　泰国为全世界唯一由红十字会负责器官捐献的国家,虽然已经运作了多年,有一定的经验,但很遗憾,捐献率极低。美国早年也尝试过通过红十字会来运作器官捐献,效果不尽如人意,最终美国红十字会以资金不足为由退出,下属机构以破产告终。

6. 美-欧模式　美-欧模式以美国全脑死亡器官捐献和英国脑干死亡器官捐献为代表,均为生前自愿同意捐献,且绝对无偿,无偿到甚至连丧葬费也不予补贴。公民反对补偿,认为任何形式的补偿都会改变捐献行为本来的性质。笔者将其总结如下:小的补偿不能改变个人的生活方式,但却微妙地改变了人们的生活态度;大的补偿同样也改变不了一个人的生活状况,但却彻底改变人们对器官移植行业的认可。事实上所有发达国家均不实行补偿制,不是因为国家没有钱,也不是因为捐献者过于富有,而是因为金钱泛滥只会导致更为恶劣的器官捐献和器官移植环境。

(三)法国器官捐献体系

1. 法国的捐献制度　法国采用"推定同意"的器官捐献制度,这种制度在1976年第一次写进法律,它表示每一个人在生前如果不明确反对捐献器官,那么在他去世之后都被默认同意捐献所有的组织和器官。

1994年,法国出台了第一部生命伦理法律,生命伦理是指根据道德价值和伦理问题对生命科学和卫生保健领域内的人类行为进行研究,包括基因、器官、人体的组织产品。它的目的是确保和尊重各类技术知识的研究进步。生命伦理法律是研究生命和对生物体支配的指导框架,在此法律的基础上,法国建立了法国移植机构。

2004年,相关机构对生命伦理法律进行修订,参照此法律2005年建立了"生物医学工程处",扩大了职责范围。它涉及4个领域,分别为器官捐献与移植、组织和细胞、人类生育繁殖、胚胎学及人类遗传学。2011年相关机构再次修订生命伦理法律。

2. 生命伦理及法律的主要原则
(1)尊重遗体。
(2)同意捐献,可以在任何时候撤销。
(3)禁止某一机构为某人宣传广告。
(4)禁止有任何报酬的捐献。
(5)受者和供者都必须匿名。
(6)权衡风险与收益。

3. 相关机构　生物医学工程处隶属法国卫生部的一个分支部门,部门的最高领导由卫生部任命。法国病人的器官捐献及移植全部费用都由医疗保险机构承担。生物医学工程处的经费由国家卫生部支出。

生物医学工程处与器官移植相关的使命如下。
(1)管理需器官移植病人名单。
(2)管理拒绝捐献器官人员名单。
(3)捐献卡的管理。
(4)分配和授权移植。
(5)监管卫生安全。
(6)评估器官移植和捐献业务,分析移植效果。
(7)推动移植。

4. 器官捐献概况　在法国,95%的移植来自脑死亡后的器官捐献,5%的移植来自活体捐献,自2006年起,也开始实施心脏死亡之后的器官摘取,但是非常少。其中,2010年,在肾移植中,9.7%来自活体捐献,捐献的器官受益者只能是他的亲属或者家庭圈子内的成员。当然,这是出于医学的原因,更是出于伦理的原因。

实施活体移植的条件如下。

（1）家庭成员的关系：捐献者只能是父母、兄弟姐妹、儿女、祖父母或者外祖父母、叔叔阿姨，或者配偶。

（2）一切配型相容：不管哪一种移植，受者与供者都要有尽可能多的配型相容、同一种血型、比较接近的人类白细胞抗原（HLA）系统，所以在家庭成员中配对的概率比较高。

（3）捐献者的健康状况：通过临床检查、放射学检查及生物学检查确定。

（4）自由选择：在手术之前，受者和供者都有根据风险评估自由选择的权利。器官捐献是没有年龄限制的，所有的人都可以在死亡之后捐献自己的组织和器官。未成年人可向父亲、母亲或者法定监护人表达自己的捐献意愿。

目前，器官摘取可以是任何年龄，肾与肝脏的捐献者可以是高龄老人。但60岁之后行心脏摘取的比较少。反之，儿童死亡之后，他们的父母有权利为孩子做出捐赠与否的决定。儿童的器官一般移植给其他的儿童。

在2009年，有3.5％的捐献者小于17岁，30％的捐献者年龄在18～45岁，32.1％在46～60岁，34.4％的捐献者超过60岁。任何的健康状况都不是器官捐献的障碍。

未成年人的情况：直到18岁，未成年人的父母或者法定监护人有权利为他们做出捐献与否的决定，相反，如果未成年人已经明确表达他们的捐献意愿，大多数情况下，应采纳未成年人的决定。

5. 器官分配遵循三大原则

（1）生命受到威胁的急需移植的危重病人优先。

（2）儿童优先。

（3）血型及HLA比较难配对的病人优先。

6. 拒绝或反对器官捐献者的两种表达方式　在国家的拒绝捐献登记中心注册，同时/或者向自己的亲属们表达自己的决定便于提供更多的证词。

截至2008年5月一共有72112位登记拒绝捐献。但这不能反映出整个国家公民的拒绝率，因为公众对这一登记部门缺少认识。拒绝捐献登记中心始于1998年，公民从13岁起即可以在此注册。在登记中心注册是为了拒绝身体本身的所有的器官、组织及细胞的摘取，它允许反对以下一种或者几种类型的摘取：①为了移植的摘取；②为了科学研究的摘取；③为了找到医学上的死因的摘取（尸检，法医强制尸检除外）。如果名字在此登记，就不会有任何的器官摘取活动发生。

7. 亲属的协议结果　根据2004年的生物伦理法规，如果医生不能直接了解到死者的愿望，就应该向死者家属搜集他本人在生前对器官捐献的意愿，在器官摘除之前，必须向家属核对确认死者不反对器官捐献。重症监护医生宣布死亡之后，医院的器官摘取协调小组向死者家属开展咨询协调工作。虽然在法律上，如果死者在生前没有明确表示拒绝捐献，为"推定同意"，但医生会尊重他的家属所做出的决定。同意捐献者可以填写器官捐献卡，任何人在任何时候都有权利改变捐献的决定。捐赠卡，只是医院的器官摘取协调小组为了判断死者对捐献的可能性，这张卡在协调小组与家属的谈话中起促进和鼓动作用。但这张捐赠卡，没有任何法律上的价值，不能代替死者家属的意见。不管有没有捐赠卡，协调小组都要在器官摘取之前进行咨询和商议。

8. 器官捐献与移植步骤

（1）由重症监护医生诊断死亡。

（2）查询家庭信息：判断死者的意愿（根据资料、捐赠卡、国家拒绝捐献登记中心登记等）；如果国家拒绝捐献登记中心没有死者的信息，由医院的协调小组征询死者亲属的意见。

（3）实验室分析死者的血液，进行HLA配对。

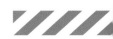

（4）确认捐献者：如果死者在没有摘取资格的机构，马上转入有摘取器官资格的机构；如果死者已经在有摘取器官资格的机构，马上转入手术区。

（5）由外科医生摘取器官。

（6）器官的分配和授权：由生物医学工程处的分配服务中心来实施，运输摘取的器官或组织到移植中心。

（7）器官移植，全部在国家公立医院的移植中心。

（8）在组织库储存中心，制备和储存人体组织。

（9）归还遗体给家属：尊重遗体，最大限度地恢复死者的容貌。

器官移植越来越多作为拯救生命的最后手段，器官的需求量日益加大，器官匮乏而派生出诸多违法事件（如非法买卖器官和器官的滥采滥用），需要有法律规章制度来约束和规范。

（四）西班牙模式

西班牙的器官捐献与移植在欧洲乃至世界都占有领先的地位。西班牙增加供体的经验可以总结为一句话，相关组织机构的增加和改进，这种模式被称为西班牙模式。基本原则包括：①充分和完善的立法；②先进的技术支持；③器官移植协调网络的建立；④器官移植协调工作的三个层次各负其责；⑤医院器官移植协调员的设立；⑥脑死亡法的建立和监管；⑦全国中心性机构 ONT（西班牙器官移植协会）的建立；⑧医疗相关培训的开展；⑨对捐献案例产生医院的经济补偿；⑩对新闻媒体的重视。全国中心性机构的建立非常重要，可以集中力量致力于促进器官的捐赠和协调各方面的关系，将各个方面整合在一起以利于器官移植工作的开展。自从 1989 年西班牙全国中心性机构 ONT 设立以来，器官供体数明显地逐年增加，供体每百万人口的比例也在逐年增加，每百万人口年器官捐献率（PMP）早在 2001 年就达到 32.5。很多经验值得我们学习。

（五）移植边缘区带

除欧美以外，其他还有一批"移植边缘区带"国家和地区，或多或少具有以下一些共同特点：①脑死亡医学标准缺失或法规不明确；②政府推动力度不大或动作较慢；③没有完善、公开、透明的器官移植国家工作体系，这个体系应包括器官捐献宣传机构，潜在捐献人群定位机构，积极、敬业的 OPO 团队，全国统一的、公平的等待移植人口登记系统，医疗中心及监督、管理机构，术后科学登记随访系统六大部分；④公众对公共医疗体系缺乏信任，因而捐献意识冷漠；⑤由于没有公平、公开的分配体系，经济法则（又称为丛林法则）自然成为唯一的器官分配法则；⑥这些地区无一例外地成为器官买卖和"移植旅游"的重灾区，公民逝世后器官捐献工作的开展更加艰难。

要摆脱以上这种"原生态移植状态"，这些国家和地区将要做出更多的努力，借鉴欧美等发达国家的先进经验，结合当地实际情况，分轻重缓急逐步解决。

2006 年起，我国器官移植从"原生态移植状态"逐步进入"法制化年代"。然而，与一边实践、一边推动规范捐献与移植系统的欧美模式相比，这种从一个已经自成体系的原生态自由竞争体系向现代化法制体系的转型，其过程将更为痛苦而漫长，各级管理机构、医疗机构、移植从业人员和社会大众都需要有一个相当长的适应磨合期。

（陈忠华）

▶▶ 参考文献

1. 陈忠华.人类器官移植供体来源的发展历程[J/CD].中华移植杂志:电子版,2009,3(4):264-267.

2. 陈忠华.第十七届国际器官移植会议纪要（一）[J].中华器官移植杂志,1999,20(1):59-60.

第四章
器官移植伦理学

第一节 伦理学概论

　　伦理学（ethics）是关于道德的科学，是对人类道德生活进行系统思考和研究的学科，又称为道德学、道德哲学。伦理学一词源于希腊文（ετηοs，ethos），意为风俗、习惯、性格等，原指动物不断出入的场所、住惯了的地点，后引申为"习俗""习惯"，尔后发展为由风俗习惯养成的个人性格和品行。好的品行、德行才是"德性"。既然是源于"风俗"、出入的空间，一定有规定的道和路径，有具体的按某一方向行走的路线。古希腊哲学家亚里士多德最先赋予其伦理和德行的含义，所著《尼各马可伦理学》一书为西方最早的伦理学专著。

　　在中国古代没有使用"伦理学"一词，19世纪后才广泛使用。它试图从理论层面建构一种指导行为的法则体系，即"我们应该怎样处理此类处境""我们为什么/依据什么这样处理"。因此"伦理"主要指行为的具体原则。"伦"是中国词源中的类、辈、关系、次序；"理"为道理、原理、条理、法则。"伦理"一词源于西方，我们接受的是西方的词义。西方原本无"道德"特指的词，是由罗马哲学家西塞罗和塞涅卡，作为伦理学的译语，使用了"moralis"，由此产生道德这一正式概念。"道"是事物发展变化的规律，"德"是指立身根据和行为准则，指合乎道之行为。道德说明人的品质、原则、规范与境界。"伦理"与"道德"，在通常的语境和注释中易被混用，在伦理学中，它们是有差异的。"道德"表达的是最高意志，主要是一种精神和最高原则；"伦理"表达的是社会规范的性质。道德是伦理的精神基础。简单地说，道德是"你最好这样做，才会受到人们的尊重"；伦理是"你必须这样做，否则就会遭到人们的唾弃和谴责"；法律是"你必须这样做，否则就会受到这样那样的实质性惩处或惩罚"。

　　医学是一种爱人之学、仁道之学，因为医学是关于"人"的身心健康的学问，医学从来就与伦理学同源。医学伦理学的演变经过了几个重要的历史时期。①希波克拉底时代：医学道德和人们朴素的自然观、道德观相连。②黑暗的中世纪：以《祷文》为代表的医学道德规范，具有浓厚的神学色彩，医学伦理学以神正论为指导，其表达几乎是宗教教义的具体化。③文艺复兴时期以后：人正论取代了神正论，人道主义开始唤起良知、自由、平等与博爱，从而深刻地影响了医患关系，这是人类伦理思想也是医学伦理学发展的重要时期。按其发展，伦理学分为希腊罗马伦理学、中世纪基督教伦理学、文艺复兴时期伦理学、近代伦理学、现代伦理学、新行为主义心理伦理学。

　　器官移植技术的不断发展，也带来了一系列社会问题，这些问题已经成为器官移植健康发展不可忽视的因素。作为一名器官移植医生，在掌握临床技能的同时也必须对相关伦理学问题、心理学问题及相关法规及指南有所了解，并将其付诸实践。做到"科学是准则，技术是手段，

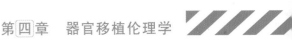

法律是底线,伦理是境界"。

著名哲学家康德有一句名言:有两种伟大的事物,我们越是经常、越是执着地思考它们,我们心中就越是充满永远新鲜、有增无减的赞叹和敬畏——我们头上的灿烂星空和我们心中的道德法则。斗转星移,时空有序;人和体健,医道无间。无法想象,完全没有道德、伦理、法律约束的器官移植将会何等混乱。

第二节 器官移植的政策、法规和伦理学原则

一、"非不得已,不得为之"原则

"非不得已,不得为之"是医生为供者和受者施行器官捐献和移植术所必须遵守的一项最基本原则。医学的目的可归纳为"使人类健康而自然地活着",也就不难将移植医学的目的归纳为"在不以牺牲生命质量为代价的前提下,借助于器官移植特殊手段,辅助机体完成正常的生命周期"。

(一)移植医学的反天然、反生理两大特点决定了它的困难性

从自然哲学的观点出发,移植本身为一种反天然行为,因为自然界中天然发生这种事件的可能性几乎可以用数学中的无穷小概念来描述。其次,迫使机体接收移植物(同种或异种)的干预过程又纯属反生理行为,因为正常机体已在进化过程中形成和完善了抵御外来物侵入的本能。

移植医学的这种反天然、反生理两大特性,从根本上决定了器官移植作为一种治疗手段的极端困难性。难就难在既要加强免疫抑制(否则就出现排斥),又不能加强免疫抑制(否则就出现感染)。

(二)免疫抑制——矛盾治疗法

特定的器官功能和健全的免疫系统都是生命的要素。矛盾治疗法之所以得以产生和应用是因为没有特定的器官功能比没有防御系统对生命的威胁更大、更直接。因此,在没有更好的选择时,移植医学决定在机体的防御问题上做出妥协:移植后加用免疫抑制措施。反映到临床上则体现为当免疫抑制水平维持在低排斥率时,感染的概率便急剧增加;反之当抑制水平维持在低感染率时,排斥的机会便急剧增加。

(三)结论

(1)基于器官移植治疗本身的特殊性、困难性和危险性,建议仅在下列情况时才做器官移植。

①原发病危及生命。

②无法解除的长期痛苦。

③无法改善的生命质量问题。

④无法改善的持续心理压力。

这就是非不得已,不得为之原则的基本内容。

(2)亲属活体器官移植仅仅只有在脑死亡供体无法获得的前提下才能谨慎实施。

二、知情同意原则

供者和受者均享有知情同意权,尤其是活体器官捐献者。医务人员必须明确向其告知器官捐献的意义、器官捐献的过程、器官捐献的后果,特别是可能发生的不良后果。捐献者必须以书

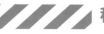

面形式表述器官捐献的意愿,至少应在术前知情同意书上签字。

三、绝对自愿原则

供者和受者应在无外在压力下进行自我选择。尤其是亲属活体捐献者,应由医务人员通过单独谈话以了解其真实动机,并允许保留其在手术之前任何时间取消捐献的权利。

我国《人体器官移植条例》第七条规定:人体器官捐献应当遵循自愿、无偿的原则。公民享有捐献或者不捐献其人体器官的权利;任何组织或者个人不得强迫、欺骗或者利诱他人捐献人体器官。

四、生命自主原则

每个人都有选择自己生存方式的权利。这一权利不因个体健康与否而改变。无论医生和捐献者家属出于何种考虑,都不能替捐献者或接受者本人做出是否应该捐献或接受器官的决定。任何捐献决定都必须由捐献者自愿做出。医务人员要通过分别谈话加以识别。在实际工作中,虽然当事者生前同意捐献器官用于移植,但如果其家属强烈反对捐献器官,那也应该尊重他们的意见。然而,一般说来,如果捐献者生前明确表示过捐献器官的意愿,家属通常很少会反对。2005年英国正式通过法律规定按捐献者生前所立下的意愿执行,家属反对视为无效。这在我国一时还难以实施。

受者,首先保证能履行生命自主权。无论家属和医生出于何种考虑,都不应该替病人本人做出选择(处于昏迷的或无判断力者除外)。但在很多情况下,病人自身并不能完全自由地选择自己的医疗方式,有时甚至连获悉真实病情的权力也被家庭其他成员剥夺了。事实上对病人病情善意的隐瞒,并不能达到家属和医生所预期的效果。有的病人会因为没有认识到自己病情的严重性而掉以轻心,不能很好地配合治疗,使病情进一步恶化;有的则是对自己的病情异常敏感,喜欢胡乱猜疑,从而不能保持一种积极、健康的心态配合治疗。有时医生和家属认为对病人有利的治疗方案并不能让病人满意,也就是说医生和家属为他们选择的医疗方式、生活方式,并不是他们想要的。无论是器官移植的前期准备,还是术后的抗排斥治疗都需要病人的充分理解和配合。对器官移植治疗后病情的转归及可能出现的并发症都要病人有足够的思想准备,因而必须由病人自己来选择。医务人员应向所有准备移植的病人详细说明移植的风险及益处,并与其讨论所有常见并发症,某些特殊受者可能具有的额外风险及可能的并发症(即使发生率相当低),并记录成文字。移植后感染及患恶性肿瘤的风险都远大于正常人群,应事先和病人进行交谈。

五、"无害至上论"原则

"无害至上论"源于古代希波克拉底医生宣言。自1954年J. Merry实施人类首例双胞胎间活体亲属供肾肾移植以来,现代医学伦理学就没有停止过对活体器官捐献者"伤害"问题的讨论。因为这是历史上首次对一位健康人实施一个大手术,而手术的目的不是为了他自己,而是为了他人的康复。即使是迫不得已的情况,也要尽量将伤害限制在最小的程度。在操作前向其解释器官摘取的步骤。在具体操作过程中必须尽力避免损伤周围组织及所摘取的器官。此外,在进行尸体器官摘取后必须分层缝合手术切口,保证体表的完整性。而且还要考虑使尸体的外形尽可能保持原状,必要时行专业尸体美容术及对善后(火化)过程进行妥善处理。多器官捐献时须在摘取眼球后以义眼整容,始终维持死者的尊严。尸体是亲朋好友寄托哀思的一种载体,不负责任的善后处理有可能导致严重的医疗纠纷及民事诉讼,并直接伤害公众的器官捐献热情。

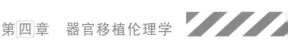

六、有利原则

健康者有无数个愿望,而病人只有一个,那就是恢复健康。以人为本,病人利益高于一切。对病人无利,甚至有害的医疗活动应当制止。亲属活体捐献时供者的利益相对较小,但不容忽视,主要体现在供者意愿的满足、荣誉感、社会的认同、亲人康复后家庭压力的释放等方面。

七、公平原则

供体短缺是一个全球性的问题,中国也不例外。既然供体远远无法满足受体的需要,那么如何公平合理地分配有限的供体就显得尤为重要。笔者建议进行器官移植的器官分配基本原则如下。

(1) ABO 血型相同原则:尽量采用血型相同原则,而避免血型相容,慎用血型不同原则。

(2) 病情危重原则:采用 Meld 评分等工具,遵循 Child 分级原则。

(3) 登记先后原则。

(4) 预后良莠原则(同等条件下,预后好的应优先)。

(5) 医学标准原则,如肝癌肝移植的米兰标准和严格扩大的米兰标准等。

(6) 器官大小匹配原则。

(7) 原供者和受者所在地的近距离优先原则(亦称缩短冷缺血时间原则)。

(8) 本国公民优先原则。

器官分配过程中必须贯彻公平、公正的原则,杜绝暗箱操作。此外,必须避免种族歧视和性别歧视,不可将经济实力或者个人价值、社会地位等作为器官分配的标准。

八、职业精神原则

器官移植是一项特殊的临床应用技术,从业者要讲求职业道德,严谨求实,尽职敬业,持续学习和更新专业知识,不断提高业务技能,关爱病人,遵纪守法,这是对现代移植医生职业精神的基本要求。严格遵守准入制和资格认定制,并认真接受定期审查。

中国医师协会道德建设委员会 2005 年 11 月 28 日在其举行的第二届会议上,向全国 210 万执业医师发出了《医师宣言》倡议书,推行新世纪的医师职业精神。

《医师宣言》强调将病人利益摆在首位,医师应该秉承公平、认真的原则为病人服务,尊重病人的自主权。

九、隐私保密原则

对供者和受者个人资料进行严格保密,相关医疗资料不得随意透露给雇主、医药厂商及家庭其他成员,除非事先征得病人本人同意。

十、非商业化原则

器官捐献行为是纯粹自愿的助人行为,是人类团结和爱心的最高体现,不能用金钱来衡量和交易。但可以考虑由政府或非营利组织(OPO)设立专项基金对捐献者做出必要的补偿。例如:对于活体捐献者在住院期间所造成的误工、交通、营养等费用进行一定补偿;对尸体捐献者已发生的医疗费、丧葬费进行补贴等。

我国《人体器官移植条例》第三条规定:任何组织或者个人不得以任何形式买卖人体器官,不得从事与买卖人体器官有关的活动。医务人员不得将来历不明的器官移植入人体。第二十一条规定:从事人体器官移植的医疗机构实施人体器官移植手术,除向接受人收取下列费用外,不得收取或者变相收取所移植人体器官的费用:①摘取和植入人体器官的手术费;②保存和运送人体器官的费用;③摘取、植入人体器官所发生的药费、检验费、医用耗材费。

第三节　现代移植学中的特殊伦理学问题及法规

一、死刑受刑者器官的应用问题

死刑受刑者器官用于器官移植源于法国,尔后在美国、新加坡、中国台湾地区等国家和地区均有零星地尝试,但都因严重的伦理学问题和强烈的社会反对而未能持续。我国是尝试死刑受刑者器官利用较早的国家,也是规模最大、持续时间最长的国家。我国目前也正在做政策调整和规范,使其能基本符合国家标准和被国际社会所接受,并逐步废除这一来源,这一来源逐步被公民逝世后自愿无偿器官捐献的正规来源所取代。

二、医疗机构不得擅自为外国人实施器官移植

中国人体器官移植优先满足中国公民(包括香港、澳门、台湾永久性居民)需要。医疗机构在为香港、澳门、台湾永久性居民实施人体器官移植前,必须向所在省级卫生行政部门报告,省级卫生行政部门要及时向国家卫生健康委员会报告。

中国内地医疗机构及其医务人员不得为以旅游名义来华的外国公民实施人体器官移植。外国居民申请来华实施人体器官移植的,医疗机构必须向所在省级卫生行政部门报告,经省级卫生行政部门审核并报国家卫生健康委员会后,根据回复意见实施。

除《医疗广告管理办法》规定的内容外,医疗机构不得利用任何方式发布人体器官移植医疗广告。

对医疗机构及其医务人员违反规定实施人体器官移植的,要依法严肃处理,并撤销医疗机构相应专业的人体器官移植诊疗科目登记。

三、活体器官移植(捐献)的基本原则及要求

(1)医生:必须遵守上述移植伦理学原则。以病人的利益为出发点,认真审查各个环节,而不是为了片面追求技术创新、申报基金、医院创收、个人晋升等,在条件不成熟的情况下从事活体供者器官移植。这样做有可能会对供者和受者双方造成伤害。

(2)受者:必须明确同意接受其亲属为其捐献器官,并怀感激之情。医务人员不得协助家属进行善意的隐瞒。

(3)供者(捐献者):活体器官移植有其特定的定义,指在不直接威胁供体生命安全和不对健康造成持续性损害的前提下,由健康的成人个体自愿提供生理及技术上可以承受的、可供切取的部分器官移植给他人。决不以牺牲一个健康的生命来换取另一个生命的健康。如何对待活体器官捐献者,这是整个现代器官移植伦理学的核心。

供者是否愿意捐献出自己的器官,这完全是个人问题,应由他(她)本人做出决定,任何个人都不能对其施加压力,更不能诱导其做出不符合其意愿的决定,更不能因为当事人在智力或生理方面存在某种缺陷而强迫其捐出器官,哪怕是用来救治自己的兄弟,这种做法也是极不人道的。

在准备亲属活体供器官的过程中进行一系列的谈话,签署一定的协议是必要的程序。但签署了协议,并不意味着不能反悔。原则上说,只要手术没有开始,供者随时都有权退出捐献程序。但尽量不要出现这种在最后时刻退出捐献的尴尬局面。因为有些供者之所以反悔,仅仅只是出于自身体验到的对医疗环境、医务人员及手术本身的恐惧感,而并非真的不想用自己的器官来救助他人生命。对于这样的捐献者,医务人员应该与其充分交流,努力培养彼此之间的信

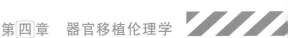

任。术前向其讲明整个手术过程、术后并发症及手术对机体造成的近期和远期的影响,尽量使他(她)适应医院内的氛围。必要时可让其熟悉一下手术室的环境,或对其进行适当的心理辅导。

(4)医疗机构:能开展尸体器官移植的单位不一定都能开展活体器官移植。开展活体器官移植的单位必须具备全面的技术实力和长期的实践经验,至少有能力对移植后供、受双方所出现的各种危急情况进行应急处理,包括具备再次移植在内的技术力量和资源实力。

(5)管理机构:开展活体器官移植,还需要有专门的机构予以统一的管理。目的是保证活体器官捐献这一高尚行为的纯洁性。杜绝借器官捐献之名,行器官交易之实。目前,由于活体捐献的例数较少,而且主要集中在亲属活体捐献,可以暂由医院在公安部门协助下负责核查捐献者身份,并对捐献者进行一系列严格的检查,包括生理状况和心理状况,以确保供者和受者双方的利益。随着活体器官捐献的规模化,应及时成立专门的职能部门实施管理。

四、活体捐献的极限性问题

一个供者最多可捐献出多少种器官或某个器官的多少部分?一个受者最多可从多少位亲属获得多少个器官(如移植屡遭失败)?"少少益善"应设为基本原则。

五、活体器官移植中子代捐给亲代问题

父母捐献给子女容易接受,子女捐献器官给父母则应慎重。因为子代相对亲代而言,有更漫长的人生道路需要完成,而在此道路上充满各种机遇和挑战(如继续教育、工作竞争、医疗保险等),其健康状况更为重要,非不得已不宜推荐子代给亲代的捐献模式。若对子代捐献给亲代的事实进行隐瞒,其结果是一旦知道后对受者造成的心理伤害更大。

六、非亲属活体器官捐献

我国《人体器官移植条例》第十条规定:活体器官的接受人限于活体器官捐献人的配偶、直系血亲或者三代以内旁系血亲,或者有证据证明与活体器官捐献人存在因帮扶等形成亲情关系的人员。因此,现阶段不可实施非亲属活体器官捐献。否则,极易给器官买卖以可乘之机。我国器官移植法禁止器官买卖、中介、交易。医务人员不得参与这类活动并从中获利,不得将来历不明的器官植入人体。

七、对活体捐献者年龄的限制

我国《人体器官移植条例》第九条规定:任何组织或者个人不得摘取未满18周岁公民的活体器官用于移植。

在美国,绝大多数肾移植中心将未满18岁作为肾脏捐献的一项绝对禁忌。但也有些移植中心认为双胞胎间进行捐献时,即使小于18岁也是可以接受的。因为在他们看来,在这种移植中受体的预后将会很好,而且由于双胞胎间的关系很密切,当供者看到受体健康状况日益好转时,就会在心理上获得很多益处。然而这种心理上收益的重要性已经受到置疑。

英国医学会认为:要求未成年人活体非自愿捐献不可再生的组织或器官是不合适的。没有任何临床医生会完全任由父母来代表孩子做出决定,因为这些孩子太小,不能了解手术的性质、目的及可能出现的后果。总之,在能否用儿童作为捐献者(即使是双胞胎)这一问题上,存在很大争议。为慎重起见,本书不建议将18岁以下者纳入活体供体选择范围。

由于技术的发展及器官需要日益增加,现在对于捐献者年龄的上限不断放宽。在美国,约25%的移植中心对老年捐献者的年龄没有特别的限制。

八、活体器官捐献中帮助潜在供者选择退出时的"医学托词"应用原则

(一)目的及意义

移植专家应用"医学托词"是为了协助或引导具有潜在心理压力的活体器官捐献者退出捐献过程。简而言之,潜在捐献者在拒绝捐献时使用医生提供的"医学托词"从而使他们能在退出捐献时"免受各种道义上谴责"。

"医学托词"本质上是为将某个特殊的活体器官捐献者排除在捐献程序外而采取的一种不符合,或夸大的解剖或生理原因的医学解释,以掩饰不选择该捐赠者的真实原因。在这些案例中,自愿捐献者往往不愿或不能公开表达自己不想捐献器官的真正原因。

应用"医学托词"在美国及其他国家的移植中心已经成为评估捐献者和征求捐献同意过程的一部分。国际医疗卫生机构认证联合委员会最新提议,移植中心必须为不愿意捐献器官的捐献者提供免受谴责的医学解释。移植中心需应用医学托词确保捐献者得到有效的防护,从而避免他们在捐献过程中承受现实中或感觉上的压力。"活体器官捐献者的联合声明"提出,实践中应允许捐献者委婉拒绝捐献器官,促进征求同意过程的顺利进行,由捐献者自由决定是否捐献器官。

谨慎地促进捐献者和需要移植的病人尽早地进行交流,这样能最大限度地减轻供者的压力,消除上述提到的需要用"医学托词"来委婉拒绝捐献的一些问题。但是,在某些案例中,托词也可以是合情合理的。

(二)守口如瓶

Capozzi 和 Rhodes 指出,医生说谎可能会引起诸多问题,因为"当人们想隐瞒某些东西时,他们就得时刻留心,以免露馅"。只要他们还活在世上,就不得不继续使用这个托词。另外,使用了医学托词的捐献者可能不得不在以后的家庭或社交活动中不断撒谎,还不得不接受别人的杜撰和添油加醋。如果伪造的健康状况的托词进入了潜在捐献者的医疗档案或被当成他们的家族史而被不断地重述,将会影响到他们未来的健康评估、保险,甚至资格认证。

由活体器官供者引出了一个独一无二的关系,即移植医生面对的不是一个病人,而是两个病人,而且这两个病人处于截然不同的健康状态,其利益有时是相冲突的。移植医生有责任一视同仁。如果潜在捐献者表达不愿捐献的愿望后将会面临一些现实风险,医生有义务保护捐献者在退出捐献时免受伤害。为不愿捐献器官的潜在捐献者提供"医学托词"可能是唯一有效的保护手段。

(三)"医学托词"的"可推敲-可信服性"

哲学家 Sissela Bok 提出了一个选择合理谎言的原则,她认为合理的谎言必须是"可推敲""可信服"的。这就是说,人们在公开场合被问及而且需要为谎言做辩护的时候不应该感到尴尬。此原则的应用不仅有助于减轻说谎者内心的压力和自欺欺人感,而且有助于消除私下的议论。

综上所述,常规应用"医学托词"作为支持和提高捐赠者自主性的手段还值得移植中心更进一步地积累经验和评估。

PBL 案例

王××,男,25 岁,因慢性肾小球肾炎尿毒症进入亲属活体肾移植流程。其母因血型不同+不相容不能捐献;其父血型相容,可以并强烈要求捐献。但医生意外发现该父子从 ABO 血型上看为非生物学父子关系。随后问其母,得知:该夫妻曾两地工作,长年无正常夫妻生活,其子确为与第三者所生,丈夫并不知情。万分纠结之余,其母还是要求医生在保密前提下实施手

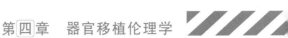

术。

主管医生问陈教授:这个手术能做吗? 陈教授查阅相关文献,对该例提出如下意见。

(1) 父亲本身已经是婚姻的情感受害者,若医院在父亲不知情的情况下批准父亲的请求并实施捐献,对父亲来讲是极不公平的,父亲将再次沦为情感和生理受害者。

(2) 亲属供肾是一个不可逆的过程,由此造成的心身伤害无可挽回。

(3) 术后,一旦父亲了解了真实情况,后果不堪设想;原则上该案例属非亲属捐献,不符合我国目前相关法规。父亲完全可以寻求法律解决途径。若病人不能保持理性,手术人员也可能面临个人人身安全风险。

(4) 建议采用规范化的医学托词否决该申请。对于病人来说只是丧失一次肾移植的机会;病人仍可以通过其他肾脏替代治疗途径延续生命;对于病人家庭也不会有太大的负面影响。若在今后的治疗过程中父亲发现了事情的真相,也不会迁怒于医院,相反对医院还会心存感激。

简言之,如果做了该例亲属移植,不管手术成功与否,医院都将面临潜在的社会学风险。而不做该手术,病人不会因此而丧失生存的机会,同时还保护了父亲的权益,更重要的是规避了医疗风险。

最终建议:①通过医学托词,如血液检查发现某个特殊基因与术后供者发生肾衰竭关系密切,即供者风险过大,以此否决该申请;②病人××可转入尸体肾移植等待名单,尽快予以解决。

深入讨论题:①能否动员生父站出来作为潜在捐献者? ②告诉养父实情,让其重新考虑是否还愿意捐献。③按照我国目前相关条例,在其父完全知情同意的前提下,能否按养父子关系实施该移植手术?

九、异种移植问题

在超急性排斥反应和公众担忧的人畜共患传染病均能得到确实控制之前,应明文禁止试行任何形式的临床异种移植。

十、新技术、新药品、新检测手段在临床的应用问题

在临床开展新技术和试用新药品、新检测手段等应遵守知情同意原则和绝对自愿原则,必要时给予经济补偿。不良事件发生时应立即停止,产生不良后果时应予以赔偿。

在对病人进行一些试验性的处理或治疗时,相关内容应该明确告诉病人。潜在受试者有权拒绝参与对他们的健康和治疗有损害的临床试验。

考核一项新技术、新药品或新检测手段是否可行,应从是否"安全、有效、经济"等方面评估。"安全"永远是第一考虑,不得盲目行事。

第四节 器官移植相关心理问题

器官移植由过去的"对绝望病人的绝望治疗"到一种普通的常规治疗手段,移植病人的社会-心理状况得到越来越多的关注。而近些年来,随着活体器官移植的数量不断增多,对活体供者的社会心理问题也进行了一些研究。

(1) 被列入移植等待名单可能会对病人产生积极或消极的效应。一方面,这带来了希望,感到可重获生机;另一方面,这是一种不幸的迹象即疾病正在进展,没有其他的治疗的可行性。

(2) 心理测试显示器官移植候选者在生活质量、心理健康方面均存在明显缺陷,其中以不同程度焦虑和抑郁症状的表现最为突出。在移植前评估阶段近一半的病人表达出对社会心理

辅导的需求。

（3）酒精性器官硬化的移植候选者焦虑症和抑郁症发生概率较其他器官移植候选者高，戒酒后这种心理疾病会有明显改善。

（4）不依从性是移植病人的社会心理学高风险因子。

不依从性多由相对客观的标准来衡量，如病人能否定时复诊、能否按时服用处方药、能否停止某些滥用的物质（烟、酒和毒品）并在专业帮助下能够戒除、能否在诊断有心理健康问题后取得心理的或精神方面的治疗等。一项并不被广泛认同的排除因素是可观察到或既往对医疗领域有不依从的病史，但过于宽松地使用这一排除因素，可能导致某些人的权利被不公平否定。以家庭或朋友组成的社会支持系统的存在是十分重要的，它能够帮助病人克服心理和认知上的缺陷。反之，如果缺乏支持，病人无法理解或遵守终生按时服药治疗和定时复诊的要求。由于供体器官来源的匮乏，而其他潜在的受体正在等待这些器官，病人的不依从性可能足以成为一项拒绝其移植要求的合法理由。

（陈忠华）

 参考文献

1. 陈忠华.器官移植临床指南[M].2版.北京:科学出版社,1999.

2. 管文贤,李开宗.开展活体器官移植的伦理学思考[J].医学与哲学,2001,22:8-11.

3. Martins P D,Sankarankutty A K,Castro e Silva O,et al. Psychological distress in patients listed for liver transplantation[J]. Acta Cir Bras,2006,21(Suppl 1):S40-S43.

4. Goetzmann L,Waqner Huber R,Klaqhofer R,et al. Waiting for a liver transplant:psychosocial well-being,spirituality,and need for counselling[J]. Transplant Proc,2006,38(9):2931.

5. Jowsey S G,Taylor M L,Schneekloth T D,et al. Psychosocial challenges in transplantation[J]. J Psychiatr Pract,2001,7(6):404-414.

6. 叶书高,陈静瑜,刘峰,等.国际标准化脑死亡供肺获取经验介绍(附1例体会)[J].中国循证医学杂志,2007,7(9):673-676.

7. 陈忠华.提倡亲属活体肾移植力推"家庭内自救"方案[J].中华器官移植杂志,2006,27(5):260-261.

8. 曾凡军,刘斌,蒋继贫,等.亲属活体肾移植101例分析[J].中华器官移植杂志,2006,27(5):265-267.

9. 朱兰,曾凡军,刘斌,等.亲属活体供肾者术后早期的安全性评估[J].中华器官移植杂志,2006,27(5):268-270.

10. 唐莉,袁劲,陈忠华.论人体器官有偿捐赠的可行性及伦理学问题[J].中华医学杂志,2005,85(4):279-282.

11. 陈忠华,裘法祖.脑死亡者捐献器官——现代科学和人文精神的完美结合[J].中华医学杂志,2004,84(8):618.

12. 陈忠华,张苏明,雷霆,等.我国首例儿童脑死亡判定暨无偿器官捐献与移植[J].中华医学杂志,2004,84(8):619-621.

13. 陈忠华,袁劲,周鸿敏,等.论人类死亡概念和判定标准的演变和进化[J].中华医学杂志,2004,84(14):1221-1224.

14. 陈忠华,张苏明,卜碧涛,等.脑死亡判定与实践一例[J].中华医学杂志,2003,83(19):1723-1724.

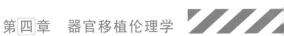

15. 陈忠华.迎接器官移植全盛时期的到来[J].当代医学,2003,9(2):35-36.

16. 陈忠华.论脑死亡立法的生物医学基础、社会学意义及推动程序[J].医学与哲学(A),2002,23(5):26-30.

17. 陈忠华.第十七届国际器官移植会议纪要(一)[J].中华器官移植杂志,1999,20(1):59-60.

第五章

器官捐献与移植推进中的相关问题

　　器官移植技术的日臻成熟和完善，使其在终末疾病治疗中的地位和优势更为突出。越来越多的人进入移植等待名单，而器官似乎永远也供不应求。尽管等待中死亡人数各国报告不一，但这一敏感数字无疑对各国政府都是一个巨大的压力。

　　对器官这一稀缺资源的巨大需求，直接导致全球性人体器官犯罪率的直线上升，包括器官交易、活体器官买卖、器官移植旅游、绑架或谋杀后强取器官等。面对这一系列危机，世界卫生组织（WHO）、国际器官移植学会（TTS）、国际器官捐献与获取学会（ISODP）近年来频繁召集各国政府相关部门领导和移植领域专家多次共同商榷解决方案。我国政府和卫生行政管理部门也不断出台政策和法规，以规范这一特殊行业。

一、世界卫生组织 WHA63.22 号决议通过并出台新版人体器官移植指南

　　世界卫生组织（WHO）WHA40.13 号决议、WHA42.5 号决议、WHA44.25 号决议及WHA57.18 号决议先后界定了 WHO 成员国人体器官移植指导原则。在过去的 20 多年里，这些原则对世界各地的人体器官移植专业规范及立法形成了巨大影响。2010 年 5 月 WHA63.22号决议通过并出台的这部新版指南，原则上保留了以前版本的基本要点，同时加入若干新的条款，以应对当前形势，尤其是活体器官移植的新形势。新版指南特点可概括为以下几个方面：①强调"自愿-知情同意"原则，认同"知情同意""推论同意"及"声明退出"3 种方式；②明确"回避原则"，确定捐献者死亡的医生不应直接参与该特定案例的器官捐献或同时又充当这些器官接受者的主管医生；③强调各国应优先发展死亡后器官捐献，成年活体器官捐献仅在本国法律允许的范围内进行，建议活体器官捐献者应与接受者在基因、法律或情感上有关；④重申，禁止以移植为目的从未成年活人身上摘取器官，各国应当建立保护未成年人的具体措施；⑤器官仅可自由捐献，不得伴有任何金钱支付或其他相当于货币价值的报酬，防止利用贫穷和弱势群体器官牟取暴利；⑥禁止利用广告进行器官供-求交易和中介剥削行为；⑦禁止医生参与器官交易型移植活动；⑧强调合理收费，禁止卫生机构和专业人员收取超过所提供服务以外的非正当费用或款项；⑨器官分配应在临床标准和伦理学原则的指导下进行，而不是出于钱财或其他考虑，而且应该公平、透明；⑩对活体捐献者和接受者双方都应长期随访，以记录带来的益处和处理造成的伤害；⑪建立科学的登记管理系统，对组织、实施捐献、移植活动及捐献和移植的临床结果进行系统管理，必须做到既保证资料的透明度，可随时接受调查，同时又保护捐献者和接受者的个人隐私。

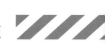

我国是世界卫生组织的成员国,也是一个负责任、人口众多、移植技术成熟的大国。至2007年我国首部《人体器官移植条例》出台以来,该行业虽已逐步规范,但仍存在一些问题。2010年世界卫生组织 WHA57.18 号决议通过并出台的新版指南是我国器官移植的健康发展的重要文献之一。

二、WHO-TTS-ISODP 应对全球器官短缺与移植危机的"4Ds"战略性行动方案

世界卫生组织(WHO)、国际器官移植学会(TTS)、国际器官捐献与获取学会(ISODP)多年来频繁联合开会(表 5-1),共同制定了一份 4Ds 战略性行动方案。现综合相关会议讨论及会议文件,将有关内容归纳、简介如下。

表 5-1　世界卫生组织(WHO)、国际器官移植学会(TTS)、国际器官捐献与获取学会(ISODP)重要相关会议/决议一览表

时间	地点	组织者	议题	形成文件
2004 年	阿姆斯特丹	WHO/TTS	The Amsterdam Forum On the Care of the Live Kidney Donor	consensus & medical guidelines 阿姆斯特丹共识及医学指南
2005 年	温哥华	WHO/TTS	The Vancouver Forum on the care of the live organ donor:lung,liver,pancreas,and intestine	medical guidelines 温哥华指南
2006—2009 年	里斯本等地	WHO/TTS/NKF	Improving Global Outcomes (KDIGO) Transplant Work Group	KDIGO 指南
2008 年*	伊斯坦布尔	WHO/TTS/NKF	International Summit on Transplant Tourism and Organ Trafficking	Istanbul Declaration 伊斯坦布尔宣言
2009 年	日内瓦	WHO/TTS/ISODP	Strategic planning for 4Ds program (Development Donation from Deceased Donors)	WHO 4Ds 战略蓝图
2010 年*	马德里	WHO/TTS/ISODP	Madrid summit on organ donation and transplantation	Madrid Resolution 马德里决议
2010 年 3 月	开罗	WHO/TTS	成立"伊斯坦布尔宣言监督小组(DICG)"	开罗工作方案
2010 年 5 月	日内瓦	WHO/TTS/ISODP	Strategic planning for 4Ds program (Development Donation from Deceased Donors)	WHO 4Ds 战略蓝图
2010 年 7 月	日内瓦	WHO	WHA 63 次大会 22 次大会 Guiding principles on human cell, tissue and organ transplantation	WHO 指导原则

注:* 代表有中国政府代表参与。

(一)第一原则:死亡后器官捐献优先于活体器官捐献

呼吁各国政府应大力支持和优先发展死亡后器官捐献。建立严格的法律框架及有效的组织机构,最大限度地开发应用死亡后器官捐献,做到自给自足。

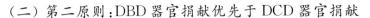

（二）第二原则：DBD 器官捐献优先于 DCD 器官捐献

各国在开展心脏死亡器官捐献（DCD）之前，应首先推广脑死亡器官捐献（DBD），并强调 Maastrich 分类法Ⅲ型 DCD（撤出生命支持后的 DCD），若缺乏良好的专业训练，可能陷入低产出的僵局和移植风险。

（三）第三原则：活体移植违背医学伦理学"无伤害"原则，应尽量避免，若非万不得已，不得为之

因此，各国应按第一原则努力开发死亡后器官捐献，并使其最大化。原则上，活体捐献仅限于在有基因相关、法律相关、情感相关者之间进行（与 WHA63.22 指南一致）。

一项来自欧洲的调查比较了比利时、法国、瑞士、荷兰、以色列等 6 个国家的器官捐献现状后发现，在潜在的捐献者（potential donors）人群中，有高达 50% 以上的人在临终时既没有医护人员向器官捐献组织（OPO）提交可能的捐献信息，也没有器官移植协调员（transplant coordinator）到现场与家属接触，从而直接导致宝贵的稀缺资源的流失。作者指出，如果通过改善捐献系统、工作方针、方法，提高器官回收率，即使不能完全取代活体移植，至少可以降低对活体捐献的依赖。而实际上捐献效率高的国家，如西班牙、奥地利，其活体移植率相当低。

（四）人类进步指数与百万人口器官捐献率呈正相关

蓝皮书引用各成员国人类进步指数（Human Development Index，HDI）与百万人口器官捐献率两组数据进行对比，发现除日本外，两者具有极强的正相关性。HDI 高的国家器官捐献率也高。该数据的正式公布，将给一些欠发展国家造成压力。HDI 由 3 个指标构成：预期寿命、成人识字率和人均 GDP 的对数。这 3 个指标分别反映了人的长寿水平、知识水平和生活水平。3 个指标的实际最小值分别为：41.8 岁，12.3%，人均 220 美元。给定每个指标（X_{ij}）的最大值和最小值，将各国的值与其进行比较，d_{ij} 代表每个指标最大值与最小值之间的差距，D_j 代表指标的扣除部分，则有

$$d_{ij} = (\max X_{ij} - X_{ij})/(\max X_{ij} - \min X_{ij})$$
$$D_j = 1/3 \sum d_{ij}$$
$$HDI = 1 - D_j$$
$$i = \text{indicator } 1,2,3$$
$$j = \text{country } 1,2,\cdots,130$$

根据 2009 年世界卫生组织统计数据，我国 HDI 为 0.772，在 WHO 成员国中排第 95 位。

（五）"4Ds"战略性行动方案实施要点

WHO 已开始着手对器官捐献进展缓慢的国家进行"器官捐献发展需求"的外部评估，以明确如何帮助这些国家和地区。

（1）开始评估：①目标国现状和基本情况；②核心专业人员团队，应最大限度地获得相关卫生部门的支持，外部评估报告有可能督促政府加强支持力度。

（2）说服政府支持要点：①器官捐献活动及客观数据的国际间比较；②肾移植是治疗终末期肾病最为经济/有效的方式；③到国外去移植是一种不被认可的解决方法，各国必须自给自足。

（3）外部评估标准的选择：①承诺的意愿是否强烈；②政府部门支持力度；③是否已开始内部评估。

在器官捐献发展、建设方面有意愿接受国际援助的国家有：印度、巴基斯坦、马其顿等。

（4）对目标国的需求进行外部评估：由 WHO/TTS/ISODP/ONT 负责，并由 TTS 官方秘书转达目标国诉求。

（5）资金来源：TTS、目标国政府支持及其他来源。

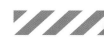

（6）建设国家捐献系统的战略性元素：政府支持、法律支持、公众支持、DBD＞DCD、中心调控机构、模式多元化、因地而异。

（7）ICU、急诊科配合。

（8）配合捐献应成为医院常规工作。

（9）持续的培训、教育计划。

（10）公众的参与，媒体角色。

若各国政府认真做好本国工作，并在 WHO、TTS 和 ISODP 的统一协调下通力合作，有望共同应对全球性器官短缺与移植危机。

（六）西班牙器官捐献专业培训课程（TPM）的成功经验

西班牙是全世界器官捐献率最高的国家，其专业培训课程（TPM）为全世界培养了大批人才。1991—2010 年，20 年中，来自全世界 94 个国家的约 6700 名专业人员受到过 TPM 一对一培训。TPM 课程也可以在不同国家用当地语言进行。这一点对将来从事属对接工作非常重要。此外，TPM 还开通了电子进修系统。2000—2010 年，10 年中有 60 个国家的约 700 名专业人员参与了学习。TPM 是目前最成功的器官捐献培训课程，并在法国、意大利、葡萄牙、西班牙有现场实战教学网络系统。2009 年 5 月在武汉召开的第四届器官移植新业务、新技术学习班上，笔者也邀请到了 TPM 主任及相关专家来华授课，开启了 TPM 与我国相关专家的直接交流与对接，TPM 的国际培训经验值得我国学习、借鉴。

三、中国国际标准化器官捐献

中国国际标准化器官捐献，走过了漫长而曲折的道路，经过 25 年的辛勤努力，终于要走出徘徊和低谷期。2010 年初，卫生部和中国红十字会联合，正式启动了由 10 个省市共同参与的器官捐献试点工作，拟逐步建立中国器官捐献系统。

20 世纪 80 年代，中国的神经外科、神经内科、麻醉科专家就曾聚集在南京军区南京总医院（现更名为东部战区总医院），起草了我国第一个《脑死亡判定标准（草案）》。然而，这个草案虽几经修改，但最终没有纳入临床实践，也没有建立相应的法律、法规，甚至连最基本的医疗政策性框架也没有。脑死亡临床医学判定标准在国内和国外文献中虽已存在多年，但一直没能融入我国常规医疗实践，这种既无法律法规支持，亦无正式文件禁止的状况，使其成为医疗政策长期缺位的一片特殊"真空地带"。在此环境中的临床实践，既要有相当的毅力和勇气，又要有小心谨慎的科学态度，以规避医疗和法律双重风险。

四、中国内地首批医院内心脏死亡器官捐献临床经验

脑死亡器官捐献率在欧美已达每百万人口 20～30 例，但这还远远不够。全球器官短缺和移植危机迫使器官移植界需要寻找更多的器官来源。心脏死亡器官捐献（DCD）近年来发展较快。

按照 1995 年和 2003 年修订的 Maastricht（马斯特里赫特）标准，DCD 分为 5 类。Ⅰ类：入院前死亡者。Ⅱ类：医院外发生心脏停搏，急诊入院心肺复苏 10 分钟失败者。Ⅲ类：受到严重的不可救治性损伤，并且生前有意愿捐献器官，在 ICU 的抢救中有计划撤除治疗等待死亡者。Ⅳ类：脑干死亡后的心脏停搏者。Ⅴ类：住院病人的心脏停搏（2003 年新增标准）。其中Ⅰ、Ⅱ、Ⅴ类为无准备型 DCD 器官捐献其热缺血时间长，器官利用率低；Ⅲ、Ⅳ类为有准备型 DCD，几乎所有器官均可使用。

自 2005 年我国第一例医院内心脏死亡器官捐献暨 2 例肾移植成功以来，本研究中心已先后积累了 22 例临床实践经验，可分为如下三种类型。

1. 无准备型心脏死亡器官捐献（non-controlled DCD）　临床心跳停止之前器官获取组织

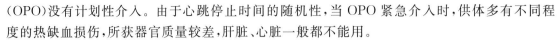

(OPO)没有计划性介入。由于心跳停止时间的随机性,当 OPO 紧急介入时,供体多有不同程度的热缺血损伤,所获器官质量较差,肝脏、心脏一般都不能用。

2. 有准备型心脏死亡器官捐献(controlled DCD) 该组病例多为脑外伤、脑部疾病,但又不符合脑死亡标准,家属有强烈捐献意愿,若不捐献也会立即放弃治疗。这种情况需要对病情进行严格评估。

(1)是否为不可逆性终末疾病,并已完全丧失抢救机会和抢救意义?这一点具有相当大的争议,而我国目前缺乏统一指导性文件支持这类评估。

(2)什么时候撤除医疗为最佳时机?

(3)如何评估从撤除到心跳停止的时间?

(4)如何规定"不动期"(no-touch period)长度?

(5)如撤除后长时间心脏还不停止跳动又将如何处理?

基于以上风险,本研究中实际发生案例很少,而且产出率、利用率极低。

按国际惯例,有准备型 DCD,根据病情不可逆和家属知情同意两大前提,主管医生同意停止一切治疗(主要是撤除生命支持手段,包括停止呼吸机),OPO 人员在另一房间守候。几小时后心跳可能停止。心跳停止后再过 3~5 分钟宣告死亡,然后才能开始器官切除手术(英国、美国标准大致相同)。有准备型 DCD 通常存在如下问题。

(1)"病情不可逆"的法定医学标准是什么?因为这类病人实际上既不符合脑死亡,也不符合心脏死亡标准,因此必须要有一个统一的"停止治疗"的相关指南,否则后果不堪设想。

(2)由谁命令、由谁执行撤除生命支持手段(包括停止呼吸机)?

(3)难以预估的心跳停止时间,导致 OPO 人员、团队守候时间过长,工作效率极低。

(4)从撤除生命支持到心跳完全停止之间有相当长一段时间的低血压热缺血损伤(第一次热缺血损伤)。

(5)心跳停止后还要等 3~5 分钟宣告死亡,于是造成再次热缺血损伤(第二次热缺血损伤)。

(6)在这种情况下所取出的器官,肾脏勉强可以用,但 DGF 发生率较高;肝脏绝大多数不能用,心脏绝对禁用。

3. 有准备型脑死亡加心脏死亡双死亡标准器官捐献(controlled DBD＋DCD) 案例发生的所在医院在遇到家属器官捐献诉求时,医务人员及行政领导无法认可脑死亡概念和标准,明确要求 OPO 医疗队即使是脑死亡也要等心脏停搏后才能捐献器官。一般做法是先确认脑死亡,再签知情同意书,最后用人工气囊给氧进入手术室,手术准备完毕,停止人工呼吸,等心跳停止。麻醉师和主管医生确认心跳-循环停止之后方能开始器官捐献活动。本组研究案例绝大多数为 controlled DBD＋DCD 型。根据捐献器官使用单位反馈信息,常有肝、肾移植 DGF 发生。

心脏死亡器官捐献(DCD)是脑死亡器官捐献(DBD)的一种补充,只适合于个别既不符合脑死亡标准,家属又有强烈捐献意愿者,例如,严重颅脑损伤,不能救治,但又有微弱自主呼吸,或持续微弱脑电波存在者等,总之,总有一条不符合国际现行的脑死亡标准。目前医学界关于 DCD 的伦理学争议实际上还大于 DBD。

如果说 DBD 是器官捐献的初级阶段,那么 DCD 就是器官捐献的高级阶段。前面提到的 WHO 4Ds 文件明确指出:各国要首先拓展 DBD。DCD 的开展应以 DBD 为基础,跳跃式发展可能引发社会的更大误解和争议。因为如同没有脑死亡标准一样,我国目前也没有关于停止临床治疗的任何法定医学标准。在这一特定阶段绕开 DBD 推广 DCD,实际上工作难度更大。因为这将面对更多、更严重的伦理学和医学标准挑战。由于前面提到的人为等待所造成的两次热缺血损伤,很多移植中心和移植医生实际上很不愿意接受这类 DCD 器官,因为对接受单位和接

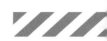

受病人来说意味着更大的风险。

（陈忠华）

参考文献

1. Delmonico F，Council of the Transplantation Society. A report of the Amsterdam Forum on the Care of the Live Kidney Donor：Data and Medical Guidelines[J]. Transplantation，2005，79(Suppl 6)：S53-S66.

2. Ethics Committee of the Transplantation Society. The consensus statement of the Amsterdam forum on the care of the live kidney donor[J]. Transplantation，2004，78(4)：491-492.

3. Barr M L，Belghiti J，Villamil F G，et al. A report of the Vancouver Forum on the care of the live organ donor：lung，liver，pancreas，and intestine data and medical guidelines[J]. Transplantation，2006，81(10)：1373-1385.

4. Kidney Disease：Improving Global Outcomes（KDIGO）Transplant Work Group，KDIGO clinical practice guideline for the care of kidney transplant recipients[J]. Am J Transplant，2009，9(Suppl 3)：S1-S155.

5. 卫生部脑死亡判定标准起草小组.脑死亡判定标准及技术规范（成人，征求意见稿）[J].中华医学杂志，2003，83：262-264.

6. 陈忠华.论脑死亡立法的生物医学基础、社会学意义及推动程序[J].医学与哲学（A），2002，23(5)：26-30.

7. 陈忠华，袁劲.论自愿无偿器官捐献与脑死亡立法[J].中华医学杂志，2004，84(2)：89-92.

8. 袁劲，陈忠华."脑死亡＝死亡"生物医学定律的逻辑论证[J].医学与哲学（A），2004，25(7)：39-42.

9. 陈忠华，袁劲.论人类死亡概念和判定标准的演变和进化[J].中华医学杂志，2004，84(14)：1221-1224.

10. 陈忠华，张苏明，雷霆，等.我国首例儿童脑死亡判定暨无偿器官捐献与移植[J].中华医学杂志，2004，84(8)：619-621.

11. 陈忠华，裘法祖.脑死亡者捐献器官——现代科学和人文精神的完美结合[J].中华医学杂志，2004，84(8)：618.

12. Chen Z K，Zeng F，Ming C S，et al. Current situation of organ donation in China—From stigma to stigmata[J]. Transplantation，2006，82(1)：437.

13. Bos M A. Ethical and legal issues in non-heart-beating organ donation[J]. Transplant Proc，2005，37(2)：574-576.

14. Moers C，Leuvenink H G，Ploeg R J. Donation after cardiac death：evaluation of revisiting an important donor source[J]. Nephrol Dial Transplant，2010，25(3)：666-673.

15. Koffman G，Gambaro G. Renal transplantation from non-heart-beating donors：a review of the European experience[J]. J Nephrol，2003，16(3)：334 341.

16. Kootstra G，Daemen J H，Oomen AP. Categories of non-heart-beating donors[J]. Transplant Proc. 1995，27(5)：2893-2894.

17. Ridley S，Bonner S，Bray K，et al. UK guidance for non-heart-beating donation[J]. Br J Anaesth，2005，95(5)：592-595.

18. Reich D J，Mulligan D C，Abt P L，et al. ASTS Recommended Practice Guidelines for Controlled Donation after Cardiac Death Organ Procurement and Transplantation[J]. Am

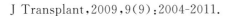

J Transplant,2009,9(9):2004-2011.

19. Asher J,Wilson C,Gok M,et al. Factors predicting duration of delayed graft function in non-heart-beating donor kidney transplantation[J]. Transplant Proc,2005,37(1):348-349.

20. Howard M N,Richard D H,Sharow M W,et al. Over 1000 DCD organs transplanted in 14 years:an effective organ procurement organization's DCD program increases the donor pool[J]. Am J Transplant,2010,10(Suppl 4):S336.

21. Brook N R,White S A,Waller J R,et al. Non-heart beating donor kidneys with delayed graft function have superior graft survival compared with conventional heart-beating donor kidneys that develop delayed graft function[J]. Am J Transplant,2003,3(5):614-618.

22. Kimber R M,Metcalfe M S,White S A,et al. Use of non-heart-beating donors in renal transplantation[J]. Postgrad Med J,2001,77(913):681-685.

23. 唐莉,袁劲,陈忠华.论人体器官有偿捐赠的可行性及伦理学问题[J].中华医学杂志,2005,85(4):279-282.

第六章

器官移植与相关学科的关系

器官移植的成功不仅与手术操作技巧提高有关,同时与免疫学、遗传学、分子生物学、病理生理学、生物工程学等相关学科的发展也关系密切,并涉及伦理学、法学与社会学的发展。目前,我国器官移植总例数已位居世界前列,实体器官移植,如肝移植、肾移植手术成功率及病人存活期已与世界发达国家相当,部分移植中心尝试的器官联合移植,无论是从手术成功率,还是从病人存活率来看均达到世界领先水平。同时也应看到,与发达国家相比,我国器官移植的基础研究依然比较薄弱,尚未取得创新性成果,特别是器官移植与相关学科的交叉,仍较少有学者涉及。在本章中我们将介绍器官移植与相关学科的关系及相应学术进展。

一、生物工程与器官移植

器官短缺是目前制约器官移植发展的主要问题,以生物材料和干细胞为基础的组织工程策略是解决这一问题的有效途径之一,其最终目的是生产可以用于替代人体不可逆损伤的、功能退化的组织/器官,使更多的病人得到及时治疗。其成功与否主要取决于三个基本要素,分别为种子细胞、支架材料和有助于细胞生长、分化的微环境。通过20余年的努力,组织工程研究领域已取得了长足的进步。其中,针对结构性人体组织,如皮肤、骨、软骨、肌腱和血管等产品已经或即将上市。此外,诸多重要生命器官(包括心、肝、肺、肾、膀胱、胰腺、肠等)工程化组织体外再造研究也相继取得一系列突破。近年来,关于重要生命器官的组织工程研究文章(SCI收录)可检索到数千篇之多,其中不乏国际生命科学领域顶级期刊。现已形成了包括重要生命器官体外构建技术、复杂器官细胞打印技术、细胞片层叠加技术、生物材料分子设计与加工技术等相关的关键技术体系与平台。随着干细胞技术、生物材料研制技术、微纳制造技术、3D打印技术不断取得重大突破,组织工程领域多学科融合发展以及技术的系统集成趋势日益突出,其蕴含的巨大科学价值越来越受到各国政府职能部门的高度重视,因此诸多重要生命器官的体外再造研究相继取得一系列突破。

在心肌组织工程研究方面,科学家已将具有心肌组织形成能力的种子细胞与具有优良力学性能、可降解及生物相容性的支架材料复合,通过动态力学拉伸刺激下的心肌组织再造技术、细胞片层叠加技术、脱细胞基质再造心肌技术成功构建了工程化心肌组织补片,该补片可以以创可贴的方式移植到受损心肌表面,以修复和替换受损的心肌组织。例如,德国科学家Zimmermann的研究小组以胶原/Matrigel为基材在体外成功构建工程化心肌组织并将其移植到动物心肌梗死部位,研究发现工程化心肌组织能与宿主整合并改善心脏功能。此外,研究人员将环境刺激响应性生物材料携带种子细胞直接注射入心肌梗死区域,也可实现对受损心肌的修复。同时,国外研究人员在心肌组织工程临床应用方面也展开了大量尝试,如法国研究人员利用纤维蛋白胶携带自体干细胞移植治疗心肌梗死已经获得了较好效果。

在脑组织工程研究方面,自2001年研究者首次运用琼脂和Ⅰ型胶原基质进行大鼠皮层神经元三维培养研究神经元和细胞外基质间的相互作用以来,已经陆续以原代分离神经细胞与神经元为主体细胞,人工基底膜、三维多肽纳米及从珊瑚中制备的文石生物活性材料为支架材料在体外成功构建了三维脑组织。

在肝脏组织工程研究方面,研究者采用一种温敏聚合物材料(如聚异丙基丙烯酰胺)构建肝单细胞片层,通过重复体内植入最终形成三维工程化肝脏组织。美国马萨诸塞州总医院的研究人员利用小鼠肝脏以"去细胞、再细胞化"技术在体外成功构建了能够分解毒素的人造肝脏,人造肝脏在人工血液的补给下,可以在培养皿内存活达 10 天之久,然后研究人员将这种人造肝脏移植入小鼠体内,发现这种人造肝脏不仅能够有效保护自体肝脏微血管的网络结构和组成特性,还可以成功促进肝细胞的存活、支持肝脏特异性功能的重建。

在肾脏组织工程研究方面,研究人员将分离的肾段接种到 PGA 支架上,体内移植后可促进三维肾脏结构形成。而以胚胎期肾脏细胞作为种子细胞构建的工程化肾脏组织,其体内移植后有类似尿液的液体产生。

上述在重要生命器官组织工程领域取得的突破不仅推动了工程化重要生命器官相应产品的临床应用进程,而且在其他非治疗领域的应用也越来越受到国际上的高度重视,如基于组织的传感器可检测生物、化学性危险物质,工程化重要生命器官和组织正发展成为各种替代物作为药物开发、毒性筛选、药理基因组学研究的极佳的体外模型,在新药创制及人类重大传染性疾病研究等方面具有重要应用价值和产业开发前景。

我国在重要生命器官组织工程研究方面,已经具有良好的工作基础和研究积累。在 863 计划、973 计划、国家自然科学基金委员会等重点项目资助下,国内现已在重要生命器官组织工程用种子细胞、生物材料及组织构建等领域取得了诸多重要的研究成果。

在种子细胞研究方面,中国科学院动物研究所、北京大学、军事医学科学院、中国科学院广州生物医药与健康研究院等多家单位在体细胞重编程、干细胞的可塑性和全能性及体细胞的可塑性、干细胞分化与去分化的机制等方面开展了大量深入的研究工作。其中,中国科学院动物研究所计划生育生殖生物学国家重点实验室在干细胞的可塑性及治疗性克隆相关研究等方面成果显著,建立了小鼠治疗性克隆胚胎干细胞库、孤雌胚胎干细胞系及多种克隆动物模型。北京大学生命科学院细胞分化与干细胞研究室用小分子化合物诱导体细胞重编程为多潜能干细胞,开辟了一条全新的实现体细胞重编程的途径。军事医学科学院组织工程研究中心建立了不同来源胚胎干细胞、间充质干细胞培养、规模化扩增以及向心肌细胞定向诱导分化的完整体系,并利用旋转式生物反应器实现了 nt-EB、MSCs 等批量扩增与分化,为重要生命器官的构建提供了可靠的种子细胞来源。

在重要生命器官用生物材料研制方面,浙江大学高分子合成与功能构造教育部重点实验室采用自组装技术成功研制了多种可用于心肌、血管再生的生物材料。北京大学工学院已成功研制出多肽基三维空间、力学性能及降解性可控的生物材料。中国科学院遗传与发育生物学研究所再生医学实验室,提出定向修复活性功能材料的创新性理论,并成功研制出系列可用于神经和心肌构建用的胶原基材料。天津大学高分子研究所在刺激响应性水凝胶、壳聚糖及组织工程支架材料表面改性研究领域开展了大量的研究工作。中国科学院化学研究所在医用高分子的合成及加工领域具有丰富的科研实践经验,近年来在生物医用高分子的组成、结构与性能间的相互关系及人工器官材料改性等领域取得了明显进展。军事医学科学院组织工程研究中心多年来在重要生命器官组织工程用支架材料的研制方面进行了大量研究,并成功制备出温敏性壳聚糖基水凝胶、聚富马酸酯基水凝胶、自组装多肽纳米纤维水凝胶及导电水凝胶等支架材料。

在组织构建研究方面,近年来涌现出一批在心肌、肝脏、肾脏、神经、胰岛等重要生命器官再造研究中具有国际竞争力的团队。军事医学科学院组织工程研究中心,在体外成功构建了心脏、肾脏、子宫、肺脏、肝脏组织等系列工程化组织,在国际上首次应用胚胎干细胞源的心肌细胞

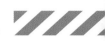

在体外构建出工程化心肌条带,也是首次治疗性克隆策略在心肌构建方面的成功应用,其对于加速推进胚胎干细胞应用于心肌组织工程进程具有重要意义。清华大学机械工程系采用先进的3D打印技术构建了工程化心肌组织。南方医科大学经过10多年的研究,成功生产出国内首台生物人工肝样机,这种人工肝装置的解毒效率高,生物转化和生物合成功能强,即将进入临床试验阶段。中南大学湘雅三医院的王维教授开展的异种胰岛细胞移植治疗糖尿病的研究,与传统方法相比,病人胰岛素注射次数和用量均减少50%以上。中国科学院大连化学物理研究所马小军教授的研究团队,利用微胶囊膜生物相容性好及免疫隔离的特点,针对糖尿病发病率高且外源性激素替代治疗存在长期使用诱发抗药性、无法控制众多并发症等许多缺点,开展了微囊化胰岛细胞移植治疗糖尿病的研究,并取得了良好的治疗效果。南京医科大学第一附属医院深入开展了肾小管辅助装置以及生物人工肾的研究,运用组织工程技术体外构建出生物活性人工肾小管。

二、器官移植相关法规

2007年5月1日,我国国务院正式颁布实施了《人体器官移植条例》,这是我国第一部与人体器官移植相关的法律法规,对我国器官移植的法制化管理起到了加大的推动作用,极大地促进了我国器官移植事业的健康发展。

随着《人体器官移植条例》的实施,我国器官移植供体获取得到了规范化和法制化,然而在实践中也出现了一些现实的问题。最常见的是对器官供者条件的严格限制,使人体器官供需矛盾扩大,等待移植的病人越来越多。以亲属活体为供者的肾移植比例逐渐增加,但随之而来的"假亲属"活体移植和隐形器官买卖出现。如何在严格依法行医的同时,应对供体来源的严重不足和控制活体亲属供体器官移植安全有序的发展,是卫生部门和整个移植界都极为关注的问题。

面对日益严重的供体短缺,应该扩大供体来源,加强开展器官捐献的宣传教育引导工作,提倡自愿无偿原则下的死亡后爱心捐献。死亡后器官捐献涉及死亡标准的讨论问题,目前国际上的两种标准包括以心脏停搏为标准的心脏死亡和以中枢性自主呼吸停止为主要标准的脑死亡。以不同标准作为器官捐献依据在不同国家存在着不同的做法。一种是传统的心脏死亡标准,不承认脑死亡概念,明确禁止医生从脑死亡尚有心跳的病人身上摘取器官。另一种做法则是制定脑死亡法和脑死亡判断标准,明确采用脑死亡作为标准,允许医生从脑死亡者身上摘取器官用于器官移植。

在国际器官移植领域,脑死亡器官捐献一直是最主要的器官来源。脑死亡是以中枢性自主呼吸完全停止为首要特征的脑干或者全脑功能的丧失,并且正在使用呼吸机人工替代呼吸的一种特殊临床状态。1968年美国哈佛医学院首先确定脑死亡,目前全球已经有超过100个国家以脑死亡为判定标准,其中美国、英国等80余个国家正式立法。

在我国,国家一直没有正式将脑死亡立法。脑死亡不仅是一个医学概念,而且涉及法学、社会学及伦理学等多个学科。尽管越来越多的医学专家认识并接受脑死亡的概念,但受中华民族几千年传统思想文化的影响,相当多的大众现阶段还不能接受脑死亡即为死亡的观念。以脑死亡替代心脏死亡作为标准,在我国尚需逐步推广与接受。

还有一种比较灵活的方式,即"二元标准",比较有代表性的是中国台湾地区。其在1987年就率先通过了一部专门规范人体器官捐献的《人体器官捐献条例》。该条例一方面依旧坚持将心脏死亡作为判断人体死亡的标准,但同时又不否认脑死亡标准,而将脑死亡作为心脏死亡的辅助标准,体现在具体规定中表现如下:医生自尸体器官施行移植手术,必须在器官捐献者经其诊治医生判定病人死亡后为之;前项死亡以脑死亡判定者,应以卫生主管部门相关规定之程序为之;前项死亡判定的医生,不得参与摘取、移植手术。亦即,医生在判断心脏死亡后可摘取有捐献意愿者的器官用于移植。但若采取脑死亡为标准,判定死亡的医生不能参与摘取器官及移植手术。这样的规定,现对于单纯脑死亡而拒绝心脏死亡,或者单纯心脏死亡而排斥脑死亡的做法,显然要灵活了许多,也科学了许多。这样一来,捐赠者有了选择权,可以选择心脏死亡作为捐献标准,也可选择脑死亡作为捐献标准。

尽管器官移植受者会从脑死亡立法中获益,但必须正确地认识脑死亡标准与器官移植的关系,脑死亡标准的意义不能狭隘理解为增加移植供者来源,其实更多的是对现代医学死亡标准的完善和补充,是对急救医学抢救原则的科学规范。器官移植只是脑死亡立法后的效果之一,而不是动机。脑死亡立法是在爱心奉献的基础上,客观地开辟了器官捐献的新来源,促进器官移植全面而健康的发展。

2009 年,中国红十字会正式接受卫生部(现称为国家卫生健康委员会)委托,成立中国人体器官捐献工作委员会(CODC),统领中国人体器官捐献体系。为积极推广和科学管理心脏死亡器官捐献,CODC 还根据《人体器官移植条例》等相关法律、法规制定了《中国心脏死亡器官捐献指南》。该指南的目的是建立一个符合伦理和可操作的程序,在尊重病人权利的基础上,提出实施心脏死亡器官捐献是合法、符合伦理、医学上可接受的建议,期望避免任何可能对病人、病人家属、受者和医护队伍造成的伤害。该指南规定参与心脏死亡器官捐献的人员包括:主治医生和其他相关专业人员,器官捐献协调员,人体器官获取组织成员及相关辅助人员和医院捐献委员会人员。指南还明确了心脏死亡器官捐献的工作程序及要点,包括:发现潜在捐献者;初步评估;知情同意;综合评估及供者管理;撤出心肺支持,宣布死亡;器官切取;病例总结。指南的出台使无心搏死亡捐献成为可能。但要真正开展先死亡后器官捐献,逐步增加供体的来源,还需要通过多种方式加大对器官捐献意义的宣传,争取社会公众的支持和参与。随着大众认知水平的提高,在国家卫生健康委员会以及红十字会的共同推动与努力下,大众人文精神会逐步提升,相信会有更多人加入器官捐献的队伍中来。

三、活体器官移植伦理

活体器官移植是我国器官移植事业的重要组成部分。亲属活体移植的成功实施提出了一个新的伦理学问题:一个健康人经受一次相当大的手术,但该手术的目的不是为了本人的健康,而是为了拯救他人的生命是否可行? 由于供者活体捐献器官手术本身存在一定的风险,而且还关系到供者和受者日后的生命安全和生活质量,所以一定要慎重。

对医生而言,必须遵守医学伦理学提出的"无害、有利、公正、尊重、互助"的十字原则。对于病人而言,首先是保证其能够履行生命自主权。对于活体器官捐献者而言,不能直接威胁供者的生命安全,不对其健康造成持续的损害。尊重捐献者的自主权,遵守绝对自愿的原则。对于开展活体器官移植的技术机构,必须具备很强的技术实力和长期实践经验,且硬件和软件两个方面都要过硬,至少有能力对移植后供者和受者双方出现的危急情况进行处理。对于医务人员一定要本着对病人负责的态度进行各项工作,务必信守病人利益高于一切的原则。

(何 凡)

▶▶ 参考文献

1. 中华人民共和国国务院. 人体器官移植条例[Z]. 2007-03-31.

2. Delmonico F, Council of the Transplantation society. A Report of the Amsterdam Forum on the Care of the Live Kidney Donor: Data and Medical Guidelines[J]. Transplantation, 2005, 79(Suppl 6): S53-S66.

3. Fehrman-Ekholm I, Nordén G, Lennerling A, et al. Incidence of end-stage renal disease

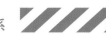
among live kidney donors[J]. Transplantation,2006,82(12):1646-1648.

4. Barr M L,Belghiti J,Villamil F G,et al. A report of the Vancouver Forumon-the Care of the Live Organ Donor Lung, Liver, Pancreas and Intestine Data and Medical Guidelines[J]. Transplantation,2006,81(10):1373-1385.

第二篇

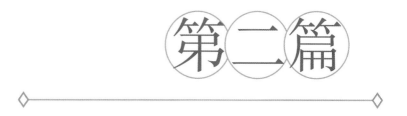

基础研究
Jichu Yanjiu

第七章

器官移植的免疫学研究

第一节　器官移植的免疫学认识

　　器官移植的发展除了伴随着外科技术的进步以外，还与免疫学的认识与发展密切相关。早在 1902 年，奥地利医生 Emmerich Ullmann 利用金属圆管套接血管法进行了狗的肾脏移植，结果肾脏持续 5 天排尿，表明了器官移植在外科技术上的可行性。同年，法国医生 Alexi Carrel 创建了沿用至今的现代血管缝合技术。这极大地促进了器官移植实验研究的进展，短短几年间包括肾脏、心脏、小肠、脾脏、睾丸、卵巢、甲状旁腺等一系列器官及组织移植实验研究在狗、猪、山羊等动物中进行了尝试。当然，所有实验最终均以失败告终，这引起了科学家们的关注。1903 年，生物学家 Jensen 观察到了移植免疫排斥的现象。1905 年，Alexi Carrel 在发表的论文中提出了自体移植、同种移植和异种移植的概念。1912 年，"移植免疫（transplantation immunity）"一词首先被德国外科医生 Schöne 提出，并指出根据此前的文献，异种移植无法取得成功，同种移植绝大多数不能成功，而自体移植则很容易获得成功。并且，来自同一供者的移植物第二次移植会更快地失败，而供者和受者间血缘关系越近越容易成功。1923 年，美国的 Carl Willamson 首先使用了"排斥反应（rejection）"一词，并详细描述了同种肾移植与自体肾移植在效果上的显著差异。但当时经典免疫学理论还没有出现，所以人们还无法对上述现象进行科学的解释。

　　直到第二次世界大战爆发后，由于战争所造成的大面积烧伤成为一个突出而又严重的问题，而同种皮肤移植既可以抗感染，又可以防止体液的损失，因而在此期间广泛被采用。1942 年，Gibson 和 Peter Medawar 为一位 22 岁的女性烧伤病人移植了她哥哥的皮片，但由于创面太大，在 15 天后不得不进行第二次皮片移植。结果，第一次所植皮片于术后 15～23 天坏死脱落，而第二次所植皮片仅在术后 8 天即坏死脱落。Peter Medawar 由此认为移植皮片的破坏与免疫机制被激活有关，并提出"二次现象"（second-set phenomenon）一词。随后，Peter Medawar 开始了一系列经典的动物实验研究，证实了排斥反应的发生是由供者抗原激活了受者的免疫系统所致。他详细描述了免疫排斥反应的过程以及基本的机制，提山了移植免疫学的概念，并带领他的学生们建立了移植免疫学的基础和各个分支。

　　1945—1947 年，美国威斯康星大学麦迪逊分校的 Ray Owen 发现异卵双胞胎牛在母体子宫内共用一个胎盘及同一套血液循环系统，而成为先天性血细胞嵌合体，对相互的抗原不产生免疫反应，这一现象被称为混合嵌合现象（mixed chimerism）。这一发现引起了澳大利亚 Frank MacFarlane Burnet 的重视，他对此进行了解释，认为免疫应答形成于胚胎晚期，这一阶段所接触的抗原均会被机体进行某种标记而获得接受，而未被标记的抗原则会被机体识别为外来抗原而激活免疫应答,即自限性识别理论(self-nonself discrimination)。1953 年,Peter Medawar 对Burnet 的理论在小鼠实验中进行了验证。他和他的学生将同种血细胞输注给胎鼠或新生小鼠,待其成年后再给其移植同一品系供者来源的皮肤,结果证实并不会发生排斥反应,这印证了Burnet 理论的正确性,这就是获得性免疫耐受(acquired immune tolerance)的经典实验。Peter Medawar 因此与 Burnet 一同分享了 1960 年诺贝尔生理学或医学奖。

正是由于移植排斥反应的免疫学机制被认识,才使得器官移植从实验研究逐渐步入临床实践阶段。这就必须要提到被称为"器官移植之父"的 Joseph E. Murray。他是在第二次世界大战期间接触了大量的皮肤移植病人,在此过程中被异体皮肤移植后出现的排斥反应深深吸引。Murray 发现一些免疫系统受损的烧伤病人皮肤排斥反应发生的时间大为推迟,因此他认为如果可以控制免疫系统,则移植成功的概率将显著提高。该理论成为 Murray 进一步研究的主要原则。

早在 1936 年,苏联医生伏罗诺伊完成了世界上首例人类间的肾移植手术,但是病人存活时间不到一周。1952 年 12 月,David Hume 进行了一例母(供者)-子(受者)间的肾移植,移植肾术后 22 天因排斥而失功。Murray 对比这两例手术发现,后者存活时间是前者的 3 倍以上。他认为这是后者母子间有一半相同的遗传基因所致。他由此推测,如果同卵双胞胎之间进行肾移植,由于遗传基因完全相同,病人应该可以长期存活。1954 年 12 月,时机终于出现。Richard Herrick 因患慢性弥漫性肾小球肾炎而引发尿毒症,其同卵双胞胎的哥哥 Ronald Herrick 找到Murray 医生,提出是否可捐献自己的肾脏给弟弟来挽救其生命。Murray 首先对他们进行了相互植皮手术,均未发现排斥反应。这也验证了同卵双胞胎之间移植不会发生排斥反应的观点。随后的肾移植手术非常成功,受者健康存活 8 年之久,最后死于心血管疾病,而临终时移植肾仍健康有功能。

但是同卵双胞胎间的移植毕竟可遇而不可求,绝大多数移植仍需要在遗传背景不同的个体间进行。因此,科学家们不断尝试用各种免疫抑制手段来减轻排斥反应的发生。与此同时,对于导致免疫排斥发生的遗传学差异也进行了深入研究。1935 年,美国遗传学家 George Davis Snell 首次将影响移植器官存活的基因命名为"组织相容性基因",并在纯系小鼠的染色体上找到了与组织相容性相关联的 11 个位点,更进一步发现,H-2 位点较其他位点作用更强烈,从而提出"主要组织相容性复合体(MHC)"的概念。1958 年 Jean Dausset 首次发现了人类的主要组织相容性抗原——HLA。随后,1960 年 Baruj Benacerraf 研究了位于 MHC Ⅰ区基因编码的一组抗原,这组抗原可以调控机体对外来抗原的反应强度,被命名为免疫应答(immune response,Ir)基因。这三位科学家在 MHC 领域的成就为器官移植创造了重要条件,他们也因此分享了 1980 年诺贝尔生理学或医学奖。

在他们的工作基础上,1964 年 Terasaki 首先将补体依赖的淋巴细胞毒性试验引入供者和受者 HLA 配型,创立了标准化的微量淋巴细胞毒技术,被称为标准血清分型(serology typing)方法。组织配型技术的应用,降低了供者和受者间的遗传背景差异,有助于减少器官移植的排斥反应。其与免疫抑制剂一起共同促进了器官移植临床的巨大飞跃。

(昌　盛)

第二节　排斥反应的分类、定义和免疫学机制

同种异体移植后,由于免疫攻击的方向不同,可发生两种不同类型的排斥反应:一种是宿主抗移植物反应(host versus graft reaction,HVGR),即临床上常说的排斥反应,一般常见于各

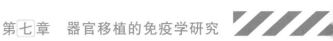

种实体器官移植术后,受者免疫系统被移植物抗原特异性激活而对移植物发动攻击,从而导致移植物损害;另一种为移植物抗宿主反应(graft versus host reaction,GVHR),即移植物所含供者免疫细胞激活后对受者进行免疫攻击,主要见于接受骨髓移植的病人,另外也可见于含大量淋巴组织的实体器官移植受者,如脾移植、小肠移植及肝移植受者等,其免疫学机制是由移植物中的供者活性淋巴细胞识别受者抗原而发生的一种免疫反应,往往会导致受者多器官功能受损甚至衰竭。本节主要介绍宿主抗移植物反应的分类、定义及主要免疫学机制。

一、传统的移植排斥反应分类、定义及免疫学机制

若无免疫抑制治疗,同种异体器官移植后一般均会发生排斥反应,其本质上是受者免疫系统针对供者移植物抗原的免疫应答。主要引起临床排斥反应的移植物抗原是人类白细胞抗原(HLA)。引起排斥反应的免疫应答主要包括 T 淋巴细胞特异性激活所介导的细胞免疫反应以及 B 淋巴细胞特异性激活所介导的体液免疫反应。根据排斥反应发生的时间和强度,以及发生的机制和病理表现,将排斥反应分为四种类型,即超急性排斥反应、加速性排斥反应、急性排斥反应及慢性排斥反应。

（一）超急性排斥反应

超急性排斥反应(hyperacute rejection,HAR)是排斥反应中最严重、最剧烈的一个类型,常发生于移植器官血液循环恢复后几分钟或几小时内,较常见的是发生在手术台上,当移植器官再灌注后很快观察到移植物颜色由正常迅速转变为斑点状或暗红色,并且出现肿胀。随后血流量减少,移植物质地变软,失去饱胀感,同时功能很快丧失。在肾移植表现为无尿;在心脏移植表现为心搏微弱,然后功能完全消失。由于肝脏在移植免疫学中的特殊性,临床肝移植后尚未见到此类排斥反应。

超急性排斥反应的发生机制是典型的体液免疫反应,但亦有细胞成分的参与,其发生的主要原因如下:①供受者间 ABO 血型不相容;②受者体内预先存在较高水平的淋巴毒性抗供者特异性抗体(DSA),这些抗体往往是因受者既往接受过输血或移植,或有多次妊娠史等因素而形成,也可能是由与移植抗原呈交叉反应的微生物感染而引起;③非免疫学因素,如供体器官缺血时间过长,灌注保存不佳等也可能是超急性排斥反应的危险因素;④有学者认为血液中存在的 IgG 型红细胞冷凝集素抗体也可以引发超急性排斥反应。

当受者循环中的预存 DSA 进入移植器官后,与血管内皮细胞表面的供者相应靶抗原结合而形成抗原-抗体复合物,继而通过激活补体的经典或替代途径导致血管内皮细胞受损及凝血系统的活化,血栓形成导致移植物广泛的血液循环障碍,移植物淤血、肿胀、梗死或出血,从而迅速丧失功能。DSA 介导的超急性排斥反应主要损伤机制如下。①激活补体:目前发现,人的 IgM、IgG 和 IgG3 及啮齿类动物的 IgG2 型抗体能与移植物内皮细胞表面的抗原形成抗原-抗体复合物,激活补体级联反应,形成攻膜复合物,迅速损伤靶细胞。②抗体依赖性细胞介导的细胞毒作用(ADCC):NK 细胞表面的 Fcγ 受体通过 IgG1 或 IgG3 与靶细胞相交联,通过穿孔素/颗粒酶途径杀伤细胞。此外,补体片段 C3b 与 NK 细胞表面的 CR3 结合,可通过调理作用进一步激活 NK 细胞。

（二）加速性排斥反应

加速性排斥反应(accelerated rejection)为术后 3～5 天内发生的剧烈的、较难逆转的排斥反应,病程进展较快,常导致移植器官功能迅速丧失,病理学形态改变以小血管炎症和血管壁纤维素样坏死为主,实质有出血或梗死。加速性排斥反应临床上并不少见,常由于认识不够而归于急性排斥反应,但大剂量激素冲击治疗往往无效。目前认为加速性排斥反应是一种较为典型的急性体液性排斥反应。其主要原因也是针对同种抗原的预先致敏,即存在既往移植史、输血史

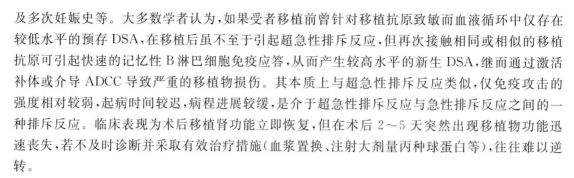

及多次妊娠史等。大多数学者认为,如果受者移植前曾针对移植抗原致敏而血液循环中仅存在较低水平的预存 DSA,在移植后虽不至于引起超急性排斥反应,但再次接触相同或相似的移植抗原可引起快速的记忆性 B 淋巴细胞免疫应答,从而产生较高水平的新生 DSA,继而通过激活补体或介导 ADCC 导致严重的移植物损伤。其本质上与超急性排斥反应类似,仅免疫攻击的强度相对较弱,起病时间较迟,病程进展较缓,是介于超急性排斥反应与急性排斥反应之间的一种排斥反应。临床表现为术后移植肾功能立即恢复,但在术后 2～5 天突然出现移植物功能迅速丧失,若不及时诊断并采取有效治疗措施(血浆置换、注射大剂量丙种球蛋白等),往往难以逆转。

（三）急性排斥反应

急性排斥反应(acute rejection)是同种异体器官移植后最常见的一种排斥反应,以前认为主要发生于移植术后 1～3 个月内,但由于目前临床强效免疫抑制剂的应用,使得急性排斥反应的发生已不具有明确的时间概念,可以见于移植后的任何时间段。若长期存活者中不当减量或自行停用免疫抑制药物,则可能发生急性排斥反应。

细胞免疫应答和体液免疫应答在急性排斥反应中均发挥重要作用。其中 CD4$^+$ Th1 细胞介导的迟发型超敏反应是造成损伤的主要机制。CD8$^+$ CTL 和 CD4$^+$ CTL 可直接杀伤表达同种异体抗原的移植物细胞。此外,激活的巨噬细胞和 NK 细胞也参与急性排斥反应的组织损伤。B 淋巴细胞被移植抗原激活后,经活化并分化为浆细胞,产生以 IgG 为主的抗体分子,经补体依赖的细胞毒作用、抗体依赖性细胞介导的细胞毒作用、抗原中和作用以及免疫调理作用等发挥体液免疫损伤作用。

急性排斥反应的发生主要取决于供受者之间的组织相容性程度、移植后免疫抑制药物的应用方案以及某些诱发因素(如感染)等。一般而言,再次或多次移植发生早期急性排斥反应的概率显著高于初次移植,其主要原因与记忆性 T 淋巴细胞的激活相关。急性排斥反应单纯依据其组织病理学表现的不同分为急性细胞型排斥反应(acute cellular rejection,ACR)和急性血管型排斥反应(acute vascular rejection,AVR)两种类型。理论上细胞型以细胞免疫损害为主,血管型则是以细胞免疫参与下的体液免疫损害为主。但在实际病例中,两种机制及其相应的病理改变常同时存在。其明确诊断目前仍主要依赖移植物活检病理学诊断。

（四）慢性排斥反应

由于对移植免疫学认识的不足,对慢性排斥反应(chronic rejection)的认识经历过一个漫长而模糊的过程。最初将移植物慢性失功简单地归结为慢性排斥反应所致,随后经深入研究发现许多非免疫因素如免疫抑制剂药物毒性损伤、病毒感染、原病复发等也是导致移植物慢性失功的重要因素,因此提出了一些囊括免疫因素和非免疫因素的界定移植物慢性失功的概念,如慢性移植肾肾病(chronic allograft nephropathy,CAN)。随着近年来体液免疫因素的明确及活检病理学诊断经验的积累,可以非常清楚地区分出导致移植物慢性失功中的免疫学因素和非免疫学因素,因此使得慢性排斥反应回归到免疫损伤范畴中来,即只有因免疫因素所致的移植物慢性损伤才是真正意义上的慢性排斥反应。

慢性排斥反应是目前器官移植中所面临的较大障碍之一,也是限制移植器官长期存活的主要原因。由于其参与因素众多、机理复杂且部分机制仍未完全明了,因此目前缺乏有效的治疗措施。

慢性排斥反应的致病机制主要为免疫学因素(或称抗原依赖性因素),其中主要为反复多次或隐匿发生的急性排斥反应。其可能的具体机制包括:①CD4$^+$ T 淋巴细胞的间断活化可能发挥主要作用,慢性排斥反应过程中,受者 CD4$^+$ T 淋巴细胞通过间接识别血管内皮细胞表面的 MHC 抗原而被活化,继而介导慢性迟发型超敏反应炎症;②Th2 细胞辅助 B 淋巴细胞产生抗

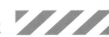

体,通过激活补体和(或)ADCC,损伤移植器官的血管内皮细胞;③反复发作的急性排斥反应引起移植物血管内皮细胞持续损伤,血管平滑肌细胞增生、动脉粥样硬化、血管壁炎症细胞(T淋巴细胞、巨噬细胞)浸润等病理改变。现阶段的研究结果表明,受者体内抗供者特异性抗体的产生和持续存在,与最终慢性排斥反应的发生有密切关系,这一发展过程可分为四个阶段。第1阶段:单纯出现循环中同种反应性抗体。第2阶段:在移植物内检测到C4d沉积,但未引起明显病理变化,研究中也发现循环中没有特异性抗体的出现而直接发现移植物C4d沉积的情况,但移植物免疫荧光检测也能发现IgG、IgM的阳性沉积,可能是由于移植物对抗体的吸附,使得抗体未在外周血中被检出。由于这两个阶段移植物在抗体和补体存在下未发生明显病理损害,因此认为发生“适应”(accommodation)。第3阶段:除C4d沉积外,移植物活检证实开始有病理损伤,但移植肾功能仍然正常。第4阶段:除以上外,移植物功能减退,这个阶段也就是临床慢性排斥阶段。这种四个阶段模式的建立对研究抗体介导的慢性排斥反应的发生机制及指导临床诊断治疗具有重要的理论意义(图7-1)。

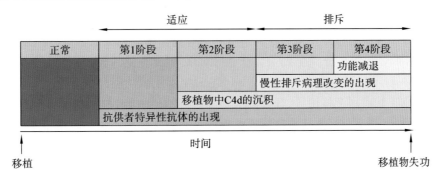

图 7-1　抗体介导的慢性排斥反应发展的四个阶段

此外,多种非免疫因素,包括供者的年龄(过大或过小)、脑死亡、移植物缺血时间过长、某些并发症(高血压、高脂血症、糖尿病、巨细胞病毒感染等)、移植物有效功能单位的减少、血流动力学改变、免疫抑制剂的毒副作用等也促进慢性排斥反应的进展,共同导致移植物慢性失功。慢性排斥反应造成移植物动脉血管内膜因反复的免疫损伤以及修复增生而增厚,形成慢性排斥反应特征性的移植物血管病,继而导致移植物广泛缺血、纤维化直至功能丧失。

二、目前新的排斥反应分类及其主要免疫学机制

现阶段本着从机制入手阐述移植物功能变化以及指导临床治疗,更倾向于依据排斥反应机制予以分类,即总体将排斥反应分为T淋巴细胞介导性排斥反应(TCMR)和抗体介导性排斥反应(ABMR)两大类。依据排斥反应的组织学表现进一步划分为急性TCMR、慢性TCMR及急性ABMR、慢性ABMR。当然,在临床上这种分类也不是完全绝对的,实际情况中T淋巴细胞介导性及抗体介导性排斥反应常混合存在,只是程度上有主次之分。

(一)T淋巴细胞介导性排斥反应

T淋巴细胞介导性排斥反应简称细胞性排斥反应(cellular rejection),是排斥反应中主要的效应机制,即抗原提呈细胞通过对移植抗原的提呈作用启动排斥反应,迟发型超敏反应性CD4$^+$T淋巴细胞(T$_{DTH}$)通过引发迟发型超敏反应性炎症促进排斥反应,而细胞毒性CD8$^+$T淋巴细胞(CTL)通过直接杀伤靶细胞形成排斥反应损伤,在这一过程中,还有巨噬细胞、NK细胞等多种细胞的参与。其主要的病理学特征为移植物组织间质内不等数量的包括T淋巴细胞和B淋巴细胞、巨噬细胞、NK细胞等在内的单个核炎症细胞浸润,进而可见浸润的炎症细胞损伤移植物实质结构成分。T淋巴细胞介导性排斥反应可见于传统的排斥反应类型中的急性排斥反应、慢性排斥反应。

（二）抗体介导性排斥反应

抗体介导性排斥反应简称体液性排斥反应，为主要由抗体、补体等多种体液免疫成分的作用所致的免疫性损伤。目前，越来越多的实验研究和临床观察结果充分表明，体液免疫不仅在传统分类中的超急性排斥反应中发挥作用，而且在急性排斥反应甚至慢性排斥反应中均发挥了重要的致病作用。

体液免疫介导的排斥反应有两种机制：一种机制为过敏排斥反应，即受者体内因输血、妊娠及前次移植等原因而形成预存的抗供者 HLA 抗体，与移植抗原结合后激活补体，释放缓激肽等血管活性物质，损伤血管内皮，导致血管炎、血栓形成及组织缺血坏死；另一种机制为移植后移植抗原激活受者 B 淋巴细胞产生新生的抗供者 HLA 抗体，这些抗体通过激活补体及 ADCC 损害移植物而形成排斥反应。

严重的抗体介导性排斥反应见于临床超急性排斥反应，可导致移植物内广泛血栓形成及移植物缺血性或出血性坏死。在急性体液性排斥反应中，主要特征为移植物内动脉血管分支内皮炎，内膜明显增厚，动脉管腔狭窄，导致血液循环障碍甚至缺血。而且目前已逐渐证明体液性排斥反应在慢性排斥反应的移植物动脉血管病中具有重要作用。以往通常进行免疫球蛋白 IgG、IgM 等和补体 C3、C1q 等成分的免疫荧光染色以诊断体液性排斥反应，但这些指标缺乏特异性。2000 年左右临床上开始应用补体片段 C4d 的免疫荧光或免疫酶组织化学染色以明确诊断体液性排斥反应。其适用于移植肾、肝、心脏、胰腺、肺等几乎所有移植物的体液性排斥反应的组织学诊断与研究，并成为诊断移植物体液性排斥反应的重要标志物。2013 年 Banff 标准提出了"C4d 阴性体液性排斥反应"的诊断：即使 C4d 为阴性，存在循环 DSA 及移植物微血管炎症病变，也可以诊断体液性排斥反应。

（陈　刚）

第三节　器官移植与免疫配型

同种异体器官移植后，若不进行免疫抑制治疗，一般均会发生排斥反应，其本质上是受者免疫系统针对供者移植物抗原的免疫应答。主要引起临床排斥反应的移植物抗原是人类白细胞抗原（HLA）。供者和受者之间的 HLA 匹配程度与排斥反应及移植物长期存活相关。此外，移植病人可由于反复妊娠、输血和既往移植病史接触同种异体 HLA 抗原引发特异性免疫反应，使病人体内存在针对同种抗原的 HLA 抗体，这类病人通常被称为致敏病人。致敏病人的移植属于高危移植，存在较高的抗体介导性排斥反应风险。因此，检测预存 HLA 抗体及判断是否存在抗供者特异性抗体（DSA）也是移植前免疫配型的重要内容。目前器官移植供者和受者间的免疫配型主要包括 ABO 血型配型、主要组织相容性和次要组织相容性配型，本节着重讨论血型相同或相容移植受者的 HLA 的检测及配型。

一、HLA 抗原检测

HLA 抗原分型方法包括血清学分型和 DNA 分型，目前临床针对肾移植受者较常用的 DNA 分型技术为反向序列特异性寡核苷酸杂交法（rSSO）。该技术由美国 One Lambda 公司于 2002 年研制开发，需要首先以 PCR 技术提取和扩增待检者的 DNA，然后通过是否与对应的寡核苷酸探针杂交来检测是否存在互补序列。因寡核苷酸特异性地被附着在荧光标记的微珠上，不同的微珠不仅包被不同的寡核苷酸探针，且色彩各异，故可以在免疫磁珠液相芯片（Luminex）平台上利用激光显色检测出相应的 HLA 等位基因（LABScan）。该方法可以对

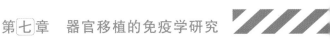

HLA-A、HLA-B、HLA-C、DRB1、DRB3、DRB4、DRB5、DQA1、DQB1、DPA1 和 DPB1 位点提供高分辨率的定型,具有单次检测样本量大(96 空板)、全程自动化、快速简易和经济等优点。

二、HLA 抗体检测

(一) 基于供者淋巴细胞的 HLA 抗体检测

1. 供者和受者间补体依赖的细胞毒性(complement dependent cytotoxicity,CDC)方法
CDC 方法早在 1964 年由美国 Terasaki 教授发明,至今广泛应用。该方法基本可以判断受者循环内是否存在介导超急性排斥反应的 DSA。其原理为受者血清中的 DSA 一旦与供者淋巴细胞表面相应的抗原结合,形成免疫复合物触发补体激活,补体依次裂解,最终形成攻膜复合物,使淋巴细胞膜穿孔,膜的完整性丧失,通透性改变,染料进入细胞,使细胞着色。在相差显微镜下观察,可以看到死细胞呈黑色,细胞胀大,而活细胞有很强的折光性,呈亮滴状。通过判断死细胞的百分比,可以评估血清抗体的强度。CDC<10% 为阴性,能排除介导超急性排斥反应的预存 DSA。CDC 方法虽然经典,但对于抗体检测的敏感性较低,对于细胞毒性作用较弱的 HLA-Ⅱ类 DSA 和水平较低的Ⅰ类 DSA,可能无法表现为 CDC 阳性。

2. 供者和受者间流式交叉配型(flow cytometry cross matching,FCXM)　FCXM 敏感性和特异性均较高,可以检测出与供者淋巴细胞相结合的抗体,包括较低水平的激活或不激活补体的 T 淋巴细胞抗体和(或)B 淋巴细胞抗体。FCXM 不属于移植前常规免疫配型项目,但对于 HLA 预致敏的肾移植受者,尤其是单独 HLA-Ⅱ类抗体水平明显升高而 CDC 阴性的受者推荐使用。其 FCXM 结果阴性可以最大限度地降低术后 2 周内出现急性抗体介导性排斥反应的风险。

(二) 基于包被 HLA 抗原的固相免疫测定(solid-phase immunoassays,SPI)

在缺乏供者淋巴细胞时,检测肾移植受者的 HLA 抗体需要依赖包被 HLA 抗原的固相进行。根据不同的固相介质和检测仪器,常用方法包括酶联免疫吸附测定(enzyme-linked immunosorbent assay,ELISA)法、流式细胞检测法和荧光分析仪 Luminex 检测法。ELISA 法使用的靶抗原包被在微量滴定板上,流式细胞检测法和 Luminex 检测法使用的靶抗原包被在聚苯乙烯磁珠上。ELISA 法敏感性较低,但可以对 HLA 抗体进行半定量和半定型检测。流式细胞检测法和 Luminex 检测法敏感性较高(尤其对低水平抗体的检测灵敏度较 ELISA 法增加约 10%),通过抗原和抗体结合后抗人 IgG 二抗的荧光显色来判断 HLA 抗体的相对强弱。流式细胞检测法只能检测群体反应性抗体(panel reactive antibodies,PRA)水平,Luminex 检测法则不仅能检测 PRA,还能对抗体进行特异性型别判断,且相比流式细胞仪的单管上机检测,Luminex 检测法具有高通量优点,即一次检测多份样本(96 孔板),省时又高效。

1. Luminex 根据使用的微珠不同,检测的抗体类型和精准度也随之不同

(1) HLA 混合抗原微珠(HLA mix antigen beads):一个编号的微珠表面包被多个型别的 HLA 分子。采用这种混合微珠检测抗体成本低而效率高,但只能定性地判断待检血清中 HLA 抗体为阳性或阴性,无法区分抗体针对的具体位点,多用于大样本量的 HLA 抗体初筛。

(2) HLA 单抗原微珠(HLA single antigen beads):一个编号的微珠表面仅包被一个 HLA 等位基因编码的分子,001 号微珠为阴性对照微珠(未包被 HLA 分子),002 号微珠为阳性对照微珠,之后 003 号微珠只包被 A*01:01 基因编码的 A1 分子,004 号微珠只包被 A*02:01基因编码的 A2 分子,005 号微珠包被 A*02:03 基因编码的 A2 分子,006 号微珠包被 A*02:06 基因编码的 A2 分子……034 号微珠包被 B*07:02 基因编码的 B7 分子……直到已知等位基因编码的分子都依次包被和编号。目前商业化的试剂盒中 HLA-Ⅰ类(A、B、Cw)单抗原微珠和HLA-Ⅱ类(DRB1、DRB3、DRB4、DRB5、DQA1、DQB1、DPA1、DPB1)单抗原微珠均已达 100号,可见其检测抗体的范围之广。在实验中,一旦待检血清含有相应抗体,则抗体与微珠表面抗原结合,再通过荧光标记的抗人 IgG 二抗使其在 Luminex 激光照射下显色。一般激光 1 用来分辨抗体的类型(识别微珠编号),激光 2 检测结合抗体的多少(平均荧光强度,mean fluorescence intensity,MFI)。采用这种单抗原微珠法可区分针对各个 HLA 等位基因编码抗原的抗体及半定量判断抗体水平的强弱。在供者 HLA 位点(等位基因水平)可知时,对照供者的 HLA 位点,就可直观区分 DSA 和非供者特异性抗体(non-DSA)。单抗原微珠法的优点在于更敏感、更特异,是美国组织相容性及免疫遗传学协会(ASHI)推荐的 HLA 抗体检测方法,也是现阶段器官移植领域抗体检测的"金标准"。

(3)MICA 微珠:微珠表面包被抗主要组织相容性复合物Ⅰ类相关分子 A(MICA),用于 MICA 抗体的检测。MICA 抗体作为非 HLA 抗体的代表之一,虽然亦有研究提示其在介导排斥反应中也发挥作用,但目前无论是在移植前筛查还是在移植后监测中,MICA 抗体都不属于常规检测项目,其临床意义还有待进一步研究。

2. Luminex 单抗原微珠法结果判定时的注意事项　尽管在过去的十多年里,单抗原微珠法的应用带来了器官移植领域对 DSA 检测和研究的热潮,但在临床应用过程中,该方法也显现出一些不足之处。

首先,由于交叉反应性,针对同一个抗原决定簇(如 Bw4 或 Bw6)的抗体可能与数个不同编号的微珠反应,检测结果中出现多个抗体阳性。这些引起交叉反应的抗原决定簇常在多个不同的 HLA 分子上共有,称为公共表位(public epitopes)。例如,在 HLA-Ⅰ类分子的 α1 螺旋上,氨基酸残基序列 83 位为精氨酸和 80 位为苏氨酸或异亮氨酸是 Bw4 的特征,它可以在 HLA-B13、HLA-B17、HLA-B27、HLA-B37、HLA-B38、HLA-B44、HLA-B47、HLA-B49、HLA-B51、HLA-B52、HLA-B53、HLA-B57、HLA-B58、HLA-B59、HLA-B63、HLA-B77 这些分子上出现,使 Bw4 的抗血清与多个微珠反应。在分析抗体时应注意,针对公共表位的抗体水平可能因分散结合到多个编号的微珠而被低估。与此对应,较少引起交叉反应的、仅在一个 HLA 分子上独有存在的抗原决定簇,称为私有表位(private epitopes)。El-Awar 在 96 个Ⅰ类抗原表位中发现 40% 为公共表位,其余 60% 为私有表位。单抗原微珠法的交叉反应性也表现在包被抗原与一些物质成分(如微生物抗原、摄入蛋白质、变应原和 HLA-E 抗原决定簇等)的交叉反应性上,使得没有任何显著致敏原因的病人血清(甚至脐带血)中也经常可以发现阳性 HLA 抗体。故在判断单抗原微珠法阳性抗体的临床意义时应对其交叉反应性有所知晓。

其次,因为包被在微珠上的可溶性 HLA 分子并非生理条件下结合在细胞膜表面的 HLA 分子,这些商业化的 HLA 分子在提取、纯化和包被的制造过程可能出现局部多肽链的结构变性,导致抗体检测结果为阳性而并没有实际的临床意义。Morales-Buenrostro 等报道称,使用单抗原微珠法在健康年轻男性血清中检测到的多数 HLA 抗体实际在 FCXM 实验中表现出阴性,提示这些抗体只针对变形失真的 HLA 抗原,而并不针对自然条件下细胞膜表面的 HLA 抗原。前文提到在 El-Awar 确定的 96 个Ⅰ类抗原表位中,他进一步研究发现其中 60% 的表位均只在变形抗原(即对微珠处理去掉表面 HLA-Ⅰ类分子的 β2 微球蛋白或肽段)上出现,提示这些表位可能为隐蔽表位,只有在 HLA 分子变形和丧失结构稳定性后才暴露出来,因此与其结合的抗体并不具有临床意义。之后的临床研究也证实,仅针对变形的单抗原微珠反应的抗体不影响移植物的存活。

再次,必须强调,尽管单抗原微珠法以数字化的 MFI 值提示抗体的含量,但该方法并不是一个定量的检测方法。换句话说,MFI 值并不能反映抗体的滴度,它代表的是微珠上已结合抗体的抗原与微珠上所有包被抗原的相对量(结合饱和度)。在抗体滴度特别高的情况下,一旦其与微珠表面抗原的结合已经饱和(检测上限),会出现稀释后血清与不稀释血清 MFI 值相等或相近的情况,故在应用 MFI 值判断强反应抗体水平时需格外注意(例如,在高致敏病人去致敏治疗的早期,使用未稀释血清来检测抗体,其 MFI 值可能下降并不明显)。此外,由于微珠表面

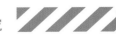

包被抗原的密度和细胞膜表面表达抗原的密度两者之间的关系并未完全明晰,且不同生产商、不同批次和不同编号的微珠表面包被的抗原数量会稍有变化,使得 MFI 值之间的可比性受到影响。例如,HLA-Cw、HLA-DQ 和 HLA-DP 分子在单抗原微珠上的包被密度相对较高,与其对应的抗体 MFI 值也往往较高,带来不必要的高免疫风险预估(尤其是 DQ 抗体的 MFI 值常显著高于其他抗体)。因此在临床实践中,应客观认识到 MFI 值更适用于对抗体进行高、中、低水平的判断。当需要准确评估抗体的水平以指导治疗时,可辅助采用滴定法对抗体进行定量的检测。

最后,虽然单抗原微珠法自问世以来在发达国家的各个移植免疫实验室逐步得到广泛应用,但在具体检测方法和结果判定上并没有全球统一的标准化规定,如试验中使用微珠的剂量($2.5~\mu l$ 或 $5~\mu l$)、待测血清的稀释倍数($1:3$ 或 $1:1$)和 MFI 阳性判定值等。这些参数在不同实验室依各自的方法和经验而定。所以在比较不同中心的检测结果时需加注意,若方法不一致,则 MFI 值的比较意义不大。

3. Luminex 单抗原微珠法对补体结合 HLA 抗体的检测　在单抗原微珠法的基础上,检测抗体能否结合补体,也是近年移植免疫的研究热点。研究较多的是对 C1q 结合抗体的检测,其理论依据如下:抗体介导移植物内皮损伤的一个重要环节是补体的激活,而补体成分 C1q 是补体激活经典途径的第一步,如果抗体能结合 C1q 就预示抗体具有触发补体激活的潜力。从目前已发表的文献来看,单抗原微珠法检测 C1q 结合 DSA,能显著提高抗体对移植肾慢性失功的风险预测能力。然而,也有研究指出 C1q 结合抗体检测方法的局限性:首先,当 2 个 IgG 分子间隔 $30\sim40~nm$ 时,C1q 分子才能与之有效结合,这要求微珠上包被的 HLA 分子密度不能太低,否则抗原在微珠上相距太远,即使结合抗体也无法结合 C1q 分子,导致假阴性结果。此外如果血清中抗体水平较低,即使其具备 C1q 结合能力,但可能因为在微珠上结合的每 2 个 IgG 分子相邻较远而无法被 C1q 结合,造成假阴性结果。其次,如果受者血清标本中含有自身的 C1q 成分,可能会封闭荧光标记的抗 C1q 检测二抗,那么即使标本中存在高水平的抗体,经 C1q 检测后也可能出现低水平的补体结合抗体,甚至假阴性。相反,当血清标本中抗体滴度过高时,如果稀释不到合适的倍数,可能因为前区反应(一种凝集或沉淀反应,即当抗体浓度相对高时不发生反应,抗体浓度降低到前区以下才产生反应)而出现假阴性。

鉴于 C1q 结合抗体检测在方法学上的局限性,近来有研究尝试对补体激活的中游片段 C3d 结合抗体进行检测。与 C1q 结合抗体的检测原理相似,不同之处在于受者血清与微珠反应后,C1q 方法加入的补体成分是纯化的 C1q 分子,而 C3d 方法加入的是含有补体成分的健康人血清。如果抗体与微珠表面抗原结合,形成抗原-抗体复合物,血清中的补体即会从 C1 开始顺序激活,依次裂解为 C4 和 C2,形成 C3 转换酶,后者进一步裂解为 C3,产物中包括可结合于固相的 C3d,加入荧光标记的抗人 C3d 二抗即可对结合抗体进行显色读数。有临床研究显示,C3d 结合抗体检测对预测 ABMR 后 1 年和 3 年移植肾失功的特异性和敏感性均显著高于 C1q 结合抗体的检测。

总的来说,补体结合抗体的检测是否能明确抗体的功能性和致病性,仍需要更多的循证医学依据来验证,但该方法仍不失为一种辅助检测手段。

4. Luminex 单抗原微珠法在计算 PRA(calculated PRA,cPRA)中的应用　值得一提的是,PRA 作为反映个体对同种异体致敏程度的代表,这个概念自 2009 年之后在美国登记和分配系统(UNOS)已被 cPRA 取代,因为 cPRA 比传统 PRA 能够更准确地预测致敏病人的移植机会。PRA 的概念和检测方法在设计之初,需要将病人的血清与多个随机供者的活细胞进行淋巴毒试验。如果血清与 100 个供者中的 80 个供者的 CDC 实验都为阳性,那么 PRA 为 80%;反之,如果病人的血清与 100 个供者中的 100 人配型都阴性,那么 PRA 为 0%。从理论上说,PRA 越高,抗体所针对的抗原面越广泛,预示病人与任意一个潜在供者出现 CDC 阳性的概率就越高,

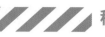

该病人的移植概率就越低。由于该实验方法较耗时耗力且 100 个随机供者的淋巴细胞也并不能囊括人群常见的所有 HLA 抗原,故在 SPI 技术发明后,PRA 进而由包被 HLA 抗原的固相来代替活细胞进行检测。然而大家在实际应用中发现,由于各个实验室采用的 PRA 检测方法不尽相同且缺乏标准化,得到的检测结果也不尽相同,使得对病人致敏程度的评估也相差较大。UNOS 统计显示,自 2002 年 Luminex 检测方法取代流式细胞检测方法检测 PRA 后,高致敏(PRA≥80%)病人数量即明显增加。

　　cPRA 顾名思义为计算所得的 PRA,它由电脑程序根据移植中心上报的病人不可接受位点(1 个或多个)自动运算出这些位点在人群位点的出现比例。不可接受位点,特指病人的预致敏针对位点,即单抗原微珠法检测有较大临床意义的阳性抗体位点。一旦潜在供者表达这些位点,预示病人将面临不可接受的高移植风险。人群位点分布频率来源于 UNOS 中 2003—2005 年间近 12000 个供者的 HLA 位点资料,基本能反映出任意潜在供者表达病人上报的一个或多个不可接受位点的百分比,即配型阳性的百分比。在 UNOS 网站上只要输入病人所有不可接受位点的型别,即能很快得到 cPRA 的数值。因为它在计算设计中同时包括了Ⅰ类和Ⅱ类位点的特异性,所以只获得一个百分比结果,而不像 SPI 方法对于Ⅰ类 PRA 和Ⅱ类 PRA 抗体分别检测和报告,这是 cPRA 与传统 PRA 的另一个显著不同。据统计,UNOS 自 2009 年用 cPRA 取代 PRA 作为评估 HLA 致敏的工具之后,肾脏得到了更有效的分配。在 2009 年,PRA≥98% 的登记病人中,45% 的病人接到了系统供肾分配,却因为实际配型阳性而放弃供肾;到了 2013 年,同样是 cPRA≥98% 的登记病人中,只有 11% 的病人出现这样实际配型阳性而放弃供肾的情况,提示 cPRA 比 PRA 在预测配型阳性的能力上显著提高。

　　由于 HLA 位点的表达频率与不同人群(民族、人种、地理环境)有关,所以就我国肾移植受者而言,无论是南方人还是北方人,使用外国公司设计包被的 HLA 抗原来检测 PRA,并不能准确预测病人出现实际配型阳性的概率。固相免疫法检测 PRA 对我国肾移植受者的临床意义更多体现在对 HLA 抗体的筛查和致敏程度的大概提示上,以为下一步病人接受单抗原微珠法的检测提供指引。而 cPRA 的计算虽然通过某些软件(如 One Lambda 公司开发 Fusion 软件)导入其移植中心的群体供者的位点后,只要配型室人员根据病人的单抗原检测结果勾选出不可接受位点,软件即能自动计算出 cPRA 的数值,但这毕竟需要大样本量的供者 HLA 位点资料(如 1000 例以上供者位点信息),且要求配型室人员具有丰富的临床判读经验,能够较为准确地区分哪些抗体针对的位点属于不可接受位点,而哪些抗体针对的位点属于可接受或可跨越位点。加上单抗原微珠法检测单抗体目前在我国尚未广泛应用,所以无论是在区域移植中心还是国家登记分配系统内,cPRA 的概念尚未得到推广和应用。

　　5. Luminex 单抗原微珠法在虚拟配型(virtual crossmatch)中的应用　　如前所述,美国 UNOS 自 2009 年起要求中心上传等待移植受者所有不可接受 HLA 位点的列表和 cPRA。一旦列表中位点与供者的位点对应,预示着 DSA 和 CDC 阳性,即虚拟配型阳性,则分配系统淘汰该受者,自动从名单序列中匹配下一位受者。此新规实施 6 个月后 UNOS 统计显示,尽管尸体供肾移植的总体数量因超出预期的虚拟配型阳性率(与单抗原微珠法检测抗体十分敏感有关)而下降了 83%,但值得欣慰的是,cPRA≥80% 的高致敏受者却从中明显受益,其获得供肾的概率从 7.3% 上升到 15.8%,提示虚拟配型技术成功增加了高致敏受者的移植机会。

　　除此之外,虚拟配型的另一个重要意义体现在可以降低高致敏受者的免疫风险。因为病人循环中的低水平预存 DSA,虽然不足以导致 CDC 实验阳性,但仍可能介导早期急性 ABMR,使移植物功能明显受损;或者介导一定程度的移植肾内皮细胞损伤,使移植物功能恢复延迟(delayed graft function,DGF),并使移植物功能恢复困难。换句话说,CDC 实验只能排除介导超急性排斥反应的细胞毒性作用较强的预存抗体,但无法排除介导加速性排斥反应或其他损伤的抗体。但是这些低水平的 DSA(尤其是Ⅱ类抗体)可以通过 Luminex 单抗原微珠法检测判

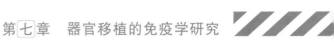

断。如果高致敏受者的虚拟配型阴性,那么代表其预存抗体全部为 non-DSA,推测其记忆性 B 淋巴细胞也多数为非供者特异性 B 淋巴细胞(除非少数情况下 DSA 衰减为完全阴性而检测不出),此时即使高致敏受者与供者的 HLA 位点完全错配,从理论上也不会出现预存抗体介导排斥反应的情况,或由记忆性 B 淋巴细胞诱生抗体导致排斥反应的情况。

在我国全面进入 DCD 肾移植新时代的今天,对大部分潜在供者在捐献前抽血进行 HLA 位点检测是有可能做到的,加上许多移植中心已能使用 Luminex 单抗原微珠法,使虚拟配型方法在技术上和时间上均为可行。对于致敏受者而言,完全避开不可接受位点即虚拟配型阴性将极大地提高移植早期安全性,即使供受者间 HLA 匹配的位点不多甚至全错配。不过必须强调的是,这些致敏受者即使虚拟配型阴性也仍需接受最后的实际 CDC 配型,以双重保障移植的安全。

三、对我国器官移植受者的术前免疫学检查建议

1. 抗原检测　采用 rSSO 或其他 DNA 分型技术,至少对受者的 HLA-A、HLA-B、HLA-DR 和 HLA-DQ(DQB1)位点进行中分辨率分型。有条件时增加对 HLA-Cw 和 HLA-DP 位点的分型,为日后选择供者和判断 DSA、non-DSA 及自身抗体提供完善的参考信息。

2. 抗体检测和配型　首先采用流式细胞或 Luminex 检测方法进行 PRA 初筛,阴性者如果进一步通过单抗原微珠法检测抗体也为阴性,可以不做 CDC 实验而直接接受移植;但若没有使用单抗原微珠法确认抗体阴性,则不应省略移植前 CDC 实验。

PRA 初筛阳性者必须通过单抗原微珠法确定各个抗体的特异性和相对水平,即确定不可接受位点列表(1 个或多个位点)。在潜在供者的 HLA 位点知晓之后进行比较和分析,如果全部避开不可接受位点,即虚拟配型阴性,则免疫风险较低,可以接受移植(但 CDC 实验不应省略)。如果有 1 个到多个不可接受位点没有避开,即提示预存 DSA 阳性,则免疫风险较高,必须进行 CDC 配型。如果 CDC 阳性,移植取消;如果 CDC 阴性,则根据 DSA 的个数、特异性和 MFI 值做综合判断。比如只针对 DQ 位点的 DSA 或只有低水平的 DR 位点 DSA,移植是可以考虑进行的,但需要给予受者较强的诱导治疗。有条件的实验室此时如果增加 FCXM 检测,将十分有助于最终决策。若 FCXM 为阴性或弱阳性,则移植较安全;若 FCXM 为阳性,则即使 CDC 为阴性也应谨慎决定是否给予移植。

对于登记时间较长的受者,应在等待期间至少每半年做 1 次和术前做 1 次 PRA 检测。

3. 致敏病史　详细询问和记录病人有无致敏事件,包括输血时间和次数、妊娠次数及既往移植情况(有无切除失功的移植肾或中断免疫抑制剂的使用等)。重视致敏病史的意义如下:虽然血清中 HLA 抗体阳性提示曾经对同种异体 HLA 致敏,但曾经致敏不一定表现为 HLA 抗体持续存在。换句话说,有复杂致敏史的病人即使抗体检测为阴性,也不能排除体内有记忆性 B 淋巴细胞存在的可能。这种记忆性 B 淋巴细胞如果针对供者,仍可能在移植后早期活化产生新生 DSA,介导移植肾损伤。

(朱　兰　陈　刚)

第四节　免疫抑制和免疫耐受

器官移植是治疗多种脏器终末期疾病的有效手段,排斥反应是影响移植预后的主要因素。克服排斥反应是器官移植成功的基础。器官移植发展至今,免疫抑制成为防治各类移植排斥反应的主要手段。目前临床移植后受者必须终生使用免疫抑制剂以达到维持移植物长期存活的

目的。但是长期服用免疫抑制剂具有如下明显缺点：①非特异性免疫抑制导致受者免疫力低下，容易并发感染和肿瘤等；②免疫抑制剂本身的毒副作用较大；③价格昂贵。此外，即使受者长期服用并能耐受免疫抑制剂，移植物长期存活率也并不是十分理想。因此，多年来人们致力于研究免疫耐受以替代免疫抑制。诱导受者对供者抗原特异性免疫耐受能使受者在长期不使用免疫抑制剂的情况下，移植物既不被受者排斥而发生宿主抗移植物反应，也不致发生移植物对抗受者器官组织的移植物抗宿主反应，同时受者还能保留对除移植物以外的其他异体抗原的免疫反应能力，因而是解决移植排斥反应最理想的措施。虽然免疫耐受的研究在动物实验取得较大的研究进展，但是迄今临床上还没有成熟、稳定的诱导移植免疫耐受的方法。免疫抑制代表了器官移植的现在，免疫耐受则可能代表器官移植的未来。

一、免疫抑制

免疫抑制治疗是迄今器官移植成功的基础，免疫抑制剂的研究和开发是临床器官移植取得成功的最重要的推动力。理想的免疫抑制治疗应该既保证移植物不被排斥，同时应最大限度减少对受体免疫系统的影响，并且药物的毒副作用也应尽可能地减少。免疫抑制剂的应用剂量、时间及选用方案因不同器官移植的种类而异；由于不同个体对药物的吸收和反应不同，应针对性地制订个体化的免疫抑制方案，并随着移植时间发展而不断调整免疫抑制剂的种类和剂量。免疫抑制剂治疗的基本原则是联合用药，以减少单一药物的剂量，在增加免疫抑制剂协同效应的同时减轻毒副作用。

临床器官移植的免疫抑制治疗过程大致分诱导和维持两个阶段：①诱导阶段，即在移植术中及术后早期应用一定的免疫抑制剂，拮抗移植物恢复血流后开启的免疫应答，预防早期排斥反应的发生；②维持阶段，即术后中晚期随着时间发展，可逐渐减少免疫抑制剂的剂量及种类，最终达到最小维持剂量以预防急性排斥反应的发生，在多数情况下，器官移植后的免疫抑制治疗需要终生维持。

以下将分别简要介绍临床器官移植中常用的各类免疫抑制剂。

（一）钙调磷酸酶抑制剂

1. 环孢素 A（CsA） CsA 是一种钙调磷酸酶抑制剂，主要抑制 T 淋巴细胞功能，可选择性及可逆性地改变淋巴细胞功能，抑制淋巴细胞在抗原或分裂原刺激下的分化、增殖，抑制其分泌 IL-2、IFN-a 等细胞因子，抑制 NK 细胞的杀伤活力。其进入细胞后与靶细胞质受体亲环蛋白结合形成药物-免疫亲和素复合物，后者与神经钙蛋白酶结合并抑制其活性，从而阻断细胞质调节蛋白的去磷酸化，因而抑制 T 淋巴细胞中钙依赖的信号传导途径，导致早期 T 淋巴细胞活化基因转录被抑制，影响 T 淋巴细胞活化及细胞因子生成。此外，CsA 还增加 T 淋巴细胞中转化生长因子 β（TGF-β）的表达，也与其免疫抑制作用有关。CsA 对 B 淋巴细胞也有抑制作用，通过抑制 Th 细胞功能间接影响 B 淋巴细胞产生抗体，还可诱发 B 淋巴细胞凋亡。目前 CsA 是常用的基础免疫抑制剂，其多与数种免疫抑制剂联合使用，形成两联、三联或四联用药方案，用于预防器官移植术后的排斥反应。

CsA 主要经肝脏代谢，被肝细胞内质网及细胞色素 P450（CYP3A4 及 CYPHPCN3）同工酶分解。为了保证有效的免疫抑制治疗效果，同时防止药物过量带来的毒副作用和过度免疫抑制，对服用 CsA 的受者应定时进行 CsA 药物浓度监测，以便及时调整药物剂量。传统上监测谷值浓度（C_0），其治疗窗因人及免疫抑制方案而异，随着 CsA 微乳化制剂新山地明等的问世，C_0 已不能客观反映 CsA 生物利用度的变化，现阶段，主要采用服药后 2 小时的药物浓度（C_2）来反映 CsA 的吸收和暴露情况，C_0 只能代表 CsA 的代谢清除情况。

2. 他克莫司（FK506） FK506 也是一种钙调磷酸酶抑制剂，作用机制与 CsA 相近，其与胞质中的 Tac 结合蛋白 12（FKBP12）相结合形成具有生物活性的药物-FKBP12 复合物，后者的生

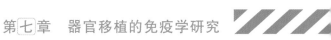

物作用靶点是钙离子及钙调素依赖性蛋白磷酸化酶,通过抑制钙调磷酸酶的活性,阻断淋巴细胞基因表达必需的去磷酸化过程,进而抑制 T 淋巴细胞特异性转录因子(NF-AT)的活化和白细胞介素(ILs)类细胞因子的产生。FK506 可抑制 T、B 淋巴细胞的增殖反应,抑制 CTL 的产生,以及 T 淋巴细胞依赖的 B 淋巴细胞产生免疫球蛋白的能力,对激活淋巴细胞的各组细胞因子的转录也有抑制作用,并可直接抑制 B 淋巴细胞的激活,抑制移植物抗宿主反应。FK506 目前已经被广泛用于各种器官移植的临床治疗,是一种最常用的基础免疫抑制剂。

FK506 口服后主要吸收部位在小肠,生物利用度为 10%～60%,肾移植受者生物利用度平均为 20.1%。口服后吸收迅速,达峰时间 1～3 小时,大多数病人口服 3 天后可达到需要浓度的稳定状态。FK506 大部分在肝脏中代谢,主要通过肝细胞色素酶 CYP3A 同工酶分解,有研究证据证实细胞色素 P4503A5(CYP3A5)的基因多态性与 FK506 的血药浓度显著相关。FK506 的药效与血药浓度-时间曲线下面积(AUC)有关,必须根据血药浓度水平并结合病人临床状态调整剂量。

(二)抗细胞增殖类药物

1. 硫唑嘌呤(AZA)　AZA 是较早被应用于器官移植的一类 6-巯基嘌呤(6-MP)的衍生物,于 20 世纪 40 年代合成。自从 1963 年 Starzl 将其与糖皮质激素联合用于器官移植免疫抑制治疗以来,成为肾移植术后经典免疫抑制方案直至 CsA 问世。

AZA 在细胞内被转化为硫代次黄嘌呤核苷酸,后者可通过假性反馈抑制次黄嘌呤核苷酸的合成,从而阻断 DNA 的合成导致细胞死亡。AZA 的主要作用是阻滞细胞 S 晚期或 G2 早期的发展,降低细胞增殖的速度,可抑制自身免疫、移植排斥反应、移植物抗宿主反应和迟发型超敏反应,还可以抑制抗体的生成。AZA 对初次免疫反应有很强的抑制作用,但对再次反应无作用,因此只适用于肾移植术后预防排斥反应的发生,应长期使用。需要根据病人个体反应调整药物剂量。AZA 有很强的骨髓抑制作用,因此需要重点监测外周血白细胞计数和血小板计数。

2. 吗替麦考酚酯(MMF)　MMF 是从真菌的酵解物中分离出的麦考酚酸(MPA)衍生物。其于 1995 年被美国 FDA 批准用于器官移植的免疫抑制剂。在现有新型抗代谢免疫抑制剂中,MMF 是替代 AZA 的首选药物。MMF 口服后被胃肠道中的酯酶水解后释出 MPA,后者是一种高效、选择性、非竞争性、可逆性的次黄嘌呤单核苷磷酸脱氢酶(IMPDH)抑制剂,可以抑制鸟嘌呤核苷酸的经典合成途径,干扰 DNA 合成,使细胞固定于 G1 到 S 期不能增殖。因为抗原激活 B 淋巴细胞和 T 淋巴细胞高度依赖于嘌呤的经典合成途径,因此 MPA 对淋巴细胞具有高度选择性的抑制作用。另外,MPA 可通过抑制岩藻糖和甘露糖糖基向淋巴细胞膜的转运,从而抑制活化淋巴细胞与上皮细胞或靶细胞的黏附,从而保护上皮细胞和靶细胞免受杀伤。MMF 还可以诱导活化 T 淋巴细胞凋亡,减少淋巴细胞归巢和减轻单核细胞的浸润,抑制 T 淋巴细胞亚群的黏附及穿透。目前在临床器官移植中,MMF 常与钙调磷酸酶抑制剂及糖皮质激素联合组成三联疗法用于预防排斥反应,明显降低了急性排斥反应的发生率。

MMF 口服后在胃肠道中迅速吸收,平均生物利用度为 94%。服药 1 小时后血药浓度达到高峰,之后随之下降。MPA 在肝脏代谢为无药理活性的葡萄糖醛酸苷(MPAG),在肠道经胆汁排泄的 MPAG 进入小肠,肠道菌群将其转化为 MPA,经肠道再吸收,形成肠肝循环,出现第二个血浆 MPA 高峰(服药后 6～12 小时)。由于肠肝循环在 MPA 的浓度分布过程中起重要作用,因此个体的 MPA 药代动力学差异巨大。MMF 与 CsA 合用会降低 MPA 的 AUC 值,而与 FK506 合用没有影响,因此在转换不同免疫抑制剂应用方案时必须注意调整 MMF 的用量。

3. 咪唑立宾(MZR)　MZR 为水溶性咪唑类核苷类抗生素,是抑制核酸的嘌呤合成途径的抗代谢物,具有免疫抑制活性。MZR 在细胞内通过腺苷酸激酶(AK)被磷酸化为活性形式 MZR-5'-P,后者是 IMPDH 和鸟苷酸合成酶(GMPs)的竞争性抑制物。由于淋巴细胞缺乏补救合成途径,MZR 可对淋巴细胞产生选择性抗增殖作用。在体外 MZR 可阻断受同种抗原刺激

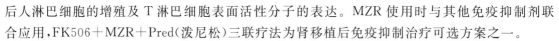

后人淋巴细胞的增殖及 T 淋巴细胞表面活性分子的表达。MZR 使用时与其他免疫抑制剂联合应用,FK506＋MZR＋Pred(泼尼松)三联疗法为肾移植后免疫抑制治疗可选方案之一。

MZR 口服后迅速吸收入血,口服药物生物利用度为 41%,服药后 1.5 小时达到血浆峰值浓度,血浆半衰期为 2.2 小时,24 小时内基本被清除。MZR 的清除明显受肾脏功能的影响,肾功能不全的病人服药 24 小时后,血中仍有高浓度药物存在。MZR 可通过血液透析被清除。MZR 与现有免疫抑制剂之间无药物相互作用。

4. 环磷酰胺(CPA,CTX) 环磷酰胺是 1958 年合成的一种烷化剂,具有良好的抗肿瘤效果,其后研究发现其有免疫抑制作用。与其他细胞毒药物相比,其免疫抑制作用强而持久,故应用广泛。环磷酰胺较常作为骨髓移植的术前准备用药。目前大多数移植中心不常规使用环磷酰胺作为免疫抑制的维持用药。

CTX 从胃肠道吸收,但不完全。服药后 1 小时血药浓度达到高峰,约 56% 吸收后与血浆蛋白结合。其生物半衰期为 4～6 小时。CTX 本身无活性,进入体内经过羟化产生具有烷化作用的代谢产物。CTX 能抑制多种体液免疫和细胞免疫反应,对初次抗原刺激的免疫抑制作用较强,对再次同样抗原刺激时的免疫抑制作用较弱。环磷酰胺在细胞增殖期和分化期作用最强,主要作用于细胞分裂周期的 G2 期,所以分裂速度快的淋巴细胞对环磷酰胺非常敏感。CTX 还能抑制正在进行的免疫反应,可杀灭正在增殖的淋巴细胞,甚至导致免疫耐受现象。

(三)mTOR 抑制剂

1. 西罗莫司/雷帕霉素(SRL/RPM) RPM 是 1975 年从复活节岛的土壤中的吸水链霉菌中分离获得的一种具有免疫抑制作用的大环内酯类抗生素。1999 年获 FDA 批准用于临床肾移植,由于其具有无肾毒性和神经毒性的优势,目前作为肾移植术后的二线免疫抑制剂使用。RPM 虽然在结构上与 FK506 相似,但两者作用机制却完全不同。RPM 进入细胞后与免疫亲和蛋白哺乳动物雷帕霉素靶点(mTOR-FKBP12)结合,抑制由 IL-2/IL-2R 结合后所启动的 DNA 合成的信号传导过程,包括由细胞因子 IL-2、IL-4、IL-7、IL-15、IL-22、IL-24、IL-25 等传递的增殖信号。其还可以通过抑制激酶活化将细胞周期阻断于 G1 到 S 期相交处,从而阻止 T 淋巴细胞增殖。由于 RPM 和钙调磷酸酶抑制剂在细胞内结合的受体蛋白不同,两者抑制免疫细胞的时相和途径各不相同,因此两者合用时具有良好的协同作用。RPM 在器官移植术后多用于钙调磷酸酶抑制剂或 MMF 的减量或替代使用,以减少钙调磷酸酶抑制剂的肾毒性。

RPM 吸收后可分布于组织和血细胞,与红细胞结合率高达 95%,其在体内的分布受体重和体表面积影响。服药后 0.5～3 小时达到血药浓度的峰值,片剂和口服液的生物利用度分别为 27% 和 15%,在肾移植病人平均半衰期为 62 小时。肝脏微粒体中细胞色素 P4503A4 是其主要代谢酶,影响细胞色素 P4503A4 酶的药物可改变 RPM 的药代动力学。

2. 依维莫司(RAD) RAD 是西罗莫司衍生物,结构式与西罗莫司相似,其 40 位有一个羟乙基链,能增强分子的极性,提高口服的生物利用度。RAD 可以与 CsA 同时给药。口服后 1～2 小时血药浓度达到峰值,血浆蛋白结合率为 74%,主要在肝脏经 CYP 代谢。RAD 通过与细胞中的 FK 结合蛋白结合,抑制 T 淋巴细胞增殖及抑制细胞因子的信号转导而发挥免疫抑制作用。与环孢素或他克莫司有协同作用。其主要用于预防肾移植、心脏移植术后的排斥反应。

(四)糖皮质激素

糖皮质激素(下文简称激素)是器官移植临床中常用的免疫抑制剂之一,在发生急性排斥反应时,采用大剂量激素进行冲击治疗是首选的抗排斥反应治疗措施。在移植术后,激素与其他各种免疫抑制剂联合应用是预防排斥反应的标准方案,其是抗排斥反应治疗的第一线药物。激素种类很多,肾移植临床中常用的有泼尼松、泼尼松龙、地塞米松和甲基泼尼松龙。

泼尼松和甲基泼尼松龙口服或静脉注射都吸收良好,口服进入人体后不需肝脏代谢而直接

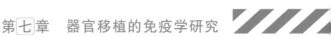

发挥生物效应。泼尼松口服剂型1～2小时达到高峰,一次给药作用持续8～12小时。常用激素类药物的临床药理学性能比较见表7-1。

表 7-1　常用激素类药物的临床药理学性能比较

药物	抗炎作用	等效剂量/mg	血浆半衰期/分钟
氢化可的松	1.0	20	90
泼尼松	4.0	5	60
地塞米松	25	0.75	250
泼尼松龙	4.0	5	200
甲基泼尼松龙	5.0	4	180

激素的免疫抑制作用可影响免疫反应的多个环节,包括能够溶解淋巴细胞,影响T淋巴细胞的再循环,抑制由抗原和丝裂原诱导的T淋巴细胞转化和增殖反应,抑制多核白细胞的趋化作用,抑制巨噬细胞的吞噬作用,抑制抗体形成。此外,激素还有强大的抗炎作用,对各种因素引起的炎症反应有明显的抑制作用。

（五）生物免疫抑制剂

1. 多克隆抗淋巴细胞抗体　多克隆抗淋巴细胞抗体是将不同来源的人类淋巴细胞作为免疫原,免疫动物后制备而成。常见类型包括:抗淋巴细胞球蛋白(ALG)及抗胸腺细胞球蛋白(ATG)。多克隆抗体靶向多种T淋巴细胞的表面标志物,可诱发极强和持久的淋巴细胞减少,对T淋巴细胞活化、归巢和细胞毒性效应也具有调节作用。多克隆抗体IgG对T淋巴细胞表面的共有抗原分子(包括CD2、CD3、CD4、CD8、CD11a、HLA-DR等)具有抗体特异性。当IgG与上述细胞表面分子结合后可通过以下三条途径产生作用,从而清除循环中的T淋巴细胞:①通过抗体介导的补体依赖性细胞毒作用;②通过存在于脾、肝、肺等淋巴网状系统中的网状内皮细胞依赖性的吞噬作用将T淋巴细胞消化;③与胸腺内和移植物内的T淋巴细胞产生黏附,发挥清除作用。ALG和ATG使用的适应证包括围手术期免疫诱导治疗、急性排斥或加速性排斥反应治疗及耐激素急性排斥反应治疗。

2. 单克隆抗淋巴细胞抗体

（1）抗CD3单克隆抗体:CD3是成熟T淋巴细胞的共同分化抗原,全部外周血T淋巴细胞,胸腺、淋巴结内接近成熟的T淋巴细胞及被激活后的T淋巴细胞均表达CD3。CD3单克隆抗体可作用于全部成熟的T淋巴细胞,通过杀伤T淋巴细胞或阻断机体的细胞免疫来达到抗急性排斥反应的目的。OKT3单克隆抗体是针对CD3抗原的特异性抗体,主要通过三种途径发挥免疫抑制作用:①与循环中的T淋巴细胞结合,通过调理作用使之被单核巨噬细胞系统吞噬清除;②与T淋巴细胞结合使其表面抗原成分改变,变为无反应性淋巴细胞;③通过TCR/CD3复合物提供活化信号,导致T淋巴细胞凋亡。

（2）抗CD25单克隆抗体:T淋巴细胞在受到异体抗原刺激后,在活化过程中会表达CD25,即IL-2Rα链,并通过自分泌途径产生IL-2,进一步产生第三信号促进T淋巴细胞增殖。抗CD25单克隆抗体可拮抗IL-2与IL-2R的结合,选择性地只作用于活化T淋巴细胞,不影响循环淋巴细胞的总数。目前临床上常用的抗CD25单克隆抗体有诺华公司生产的舒莱和中信国健生产的健尼哌。成人的标准总剂量为40 mg,分2次给予,首次20 mg于肾移植术前2小时给予,第2次20 mg于术后第4天给予。

（3）抗CD20单克隆抗体:抗CD20单克隆抗体能特异性与前B淋巴细胞和成熟B淋巴细胞表面的跨膜抗原CD20结合,通过补体依赖的细胞毒性(CDC)作用、抗体依赖性细胞介导的细胞毒作用(ADCC)和刺激凋亡通路等机制启动B淋巴细胞的溶解反应。

临床上使用的抗CD20单克隆抗体为美罗华,其应用范围包括ABO血型不相容肾移植、预

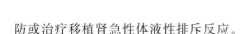

防或治疗移植肾急性体液性排斥反应。

二、免疫耐受

耐受,是指机体对一些非己因素的低反应状态,可以允许这些因素在体内共存。免疫耐受在传统上的定义是指机体对某种抗原特异性的无反应状态,对于移植免疫耐受来说,是指受体对移植物的特异性无反应状态。免疫耐受的特点是具有抗原特异性,仅对诱发免疫耐受的抗原(耐受原)无应答,而对其他无关抗原仍保留免疫应答的能力;免疫耐受可为先天形成,也可为后天获得,但均为抗原诱导产生;免疫耐受可因耐受细胞注入新的个体而发生转移;另外,免疫耐受是不能遗传的。由于以上几个特点,免疫耐受与免疫抑制剂或免疫缺陷所导致的非特异性免疫抑制或无反应有着质的区别。

(一)天然免疫耐受和获得性免疫耐受

按照免疫耐受形成的时期,可分为天然免疫耐受与获得性免疫耐受两种。

1. 天然免疫耐受　天然免疫耐受是指机体免疫系统在胚胎期尚未成熟时接触了抗原物质,在其成熟后不能产生针对这些抗原的特异性免疫反应。机体对胚胎期间接触过的自身抗原多呈天然免疫耐受,又称自身耐受。人类首先认识到天然免疫耐受现象是在1945年,Owen观察到遗传基因背景不同的异卵双生小牛各有不同的血型抗原,由于胎盘血管融合而发生血液相互交流,异卵双生小牛出生后每一孪生个体均含有另一方不同血型的血细胞,成为血型嵌合体,彼此间互相进行皮肤移植也不发生排斥反应,但当它们接受第三方小牛的皮肤移植后会发生强烈的排斥反应。

2. 获得性免疫耐受　在天然免疫耐受的基础上,1953年科学家Medawar设计了一个经典实验,他让A系小鼠在胚胎期接触CBA系小鼠的骨髓细胞,A系小鼠出生后,再将CBA系小鼠的皮肤移植给A系小鼠,试验结果发现移植皮肤可以存活,不被受体排斥,而第三方小鼠的皮肤移植却不被接受。这一实验证实了机体在胚胎期接触抗原后,出生后机体的免疫系统不会对该抗原产生特异性的免疫应答,而产生针对该抗原特有的免疫耐受,这一诱导产生的耐受即为获得性免疫耐受。获得性免疫耐受是指在出生后或免疫系统成熟后,通过改变抗原性状、剂量或免疫途径等诱导产生的免疫耐受,为后天获得。

(二)中枢性免疫耐受和外周性免疫耐受

根据免疫耐受产生的机制不同,又可分为中枢性免疫耐受和外周性免疫耐受两种。

1. 中枢性免疫耐受　中枢性免疫耐受是指T淋巴细胞、B淋巴细胞在中枢器官分化成熟过程中接触自身或外源性抗原所产生的耐受。中枢性免疫耐受的形成是免疫细胞成熟前在胸腺内被阴性选择的过程,在机体发育时期,能够识别自身抗原的T淋巴细胞克隆会被清除掉,只有不对自身抗原反应的细胞会继续发育,克隆清除自身反应性T淋巴细胞克隆实质就是对自身抗原产生耐受。

2. 外周性免疫耐受　外周性免疫耐受是指T淋巴细胞、B淋巴细胞在外周淋巴器官成熟及免疫应答过程中所产生的抗原特异性免疫耐受状态。外周性免疫耐受的形成方式包括免疫忽视、诱导T淋巴细胞克隆无能、诱导T淋巴细胞亚型分化即免疫偏离和活化诱导的细胞凋亡(AICD)等方式。

(1)免疫忽视:尽管某一抗原在体内存在,该抗原特异性的T淋巴细胞却忽视其存在,而保持免疫无反应状态。其原因可能如下:①抗原浓度过低或免疫原性太弱,不能提供足够强的第一活化信号;②T淋巴细胞克隆的TCR对该抗原的亲和力低;③有些抗原不能被机体内的APC有效加工、提呈;④体内存在某些生理性屏障,可将抗原特异性T淋巴细胞与抗原隔离,如胸腺、睾丸、眼和脑等。一般正常机体内就存在免疫忽视现象,部分淋巴细胞克隆对自身抗原免

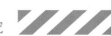

疫忽视,确保机体自身不对自身抗原产生免疫反应,部分自身免疫病可能与免疫忽略细胞的活化有关。

(2)克隆无能:T淋巴细胞的活化需要第一信号、第二信号和第三信号的共同作用,第一信号由TCR-MHC-抗原结合产生,第二信号由CD28-B7及CD40L-CD40结合产生,第三信号是细胞因子作用,T淋巴细胞表面还有一类CTLA-4等抑制性信号分子。当缺乏第二信号即共刺激信号时,T淋巴细胞产生无反应的失能状态,产生和利用IL-2的能力被抑制,这种无能细胞再次受抗原刺激时,即使有第二信号也不能再次被激活,而在体外系统中,提供外源性IL-2后,可逆转这种克隆无能状态。除了共刺激信号缺乏之外,如果T淋巴细胞因表面CTLA-4等抑制性分子与B7结合产生抑制性信号,也能引起克隆无能。

(3)免疫偏离:功能性T淋巴细胞分化为某些亚群及该亚群处于优势的免疫状态。免疫应答发生时,APC提呈抗原后,可以促进初始T淋巴细胞即Th0细胞往不同的方向分化为不同的亚型,如Th1、Th2、Th3、Th17、Th9、Th22等,不同亚型T淋巴细胞在免疫反应中发挥不同作用。这种亚型分化与Th0细胞所处的不同微环境有关,比如在INF-γ和IL-12环境中,Th0细胞分化为Th1亚型,分泌IL-2、INF-r、TNF-b等细胞因子,参与移植排斥反应、炎症反应等;在IL-4存在的环境中,Th0细胞分化为Th2亚型,分泌IL-4、IL-10等细胞因子,主要参与抗体介导的免疫反应。大量研究证明,在发生急性排斥的移植器官中检测到大量Th1型细胞因子,而在产生耐受的移植器官中,检测到Th2型细胞因子占优势,可见促进T淋巴细胞从Th1向Th2亚型分化是诱导移植免疫耐受的可行方式。

另外,T淋巴细胞也可分化为调节性T淋巴细胞(Treg),调节免疫反应,参与免疫耐受的形成。Treg在免疫耐受形成和维持中的作用已广泛受到人们的重视。将免疫耐受小鼠的淋巴细胞转移至另一正常同系小鼠体内,发现后者也出现同样的免疫耐受状态,而去除免疫耐受小鼠淋巴细胞中的T淋巴细胞后再转输给正常同系小鼠,则后者对特异性抗原仍能产生免疫应答,这表明小鼠的免疫耐受与T淋巴细胞有关,这种转移性免疫耐受是由Treg引起的。目前研究最多、最被公认的Treg表面标志为$CD4^+CD25^+FoxP_3^+$,这类细胞具有抑制T淋巴细胞激活的作用。还有报道发现$CD4^+CD45RBlow$ T淋巴细胞、CD4/CD8双阴性T淋巴细胞、$CD8^+CD28^-$ T淋巴细胞、$CD4^+HO-1hiT$淋巴细胞等也具有免疫抑制或调节作用,与相应模型免疫耐受的形成和维持有关。Treg的作用机制仍待研究,可能通过以下几条途径起作用:①活化的Treg的IL-2受体吸附大量IL-2,抑制免疫应答的产生;②Treg作用于抗原提呈细胞,使后者对相应抗原的提呈能力减弱,从而减弱免疫应答;③Treg分泌Th2类细胞因子或其他抑制性分子(如一氧化碳分子),从而减弱Th1类免疫应答反应。

(4)活化诱导的细胞凋亡(AICD):也是体内引起免疫耐受的一种类型。抗原进入体内后,正常情况下会激活体内静止的T淋巴细胞,引起T淋巴细胞增殖从而发生免疫应答,而对于体内活化状态的T淋巴细胞而言,则会促进它们凋亡,这一过程即活化诱导的细胞凋亡。静止T淋巴细胞激活和AICD是同时并存的过程,是机体防止免疫应答无限发展,限制免疫反应过度的一种调控手段。AICD中细胞凋亡的诱发是抗原特异性的,与细胞表面表达的Fas/FasL有关。机体初次接触抗原会活化特异性淋巴细胞克隆,后续再次受到此种抗原持续高剂量的刺激时,特异性淋巴细胞会发生凋亡,这些凋亡细胞是调节耐受的重要成分。例如,我们临床可见的角膜移植中的免疫豁免现象,使角膜移植不会发生排斥反应,研究发现,浸润到角膜内的受体淋巴细胞大量发生AICD,这是移植角膜发生免疫耐受、长期存活的主要机制。

(三)移植免疫耐受

目前常用的诱导移植免疫耐受的方式如下。

1. T淋巴细胞清除 在移植相关的免疫激活高峰期,采用抗胸腺细胞球蛋白(ATG)、抗CD25单克隆抗体或抗CD3单克隆抗体等短期深度清除受者体内的T淋巴细胞,有可能使新产生的淋巴细胞因缺乏移植器官缺血再灌注损伤所诱导的"危险信号"刺激而产生免疫耐受。并在一段时间内,使得淋巴细胞在接触移植物抗原的情况下增殖,这样增殖的淋巴细胞对移植物抗原不产生反应,从而能够诱导长期移植耐受。T淋巴细胞清除的方法一般只在一个阶段起作用,这一方法往往需要和其他方法一起共同使用来诱导移植耐受。

2. 诱导"嵌合体(chimera)"形成　早在300年以前,医学界就已经能够通过供体造血细胞移植打造嵌合体而诱导移植免疫耐受。嵌合体是指不同遗传性状嵌合在一个个体内,移植界的嵌合体一般指供体和受体抗原共存的状态。目前临床可行的嵌合体获得的方法,是在器官移植同时进行的造血干细胞移植,造血细胞进入体内,永久性地成为受体中枢淋巴器官的一部分,进而形成稳定的嵌合体,获得中枢耐受来诱导对移植物耐受。2008年至今,已有多家权威杂志报道,在使用这一方法构建混合嵌合体的HLA不匹配的肾移植病人中,有70%的病人最终停用免疫抑制药物,5年后仍然有稳定的肾功能。虽然构建混合嵌合体诱导免疫耐受的治疗方案还面临诸多问题,如毒性等副反应评估、移植物抗宿主病(GVHD)风险、机会性感染风险等,但这已是目前在人体及大动物模型上最成功的临床诱导移植免疫耐受的手段。

3. 阻断共刺激分子　共刺激分子信号阻断也是常见的诱导移植耐受的方法,目前的研究成果也非常多。APC和T淋巴细胞表面主要有两对共刺激信号分子:①最早研究也是最早取得突破的分子是CD28-B7这对共刺激分子,其提供T淋巴细胞活化必需的第二信号。现在使用CTLA-4-Ig融合蛋白,能够与CD28竞争结合APC表面的CD80/CD86分子,一方面抑制CD28-B7结合传递的第二信号,另一方面诱导APC内的IDO上调,后者能够抑制T淋巴细胞功能,从而使T淋巴细胞发生克隆无能。2011年,人CTLA-4-Ig被美国FDA批准用于肾移植,这是第一个被批准使用的共刺激信号阻断药物。②CD40-CD40L(CD154)也是一对重要的共刺激信号分子,抗CD154和抗CD40单克隆抗体,也被应用于诱导移植耐受。抗CD154单克隆抗体可以显著延长灵长类动物肾、心及胰岛同种异体移植物的存活期,但不能阻止同种异体抗体的产生,绝大多数移植物会最终发生排斥反应。同时研究发现抗CD154单克隆抗体可以导致血栓形成,可能原因是血小板也表达CD154。因其会引起血栓并发症,抗CD154单克隆抗体目前已在临床停用。抗CD40单克隆抗体也具有免疫耐受效果,而且还能避免血栓并发症。目前已经在动物实验中试用的抗CD40单克隆抗体有ch5D12和Chi220两种,抗CD40单克隆抗体的临床效果尚在评估中。

4. 调节性T淋巴细胞(Treg)　调节性T淋巴细胞一直是移植免疫耐受领域的研究热点,将体外产生的供者特异性Treg过继输注到受者体内,有可能产生供者特异性免疫耐受。现在临床上已经有许多成功应用Treg治疗骨髓移植后GVHD的临床报道,2009年有报道给病人输注供体来源的Treg,成功治疗了2例GVHD。但对于实体器官移植,Treg单纯输注成功诱导移植耐受的案例还没有。实体器官移植采用输注Treg方法诱导免疫耐受有许多关键问题亟须解决,如所需Treg的细胞量、Treg的来源(是抗原特异性Treg还是广谱多克隆Treg)及细胞输注后的有效时间等。目前认为实体器官移植诱导耐受需要将输注Treg和其他诱导耐受手段联合使用,才有可能诱导出长期耐受。

诱导免疫耐受是最终解决临床移植排斥反应并避免长期使用免疫抑制剂毒副作用的理想策略。但迄今在人体内及其他灵长类动物体内还很难产生可靠的移植免疫耐受,而在小动物体内却相对较为容易。在过去几十年里,多种不同方案成功地建立了啮齿类动物器官移植免疫耐受模型,并且观察到大量的重要免疫学机制。一般说来,MHC错配的器官移植免疫耐受形成往往是一个包括克隆缺失和多步骤的、多方面的免疫调节过程。在获得对供者特异性移植耐受的受者体内,免疫应答与免疫耐受两者往往是一个相互作用、相互制约的复合过程。随着对免疫耐受机制的深入认识,诱导移植免疫耐受最终一定能够成功,使移植物在不使用免疫抑制剂的情况下长期存活,这也是免疫学家和临床医生为之奋斗的目标。

（谢　林　陈　刚）

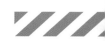

第五节　Treg 在移植免疫中的作用

早在 1985 年,Hall 等在大鼠同种心脏移植实验中提示发生免疫耐受的受鼠 T 淋巴细胞中存在调节性细胞。随着研究的深入,逐步确定其为一大类带有特定标记、功能独立的成熟 T 淋巴细胞亚群,统称为调节性 T 淋巴细胞(Treg),包括 CD4$^+$Treg、CD8$^+$Treg、CD4$^-$CD8$^-$T 淋巴细胞、NKTreg 和 γδT 淋巴细胞等,其中最重要的是 CD4$^+$Treg,其在自身免疫、感染免疫、肿瘤免疫及移植免疫中发挥着非常重要的调节作用,影响着免疫反应的发生、发展与转归。

一、CD4$^+$Treg 的分类

CD4$^+$FOXP3$^+$Treg 不是性质均一的群体,其表型与功能具有明显的异质性,依据不同的分类标准,可分为不同的亚群。根据产生部位,分为天然 Treg(natural Treg,nTreg)和诱导性或适应性 Treg(induced Treg 或 adaptive Treg,iTreg 或 aTreg),两者还分别对应另外一种常用名称,即胸腺生成 Treg(thymic-derived Treg,tTreg)和外周诱导 Treg(peripherally induced Treg,pTreg)。根据功能状态,分为初始或静息性 Treg(naive Treg 或 resting Treg)、效应性 Treg(effector Treg)和记忆性 Treg(memory Treg)。根据主要定居的部位,分为淋巴组织 Treg(lymphoid tissue-resident Treg)和非淋巴组织 Treg(nonlymphoid tissue-resident Treg)。

1. tTreg 与 pTreg　tTreg 产生于胸腺,与 naive T 淋巴细胞的发育过程相似,由双阴性前体细胞经过胸腺内的阳性和阴性选择发育而成。胸腺基质细胞(包括皮质细胞、髓质细胞和DC)为 tTreg 的分化提供必需的共刺激信号(如 CD28、CD40)和细胞因子(如 IL-2、IL-7)。人tTreg 发育成熟需要一个特殊的场所——胸腺小体,其分泌的胸腺基质淋巴细胞生成素(TSLP)能活化未成熟 CD11c$^+$DC,这种活化的 DC 诱导 CD4$^+$CD8$^-$CD25$^-$胸腺细胞表达FOXP3(此诱导效应对外周成熟 naive T 淋巴细胞无效),并参与对 Treg 前体细胞的选择,只有其 TCR 与自身抗原肽-MHCⅡ类分子复合物具有中至高度亲和力的前体细胞才能发育成Treg。人 tTreg 的发育主要发生在胚胎时期,成熟 T 淋巴细胞在 13 周胎龄时产生,到 14 周时,多至 7% 的成熟 CD4$^+$胸腺细胞高表达 CD25,成为 CD4$^+$CD25^{hi}Treg,并迁移至外周。由于tTreg 对自身抗原具有高识别能力,因此在正常情况下,其主要发挥抑制自身免疫、维持自体耐受的作用。

pTreg 产生于外周,是在一定的条件下,如不完整的 TCR 刺激信号和(或)不完整的共刺激信号,或 tTreg 的诱导下,由成熟的 CD4$^+$T 淋巴细胞转化而来。pTreg 由多种不同的细胞亚群组成,包括分泌 IL-10 的 Tr1 细胞、分泌 TGF-β 的 Th3 细胞和诱导的 FOXP3$^+$T 淋巴细胞。tTreg 与 pTreg 通常拥有相似的表型和功能,但其免疫调节的机制不同,tTreg 的功能主要依赖细胞间的彼此接触,而 pTreg 的持续存在与发挥作用必须有细胞因子的参与。这两种 Treg 的主要区别在于 Treg 特异性甲基化区域(TSDR)的去甲基化水平不同,TSDR 位于 FOXP3 启动子区域内,调控 FOXP3 的转录水平。两者可通过检测 DNA 甲基化水平予以区分,tTreg 的TSDR 完全去甲基化,而 pTreg 只是部分去甲基化。

2. 静息性 Treg、效应性 Treg 与记忆性 Treg　静息性 Treg 是指在外周还没有遭遇过相应抗原,或者虽然持续接触抗原,但相互作用很弱,不足以完全活化的 Treg 群体。

效应性 Treg 是指在胸腺外遭遇很强的抗原刺激并完全活化的 Treg,表现为增殖能力提高、表面标志改变和免疫抑制能力增强。效应性 Treg 在活化过程中,根据所处环境,形成了抑制某类 T 淋巴细胞效应的能力,如在 Th1 介导的免疫反应中,Treg 获得了 Th1 样表型,表达IFN-γ 和 CXCR3 等分子,抑制 Th1 和 CD8$^+$T 淋巴细胞的功能。同样,存在能专门抑制 Th2、

Th17 或 Tfh 细胞的效应性 Treg。

记忆性 Treg 是指已经对抗原做过应答、在抗原消失后仍然能长久存活下来的 Treg，当再次受到相应抗原的刺激时，能更快更高效地发挥抗原特异性免疫抑制作用。早在 40 年前就提出了调节记忆的概念，随后的一些动物实验证实了记忆性 Treg 的存在。但由于 Treg 具有很明显的异质性，表型多样，活化时会与效应性 T 淋巴细胞使用相同的转录因子，活化后的表型与静息状态相比也没有很本质的区别，而且，准确检测 Treg 在没有抗原持续刺激时能否长久存活、再次应答能力是否增强等都比较困难，因此，对记忆性 Treg 的研究尚处于初级阶段。鉴于进行人体内研究的复杂性和伦理学障碍，目前关于人记忆性 Treg 的研究绝大多数依赖表型鉴定和体外实验。Miyara 等利用 CD25、CD45RA 和 FOXP3 联合表达，将健康人外周血的 Treg 分为 CD45RA$^+$FOXP3^{low} 和 CD45RA$^-$FOXP3^{high} 两种亚群，分别代表静息 Treg 和活化 Treg。CD45RA$^-$FOXP3^{high} Treg 表达更高水平的 CTLA-4、ICOS 和 HLA-DR，根据 HLA-DR 是否表达，又将此群细胞进一步划分为 CD45RA$^-$HLA-DR$^-$ Treg 和 CD45RA$^-$HLA-DR$^+$ Treg。由于 HLA-DR$^+$ Treg 表达更高水平的 Treg 相关活化标志，体外抑制功能更强，分泌更低水平的效应性细胞因子，因此推测这群细胞可能代表记忆性 Treg。通过外周血研究记忆性 Treg 是很不全面的，因为众所周知，大量记忆性细胞存在于外周组织，外周血只是记忆性细胞在组织间或组织与次级淋巴组织之间主动迁移的媒介，因此，研究人组织中的记忆性 Treg 应该更有意义。最近从人皮肤中提取 Treg 进行表型和功能学检测，发现成人皮肤中几乎所有 Treg 均表达 CD45RO，而胎儿皮肤只表达 CD45RA。另外，成人皮肤 Treg 表达高水平的与记忆性 T 淋巴细胞有关的标志，包括 CD27 和 BCL-2。与表皮记忆性效应性 T 淋巴细胞相比，这些 Treg 表达独特的 TCR，不表达 CCR7，在体内不能迁移出皮肤。这些结果提示人皮肤内存在记忆性 Treg，它们能识别特殊抗原，并稳定存在于皮肤组织中。一些转录因子（BLIMP1 和 BCL-6）和细胞因子（IL-2 和 IL-7）分别参与了记忆性 Treg 的发育及在组织中的存活与维系。

3. 淋巴组织 Treg 与非淋巴组织 Treg 对淋巴组织和外周血内的 Treg 研究最多，但除此之外，还有一类特殊的 Treg 广泛驻留于人和小鼠的非淋巴组织内，包括某些正常组织（如皮肤、肠黏膜、肺、肝、脂肪组织等）、免疫豁免器官（如胎盘）、炎症或受损组织（如发生自身免疫或感染的部位、动脉粥样硬化斑块、损伤的肌肉等）、肿瘤和移植物等。这类 Treg 的表型与生物学特性不仅与淋巴组织内的 Treg 不同，而且在不同组织之间也存在较大差异。它们表达各自的转录因子、趋化因子受体或效应分子，具备不同的 TCR 库、迁移模式及功能机制，作用于不同的靶细胞。组织内定居的 Treg 功能复杂多样，体现在免疫学与非免疫学两方面，前者包括调控局部炎症、防止自身免疫的发生，阻止过度的抗感染和损伤反应，削弱抗肿瘤免疫，促进母胎耐受和移植物耐受，调控髓系细胞的功能（如抑制中性粒细胞和促炎巨噬细胞的活性，增强抗炎单个核细胞的功能）等；后者包括调节系统代谢、脑缺血、动脉粥样硬化的形成、心肌梗死后心肌重建、肝纤维化、骨骼肌重建等，这些非免疫学调节功能影响到机体内环境的稳定和疾病的病理生理过程，是 Treg 功能的一个重要方面。

非淋巴组织定居 Treg 的形成与两种因素有关，一是胚胎时期 Treg 的前体细胞种植到局部，并能自我更新，二是有小量表达特殊趋化因子受体、具有组织抗原特异性的 Treg 源源不断地加入。在一些非淋巴组织的 CD4$^+$ T 淋巴细胞中，Treg 比例可高达 50%。Treg 向这些非淋巴组织聚集、并使其自身比例和数量增加的可能机制如下：组织内的实质或间质细胞通过分泌特殊的趋化因子，趋化表达相应受体的循环 Treg 进入组织；组织特异性抗原刺激某一类 Treg 克隆增殖；组织抗原诱导 CD4$^+$FOXP3$^-$ 常规 T 淋巴细胞转化为 pTreg；Treg 获得组织特异性表型以适应新环境、增强存活能力与免疫抑制功能。非淋巴组织定居 Treg 会表达某些特异性的受体，这与适应组织类型相关，也与局部 T 淋巴细胞反应类型导致的 Treg 极化方向有关，如 Th17 和 Th1 炎症环境会分别优先募集 CCR6$^+$ Treg 和 CXCR3$^+$ Treg。

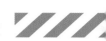

最新研究显示,非淋巴组织定居 Treg 可能参与到同种移植耐受的建立与维持。另外,组织定居 Treg 与记忆性 Treg 之间是有紧密联系的,记忆性 Treg 在非淋巴靶标组织内的定位,似乎是其发挥作用的关键,在某些情况下,对其在炎症恢复期的长久维持也很重要。

二、CD4$^+$ Treg 的作用机制

对人、小鼠 Treg 作用机制的研究主要源于体外实验。Treg 作用的靶细胞主要包括 CD4$^+$CD25$^-$ T 淋巴细胞、CD8$^+$ T 淋巴细胞、B 淋巴细胞、单核细胞和 DC。其通过多种途径发挥免疫抑制功能,如释放抑制性的细胞因子、溶解靶细胞、破坏细胞代谢、调节 DC 成熟和(或)功能状态等。

1. 释放抑制性细胞因子 nTreg 的免疫抑制功能在体外呈现细胞接触依赖性,但体内研究发现,nTreg 与 iTreg 抑制过敏反应和哮喘至少部分依赖 IL-10,有时同时依赖 IL-10 与 TGF-β。小鼠同种皮肤移植模型中,同种抗原特异性 CD4$^+$CD25$^+$ Treg 的免疫抑制功能依赖于 IL-10,而在同种器官移植的病人体内发现了同样的现象。然而,在不同的疾病模型中,IL-10 的效应也有矛盾之处,甚至体内、体外的实验结果也不尽相同,这可能与 Treg 丰富的异质性有关。TGF-β 是另外一种重要的抑制性细胞因子,可诱导效应性 CD4$^+$ T 淋巴细胞转化为 Treg。哺乳动物的 TGF-β 有 β1、β2 和 β3 三种异构体,前两种同源性很高(大于 97%),与 Treg 关系密切,可通过与 TGF-βR Ⅰ和Ⅱ 组成的异二聚体受体复合物相结合,活化细胞内激酶结构域,导致 Smad 蛋白家族成员的磷酸化与活化,进而促进 TGF-β 依赖性基因(如 FOXP3)的表达。虽然体外研究显示游离的 TGF-β 对 Treg 发挥作用不大,但 Treg 膜表面结合的 TGF-β 对其免疫抑制功能是有明确作用的。最新发现 Treg 能表达抑制性细胞因子 IL-35(由 EBI3 和 IL-12p35 组成的异二聚体,属于 IL-12 细胞因子家族成员),可能参与 Treg 的功能抑制,或直接作用于靶细胞。

2. 溶细胞作用 溶细胞机制包括颗粒酶 A/颗粒酶 B 依赖机制和穿孔素依赖机制。小鼠 Treg 活化后上调表达颗粒酶 B,以颗粒酶依赖而穿孔素非依赖方式杀伤靶细胞。缺乏颗粒酶 B 的 Treg 也有免疫抑制作用,但功能减弱。肿瘤内的 Treg 有 5%～30% 表达颗粒酶 B,以此抑制 NK 细胞和细胞毒性 T 淋巴细胞对肿瘤的杀伤。活化的人 Treg 表达颗粒酶 A,以穿孔素依赖而 Fas/FasL 非依赖方式导致活化的 CD4$^+$ 和 CD8$^+$ T 淋巴细胞溶解。Treg 还能以颗粒酶 B 依赖和部分穿孔素依赖方式杀伤 B 淋巴细胞。另外,活化的 Treg 通过上调 TRAIL-DR5(tumor necrosis factor related apoptosis inducing ligand-death receptor 5)或 galectin-1 的表达诱导效应性 T 淋巴细胞凋亡。

3. 阻断靶细胞的代谢 Treg 高表达 CD25(IL-2Rα 链),对 IL-2 具有高亲和力,能与效应性 T 淋巴细胞竞争结合环境中的 IL-2,导致后者因缺乏 IL-2 而产生促凋亡因子 Bim,最终凋亡。不过,仅依靠耗竭 IL-2 并不足以完全抑制效应性 T 淋巴细胞的功能。Treg 还可通过缝隙连接直接向效应性 T 淋巴细胞转移抑制性的第二信使 cAMP。Treg 还能在胞内、胞外释放腺苷,并表达胞外酶 CD39 和 CD73,水解 ATP,使细胞周围腺苷浓度急剧升高,并激活靶细胞上的腺苷受体 2A(A2AR),从而抑制活化的 T 淋巴细胞或 DC 的功能。另外,腺苷与 A2AR 结合后,还可通过抑制 IL-6(Treg 的抑制性细胞因子)和增加 TGF-β 的分泌来促进 iTreg 的产生。

4. 抑制 DC Treg 通过其表达的 CTLA-4 和 LAG-3(CD223)直接影响抗原提呈细胞(APC)对效应性 T 淋巴细胞的刺激功能。CTLA-4 能下调 CD80 与 CD86 的表达,或阻止其上调,从而抑制 T 淋巴细胞的活化;CTLA-4 与 CD80/86 相互作用,诱导 DC 产生吲哚胺 2,3-双加氧酶,此酶催化色氨酸转变为具有免疫抑制效应的犬尿氨酸和其他代谢产物,减弱 T 淋巴细胞的增殖效应。LAG-3 是 CD4 的同家族分子,与 MHC Ⅱ类分子高度亲和,Treg 的 LAG-3 与未成熟 DC 的 MHC Ⅱ类分子结合后,可产生抑制性信号,从而抑制 DC 的免疫刺激功能。另

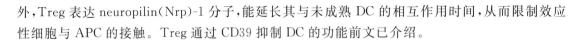

外,Treg 表达 neuropilin(Nrp)-1 分子,能延长其与未成熟 DC 的相互作用时间,从而限制效应性细胞与 APC 的接触。Treg 通过 CD39 抑制 DC 的功能前文已介绍。

三、CD4⁺ Treg 抑制移植免疫的作用

nTreg 与 iTreg 共同参与对同种移植排斥和 GVHD 的免疫调节。虽然 nTreg 的 TCR 库主要针对的是自身抗原,但同时也存在对同种抗原具有反应性的群体。这些 nTreg 如效应性 T 淋巴细胞一样,根据 MHC Ⅱ类分子的限制性分为直接同种反应性 Treg(可直接结合供者 MHC Ⅱ类分子)和间接同种反应性 Treg(识别由受者 MHC Ⅱ类分子提呈的同种抗原肽),前者主要抑制由直接效应性 T 淋巴细胞介导的急性同种排斥反应,后者抑制间接效应性 T 淋巴细胞的作用,可诱导长期的同种移植耐受。不过,前者的频数远高于后者(约 100 倍),占外周血 nTreg 总数的 1%~10%,是移植初期主要发挥免疫调节作用的 Treg。同种移植物自身能诱导、扩增 Treg 进行自我保护,甚至当其被排斥掉时,受者体内仍然能发现具备 Treg 特征的细胞,这说明即使发生了强烈的排斥反应,延长同种抗原的暴露时间,也可以介导 iTreg 的产生和(或)nTreg 的增殖,而这种由供者抗原诱生的 iTreg 对抑制移植排斥更为重要。除了 nTreg 与 iTreg,一些 CD4⁺FOXP3⁻ 的调节性 T 淋巴细胞也具有调节移植免疫的能力,如 Tr1。Tr1 是在存在 IL-10 的外周环境中诱导产生的群体,不表达高水平的 CD25 或 FOXP3,通过分泌 IL-10、IL-15 和 TGF-β 发挥抑制作用。在相同条件下,Treg 的增殖水平比效应性 T 淋巴细胞低,当效应性 T 淋巴细胞的数量过多时,Treg 的作用将被掩盖。

具有某种同种抗原特异性的 CD4⁺ Treg,能抑制针对提呈自同一 APC 的该移植物其他同种抗原的免疫反应,此现象被称为"交联抑制(linked suppression)",这将有利于使用单一抗原诱导对整个移植器官的同种耐受。另外,Treg 能产生"传染性耐受"现象,即 Treg"重塑"同种反应性 T 淋巴细胞,诱导其成为一种继发的调节细胞,而该细胞又能依次诱导其他 CD4⁺ T 淋巴细胞获得调节性表型,从而传递和加强移植后的耐受效应。在体内,Th2 型细胞因子可能参与其中,在体外,IL-10 和 TGF-β 可能发挥了重要作用。

为了能有效发挥作用,Treg 必须在合适的时间、合适的地点出现在免疫反应中,多种黏附分子和趋化因子受体在 Treg 的迁移与定位过程中发挥重要作用。在小鼠胰岛同种移植模型发现,Treg 首先从外周血迁移至发生炎症的移植物内,此过程依赖 CCR2、CCR4、CCR5、P-选择素配体和 E-选择素配体。在移植物内活化后,它们接着转移至引流淋巴结,此过程依赖 CCR2、CCR5 和 CCR7。Treg 这种连续迁移对有效抑制同种排斥反应是必需的,通过阻断趋化因子受体妨碍任何一个迁移步骤,都会导致同种移植物存活能力下降。人 CD4⁺CD25⁺ Treg 表达趋化因子受体 CCR4 和 CCR8,可将 CD4⁺CD25⁺ Treg 趋化至次级淋巴组织的抗原提呈区域及炎症发生部位,使 Treg 与其靶细胞和(或)APC(成熟 DC 大量分泌 CCR4 的配体 CCL17 和 CCL22)有效接触,从而发挥细胞接触依赖性的抑制作用,削弱效应性 T 淋巴细胞的活化能力,有利于免疫耐受的诱导。

四、CD4⁺ Treg 在临床器官移植中的应用

CD4⁺ Treg 在移植领域具有良好的应用前景,目前已开展多项临床试验研究,以评估其安全性、有效性和诱导免疫耐受的能力。决定临床治疗效果的关键因素是过继输注的 Treg 细胞的质与量,因此,如何优化 Treg 的生产方案(包括分离纯化和诱导扩增),以获得足够数量的、纯度更高、抑制效率更高、性质更稳定的 Treg,一直是研究者关注的重点。

1. Treg 的分离　　Treg 治疗面临的第一个问题就是要选择最佳的、符合 GMP 规范的 Treg 分离方法。磁珠分离法是通过去除/富集的方法获得 Treg,此法使用的耗材是一次性的,而且采用封闭式操作,因此获得早期 GMP 规范的认同。但是,这种分离技术不能保证所得细胞的

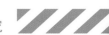

纯度,经常会有效应性 T 淋巴细胞的污染。流式细胞分离法可以根据多种细胞表面标志,以及分子的表达丰度来分选细胞,为使仪器达到 GMP 使用标准,新近引入了可更换液路和生物安全柜,从而使流式细胞仪用于临床试验成为可能。

除了分离方法,选择合适的分选标志也很重要。不可能将核内的 FOXP3 作为分选标志,因此,其他与 FOXP3 表达相关的标志受到关注。CD127、IL-7 受体 α 链,在 Treg 上与 FOXP3 的表达呈负相关,与根据 $CD4^+CD25^+$ 分离的 Treg 相比,$CD127^{low}$ Treg 高表达 FOXP3,表现出更强的免疫抑制功能和更好的稳定性。另外,根据 FOXP3 和 CD45RA 的表达不同,将 Treg 分为三种类型,$FOXP3^{Low}CD45RA^+$ 的静息型 Treg、$FOXP3^{Hi}CD45RA^-$ 的效应型 Treg、$FOXP3^{Low}CD45RA^-$ 的非抑制型 Treg。其中静息型 Treg 最受关注,其也是最早在体外证明有抑制效果的细胞。这类细胞的 TSDR 区高度去甲基化,FOXP3 表达稳定,抑制功能明确。将 $CD4^+CD25^+CD127^{low}CD45RA^+$ Treg 分选出来进行体外扩增,所得细胞比根据 $CD4^+CD25^+$ 分离的 Treg 具有更强的扩增能力和抑制能力,经过 3 周的增殖,仍然能维持 TSDR 的去甲基化水平。

大多数临床研究和临床试验是从外周血中获得 Treg,这种方法的弊端是外周血中 Treg 的数量相对稀少,而且混杂有经历过各种免疫刺激的细胞群。因此,有必要寻找其他 Treg 来源,如脐带血和切除的小儿胸腺。脐带血含有丰富的 nTreg,数量级达到$(5\sim7.5)\times10^6$个 Treg/每单位脐带血。而且,这种 Treg 表现出很强的增殖能力和更好的抑制功能。最近,建立了一种符合 GMP 规范的方法,能从冻存的脐带血中分离和扩增 nTreg,该方法已应用于一项治疗儿童和青少年 1 型糖尿病的临床试验。将 HLA 位点匹配的第三方脐带血来源 Treg 用于脐带血干细胞移植的治疗,既防止了 GVHD 的发生,又具有很好的安全性,结果令人鼓舞。相比于使用病人自身"病态"的 Treg,这种脐带血来源 Treg 消除了遗传背景,具有更高的抑制效率,但其安全性有待进一步的证明。另一个丰富的 Treg 来源是儿童的胸腺,从 1 g 胸腺组织得到的 Treg 数量大概是从 1 ml 外周血得到数量的 500 倍,而且免疫抑制效果更好。一项临床前期的研究发现,与外周来源的 Treg 相比,胸腺来源的 Treg 能延缓小鼠异种 GVHD 的发生,而且 FOXP3 表达更稳定、存活能力更强。已有符合 GMP 规范的方法能分离和扩增胸腺来源 Treg,分离纯度达到98%,扩增后的细胞在体外共培养体系中,对 $CD4^+$ 和 $CD8^+$ T 淋巴细胞增殖的抑制率达到70%。利用自体胸腺来源的 Treg 治疗仅限于儿科疾病,如儿童心脏移植的临床试验等。新的数据表明,与外周血来源的 Treg 相比,胸腺来源的 Treg 经体外扩增后,表达更低水平的 HLA Ⅰ类分子,而且 $HLA-DR^+$ 细胞的比例更低,这相当于降低了细胞的免疫原性。所以有理由相信,分离和扩增儿童胸腺来源的 Treg,可以作为第三方"现成"的 Treg 使用。

2. Treg 的体外扩增 用于临床器官移植的 Treg 最佳治疗剂量还有待于进一步研究。通过小鼠实验模型的结果来推导,受者体内的 Treg 数量至少要增加33%,才能达到临床治疗效果。因此,需要在体外对分离的 Treg 进行扩增。传统的方法是用可溶性或包被在磁珠上的抗 CD3/CD28 抗体和 IL-2,在体外扩增 Treg。此方法虽然能得到足够治疗数量的细胞,但难以避免效应性 T 淋巴细胞的污染,而且重复刺激会降低 FOXP3 的表达。除了数量,扩增过程中维持 Treg 的表型特征、功能、归巢能力和稳定性可能更为重要。因此研究者不断改进方法,通过使用添加物或改变培养条件,减少 Treg 特性的丢失。

(1) mTOR 抑制剂和全反式维甲酸:雷帕霉素是 mTOR 抑制剂,可促进 Treg 的存活与功能、维持 TSDR 区的低甲基化水平、保证 FOXP3 的稳定表达,同时抑制分泌 IL-17 细胞的发育,具有良好的免疫抑制功能。尽管有报道显示雷帕霉素会降低 Treg 的扩增效率,但近期有研究者利用符合 GMP 规范,基于雷帕霉素的扩增方案,成功扩增出了满足临床使用量的 Treg。另外,雷帕霉素能上调归巢受体,包括与皮肤归巢相关的 CCR4 和 CLA、与淋巴组织归巢相关的 CD62L 和 CCR7。

全反式维甲酸(ATRA)能维持 Treg 的 FOXP3 表达和免疫抑制功能。在培养体系中单用

ATRA,会导致 Treg 产生炎症因子 IL-17,而将 ATRA 与雷帕霉素联用时,这种效应会消失,而且能使 TSDR 区的去甲基化水平更高,以此增强了 Treg 的稳定性。另外,ATRA 可上调 Treg 的肝脏和大肠归巢受体的表达,从而影响 Treg 的迁移特性。当 Treg 与 ATRA、雷帕霉素共同培养时,其大肠、淋巴组织和皮肤归巢受体表达都增加。

(2)去甲基化试剂和组蛋白去乙酰化酶抑制剂:Treg 的功能高度依赖于 FOXP3 的组成性高表达,而 FOXP3 的表达受转录因子表观遗传学特性和翻译后修饰水平的调控,这包括 TSDR 区的去甲基化水平和蛋白翻译后赖氨酸的乙酰化水平。近期,Miyara 等将 Treg 与 IL-2、雷帕霉素、DNA 甲基转移酶抑制剂(杂氮胞苷)和去乙酰化酶抑制剂(伏立诺他)共同培养后,得到了具有优异特性的 Treg,在体外实验中表现出很强的免疫抑制功能,且高表达的 CD15 可用于鉴定高表达 FOXP3、抑制能力强的 Treg。这种 Treg 甚至还能在一定程度上抑制异种 GVHD。

(3)Ⅱ型肿瘤坏死因子受体激动剂:Ⅱ型肿瘤坏死因子受体(TNFR2)在 Treg 上的表达高于效应性 T 淋巴细胞。研究发现,在 Treg 培养体系中加入 TNFR2 激动剂,能提高扩增效率、增强 Treg 的免疫调节能力;若加入商业化的抗 TNFR2 单克隆抗体,则能增强和稳定 FOXP3 的表达,并使 Treg 对效应性 T 淋巴细胞产生更强的抑制效果。

(4)培养条件:某些培养条件可能影响所得 Treg 的品质。近期有研究发现,在较低温度环境中培养 Treg 更有利,与 37 ℃培养相比,Treg 在 33 ℃培养时,具有更强的增殖能力和更好的抑制作用,其 TSDR 的去甲基化水平更稳定、更易表达包括 FOXP3 在内的 Treg 主要标志。这可能与低温条件下细胞保护性酶 HO-1 的表达上调有关。

培养基也与 Treg 的增殖能力相关。Golab 等评估了各种不同的商业化培养基,包括 RPMI、SCGM 和 XVIVO+/-人血清/胎牛血清,发现经过 17 天的培养,添加终浓度为 10% 人血清的 X-VIVO 培养基,能获得最高的 Treg 增殖效率和 FOXP3 的表达水平。

3. 基因改造的 Treg   基因治疗带来了现代医学革命,在 Treg 细胞治疗方面,一些研究者通过基因改造增强 Treg 的特异性、稳定性和安全性。

(1)增强 Treg 抗原特异性的改造:与免疫抑制药物一样,使用大量多克隆 Treg 进行治疗的一个担忧是会导致非特异性的免疫抑制。供者抗原特异性 Treg 比多克隆 Treg 更高效、更具靶向性、更能促进免疫耐受的形成。因此,有研究者利用同种 DC 和 B 淋巴细胞生产出人直接反应性 Treg。目前有几个实体器官移植的临床试验正在研究抗原特异性 Treg 的安全性和有效性。在一项同种肝移植的临床试验中,不仅检验过继输注不同剂量抗原特异性 Treg 的安全性和有效性,而且将检测这些 Treg(标记氘)在体内的存活与归巢情况。生产间接反应性 Treg 比较困难,因为其天然频数很低,因而导致生产成本高、费时费力。

通过基因改造也可生产出同种抗原特异性 Treg。对 TCR 进行基因改造,使 Treg 获得抗原特异性的方法已经在自身免疫病和器官移植的相关研究中被多次报道。目前还有另外一种基因改造的方法,即给 Treg 转导嵌合抗原受体(CAR)。这种人造结构包括一个特异性的抗原-抗体结合域,通过胞外主干与胞内信号蛋白相连接,从而能引导 T 淋巴细胞活化。转导 CAR 比改造 TCR 的优势在于,它们的功能不依赖于 MHC 分子,因此可以在不同 HLA 等位基因的个体中使用,成本更低。CAR-Treg 的治疗领域已从自身免疫病扩展至移植医学。目前研发出了一种新型的 HLA-A2 特异性 CAR-Treg,其带有一个 CD28-CD3ζ 信号结构,在小鼠同种皮肤移植模型中,比多克隆扩增的 Treg 具有更强的抑制排斥反应的能力。通过改造,使 Treg 对供者 MHC-Ⅰ类分子具有识别能力,这将扩展 Treg 的适用范围。

(2)提高 Treg 稳定性的改造:FOXP3 的表达与 Treg 的功能和稳定性是分不开的。用 CRISPR-Cas9 技术对 nTreg 进行精确的生物工程改造,可以优化 Treg。该技术通过 RNA 引导性核酸酶 Cas9,剪切 DNA 链、插入/去除一段基因,以此对基因进行编辑。最近,人们对诱导的 Treg 进行表观遗传学改造以稳定 FOXP3 的表达。Okada 等使用 dCas9-p300CD 靶向性改

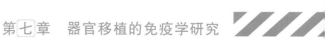

造小鼠 T 淋巴细胞的 FOXP3 启动子区域,诱导了稳定的 FOXP3 表达,增强了 Treg 的免疫抑制功能,并上调了 Treg 的标志基因。这项技术还能通过敲除促炎症细胞因子或炎症细胞因子受体以避免 Treg 在炎症环境中产生促炎症细胞因子。

(3) 增强 Treg 安全性的改造:尽管希望输注的 Treg 在机体内功能持久、功效明显,但如果出现细胞持续增殖的副作用,那将极为不利。鉴于此,在基因改造时插入自杀基因,作为"安全开关",对治疗是有必要的。近期的一项研究表明,插入自杀基因 iCasp9 可以达到这个目的,单剂量使用 10 nM 的合成二聚体药物可以诱导 99% 的转导细胞凋亡,从而消除无限增殖带来的副作用。用这项技术改造的 T 淋巴细胞已经用于干细胞移植治疗急性白血病的临床试验,其有效性得到了很好的验证。

五、其他类型的 Treg

1. CD8⁺ Treg 早期的研究发现,CD8⁺ T 淋巴细胞具有抑制自身反应性和同种反应性 T 淋巴细胞的能力。近期鉴定出的 CD8⁺CD28⁻ T 淋巴细胞和能产生 IL-10 的 CD8⁺ Treg 引起了研究者的关注。CD8⁺CD28⁻ T 淋巴细胞很可能是一种分化终末期细胞,通过细胞接触依赖机制抑制 APC 介导的 T 淋巴细胞活化。在接受阿伦单抗治疗的肾移植受者体内鉴定出了这种表型的细胞。阿伦单抗是一种针对 CD52⁺ 细胞(CD52 表达于胸腺细胞,T、B 淋巴细胞,单核细胞和粒细胞)的单克隆抗体,用于诱导治疗时能很好地清除白细胞。阿伦单抗治疗后,在淋巴细胞减少的环境中,不同的白细胞亚群以不同程度再生,CD8⁺CD28⁻ T 淋巴细胞随之出现,能在较长时间内抑制针对供者同种抗原的免疫反应。

相比之下,产生 IL-10 的 CD8⁺ Treg(称为 CD8⁺ TR 细胞)能从 naive CD8⁺ T 淋巴细胞中产生,通过 IL-10 依赖途径抑制初始 T 淋巴细胞反应。产生 IL-10 的 CD8⁺ Treg 与 Tr1 细胞有很多相似之处,如都是无反应性的,其产生依赖于 IL-10,其通过 IL-10 依赖途径抑制初始 T 淋巴细胞反应。产生 IL-10 的 CD8⁺ Treg 最初是在一个同种肾移植长期存活的受者体内鉴定出来的。由此提示,这两种类型的 CD8⁺ Treg 亚群是在适应了不同的体内微环境的情况下,由不同的机制所产生的。

2. CD4⁻CD8⁻ Treg 双阴性 Treg 不表达 CD4、CD8 或 NK1.1,表达 CD3 和 αβT 淋巴细胞受体,能抑制效应性 CD4⁺ 和 CD8⁺ T 淋巴细胞介导的免疫反应,从而抑制同种排斥反应、GVHD 和糖尿病的发展。双阴性细胞利用多种机制发挥作用,如通过 CD95-CD95L 途径杀伤抗原特异性的 T 淋巴细胞;下调 DC 上的共刺激分子 CD80 和 CD86;诱导 DC 凋亡;通过胞啃作用从 DC 获取同种抗原等。最近发现,在大鼠致耐受同种心脏移植模型中,致耐受 DC 可诱导双阴性 T 淋巴细胞表达 IFN-γ,并引起双阴性 T 淋巴细胞在受者脾脏内的聚集,而阻断 IFN-γ 导致了移植物排斥。

人双阴性 T 淋巴细胞与小鼠具有相同的表型特征和功能,包括胞啃作用,以及诱导抗原特异性 CD8⁺ T 淋巴细胞凋亡的能力。在造血干细胞移植的临床实践中,发现缺乏双阴性细胞与发生 GVHD 相关,虽然数据有限,但为双阴性 T 淋巴细胞参与人外周耐受的建立提供了一些证据。

3. γδT 淋巴细胞 γδT 淋巴细胞是非经典 T 淋巴细胞,在抗肿瘤和抗病毒免疫反应中发挥重要的作用。在已发生耐受的肝移植受者体内发现,与同龄非移植对照组相比,表达 Vδ1 和 Vδ2 的 γδT 淋巴细胞亚群改变了分布特性,但是 γδT 淋巴细胞是否能保护同种移植物,尚缺乏实验数据。在非移植条件下,归巢的 γδT 淋巴细胞在组织局部表现出调节活性,但在介导移植耐受方面的作用还未被证实。

(王 璐 陈 刚)

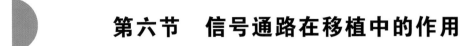

第六节　信号通路在移植中的作用

移植后机体可发生一系列复杂的生理和病理变化,然而目前我们对其中的许多机制仍还不清楚,尤其是信号传导通路在其中所起的作用。实际上,信号传导通路是机体应对外界刺激、精细调节机体反应的重要机制。在移植后有多种信号传导通路参与了这一过程。本章主要介绍移植后抗原提呈细胞(antigen-presenting cells,APCs)的激活,T、B淋巴细胞的活化及临床相应的干预措施,以阐明各种信号传导通路参与移植后排斥反应的作用。

一、抗原提呈细胞的分类和激活

仅仅引入移植抗原不足以引发机体的免疫反应,移植抗原被机体免疫系统识别和发生免疫反应必须通过某种机制将一个非特异性的病理生理过程转化为一个免疫学事件。目前认为,APCs在获得性免疫应答过程中起到枢纽作用,通过它将抗原加工处理成TCR所能识别的肽段,才能够激活T淋巴细胞,使免疫反应得以发生。APCs在提呈抗原时的状态,决定着免疫反应的性质与方向。APCs主要分为专职性APC、非专职性APC和表达MHC-Ⅰ类分子的靶细胞三类。其中,专职性APC包括树突状细胞(dentric cells,DCs)、巨噬细胞及B淋巴细胞。DCs是最重要的APCs。

那么是什么信号导致APCs形态及功能的改变呢? 1989年,Janeway提出所谓"感染性非自我(infectious non-self,INS)"学说,确认了APCs的活化状态在控制免疫反应中的决定性作用。该学说认为在一般情况下,APCs处于静止状态,无法提供T淋巴细胞激活所必需的共刺激信号;感染时,多种微生物所共有的一类分子结构,即所谓病原体相关分子模式(pathogen associated molecular patterns,PAMPs)能与预存于APCs表面的模式识别受体(pattern recognition receptors,PRRs)相结合,活化APCs,提供共刺激信号,从而激活T淋巴细胞。目前发现,DCs表面存在的Toll样受体(Toll-like receptor,TLR)超家族是最主要的PRRs,它所介导的受体后细胞内信号传导,对DCs的激活起到至关重要的作用。

1994年,Matzinger提出了崭新的"危险信号"学说。它与前者的根本分歧在于不是抗原的来源,而是抗原对机体造成损伤与否决定了免疫系统对其反应的"态度"。换言之,内源性而非外源性因素触发了免疫应答反应,免疫系统仅对造成损伤的抗原加以攻击。危险理论同样肯定了APCs的活化状态在免疫应答过程中的核心地位,当危险信号刺激APCs时,共刺激信号表达增高,导致T淋巴细胞激活,产生免疫反应,反之,则诱导耐受。但到底什么是危险信号? 目前尚无定论。Matzinger曾将危险信号分子界定为热休克蛋白、核苷酸、自由基、细胞外激素、神经介质以及细胞因子这六类分子。现在看来,这种划分仍有非常大的局限性。目前人们已对"危险信号"学说进行了补充和完善,提出了"损伤相关分子模式(damage associated molecular patterns,DAMPs)"的概念,认为DAMPs是自身细胞受损后所释放的内源性危险信号,DAMPs与病原体相关的外源性危险信号PAMPs一样,也能与表达于APCs表面的PRRs相结合,导致APCs表面的共刺激分子表达增加,从而启动或促进免疫应答。

具体到器官移植,移植物的植入必然伴随着创伤的引入。通常来说,脏器植入的过程中的损伤主要包括以下几类:①供移植器官的热缺血与冷保存损伤;②受者麻醉,手术创伤(切割、牵拉、失血等);③移植物血管吻合与血流恢复所致的再灌注损伤;④除此之外还包括供者死亡时或手术中的一系列应激反应以及受者的原发病理状态。上述损伤可以产生一系列"内源性危险信号",即所谓DAMPs分子,从而启动或促进针对移植物抗原的免疫反应。对于到底移植过程中产生的"DAMPs"分子是什么,人们近些年的研究已证实其主要包括高迁移率组蛋白B1

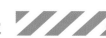

（HMGB1）、热休克蛋白72（HSP72），以及损伤的细胞外基质碎裂所产生的某些片段（如透明质烷、硫酸乙酰肝素、纤维连接蛋白及二聚糖等）。上述DAMPs分子能与未成熟DC（imDC）表面的某些受体（TLR4、TLR2及RAGE）结合，导致共刺激分子的上调表达，使imDC变成成熟DC（mDC），从而促进获得性同种免疫反应的发生（图7-2）。

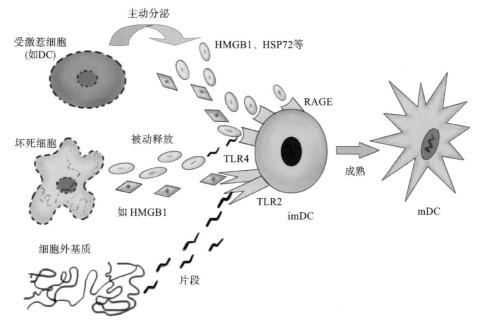

图7-2　DAMPs分子促进获得性免疫反应的机制模式图

目前已认识到固有免疫分子HMGB1是机体内最重要的DAMPs分子。HMGB1广泛表达于哺乳动物细胞的胞核内，是一种在多细胞生物进化过程中高度保守的核蛋白，其最初为人所识的功能是通过与DNA的相互作用参与核内诸如转录、复制、重组等复杂有序的功能过程。正常情况下，HMGB1位于细胞核内，当细胞受损或受激惹时，HMGB1能迅速从细胞核内向细胞质迁移并释放到细胞外。HMGB1向细胞外释放有2种方式。①被动释放：组织细胞损伤/坏死后被动释放HMGB1。②主动分泌：活化的巨噬细胞、NK细胞和成熟DC通过主动分泌方式释放HMGB1。释放到细胞外的HMGB1在启动移植物缺血再灌注损伤以及免疫排斥反应的过程中均发挥非常重要的作用。在器官缺血阶段，组织细胞的核内HMGB1能迅速向细胞质迁移并释放到细胞外。细胞外HMGB1能发挥较强大的趋化因子作用，在再灌注后能使中性粒细胞、巨噬细胞等炎症细胞趋化到损伤部位。同时，细胞外的HMGB1通过与上述浸润的炎症细胞表面受体TLR2、TLR4及RAGE结合，活化MyD88依赖机制，促进细胞因子TNF-α、IL-6、IL-1β等的产生与释放，进而产生炎症的级联放大反应，导致缺血器官在再灌注后加重的损伤效应。移植器官缺血再灌注损伤释放的HMGB1还能与未成熟DC表面的PRRs结合，促进DC的成熟及抗原提呈，从而在启动免疫排斥过程中发挥重要作用。动物实验研究发现，采用HMGB1抑制物A-box或抗HMGB1中和抗体均能显著延长同种异体小鼠心脏移植存活时间，减轻Th1及Th17效应。干预HMGB1可能成为减轻移植物缺血再灌注损伤及抗排斥治疗的新策略。

二、同种反应性T淋巴细胞的识别机制

同种反应性T淋巴细胞是识别同种异体抗原和参与移植排斥反应的关键细胞，其通过直接识别（direct recognition）和间接识别（indirect recognition）两种模式对同种异体抗原进行识别。

直接识别是指受者的 T 淋巴细胞通过 TCR 直接识别供者细胞表面的 MHC 分子,后者无须 APCs 的加工处理;在此过程中,同种抗原复合物由供者或受者的抗原＋供者的 MHC 分子形成,在此需强调的一点是,同种异体 T 淋巴细胞识别的抗原并不完全等同于供者抗原,而是一个组合,它的存在形式可以是某种肽段、某一类肽、供者的 MHC 分子＋同种反应性无关肽段、供者的 MHC 分子＋同种反应性相关肽段、特定供者 MHC 分子＋特定肽段以及完整供者 MHC 分子等,这些抗原组合的免疫原性不尽相同,从而形成一个极其庞大的"抗原谱",激活同种反应性 T 淋巴细胞,造成极为迅猛的急性排斥反应。直接识别的一个特点是 T 淋巴细胞对同种异体抗原的识别并不严格受自身 MHC 限制,目前尚不明了原因何在,一个可能的解释是供者 MHC 分子能够模拟受者 MHC 分子＋肽段复合物,而受者在胸腺的阳性选择过程中,针对修饰后的自身 MHC 抗原(亦即受者 MHC 分子＋肽段复合物)的 T 淋巴细胞克隆能够被保留下来。

间接识别是指受者的 T 淋巴细胞通过 TCR 识别自身 MHC＋供者肽段,这一过程需要受者的抗原提呈细胞加工处理供者抗原,同时严格遵循 MHC 自身限制性的约束。约有 10% 的同种反应性 T 淋巴细胞通过该途径被激活。间接识别被认为与慢性排斥反应密切相关,这是由移植物抗原不断脱落,被受者 APCs 加工提呈,从而不断激活 T 淋巴细胞所致。按照经典的抗原加工提呈理论,内源性抗原在胞质内由蛋白酶体(protosome)酶解成短肽(8～12 肽),再由抗原加工相关转运体(transporter associated with antigen processing,TAP)转运到内质网腔内与新合成的 MHC-Ⅰ 类分子结合,通过高尔基体转运至细胞表面形成 MHC-Ⅰ 类分子-多肽复合物,供 $CD8^+$ T 淋巴细胞识别。外源性抗原被 APCs 通过内吞作用(endocytosis)形成内体(endosome),后者在细胞胞质深部移动过程中,pH 逐渐降低,从而将抗原在酸性环境中酶解为一些大小为 13～18,甚至更长的肽段,在内质网中经与高尔基体转运而来的 MHC-Ⅱ 类分子结合,最终形成 MHC-Ⅱ 类分子-多肽复合物表达于 APCs 表面,供 $CD4^+$ T 淋巴细胞识别。这样一来,外源性的移植抗原将无法激活 $CD8^+$ T 淋巴细胞而产生针对移植物抗原的 CTL 作用。研究表明,APCs 可通过交叉激活(cross-prime)的方式,通过 MHC-Ⅰ 类分子途径提呈外源性抗原,激活同种异体反应性 $CD8^+$ T 淋巴细胞。

由于体内存在高频度的同种反应性 T 淋巴细胞,MHC 的不相容可以诱发强烈的原发性 T 淋巴细胞反应。通过直接提呈识别的 T 淋巴细胞反应在早期阶段发生的急性排斥反应中起主导作用,而间接识别主要在晚期阶段的急性排斥反应或慢性排斥反应的发生和发展中起重要作用。

此外,供者和受者之间 MHC 相同的移植物仍然可以发生急性排斥反应,这主要是由次要组织相容性抗原的不同所引起的,次要组织相容性抗原主要来自非 MHC 多态性的抗原肽,并被 MHC 所提呈。次要组织相容性抗原所引起的免疫反应较 MHC 为轻,虽然它们也会引起明显的细胞性反应,但刺激机体产生抗体的能力较弱。

三、T 淋巴细胞活化的三个信号与移植

T 淋巴细胞的完全激活依赖于三个信号:第一信号为 MHC-移植抗原-TCR 复合物的形成;第二信号为 APC 表面与 T 淋巴细胞表面的共刺激分子对所提供的非特异性刺激信号;第三信号是 T 淋巴细胞自分泌或旁分泌的细胞因子。通过不同抗体或者药物特异性阻断 T 淋巴细胞的活化信号,可抑制 T 淋巴细胞的激活,从而降低移植排斥反应发生的风险。

1. 第一信号 T 淋巴细胞表面 TCR 与 CD3 分子形成 TCR-CD3 复合物,TCR 负责识别 MHC 分子-抗原肽复合物(包括 CD4/CD8 作为共同的受体),CD3 负责将其细胞外刺激信号转移到细胞内部,主要是通过磷脂酰肌醇代谢途径(经典途径)将抗原信号传递到胞内,这个过程由 Ca^{2+}、磷脂依赖性蛋白激酶 C(protein kinase C,PKC)和钙调神经磷酸酶(calcineurin)协同

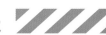

作用而发生。细胞膜受体与其配体结合后,形成分子簇化,继而活化相关蛋白酪氨酸激酶(PTK),活化的 PTK 使簇化受体的胞质区尾部的酪氨酸残基磷酸化,导致其他的激酶和信号分子的募集,促使转录因子活化,并转移到细胞核内,活化相关基因,使其表达。该通路的实现意味着免疫系统开始动员相应的抗原特异性 T 淋巴细胞,但做出何种反应,尚未知,有待第二信号的决定。

2. 第二信号　第二信号即共刺激分子,提供方式为 APCs 表面的共刺激分子与 T 淋巴细胞表面的相应配体的相互作用和结合,该信号确保免疫应答在需要的条件下才能得以发生。第二信号是 T 淋巴细胞充分激活的必要条件,仅有第一信号而无第二信号,T 淋巴细胞不但不会激活与增殖,反而会无能(anergy)乃至凋亡(apoptosis),从而表现出截然不同的生物学行为。现今已发现的共刺激分子对包括 B7:CD28/CTLA-4、CD40L(CD154):CD40、B7-H2:ICOS 等,分别属于 B7-CD28 和 TNF-TNF 受体 2 大家族。此外还有一些其他共刺激通路,如 CD2:CD58、CD18(LFA-1):CD54(ICAM-1)等,属于黏附分子通路。通过研究渐渐发现共刺激信号系统复杂的本质,有大量的分子都参与第二信号的产生,其中有一些产生“抑制性共刺激信号”,这些分子与相应配体结合后会产生信号来抑制 T 淋巴细胞的激活,诱导 T 淋巴细胞失能或者凋亡。在这些抑制性共刺激信号分子中最为重要的是 CTLA-4,以及最近发现的 PD1(programmed cell death 1),PD1 也称 cluster of differentiation 279(CD279)。不同的共刺激信号通路之间的相关性以及机制还有待进一步阐明,在同种异体排斥反应中,不同的共刺激信号到底是过剩的信号还是在移植免疫的过程中发挥特殊作用的信号,这个问题的答案也还不得而知。

B7 家族主要包括 APCs 表面的 B7-1(CD80)/B7-2(CD86)、B7-H1(PD-L1)、B7-DC(PD-L2)、B7-H2(ICOS-L)以及新近发现的 B7-H3 和 B7-H4 共 5 大类分子,均为 I 型跨膜糖蛋白,具有相似的二级结构和 20%～35% 的同源性氨基酸序列,分别与 T 淋巴细胞表面 CD28 家族的 CD28、CTLA-4、PD-1、ICOS 等分子结合形成相应的细胞间信号传导通路。B7/CD28/CTLA-4 无疑是最重要的第二信号通路,其中 B7/CD28 在 naive T 淋巴细胞早期激活中起到极为重要的作用。一方面它辅助 TCR 通路完成 T 淋巴细胞的充分激活,上调 Bcl-xL 的表达,同时刺激 T 淋巴细胞产生大量维持其增殖所必需的细胞因子;而 B7/CTLA-4 为一负性信号调节通路,能抑制 B7/CD28 介导的信号传导,终止 T 淋巴细胞的活化。研究证实,阻止 B7/CD28 通路能明显延长同种移植物的存活时间,如与其他免疫抑制作用结合,可诱导移植物长期存活乃至耐受。在 T 淋巴细胞激活的晚期,B7-H2/ICOS 亦影响 T 淋巴细胞的激活与分化,机制为促进细胞内 c-FLIP 的表达以及抗凋亡分子如 Bcl-xL 的表达,同时还能激活 NF-κB。另外,阻断 B7-H2/ICOS 通路可明显延长小鼠同种移植心脏的存活时间,同时还可以减轻慢性排斥反应所致的损伤。近年发现,体外使用融合蛋白 PD-LIg 能够与激活的 T 淋巴细胞表面的 PD-1 结合,抑制 T 淋巴细胞功能;若与其他免疫抑制剂联用,可明显延长小鼠同种异体移植心脏的存活时间,并能减轻慢性排斥反应。

TNF-TNF 受体超家族包括 CD40/CD40L(CD154)、OX40(CD134)/OX40L(CD134L)、4-1BB(CD137)/4-1BBL(CD137L)、CD27/CD70、CD30/CD30L(CD153)和 LIGHT/HVEM 等几大类。均为正性信号传递通路,促进 T 淋巴细胞的激活,其中 OX40、4-1BB、CD30、CD27 和 HVEM 为 I 型跨膜糖蛋白,表达在 T 淋巴细胞表面,其中后两者为组成性表达,前三者在 T 淋巴细胞识别后数小时开始表达,并在 2～4 小时达到高峰;OX40、4-1BB、CD70、CD30L 亦诱生表达于活化的 APCs 表面,其动态表达时相与其相应的配体相似,LIGHT 组成性表达于 APCs 表面,似提示与 T 淋巴细胞的早期活化密切相关。现发现阻断 LIGHT/HVEM 通路能延长移植心脏的存活时间,而另有实验提示阻断 LIGHT/HVEM、OX40(CD134)/OX40L、4-1BB(CD137)/4-1BBL 通路能有效减轻骨髓移植后移植物抗宿主反应(GVHR)。

CD40/CD40L 是一条不容忽视的细胞间重要的信号途径,在协调 APCs、T 淋巴细胞及 B 淋巴细胞之间的相互作用中起到极为重要的作用。以阻断 CD40/CD40L 通路为中心的免疫抑制方案能在小动物及大动物体内有效延长移植物存活时间,充分表明该途径在移植排斥反应中的重要性,其机制在于一方面在 T 淋巴细胞激活时能上调细胞膜表面 CD80 分子的表达,同时能促进 T 淋巴细胞产生活化所必需的细胞因子 IL-2、IL-12、TNF-α 和 IFN-γ;另一方面,在排斥反应效应阶段,能抑制巨噬细胞及其他效应细胞的激活。

目前研究较多的黏附分子通路包括 LFA-1/ICAM 通路和 CD2/LFA-3 通路。LFA-1 分子在记忆性 T 淋巴细胞表面高表达,在 T 淋巴细胞活化过程中,T 淋巴细胞表面的 LFA-1 分子表达量也增加。LFA-1 对免疫突触有重要作用,它位于超分子活化簇中心,能稳定 T 淋巴细胞受体转导的信号,并且 LFA-1 和 ICAM 的结合可以导致活化 T 淋巴细胞迁移到炎症部位。阻断 LFA-1 的结合可以有效地抑制静息状态的同种反应性细胞的激活,能防止同种异体心脏移植的排斥。在阻断 CD28 和 CD40/CD40L 通路呈现耐受的移植模型中,使用 LFA-1 拮抗剂仍然能抑制供者反应性的记忆性 T 淋巴细胞的转移和效应功能,提示其对需要移植的高致敏病人的临床应用前景。CD2 分子和 LFA-1 分子的功能和特性非常相似,主要在效应记忆性 T 淋巴细胞表面和活化的 T 淋巴细胞表面表达,而效应记忆性 T 淋巴细胞的快速反应性是器官移植中免疫反应的第一道"浪潮"。使用 LFA3-Ig 阻断 CD2 和其配体 LFA-3 的结合,同时联合 CTLA-4-Ig 和 CD40L 阻断剂可以延长猕猴肾移植模型的生存时间。然而使用 LFA3-Ig 可能造成巨细胞病毒感染风险升高,并且单一使用 LFA3-Ig 未能显示出其对移植物存活的改善,因此,对于 CD2/LFA-3 通路的研究还需要更进一步。

3. 第三信号 T 淋巴细胞自分泌或旁分泌的细胞因子,如 IL-2、IL-4、IL-5、IL-7、IL-11、IL-15 及其他的促生长细胞因子等,它们与 T 淋巴细胞膜上相应的受体结合后,可激活 Janus 家族激酶(JAK),促使 PTKs 磷酸化,从而活化胞质内的许多信号传导通路。包括转录因子的前体——信号传导与转录活化蛋白(STATs)的活化和随后的二聚体化,二聚体化的 STATs 可进入细胞核内,启动基因的转录。特别是控制细胞周期和细胞分裂所必需的"雷帕霉素(rapamycin)敏感通路"——TOR(target of rapamycin)的活化,可激活细胞核内的周期素/周期素依赖性蛋白激酶复合体酶,从而诱导 T 淋巴细胞从 G1 期进入 DNA 合成的 S 期。

CD4$^+$ T 淋巴细胞激活后按照分泌细胞因子的不同可以划分为两大类:Th1 和 Th2。Th1 型主要分泌 IL-2 和 IFN-γ,主要介导细胞免疫;而 Th2 型主要分泌 IL-4、IL-5、IL-6 和 IL-10,主要介导体液免疫。两类细胞因子能够相互拮抗,调节免疫应答。就移植而言,Th1 型细胞因子能促进细胞毒性 CD8$^+$ T 淋巴细胞的激活,引发 DTH 并辅助 B 淋巴细胞产生抗体,从而诱发排斥反应;而 Th2 型细胞因子如分泌 IL-4、IL-10 等,能有效延长移植物的存活时间,但现在看来,并不尽然。Th2 型细胞因子并非诱导耐受所必需,而 Th1 型细胞因子亦能有助于移植物的存活。细胞因子间相互作用的网络性以及单个细胞因子本身功能的多样性,是造成这种现象的根本原因。

T 淋巴细胞的效应必须以群体的方式呈现,细胞克隆被激活后,T 淋巴细胞进入增殖周期,大量分裂增殖。这一过程将直接影响免疫损伤的强度。目前发现活化后的 T 淋巴细胞增殖是一自我维持的过程,必须依赖于 T 淋巴细胞生长因子(TCGFs)的存在,TCGFs 主要包括 IL-2、IL-4、IL-7 和 IL-15 等,在 T 淋巴细胞的活化、凋亡、排斥以及调节性 T 淋巴细胞的形成中均起重要作用,其特点是受体共用 IL-2R 的 γ 链(γc),因此不同的 TCGFs 在功能上有很大的重复性。IL-2、IL-4 双敲除的小鼠同样排斥同种异体移植物,通过 IL-7、IL-15 激活并维持 T 淋巴细胞的增殖,而后两者对环孢素 A 不敏感,这也可能是为何长期使用 CsA 而移植物仍发生慢性排斥反应的原因。TCGFs 与 γc 结合以后,能激活 T 淋巴细胞内的酪氨酸激酶 3(tyrosine Jauns kinase 3,JAK 3),后者通过胞内的信号转导和转录激活因子 5(signal transducer and activator

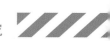

of transcription 5,State 5)途径促进 T 淋巴细胞内增殖基因的转录。阻断 γc 能诱导细胞凋亡，延长小鼠同种胰岛移植物的存活时间。更为重要的是，对于某些对采用阻断共刺激分子策略不敏感的排斥反应，若同时干扰 IL-15/IL-15R 通路，能有效预防排斥反应。

4. 核苷酸的合成 经过上述 3 个信号的活化之后，T 淋巴细胞进入 S 期，开始大量合成 DNA 和 RNA，但它们的合成前提是必须有充足的嘌呤核苷酸和嘧啶核苷酸供给。机体合成核苷酸的途径有 2 条：从氨基酸和其他小分子化合物开始，到最后合成嘌呤核苷酸或嘧啶核苷酸的经典途径(de novo pathway)，以及利用这些核苷酸分解代谢的产物再重新合成嘌呤或嘧啶核苷酸的补救途径(salvage pathway)。机体的绝大部分细胞都具备这 2 条途径来合成核苷酸，但神经细胞主要通过补救途径合成核苷酸，而淋巴细胞的核苷酸合成则主要依赖经典途径。因此，阻断经典途径的核苷酸合成，均可特异性地抑制淋巴细胞的分裂增殖。

四、信号通路在 B 淋巴细胞激活中的作用

除 T 淋巴细胞外，B 淋巴细胞也参与了移植排斥的发生和发展。B 淋巴细胞可通过其表面 B 淋巴细胞受体(BCR)识别抗原后活化，其活化后功能也取决于第二信号是共刺激信号还是抑制信号。BCR 单独识别抗原是无法将信号传入胞内的，只有与 Igα (CD79a)和 Igβ (CD79b)关联后，通过它们胞质区的免疫受体酪氨酸激活基序(immunoreceptor tyrosine-based activation motif，ITAM)传递信号。ITAM 在磷酸化后可以启动一系列信号传送，包括多种信号传导中间产物的生成，如通过 PI3K 的活化促进 PIP3 的产生。B 淋巴细胞表面有多种共激活受体(co-activating receptors)，它们可以辅助 B 淋巴细胞的活化，例如，CD19 分子可以降低 B 淋巴细胞活化的信号阈值；CD21 分子与补体结合后也可放大 BCR 信号；在胸腺依赖抗原的反应中，B 淋巴细胞的活化及抗体产生需要某些 TLR(TLR1、TLR2、TLR6、TLR7、TLR9 和 TLR10)的辅助；B 淋巴细胞激活因子(BAFF)等细胞因子也可影响 B 淋巴细胞的活化和生存。小鼠心脏移植模型中，BAFF 缺陷小鼠生存时间可明显延长。另有研究发现，使用 BAFF 阻断抗体可促进 MHC 错配的胰岛移植鼠的长期存活。B 淋巴细胞表面同时也表达一系列抑制性受体(FcγRⅡ B、CD22、CD72 和 PIR-B)以防 B 淋巴细胞的异常活化，这些抑制性受体的共同特征是在胞质区有免疫受体酪氨酸抑制基序(immunoreceptor tyrosine-based inhibitory motif，ITIM)，抑制性受体的活化可导致 ITIM 的磷酸化及磷酸酶(SHIP、SHP-1 或 SHP-2)的招募，进而使激活通路中的中间产物去磷酸化达到负调节 B 淋巴细胞活化的目的。有研究显示，FcγRⅡB 缺陷鼠心脏移植后慢性动脉病的发生率和自身抗体的产生均有显著上升，提示升高 B 淋巴细胞表面抑制性受体的水平可能降低移植排斥反应的发生率。临床使用的依帕珠单抗是人源化的 CD22 单抗，其不仅可清除未成熟和过渡期的 B 淋巴细胞，也可抑制 B 淋巴细胞的活化和增殖。

五、干预不同信号通路的临床应用

移植中激活的各种信号通路，导致最终 T 淋巴细胞的活化和排斥反应发生。因此，针对信号通路的干预主要从阻断 T 淋巴细胞活化的信号入手，通过信号通路抑制剂或者单克隆抗体的应用，干预活化信号，使 T 淋巴细胞最终不能完全活化从而防止移植排斥反应的发生。

1. 针对 T 淋巴细胞活化的第一信号 OKT3 是第一个鼠抗人 CD3 分子的单克隆抗体，也是最早在临床上用于抑制肾移植排斥的单克隆抗体，它可以有效地抑制同种反应性淋巴细胞的增殖及同种特异性细胞毒效应。环孢素(cyclosporin)和他克莫司(tacrolimus)则可阻断钙调神经磷酸酶，从而抑制 T 淋巴细胞中所产生的钙离子依赖型信息传导路径作用，防止不连续性淋巴因子基因的转录。钙调神经磷酸酶抑制剂可抑制 T 淋巴细胞的活化作用以及辅助 T 淋巴细胞依赖性 B 淋巴细胞的增生作用，同时还能抑制如 IL-2、IL-3 及 IFN-γ 等淋巴因子的生成及 IL-2 受体的表达。Sotrastaurin 为一种有效的选择性蛋白激酶 C(protein kinase C，PKC)抑制

剂。PKC 的各种亚型参与 T 淋巴细胞信号通路和下游的活化,而本品可选择性抑制 PKC 传统的亚型(α、β)和新发现的亚型(δ、ε、η、θ),从而有效地阻滞早期 T 淋巴细胞的活化及随后 IL-2 的产生。

2. 针对 T 淋巴细胞活化的第二信号 过去十年的研究中,有充分的证据证明 T 淋巴细胞活化过程中接收的共刺激信号是决定 T 淋巴细胞耐受和发挥免疫功能的关键。基于抗原的性质,T 淋巴细胞的第二信号能从数量级和反应适当性方面精确调控 T 淋巴细胞反应。因此,既往临床试验主要关注通过第二信号调控移植免疫应答。

B7:CD28/CTLA-4 是目前关注最多的信号通路,已有两代 CTLA-4-Ig 上市,分别用于治疗类风湿关节炎和预防肾移植排斥反应。CTLA-4-Ig 受体融合蛋白为免疫球蛋白超家族成员,是一种可溶性重组融合蛋白,由 CTLA-4 的胞外区和人 IgG1 的 Fc 片段组成。贝拉西普是第二代 CTLA-4-Ig,和第一代阿巴西普相比具有更强的 CD80/CD86 结合能力和更慢的解离速度,从而比第一代药物具有更完全的 T 淋巴细胞抑制作用。使用贝拉西普的肾移植病人和传统使用钙调神经蛋白抑制剂的病人相比,可以获得更长的移植物存活时间和更好的肾功能,贝拉西普成为首个以保护移植器官功能为目的的抑制剂。

针对 TNF-TNF 受体超家族的药物开发相对较慢。ASKP1240 是 CD40 的单克隆抗体,其对肾移植病人的 II 期临床研究已经结束,不久将公布结果。其结果对于评价针对 CD40/CD40L 通路的疗法在移植和自身免疫病中的应用潜力具有至关重要的作用。另一项临床研究中,使用针对 OX40L 的欧西鲁单抗治疗哮喘,尽管可观察到病人血清中总 IgE 的降低和气道嗜酸性粒细胞的减少,却无法改善过敏原诱导的气道反应。由于未能得到理想结果,欧西鲁单抗在移植和自身免疫病中的临床试验和应用也都遗憾被推迟。

对黏附分子通路的干预也在移植中显示出疗效,依法利珠单抗是 LFA-1 的拮抗剂,其在肾移植和胰岛移植中显示出满意的抗排斥作用。然而,由于约 0.008% 的病人使用依法利珠单抗后可能出现进行性多灶性白质脑病,其临床研究和使用被叫停,前景不明。

目前还有一些研究关注在联合使用药物阻断多种信号通路,其效果优于单一阻断某一种信号通路。尽管阻断共刺激信号策略在大、小动物体内均获得令人鼓舞的结果,但对该策略诱导移植物耐受必须有一个清醒的认识,对一个 MHC 不匹配的移植模型而言,首先,难以完全阻断整个共刺激通路,单纯阻断某一个共刺激通路仅能延长移植物存活时间,联合阻断可致移植物长期存活,但难以达到完全耐受以及预防慢性排斥反应。其次,目前采用的策略多将正性与负性共刺激信号通路同时阻断,以应用 CTLA-4-Ig 为例,在阻断 B7/CD28 正性通路同时,也阻断 B7/CTLA-4 负性通路,而目前发现负性调节机制在抑制 T 淋巴细胞活化的过程中的作用也不容忽视。因此,如何选择性地阻断正性信号通路而保留负性信号通路,以期更有效地抑制 T 淋巴细胞的激活并有利于免疫耐受的诱导,值得进一步研究。

3. 针对 T 淋巴细胞活化的第三信号 巴利昔单抗是人/鼠嵌合的单克隆抗体,它能定向拮抗 IL-2 与其受体 IL-2Rα 链(又名 CD25)的结合,从而阻断 T 淋巴细胞增殖信号的传导,目前已在临床上广泛用于预防肾移植术后的早期急性排斥反应。T 淋巴细胞活化第三信号的下游阻断剂雷帕霉素及其衍生物也已经在临床应用于器官移植病人,其可通过抑制 mTOR 通路的激活从而阻止 T 淋巴细胞的活化和增殖。JAK 通路中 JAK3 对多种细胞因子分泌有重要影响,使用 JAK3 通路抑制剂能延长动物心脏移植模型的生存期。临床上使用 JAK 激酶抑制剂托法替布在肾移植也开展了临床试验,目前发现其和钙调神经蛋白抑制剂具有相似的排斥率,但其具有更低的肾毒性,可能成为钙调神经蛋白抑制剂的替代品。

4. 阻断 T 淋巴细胞核苷酸的合成 免疫抑制药物吗替麦考酚酯(mycophenolate mofetil, MMF)和咪唑立宾(mizoribine,MZR)是嘌呤核苷酸的经典合成途径中由单磷酸次黄嘌呤核苷酸转换为黄嘌呤核苷酸必不可少的一种酶——单磷酸次黄嘌呤核苷酸脱氢酶(IMPDH)的阻滞

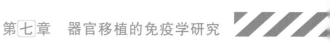

剂,而来氟米特和布累奎那则是嘧啶核苷酸经典合成途径中另一个所必需的二氢乳清酸脱氢酶(DHODH)的阻滞剂。所以,它们均可特异性地抑制淋巴细胞 DNA 和 RNA 的合成,阻止淋巴细胞的克隆增殖,从而产生免疫抑制效应。

六、结语和展望

外科手术技术的成熟、高效免疫抑制剂和单克隆抗体的应用、组织配型技术的完善,均为移植病人急性排斥反应和慢性排斥反应的防治奠定了良好的基础。然而,单一用药始终只能抑制部分通路,联合用药原则是器官移植后免疫抑制剂应用的共识。无论采用何种联合方式,均有无可替代的优势。此外,由于移植病人的个体差异,使得个体化用药成为理想的治病新模式。通过对病人药物敏感性、血药浓度和免疫状态的监测,可以及时制订相应的用药方案,保障长期稳定的治疗效果。随着对信号通路的认识不断增多和深入,越来越多的新的信号通路抑制剂及单克隆抗体会展现其独特的优势,不仅具有更强的免疫抑制能力,还具有更小的毒性和更少的相关并发症,必将不停地冲击和挑战传统临床用药在器官移植中的地位。

(陈 刚 谭晓晟)

第七节 异种移植的免疫学研究

在器官移植的初期尝试阶段,就有研究者试图用动物的器官移植给人,但均告失败。近10年来,由于器官移植发展迅速,可供移植的人体器官来源越显匮乏,而且无论如何开发同种器官还是非常有限,所以迫使科学家们重新激起了研究动物器官用于人类器官移植的兴趣。此外,由于对异种移植排斥反应机制的更深入研究及其他相关学科如免疫学、分子生物学和基因工程学等的迅速发展,积极探索动物器官用于人体器官移植成为可能。

一、供异种移植动物的选择

最适合用于异种移植的理想动物应是非人的灵长类动物,如黑猩猩、狒狒及猴子等,因为它们的种系发生与人相近,移植后排斥反应较弱,故早期异种移植多用这些动物作为供者。但是,由于下列原因人们不得不放弃与人类有亲缘关系的灵长类动物:①价格十分昂贵;②饲养困难,繁衍周期长;③其脏器体积对成年人来说偏小;④捕杀或繁衍它们作为供者,将引起伦理学上的异议及动物保护组织和公众的抗议;⑤更严重的是,发生跨种系病原体传播的危险性较高。

经过多年的研究和比较,目前科学家们比较一致的倾向是选择猪作为今后有希望供应人器官移植的来源。其原因是:①猪的器官大小及其生理功能比较接近人,多年以来猪某些器官或组织提取的产物如胰岛素、垂体素等就用于人类疾病的治疗,使用猪的胰岛细胞移植给人也取得初步的疗效;②对猪的培育、繁殖和品种改良已有非常丰富的经验和基础;③对猪源性人畜共患疾病已开展了大量的研究,而且还在深入研究中;④使用猪作为移植供体,能避免像使用其他灵长类动物所面临的动物保护等问题。此外,选择猪作为供者,还可对其进行生物基因工程修饰,培育转基因猪、基因敲除的克隆猪,以克服异种移植的免疫学障碍。

二、异种移植排斥反应机制

(一)异种体液性排斥反应

体液性排斥反应是异种移植后所面临主要免疫学难题,其表现为两种形式:超急性排斥反应(HAR)和急性体液性异种移植物排斥反应(AHXR,又称延迟性异种排斥反应)。HAR 是目前异种移植的第一道障碍,受者循环中的特异性天然抗体与异种供体器官血管内皮表面表达的异种抗原结合,主要通过经典途径激活补体系统,导致内皮细胞迅速受损、间质广泛出血和(或)血栓形成。采用清除天然抗体或抑制补体激活等措施可以阻止 HAR 发生,但异种移植物可在几天至几个月间发 AHXR,它主要由低水平的天然抗体及异种反应性诱生抗体介导产生,这些异种反应性抗体与异种移植物内皮细胞结合,可导致补体激活、抗体依赖性细胞介导的细胞毒作用(ADCC,主要效应细胞为巨噬细胞、NK 细胞及中性粒细胞)及内皮细胞的激活、血栓形成及血管收缩。

1. 内皮细胞活化与异种体液性排斥　Bach 等认为异种体液性排斥与移植物内皮细胞激活有关。静息的内皮细胞形成血管内面一层很薄的单层膜,是循环血液与组织液之间的屏障。这种静息内皮细胞不能激活凝集素和白细胞的附壁作用,具有抗血栓功能,但当其与 IL-1、肿瘤坏死因子、内毒素等接触后,即发生一系列代谢和结构变化,这一过程称为内皮细胞激活,是异种排斥反应发生的枢纽。移植物恢复血供后,受者异种天然抗体首先接触第一个靶细胞供者内皮细胞(器官抗原)后,进一步结合、激活补体,引起供者内皮细胞活化,进行性的内皮细胞活化可以促进血小板凝集,产生纤维蛋白,诱导中性粒细胞附壁,对血浆蛋白和血细胞的通透性增加。有些内皮细胞的激活需要新合成蛋白,如细胞表面的中性粒细胞黏附因子 P 选择素等,速发的 HAR 不需要由上调基因启动、合成的新蛋白质介导,即可破坏移植物;而如果预先清除天然抗体,降低其免疫功能,则异种移植物可存活数天甚至几周,使基因表达水平有足够时间上调并合成新蛋白质,其介导的排斥称为 AHXR。例如,在豚鼠对大鼠的异种移植中,HAR 发生在 10～15 分钟,AHXR 则在几小时或几天内;在猪对灵长类动物中,HAR 发生在 1～2 小时,而延迟性异种排斥反应(DXR)发生在几天甚至几周以后。HAR 与 AHXR 在机制上的差别与内皮细胞激活过程的两种形式有关,Bach 分别称为 I 型内皮细胞活化和 II 型内皮细胞活化。I 型内皮细胞活化不需新蛋白质合成而迅速激活,参与 HAR;II 型内皮细胞活化则需要新蛋白质合成而较晚活化,与 AHXR 相关。从临床前景看,用可行的干预措施清除天然抗体和补体,来延缓灵长类动物对猪心或肾移植的排斥反应,仍将是一个值得深入研究的问题。

2. 异种天然抗体　天然抗体是指那些不需抗原刺激就在体内预存的抗体,不同种属的生物之间相互有预存抗体存在,机体主要通过天然免疫而获得特异性天然抗体,如 ABO 同种血凝素和异种天然抗体等。目前普遍认为,异种 HAR 是由天然抗体和供者器官抗原反应所启动,导致补体激活组织损伤,其依据如下:①血管开放后天然抗体迅速沉积于移植物;②清除天然抗体可延长移植物存活期;③体外实验显示天然抗体可与内皮细胞结合并造成明显的补体依赖的细胞毒性(CDC)等。天然抗体具有种属特异性、多反应性。当前大多认为天然抗体实际上包含 IgM、IgG 两类,而 IgA、IgD、IgE 则很少在异种排斥中起作用。必须指出,除天然抗体外,受者对供者组织的免疫应答,可诱导产生针对内皮细胞上靶物质的抗体。

3. 主要的异种抗原　在异种体液性排斥中,异种天然抗体的主要靶物质存在于血管内皮细胞。这些物质存在于两个水平上:一是内皮细胞膜上与天然抗体结合的糖蛋白和其他分子;二是这些分子上真正被天然抗体识别的糖类表位。抗猪天然抗体的靶抗原为多种碳氢化合物,主要包括 B-二糖、2-D-半乳糖及线性 B2 型、B6 型分子等,它们主要是三种相对分子质量为 115000、125000、135000 的糖蛋白及其他许多相对分子质量在 45～200000 之间的靶物质。现已明确证明,猪血管内皮表面普遍存在的起主要作用的异种糖抗原是 Galα1-3Galβ1-4GlcNAc(简称 α-Gal),介导异种 HAR 的人抗猪天然抗体主要是抗 α-Gal 抗体。α-Gal 是由 α1,3-半乳糖转移酶(α1,3-galactosyltransferase,简称 α1,3GalT)合成的。包括猪在内的绝大多数物种都存在有功能的 α1,3GalT,因此表达 α-Gal,而在人及与其相近的旧世界猴体内不存在该酶,因此不表达 α-Gal。因为体内微生物普遍表达 α-Gal,人及旧世界猴持续接受该抗原刺激,可能是天然抗体产生的主要原因。确定天然抗体识别的糖类对治疗来说是十分重要的,首先体内应用这些糖类或相关可溶性物质可阻断天然抗体与靶内皮细胞结合。Cooper 等用特异合成的 A 或 B 三糖中和受者天然抗体,成功地抑制了因 ABO 血型不合而导致的超急性排斥反应。其次,这些糖类也可结合在适宜的滤柱基质上,将受者血浆流过滤柱,至少可暂时将天然抗体从受者体内特异性清除。另外如果能使猪的血管内皮细胞不再表达 α-Gal,将可能是最终解决异种超急性排斥反应的方法之一。

4. 补体激活　除了抗体外,受者补体在异种移植超急性排斥反应中起关键作用,补体激活是超急性排斥反应发生的基本步骤。目前普遍认为,异种器官移植补体激活是由异种天然抗体触发,抗体特异性与移植物内皮细胞抗原结合,黏附 C1q,启动补体经典途径所致。在猪给灵长类动物异种移植中,存在有经典途径成分(C2 和 C4)与抗体的共同沉积而无旁路途径成分如 B 因子活化的证据,表明其主要通过经典途径。但亦有猪内皮细胞可同时激活人补体经典和旁路途径的报道,提示在治疗猪给人异种移植超急性排斥反应时,应同时清除天然抗体和灭活补体。Dalmasso 等还提示异种移植时补体激活可能通过第三种机制。通常补体在细胞表面激活是由一系列细胞膜相关蛋白质所调节,如衰变加速因子(DAF)和同种限制因子(HRF),对同种比对异种补体表现出更强的抑制活性;异种移植物补体抑制蛋白与受者补体系统相对"不匹配"可导致补体激活,其具体启动机制尚不清楚。

补体在内皮细胞活化、导致超急性排斥过程中也起着重要作用。补体与天然抗体沉积于内皮细胞表面,活化补体成分可把信号传递给内皮细胞,促进内皮细胞完全活化。此外,补体的裂解产物如 C5a 具有诱导中性粒细胞趋化、化学活化、脱颗粒等功能,以及可增强中性粒细胞整合素与内皮细胞上配体的亲和力的作用;C5a 也可以刺激巨噬细胞和肥大细胞释放 TNF 和 IL-1,而 TNF 和 IL-1 又可活化内皮细胞,且这些细胞亦可直接以活化形式与内皮细胞结合,进一步加剧排斥反应。

5. 异种移植中的凝血系统激活　凝血过程激活与受者免疫应答关系密切,在血管化异种移植中纤维蛋白沉积与血小板聚集是复杂排斥反应过程中免疫和炎症反应的结果。凝血途径的一些产物如纤维蛋白可参与免疫介导的组织损伤,纤维蛋白的降解产物也可改变免疫细胞的功能;活化补体对凝血过程的几个关键阶段十分重要,其中包括凝血酶的产生和血小板的聚集。内皮细胞活化时,血管的完整性受损,与基质相连的组织因子(Tf)增加,活化内皮细胞表面也可表达 Tf,这些 Tf 的暴露,使得内皮下(或活化内皮细胞)的因子Ⅶ或Ⅶa 能与之结合,Tf 依赖的凝血过程即开始启动。活化的单核细胞也表达 Tf,可通过细胞表面黏附分子与内皮和血小板反应,为凝血过程启动提供场所。白细胞通过黏附分子——选择素和整合素的受体定位于活化内皮细胞,促进炎症部位纤维蛋白的沉积,也可在 CD116、CD18 纤维蛋白原受体辅助下调节促凝血反应。这些细胞在某些情况下还可表达凝血酶原酶复合物,直接与 X、Ⅷ、V 因子和纤维蛋白结合,导致交联纤维蛋白产生。这些细胞和活化内皮细胞释放的促炎症细胞因子(如 IL-1 等),可上调内皮细胞 Tf 的活性,减少凝血调理素在细胞表面的表达及使硫酸肝素丢失,并可通过Ⅰ型纤维蛋白酶活化抑制因子的产生和释放以及组织纤维蛋白酶原活化因子分泌的减少来抑制纤溶过程。

(二)异种细胞免疫反应机制

与上面讨论的体液性排斥反应机制相比,细胞介导的异种排斥反应则是相对次要的。体液应答的强度是区别异种与同种移植的关键特征,其强大力量可通过天然抗体或诱生抗体导致异种移植物早期破坏,使得后继的细胞免疫机制的研究相当困难。但是,要使异种移植物长期存活,控制细胞免疫是必不可少的,因为介导 AHXR 的异种诱生抗体的产生可能是 T 淋巴细胞依赖性的,另外,异种移植物即使能避免超急性排斥反应和急性体液性异种排斥反应的摧毁,也会遭受细胞免疫的直接攻击损伤。

1. T 淋巴细胞介导的异种移植物排斥　虽然异种移植的细胞性排斥机制并不十分清楚,

但体外的等比稀释实验表明,人的 T 淋巴细胞针对猪抗原的反应,特别是间接反应要比针对同种异体抗原的反应强烈得多。近几年不少实验证明 T 淋巴细胞在异种移植物排斥发生过程中起重要作用。Davila 在转人 CD46 基因猪到狒狒的异种心脏移植模型中采用可溶性糖结合多聚物中和抗 α-Gal 抗体及特异性抗体清除 B 淋巴细胞治疗,而不使用抗 T 淋巴细胞治疗,异种移植物较快遭受排斥。另有些研究在抑制天然抗体介导的反应基础上加上 T 淋巴细胞抑制治疗,则显著延长了猪器官在灵长类动物体内的存活时间。对 α-Gal 基因敲除猪到灵长类的移植研究提示,虽然诱导产生的抗非 α-Gal 抗体也能介导严重的 AHXR,但这种诱生抗体的产生似乎是 T 淋巴细胞依赖性的,抑制 T 淋巴细胞的异种反应对阻止猪肾移植物发生这种 AHXR 非常关键。T 淋巴细胞也在猪到灵长类异种胰岛移植排斥过程中起关键作用。异种胰岛移植后激活了产生 IFN-γ 的间接 T 淋巴细胞反应,抗 T 淋巴细胞治疗能显著延长猪胰岛移植物在灵长类体内的存活时间。

除了细胞毒性 T 淋巴细胞的直接杀伤活性外,异种移植物的排斥还可通过 T 淋巴细胞间接介导的机制发生,包括细胞因子的产生,趋化或激活其他具有细胞毒作用的细胞(如巨噬细胞和中性粒细胞),同时也能辅助 B 淋巴细胞激活以产生异种反应性抗体,因此 T 淋巴细胞介导的反应也与异种体液性排斥反应密切相关,将异种体液性排斥和细胞性排斥截然分开似乎并不合理。

2. 固有免疫细胞介导的异种移植物排斥 固有免疫系统的细胞成分,包括 NK 细胞、巨噬细胞及中性粒细胞等,能通过识别病原体相关分子模式(pathogen associated molecular patterns,PAMPs)所激活,也可通过识别自身分子而下调激活。在异种移植,糖基化模式的种属差异能导致受者固有免疫系统识别移植物,并因未能识别到自身分子而不能下调上述细胞的激活。以上的异种识别及抑制现象均在异种移植研究中被证实。固有免疫细胞在异种移植排斥中可能起重要的作用。

NK 细胞及巨噬细胞激活并参与异种细胞性排斥反应的机制主要包括以下三种途径:①猪细胞表面表达的某些功能性配体能与人 NK 细胞的某些受体特异性结合,如猪 UL16 结合蛋白 1(ULBP1)与人 NK 细胞 NKG2D 受体结合,从而激活 NK 细胞。另外,虽然配体仍不清楚,猪细胞也能通过与 NK 细胞表面的 NKp44 受体结合而使后者激活。由于种属差异,猪 MHC-Ⅰ类分子(SLA-Ⅰ)不能与人 NK 细胞表面抑制性受体结合,从而使猪细胞更容易遭受人 NK 细胞的杀伤。巨噬细胞也有类似的异种反应性。猪细胞表面的 α-Gal 能通过与人巨噬细胞表面的 Galectin-3 作用而激活后者,同时由于种属差异,猪 CD47 不能与人信号调节蛋白-α(SIRPα,一种重要的巨噬细胞抑制性受体)有功能相互作用,使猪细胞更易遭受人巨噬细胞的吞噬。②当天然反应性抗体结合在猪细胞表面,人 NK 细胞及巨噬细胞均能被 IgG 的 Fc 段受体介导的信号所激活。③此外,异种抗原激活的 T 淋巴细胞所产生的细胞因子,如 IFN-γ 和 TNF-α 等均能增强人 NK 细胞及巨噬细胞的异种细胞毒活性。

除 NK 细胞及巨噬细胞外,体外试验还证明中性粒细胞能在缺少异种反应性抗体及补体的情况下激活异种内皮细胞,可能也参与异种细胞排斥。

目前在灵长类异种器官移植实验的免疫抑制方案中还很少常规采用一定的措施来特异性清除或抑制固有免疫细胞。虽然 NK 细胞及巨噬细胞能作为异种细胞毒的效应细胞,它们是否对异种移植器官的排斥起关键作用还需在灵长类动物模型中进一步验证。

三、基因工程在异种移植中的应用

由于对异种移植体液性排斥反应的发生机制有了更深入的研究,加上分子生物学、基因工程等相关学科也得到飞速发展,人们有可能通过各种基因工程的手段对供者动物的某些基因进行修饰或敲除,使动物有可能作为人体异种移植的供者。现在已经获得的转人补体调节蛋白

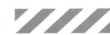

(CRP)基因的动物及 α-Gal 基因敲除动物,已经实验证明能够有效抑制超急性排斥反应,使异种移植向临床迈进了一大步。今后也可能通过基因工程的各种手段针对异种排斥反应的其他有关主要因素改造供者猪。

(一)转基因技术在异种移植中的应用

近 10 年来的研究热点是让异种细胞表达人细胞膜上的抑制补体激活的一类补体调节蛋白,这些蛋白可以防止异种细胞被人体血清中的补体溶解。Atkinson 等指出,补体系统分辨"自我"与"非自我"的方式与抗体及 T 淋巴细胞不同,是通过其同种限制作用实现的。同种限制作用与抗体无关,而是由补体及其调节因子的种属来源以及靶细胞的性质决定。其中补体调节因子最为重要,这些因子一旦缺乏或被破坏,可导致补体对自身无辜细胞的同种性溶解引起病理改变。这些补体调节因子具有明显的同种限制作用,所以可以利用这个特性用于异种移植的研究和应用,从而抑制超急性排斥反应,其中发挥作用的主要是补体调节蛋白(CRP),如作用于补体早期阶段的 DAF、MCP 及 CR1,以及作用于攻膜复合体(MAC)的调节蛋白 C8bp 与 CD59。基于以上原理,人们设想:如果能将上述基因通过转基因技术,培育出一种转基因动物,使人的一种或数种 CRP 在这类动物的细胞膜上得到表达,则能有效抑制人补体激活,从而有可能防止或减弱异种移植的超急性排斥反应。

现在研究较多的 CRP 有 CD55(DAF)、CD59(MIRL)、CD46(MCP)、CD56、CD35(CR1)等。并已经完全清楚上述 CRP 的基因序列,可以构建所需的 CRP 基因,并可以实验的方法将外源基因导入动物的染色体基因组内稳定整合并能遗传给子代,建立转基因动物。

英国剑桥组于 1999 年报告转 hDAF 基因猪在非协调性异种移植的应用取得良好效果。他们将转入 DAF 基因的猪心异位移植到 9 只狒狒腹腔,围手术期使用环磷酰胺,术后用 CsA＋MMF＋泼尼松维持。转基因的移植心脏平均存活 26 天(10～99 天),2 只狒狒因感染死亡,6 个移植心脏在术后 12～44 天停搏,病理改变均系急性血管性排斥反应。但存活最长的 1 只狒狒在术后 99 天因持续发热处死,处死前移植心脏仍有搏动。而未转基因猪对照组只有 1 个移植心脏发生超急性排斥反应,其余的 4 个移植心脏分别在术后 2、5、8 和 10 天发生急性血管性排斥反应,2 组统计学有显著差异。

在转基因猪心异位移植给狒狒的基础上,为了将来临床的实际应用,进行了临床前的原位心脏异种移植。Schmoeckel 报告的原位移植心脏存活 9 天。Xu 等在上述实验的基础上,使用术前全身淋巴照射、器官灌注清除天然抗体,术后使用强的免疫抑制剂,原位移植心存活 3 周。该研究小组于 1999 年还报道转入 DAF 的猪肾移植给 11 只猴,无一发生超急性排斥反应。术后先用环磷酰胺诱导 4 天,然后使用 CsA＋MMF＋泼尼松维持,其中 5 例术中行脾切除,6 例未切脾,术后均未发生超急性排斥反应,移植的猪肾可以维持受者生命的需要,在移植肾未发生排斥反应前受者血肌酐、血清钾及钠都能维持正常。猪移植肾平均存活在脾切除组为 43 天,而未切脾组为 15 天,2 组统计学有显著差异。但对迟发性异种排斥反应的作用不明显。

加拿大 Zhong 等将 hDAF 转基因猪的肾脏移植给狒狒,采用可溶性糖结合的聚合物 GAS914 中和循环中的抗 α-Gal 异种抗体;早期抗胸腺细胞球蛋白(ATG)诱导治疗;FK506＋MMF＋激素维持治疗,最长存活达 75 天,最后发生 AHXR。美国 Mayo Clinic 在以上方案基础上增加了脾切除和抗 CD20 单抗(针对 B 淋巴细胞),采用转入 CD46 基因猪到狒狒的心脏移植模型,得到了迄今为止转基因猪在灵长类动物移植的最佳效果。9 例移植存活 56～113 天,中位存活时间为 76 天,只有 3 例死于排斥反应,其余主要死于感染或其他原因。这个结果使异种移植向临床迈进了一大步。但是令人遗憾的是,尽管 Mayo Clinic 报道的异种心脏移植效果很好,他们采用同样供体到狒狒的异种肾移植效果却不理想,仅存活几天,这可能与转入的人 CD46 基因在心脏和肾脏的表达有很大差异有关。加拿大 Sun 等报道,猪器官表达所转 hDAF 的强弱与异种移植物存活及 AHXR 均相关,表达越高,保护作用越好,通常转入基因的表达甚至超过正常人组织表达的 3 倍才能发挥显著的保护作用,这表明,如果转基因猪走上临床,术前检测移植器官转基因的表达程度是十分重要和必要的。

（二）基因敲除和克隆技术在异种移植中的应用

通过基因敲除和克隆动物的手段,现已成功产生了 α1,3GalT 同合型缺失的克隆猪,这是异种移植近些年的重要研究进展。哈佛大学的研究表明,采用这种 α1,3GalT 基因敲除的小型猪作为供体,在不需要补体抑制和抗体吸附的情况下就能成功避免异种移植后的 HAR 及AHXR。采用一种以抗 CD40L 特异性抗体为基础的免疫抑制方案,这种基因敲除猪的心脏移植到狒狒能成功避免 HAR,并且最长存活达 6 个月。另外,采用一种耐受诱导方案,将 α1,3GalT 基因敲除猪的肾脏和血管化胸腺组织共同移植给狒狒,猪肾移植物最长存活达 83 天,而且没有明显的体液或细胞排斥的征象,狒狒死于与排斥无关的其他原因。这些研究采用 α1,3GalT 基因敲除猪明显改善了异种移植的效果,给了人们极大的鼓舞。

但是,猪不表达 α-Gal 并不说明根本解决了异种移植的排斥问题。加拿大 Chen 等采用以普通猪为背景的 α1,3GalT 基因敲除的克隆猪为供体,将肾脏移植给 6 只狒狒,采用以 ATG 和FK506 为基础的两种不同免疫抑制方案,其中一个方案还包括用 CVF 清除补体 C3,结果虽然所有肾脏均未发生 HAR,但无一例外发生了 AHXR,移植物仅存活 8～16 天,该实验证明猪器官内皮表面非 α-Gal 的抗原(主要是一种相对分子质量为 47000 的蛋白)也能诱导受者产生大量的异种反应性抗体,并能介导强烈的补体依赖性细胞毒,从而导致 AHXR。这似乎提示在α-Gal 敲除后异种移植还有很多问题要解决才能真正走向临床。

（三）转基因联合基因敲除技术在异种移植中的应用

近几年,在 α1,3GalT 基因敲除的克隆猪基础上转入一种或多种人补体调节蛋白基因或抗凝血相关的蛋白基因,猪到灵长类动物的异种心脏及肾脏移植的存活时间得到了进一步的延长。

Muhammad Mohiuddin 研究组在 2012 年报道,采用转 hCD46 基因的 α1,3GalT 基因敲除猪作为心脏供体,并对受体狒狒使用抗 CD20 及抗 CD154 抗体治疗,9 例异种移植中位存活 71天,最长存活 236 天;采用联合转 hCD46 及人血栓调节蛋白(hTBM)基因的 α1,3GalT 基因敲除猪作为心脏供体,并用抗 CD40 单抗替换抗 CD154 抗体以避免血栓性微血管病,同时使用抗CD20 单抗去除受者的 B 淋巴细胞,5 例异种移植中位存活期为 10 个月,最长存活期达到 2.5年。猪到狒狒的异种肾脏移植效果没有心脏移植那么令人瞩目。上述 GTKO/hCD46/hTBM猪作为供体,并采用 rATG＋抗 CD20＋抗 CD40＋抗 TNF-α＋抗 IL-6R 的复杂免疫抑制方案,2例异种肾移植物仅存活 12 天。但在同样的免疫抑制方案下,采用 GTKO/hCD46/hCD55/EPCR/TFP1/hCD47 猪作为供体,2 例异种肾移植物分别存活超过 7 个月及 8 个月,且移植肾功能完全正常。

上述灵长类动物的实验结果十分令人鼓舞,随着在 α1,3GalT 基因敲除猪基础上的复合转基因猪不断改进,异种移植的免疫学障碍终将被克服而有望在不久的将来走上临床。

（陈　刚）

参考文献

1. Hall BM. CD4$^+$ CD25$^+$ T regulatory cells in transplantation tolerance：25 years on[J]. Transplantation,2016,100(12):2533-2547.

2. Hippen K L,Riley J L,June C H,et al. Clinical perspectives for regulatory T cells in transplantation tolerance[J]. Semin Immunol,2011,23(6):462-468.

3. Lourenço E V,Cava A L. Natural regulatory T cells in autoimmunity[J]. Autoimmunity,

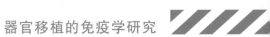

2011,44(1):33-42.

4. Sakaguchi S, Miyara M, Costantino C M, et al. FOXP3$^+$ regulatory T cells in the human immune system[J]. Nat Rev Immunol,2010,10(7):490-500.

5. Vaikunthanathan T, Safinia N, Lombardi G. Optimizing regulatory T cells for therapeutic application in human organ transplantation[J]. Curr Opin Organ Transplant,2018,23(5):516-523.

6. Rosenblum M D, Way S S, Abbas A K. Regulatory T cell memory[J]. Nat Rev Immunol,2016,16(2):90-101.

7. Burzyn D, Benoist C, Mathis D. Regulatory T cells in nonlymphoid tissues[J]. Nat Immunol,2013,14(10):1007-1013.

8. Lu L, Barbi J, Pan F. The regulation of immune tolerance by FOXP3[J]. Nat Rev Immunol,2017,17(11):703-717.

9. Tang Q, Vincenti F. Transplant trials with Tregs:perils and promises[J]. J Clin Invest. 2017,127(7):2505-2512.

第八章
器官移植动物模型

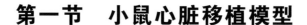

第一节　小鼠心脏移植模型

一、引言

心脏移植动物模型是研究移植免疫学常用的实验模型和重要手段。从 1964 年 Abbott 首次成功建立小鼠心脏移植模型开始,经过了 50 多年的发展,逐渐形成了一系列相对稳定的小鼠心脏移植模型建立方法,颈部和腹部为主要移植部位。小鼠遗传背景清晰,品系纯化,可实现严格的免疫学对照。这些优势在大鼠种群中是不具备的。在移植免疫研究中占据着不可替代的地位。

二、实验器材

单人双目手术显微镜一台(26～30 倍),显微手术器械包一套,无损伤缝针、线及消毒纱布、棉球若干等。

三、动物

通常 8～12 周龄,体重 22～25 g 的雄性小鼠用于同种或异种移植研究。最常用的品系是 C57BL/6 和 BALB/c,也可根据实验目的选择其他品系小鼠,如先天性免疫缺陷小鼠及转基因小鼠。

四、术前准备及麻醉

手术前无须禁食。小鼠麻醉有若干种方法。苯巴比妥(40～85 mg/kg)或氯胺酮(80～100 mg/kg)联合甲苯噻嗪腹腔注射,是最常用的注射麻醉方法。由于其安全性及易于操作,乙醚(2%～3%)气体麻醉被强烈推荐用于该手术。此外,在麻醉诱导阶段给予丁丙诺啡(0.05 mg/kg)镇痛。在手术过程中,动物应置于暖箱内,以避免麻醉时低体温,必要时应追加起始注射镇痛药剂量的一半或略少以保证动物无痛及无意识。

五、腹部异位心脏移植模型

1. 供体手术　麻醉满意后,沿正中切口入腹腔,显露下腔静脉,经下腔静脉推注 0.2 ml 肝素使其肝素化。约 1 分钟后,剪断腹主动脉放血并迅速剪开膈肌,沿两侧腋前线剪断肋骨充分暴露心脏。剪开心包,将胸腺组织向上推移,充分显露心脏。于近心端分别结扎并切断下腔静脉和上腔静脉,充分游离主动脉,于头臂干分支处横断;同法将肺动脉在分叉处横断,然后将肺静脉连同心脏后组织一并结扎并切断;取下供心,将其置于 4 ℃生理盐水中保存。

2. 腹部心脏移植模型 将受体小鼠麻醉后固定于手术台上。备皮、消毒皮肤,经正中开腹,上至剑突下至尿道外口上缘约 1 cm 处。腹壁切口两侧采用自制拉钩牵拉固定。剪开小肠与直肠间的系膜,将小肠向左上腹推移,充分显露下腔静脉。剪开结肠系膜和后腹膜,充分游离下腔静脉及与其伴行的主动脉;上至左肾静脉分支下方,下至左右髂血管分叉上方约 0.5 cm 处。于下腔静脉近心端和远心端各置 1 根阻断带,先阻断近端血供,待腔静脉充盈后阻断远端血流。分别于腹主动脉和腔静脉做一纵向切口,行供心主动脉和受体腹主动脉端侧吻合。吻合方法如下:将供心置于小鼠右侧腹腔,于吻合口两端各连一牵引线,自尾侧一针连续缝合至头侧打结固定后,翻转心脏至左侧,行后壁连续缝合,与尾侧牵引线打结固定。同法行肺动脉和下腔静脉端侧吻合,吻合方法为一针连续缝合后壁先缝法,吻合至对侧时自身打结固定 1 次。吻合完毕后,先开放远端血流,后松开近端阻断带。将肠管复位后,分两层连续缝合关闭腹腔(图 8-1)。

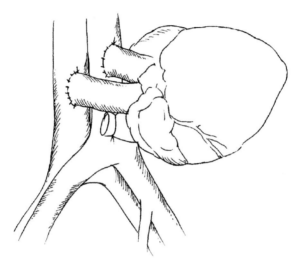

图 8-1 小鼠腹部心脏移植

小鼠通常在术后 10～30 分钟苏醒。给予保暖,单笼饲养,不禁饮食。每天通过视诊和触诊观察供心的搏动情况。若供心有搏动,而且小鼠存活 4 天以上者视为手术成功。

六、颈部异位心脏移植模型

1. 供体手术 麻醉满意后,供体取腹部正中切口,充分暴露手术视野,下腔静脉注入 1 ml 含有 50 U 肝素的生理盐水。经腋前线剪开胸廓并去除胸前壁,从下腔静脉注入 1 ml 冷心脏停搏溶液到右心房至心跳停止。结扎上、下腔静脉并于远心端剪断。游离升主动脉和肺动脉,分别于其远端剪断,以细丝线自心脏后部将肺静脉一并结扎,在结扎远端剪断后取出供心,将其放置在冷乳酸林格液中以待移植。

2. 受体手术 受体小鼠麻醉后固定,右侧颈肩部备皮消毒。从右下颌角和右锁骨中点连线切开皮肤,暴露右侧颌下腺并摘除,自锁骨处向远心端游离右颈外静脉至分叉处。去除右侧胸锁乳突肌,暴露并游离右颈总动脉至分叉处。制作动脉端连接管:夹闭颈总动脉近心端,于颈内、外动脉分叉前结扎切断颈总动脉,保留远心端。在颈总动脉游离缘套入留置管,于凹槽处用 8-0 显微缝线环扎固定。同法制作颈外静脉连接管。将动、静脉套管分别用含有 50 U/ml 肝素盐水冲洗,避免形成血栓。

将供心倒置于受体鼠颈部,其动脉端连接管纳入供心主动脉,以显微缝线在另一凹槽处环扎,同法将静脉端套管与供心肺动脉连接。首先开放静脉,然后缓慢开放动脉,此时可见供心的主动脉、冠状动脉及肺动脉按顺序充盈,供心转为鲜红色并很快复跳。调整并固定供心位置,避免动、静脉成角与扭曲,无张力缝合受体颈部切口(图8-2)。

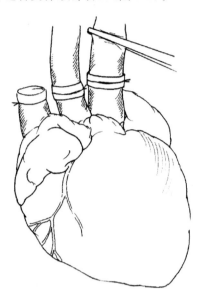

图8-2 小鼠颈部异位心脏移植

术毕,受体皮下注射5%葡萄糖盐水1 ml,肌内注射青霉素50 U/g。将小鼠放置在取暖灯下,通常小鼠在15～20分钟后可以自行翻身爬行和饮水进食。术后易见颈部移植心搏动明显,节律整齐,每天上、下午各触诊1次,搏动有力,节律整齐,心率140～160次/分为正常。若术后1天触诊移植心明显变小,心搏无力或移植心明显增大、质硬,心率变慢,则多有动脉血栓形成或动脉卡压及静脉吻合口狭窄等并发症,则应视为手术失败。

第二节　小鼠肾移植模型

一、引言

在20世纪70年代初,小鼠肾脏移植由Skoskiewicz和其同事首创。虽然他们描述的技术与Lee等在1963年报道的大鼠模型类似,但手术并发症高,死亡率为30%～50%。可能是由于其技术困难,Lee等报道后的20年,小鼠肾移植模型的使用受到了极大的限制。20世纪90年代初,随着分子生物学和基因工程技术的出现,小鼠肾移植模型又引起了人们的兴趣。此后,通过改进和完善小鼠肾移植技术,小鼠肾移植模型成了一个可靠和可重复的模型,成为在分子水平上研究移植排斥反应免疫学机制的有力工具。

二、实验器材

单人双目手术显微镜一台(10～30倍),显微手术器械包一套,无损伤缝针、线及消毒纱布、棉球若干等。

三、动物

供体和受体鼠最好使用体重为25～30 g的雄性小鼠。CD1远交系小鼠的成本低廉,是理想的训练用鼠,使用较大的小鼠没有任何好处,因为血管口径不能过大,且大量脂肪组织增加了解剖游离的难度。

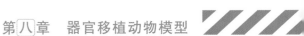

四、术前准备及麻醉

供体和受体均不禁食禁饮,吸入系统吸入异氟烷(2%～3%)为首选麻醉的方法,没有吸入系统时使用盐酸氯胺酮(100 mg/kg)联合盐酸甲苯噻嗪(10 mg/kg)或戊巴比妥钠(60 mg/kg)腹腔内注射,也可以获得良好的麻醉效果。在第一次手术前麻醉诱导阶段皮下注射丁丙诺啡(0.05 mg/kg)。手术期间使用加温毯或加热灯保温。10～15分钟检查一次麻醉深度和呼吸功能,监测心率和捏趾反应。如果动物呼吸频率加快或蹬足反射阳性,给予注射麻醉剂(初始剂量的1/2)。整个操作须严格遵循无菌原则。

五、供体手术

动物麻醉后固定于手术板上,腹部消毒后沿正中线切腹,显露腹腔。将肠、胃、脾拨向右侧腹腔外,使左肾、腹主动脉、下腔静脉充分暴露。

1. 供肾的游离 用无齿显微尖镊夹住一绿豆大棉球钝性分离左肾血管上、下方的腹主动脉和下腔静脉,电凝左肾上腺血管、双侧腰肌血管及腹主动脉和下腔静脉与腰升血管之间的交通支、双侧卵巢或睾丸动静脉。自肾血管向上游离至肠系膜上动脉下方,向下游离0.8 cm左右。并在靠近左肾血管的下端预置1根5-0丝线绕过腹主动脉打一松结。

2. 输尿管、膀胱的游离 用小蚊式钳轻提膀胱底部,钝性分离左、右输尿管和膀胱,直到膀胱颈部。剪断右侧输尿管,将膀胱连同左侧输尿管作为整体在颈部切断。

3. 原位灌洗 用显微血管夹在肠系膜上动脉下处阻断腹主动脉近端,再以显微血管夹在肾血管水平下0.8 cm处阻断腹主动脉远端。在靠近腔静脉处剪断左肾静脉,以5号针头朝心脏方向刺入左肾动脉与远端血管夹之间的腹主动脉,用4 ℃生理盐水缓慢推注,进行左肾灌洗,至肾体变白,无花斑,自左肾静脉流出的液体为清亮表示灌洗成功。

4. 低温保存 灌洗完毕后,将预置结扎线拉紧打双结,从结扎线远端切断,从左肾动脉与近端微血管夹之间切断腹主动脉。至此,已切取了完整的左肾连同输尿管和膀胱,迅速置入4 ℃生理盐水中等待移植。

六、受体手术

受体麻醉后固定于保温毯上,消毒皮肤后做腹部正中切口,将肠管推向右侧用温湿盐水纱布包裹,充分暴露左肾和腹主动脉及下腔静脉。

1. 游离血管 游离左肾血管水平以下的腹主动脉和下腔静脉直到髂总动、静脉处,仔细游离从两者发出的所有分属支,然后用电凝器逐一切断。

2. 供肾的血管重建 将供肾置于腹部切口右侧,用一冰棉片覆盖,术中需不断补充冰屑,以防供肾升温。在游离好的腹主动脉和下腔静脉的近心端及远心端各置一显微血管夹,阻断动静脉血供。用一细小针头先在腹主动脉上穿刺一小孔,然后用显微弹簧剪沿此孔纵向剪开,开口口径与供肾腹主动脉端相符。肝素盐水冲洗管腔内残血。用连续缝合法端侧吻合供肾腹主动脉与受鼠腹主动脉纵向切口;然后依同法做供肾静脉与受鼠下腔静脉的吻合。动脉和静脉全部吻合完毕,先开放远心端血管夹,这时下腔静脉充盈,再缓慢松开近心端血管夹,可见腹主动脉逐渐充盈,移植肾色泽逐渐转为鲜红,肾体逐渐饱满,肾动脉搏动明显,肾静脉充盈。可见移植肾输尿管开口处有尿液逐渐流出。

3. 尿路重建 将供肾连带膀胱沿左输尿管口修剪成一圆形瓣(直径约2 mm),然后在受鼠膀胱顶部剪一大小合适的切口,摆正输尿管的位置,不要使其扭曲,以8-0无损伤缝线做两者间的间断全层吻合。术后随即切除自体肾,用5-0丝线在肾蒂处做集束结扎,然后切除。最后缝合腹壁切口(图8-3)。

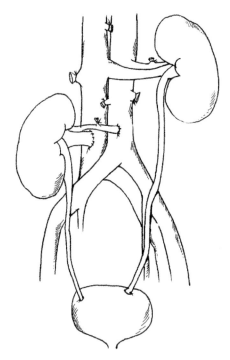

图 8-3　小鼠肾移植

第三节　小鼠肝移植模型

一、引言

原位小鼠肝移植(MLTx)是实体器官移植后移植排斥反应和耐受性诱导的免疫学研究的理想模型。自从 1991 年后,小鼠模型经常用于研究免疫应答。该模型也适用于分析延长缺血时间和(或)部分肝移植后肝再生的途径。

肝脏同种异体移植物比心脏、肾脏、皮肤和肠道移植物的侵袭性较差。在小鼠模型中,肝脏同种异体移植物的自发免疫耐受即使在 MHC 完全错配的供体和受体组合中也会发生,导致移植物接受和诱导免疫抑制剂的同种抗原特异性耐受性或无反应性的机制尚未完全了解。对小鼠肝脏耐受免疫机制的研究可能会有助于改善临床肾脏、心脏、胰腺或肝移植后排斥反应的治疗方案。

二、实验器材

单人双目手术显微镜一台(10～30 倍),显微手术器械包一套,无损伤缝针、线及消毒纱布、棉球若干等。

三、动物

供体和受体最好使用体重为 25～30 g 的纯系雄性小鼠。

四、术前准备及麻醉

麻醉方式采用异氟烷和氧气混合的吸入麻醉。

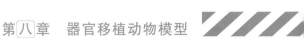

五、供体手术

首先对动物进行腹部备皮,并于麻醉下用碘络酮消毒腹部。采用腹部正中切口进入腹腔,用适当的拉钩将肝脏暴露。肠道用湿纱布小心包裹并放于左侧腹腔外。分离包裹肝脏的所有韧带,并将所有肝叶游离。用 8-0 无损伤缝线结扎胆管并切除胆囊,将 3 mm 聚乙烯管插入胆总管,并用 8-0 无损伤缝线环状结扎固定。用 8-0 无损伤缝线将幽门静脉、右肾上腺静脉、右肾动静脉双重结扎,并用显微外科剪将其分离。将胃十二指肠动脉、脾动脉和胃左动脉采用同样方式双重结扎并分离。将腹主动脉来自腹腔动脉和髂动脉的分支结扎并分离,从腹腔干中解剖并分离出肝动脉。此后,将肝下下腔静脉和门静脉用小动脉夹钳夹,用 1.5 ml 含有 100 U 低分子量肝素的 4 ℃林格液轻柔灌注肝脏。将肝上下腔静脉在靠近膈肌处横断,使其成为灌注的流出道。将腹主动脉于腹腔动脉上方靠近髂动脉处横断结扎并分离腹主动脉分支,仅保留含有肝动脉、腹腔干和腹主动脉的动脉部分。把肝脏与后腹膜结构分离并将之取出,将移植物置于含有 4 ℃林格液的小盘中,并将小盘置于冰上。

将肝脏移植物浸没于 4 ℃林格液中。与此同时,用 4 ℃林格液从门静脉和肝动脉小心灌注肝脏。应观察下腔静脉的流出液,以确保肝脏得到充分灌注,将聚乙烯袖套置于门静脉和肝下下腔静脉,并用 8-0 无损伤缝线环状结扎固定。移植物在植入受体前应保存于 4 ℃林格液中。

六、受体手术

麻醉和备皮准备后,腹正中线切口进腹,将受体肝脏与周围韧带游离。将供应部分血流至肝左叶的食管动脉小分支结扎并横断,将肝动脉分叉处上方双重结扎并切断。用 8-0 无损伤缝线环绕右侧肾上腺静脉单次结扎,但不将其分离,用小动脉夹钳夹门静脉和肝下下腔静脉。肝上下腔静脉用定制的 satinsky 钳轻柔阻断。用显微外科剪移除受体肝脏。将肝脏移植物置于原位,用 10-0 尼龙线连续缝合肝上下腔静脉。

门静脉用袖套法进行连接并用 8-0 无损伤缝线固定,此后移除钳夹于门静脉的小动脉钳和钳夹于肝上下腔静脉的 satinsky 钳,重建门静脉血流,无肝期应控制在 20 分钟内。肝下下腔静脉用袖套法进行吻合。用 10-0 或 11-0 尼龙线将移植物动脉与受体腹主动脉进行端侧连续缝合。受体与供体的胆总管用聚乙烯支架相连接,并环状固定。受体腹腔壁分两层,分别用 5-0 丝线连续缝合关腹(图 8-4)。

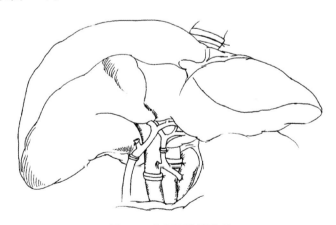

图 8-4　小鼠原位肝移植

术后抗生素采用 5 mg 头孢孟多酯钠溶于生理盐水,单剂皮下注射。将小鼠置于 37 ℃加温板半小时,等待复苏,复苏后立即供给食物和水。

1. 小鼠部分肝脏移植术　基于小鼠原位肝脏移植技术,动脉重建的 50% 和 30% 小鼠部分肝移植模型于一年后成功建立,手术操作过程与小鼠原位肝脏移植相似,区别在于需要在受体肝脏施行肝叶切除术。50% 肝脏移植物需要切除左外叶、尾状叶和左中叶。30% 肝脏移植物需要切除左叶、右叶和尾状叶,仅保留中叶。

2. 血管重建缝合技术　袖套法在小鼠原位肝脏移植术中的应用缩短了无肝期,然而,考虑到血管内长期存留塑料袖套或许会改变门静脉和肝下下腔静脉的直径、血流量和流速,一些实验者也采用全缝合的方法完成小鼠原位肝脏移植术。

第四节　小鼠胰岛移植模型

一、引言

啮齿类动物的胰岛移植实验源于 1972 年,Ballinger WF 和 Lacy PE 采用胶原酶消化的方法分离出完整的胰岛,并移植到受体小鼠的腹腔和前大腿肌肉内。此后,研究者又建立了不同胰岛分离方法和采取不同移植部位的移植方法。胰岛可以移植到受体小鼠的不同部位,最常移植部位是经门静脉植入肝脏或植入肾包膜下。

二、动物

有两种糖尿病小鼠模型常用于胰岛移植:第一种是利用化学药物 STZ 破坏小鼠胰腺中的胰岛细胞而诱导成糖尿病模型;第二种是非肥胖糖尿病小鼠模型,此模型广泛应用于 1 型糖尿病的研究,在这种小鼠中,T 淋巴细胞介导的自身免疫破坏了胰岛细胞,导致发生类 1 型糖尿病,这种非肥胖糖尿病小鼠在 16~30 周龄时有 60%~90% 的概率发展成自身免疫性糖尿病小鼠。

根据实验需要选择供体小鼠的种系。一般选择 8~12 周龄的小鼠作为供体可以获得最大产量的胰岛,周龄大于这一标准的供体小鼠有足够的胰岛但需要更长的胶原酶消化时间来消化胰岛,由于实验程序和消化方法的原因,一般需将 3~4 只小鼠的胰岛移植到 1 只小鼠体内,才能使实验成功。

三、供体手术

1. 胰腺摘取　小鼠处死后,立刻准备摘取它的胰腺组织,在腹部切开一个 V 形切口,切口从耻骨区开始向两侧延伸,将皮肤和腹膜翻开覆盖胸部以充分暴露腹腔。剪掉剑突以方便灌注,将小鼠头朝操作者方向固定。

2. 在胆总管的入口端夹住十二指肠　解剖镜下检查十二指肠肠系膜侧,确定胆总管汇入十二指肠的部位,用小止血钳钳夹胆总管的入口处的十二指肠,夹住足够面积的十二指肠至关重要,可以使灌注液不会流入肠道,也不会阻碍灌注液流入胰腺,这样才能获得胰腺组织的充分灌注。

3. 胆总管插管和胰腺灌注　十二指肠入口夹闭后,用一对止血钳在被夹住部位附近抬起十二指肠,用止血钳将十二指肠向小鼠尾部牵引,使胆总管绷直,根据胆总管的大小选择 27~30 号的注射针,将注射器的针头以 60° 角弯折并吸入 5 ml 的胶原酶在胆总管插管。根据胆总管的 V 形汇合口处或者胆囊和胆囊管确定进针位置。一开始进针,尽量靠近胆总管,如果插管失败,可以再在离胆总管稍远的另一个部位重新插管,一旦注射针插入胆总管,仔细向前滑动针头,确保针头的尖端在 V 形汇合口上方固定,针头在胆总管的位置缓慢推动注射器,使消化液

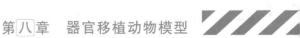

连续注入胰腺组织,在灌注过程中应仔细观察解剖位置,防止消化液回流到肝脏或胆囊中。合适的注射针大小和位置能防止回流发生,一次有效的灌注能使整个胰腺膨胀。待灌注完成时,在膨胀的胰腺中应该能观察到分散的黄白相间的大米状的组织。

4. 摘取灌注后的胰腺　一旦胰腺灌注完成,将针头从胆总管取出并取下夹在十二指肠上的止血钳,用两个手术钳从附着点向内脏的方向牵引胰腺来摘取胰腺,从肠管上分离胰腺,用一个手术钳将肠管牵出腹腔,用另一个手术钳从十二指肠开始将胰腺组织从肠管上分离,然后从胃和脾脏上分离胰腺组织。剪断其后腹膜仍然相连的部分,将胰腺组织放入一个 50 ml 离心管中并放在冰上,将供体胰腺组织剩余部分取下后一起进行胰岛分离。

5. 分离纯化胰岛　当胰腺组织全部取出后,将含胰腺组织的离心管放入 37 ℃的水浴箱中消化。消化时间由小鼠的种系、年龄及消化酶的类型和质量决定。因此,对于不同的供体需要消化不同的时间,首先在 10～20 分钟范围内改变孵育时间,然后通过对获取的有活力的胰岛细胞的计数确定最有效的消化时间标准。孵育结束后将离心管取出置于冰上,将 20 ml 含 10％胎牛血清的 RPMI 1640 培养基加入每个离心管中终止消化,将离心管在 10 秒内用力震荡 40 次,然后 4 ℃,800 r/min 离心 2 分钟,此时将 2～2.5 个经消化的胰腺组织收集到一个离心管中。离心后吸取上清液加入 15～25 ml 含有 10％胎牛血清的 RPMI 1640 培养基重悬胰岛,用孔径 0.419 mm 的过滤网将胰岛悬液过滤到一个无菌的 50 ml 的离心管中,4 ℃,800 r/min 离心 2 分钟,离心后将离心管轻轻倒立弃去上清液,并用纸巾吸干剩下的上清液。胰岛颗粒不能被纸巾带出离心管,然后用 5 ml 的室温 Histopaque-1077 重悬胰岛颗粒,轻轻涡旋,震荡离心管使胰岛均匀分布,并用另外 5 ml 的 Histopaque-1077 冲洗管内胰岛再向其中缓缓加入 50 ml 无血清的 RPMI 1640 培养基。不能混入下层的 Histopaque-1077,20 ℃,2400 r/min 缓慢加速离心 20 分钟,离心后收集在 Histopaque-1077 溶液和 RPMI 1640 培养基交界处的胰岛。

用无菌的移液管吸出胰岛颗粒,转移到清洁的 50 ml 离心管中,将所有胰岛颗粒收集到一个离心管中,后用含 10％胎牛血清的 RPMI 1640 培养基至少清洗 2 次,4 ℃,800 r/min 离心 2 分钟,用吸管收集上清液,使胰岛损失降到最低,用 4～6 ml 的培养基重悬胰岛,再用 0.1 nm 尼龙细胞过滤器将胰岛悬液过滤,胰岛不能通过过滤器,而外分泌细胞和小碎片滤过并流入下方的 15 ml 离心管中,再用 4～6 ml 的培养液清洗 50 ml 的离心管,并通过冲洗过滤器将剩余的胰岛转移至直径 10 cm 的培养皿中,在培养皿中加入 3 ml 培养液后,使细胞过滤器上的胰岛浸入培养液中,再用 4～6 ml 的培养液将细胞过滤器上剩下的胰岛冲洗进培养皿。

6. 胰岛移植的准备　获取的胰岛培养过夜后,将纯化的胰岛低速离心浓缩于 200 μl 的 EP 管,弃去上层液体,用 200 μl 规格加样枪及其配套枪头吸取胰岛团。将 200 μl 规格的电泳点样枪头的细端弯曲,使两端处于同水平线,中间部分自然处于低位;将胰岛团从枪头的粗端注入,静置 2 分钟使胰岛沉降至最低点。微量进样器吸去枪头中多余液体,细端连接 PE50 软管,粗端连接 200 μl 规格加样枪;将含少量液体(6～10 μl)的胰岛注入 PE50 软管。拆下 PE50 软管,连通软管与微量进样器;排出多余空气,使 PE50 于软管的另一端,等待移植。

四、受体手术

受体小鼠麻醉后左肋下切口,游离左肾。于肾下极包膜处剪开长为 0.3 cm 的切口。PE50 软管插入肾包膜下,使软管一端尽量靠近肾上极。微量进样器缓慢注射胰岛制备物(胰岛移植组)或等体积的 Hank's 液(假手术对照组)于肾包膜下;同时,缓慢退出软管,为移植物创造容纳空间。

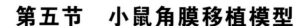

第五节　小鼠角膜移植模型

一、引言

小鼠角膜移植手术技术成熟,近交系小鼠原位角膜移植成功率已达到 95% 以上,有助于移植免疫的研究。

二、实验器材

单人双目手术显微镜一台(26～30 倍),显微手术器械包一套,无损伤缝针、线及消毒纱布、棉球若干等。

三、动物

选择 6 周龄的雄性小鼠作为供体和受体。

四、术前准备及麻醉

手术前无须禁食禁饮,苯巴比妥(40～85 mg/kg)腹腔注射麻醉。

五、小鼠角膜移植

使用剪刀从供体小鼠切下中央角膜(直径 2 mm)。通过切除受体小鼠中央角膜的约 1.5 mm直径部位来制备移植床。然后将供体角膜放置在受者移植床上并用 11-0 无损伤缝线缝合固定。手术后,将受体眼睑闭合 3 天,并在手术 7 天后剪断角膜缝线。通过显微镜评估移植物的血管生成、不透明度和存活率。

第六节　小鼠皮肤移植模型

一、引言

小鼠皮肤移植模型是研究移植免疫学的重要方法。

二、实验器材

单人双目手术显微镜一台,1% 戊巴比妥钠适量,显微手术器械若干等。

三、动物

根据课题设计要求选择不同品系的 6～8 周龄健康雄性小鼠,体重约 20 g。

四、术前准备及麻醉

腹腔注射 1% 戊巴比妥钠(60 mg/kg)麻醉小鼠,供体常规消毒,受体背部皮肤用酒精消毒,刀片备皮。

五、小鼠皮肤移植

供体麻醉成功后,从根部用眼科剪剪断鼠尾置于装有生理盐水的培养皿中。供体尾部残端

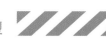

用 5-0 无损伤缝线结扎止血。刀片纵向切开鼠尾,残端钝性分离皮肤与骨组织。将分离下来的皮肤剪成 0.75 cm×0.75 cm 大小的皮片。

受体麻醉、消毒、备皮后,俯卧位固定于手术板上。在受体背部选取一块和皮片大小相适应的方形区域,用弯镊子夹起皮肤,剪刀轻轻剪去皮肤,深度达皮下筋膜上方,注意不要破坏皮下筋膜的血管网。

将供体皮片平铺于受体剪除的皮肤缺损区,注意皮片不要有折角,对合整齐完整。无菌棉签轻压移植皮片,使中间不留空隙。移植皮片上方覆盖两层凡士林纱布,无菌创可贴环绕包扎。于术后第 7 天解除包扎,并观察皮片存活情况。

第七节　小鼠气管移植模型

一、引言

气管移植模型作为一种简便而有效的研究模型,在探索肺移植病理生理的发生发展及免疫反应过程中具有重要意义。

二、实验器材

单人双目手术显微镜一台,1%戊巴比妥钠适量,显微手术器械若干。

三、动物

根据课题设计要求选择不同品系的 8～10 周龄健康雄性小鼠,体重 20～25 g,术前不禁食禁饮。

四、术前准备及麻醉

腹腔注射 1%戊巴比妥钠(100 mg/kg)麻醉供者小鼠,颈前区备皮,常规消毒。腹腔注射 1%戊巴比妥钠(60 mg/kg)麻醉受者小鼠,颈后背部手术区域备皮及消毒。

五、小鼠气管移植

供者小鼠术前准备后,取颈前正中切口,切开皮肤,钝性分离皮下组织及颈前诸肌群,充分暴露并游离气管。切下全部气管,均匀剪切长度为 1 cm 的气管段,置入冰生理盐水中备用。受者小鼠术前准备后,切开颈后背部皮肤,皮下游离袋状区域,将待移植的供体气管置入其中,用 8-0 prolene 线将移植气管缝合固定。缝合皮肤,消毒切口。术后小鼠单独隔笼饲养,连续 3 天腹腔注射 8000 U 青霉素,预防感染。

第八节　大鼠心脏移植模型

一、引言

大鼠心脏异位移植(heterotopic rat heart transplantation)是器官移植常用的动物模型,也是掌握各种器官移植动物模型制作技能的基础。

二、实验器材

手术显微镜 1 台,显微手术器械包 1 套,无损伤缝针、线(9-0)及消毒纱布、棉签、棉球若干等。

三、动物

一般选用两种不同品系的纯系健康大鼠,如 Lewis 大鼠、Brown Norway 大鼠、DA 大鼠等。在模型训练期间可采用价格较便宜的 SD 大鼠及 Wistar 大鼠。

四、术前准备及麻醉

动物麻醉采用小动物专用吸入麻醉机,它比传统动物实验的麻醉方法更安全。它能快速控制动物麻醉深度,确保实验动物的安全,并能够保证麻醉动物的快速复苏,减少术后并发症的发生。

五、供体手术

正中线剪开腹腔,自下腔静脉注入肝素盐水(25 U/l)2 ml,待全身肝素化后,横断腹主动脉与下腔静脉。沿双侧腋前线从肋缘至锁骨剪开胸腔。以 4 ℃平衡盐液不断淋浇心脏表面。紧靠右心房用 5-0 丝线结扎切断下腔静脉和右上腔静脉。结扎右上腔静脉的同时扎住一半右心耳。游离胸主动脉升支、无名动脉和肺动脉。于主动脉分出无名动脉的远端结扎切断主动脉;于靠近主动脉 1 mm 处切断无名动脉。再于肺动脉分叉处切断主肺动脉。这时快速将取下的心脏置入 4 ℃平衡盐溶液中保存待用。

六、大鼠心脏异位移植

1. 大鼠心脏腹部异位移植 受鼠麻醉后以仰卧位固定,75％酒精消毒胸腹部,沿正中线开腹,用拉钩牵开腹腔,充分暴露手术视野,将肠管推向右侧并覆盖温湿盐水纱布,用棉签钝性游离左肾水平以下的腹主动脉和下腔静脉至髂动静脉处,并结扎此段的所有腰静脉及背侧静脉,阻断腹主动脉和下腔静脉的血供,用注射器针头在腹主动脉前壁穿刺一小孔,然后用显微弹簧剪沿前壁剪开一小口,切口的长度应与供心升主动脉的口径相当,用肝素盐水冲洗管腔内的凝血块。于同样方法在下腔静脉前壁挑一小口,其切口位置应低于腹主动脉切口,口径与供心肺动脉相当。

从 4 ℃保存液中取出供心,以冰湿棉片包裹置入受鼠腹腔外,上面加冰屑以防供心复温。先行腹主动脉与供心升主动脉端端吻合,再行供心肺动脉与下腔静脉端侧吻合。

用 9-0 无损伤缝针、线在血管(动脉)纵轴的两极各缝 1 针,然后从任意一边开始血管腔外连续缝合,保证血管壁外翻,前壁缝合完毕后,将移植物翻转,同样方法缝合后壁。静脉吻合方法与动脉吻合方法基本一致,其不同的是先行血管后壁腔内连续缝合,再行前壁腔外连续缝合。静脉吻合完毕后无须打结,避免造成吻合口狭窄(图 8-5)。

吻合完毕,先开放远心端血管夹,然后再间断开放近心端血管夹,不要立即移开,仔细观察血供情况,有无喷射状出血,若有此情况发生则立即进行修复,若只有少许渗血现象,则用棉球压迫止血即可。血管完全开放后移植心颜色立即变为鲜红,几分钟后将由纤颤变为有力收缩。若血管吻合口出血较多时可经腹壁静脉推入适当平衡液,出血控制后,将肠管置入腹腔,并关闭切口。

2. 大鼠心脏颈部异位移植 受鼠麻醉后,头对术者,其上门齿用一橡皮筋拉伸固定。剃毛后自下颏中点至右锁骨中点做一皮肤切口。自锁骨处游离右颈外静脉直至其分叉处,沿途各细

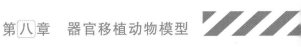

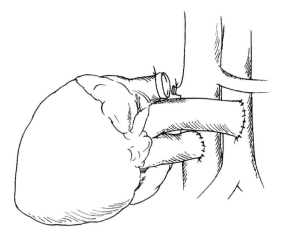

图 8-5　大鼠心脏腹部异位移植

小属支均用笔式电灼器离断。切断右胸锁乳突肌以暴露右颈总动脉。于气管食管沟右侧可找到右颈总动脉,打开颈总动脉鞘。游离右颈总动脉后,于其近端置一无创伤显微血管夹,远端结扎切断。

取出供心,置入受鼠颈部皮肤开口内,以冰湿棉片包裹。于 10 倍镜下用 9-0 无损伤缝线行供心无名动脉与受鼠右颈总动脉的间断端端吻合。

先行前壁腔外缝合,缝至血管后壁时可将心脏向右翻转,以获良好暴露。然后进行后壁腔外缝合;于右颈外静脉靠近锁骨处上一无创伤显微血管夹,之后结扎切断颈外静脉远心端分叉处。用 9-0 无损伤缝线行供心肺动脉与受鼠右颈外静脉的端端连续缝合,先行后壁腔内连续缝合,缝至前壁时转为腔外连续缝合。血管吻合完毕后,依次开放静脉及动脉血流。短时间内即可见供心由纤颤变为规律复跳。3-0 丝线单层关闭切口。

第九节　大鼠肾移植模型

一、引言

考虑到小鼠肾移植模型的挑战性技术和大鼠与人体生理学的相似性,大鼠肾移植模型是模拟临床情景的重要实验模型。实际上,大鼠第一次异位/原位肾移植分别由 Fisher B 和 Lee S 于 1965 年和 Daniller A 等人建立。此后,该模型已广泛用于实验研究,增强了我们对移植免疫学、排斥过程和预防策略的认识。为了更好和更快地实现这种技术,多年来已经进行了许多尝试来修改外科手术并改进这种模型,包括袖套吻合、非排列的输尿管切开术和输尿管植入技术等。

二、实验器材

单人双目手术显微镜 1 台,小动物专用吸入麻醉机 1 台,显微手术器械包 1 套,无损伤缝针、线(9-0、6-0)及消毒纱布、棉签、棉球若干。

三、动物

应选择基因背景明确的纯系大鼠作为实验对象,体重 200～300 g,8～10 周龄,供鼠和受鼠最好均为雄性,体重相当,术前均禁食 12 小时,不禁饮。

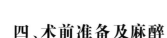

四、术前准备及麻醉

可采用小动物专用吸入麻醉机,它能快速控制动物麻醉深度,确保实验动物的安全,并能够保证麻醉动物的快速复苏,减少术后并发症的发生。也可采用传统方法,1%戊巴比妥钠腹腔注射,用药剂量为 0.8 ml/100 g。

五、供肾切取术

75%酒精消毒腹部,沿正中线切开皮肤、腹直肌,打开腹膜,以拉钩牵开腹部。用温湿盐水纱布包裹肠管推向右侧体外,充分暴露左肾。

1. 供肾的游离 将脱脂棉搓成绿豆大小棉球,用一无齿显微尖镊夹住棉球钝性分离左肾血管上、下方的腹主动脉和下腔静脉,向上游离至肠系膜上动脉下方,向下游离 1 cm 左右,同时需结扎此段上所有动静脉的分支、属支血管。在游离完毕的左肾动脉上方和右肾动脉下方的腹主动脉段,腹主动脉远心端及左肾静脉上、下方的下腔静脉各以一丝线围绕,暂不结扎。

2. 输尿管、膀胱的分离 以小弯蚊式钳轻提膀胱底部,钝性分离左、右输尿管和膀胱,直到膀胱颈部。剪断右侧输尿管,将膀胱连同左侧输尿管作为整体在颈部切断。

3. 原位灌洗 用狗夹阻断左肾动脉下方的腹主动脉,同时用蚊式血管钳夹闭腹主动脉和下腔静脉远端,在此段的腹主动脉上切一小口插管,然后松开夹闭动、静脉的血管钳,以 500 U/ml 肝素溶液 2 ml 推注,使其全身肝素化,迅速结扎肠系膜上动脉以下的腹主动脉和左肾静脉以下的下腔静脉,接着在左肾静脉和右肾静脉开口之间剪断下腔静脉,即可进行低温灌洗。用 4 ℃ 平衡液 5 ml(或等渗盐水)缓慢匀速推注,可见左肾及附属血管逐渐变成苍白色,这时可终止灌洗。注意在灌洗时肾表面及周围最好置以冰屑,以保证供肾质量。

4. 低温保存 灌洗完毕后,迅速拔掉灌洗处的插管并加以结扎,并剪断该处血管。然后剪断左肾动脉以上的腹主动脉。此时已切取了完整的左侧肾连同输尿管、膀胱,立即置入 4 ℃平衡液中保存。

六、供肾植入术

受鼠麻醉后也做腹部正中切口,同样将肠管推向右侧用温湿盐水纱布包裹,充分暴露左肾和腹主动脉及下腔静脉。

1. 游离血管 游离左肾血管水平以下的腹主动脉和下腔静脉直到髂血管处,仔细游离、结扎切断从两者发出的分属支血管,但不需游离两者间的组织。

2. 供肾血管的重建 将供肾置于腹部切口右侧,用一冰棉片覆盖,术中需不断补充冰屑,以防供肾升温。在分离好的腹主动脉和下腔静脉近心端和远心端各置一狗夹,分别阻断动、静脉血流。用尖刀片先在腹主动脉上挑一小口,然后用显微弹簧剪纵向剪开,开口与供肾腹主动脉端口径相符。肝素生理盐水冲洗管腔内残血,用连续缝合法端侧吻合供肾腹主动脉与受鼠腹主动脉;然后依同法做供肾下腔静脉与受鼠下腔静脉的端侧吻合。动、静脉全部吻合完毕,同时松开远、近端狗夹开放血流,这时移植肾色泽逐渐转为鲜红、均匀,肾实质逐渐饱满,肾动脉搏动明显,肾静脉充盈,可见输尿管开口处有清亮的尿液逐渐流出。

3. 尿路重建 将供肾连带膀胱沿左输尿管口修剪成一圆形瓣(直径约 3 mm)。然后在受鼠膀胱顶部剪一大小合适的切口,摆正输尿管的位置,不要使其扭曲,以 6-0 无损伤缝线做两者间的间断全层吻合。根据实验要求,如果需要切除自体肾脏,肾移植完成后,随即用 1 号丝线在肾蒂处做集束结扎,然后切除自体肾,最后关闭腹壁切口。

将供肾肾动脉连接的腹主动脉袖片和肾静脉分别与受鼠腹主动脉及下腔静脉行端侧吻合,每侧壁缝针数分别为 2~3 针及 4~6 针,线尾不用打结。输尿管重建采用改良法将供体输尿管

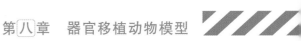

末端游离于膀胱内,并加外固定(图 8-6)。

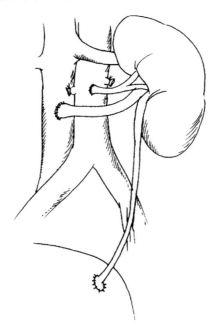

图 8-6 大鼠肾移植

第十节 大鼠肝移植模型

一、引言

原位肝移植术已经成为终末期肝病治疗的有效手段。小鼠原位肝移植难度较高,大鼠原位肝移植模型则易于掌握,因而后者更具临床相关性及数据可靠性。1973 年,Lee 率先实施了大鼠原位肝移植术,并使用了体外转流技术。1975 年,Lee 再次实施了不使用体外转流的大鼠肝移植,1979 年 Kamada 和 Calne 证实了,如果受体肝的无肝期在 26 分钟内,都无须体外转流。Cuff 套管技术由 Zimmermann 提出,这种技术明显缩短了受体无肝期,有助于提高长期存活率,现已经成为大鼠肝移植的标准术式。

二、动物实验前的准备工作

1. 实验器械的准备 自制实验手术台、自制腹腔拉钩、显微外科手术器械、手术显微镜(可使用台式和头戴式)、无菌纱布、棉签、碘酒及酒精等。

2. 实验动物的准备 可依据实验目的选用不同种属和品系及遗传背景的大鼠,大鼠性别亦要根据实验需要进行选择,模型练习阶段多采用雌性大鼠。国内使用最多的是 Wistar 和 SD 大鼠,实验大鼠体重多在 200~230 g。一般供鼠和受鼠体重相近或受鼠体重略大于供鼠。

3. 实验场所 因为大鼠肝脏移植为清洁手术,所以,应该选用二级以上的动物实验室。实验大鼠应在实验前至少 1 周在二级动物实验室内喂养,并根据实验的要求随机分组进行相关的预处理。实验室要定期、定时用紫外线灯和相应的化学消毒剂消毒,实验人员要更换无菌手术衣进入实验场所。

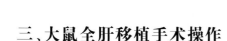

三、大鼠全肝移植手术操作

1. 术前准备 实验动物是否进食问题各家观点不一,多数学者的实验中大鼠均禁食6小时,但均倾向于不禁饮。有报道研究显示在肝脏能量代谢时禁食与否,其实验结果会有所差异。

2. 麻醉 供鼠和受鼠均采用开放式乙醚吸入麻醉,乙醚毒性小、术后苏醒快,且剂量容易控制,目前采用此法者较多。

3. 体位 采用仰卧体位,四肢用特制的软装置固定于特制的鼠板上(以免损伤大鼠的四肢),腰部可根据操作者习惯决定是否加垫。在鼠板上加钉以作为两侧的拉钩固定点,便于手术开腹后操作显露,拉钩多由操作者根据自己的操作习惯自制,并用张力适度的橡皮筋与固定点相连。

4. 切口的选择 多数供鼠和受鼠均在常规切口处刮毛备皮,酒精消毒,取剑突至耻骨上正中切口,缝合皮肤保护巾,用自制拉钩牵开暴露,亦有操作者采用腹部大十字切口。

四、手术操作技巧

(一)常用手术方式

常用的手术方式主要有三种,分别为单袖套法、两袖套法及三袖套法。

1. 两袖套法

(1)供肝切取:①切口:常规切口处刮毛备皮,酒精消毒,取剑突至耻骨上正中切口,缝合皮肤保护巾,用自制拉钩牵开暴露。②肝脏游离顺序:先切断肝镰状韧带及左三角韧带,分离尾状叶,结扎并切断左肝至食管周围的静脉和左膈静脉;再分离肝下下腔静脉至左肾静脉水平处,在下腔静脉左缘结扎但不必切断左肾动脉;分离右肝后组织,并结扎右肾上腺静脉;在左、右及尾状叶肝管汇合口远端0.5 cm处结扎胆总管;向肝门侧插入0.4 cm长的胆道支撑管,并用5-0丝线外周固定,但要注意尾状叶胆管有时开口位置较低,支撑管不要阻塞其引流;结扎切断肝固有动脉;分离门静脉,分别结扎切断幽门静脉和脾静脉。③肝素化:结扎肝动脉前从回结肠静脉注入含肝素50 U的生理盐水2 ml。④供肝获取:分别钳夹肝下下腔静脉和门静脉远端,剪开肝下下腔静脉作为流出道。同时肝表面敷以0~4 ℃生理盐水纱布,从门静脉以低于3 ml/min速度注入10 ml(含肝素50 U)0~4 ℃生理盐水灌洗肝脏;切断门静脉,连带部分膈肌剪断肝上下腔静脉,将切取的供肝迅速置入装有0~4 ℃乳酸林格液保存液的冰槽中,保存液中加入氨苄西林50 mg。

(2)修剪肝及袖套的安置:在装有0~4 ℃乳酸林格液保存液的冰浴中进行。先修剪肝上下腔静脉,剪去多余的膈肌和静脉壁,但要保留膈肌环完整。门静脉和肝下下腔静脉的袖套均由0.2 cm长的袖套管壁和0.25 cm长的管耳构成。袖套的安置要在冰浴中完成。

(3)受鼠肝脏的切除:麻醉及切口同上。肝周游离及肝下下腔静脉分离同供鼠方法。结扎右肾上腺静脉,但不切断,使其成为一个固定支持点,有助于肝下下腔静脉袖套的插入吻合;在肝门部将左、右及尾状叶肝管汇合处的胆总管结扎并在其远端离断;结扎并切断肝固有动脉,用无损伤止血镊分别将右肾静脉及右肾静脉平面以下肝下下腔静脉夹闭;夹闭门静脉干后进入无肝期,从门静脉左、右支分叉处注入2 ml 5%葡萄糖氯化钠注射液(也称糖盐水)后结扎其左、右支;接着用无损伤钳连同部分膈肌一起钳夹肝上下腔静脉;再分别剪断门静脉、肝下下腔静脉和肝上下腔静脉,移去受鼠原肝。

(4)供肝植入:撤去乙醚吸入麻醉,用7-0无损伤缝线吻合肝上下腔静脉,吻合过程中肝表面要敷以0~4 ℃生理盐水纱布并间断喷淋冰盐水,以降低供肝的温度;移植肝时肝上下腔静脉的吻合可采用1根缝线连续缝合,将右侧角缝合的支持线打结剪断;由左侧连续缝合至右侧时,锁边拉紧后壁缝线后,继续缝合血管前壁。此法可缩短肝上下腔静脉的吻合时间,缩短无肝期。

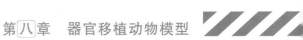

用袖套法连接门静脉。在门静脉复流的同时松开肝上下腔静脉无损伤钳,结束无肝期;接着同法连接肝下下腔静脉。最后连接(单管连接)胆总管并用大网膜包绕胆总管连接处,以利于建立胆管吻合处的血液循环。需要收集胆汁的移植后大鼠,可将其供肝侧胆总管的支撑管外接于口径合适的软管,将软管再经侧腹壁的皮下隧道引于腹壁外并行双重外固定,外接特制的密闭引流瓶收集胆汁。

2. 三袖套法

(1)供肝的切取:切口、肝脏的游离、肝素化等过程与两袖套法相同。与之不同的是供肝获取时肝上下腔静脉的处理方式。将供肝上下腔静脉周围的左、右和左下及右下4个角的膈静脉用7-0无损伤缝线缝合,剪线时保留线结长度约为1 cm,以备固定肝上下腔静脉安置袖套之用。

(2)修肝及袖套的安置:肝上下腔静脉的袖套包括5只脚,其中朝向上方的一只是便于吻合使用的袖套柄,其余4只脚各穿好1根7-0无损伤缝线。安置袖套过程同两袖套法,安置袖套在冰浴中完成,将胸段肝上下腔静脉从袖套腔中拉出,将每只脚的缝线与膈静脉缝扎后的线结打结固定,可以防止袖套扭曲,影响肝上下腔静脉回流;尽量外翻于袖套管体之外,用6-0丝线外周固定。

(3)受鼠肝脏的切除和供肝植入:同两袖套法先阻断门静脉、肝下下腔静脉,用satinsky钳连同部分膈肌钳夹阻断肝上下腔静脉。在肝上下腔静脉后置1根5-0的丝线以备打结牵拉使用。在肝脏上方切开肝上下腔静脉前壁,在切口远心端将预置5-0丝线结扎。切除受鼠原来肝脏,将肝上下腔静脉结扎线向远心侧牵引并固定,使肝上下腔静脉前壁切口张开。将待植肝脏原位植入,用肝素水冲洗供、受脏脏管腔后,持受鼠侧肝脏前壁的袖套管柄脚将供肝上下腔静脉的套管套入受鼠肝上下腔静脉中,在确认无转位的情况下,用5-0丝线外周环扎固定。其余袖套和胆管的连接同两袖套法。

3. 单袖套法 除门静脉使用袖套技术吻合外,肝上下腔静脉和肝下下腔静脉均使用手工缝合技术进行连接。后期的胆管连接多采用单管连接。因此法已少有学者采用,操作步骤参见两袖套法,此处不再赘述。

(二)移植模型中肝动脉重建与否的问题

大多数研究者都不重建肝动脉,因为不吻合肝动脉也可以有95.3%的存活率,而有些研究者强调重建肝动脉可减少胆道并发症,并描述了许多使用和不使用袖套进行肝动脉吻合的方法。目前肝动脉重建方法主要有以下三种。

1. 缝合法 此法在吻合动脉的操作者中使用相对较多。要点是供肝切取时,需将供肝动脉连带部分腹主动脉一并切取,并将其修整成喇叭口状便于和受鼠动脉吻合。受鼠端吻合位置选在肾动脉水平以下的腹主动脉上,进行端侧吻合。此法耗时较长,而且需要在吻合时夹闭受鼠侧腹主动脉,对受鼠循环和灌注影响较大。Tian等在小鼠肝移植模型制作时,即采用此法重建肝动脉。

2. 袖套法 也有操作者参考广泛运用的血管袖套吻合技术,进行肝动脉重建。但是面临的一个问题是供肝、受鼠插袖套管的动脉血管选择,有操作者采用将受鼠侧相对容易暴露的右肾动脉进行插放套管,与供肝侧的腹主动脉进行连接,但这势必要牺牲一侧肾脏;另外在受鼠侧右肾动脉上安放套管,难度相对较大。

3. 支撑管法 此法主要考虑动脉血管管壁较厚,使用袖套技术较困难,因此有学者参考Kamada等早年在大鼠肝移植模型中连接胆道的双管法,即采用口径不同的两根导管分别插入供、受鼠的动脉中,然后再将此两根口径不同但可以互相套插的导管相连,而达到连接动脉的目的。但是此法对导管口径要求很高,且容易术后形成血栓而阻塞导管。另外,受鼠侧的导管需要插入受鼠胃十二指肠动脉,但是离断胃十二指肠动脉对胆管的血供影响较大,故此法很少有人采用。

（三）胆管连接的方法

Zimmerman 等提出的单管连接，因操作简便、术后并发症较少而被后来大多数学者所采用，已成为使用最多的方法。也有学者为了观察术后胆管的变化而采用手工吻合胆管。

五、术后管理及并发症

1. 术后早期管理 大鼠手术完成关腹前腹腔内要注入氨苄西林 50 mg，并按 100 mg/kg，连续 3 天肌内注射；也可以注射青霉素预防感染。在关腹同时撤去吸入麻醉，关腹完成时大鼠即会清醒并翻身爬动，几分钟后即可以吸食 10% 葡萄糖水。术后保温 2 小时，且要单笼喂养葡萄糖水 3 天。

2. 大鼠原位肝移植后常见死亡原因及预防

（1）麻醉原因：麻醉中乙醚吸入过量是术中大鼠死亡的主要原因之一。

（2）术中、术后出血：24 小时内死亡的一个主要原因，大鼠多在术后 3～5 小时死亡。因分离受鼠肝时，肝上下腔静脉后方的膈肌回流静脉血管多无法结扎，而且变异较多，出血大多发生于此处。

（3）空气栓塞：此并发症应重在预防。首先供肝修整时要在冰浴水面下进行；其次，在用袖套法连接血管时要注意用小针头冲水排气。需要强调的是在连接肝上下腔静脉时，往往肝内有小的气泡存在，要在收紧肝上下腔静脉缝线前轻轻按压供肝的近肝上下腔静脉处，排出可能存在的气泡。

（4）感染：大鼠抗感染能力较强，但由于手术创伤较大，仍要强调手术条件的无菌和手术中的无菌操作。术后肌内注射抗生素是必不可少的。

（5）胆道并发症：发生率最高的为术后胆道的狭窄。存活 7 天以上的移植大鼠死亡主要由胆道并发症引起，存活 14 天以上一般可长期存活，最后由于梗阻性黄疸引起全身衰竭。

六、大鼠异位辅助性肝移植

大鼠异位辅助性肝移植（rat heterotopic auxiliary liver transplantation，RALT）作为辅助性肝脏移植的一种，其是在不切除原有肝脏的基础上，进行新肝的植入。大鼠异位肝移植手术虽比原位肝移植手术快，也有使用袖套进行简化吻合方法的报道，但由于近年来临床手术技术的提高及对肝细胞移植的相关其他研究，大鼠异位辅助性肝移植不论在临床还是实验研究方面，应用价值均有限。

七、大鼠减体积肝移植

由于临床活体肝移植和劈离式肝移植的运用，相应的大鼠减体积肝移植（reduced-size rat liver transplantation，RSRLT）主要研究肝脏的再生和移植肝脏减量极限等问题。减体积肝移植大鼠植入的是切除了 70% 体积的供肝，因而经常从被切除过的供肝处出血，所以成功率并不是很高。

大鼠减体积肝移植通常采用结扎血管蒂的方法切除供肝的左叶和中叶，剩余全肝总量约 30% 的右上、下叶和尾状叶作为移植肝；也有切除肝左侧叶、中叶和尾状叶的报道。大鼠减体积肝移植是原位肝移植的一种。因此，分割肝脏时要注意保留所有移植肝的管道，特别是切除左侧肝叶时要分辨清楚肝中叶和左叶的肝静脉，应在离开肝左静脉根部的部位结扎，以避免损伤可能与肝左静脉共干的肝中叶静脉而影响回流，导致肝中叶左半部肝组织因无法回流而发生坏死。

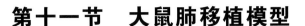

第十一节　大鼠肺移植模型

现以大鼠单肺移植为例介绍。

大鼠单肺移植(图 8-7)要求操作者具备显微外科技术,其操作的熟练程度影响手术时间和结果。改良袖套技术简化操作,比缝合吻合应用更广。对供肺大鼠行胸腹正中切口,下腔静脉注射肝素 300 U(或 1000 U/kg)。解剖肺动、静脉及主支气管。切开下腔静脉,切除左心耳,经右心室流出道前壁切口将 14G 导管插入主肺动脉干,用 20 ml 4 ℃灌洗液从 20～30 cm(一般25 cm)高度滴入。吸气末夹闭气管,完整切取肺,置于 4 ℃保存液。移植前将 3 根 14G 管分别套入左肺动脉、左肺静脉及左主支气管,8-0 聚丙烯缝线结扎固定,置于 4 ℃保存液中待用。受鼠经左第 4 或 5 肋间开胸,解剖左肺门,用微血管钳夹闭左肺动脉、静脉及主支气管。切开左肺动脉、静脉,将供肺的袖套插入,6-0 丝线固定。左主支气管吻合可用袖套法,但套管腔易堵塞,影响移植物长时间存活,血管袖套吻合＋支气管缝合吻合可显著延长支气管通畅时间。依次放开左主支气管及左肺静脉、动脉,整个移植过程约需 20 分钟。移植肺开始再灌注后,摘除自体肺,放置1 根临时胸管,关胸后待受鼠麻醉复苏,并出现自主呼吸后拔管(一般在术后 10 分钟内)。若短期观察出现再灌注损伤,则维持麻醉、棉布覆盖保温,腹腔内注射1 ml 生理盐水以补充体液。

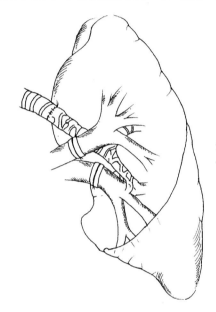

图 8-7　大鼠单肺移植

正规显微缝合吻合技术操作难度较大,但更符合肺移植实际的生理状况。在 16 倍手术显微镜下,肺血管用 10-0 聚丙烯线、支气管用 8-0 线连续或间断缝合法吻合,一般能在 120 分钟内完成。

第十二节　大鼠小肠移植模型

一、引言

小肠移植术后特异性免疫反应和炎症反应的广泛研究,都可以通过大鼠模型实现。各种具有明确组织相容性抗原特性的近交系大鼠都可以使用。

二、实验器材

单人双目手术显微镜一台,小动物专用麻醉机一台或 1‰戊巴比妥钠适量,显微手术器械若干,小动物保温装置一套。

三、动物

根据课题设计要求选择不同品系的健康成年大鼠为供、受鼠,体重 200～300 g,手术前禁食12 小时,不禁饮。

四、术前准备及麻醉

供鼠采用 1%戊巴比妥钠 0.8 ml/100 g 腹腔内注射,受鼠采用小动物专用麻醉机麻醉,必须至实验动物完全麻醉后方可开始手术。

五、大鼠小肠移植模型的建立

1. 供鼠手术 动物完全麻醉后仰卧固定于手术板上,术区消毒后沿腹正中线进腹。铺平肠管,上面覆以生理盐水纱布。暴露肠系膜上静脉和肠系膜上动脉。结扎切断肠系膜上动脉和上静脉之间的结缔组织,显露肠系膜上动脉根部。沿肠系膜上静脉找到门静脉,结扎切除其周围淋巴结缔组织。游离肠系膜上动脉和腹主动脉,以 5-0 丝线结扎切断腹腔动脉、右肾动脉及腰动脉。结扎切断右结肠、中结肠动静脉,将结肠完全游离。结扎切断脾静脉、幽门静脉,游离门静脉至肝门。分别结扎切断胰十二指肠动静脉,保留所需近端空肠,远端切除。自尾静脉或阴茎背静脉注入肝素生理盐水 1 ml,用 3-0 丝线在肠系膜上动脉下方和腹腔动脉上方两端结扎腹主动脉,在两结扎线之间进行穿刺,缓慢推注 4 ℃灌洗液约 3 ml,直至肠系膜和肠壁血管变为苍白。在幽门静脉上方剪断门静脉,在两结扎线之间剪断腹主动脉。空肠断端用 4 ℃庆大霉素(400 U/ml)和甲硝唑混合液 15 ml 灌洗肠腔,轻柔挤出肠内容物直至清水流出,然后置入 4 ℃保存液中保存。

2. 受鼠手术 动物完全麻醉后使其仰卧固定于手术板上,下面垫上小动物保温毯,温度控制在 28 ℃。术区备皮消毒后沿腹正中线开腹,上至剑突,下至耻骨联合。将肠管覆以温生理盐水纱布后推向右腹。在显微镜下充分暴露左肾血管以下的腹主动脉和下腔静脉。结扎切断其两侧及背侧的分支及属支。血管夹同时阻断肾血管水平下、髂血管水平上的腹主动脉和下腔静脉。用显微镊轻提血管壁,于腹主动脉壁和下腔静脉壁各剪一椭圆形缺口,直径应略大于供肠所带血管的直径。用 9-0 无损伤缝线将供鼠腹主动脉远端与受鼠腹主动脉行端侧吻合,吻合结束前从腹主动脉近端注入生理盐水排尽腔内气泡,再将残端结扎。然后用 10-0 无损伤缝线行供者门静脉与受鼠下腔静脉端侧连续吻合,左侧静脉壁在血管腔内缝合,右侧壁在腔外缝合。吻合过程中供鼠肠管以生理盐水纱布包裹,并不断淋浇冰水局部降温。依次松开远心端及近心端血管夹,恢复移植物血供,此时移植小肠迅速红润并可见肠系膜小血管的强有力搏动,肠腔内分泌出乳白色肠液。将移植肠管还纳回腹腔并理顺位置。两断端做腹壁造瘘,先缝合腹膜与肠壁浆肌层,再缝合皮肤与肠壁全层。用 1-0 丝线全层关腹。

术后将动物放入恒温箱,清醒后给予水及固体饲料,分笼饲养。每天仔细观察并记录一般情况、粪便排出情况和性状。若出现死亡,应进行尸检以查找死亡原因。

第十三节 大鼠角膜移植模型

一、引言

角膜是最常见的移植性实体组织,大鼠角膜移植模型有助于移植免疫的研究。

二、实验器材

单人双目手术显微镜一台,小动物专用麻醉机一台或 1%戊巴比妥钠适量,显微手术器械若干,小动物保温装置一套。

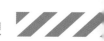

三、动物

根据课题设计要求选择不同品系的健康成年大鼠为供鼠和受鼠,体重 200～300 g,手术前不禁食、禁饮。

四、术前准备及麻醉

肌内注射氯胺酮(90 mg/kg)和甲苯噻嗪(7.5 mg/kg)麻醉所有动物。在手术前,局部使用1%硫酸阿托品以扩张瞳孔。

五、大鼠角膜移植模型的建立

受鼠和供鼠右角膜分别用 3.0 mm 或 3.5 mm 的环钻钻孔,并用 Vannas 剪刀切除。将供鼠移植物缝合到受鼠移植床中,使用 10-0 缝线连续缝合。移植后,立即将氧氟沙星抗生素软膏用于眼睛,防止手术并发症。每天观察角膜混浊度作为评价角膜内皮功能和内皮损伤程度的指标。

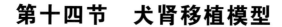

第十四节　犬肾移植模型

一、引言

犬肾移植(canine kidney transplantation)模型是最早采用的器官移植动物模型,Ullman 早在 1902 年首先将狗肾自体移植到颈部。1907 年 Stich 建立的自体肾移植输尿管膀胱吻合的术式为移植肾尿路重建奠定了基础。早期器官移植的各种研究采用了大量的犬肾作为实验研究的对象,犬肾移植模型仍是迄今使用较多的动物模型。

肾移植颈部术式为颈外静脉近端与肾静脉,颈动脉与肾动脉分别行端端吻合,输尿管通过皮肤瘘口通到体外排尿。因直接与外界相通极易发生逆行感染及瘘口输尿管组织坏死,该术式目前已很少使用。现主要介绍常用的髂窝部肾移植术式。

二、动物

体重 15 kg 左右,以健康成年犬为宜,供犬和受犬应为同性别。

三、术前准备及麻醉

术前 12 小时开始禁食,称体重。供犬采用戊巴比妥钠溶液(30 mg/kg)或静安(丙泊酚注射液)(2.5～3 mg/kg)静脉注射麻醉。受犬采用静吸复合麻醉法,先肌内注射氯胺酮 10 mg/kg 镇静,再静脉注射氯胺酮快速诱导麻醉,气管插管后采用吸入安氟烷维持麻醉。

四、供肾切取

供犬麻醉后消毒铺巾。从腹部正中切口进腹,采用小自动拉钩显露腹腔,用温生理盐水棉垫覆盖肠管并推向右侧,将肾自脂肪被囊游离,注意保护肾门部脂肪,以防损伤输尿管的营养血管。

游离输尿管,只将输尿管断端周围脂肪去除,以利吻合。输尿管长度一般保留 8～10 cm。

显露左肾及输尿管。采用电刀游离左肾、输尿管及肾动、静脉。在静脉注射肝素后于输尿管远端结扎并切断。于左肾动、静脉起始部位分别置 5-0 丝线 1 根,先结扎动脉,再结扎静脉,

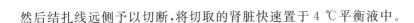

然后结扎线远侧予以切断,将切取的肾脏快速置于 4 ℃平衡液中。

五、供肾体外灌注

用事先准备好的 50 ml 注射器从肾动脉缓慢匀速注入 4 ℃器官灌注液,如 HTK 或 UW 液 20～30 ml 至供肾均匀发白。在测量供肾大小及重量后浸泡在 4 ℃平衡液中保存备用。

六、供肾植入术

受犬、供犬麻醉后消毒铺巾。从右下腹部进入腹腔,在腹腔内将供肾移植于右髂窝。游离右髂总静脉和髂外动脉,用 6-0 血管缝线行供肾肾静脉与受者髂总静脉端侧吻合,7-0 血管缝线行供肾肾动脉与受犬右髂外动脉端端吻合。开放肾脏供血,同时静脉推注 20 ml 甘露醇。

用电刀从受犬膀胱前壁横向切开全层,切口长 3～4 cm。用一蚊式血管钳经膀胱切口进入膀胱内,在膀胱顶部穿出,将移植肾输尿管的远端拖入膀胱内,并在膀胱内穿入部位用无损伤血管夹夹住输尿管以免滑出。此过程中应注意避免输尿管扭曲。将拖入到膀胱内的输尿管远端对半劈开一小段(约 1 cm),分别与膀胱黏膜缝合固定 1 针,部位在输尿管穿入部位与膀胱切口之间,固定的 2 针需保持一定距离,以保证输尿管口处于开放状态。取出血管夹,在膀胱外将膀胱内多余的输尿管段拖出。膀胱切口用 5-0 丝线全层连续缝合。如果需要观察和研究移植肾的功能和排斥反应,则需切除受者原双肾。将肠管复位后逐层关腹。

第十五节　猪胰腺移植模型

一、引言

大动物胰腺移植(large animal pancreas transplantation)模型对探讨胰腺移植的术式和临床应用前演练手术操作和配合,是很有必要的。国际上开展的临床胰腺移植都是在胰腺移植动物实验不断探索和研究的基础上完成的。笔者在 1982 年开展国内首例临床胰腺移植前,曾进行了数十次的犬胰腺移植实验研究,体会到动物实验是极其重要的。所以拟开展临床胰腺移植前应行一定数量的大动物胰腺移植的训练。

目前临床绝大多数胰腺移植或胰肾联合移植无论采用膀胱引流或肠道引流的术式基本都采用全胰十二指肠作为移植物。部分胰腺移植特别是活体胰腺移植则采用胰体尾节段作为移植物。

胰腺移植手术方式与其他器官移植比较,术式有各种选择,各种术式有其不同的优缺点。根据对移植胰腺外分泌的引流方式不同术式可分为膀胱引流、空肠引流,根据对移植胰腺内分泌静脉回流途径的不同术式可分为经体循环静脉系统回流和经门静脉系统回流。在实验研究中可采用不同的术式比较和研究各种术式的问题和改进的方案。

目前临床胰腺移植最多的是胰肾联合移植。

二、动物

犬和猪是常用于胰腺移植的大动物,猪的胰腺形态和解剖结构更接近人类。供猪和受猪均在手术前 12 小时开始禁食、6 小时禁饮。

三、糖尿病模型的建立

为了研究胰腺移植治疗糖尿病,需要制作糖尿病模型作为受者,小动物使用药物制作糖尿

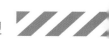

病模型,大动物一般采用受者全胰腺切除术制作糖尿病模型。

取上腹部正中切口,完全切除胰腺的各个部分,建立糖尿病模型,在胰十二指肠动脉弓内侧分离,切断到达胰腺的小血管,注意保留十二指肠动脉弓的完整以免影响十二指肠的血供。

四、麻醉

供猪采用注射氯胺酮及硫喷妥钠的静脉麻醉法;受猪采用静吸复合麻醉法,先用氯胺酮(10 mg/kg)肌内注射镇静,再静脉注射硫喷妥钠、地西泮及氯胺酮快速诱导麻醉,气管插管后采用吸入安氟烷维持麻醉。

五、供胰切取手术方法和步骤

1. 全胰十二指肠切取术　腹部正中切口开腹,在胃幽门侧切断十二指肠,消毒、荷包缝合以闭锁十二指肠近端。靠近十二指肠侧结扎、切断胆总管。分离解剖肝左、右动脉,在肝总动脉分出胃十二指肠动脉的远侧端结扎、切断肝固有动脉,分离显露门静脉到达肝门部位,尽量保留门静脉长度。分离显露肠系膜上动、静脉,保留十二指肠下动、静脉,结扎切断肠系膜上动、静脉,距离肠系膜上动脉 5 cm 处切断空肠,消毒断端,近端荷包缝合、包埋。分离结扎左、右肾动、静脉及脾动、静脉。静脉注射肝素进行全身肝素化。在横结肠系膜根部分离出肠系膜,再分离出小段肠系膜上静脉,切开插入硅胶管直达门静脉内作为灌洗液流出道,静脉注入肝素 2 mg/kg 后,在腹主动脉远端插入灌注管,结扎肠系膜上动、静脉远端。

用止血钳阻断膈下腹主动脉后,立即用器官灌注液做重力灌注,水柱高度控制在 80～90 cm。剪开膈肌、阻断肝上下腔静脉,并在肝下下腔静脉内置入相应口径的塑胶管引流灌注液和血液。灌注直至供胰十二指肠苍白,门静脉流出液清亮无血。将带有腹主动脉、门静脉的全胰十二指肠和脾脏整块取出。

立即将上述整块移植物放入 4 ℃冷保存液,修整移植物,保留腹主动脉和门静脉,十二指肠修整为带有胆胰管的 6～8 cm 肠段,用 0.5%甲硝唑液或碘伏冲洗肠腔,管腔内留置器官保存液,分别关闭其两断端,若出现保存液从两端渗漏,需进一步修补。

修剪门静脉近心端,于腹腔干及肠系膜上动脉开口两端切断腹主动脉,近端结扎,远端用于血管重建。除门静脉和腹主动脉外,胰腺周围小血管均逐一结扎,修整完毕后可通过灌注检查遗漏的渗漏血管,并予以结扎,避免移植后出血。

2. 胰体尾节段切取术　自肝总动脉开始逆行游离至腹腔动脉和脾动脉,在发自腹腔干的起始部游离脾动脉。在汇入脾静脉处离断肠系膜下静脉,在汇入门静脉处游离脾静脉,在门静脉前方,距胰尾右侧 10 cm 处横断胰腺,于胰腺双重结扎线之间切断胰腺并分离出胰管,并缝吊牵引线,缝合胰腺断面。连同脾脏整块切取已经游离完毕的胰体尾节段。

供胰切取后,即刻置入 0～4 ℃器官保存液中,用器官灌注液经脾动脉做重力灌注(100 cmH₂O),直至脾静脉流出液清澈无血,灌注液总量为 200～250 ml,避免过度灌洗。

六、胰腺植入术

1. 全胰十二指肠肠道引流式胰腺移植　受猪右腹股沟上方 2 cm 处与腹股沟平行的切口,长约 15 cm,移植物植入腹腔内,将胰头部向上,于腹膜外(也可经腹部正中切口进入腹腔)分离出髂总动、静脉。将游离好的腹主动脉及下腔静脉段分别阻断后在其前壁切开相应大小切口,肝素生理盐水冲洗干净。将供猪胰腺用冰生理盐水纱布包裹,置于左侧腹腔内。用 6-0 无损伤血管缝线将移植物的门静脉、腹主动脉远端分别与受者髂总静脉、髂总动脉行端侧吻合,吻合完毕开放阻断的血管,观察出血情况及移植胰的颜色及张力。恢复胰十二指肠血供后切除移植物连带的供猪脾脏。

采用全胰带十二指肠节段与受猪 Roux-en-Y 空肠行侧侧吻合或端侧吻合,先按常规法做空肠 Roux-en-Y 手术,然后切开移植物十二指肠的侧面约 2 cm,与受者 Roux-en-Y 空肠行侧侧吻合,后壁用 4-0 可吸收线全层连续缝合,浆肌层以丝线间断缝合,全壁黏膜层和浆肌层分别用 4-0 可吸收线连续缝合,浆肌层以丝线间断缝合加固。也可将移植物十二指肠与受者距离屈氏韧带 10～15 cm 的空肠行侧侧吻合。

2. 全胰十二指肠膀胱吻合式胰腺移植 该术式血管游离和重建与上述全胰十二指肠肠道引流式相同,只是将胰头部向下靠近膀胱。供猪胰腺所带十二指肠段的游离侧面与膀胱底部前侧壁双层吻合,吻合口长约 2 cm,先做后壁外层间断缝合浆肌层,切开十二指肠和膀胱壁后做后壁内层的黏膜连续缝合,然后做前壁缝合,先行黏膜连续缝合,再做间断的浆肌层缝合加固。

3. 胰管阻塞式胰腺移植 此术式是应用化学黏合剂经移植胰主胰管注入,填塞整个"胰管树",使移植胰外分泌胰萎缩,而保留移植胰内分泌功能。移植时不需做外分泌引流术,仅需做血管重建。手术简便、安全是其主要优点。

在施行血管吻合前,在切断胰创面上找到主胰管开口,用一次性注射器吸入摇匀的化学黏合剂,如硅胶或 TH 胶 1.5～2 ml 从胰管注入,并立即结扎胰管。应仔细检查胰腺的断面,若有血管和小胰管残端,应予以结扎或缝扎。供猪胰腺植入腹膜外,胰头向上方,尾端向下方,脾静脉(或带门静脉袖片)与受猪髂总静脉做端侧吻合,脾动脉(或带腹腔动脉袖片)与受猪髂总动脉做端侧吻合。

4. 门静脉回流胰腺移植动物模型 胰腺移植门静脉与髂静脉吻合重建即移植胰静脉回流进入静脉体循环系统,不同于生理状况,手术后胰岛素和胰高血糖素不经过肝脏,直接进入体循环静脉系统可引起胰高血糖素血症和胰岛素耐受,不利于改变糖尿病的微血管病变。

在理论上,建立门静脉系统回流手术可以避免发生胰高血糖素血症,移植物抗原直接进入肝脏可以诱导免疫耐受,但目前仍存在争议,实验和临床研究结论也不尽相同。目前胰腺移植各种外分泌处理术式都可以建立门静脉回流式,但临床胰腺移植肠道引流式采用门静脉回流较多。

制作糖尿病模型,切除受猪全胰后,显露肠系膜上静脉以及门静脉,用血管夹部分阻断肠系膜上静脉或门静脉前壁,切开静脉前壁,与供猪胰腺门静脉口径相近,用肝素盐水冲管腔内血液,供猪胰腺门静脉与受猪肠系膜上静脉或门静脉用 6-0 无损伤缝合线行端侧吻合。

供猪胰腺的腹腔动脉、肠系膜上动脉分别与供猪切取胰腺时同时切取的髂内、外动脉吻合后做成 Y 形血管蒂,髂总动脉与肾动、静脉下方分离腹主动脉用 5-0 无损伤缝线做端侧吻合。

5. 胰肾联合移植 临床上胰腺移植绝大部分受者为糖尿病合并肾衰竭,需行胰肾联合移植,大多数是同期胰肾联合移植。往往也是需要制作胰肾联合移植动物模型。

制作胰肾联合移植动物模型,在切取供猪胰腺时,要连同供猪肾脏一同灌注,包括胰腺和肾脏整块切取,然后进行分离、修整分别用于移植,少数采用胰肾整块作为移植物用于移植。

在上述内外分泌处理的各种术式完成后,在胰腺移植的下腹部对侧,游离髂血管,供者肾脏的肾动脉和肾静脉分别与受者髂动脉和髂静脉做端端和端侧吻合。将输尿管远端拖入并固定于膀胱内。

胰肾整块作为移植物用于移植时,依次行移植物门静脉和受者下腔静脉端侧吻合,含腹腔干和肾动脉的腹主动脉与受者腹主动脉端侧吻合,供者下腔静脉与受者下腔静脉做端侧吻合。根据设计可行不同胰腺外分泌处理术式。切除受者双侧肾脏,供者输尿管植入膀胱内,关腹。

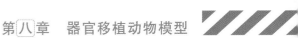

第十六节 猪肝移植模型

一、引言

Todo 等提出在开展临床肝移植前应当先进行动物肝移植手术实验操作演练,并且详述了利用犬进行肝移植实验时,如何获取供肝、原位植入肝脏及如何施行静脉-静脉分流等。一般来说,犬、猪、猴和狒狒都可用作肝移植研究。但作为临床开展肝移植手术之前的外科训练,还是更多地选用猪来进行,而且所采用的术式以原位肝移植为好。在临床原位肝移植时应用静脉-静脉分流术虽然有助于血流动力学的稳定,但是有学者认为这样做可能导致某些血液成分的丢失,所以,对是否进行静脉-静脉分流术目前一直存有争论。

由于目前临床开展肝移植手术之前的外科训练,还是更多地选用猪来进行,而且所采用的术式以原位肝移植为好,下面将对此进行介绍。

二、动物

选用小型猪,雌雄来源不限,体重 20~40 kg,供猪和受猪体型相近。受猪禁食 24 小时,禁饮 6 小时,避免术中、术后腹胀,以利于手术操作和术后恢复。

三、麻醉

供猪和受猪手术同时进行,均采用肌内注射氯胺酮(15 mg/kg)以及阿托品 0.5 mg 行麻醉诱导。选用气管插管吸入麻醉或静脉、吸入复合麻醉。

四、供肝切取手术

1. 切口的选择 选择剑突下到耻骨联合上腹部正中切口。供猪不需行动脉及静脉插管的有创监测,所以不必做颈部切口。术区备皮、消毒、铺单。如果实验动物为雄性,注意勿伤阴茎,切口宜稍偏向右侧。进腹后肠管覆盖盐水巾置于左下腹。

2. 供肝的游离 首先解剖肝上下腔静脉。从肝下缘到右肾上腺静脉水平,剪开侧腹膜,分离,游离长度 2~3 cm。然后将肝脏向前上牵引,游离肝后。解剖肝十二指肠韧带。沿纵轴剪开门静脉上的腹膜,结扎其属支幽门静脉,游离门静脉主干约 5 cm 长,套以橡皮带。注意显露门静脉和肠系膜上静脉时可能需切除部分胰腺,据术中情况而定。

肝动脉分支早,所以暴露腹主动脉由近端向远端解剖更为方便。胆总管较粗,由上向下解剖游离,在十二指肠的上方将其结扎离断。注意胆总管不能过多游离,以免影响血运。最后解剖分离肝脏与周围组织结构的连接,包括所有的肝周韧带。

3. 灌注和切取供肝 解剖肠系膜下动脉分支以远的腹主动脉 3~4 cm,将其与下腔静脉分离,套以血管阻断带。静脉给予肝素 100 U/kg。在腹主动脉分支为左右髂总动脉水平处及其上方 2 cm 处分别上血管阻断钳,其间切开,向上插入 F22 号导管达腹腔动脉开口处,结扎固定。在脾静脉汇入门静脉处肝侧阻断门静脉,在血管阻断钳以上横行切开门静脉前壁,向肝侧插入 F22 号导管 3~4 cm,结扎固定。

灌注完成以后,在腹腔动脉起始处离断。在门静脉切开插管处离断门静脉。在肝上缘的下腔静脉周围切开膈肌,缝扎分别位于两侧及后面的 3 条膈静脉。在胸腔内膈上 1 cm 处离断下腔静脉。肝上下腔静脉应该带有一个膈肌袖套和 3 条膈静脉的结扎线。

4. 供肝修肝术 将肝脏置于盛有 4 ℃乳酸林格液的钢盆内,通过门静脉和腹腔动脉插管

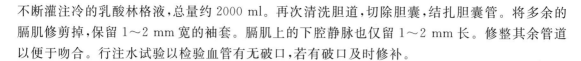

不断灌注冷的乳酸林格液,总量约 2000 ml。再次清洗胆道,切除胆囊,结扎胆囊管。将多余的膈肌修剪掉,保留 1～2 mm 宽的袖套。膈肌上的下腔静脉也仅留 1～2 mm 长。修整其余管道以便于吻合。行注水试验以检验血管有无破口,若有破口及时修补。

五、供肝植入术

此时应开始补液,将氨苄西林 3.0 g 加入 5％葡萄糖氯化钠(GNS)注射液 500 ml 中持续静脉滴入。

1. 受猪颈部血管的准备　受猪手术应该与供肝切取手术在时间上相互衔接,尽量缩短缺血时间,最好能够在受猪肝脏被切除时,供肝也恰好准备好。首先做一条长 6～8 cm 的气管旁左侧纵向切口,下至锁骨上 1～2 cm,切开颈阔肌,暴露胸锁乳突肌,用自动拉钩撑开切口。触摸确定颈动脉的位置,将其解剖暴露出来,向心端置入导管测动脉压。

2. 切口　选用腹部正中切口。

3. 解剖原肝　用盐水巾包裹保护肠管后置于腹腔左侧,无论是对肝脏和小肠都应当操作轻柔。剪开右肝下与右肾上腺之间肝下下腔静脉表面所覆盖的后腹膜,将之游离并预置一条橡皮套带。然后将肝脏向前上牵引,游离肝后组织。

解剖肝十二指肠韧带,近肝侧在胆囊管开口的上方结扎离断胆总管,结扎、离断胆囊管。继续在近肝侧解剖肝十二指肠韧带,结扎离断肝动脉的小分支,确认肝动脉主干,将其游离,以备重建时与供肝的肝动脉端端吻合。最后解剖门静脉,将肝十二指肠韧带上的其他结缔组织离断。

分离脾肾韧带和脾胃韧带,此时仅剩脾门处的韧带与脾脏相连。静脉一次性给予肝素 100 U/kg,靠脾门将脾动脉和脾静脉一起结扎,在该结扎线近端 2～4 cm 处横行切开脾静脉,将预充生理盐水的 F18～F20 号导管一端夹住,另一端经该切口向门静脉方向插入 3～4 cm,结扎固定导管。

4. 建立脾静脉-颈外静脉间转流　暴露颈部切口,结扎远心端颈外静脉,同时助手压迫胸廓增加胸内压以免在吸气时出现空气栓塞,将 F18～F20 号导管预充生理盐水一端夹住,另一端向心插入颈外静脉 3～4 cm,结扎固定。将该管与脾静脉插管相连,注意排出管中的气泡,然后松开阻断钳,即建立起门静脉系向腔静脉系的转流通道。

5. 切除原肝　在近肝侧钳夹门静脉和肝下下腔静脉,在止血钳的上方离断血管。用 2 把血管钳阻断肝上下腔静脉,其中靠上的 1 把血管钳要连带一部分膈肌一起钳夹。其中含有膈静脉,否则在无肝期时会引起较多失血。在肝实质内离断肝上下腔静脉,移出肝脏。

六、新肝植入

新肝植入血管吻合和胆管吻合的顺序为:①肝上下腔静脉;②门静脉;③肝下下腔静脉;④肝动脉;⑤胆总管。要在血管吻合期间静脉输注 5％ NaHCO$_3$ 100 ml 并收集供猪血液。

1. 重建肝上下腔静脉　松开肝上下腔静脉上靠足侧的一把血管阻断钳,修整肝上下腔静脉血管后原位植入供肝。用 4-0 血管缝线对端缝合肝上下腔静脉。其后壁行腔内连续缝合,前壁行单纯的连续缝合。

2. 静脉血管的重建　肝上下腔静脉吻合完成之后,即用 5-0 血管缝线端端连续缝合门静脉,注意勿使门静脉扭曲,并且予以修剪使其长度合适,使门静脉吻合以后张力最小。吻合完成后即松开门静脉上的血管阻断钳。终止脾-颈静脉分流,用 5-0 血管缝线对端连续缝合肝下下腔静脉,完成之后,松开肝下下腔静脉阻断钳,恢复下腔静脉血流。

3. 肝动脉、胆管重建　用 6-0 血管缝线间断对端吻合肝动脉,完成之后用 5-0 线间断缝合行胆总管对端吻合。

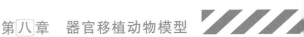

七、关腹

颈外静脉导管拔出后结扎。同法,结扎脾动静脉后切除脾脏。

彻底止血,逐层关闭腹部和颈部切口。颈动脉导管通过颈部切口向头端引出间隔 2～3 cm 固定于耳后,可用于监测动脉压和输液。

八、术后早期的管理

关腹时静脉滴注 5% GNS 注射液 500 ml 及输注收集的供者血液,同时肌内注射 3.0 g 氨苄西林,还可根据监测情况补充液体。关腹前 5 分钟停用麻醉药。

在无肝期<30 分钟时,即使不做转流,动物也能很好地耐受;有学者认为在此时阻断腹腔动脉开口以上的腹主动脉有利于减轻肠淤血,稳定血液循环。供肝的冷缺血时间尽可能短,不得超过 4 小时。

总之,大动物的肝移植操作多为临床肝移植前的演练,而运用娴熟的外科技术以缩短手术时间、减少术中出血及良好的暴露是确保手术成功的关键。

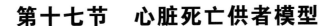

第十七节 心脏死亡供者模型

一、引言

目前,心脏死亡供者(donor after cardiac death,DCD)已成为国际上公认的供者三大来源之一。DCD 模型作为研究对象,有助于研究 DCD 供体器官对移植的影响。

二、大鼠 DCD 模型

1. 实验器材 单人双日手术显微镜一台,小动物专用麻醉机一台或 1% 戊巴比妥钠适量,显微手术器械若干,小动物保温装置一套。

2. 动物 根据课题设计要求选择不同品系的健康成年大鼠为供受者,体重 200～300 g,手术前禁食 12 小时,不禁饮。

3. 术前准备及麻醉 供鼠采用 1% 戊巴比妥钠 0.8 ml/100 g 腹腔内注射,受鼠采用小动物专用麻醉机麻醉,必须至实验动物完全麻醉后方可开始手术。

4. 大鼠 DCD 模型的建立 大鼠阴茎背静脉注射 1000 U 肝素,等待 5 分钟以保证肝素在大鼠体内充分循环,切开膈肌,诱发心搏骤停。心脏停搏 30 分钟后建立 DCD 模型。

三、猪 DCD 模型

1. 动物 选用小型猪,雌雄不限,体重 30～50 kg。

2. 术前准备及麻醉 术前禁食 24 小时,禁饮 6 小时,采用气管插管,呼吸机辅助呼吸下的静吸复合麻醉。

3. 猪 DCD 模型的建立 切开颈部皮肤后,将导管置于颈动脉进行血流动力学监测,置于颈内静脉用于血气分析,流体和药物给药。记录动力学数据包括心率、血压(MAP、CVP)。压力线连接到流体压力传感器,每 5 分钟收集一次动脉和静脉血进行血液采样,包括 pH、氧分压(PaO_2)、二氧化碳分压($PaCO_2$)和氧饱和度(SO_2),进行中线开胸手术以直接观察心脏,同时进行心电图检测。泮库溴铵作为麻痹剂被使用,并且在动物处于深度麻醉时停止呼吸机。在停用呼吸机后,注射肝素(150～200 U/kg),直到心脏停搏。

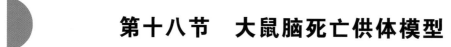

第十八节　大鼠脑死亡供体模型

一、引言

脑死亡供体(donor of brain death,DBD)是目前我国器官移植供体来源的重要组成部分。大鼠 DBD 模型作为研究对象,对于研究 DBD 供体器官移植的效果、分子机制等具有一定作用。

二、实验器材

单人双目手术显微镜一台(26～30 倍),小动物呼吸机,生物机能实验系统,微电脑输液泵,牙钻,Fogarty 3F 球囊导管,PE50 导管,实验手术台,外科常规手术器械等。

三、动物

根据课题设计要求选择不同品系的健康成年大鼠,体重 350～400 g。

四、术前准备及麻醉

1‰戊巴比妥钠腹腔注射,用药剂量为 0.8 ml/100 g。肌内注射阿托品,用药剂量为 0.03 mg/kg,减少腺体分泌。手术前不禁食禁饮。

五、大鼠 DBD 模型

1. **股动脉插管术**　右侧腹股沟去毛,络合碘消毒后,沿右侧腹股沟做长约 1 cm 的斜切口,分离暴露股动脉,后方留置两根 1-0 丝线,一根远心端结扎动脉,另一根先打结但不拉紧近心端备用,用小动脉夹夹闭近心端,在远心端结扎处的动脉前壁以 45°角剪口,插入 PE50 导管(导管内充满 0.3‰肝素生理盐水注射液),移去近心端的动脉夹,使导管插入至髂外动脉,近心端备用丝线结扎动脉血管及导管,远心端结扎线固定导管,导管远端与生物机能实验系统相连,缝合伤口。

2. **气管插管术**　颈部去毛,消毒,于颈前正中做长约 1 cm 纵切口,分离颈前肌群和甲状腺叶,游离气管并在后方留置一根 1-0 丝线,在喉结下方的气管环间剪开一横形小口,向咽喉部方向纵向剪开气管前壁,切口呈倒"T"形,插入大鼠专用气管导管,留置丝线结扎固定,导管远端备用,缝合伤口。

3. **颅骨钻孔置管术**　松开大鼠左前臂及牙齿丝线,左右前臂固定在右侧,头偏向右侧,头顶去毛,消毒,于颅骨矢状线做长约 5 mm 的纵切口,切开骨膜,在矢状线与两眼球交点处,用牙钻钻出一个直径 1 mm 的小孔,置入 Fogarty 3F 球囊导管,将球囊完全置入颅内,其尖端方向指向脑干,导管连接置于微电脑输液泵。连接脑电图,红线电极接颅骨骨膜,黑线电极接左耳,白线电极接鼠尾。

4. **行颅内加压**　诱导前观察大鼠动脉压,稳压 30 分钟后,按分组要求向球囊导管内输注生理盐水,逐渐行颅内加压,注意脑电图变化,脑电图示一直线即停止加压,且将气管导管接通呼吸机(频率 80 次/分,潮气量 6.0 ml,吸呼比为 1∶1),观察瞳孔对光反射、角膜反射和自主呼吸是否为阴性,若平均动脉压能维持在正常范围(60 mmHg 以上),必要时用多巴胺升压(尾静脉注射)。上述检查均为阴性 6 小时以上则模型建立成功。

(张　季　宫念樵)

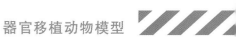

参考文献

1. Tao R，Wang L，Han R，et al. Differential effects of B and Tlymphocyte attenuator and programmed death-1 on acceptance of partially versus fully MHC-mismatched cardiac allografts[J]. J Immunol，2005，175(9)：5774-5782.

2. 孙奕，宁琴，李锦文，等. 鼠纤维介素在小鼠心脏移植急性排斥反应中的表达及其意义[J]. 中华器官移植杂志，2003，24(5)：37-40.

3. 雷钧，陈知水，方路，等. 抗白细胞介素 6 单克隆抗体抑制小鼠心脏移植急性排斥反应及其机制[J]. 华中科技大学学报(医学版)，2014，43(3)：275-280.

4. Zhong R. Organ transplantation in mice：current status and futureprospects［J］. Microsurgery，1999，19(2)：52-55.

5. Tomita Y，Zhang Q W，Matsuzaki G，et al. Absent mRNA accumulation of Th1 or Th2 cytokines in heart allografts with chimerism-based drug-induced tolerance[J]. Surg Today，2005，35(5)：364-370.

6. Abbott C P，Lindsey E S，Creech O Jr，et al. A technique for heart transplantation in the rat ［J］. Arch Surg，1964，89(4)：645-652.

7. Chen Z H. A technique of cervical heterotopic heart transplantation in mice［J］. Transplantation，1991，52(6)：1099-1101.

8. Matsuura A，Abe T，Yasuura K. Simplified mouse cervical heart transplantation using a cuff technique[J]. Transplantation，1991，51(4)：896-898.

9. 何莹，宫念樵. 心脏移植动物模型的构建[J]. 实用器官移植电子杂志，2016，4(2)：88-92.

10. 王玉杰. 刘明，安恒庆. 一种改进的大鼠肾移植模型[J]. 中华实验外科杂志，2007，24(5)：631-632.

11. 朱佳庚，张炜，钱立新，等. 一种大鼠肾移植模型的建立[J]. 中华实验外科杂志，2004，21(1)：103-104.

12. Zhang Z，Schlachta C，Duff J，et al. Improved techniques for kidney transplantation in mice ［J］. Microsurgery，1995，16(2)：103-109.

13. Han W R，Murray-Segal L J，Mottram P L. Modified technique for kidney transplantation in mice[J]. Microsurgery，1999，19(6)：272-274.

14. 易清平，刘小孙，王华曦，等. 一种小鼠肾移植模型的建立[J]. 中华实验外科杂志，2008，25(11)：1517-1519.

15. Chen J，Gong W，Ge F，et al. A review of various techniques of mouse liver transplantation ［J］. Transplant Proc，2013，45(6)：2517-2521.

16. Conzelmann L O，Zhong Z，Bunzendahl H，et al. Reduced-size liver transplantation in the mouse[J]. Transplantation，2003，76(3)：496-501.

17. Klein I，Crispe I N. Complete differentiation of CD8[+] T cells activated locally within the transplanted liver[J]. J Exp Med，2006，203(2)：437-447.

18. Li W，Lu L，Wang Z，et al. IL-12 antagonism enhances apoptotic death of T cells within hepatic allografts from Flt3 ligand-treated donors and promotes graft acceptance[J]. J Immunol，2001，166(9)：5619-5628.

19. Qian S，Demetris A J，Murase N，et al. Murine liver allograft transplantation：tolerance and donor cell chimerism[J]. Hepatology，1994，19(4)：916-924.

20. Qian S，Fu F，Li Y，et al. Impact of donor MHC class I or class II antigen deficiency on

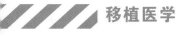

first-and second-set rejection of mouse heart or liver allografts[J]. Immunology,1996,88(1):124-129.

21. Qian S,Lu L,Fu F,et al. Apoptosis within spontaneously accepted mouse liver allografts:evidence for deletion of cytotoxic T cells and implications for tolerance induction[J]. J Immunol,1997,158(10):4654-4661.

22. Qian S G,Fung J J,Demetris A V,et al. Orthotopic liver transplantation in the mouse[J]. Transplantation,1991,52(3):562-564.

23. Steger U,Sawitzki B,Gassel A M,et al. Impact of hepatic rearterialization on reperfusion injury and outcome after mouse liver transplantation[J]. Transplantation,2003,76(2):327-332.

24. Sugioka A,Morita M,Fujita J,et al. Graft acceptance and tolerance induction in mouse liver transplantation using wild mice[J]. Transplant Proc,2001,33(1):137-139.

25. Sabek O M,Fraga D W,Minoru O,et al. Assessment of human islet viability using various mouse models[J]. Transplant Proc,2005,37(8):3415-3416.

26. 马俊磊,曾怡,张冬梅,等.小鼠胰岛移植模型的系列改进[J].华中科技大学学报(医学版),2013,42(6):685-688.

27. 张雷,秦新裕.小鼠异种胰岛移植排斥反应研究[J].中华实验外科杂志,2006,23(1):43-44.

28. 郝振华,张群华,石伟,等.糖尿病小鼠胰岛移植部位的实验研究[J].中华实验外科杂志,2006,23(5):612-613.

29. Matteucci E,Giampietro O. Proposal open for discussion:defining agreed diagnostic procedures in experimental diabetes research [J]. J Ethnopharmacol,2008,115(2):163-172.

30. Solari M G,Srinivasan S,Boumaza I,et al. Marginal mass islet transplantation with autologous mesenehymal stem cells promoteslong-term islet allograft survival and sustained normogiycemia [J]. J Autoimmun,2009,32(2):116-124.

31. Lacy P E,Kostianovsky M. Method for the isolation of intact islets of Langerhans from the rat pancreas[J]. Diabetes,1967,16(1):35-39.

32. Gotoh M,Maki T,Kiyoizumiki T,et al. An improved method for isolation of mouse pancreatic islets[J]. Transplantation,1985,40(4):437-438.

33. Lakey J R,Burridge P W,Shapiro A M. Technical aspects of islet preparation and transplantation[J]. Transpl Int,2003,16(9):613-632.

34. Sonoda Y,Streilein J W. Orthotopic corneal transplantation in mice—evidence that the immunogenetic rules of rejection do not apply[J]. Transplantation,1992,54(4):694-704.

35. Tan X,Zeng H,Jie Y,et al. CD154 blockade modulates the ratio of Treg to Th1 cells and prolongs the survival of allogeneic corneal grafts in mice[J]. Exp Ther Med,2014,7(4):827-834.

36. Inomata T,Mashaghi A,Di Z A,et al. Kinetics of angiogenic responses in corneal transplantation[J]. Cornea,2017,36(4):491-496.

37. Billingham R E,Brent L,Medawar P B. Acquired tolerance of skin homografts[J]. Ann N Y Acad Sci,1955,59(3):409-416.

38. 昌盛,沈世乾,陈必成,等.供者特异性抗原静脉输注联合抗γ链单克隆抗体诱导小鼠皮肤移植物免疫耐受[J].中华器官移植杂志,2005,26(3):154-156.

39. 张鑫,陈忠华.小鼠MD-1表达的影响因素及其在移植排斥反应中的作用[J].中国免疫学

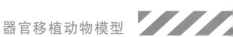

杂志,2005,21(6):444-448.

40. 闫冀焕.供者特异性脾细胞输注诱导外周耐受小鼠不同组织细胞内 NF-κB p65 的活性变化[D].武汉:华中科技大学,2006.

41. 张鑫,陈必成,昌盛,等.反义脱氧寡核苷酸静脉输注抑制小鼠 MD-1 表达延长皮肤移植物存活时间的研究[J].中华微生物学和免疫学杂志,2005,25(9):733-736.

42. 袁劲,吴轲,陈忠华.体外分化的 CD4$^+$CD25$^+$调节性 T 细胞可减轻小鼠皮肤移植急性排斥反应[J].华中科技大学学报(医学版),2010,39(6):733-737.

43. Hertz M I,Jessurun J,King M B,et al. Reproduction of the obliterative bronchiolitis lesion after heterotopic transplantation of mouse airways[J]. Am J Pathol,1993,142(6):1945.

44. Boehler A,Chamberlain D,Kesten S,et al. Lymphocytic airway infiltration as a precursor to fibrous obliteration in a rat model of bronchiolitis obliterans[J]. Transplantation,1997,64(2):311-317.

45. 何莹,马俊磊,宫念樵,等.同种异体异位气管移植物排斥反应的动态变化及 SUMO1 表达[J].华中科技大学学报(医学版),2014,43(5):489-493.

46. 陈忠华,李锦文,夏穗生.改进的大鼠心脏肺叶异位联合移植术[J].中华器官移植杂志,1985,6(3):123-125.

47. 陈栋,沈世乾,李锦文,等.重组腺相关病毒载体介导 CTLA4Ig 转染延长同种大鼠心脏移植存活时间[J].中华器官移植杂志,2005,26(2):68-71.

48. 陈栋,沈世乾,李锦文,等.大鼠供心转染 CTLA4-Ig 基因抑制心脏移植后排斥反应[J].中华器官移植杂志,2005,26(8):477-480.

49. Klein I,Hong C,Schreiber S S. Cardiac atrophy in the heterotopically transplanted rat heart:in vitro protein synthesis[J]. J Mol Cell Cardiol,1990,22(4):461-468.

50. Yokoyama H,Ohmi M,Murata S,et al. Proposal of a working left heart model with a heterotopic transplantation technique in rats[J]. J Heart Lung Transplant,1995,14(4):706-712.

51. Daniller A,Buchholz R,Chase R A. Renal transplantation in rats with the use of microsurgical techniques:a new method[J]. Surgery,1968,63(6):956-961.

52. Ge F,Gong W. Strategies for successfully establishing a kidney transplant in a mouse model[J]. ExpClin Transplant,2011,9(5):287-294.

53. Gong W,Klopfel M,Reutzel-Selke A,et al. High weight differences between donor and recipient affect early kidney graft function-a role for enhanced IL-6 signaling[J]. Am J Transplant,2009,9(8):1742-1751.

54. Gu Y L,Dahmen U,Dirsch O,et al. Improved renal transplantation in the rat with a nonsplinted ureteroureterostomy[J]. Microsurgery,2002,22(5):204-210.

55. Kakuta Y,Okumi M,Miyagawa S,et al. Blocking of CCR5 and CXCR3 suppresses the infiltration of macrophages in acute renal allograft rejection[J]. Transplantation,2012,93(1):24-31.

56. Calne R Y,Smith D P,McMaster P,et al. Use of partial cardiopulmonary bypass during the anhepatic phase of orthotopic liver grafting[J]. Lancet,1979,2(8143):612-614.

57. Kamada N,Calne R Y. Orthotopic liver transplantation in the rat. Technique using cuff for portal vein anastomosis and biliary drainage[J]. Transplantation,1979,28(1):47-50.

58. Kamada N,Calne R Y. A surgical experience with five hundred thirty liver transplants in the rat[J]. Surgery,1983,93(1):64-69.

59. Lee S,Charter A C,Chandler J G,et al. A technique for orthotopic liver transplantation in the rat[J]. Transplantation,1973,16(6):664-669.

60. McKeown C M,Edwards V,Phillips M J,et al. Sinusoidal lining cell damage：the critical injury in cold preservation of liver allografts in the rat. Cuff technique for three vascular anastomoses[J]. Transplantation,1988,46(2):178-191.

61. Miyata M,Fisher J H,Fuhs M,et al. A simple method for orthotopic liver transplantation in the rat[J]. Transplantation,1980,30(5):335-338.

62. Tian Y H,Rudiger H A,Jochum W,et al. Comparison of arterialized and nonarterialized orthotopic liver transplantation in mice：prowess or relevant model? ［J］. Transplantation,2002,74(9):1242-1316.

63. Tisone G,Vennarecci G,Bauicchi L,et al. Randomized study on in situ liver perfusion techniques：gravity perfusion vs high-pressure perfusion[J]. Translant Proc,1997,29(8):3460-3462.

64. Tokunaga Y,Ozaki N,Wakashiro S,et al. Effects of perfusion pressure during flushing on the viability of the procured liver using noninvasive fluorometry[J]. Transplantation,1988,45(6):1031-1035.

65. Xu H S,Rosenlof L K,Selby J B,et al. A simple method for bile duct anastomosis and interval bile collection in the liver-transplanted rat[J]. J Surg Res,1992,53(5):520-523.

66. Inci I,Dutly A,Rousson V,et al. Trimetazidine protects the energy status after ischemia and reduces reperfusion injury in a rat single lung transplant model［J］. J Thorac Cardiovasc Surg,2001,122(6):1155-1161.

67. Yamamoto S,Kawahara K,Takahashi T,et al. Graft damage after a single lung transplantation for pulmonary hypertension in a rat model[J]. Surg Today,1997,27(1):51-56.

68. Kawaguchi A T,Mizuta T,Matsuda H,et al. Single lung transplantation in rats with chemically induced pulmonary hypertension[J]. J Thorac Cardiovasc Surg,1992,104(3):825-829.

69. Li Y,Köster T,Mörike C,et al. Pravastatin prolongs graft survival in an allogeneic rat model of orthotopic single lung transplantation[J]. Eur J Cardiothorac Surg,2006,30(3):515-524.

70. Hidalgo M A,Maneks,Fryer P R,et al. Morphological changes in rat single lung isografts after long-term survival[J]. Int J Exp Pathol,1995,76(1):43-54.

71. Zhong R,Grant D,Sutherland F,et al. Refined technique for intestinal transplantation in the rat[J]. Microsurg,1991,12(4):268-274.

72. Zhong R,Wang P,Chen H,et al. Surgical techniques for orthotopic intestinal transplantation in the rat[J]. Transplant Proc,1990,22(6):2443-2444.

73. 刘芳,魏明发,朱珉,等. 白细胞介素 10 修饰树突状细胞诱导大鼠小肠移植免疫耐受的研究[J]. 中华器官移植杂志,2003,24(6):326-328.

74. 游燊,何晓顺,熊俊,等. 大鼠异位节段小肠移植模型的建立[J]. 中华实验外科杂志,2007,24(11):1430-1432.

75. Gong N,Pleyer U,Ritter T,et al. Corneal allograft endothelial cell replacement represents a reparative response to transplant injury[J]. Mol Vis,2009,15:654-661.

76. Gong N Q,Chen X L,Ding Z,et al. Chronic allograft nephrophty：the mechanism and

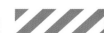

strategies[J]. Hong Kong J Nephrol,2007,9(2):58-69.

77. Gong N,Ecke I,Mergler S,et al. Gene transfer of cyto-protective molecules in corneal endothelial cells and cultured corneas:analysis of protective effects in vitro and in vivo [J]. Biochem Biophys Res Commun,2007,357(1):302-307.

78. Gong N,Pleyer U,Vogt K,et al. Local overexpression of nerve growth factor in rat corneal transplants improves allograft survival[J]. Invest Ophthalmol Vis Sci,2007,48 (3):1043-1052.

79. Gong N,Pleyer U,Volk H D,et al. Effects of local and systemic viral interleukin-10 gene transfer on corneal allograft survival[J]. Gene Ther,2007,14(6):484-490.

80. Gong N,Pleyer U,Yang J,et al. Influence of local and systemic CTLA4Ig gene transfer on corneal allograft survival[J]. J Gene Med,2006,8(4):459-467.

81. Billingham R E,Brent L,Medawar P B. Acquired tolerance of skin homografts[J]. Ann N Y Acad Sci,1955,59(3):409.

82. 顾相君,朱文慧,汪素兰,等.自制 WMO-1 号液保存狗肾 48、72 小时的实验研究[J].中华器官移植杂志,1984,5(1):15-17.

83. 陈实,杨冠群,朱文慧,等.狗自体异位胰节段移植[J].中华器官移植杂志,1981,2(2):82-85.

84. 陈实,朱文慧,陈忠华,等.胰管开放式狗同种胰节段移植[J].华中科技大学学报(医学版),1982,11(3):10-14.

85. Chen S,Zhu W H,Ma X X,et al. Free-draining intraperitoneal pancreatic segmental autografts in canine[J]. Acta Acad Med Wuhan,1982,2(3):162-169.

86. Chen S,Zhu W H,He C F,et al. Duct-obliterated canine pancreatic segmental transplantation[J]. Acta Academiae Medicinae Wuhan,1983,3(4):199-204.

87. 陈实,朱文慧,夏穗生,等.胰管开放式狗胰腺节段移植[J].中华外科杂志,1983,21(12):716-719.

88. 陈实,朱文慧,何楚发,等.胰管阻塞式犬胰节段移植[J].中华器官移植杂志,1983,4(4):157-159.

89. 陈实,何刚,苑家骏,等.胰空肠吻合术三种术式的实验报告[J].华中科技大学学报(医学版),1989,5:165-167.

90. 李靖,梁平,杨勇,等.一种新的猪全胰十二指肠移植模型的建立[J].中华实验外科杂志,2004,21(12):155-156.

91. 杨勇,梁平,李靖,等.小型猪胰腺移植急性排斥反应模型的实验研究[J].中国实验动物学报,2003,11(3):165-169.

92. 胡伟明,韩方海,张肇达,等.猪同种异体胰十二指肠移植门静脉回流肠内引流模型的实验研究[J].中国普外基础与临床杂志,2007,14(2):171-176.

93. Echard G,Milan D,Yerle M,et al. The gene map of the pig(Sus scrofa domistica L):a review[J]. Cytogenet Cell Genet,1992,61(2):146-151.

94. Chiche L,Bismuth M H,Matthieu D,et al. Anatomical and microbiological study of the conditions for baboon-man xenograft[J]. Chirurgie,1990,116(8-9):752-754.

95. Fukushima N,Douuchar F,Gundry S R,et al. The role of anti-pig antibody in pig-to-baboon cardiac xenotransplantation rejection[J]. Transplantation,1994,57(6):923-928.

96. Starzl T E,Fung J,Tzakis A,et al. Baboon-to-human liver transplantation[J]. Lancet,1993,341(8837):65-71.

97. Todo S,Kam I,Lynch S,et al. Animal research in liver transplantation with special reference to the dog[J]. Semin Liver Dis,1985,5(4):309-317.

98. Saat T C,Susa D,Kok N F,et al. Inflammatory genes in rat livers from cardiac-and brain death donors[J]. J Surg Res,2015,198(1):217-227.

99. Kageyama S,Yagi S,Tanaka H,et al. Graft reconditioning with nitric oxide gas in rat liver transplantation from cardiac death donors[J]. Transplantation,2014,97(6):618-625.

100. Schlegel A,Graf R,Clavien P A,et al. Hypothermic oxygenated perfusion（HOPE）protects from biliary injury in a rodent model of DCD liver transplantation［J］. J Hepatol,2013,59(5):984-991.

101. Obeid N R,Rojas A,Reoma J L,et al. Organ donation after cardiac determination of death (DCD)：a swine model[J]. ASAIOJ,2009,55(6):562-568.

102. Pratschke J,Neuhaus P,Tullius SG. What can be learned from braindead models? ［J］. Transplant Int,2005,18(1):15-21.

103. Pratschke J,Wilhelm M J,Kusaka M,et al. A model of gradual onset brain death for transplant-associated studies in rats[J]. Transplantation,2000,69(3):427-430.

104. Takada M,Nadeau K C,Hancock W,et al. Effects of explosive brain death on cytokine activation of peripheral organs in the rat[J]. Transplantation,1998,65(12):1533-1542.

第九章
器官移植的病理学研究

第一节 移植病理学概述

一、移植病理学的基本定义

移植病理学(transplantation pathology)是将病理学的基本知识与方法应用于器官移植医疗与研究的交叉学科。其主要研究移植物中所出现的相应病理学变化及其发病机制并在此基础上与临床观察、生化检测和影像学检查密切结合,以准确、合理地对移植术后并发症予以诊断与鉴别诊断,指导临床予以针对性治疗,同时开展相关的基础研究。

二、移植病理学研究的基本内容

移植病理学包括临床病理学诊断和基础研究两个方面。移植病理学诊断应属于外科病理学诊断的范畴,是外科病理学诊断工作的一部分。其主要的诊断工作贯穿于器官移植的全过程中,包括如下几个方面。

(一)移植器官质量的评估

借助移植术前供者器官获取后活检(procurement biopsy)或术中活检(又称零点活检,time-zero biopsy)两种方式来观察供者器官的质量,判断供者器官是否存在预存性病变、是否存在严重的灌注/保存性损伤。随着移植器官资源的日益短缺,越来越多的所谓"边缘性供者(marginal donor)"器官应用于器官移植中,移植术前供者器官质量的谨慎评估显得更为重要。

(二)移植术后并发症的明确诊断

在移植术后对移植器官予以活检及病理学诊断,这是移植病理学工作的核心内容。由于血液循环的中断与重建、免疫学反应和免疫抑制药物应用等多种因素的作用,移植术后可能出现的并发症包括移植物的缺血再灌注损伤(ischemic reperfusion injury,IRI)、不同类型的排斥反应、免疫抑制剂毒性损伤、移植后感染、原有疾病复发或新发性疾病以及移植后肿瘤等,这些并发症均需要通过活检病理学诊断进而指导临床予以针对性的治疗,以保证移植器官及受者的长期存活。

(三)评估治疗效果和预后

在各种移植术后并发症经前述明确诊断和治疗后,可以再次活检以观察和判断各种并发症的治疗效果并评估预后。

（四）对丧失功能而切除的移植物以及死后尸检中的移植物进行病理学研究

通过对丧失功能的移植物大体标本进行详尽的病理形态学观察研究,明确造成移植物丧失功能和(或)移植受者死亡的真正原因。

（五）积累病理学资料并制定国际诊断标准

通过活检及病理学诊断,可积累移植病理学资料以及活检诊断经验,并通过多中心的协作研究,建立各移植器官的活检规范及其移植病理学的诊断标准,进一步指导移植物活检的病理学诊断和提高诊断的准确性。

在基础和转化医学研究方面,目前器官移植的基础研究主要集中在器官移植实验动物模型的研究、免疫排斥反应发病机制的研究、新型免疫抑制药物开发和应用研究、新型器官保存液的研究、免疫耐受机制研究、新的无创性诊断手段的研究以及异种移植研究等方面,移植病理学在这几个方面的研究中均发挥了重要作用。在免疫排斥反应的发病机制研究中,需要详尽的观察与区分移植物排斥反应的细胞免疫机制以及体液免疫机制,发现与研究其中的主要效应细胞与效应因子,以帮助选择合理的治疗靶点和治疗策略,以及寻找到最为特异的诊断标志物;在移植器官保存的研究中,病理学观察可以帮助选择对移植物实质细胞缺血、缺氧损伤最小且保存效果最佳的保存液与保存方案;在移植物的无创伤性诊断标志物的研究中,可以通过近年来逐渐建立起来的基因芯片以及蛋白质谱的分子生物学技术,寻找血液或尿液等体液成分内的排斥反应的特异性基因表达产物或蛋白表达谱,以期建立排斥反应的无创性诊断途径,虽然这一途径有可能在不久的将来逐渐取代穿刺活检等有创伤性诊断,但在目前的研究阶段中,移植物活检病理学诊断对于发现与筛选相关基因与蛋白,印证实验结果等具有不可缺少的作用,目前这一无创性诊断的研究已成为移植病理学以及排斥反应诊断研究中的热点,其进展非常迅速;随着目前器官移植中供移植器官资源的日益短缺,为解决器官来源的不足,异种移植研究成为器官移植基础研究中的重要内容,而异种移植后的病理学研究不仅可以观察异种移植排斥反应的特征性病变,而且有助于揭示参与异种移植排斥反应的免疫学机制,为预防和治疗异种移植排斥反应提供参考。

三、移植病理学的基本诊断方法

移植病理学的诊断方法与常规外科病理学基本相同,但更多的是针对不同的移植器官而采用不同的活检方法以诊断各种并发症。

（一）移植器官活组织检查的定义与意义

活组织检查(简称活检),是指应用局部切除、钳取、穿刺及摘取等手术方法,由病人活体取得病变组织进行病理组织学检查,以确定诊断的方法,是临床外科病理学诊断中最常用的检查诊断方法。其主要优点如下:活检组织保持了病变原貌,不仅有助于及时、准确地对疾病做出诊断和鉴别诊断,且可进行疗效评估,便于指导治疗和评估预后,而且也便于开展各种免疫组织化学、细胞化学、超微结构以及病原培养等研究。移植物活检(allograft biopsy)是指在器官移植术前、术中尤其是术后,借助活检方法对移植物进行活体取材,以分别对供者器官的质量进行评估,对移植术后出现的多种并发症(如缺血再灌注损伤、排斥反应、病毒感染、免疫抑制剂毒性损伤等)进行明确诊断,以便指导临床进行有针对性的治疗。其较之血生化检查、影像学检查等间接性检查,更能直接反映移植物的功能状况与病变性质,因此,在临床器官移植中得到了广泛的应用。国内外主要的器官移植中心均广泛采用移植物活检诊断(被喻为移植器官并发症诊断的"金标准")。

在器官移植的临床和研究中,移植物的活检具有重要意义,其意义具体表现为以下几个方面。

（1）移植器官在移植术后所发生的并发症多种多样,而且多数并发症均缺乏特异性的临床

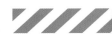

表现,因此其明确诊断在很大程度上必须依赖活检后的病理学诊断。

（2）活检可以贯穿于器官移植术前、术中与术后的任何阶段,使临床医生经过前后比较,可以更全面了解移植物的功能与结构变化。

（3）相对于血生化、影像学等检查,活检是观察移植物的结构变化并对其并发症进行诊断的最直接手段。

（4）在充分结合各项临床检查资料和良好的活检取材的前提下,活检是最为准确的诊断方法,可以对移植物内的绝大多数并发症进行准确的诊断和鉴别诊断,提高移植物和受者的长期存活率。

（5）经活检明确诊断以及针对性治疗后的再次活检可以准确评估治疗的合理性与有效性。

（6）移植物的活检诊断可以帮助纠正临床诊断与治疗的偏差,器官移植中大例数的活检病理学观察的研究报道显示,活检诊断可以纠正 30%～42% 的临床错误诊断和 38%～83% 的临床错误治疗。

（7）活检可以为新型免疫抑制药物多中心的临床试用研究提供最为准确的治疗有效性的评估。

（8）完善的活检资料有利于国际间以及国内多个移植中心之间的交流与协作。

（9）病理组织学变化是多种研究中必须观察的研究内容,而活检是实现这一观察的最佳途径。

（10）在开展了活检的中心,借此可以建立完善的移植物病理诊断体系,有利于在年轻临床医生、进修医生以及研究生培养中树立全面的诊断思路。与此同时,在活检的基础上,由于多数移植物并发症的病理组织学表现缺乏特异性,应特别注意树立病理组织学观察与临床各项检查密切结合的原则,以建立综合性诊断而避免单纯的、机械的依赖组织学观察的倾向,只有这样才能确实提高移植物活检诊断的准确性与科学性。

（二）移植物活检的基本方法

移植物活检的方法主要包括经皮穿刺活检（percutaneous puncture biopsy）、剖腹切口后的开放式活检（open biopsy）以及借助各种内镜检查或腹腔镜检查后的活检。活检中若应用穿刺针则称为针刺活检（needle biopsy）,其中依据穿刺针的直径不同而区分为常规粗针（针径为0.9～1.2 mm）穿刺活检（needle core biopsy,NCB）,即在穿刺针芯内可以取得一条组织条（图 9-1）的活检,以及应用细针（针径为 0.6～0.9 mm）穿刺抽吸少许组织液进行细胞学检查的细针抽吸活检（fine needle aspiration biopsy,FNAB）。而在开放式活检中也包括两种情况:一种为在剖腹暴露移植器官后,应用穿刺针对移植器官进行穿刺活检;另一种情况为直接切取小块移植器官组织如楔形切块组织进行病检,这一情况也称为经典意义上的开放式活检。这两种方式在移植术前评估供者器官质量的器官获取后活检中应用最多。内镜活检为应用各种专业内镜在观察移植物病变的基础上再获取移植物组织。除此以外,一些移植物的细胞学检查也是评估移植物功能及对其移植术后并发症进行诊断的重要辅助手段,上述的细针抽吸活检后组织液的细胞学检查是其主要的内容,此外还包括移植胰腺外分泌胰液的细胞学检查（pancreatic allograft juice cytology,PJC）、移植肺支气管肺泡灌洗液（bronchoalveolar lavage,BAL）的细胞学检查等。

针对不同的移植器官,可以采用不同的活检取材方法。对于实质性的移植器官尤其是移植肝脏和肾脏,最佳的活检手段无疑是经皮穿刺活检,其中常规粗针穿刺活检和细针抽吸活检两种方法都获得了广泛的应用。常规粗针穿刺活检（NCB）由于可以取得组织量充足的活检组织条,可以满足对多种移植器官并发症的诊断需要,因此是最主要的活检手段;而细针抽吸活检（FNAB）具备对移植物损伤小、可以反复多次进行及对移植术后早期病变具有非常好的辅助诊断价值等独特优势。移植心脏的最佳活检手段为心内膜心肌活检（endomyocardial biopsy,

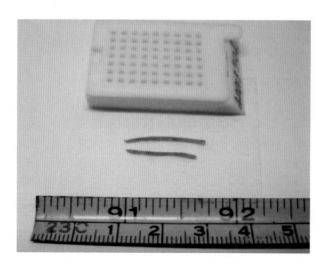

图 9-1　移植肾穿刺活检组织条

EMB),其对除慢性移植心冠状动脉血管病(transplant coronary artery disease,TCAD)以外的几乎所有的移植心脏的并发症均可以提供明确的诊断。移植肺活检主要为借助纤维支气管镜的肺活检(transbronchial biopsy,TBB),以及移植肺支气管肺泡灌洗液(BAL)的细胞学检查,对于经这两种方法仍难以诊断的情况,可以采用经胸腔镜肺活检(thoracoscopic biopsy)。对于移植胰腺的活检,根据不同的移植胰腺的外分泌处理术式可以采用不同的活检方式,其活检的方法主要包括剖腹后对胰腺的开放式活检、膀胱镜经十二指肠活检(cystoscopic transduodenal biopsy)、经皮穿刺活检、腹腔镜活检。此外,还可以利用部分胰腺移植早期,其胰管经腹壁短期引流至体外而收集胰液进行胰液细胞学检查;而对于胰液膀胱引流者,还可以收集尿液进行尿液细胞学检查,其可以在很大程度上间接反映移植胰腺的情况。对于移植小肠的活检,由于大部分小肠移植后均采用分期恢复肠道连续性的术式,其早期将移植肠两端分别置于腹壁外,类似于小肠造口,便于直接观察肠管颜色、肠液分泌,这样可以随时活检取得造口处肠壁组织进行排斥反应的病理学诊断,或者借助内镜检查及内镜肠黏膜活检(endoscopic mucosal biopsy)进行病理学诊断。

不仅如此,随着诊断的需要,也越来越多地应用了对移植物的动态病理学监测即所谓的"程序性/计划性活检(protocol biopsy)"方法,以对临床表现不典型的、轻微的所谓"亚临床急性排斥反应(subclinical acute rejection)"予以早期诊断,以预防慢性排斥反应的发生。此外,病理组织学中的多种技术如冷冻切片技术、免疫组织化学技术及原位杂交和图像分析技术等也逐渐应用于移植病理学的诊断中。

第二节　供者器官的组织病理学评估

一、概述

在目前全球移植器官严重短缺的情况下,2010 年 WHO 公布的《人体细胞、组织和器官移植指导原则》中明确提出器官移植应遵循的三个原则:①死亡后器官捐献优先于活体器官捐献;②脑死亡器官捐献(DBD)优先于心死亡器官捐献(DCD);③活体器官移植有违于医学伦理学中的无伤害原则,应尽量避免,非不得已不得为之。但结合我国目前实际情况,即脑死亡的立法和临床实施尚需时日,活体器官捐献受严格的法律限制和取消了死囚器官捐献来源,加重了我国

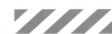

的器官短缺。因此,2010 年在卫生部指导下在 10 个城市开展的 DCD 器官移植的试点工作,是基于中国的社会和法律现状提出的解决国内器官短缺的重要途径,也是中国移植器官捐献的发展方向。

国际公认的 DCD 为心脏死亡器官捐献即心跳呼吸停止、器官处于无血供状态后实施的器官捐献,又称无心跳器官捐献(non heart beating donation,NHBD)。DCD 分为可控型 DCD 和不可控型 DCD。可控型 DCD 是指医生按计划撤除其维持呼吸及循环等生命支持设备而心跳停止者,其热缺血时间短,器官缺血损伤轻,而且部分捐献者在心跳停止前做了部分医疗干预如全身肝素化等,以减少器官获取前的损伤。不可控型 DCD 为在不可控制的情况下突然发生心搏骤停者或者在前往医院途中心肺复苏失败而死亡者,在心跳停止后因无特殊处理使器官无法维持正常的血流灌注,热缺血时间长,器官获取后器官质量差,不利于移植器官功能的恢复,器官利用率低。

DCD 供者器官的主要保存方法如下。①胸外按压:心跳停止后的心肺复苏(cardiopulmonary resuscitation,CRP)中采用徒手 CRP 及自动胸外按压器按压,以增加器官的循环血量而缩短器官热缺血时间。这种方法主要增加冠状动脉和脑灌注,内脏器官的血流灌注改善不显著。②原位灌注(in-situ preservation,ISP):宣告死亡后,将双囊三腔管置入股动脉,并输注低温保存液直至快速完成器官切取。③开腹后经主动脉灌注行单纯低温保存(cold storage,CS):我国较常采用这一技术处理 M-Ⅲ类 DCD,快速开腹并直接行主动脉套管插管也能达到同 ISP 相近的移植物存活效果。④体外膜肺氧合(extracorporeal membrance oxygenation,ECMO):通过腹腔动脉插管在心脏停搏后到器官切取的这段时间内为器官提供氧合血液灌注,在不违背法律意义上的心脏死亡评定的同时保证器官灌注,减少了器官的缺血损伤,从而保证捐献器官的质量。通过这一技术,DCD 供肾移植后 1 年和 5 年的存活率与接收 DBD 供肾移植者接近。但它具有严格的供者选择标准,供者废弃率达到 50%～60%,其中选择标准包括:有证据支持的停搏,15 分钟内开始 CRP,年龄低于 60 岁,明确或可推定的死亡原因,胸、腹部无出血性损伤,无静脉内药物滥用的体征。但由于费用昂贵,ECMO 仅能装备在个别大型医院或器官获取组织(OPO)。⑤机械灌注(machine perfusion,MP):其在器官保存方面成效显著并逐渐成为许多移植中心首选的器官保存方法。MP 较单纯低温保存有效降低了移植肾功能延迟恢复(DGF)的发生率,同时缩短了 DGF 时间,并且 MP 有较高的移植后 1 个月内肌酐清除率。对于可控制型 DCD,MP 保存效果并未显著优于 CS,CS 更简单易用,是目前应用最多的 DCD 器官保存方法。

影响 DCD 供者器官质量的主要因素包括:①供器官的基础病变和(或)年龄相关性因素所致病变,包括供肾肾小球硬化致有功能肾单位数量减少、血管硬化、肾小管萎缩和肾间质纤维化等及供肝严重脂肪变性等;②供器官的缺血再灌注损伤,DCD 供者在器官切取前多数伴有低血压状态以及心脏停搏后心肺复苏过程,肾脏在低温灌注前已有缺血性损伤,严重影响供肾质量。按照目前标准,对热缺血时间的耐受,肾脏为 60(美国标准)～120(荷兰标准)分钟,超过这个时间,器官将不能用于移植。这些损伤因素将导致:①DCD 供器官利用率低;②缺血损伤相应并发症的发生率高(如 DGF 发生率高、DCD 供肝移植后胆道并发症发生率较高等);③急性排斥反应发生率增加;④移植物长期存活率偏低等。

DCD 供者器官质量的评估主要包括移植术前供者临床指标的评估、机器灌注保存中灌流指标的评估、器官获取后肉眼评估和活检组织学评估。其中灌流指标的评估适用于使用持续器官灌注保存者,这或许对于移植小组而言是判定 DCD 器官是否适用的最为简便的方法;而使用低温灌注保存者只有依据术前供者临床指标、器官肉眼观察甚至活检组织学观察来达到准确评估的目的。由于国际 DCD 器官移植开展较早且已具备较多经验,也逐渐开展了一些 DCD 供肾和供肝组织病理学评估的探索并获得了初步经验,这些经验部分来自既往对于尸体器官移植、亲属活体器官移植脑死亡和扩大标准供者(extended criteria donor,ECD)器官移植(如高龄供

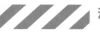

者器官移植)的病理学研究,然后将这些初步经验也应用到 DCD 供者器官移植的评估中,以下结合检索文献对目前供肾和供肝的组织病理学评估予以介绍。

二、供者器官的组织病理学评估

(一)供肾的组织病理学评估

供肾质量评估及其与移植术后功能的关系研究最多,主要集中在供者年龄相关肾脏病变是否适合作为供肾,以及应用该供肾移植后其功能发挥和对受者近期和长期存活的影响上。因高龄供者在扩大标准供者(ECD)和 DCD 中占有较大比例,因此年龄相关肾脏病变成为研究的重点。Kaplan 等早在 1975 年即关注到年龄因素所致肾脏的退行性变化,其通过收集研究不同年龄因非肾病所致死亡而行尸检的病例,发现在生理情况下,95% 的年龄在 40～45 岁者有近10% 的肾小球硬化率,而同年龄者若超过这一比例则应视为病理性,这一研究为评定供肾的生理性/退行性变化提供了基础数据。

1. Remuzzi 供肾活检组织学评估方法 1999 年意大利贝勒莫医院的 Remuzzi 等所在的双供肾移植研究组报道了其对双供肾的组织病理学评估方法(表 9-1),经后续临床研究证实了其可靠性和实用性,目前成为被大多数移植中心所接受的、主要的供肾组织病理学评估方案。其评估方法如下:分别观察供肾的肾小球硬化、肾小管萎缩、肾间质纤维化和动脉分支血管管腔狭窄这 4 项指标的改变,并分别依据这 4 项指标的病变程度计 0～3 分,最后依据 4 项指标的总分决定是否可以采用单肾移植、双肾移植乃至放弃移植。总分≤3 分者可分别实施单肾移植,双肾评分均达到 4～6 分者决定实施双肾移植,总分≥7 分者则应考虑放弃供肾。移植后随访观察 6 个月,观察指标包括术后无尿情况、肌酐清除率、肾小球滤过率、血压和急性排斥反应发生情况和外科并发症,其中术后无尿的发生率、肌酐清除率、肾小球滤过率和急性排斥反应发生率与低龄供肾移植的对照组均相同,双肾移植组受者术后舒张压则优于对照组,外科并发症方面仅输尿管漏在双肾移植者略多。

表 9-1 Remuzzi 供肾活检组织病理学评估系统

肾小球硬化 (基于连续切片的前、中、后 3 个连续切片断面的观察,且计数呈全小球硬化的肾小球的百分比)	0:无全小球性的肾小球硬化
	1:<20% 的全小球性的肾小球硬化
	2:20%～50% 的全小球性的肾小球硬化
	3:>50% 的全小球性的肾小球硬化
肾小管萎缩	0:无肾小管萎缩
	1:<20% 的肾小管出现萎缩
	2:20%～50% 的肾小管出现萎缩
	3:>50% 的肾小管出现萎缩
肾间质纤维化	0:无肾组织间质的纤维化
	1:<20% 的肾组织被纤维组织取代
	2:20%～50% 的肾组织被纤维组织取代
	3:>50% 的肾组织被纤维组织取代
动脉分支血管管腔狭窄 (如果病变为局灶性则应以病变最为严重的部位作为计分依据)	0:无动脉管腔的狭窄
	1:轻度动脉管壁增厚,增厚内膜未超过固有管腔的半径
	2:中度动脉管壁增厚,增厚内膜接近或略微超过固有管腔的半径
	3:重度动脉管壁增厚,致动脉管腔近乎完全狭窄和闭塞

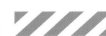

续表

总积分及其移植建议	
0～3 分(轻度病变)	适用于单肾移植
4～6 分(中度病变)	适用于双肾移植
7～12 分(重度病变)	不适用于移植

注:活检肾组织中至少应含有 25 只肾小球才适合予以评估;活检组织内具有急性肾小管坏死表现者不适于进行双肾移植;活检组织总分为 0～3 者表示病变为轻度且提示其任一病变类型中的计分均小于 3;活检组织总分为 4～6 者表示病变为中度且提示其病变类型中仅能有一项的计分为 3。

2. 沿用 Banff 活检诊断标准的计分体系(或 Randhawa 计分体系)　该计分方案由美国匹兹堡大学移植中心的 Randhawa 借用 Banff 移植肾活检诊断体系中的计分方法在 2000 年提出(表 9-2)。其对年龄≥55 岁和年龄<55 岁但有高血压、糖尿病病史及不明原因的血清肌酐逐渐升高、尿量减少和冷缺血时间较长的尸体供肾在移植术中实施活检。根据 Banff 移植肾活检病理学诊断体系的要求,合格活检标本至少应含有 10 只肾小球和 1 支小动脉分支。进而分别对肾小球硬化、肾小管萎缩、肾间质纤维化、动脉分支硬化和动脉分支管壁透明样变依据病变程度计 0～3 分。随访分析移植术后 6 个月和 12 个月血清肌酐水平,依据肌酐清除率水平值(>50 ml/min、35～50 ml/min、25～34 ml/min 和<25 ml/min)分别将移植肾功能分级为 1～4 级,其中无论术后时间如何,肾功能达到 4 级者提示移植肾丧失功能,并经统计学分析了供者组织学病变与移植后肾功能的相关性及其与供者年龄、术后急性排斥反应、冷缺血时间等因素的相关性。研究结果发现供肾肾小球硬化和肾间质纤维化是预示移植肾功能的独立危险因素,随着两者分值的升高,移植术后 6 个月和 12 个月时移植肾功能明显不良;研究中也发现 57% 的 60～75 岁的供肾中硬化肾小球比例<10%,而 29% 的 30～39 岁的年轻供肾中存在动脉粥样硬化表现,这一发现与 Tracy 等 1996 年报道的对 25～34 岁人群的尸体解剖研究中观察到动脉透明样变的发生率相近,提示单纯依据供者年龄因素决定供肾取舍是不恰当的,而活检病理学观察则可以提供准确的信息。

表 9-2　供肾移植前 Banff 活检的病变评分

肾小球硬化的量化评分(cg)	
cg 0	无肾小球病,在多数病变的肾小球内其肾小球血管襻外周毛细血管基底膜呈双轨状变化的少于 10%
cg 1	在多数非硬化肾小球内,肾小球血管襻外周毛细血管基底膜呈双轨状变化的接近 25%
cg 2	在多数非硬化肾小球内,肾小球血管襻外周毛细血管基底膜呈双轨状变化的达到 26%～50%
cg 3	在多数非硬化肾小球内,肾小球血管襻外周毛细血管基底膜呈双轨状变化的超过 50%
肾组织间质纤维化的量化评分(ci)	
ci 0	间质纤维化累及肾皮质组织的 5%
ci 1	间质纤维化累及肾皮质组织的 6%～25%
ci 2	间质纤维化累及肾皮质组织的 26%～50%
ci 3	间质纤维化累及肾皮质组织的 50% 以上
肾小管萎缩的量化评分(ct)	
ct 0	无肾小管萎缩
ct 1	肾皮质组织内 25% 的肾小管萎缩
ct 2	肾皮质组织内 26%～50% 的肾小管萎缩
ct 3	肾皮质组织内 50% 以上的肾小管萎缩

续表

动脉内膜增厚的量化评分（cv）	
cv 0	动脉血管无慢性血管病变
cv 1	动脉内膜增生导致 25% 的管腔狭窄，动脉内弹力膜的损伤或内膜泡沫细胞形成以及炎症细胞浸润
cv 2	cv1 的病变进一步进展，动脉内膜增生导致 26%～50% 的管腔狭窄
cv 3	严重的慢性动脉血管病变导致 50% 以上的管腔狭窄
肾小球毛细血管系膜基质增生（mm）	
mm 0	肾小球内无系膜基质增生
mm 1	25% 的非硬化的肾小球内出现系膜基质增生（至少为中度增生）
mm 2	26%～50% 的非硬化的肾小球内出现系膜基质增生（至少为中度增生）
mm 3	50% 以上的非硬化的肾小球内出现系膜基质增生（至少为中度增生）

3. 慢性移植肾损伤指数评分方法　慢性移植肾损伤指数（chronic allograft damage index，CADI）由芬兰赫尔辛基大学的 Isoniemi 等在 1992 年提出。其最初提出仅是用于对尸体肾移植术后 2 年时实施活检，以帮助预测术后 6 年时移植肾是否会进展为慢性失功。由于 CADI 中主要研究了术后早期阶段的移植肾慢性损伤病变中各项肾脏形态学指标（包括弥漫性肾间质炎症、肾小球系膜基质增生及肾小球硬化、血管内膜增生和肾小管萎缩）的变化及其演进，尤其是这些变化对于长期存活的影响，故有研究者将这一组织形态学评分方法应用到边缘供肾的评估中（表 9-3）。

表 9-3　CADI 中需观察的移植肾组织病理学指标

肾组织间质[a]	肾小球
间质炎症	肾小球数量
淋巴细胞	肾小球系膜细胞增生
中性粒细胞	肾小球系膜基质增生
巨噬细胞	毛细血管基底膜增厚
嗜酸性粒细胞	毛细血管基底膜双轨
多形核白细胞	毛细血管内微血栓
间质水肿	包曼囊增厚
出血	肾小球炎
纤维素沉积	肾小球硬化
纤维化	肾小球坏死
肾小管[b]	血管[c]
肾小管上皮细胞肿胀	血管内皮细胞肿胀
肾小管上皮细胞细小等大空泡变	血管内皮细胞增生
肾小管上皮细胞大小不一的空泡变	内膜增生增厚
肾小管萎缩	血管炎
肾小管坏死	血管硬化
肾小管管型	血管闭塞
肾小管炎	

续表

肾小管扩张	
肾小管基底膜增厚	

注:所有病变均应用半定量评分 0~3;0=无相应病变;1=轻度;2=中度;3=重度;并且分别注明。a.注明弥漫性或局灶性病变;b.注明为近曲或远曲小管;c.注明为动脉、小动脉或静脉。

4. Pirani 评分方法　Pirani 评分方法在 1975 年被提出并最初用于肾脏病活检中,1999 年 Karpinski 等报道将 Pirani 评分方法改良后用于边缘性供者[供者年龄>60 岁、既往有高血压和(或)心脑血管系统疾病]供肾移植前的组织病理学评估(表 9-4)。其同样观察供肾肾小球硬化、肾小管萎缩、肾间质纤维化和血管病变 4 项指标,评估总分为各项指标之和,同时结合临床病史中供者的年龄、性别、体重、死亡原因和肌酐清除率水平并于移植后随访观察 2 年。结果显示供肾肌酐清除率结合组织病理学评估中的血管病变计分可明显预示移植后肾功能变化以帮助移植术前决定供肾取舍,对于供肾肌酐清除率较高的边缘性供者均应实施供肾活检组织病理学评估,且如果肌酐清除率<100 ml/min 和肾小球硬化>20% 或严重血管病变者则应放弃单肾移植而推荐实施双肾移植。

动脉血管硬化病变可显著降低移植术后 2 年时的移植肾存活率。供肾组织病理学评估指标总分≥6 分者移植术后具有 100% 的 DGF 发生率,其术后任何时间段检测肌酐清除率均明显偏高。4 项组织学指标中血管病变对移植后功能的影响最显著,如果供肾单独的血管病变计分达到最高 3 分者,术后 DGF 的发生率为 100%。本研究未能明确供肾的肾小球硬化病变与移植后预后的关系,因为 95% 纳入研究的边缘性供肾中硬化肾小球均已超过 20%,这主要是归因于供肾活检评估时取得的肾小球的数量往往波动较大,有研究者(如 Wang 等)报道只有当供肾活检组织内肾小球数量≥25 个时才具有代表性。Gaber 等报道若有 20% 肾小球硬化则强烈预示移植后肾功能不良。

表 9-4　改良的 Pirani 供肾组织病理学评估方法

肾小球硬化病变计分	0:无全小球性肾小球硬化
	1:<20% 的全小球性肾小球硬化
	2:20%~50% 的全小球性肾小球硬化
	3:>50% 的全小球性肾小球硬化
肾小管萎缩病变计分	0:无肾小管萎缩
	1:<20% 的肾小管出现萎缩
	2:20%~50% 的肾小管出现萎缩
	3:>50% 的肾小管出现萎缩
肾间质纤维化病变计分	0:无肾组织间质的纤维化
	1:<20% 的肾组织被纤维组织取代
	2:20%~50% 的肾组织被纤维组织取代
	3:>50% 的肾组织被纤维组织取代
血管病变计分 (小动脉血管狭窄或透明样硬化)	0:无动脉管腔的狭窄
	1:轻度动脉管壁增厚,增厚内膜未超过固有管腔的半径
	2:中度动脉管壁增厚,增厚内膜接近或略微超过固有管腔的半径
	3:重度动脉管壁增厚,致动脉管腔近乎完全狭窄和闭塞

续表

动脉粥样硬化 （动脉内膜纤维性增生增厚）	0:无动脉粥样硬化
	1:轻度动脉管壁增厚,增厚内膜未超过固有管腔的半径
	2:中度动脉管壁增厚,增厚内膜接近或略微超过固有管腔的半径
	3:重度动脉管壁增厚,致动脉管腔近乎完全狭窄和闭塞

总积分及其移植建议	
0~3分(轻度病变)	适用于单肾移植
4~6分(中度病变)	适用于双肾移植
7~12分(重度病变)	不适用于移植

注:对于血管病变,动脉和小动脉分支病变应予以分别评估计分;且两者中的最严重部位的病变将共同决定整体的血管病变程度。

5. 其他评估方法 Bajwa 等回顾分析了来自 OPTN/UNOS 的 2696 例具备双侧供肾活检资料并实施了移植的临床资料,针对性研究了供肾肾小球硬化与移植预后的关系和两侧供肾中肾小球硬化是否有差异。结论显示供肾肾小球硬化比例≥5%可以作为预示移植后功能不良的指标,但对于肾小球硬化比例≥5%的供肾则尚难以进一步分析,这同样是由于肾小球硬化的判断与活检标本中能取得的肾小球数量有很大关系。因活检方法不同导致实际取得的肾小球数量差异很大且不同的研究者对肾活检组织中必须具备的肾小球数量认识不一,有研究者认为至少应达到 25 只以上则判断肾小球硬化方才具有统计学意义,而有的研究者认为达到 10 只肾小球即可。肾小球硬化的比例也是争论之一,从 10% 到 20% 不等,笔者认为达到 5% 即具有判断意义,而 Lu、Edwards 等认为应达到 20%,而 Gaber 等应用 20% 作为判断依据却发现其与术后 DGF 关联性并不强。而同时观察了同一供者双肾的肾小球硬化情况发现,两侧供肾肾小球硬化的协同度为 78%。

Escofet 等也采用对尸体供肾移植术中行零点活检以观察肾小球硬化比例对术后肾功能的影响,其发现肾小球硬化与供者年龄因素显著相关,且经线性分析发现供肾肾小球硬化可显著影响术后肾功能并可预示移植肾长期存活情况。

Snoeijs 等部分研究者针对 DCD 中高龄供肾比较研究了 Remuzzi 评估和 Banff 评估两种方案,并比较了活检指标与临床供者年龄、原发病等指标在预示移植肾功能方面的优越性,并比较了采用楔形活检和穿刺活检的两种活检方法的优劣。结果显示,两种评估方案得到的移植肾预后相同,在所有的组织学指标中,肾小球硬化和血管狭窄与高龄 DCD 供肾移植后的长期存活的相关性最为显著。相比于年龄、肾脏重量、供者 GFR、机器灌流量和灌流肾内阻力指数 5 项临床评估指标,活检组织病理学中的肾小球硬化、肾间质纤维化和血管病变三种评估指标更能准确预示移植肾功能;研究中同时也注意到 DCD 在循环终止至器官灌注开始保存期间的热缺血时间(warm ischemia time,WIT)因素是导致肾移植术后即刻发生的 DGF 的重要危险因素,而该并发症是上述组织病理学评估中的慢性病变指标所难以预测的,这提示对于高龄 DCD 供肾且 WIT 时间过长者尤其应该谨慎判断,这时必须采取活检组织病理学评估手段。在活检方法学上,楔形活检虽然可以取得更多数量的肾小球,但部位却较为表浅,由于该部位肾小球硬化数量大于深部皮质部位,易导致高估肾小球硬化比例,而穿刺活检虽然肾小球数量不如前者,但对肾小球硬化判断则更为客观准确。此外,上述研究中也同时比较了冷冻切片和石蜡切片的结果,认为冷冻切片在判定供肾质量方面并不精确。纵观上述研究结论,最终推荐对于高龄 DCD 供肾均应进行活检组织病理学评估。

(二)供肝的组织病理学评估

随着我国 DCD 供者器官移植的展开,DCD 供肝质量是决定其移植后供肝和受者存活的决

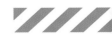

定性因素,其病理学评估在很大程度可以借鉴亲属活体供肝的病理学评估方案。DCD 等扩大标准供肝的组织病理学评估主要集中在对肝细胞脂肪变性的评估上。有研究显示 7% 的潜在供肝具有约 30% 的肝细胞脂肪变性。目前已知严重的脂肪变性将直接导致术后移植肝原发性无功能(primary non-function,PNF),进而移植失败甚至受者死亡。因此,准确评估 DCD 供肝质量是其移植成功的首要环节。DCD 供肝移植前虽然可以借助于了解供者年龄、死亡原因、体重指数(BMI)及临床肝移植医生在获取供肝后对肝脏进行肉眼观察判断等方法初步判断其质量,但只有活检才能最终明确其肝内脂肪变性的性质(小泡性脂肪变性或大泡性脂肪变性)及其程度以决定取舍。

供肝脂肪变性依据其脂肪变性肝细胞的形态分为小泡性脂肪变性(microvesicular steatosis,MiS)和大泡性脂肪变性(macrovesicular steatosis,MaS)两种类型,其中 MiS 的组织病理学特征为单个肝细胞内有 1 个或多个脂肪小泡,但脂肪小泡的大小明显小于肝细胞核,肝细胞核的位置不会发生变化;MaS 为肝细胞胞质明显为单个或多个大脂肪泡所占据,由于脂肪滴巨大往往将肝细胞核推挤到一侧的胞膜边缘,肝细胞内的脂肪空泡明显大于肝细胞核。依据肝脏中脂肪变性肝细胞所占的比例可将其程度分为轻微(<10% 的肝细胞出现脂肪变性)、轻度(10%~25% 肝细胞脂肪变性)、中度(25%~50% 肝细胞脂肪变性)和重度(>50% 肝细胞脂肪变性)(图 9-2)。

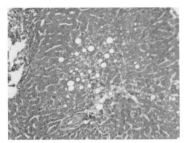 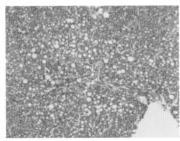 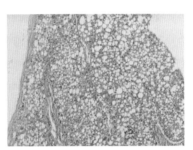

(a)30%以下的肝细胞脂肪变性　　(b)30%~50%的肝细胞脂肪变性　　(c)50%以上的肝细胞脂肪变性

图 9-2　DCD 供肝移植术前活检,可见不同程度肝细胞脂肪变性

DCD 供肝活检的时机可选择在供者肝脏获取后尚未进入灌注和保存时即获取后活检,其活检方法可以采用穿刺活检或肝缘的楔形切块活检。其中由于肝脏为实质性器官,楔形切块活检便于获得更具代表性的肝组织以供组织病理学观察,且切口可用电凝处理,方便且安全。活检标本切片方法可以有冷冻切片(frozen section,FS)和甲醛固定石蜡切片(paraffin section/permanent section,PS)两种,前者是临床肿瘤等手术术中快速诊断的首选,部分研究者认为其能准确诊断肝细胞脂肪变性和评定其病变程度,与后者诊断的结果接近,但部分研究者认为肝细胞内糖原容易使得 FS 高估 MiS 的程度。随着快速组织学制片技术的成熟,PS 与 FS 相比并不过多耗费诊断时间,且 PS 更便于良好保存肝细胞形态,更有利于在短时间内准确判断肝细胞脂肪变性,尤其是 MiS 以及 MiS 和 MaS 混合存在时。Frankel 等通过对肝脏大体解剖标本实施穿刺观察,针对供肝活检穿刺部位、标本数量等技术细节进行了极具参考价值的研究。结论如下:供者年龄和 BMI 并不能预示供肝质量;小泡性脂肪变性常与大泡性脂肪变性协同存在;不同肝叶和同一肝叶内不同部位的单次穿刺活检足以准确反映肝内情况;当然多次和多部位活检必然可提高判断的准确性。

Fishbein 等报道其应用活检和冷冻切片观察供肝脂肪变性情况,结果显示预示肝脂肪变性的临床危险因素为供者肥胖(或高 BMI)和外伤死亡,其经准确评估后弃用中-重度大泡性脂肪变性的肝脏但应用了中-重度小泡性脂肪变性的供肝予以移植,术后 1 年受者和移植肝的有功能存活率分别为 80% 和 72.5%,与普通肝移植接近,术后 PNF 的发生率为 5%,供肝内小泡性脂肪变性可在术后逐渐消失。Marsman 等研究显示应用超过 30% 脂肪变性供肝移植显著降低

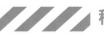

术后 4 个月时移植肝和 2 年时受者的存活率。

（三）华中科技大学同济医学院附属同济医院器官移植研究所的 DCD 供器官组织病理学评估的初步经验

2011 年 6 月至 2015 年 12 月间实施 10 例 DCD 供者器官病理学评估（其中本单位实施 8 例,外单位实施 2 例）。供者术前完成病毒学检查和肝、肾功能检查。笔者的经验和体会如下：①推荐所有 DCD 供肾和供肝均实施活检评估,因肉眼表现和实际的组织病理学表现可不一致。②DCD 供肝明显水变性不影响移植术后肝功能,供肝水变性或中-重度 MiS 可以考虑选用移植。③建议获取器官前均实施影像学检查,排除明显结石、肿瘤等。④关于活检方法：供肾适于采用获取后的穿刺活检;供肝则适于采用获取后的楔形切块活检,以便提供更大的组织,提高肝脏标本代表性,更有利于对脂肪变性的判定。⑤病理制片技术：建议放弃选用冷冻切片而推荐采用快速甲醛固定石蜡切片,因后者能提供良好的细胞形态以便准确诊断,且制片仅需 1～1.5 小时,并不显著延长 DCD 的冷缺血时间（cold ischemia time,CIT）,良好的组织细胞形态非常有利于镜下的快速、准确诊断。

第三节　移植器官主要并发症的病理学特征

器官移植术后由于移植器官血液循环的中断与重建、免疫学反应和免疫抑制药物应用等多种因素的作用,移植术后可能出现多种并发症,主要有移植物的缺血再灌注损伤（IRI）、排斥反应、免疫抑制剂毒性损伤、移植后感染、原有疾病复发或新发性疾病和移植后肿瘤。了解这些并发症的病理学特征并及时地通过活检予以明确的病理学诊断,才能指导临床予以针对性治疗,以保证移植器官和受者的长期存活。以下就移植后主要并发症的基本病理学特征予以介绍。

一、移植物的缺血再灌注损伤

即移植器官在切取和植入过程中由于血供中断及通过血管吻合以重建或恢复血液循环,血液再次灌注进入器官内,这整个过程所形成的移植器官内以实质细胞为主的缺血、缺氧损伤,以及有多种细胞和细胞因子参与的一系列的连锁反应性的病理损伤过程。这一损伤来源于供者器官血液中断或明显减少,供者器官切取后的冷保存与运送,血管吻合后血流开放与灌流这三个连续的过程。这一损伤是器官移植手术过程中固有的损伤过程,但不同的供者器官来源,IRI 的程度明显不同。IRI 的致病机制主要包括细胞内能量代谢障碍、氧自由基产生增加、细胞内钙超载、中性粒细胞产生的活性物质、血液的无复流现象以及细胞凋亡。IRI 的效应直接造成移植物实质细胞的水变性甚至实质细胞坏死,是造成移植术后的移植物功能延迟恢复（delay graft function,DGF）甚至移植物原发性无功能（primary non-function,PNF）的主要原因。

IRI 在不同的移植器官移植中的表现略有不同,在移植肾表现为急性肾小管坏死（acute tubular necrosis,ATN）,随损伤程度不同而表现为肾小管上皮刷状缘消失、空泡变性、上皮细胞核消失;严重的 ATN 可见肾小管横断面内上皮细胞核完全消失,上皮细胞崩解并全部脱落入肾小管管腔内（图 9-3）,形成管型导致管腔阻塞,肾组织间质内不同程度水肿,在不伴有急性排斥反应时,淋巴细胞浸润不明显,多数肾小球正常,少数情况下肾小球毛细血管内有微血栓形成或肾小球囊内有蛋白渗出物;移植肝严重的 IRI 表现为门管区水肿、出血和以中性粒细胞为主的炎症浸润,小叶间胆管上皮崩解脱落,肝细胞水变性和部分肝细胞内和毛细胆管内胆汁淤积,后期可见门管区出现轻至中度小胆管增生;移植心脏 IRI 主要表现为心肌细胞或心肌纤维断裂、心肌细胞固缩及嗜酸性坏死,坏死心肌细胞边缘有少数中性粒细胞浸润。其在移植心心内膜心肌活检组织中的表现为小灶状的心肌溶解性坏死,部分国外文献中将这种情况称为"心

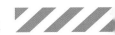

肌缺失",少数表现为心肌缺血性坏死或凝固性坏死,又称为微梗死(图 9-4)。严重的缺血性损伤时还可出现心肌间质内明显的出血。如果缺血性病变存在一定时间(如 1 周左右),可见坏死灶周围有时有少数中性粒细胞浸润,以及少许增生的肉芽组织;移植肺 IRI 病理表现从移植肺局部的小灶状病灶至弥漫性肺泡损伤,前者组织学上可见局部肺泡上皮细胞水肿,肺泡间隔增宽,肺泡间隔毛细血管内可见微血栓,局部肺泡上皮可坏死脱落;后者在临床上可造成成人呼吸窘迫综合征(ARDS),其本质为肺毛细血管的毒性损伤、较长时间缺氧、肺血液灌流不足以及肺泡上皮细胞损伤所致的移植肺水肿,类似于肺透明膜病(hyaline membrane disease)。组织学上可见移植肺肺泡内表面覆盖有一层均匀带状物质形成的透明膜(图 9-5),PAS 染色和蛋白反应阳性。移植胰腺 IRI 可导致轻微的胰腺周围炎以及胰腺周围局部脂肪组织的坏死。

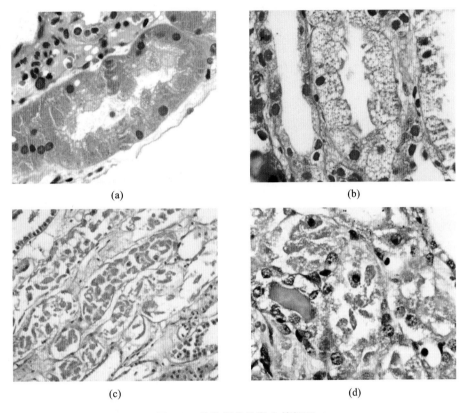

(a)　　　　　　　　　　　　(b)

(c)　　　　　　　　　　　　(d)

图 9-3　移植肾急性肾小管坏死

注:(a) 图示少数肾小管上皮细胞刷状缘消失、上皮细胞肿胀和少许胞核消失,HE×400;(b) 多数肾小管上皮明显水变性和多数上皮细胞核消失,HE×400;(c)、(d) 大体标本中大多肾小管上皮细胞明显坏死、崩解和脱落,基膜裸露,HE×200 和 HE×400。

二、排斥反应

排斥反应(rejection)是器官移植术后最主要的并发症之一,是导致移植物失功的重要因素。排斥反应的发病机制为供受者遗传背景的差异,移植器官所携带的移植抗原(包括主要组织相容性抗原和次要组织相容性抗原及 ADO 血型抗原、组织特异性抗原等)刺激受者免疫系统予以识别、免疫细胞增殖及产生细胞和(或)体液性免疫损伤效应。

对于排斥反应的分类,既往主要依据排斥反应的发生时间并结合其发病机制、临床表现及病理变化分为超急性排斥反应(hyperacute rejection,HAR)、加速性急性排斥反应(accelerated acute rejection,AAR)、急性排斥反应(acute rejection,AR)和慢性排斥反应(chronic rejection,CR)四种类型;随着排斥反应机制的明确,目前演变为明确依据其发病机制分为 T 淋巴细胞介导性排斥反应(TCMR)及抗体介导性排斥反应(ABMR)两种类型;这两大类型的排斥反应进一

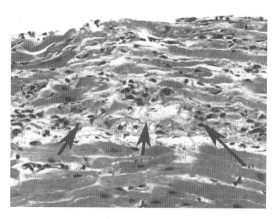

图 9-4　移植心缺血再灌注损伤

注:移植心 EMB 活检组织内局灶性心肌溶解性坏死缺失,HE×200。

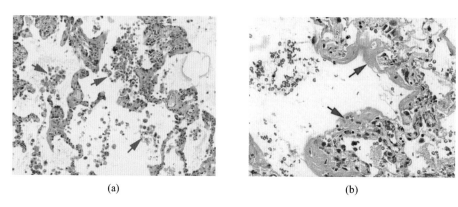

(a)　　　　　　　　　　　　　　　　(b)

图 9-5　移植肺缺血再灌注损伤

注:(a) 移植肺肺泡腔内大量坏死脱落的肺泡上皮细胞,HE×200;(b) 移植肺肺泡内表面透明膜形成,HE×400。

步依据其排斥反应炎性损伤的病变特征分为急性 T 淋巴细胞介导性排斥反应(ATCMR)、慢性活动性 T 淋巴细胞介导性排斥反应(CTCMR)和急性抗体介导性排斥反应(AABMR)、慢性抗体介导性排斥反应(CABMR)。

1. T 淋巴细胞介导性排斥反应　简称为细胞性排斥反应(cellular rejection)。其是排斥反应中主要的效应机制之一,即抗原提呈细胞通过对移植抗原的提呈作用启动排斥反应,迟发型超敏反应性 CD4⁺ T 淋巴细胞通过引发迟发型超敏反应性炎症促进排斥反应,而细胞毒性 CD8⁺ T 淋巴细胞通过直接杀伤靶细胞形成排斥反应损伤,在这一过程中,还有巨噬细胞、NK 细胞等多种细胞的参与。

TCMR 的主要病理学特征为移植器官内数量不等的单个核炎症细胞(包括 T 和 B 淋巴细胞、巨噬细胞、NK 细胞等)浸润,进而可见浸润的炎症细胞攻击器官组织的实质结构和动脉血管分支造成相应损伤,部分病例在出现了典型的慢性排斥反应病变的同时,仍可见明显的急性 TCMR 病理学表现,提示持续存在的、活动性的急性排斥反应损伤是导致慢性排斥反应的重要致病因素。

(1) 急性 T 淋巴细胞介导性排斥反应:急性 T 淋巴细胞介导性排斥反应(ATCMR)主要的免疫效应机制为细胞毒性 T 淋巴细胞、活化的巨噬细胞及 NK 细胞介导的细胞毒作用,主要见于器官移植术后数月至 1 年内,但随着强效免疫抑制剂的应用,其已经不具备明确的时间限定了,可见于移植术后任何时间,其确诊必须依赖移植器官穿刺活检病理学诊断。

肉眼观,轻微的 ATCMR 可没有显著的损伤变化,严重者可见移植器官因组织间质明显水肿而肿胀、体积增大，甚至因局部出血和梗死可导致移植肾表面和切面呈花斑状（图 9-6）。镜下观，其基本的病理学特征为移植器官组织间质内数量不等的以单个核炎症细胞为主的炎症浸润（图 9-7）。浸润的炎症细胞主要为淋巴细胞，其次可有巨噬细胞、浆细胞，也可混有少数中性粒细胞和嗜酸性粒细胞。在此基础上，淋巴细胞破坏移植器官的特定结构形成相应病变，如在移植肾可见肾小管炎（图 9-8）；在移植心脏形成心肌间质炎症浸润和心肌细胞坏死；移植肝形成小叶间胆管上皮炎（图 9-9）；移植胰腺表现为胰腺外分泌部分的腺泡上皮、腺泡间、胰腺小叶间隔的纤维组织内和各级胰腺导管上皮部位的炎症浸润（图 9-10）及胰腺腺泡多个灶状的溶解性坏死。严重者出现移植器官各级动脉血管分支的动脉血管炎表现，程度可由轻微的动脉内皮炎、动脉内膜炎至严重的以动脉血管管壁纤维素样坏死为特征的透壁性动脉炎（动脉炎病变可详见"急性抗体介导性排斥反应"内容）。间质内弥漫性炎症细胞的浸润对诊断仅具有提示作用，其确定诊断需要具有移植肾肾小管炎、移植肝小叶间胆管上皮炎和移植胰腺导管上皮炎等特征性表现甚至动脉炎表现，同时应排除急性抗体介导性排斥反应即移植器官活检组织内 C4d 免疫组化染色呈阴性和 DSA 检测呈阴性。在移植物的活检组织中，有时由于穿刺标本的局限性而没有穿刺取得动脉血管分支或者排斥反应程度轻微而致其动脉血管分支表现正常，此时肾小管炎、小叶间胆管上皮炎等特征成为诊断 ATCMR 的关键。

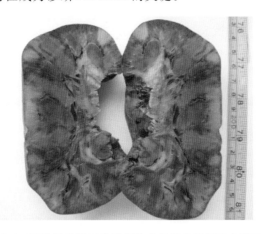

图 9-6　移植肾急性 T 淋巴细胞介导性排斥反应肉眼观

注：移植肾明显肿胀致体积增大，表面和切面因局部出血和缺血坏死呈暗红色和灰白色相间。

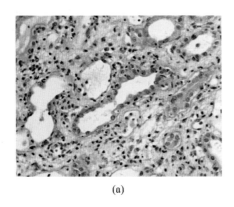 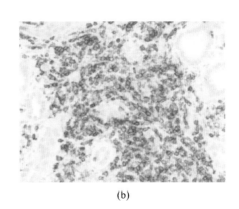

(a)　　　　　　　　　　　　　　　　　(b)

图 9-7　移植肾急性 T 淋巴细胞介导性排斥反应镜下观

注：(a) 移植肾穿刺活检组织间质弥漫性淋巴细胞浸润和肾小管炎表现，PAS×200；(b) 移植肾间质内浸润淋巴细胞经 CD3 免疫酶组织化学染色呈阳性，CD3 IHC×400。

（2）慢性活动性 T 淋巴细胞介导性排斥反应：目前已明确慢性排斥反应是由持续存在的、不断活动的急性排斥反应进展而来。以移植肾为例，肉眼观，典型 CTCMR 者可见移植肾显著萎缩而体积缩小呈固缩肾表现,表面呈灰白色凹凸不平,切面呈致密灰白色,因广泛纤维化而致皮髓质分界不清(图9-11)。镜下观,其特征性病变为出现了慢性免疫损伤所致的特征性慢性移植物动脉血管病表现(图9-12),进而导致肾小球硬化、肾间质纤维化和肾小管萎缩(图9-13);在部分病例中,在出现典型慢性病变的同时,仍可见不同程度的肾间质淋巴细胞浸润和肾小管炎表现,提示慢性损伤是由持续存在、不断进展的ATCMR进展而来。移植肝则表现为门管区内小叶间胆管的萎缩和消失,即胆管缺失综合征;移植肺表现为阻塞性细支气管炎(obliterans bronchiolitis,OB),移植肺内细小气管如呼吸性细支气管因上皮反复的排斥反应因素所致的炎性损伤,导致管壁致密的纤维组织增生并形成斑块使管腔部分或全部阻塞(图9-14)。

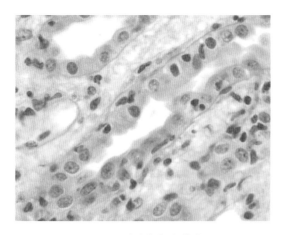

图9-8 移植肾肾小管炎

注:淋巴细胞浸润进入肾小管上皮层内呈肾小管炎表现,PAS×1000。

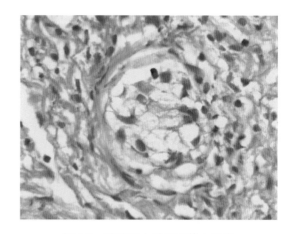

图9-9 移植肝小叶间胆管上皮炎

注:移植肝活检组织门管区内小叶间胆管上皮炎表现,HE×400。

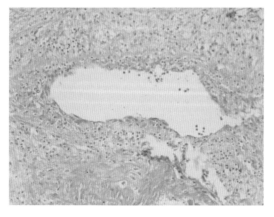

图9-10 移植胰腺炎症浸润

注:胰腺导管上皮炎,HE×200。

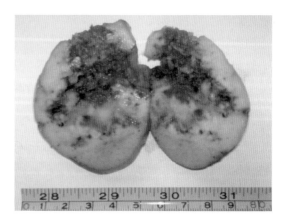

图9-11 肾移植术后13年,因慢性活动性T淋巴细胞介导性排斥反应而切除移植肾

注:移植肾体积明显萎缩,因广泛纤维化致皮髓质分界不清,局部可见因持续存在的活动性急性排斥反应所致移植肾组织内局部出血而呈暗红色。

同时,CTCMR的诊断需经C4d免疫组化染色和DSA检测排除抗体介导性排斥反应因素,且应注意与缺血再灌注损伤、钙调磷酸酶类免疫抑制剂(如CsA、FK506)的药物毒性损伤、移植术后高血压及病毒感染等多种非免疫因素所致的慢性病变相鉴别。

2. 抗体介导性排斥反应 抗体介导性排斥反应(ABMR)又称体液性排斥反应(humoral rejection)。近年来其在移植物免疫损伤中的作用日益受到重视,主要为抗体、补体等多种体液

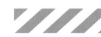

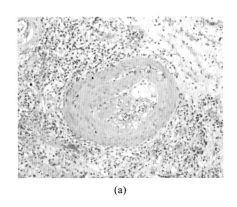
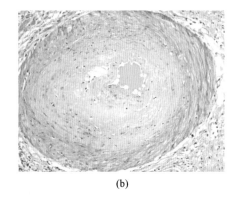

(a)   (b)

图 9-12　移植肾慢性活动性 T 淋巴细胞介导性排斥反应的慢性移植物动脉血管病

注：(a)移植肾内弓形动脉分支内膜增生增厚,局部管腔狭窄,增生的内膜内仍可见多数淋巴细胞浸润呈持续存在的动脉内皮炎表现,HE×200;(b)移植肾内弓形动脉内膜增生增厚致管腔呈同心圆样狭窄致管腔几乎完全闭锁,HE×400。

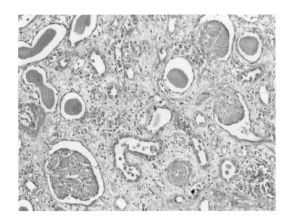

图 9-13　移植肾慢性活动性 T 淋巴细胞介导性排斥反应

注：移植肾间质广泛纤维化、肾小管萎缩和肾小球硬化,HE×200。

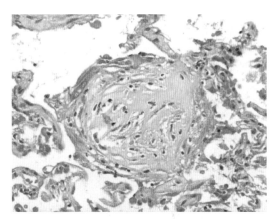

图 9-14　移植肺慢性排斥反应的特征性病变-慢性阻塞性细支气管炎

注：细支气管管腔内完全为增生的纤维组织阻塞,HE×400。

免疫成分参与所致的移植物的免疫性损伤。ABMR 不仅在移植物的超急性排斥反应,而且在急性排斥反应和慢性排斥反应中均发挥了重要的致病作用。ABMR 的免疫损伤主要有两种机制：一种机制为过敏性排斥反应,即受者体内因输血、妊娠及前次移植等原因而形成预存的抗供者 HLA 抗体(预存抗体,performed antibody),与移植抗原结合后迅速激活补体,释放缓激肽等血管活性物质,损伤血管内皮,导致血管炎、血栓形成及组织出血性和缺血性坏死;另一种机制为移植后移植抗原刺激受者 B 淋巴细胞产生抗供者 HLA 抗体(供者特异性抗体,donor specific antibody,DSA),进而通过激活补体以及 ADCC 作用损伤移植肾而形成排斥反应。

对于 ABMR 的诊断应遵循临床移植器官功能监测、病理学观察和受者血清 DSA 检测三者相结合的综合诊断原则。病理学上,以往通常进行免疫球蛋白 IgG、IgM 等和补体 C3、C1q、C5b-9 等成分的免疫荧光染色,但这些指标均缺乏特异性,目前主要应用补体片段 C4d 的免疫荧光或免疫酶组织化学染色以明确诊断 ABMR,其成为诊断 ABMR 的病理组织学标志物。但近年发现部分病例虽然呈明显的移植物功能减退和 DSA 阳性,但 C4d 免疫酶组织化学染色却始终呈阴性,提示部分 ABMR 病例为 C4d 免疫酶组织化学染色阴性的 ABMR,需要在临床和病理学诊断中予以重视。

(1)急性抗体介导性排斥反应：急性抗体介导性排斥反应(AABMR)主要的免疫效应机制

为移植物 HLA 抗原、血管内皮细胞抗原等移植抗原在术后刺激受者产生供者特异性抗体,后者与血管内皮上广泛分布的移植抗原相结合并激活补体导致移植器官的免疫损伤。其诊断必须与移植器官功能检查、活检组织 C4d 免疫组化染色和 DSA 检测相结合。

临床上最严重、最典型的 AABMR 为移植肾超急性排斥反应(HAR)以及加速性急性排斥反应,两者均是迅猛发生、强烈的 ABMR,一般发生于肾移植术中血管吻合开放后数分钟至术后 24 小时内。其发病机制与下列危险因素有关:①供者和受者 ABO 血型不合;②受者体内存在抗供者预存抗体,这些抗体往往由于受者前次移植、移植术前接受多次输血、血液透析或多次妊娠等因素而形成,也可能由与移植抗原呈交叉反应的微生物感染所致等。移植肾 HLA 抗原或 ABO 血型抗原与受者血清中预存抗体结合后激活补体吸引中性粒细胞聚集以及血小板血栓形成而造成广泛的血液循环障碍及实质组织的破坏。

病理学上,肉眼观可见在血管吻合开放恢复血供后移植肾迅速肿胀甚至破裂,肾脏颜色由红润很快变为暗红色甚至呈紫黑色(图 9-15);镜下观可见动脉血管管壁纤维素样坏死(图 9-16),毛细血管内广泛的微血栓形成(图 9-17),组织内大量中性粒细胞浸润,实质组织明显出血、水肿及大片出血性和缺血性坏死,移植物因功能的迅速衰竭而不得不予以切除。随着目前对 HAR 机制的认识及移植术前组织配型技术的提高,这种类型的排斥反应已极罕见。

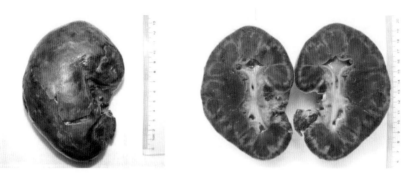

图 9-15　移植肾超急性排斥反应肉眼观

注:肾脏明显肿大,肾脏表面和切面均呈暗红色,呈明显的出血状外观。

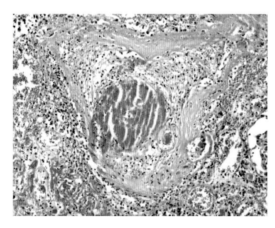

**图 9-16　移植肾严重的急性抗体介导性排斥
反应(加速性急性排斥反应)**

注:移植肾内小动脉分支显著的动脉内膜炎及管壁纤维素样坏死致内膜水肿增厚和管腔狭窄,HE×200。

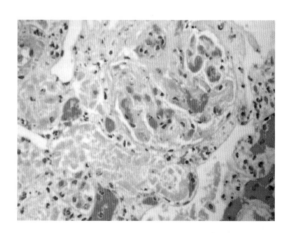

图 9-17　移植肾超急性排斥反应镜下观

注:移植肾肾小球内大量微血栓形成,肾小球局部纤维素样坏死,HE×400。

新近研究发现轻微或早期 AABMR 的病理学特征为移植肾内微血管炎病变,包括肾小管周毛细血管炎和肾小球炎两种病变:前者表现为肾小管周毛细血管腔内淋巴细胞、单核巨噬细

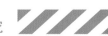

胞和中性粒细胞淤积(图9-18);后者可见肾小球毛细血管腔内淋巴细胞等淤积(图9-19)。

随着病变程度的加重,多数AABMR的典型病理组织学特征为移植物内各级动脉血管分支的动脉炎表现,由轻微的动脉内皮炎(图9-20)至动脉内膜炎(图9-21)形成动脉内皮空泡变性,内膜水肿及大量泡沫细胞形成致内膜增厚,管腔阻塞;严重者可呈动脉平滑肌或管壁全层的纤维素样坏死(图9-22),亦可见肾小球毛细血管襻局灶性纤维素样坏死,部分文献中又称为急性血管型排斥反应(acute vascular rejection)。进一步的C4d免疫荧光或免疫组化染色可见肾小管周毛细血管内皮呈C4d染色阳性。AABMR时往往有以肾间质炎症浸润和肾小管炎为特征的TCMR合并存在。对于C4d免疫组化染色阴性的AABMR而言,则必须依赖详尽的病理学观察和外周血DSA的检测。移植心脏AABMR时其EMB活检组织的C4d免疫组化染色在心肌间质毛细血管内皮呈阳性;移植肝AABMR时,由于肝脏独特的免疫特性,其活检组织的C4d免疫组化染色的意义仍不明确,阳性部位也往往不确定,有时可见在肝窦内皮部位,有时亦可见在门管区的纤维组织内呈阳性(图9-23)。

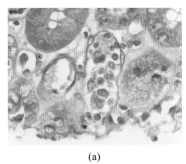
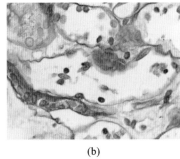
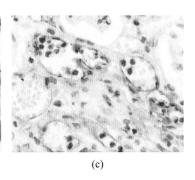

| (a) | (b) | (c) |

图9-18 移植肾急性抗体介导性排斥反应的肾小管周毛细血管炎

注:(a)移植肾穿刺活检组织内部分肾小管周毛细血管腔内炎症细胞淤积,HE×1000;(b)PAS×1000;(c)C4d免疫组化染色阳性的肾小管周毛细血管腔内可见单个核炎症细胞淤积,×1000。

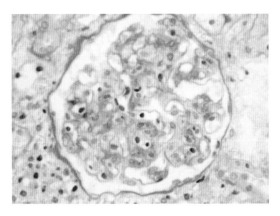

图9-19 移植肾急性抗体介导性排斥反应的肾小球炎

注:肾小球部分毛细血管腔内淋巴细胞等单个核炎症细胞淤积,PAS×200。

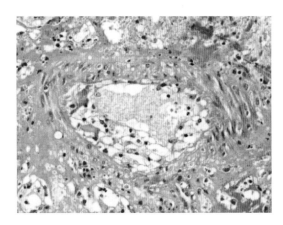

图9-20 移植肾急性抗体介导性排斥反应中的动脉内皮炎

注:移植肾小叶间动脉分支内皮有淋巴细胞浸润,局部内皮细胞肿胀呈空泡样变,HE×200。

(2)慢性抗体介导性排斥反应:随着近年来抗体介导性排斥反应在移植物慢性失功中的致病作用机制逐渐明确,慢性抗体介导性排斥反应(cABMR)的概念得以确立。其危险因素主要包括受者预致敏(再次或多次移植)、高群体反应性抗体(PRA)水平、HLA错配、反复多次的急性排斥反应以及对免疫抑制剂的依从性差导致的免疫抑制剂不足等。其致病机制主要为抗体、补体及多种类型炎症细胞损伤导致其靶部位损伤,如移植肾微血管内皮损伤而致移植肾功能表

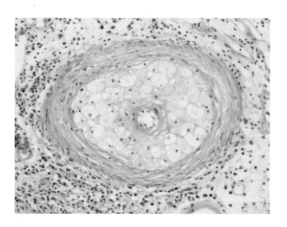

图 9-21　移植肾急性抗体介导性排斥反应中的动脉内膜炎

注:移植肾小叶间动脉分支的内皮细胞广泛空泡样变呈泡沫样细胞,内膜显著增厚致管腔明显狭窄近于闭锁,HE×200。

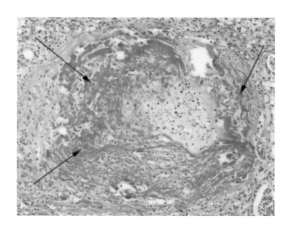

图 9-22　移植肾急性抗体介导性排斥反应中的纤维素样坏死

注:移植肾内弓形动脉分支管壁明显纤维素样坏死,HE×200。

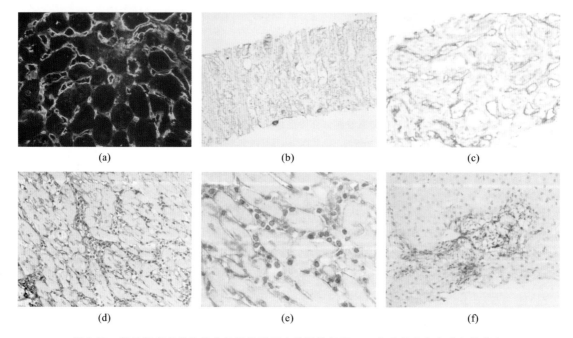

图 9-23　移植器官急性抗体介导性排斥反应的活检组织 C4d 免疫荧光和免疫组化染色

注:(a) C4d 的免疫荧光染色中肾小管周毛细血管内皮基底膜呈阳性;(b) 移植肾穿刺活检组织 C4d 免疫组化染色呈弥漫性阳性,C4d 免疫组化染色×100;(c) 移植肾穿刺活检组织 C4d 免疫组化染色呈弥漫性阳性,C4d 免疫组化染色×400;(d)、(e) 移植心 EMB 活检组织内 C4d 免疫组化染色在心肌间质毛细血管内皮呈阳性,×100 和×1000;(f) 移植肝活检组织内 C4d 免疫组化染色在门管区内局部纤维组织呈阳性,×200。

失(图 9-24)。其病理学特征除具有前述慢性移植物动脉血管病表现外,近来随着研究的深入,也逐渐认识到对移植肾而言,移植肾内广泛的微血管病变即肾小管周毛细血管基底膜多层(peritubular capillary basement membrane multilayering,PTCBMML)和移植性肾小球病(transplant glomerulopathy,TG)(图 9-25)也与慢性体液免疫损伤密切相关。其明确诊断同样应在临床各项检查的基础上,对慢性失功的移植物的活检组织进行 C4d 免疫组化染色和血清DSA 检测。

（3）C4d 阴性抗体介导性排斥反应:C4d 阴性抗体介导性排斥反应目前在移植肾中研究得

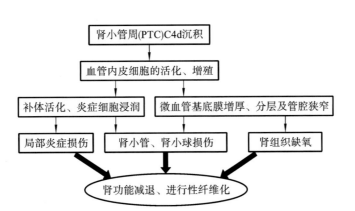

图 9-24　抗体介导性排斥反应致慢性移植肾损伤模式图

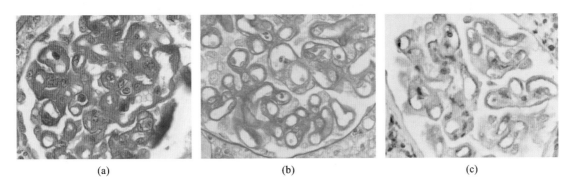

图 9-25　移植肾慢性抗体介导性排斥反应的慢性移植性肾小球病

注：(a) 肾小球毛细血管系膜基质增生、毛细血管基底膜增厚呈双轨样改变，HE×1000；(b) PASM×1000；(c) 肾小球毛细血管基底膜 C4d 免疫组化染色呈阳性，IHC×1000。

最为充分，其基本定义为移植肾具有微血管损伤病变(MVI)，包括肾小球炎、肾小管周毛细血管炎(PTC)和血栓性微血管病(TMA)表现，但应用 C4d 免疫组化染色始终呈阴性或仅在极少许肾小管周毛细血管上呈难以确定意义的、极其微弱的阳性。其既可以见于功能异常的移植肾，又可以见于功能稳定的移植肾。Colvin 等报道在临床移植肾功能异常的指征性活检病例中，其发生率近 20％。由于 ABMR 经典的诊断指标——C4d 的免疫组化染色对其失去诊断意义，目前研究显示检测抗体介导所致的血管内皮细胞活化及损伤的基因转录表达(ENDAT)更具有特异性。

三、免疫抑制剂的毒性损伤

免疫抑制剂的毒性损伤主要为钙调磷酸酶抑制剂类药物即 CsA 及 FK506 的肾、肝毒性损伤。CsA 毒性损伤分为急性和慢性毒性损伤。组织学上移植肾典型的急性毒性损伤形成肾小管上皮细胞胞质内大量细小等大的空泡变性(图 9-26)、巨线粒体等；慢性毒性损伤造成肾组织间质条带状纤维化(图 9-27)，肾小球入球微动脉等细小动脉局部管壁的透明样变性(图 9-28)甚至管腔阻塞，肾小球因缺血而形成纤维化、硬化与废弃。移植肝毒性损伤时常仅表现为肝细胞弥漫性肿胀，肝细胞和(或)毛细胆管内胆汁淤积。由于其病理组织学变化缺乏特异性，免疫抑制剂毒性损伤的诊断除了病理学观察外，必须结合临床血药浓度检查予以综合诊断。对于部分疑难病例，需要在排除急性排斥反应等可能后，通过降低免疫抑制剂的剂量进行诊断性的治疗以最终确定诊断。

四、移植物复发性疾病和新发性疾病

移植物复发性疾病(recurrent disease)，即器官移植后原有导致自身实质器官功能衰竭的

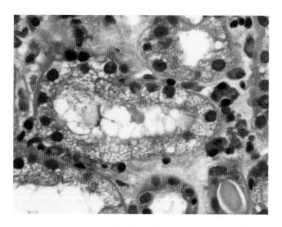

图 9-26 移植肾急性毒性损伤所致空泡变性
注:移植肾活检组织肾小管上皮细胞内多数细小等大空泡变性,HE×1000。

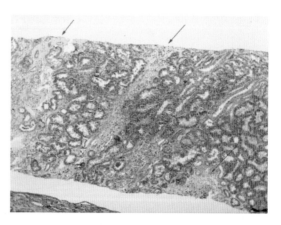

图 9-27 移植肾慢性毒性损伤所致纤维化
注:移植肾穿刺活检组织间质呈条带状/局灶性纤维化,Masson 染色×40。

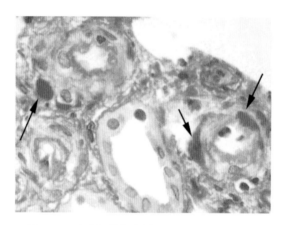

图 9-28 移植肾慢性毒性损伤所致透明样变性
注:移植肾穿刺活检组织内肾小球入球微动脉管壁外周局部结节样透明样变性,HE×400。

疾病在移植物上复发,再次导致移植物的功能减退甚至衰竭。移植物复发性疾病的病理学诊断必须首先具有术前原发性疾病的明确病理学诊断,其次应有移植物的病理学诊断,两者结合才能确立移植物复发性疾病的病理学诊断。多种移植物在术后均可能出现原有疾病的复发,其中肾移植中主要为各种类型肾小球肾炎及高血压肾病、糖尿病肾病等系统性疾病的复发;肝移植中主要为移植术后原有的病毒性肝炎的复发(图 9-29)、自身免疫性肝病(自身免疫性肝炎、原发性胆汁性肝硬化和原发性硬化性胆管炎)的复发(图 9-30);胰腺移植中复发性疾病主要为移植胰腺胰岛炎所致的糖尿病的复发。

移植物新发性疾病,即移植物发生的与自身原发性疾病不同类型的一种新的疾病,进而导致移植物功能减退甚至衰竭。与复发性疾病的病理学诊断一样,新发性疾病的诊断也必须具有移植前后自身器官及移植物准确的病理学诊断。

五、移植后感染

移植后感染(posttransplantation infection)指移植术后由于长期、大量的免疫抑制剂应用,所导致的以机会性病原菌感染为主的各种感染,其中主要为病毒如巨细胞病毒(CMV)感染、BK 病毒感染,细菌感染及真菌感染等;少数情况下可见卡氏肺孢子虫肺炎、弓形虫病和类圆线虫病等寄生虫感染。其他可能导致移植术后感染的因素还有受者移植术前营养不良和基础免疫力低,移植术中手术持续时间过长或供者器官携带病原体,以及术后留置导管、院内感染等。

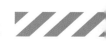

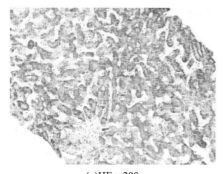
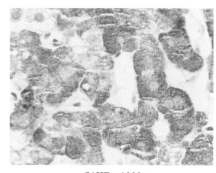

(a)HE×200   (b)HE×1000

图 9-29 肝移植术后移植肝复发性乙型病毒性肝炎

注:移植肝穿刺活检组织 HBsAg 免疫组化染色呈肝细胞胞质阳性。

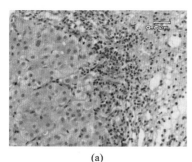
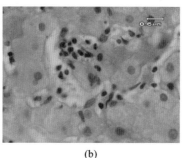
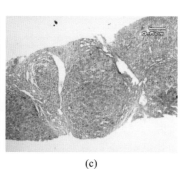

(a)   (b)   (c)

图 9-30 肝移植术后 2 年移植肝复发性自身免疫性肝炎致移植肝肝硬化

注:(a) 移植肝自身免疫性肝炎特征性的界板性炎症浸润,HE×200;(b) 移植肝小叶内碎片状炎症浸润和肝细胞坏死,HE×1000;(c) 移植肝因复发性自身免疫性肝炎致局部假小叶形成,Masson 染色×100。

移植后感染的发生不仅有可能促进急性排斥反应的发生,也有可能由于感染导致移植物肿瘤的发生,如 EB 病毒感染后发生的移植后淋巴组织异常增生。

(一)细菌感染

移植术后移植器官感染的致病菌主要有大肠杆菌等多种肠道细菌、铜绿假单胞菌、肠球菌和念珠菌等,其明确诊断需要细菌培养。例如,肾移植后细菌感染,病理学上形成移植肾急性间质性肾炎,可见移植肾活检组织间质内以中性粒细胞为主的炎症浸润(图 9-31),以区别于急性 T 淋巴细胞介导性排斥反应时以淋巴细胞为主的炎症浸润,且没有动脉炎表现,抗体介导性排斥反应病理组织学标志物 C4d 免疫组化染色亦呈阴性。

(二)病毒感染

1. 巨细胞病毒感染 巨细胞病毒(cytomegalovirus,CMV)感染是移植后受者最常见的病毒感染类型,其感染的危险因素如下:①CMV 阴性受者(R⁻)接受 CMV 阳性供者(D⁺)的器官,也称为原发性感染;②受者术前为 CMV 阳性(R⁺),其内源性的潜伏病毒经移植手术或术后免疫抑制剂的应用导致病毒再次激活而发生 CMV 感染,约 75% 的移植受者移植前血清学检查结果为阳性;③受者输入 CMV 阳性血液;④因急性排斥反应而使用大量糖皮质激素冲击治疗或采用单克隆或多克隆抗淋巴细胞抗体等生物制剂的受者;⑤免疫抑制方案与 CMV 感染的发生率也有关,如应用环孢素 A 或他克莫司、硫唑嘌呤和泼尼松作为免疫抑制方案者,CMV 感染的发生率为 10%～15%,而应用抗淋巴细胞抗血清进行抗排斥反应治疗者 CMV 感染发生率则高达 50%～60%。

移植后 CMV 感染的基本定义如下:用传统培养法或"shell-vial"快速培养法可从血液、尿液或活检组织中分离出 CMV;出现 CMV PP65 抗原血症;移植前 CMV 阴性者术后转换为

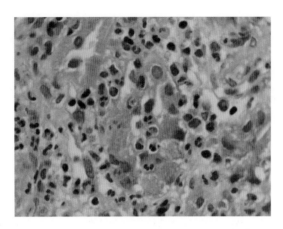

图 9-31　移植肾细菌感染性急性间质性肾炎
注：移植肾穿刺活检组织间质内大量以中性粒细胞为主的炎症浸润，HE×400。

CMV 阳性；CMV 阳性受者移植后 CMV 抗体滴度升高 4 倍或血液中检测到 CMV DNA。当病毒学检查仅血清 CMV-IgG 阳性时，称为静止性 CMV 感染；CMV-IgM 阳性者和（或）CMV 抗原阳性时称为活动性 CMV 感染。

移植器官 CMV 感染的诊断包括临床观察、实验室检查及组织活检，其中实验室检查最为重要，其包括病毒培养、CMV 血清学检测和 CMV 抗原血症检测。其中病毒培养为 CMV 实验室诊断的"金标准"，即将检测标本（血、尿等）接种在人成纤维细胞中，观察细胞形态学改变，细胞变圆、膨胀，胞体及胞核巨大化，胞核内出现环绕"空晕"状的大型嗜酸性包涵体则为阳性，但因 CMV 增殖速度缓慢，检测周期需 7～21 天，并不适宜作为临床快速诊断的方法；CMV 血清学检测为检测 CMV 感染后引发的特异性抗体即血清 CMV-IgG 和 CMV-IgM，以间接反映 CMV 感染情况，肾移植后受者接受免疫抑制剂治疗，机体产生抗体的能力减弱，血清学检测阳性率低，不利于临床早期诊断。若仅有 CMV-IgG 阳性，而无抗体滴度动态升高，只提示受者曾有过感染，不能确诊为 CMV 病，只有 CMV-IgM 阳性或 CMV-IgG 滴度升高 4 倍以上者，提示活动性 CMV 感染。CMV 抗原血症检测为应用免疫荧光标记的单克隆抗体，检测外周血中性粒细胞中 CMV 复制的早期蛋白——基质磷蛋白（PP65），血中 CMV 抗原阳性是病毒在细胞内活动性复制的标志且通常在 CMV 病发作前出现并在 CMV 病发作时持续存在，治疗后随病毒消失而转阴。此外目前临床也常采用定量 PCR 直接检测移植受者体液中 CMV DNA，评估病毒载量，用以协助 CMV 感染的诊断及治疗。

移植物活检病理中确诊 CMV 感染需要在移植物活检组织切片中检见 CMV 包涵体（图 9-32）或 CMV 免疫组化或原位杂交染色阳性。

2. BK 病毒感染　BK 病毒感染主要见于肾移植中，其所致的移植肾 BK 病毒肾病（BK virus nephropathy，BKVN）多发生于术后 1 年左右，平均发病时间为 12.5 个月，BKVN 临床表现隐匿而容易忽视或与其他引起移植肾功能不全的原因相混淆，其发生率报道不一，为 1.5%～10%。BKVN 临床上主要表现为移植肾功能不全，但不伴有蛋白尿，部分病人有血尿，少数受者移植肾超声检查显示肾盂扩张、输尿管梗阻。

BKVN 的确诊主要依据肾移植术后血和尿的 BK 病毒滴度监测和移植肾活检诊断。前者对于明确 BKVN 有着重要作用，目前文献报道的国际共识为血 BK 病毒 DNA 大于 10^3 copies/ml，提示为 BK 病毒血症；尿液中 BK 病毒 DNA 大于 10^3 copies/ml 时考虑为 BK 病毒尿症；若存在 BK 病毒血症，且尿中 BK 病毒 DNA 大于 10^7 copies/ml 时，提示存在 BKVN。BKVN 确诊还需要移植肾活检病理学诊断，光镜下可见肾小管上皮内数量不等的、异型的含有病毒包涵体的肾小管上皮细胞（图 9-33），管腔内常见坏死脱落的上皮细胞，严重感染的肾小管周围有包括中

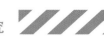

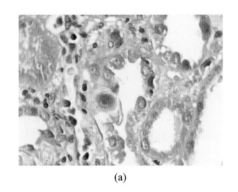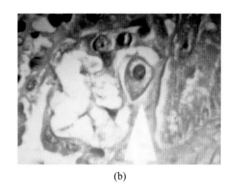

(a)   (b)

图 9-32 移植肾 CMV 感染

注:(a) 移植肾少数肾小管上皮细胞胞核明显增大,HE×400;(b) 移植肾肾小管上皮细胞内巨
细胞病毒包涵体,可见胞核内出现"空晕"类似鹰眼样细胞,HE×1000。

性粒细胞和淋巴细胞在内的混合性炎症浸润甚至围绕感染肾小管形成微脓肿;进一步的移植肾
组织 SV-40 免疫组化染色呈肾小管上皮细胞内阳性(图 9-34);电镜检查可见到病毒包涵体。
但由于活检标本的局限性,活检病理诊断中的 SV-40 免疫组化染色常常出现假阴性结果,此时
如果临床表现典型,血液及尿液 BK 病毒 DNA 升高,即使移植肾组织 SV-40 免疫组化染色阴
性,仍应考虑 BKVN,必要时再次活检以明确。

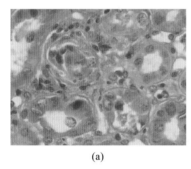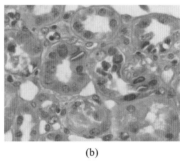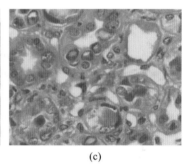

(a)   (b)   (c)

图 9-33 移植肾 BK 病毒肾病 1

注:(a) 异型性的肾小管上皮细胞胞核体积增大;(b) 异型性的肾小管上皮细胞核偏嗜酸性染色;(c) 异型性的肾小
管上皮细胞核中心淡染呈空心圆状。

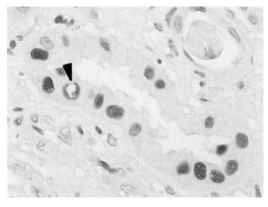

图 9-34 移植肾 BK 病毒肾病 2

注:肾小管上皮细胞内 BK 病毒 SV-40 抗原免疫组化染色阳性(↑),SV-40 IHC×1000
(东部战区总医院肾脏病研究所文吉秋教授提供)。

六、移植后肿瘤

根据国际移植肿瘤登记处(International Transplant Tumor Registry,ITTR)的统计,移植前有肿瘤病史的移植病人,移植后肿瘤的总体复发率在21%。移植术后新发恶性肿瘤的总发病率为6%左右;UNOS统计的肾移植、肝脏移植和心脏移植受者的原有恶性肿瘤复发率分别为1.1%、6.5%和2%;移植群组中新发恶性肿瘤发生率分别为8%、5%和14%,均明显高于普通人群,而且发病率随移植物存活时间延长而增加。其中发病率居首位的新发肿瘤是皮肤癌和唇癌,其发病率分别为49%和28%;其次是移植后淋巴组织增生性疾病(posttransplantation lymphoproliferative disorder,PTLD),其中恶性淋巴瘤占移植后全部肿瘤发生率的16%,其中85%为B淋巴细胞来源的大细胞型淋巴瘤,且其中90%~95%与EB病毒感染有关。我国近年来关于肾移植术后发生泌尿系统移行细胞癌的病例不断有报道,但没有全国性的统计数据。亚洲地区,尤其是中国台湾地区肾移植病人泌尿系统移行细胞癌的发生与中国大陆地区相似,而这些地区皮肤癌和淋巴瘤发生率均明显低于欧美国家。

移植后肿瘤的危险因素主要包括移植后受者的免疫功能抑制状况、病毒感染、供者携带性肿瘤因素和受者原有肿瘤的复发四个方面。其中受者免疫功能抑制状况因素主要为移植术后受者长期应用多种强效免疫抑制剂而处于全身低免疫状态,使机体整体的免疫监视功能低下,肿瘤细胞得以生长和逃逸。病毒感染是器官移植受者和普通人群肿瘤发生的共同的危险因素,由于移植后受者处于免疫功能低下状态,感染后病毒更容易介入宿主细胞的生长调控和插入诱变,修饰、改变宿主细胞基因的表达,参与恶性转化过程,其中与移植后肿瘤相关的主要为乙型和丙型肝炎病毒、人乳头状瘤病毒(HPV)、EB病毒(EBV)和人类疱疹病毒-8等,移植术后受者由HPV感染引起的各种皮肤和生殖器官疣状赘生物明显增加;而EB病毒感染是导致移植后淋巴组织增生性疾病(PTLD)的最主要病因,还可引起平滑肌肉瘤。PTLD是欧美国家器官移植受者中占第2位的恶性肿瘤。供者携带性肿瘤因素主要是为了缓解供者器官的严重短缺的矛盾,而选择性地采用具有恶性程度不高或转移侵袭性不强的肿瘤病史的供者作为供者器官的来源,但必须全面、仔细地衡量该因素对术后移植受者长期存活带来的利弊;复发性肿瘤因素即移植后应用免疫抑制剂将大大提高受者原有肿瘤复发的概率,因此移植前有恶性肿瘤病史是移植后发生肿瘤的严重危险因素。

移植后淋巴组织增生性疾病(PTLD)又称为移植后淋巴瘤病(posttransplantation lymphoma disease,PTLPD),是一组包括由良性增生(如单核细胞增多症)至异型性增生(如恶性淋巴瘤等)在内的具有多种疾病形式的综合征,其中各种疾病形式之间存在不同的生物学行为和临床特征。其主要的原因可能是由于大剂量、长期的免疫抑制药物应用同时合并有EB病毒等感染所致。其是除皮肤或黏膜的非黑色素皮肤癌及子宫颈原位癌外,移植后最多发的恶性肿瘤。在免疫抑制的基础上,EB病毒感染是造成PTLD的重要原因,其基本的发病机制是病人在长期的免疫抑制状态下,感染的EB病毒诱导B淋巴细胞增殖,而B淋巴细胞的增殖刺激EB病毒相关蛋白LMP-1触发宿主细胞的肿瘤坏死因子家族的一些成员进而导致细胞转化和异型增生。其发生部位可位于移植器官原位,也可见于移植器官以外的其他部位。在病理组织学上,PTLD表现从多形性弥漫性B淋巴细胞增生,到中间型多形性弥漫性B淋巴细胞直至真正的单核大细胞免疫母细胞淋巴瘤。目前基本的诊断途径是进行肿瘤的活检病理学诊断,在这一过程中,应充分利用多种辅助诊断手段,如细胞表型的免疫组织化学、EB病毒检查、基因重排检测等。目前肿瘤性EBV阳性PTLD的最佳诊断标准如下:①淋巴组织引起的明显的结构破坏;②存在有细胞或病毒标志确定的单克隆性或多克隆性细胞群;③存在许多EB病毒感染细胞。具备这三项条件中的任何两项即可确诊PTLD。在预防和治疗方面的主要策略为谨慎地减少或停止免疫抑制剂的应用,以及预防和治疗EB病毒的感染。

(郭　晖)

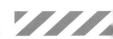

参考文献

1. Kaplan C,Pasternack B,Shah H,et al. Age-related incidence of sclerotic glomeruli in human kidneys[J]. Am J Pathol,1975,80(2):229-234.

2. Remuzzi G,Grinyò J,Ruggenenti P,et al. Early experience with dual kidney transplantation in adults using Expanded Donor Criteria. Double Kidney Transplant Group(DKG)[J]. J Am Soc Nephrol,1999,10(12):2591-2598.

3. Karpinski J,Lajoie G,Cattran D,et al. Outcome of kidney transplantation from high-risk donors is determined by both structure and function[J]. Tansplantation,1999,67(8):1162-1167.

4. Wang H J,Kjellstrand C M,Cockfield S M,et al. On the influence of sample size on the prognostic accuracy and reproducibility of renal transplant biopsy[J]. Nephrol Dial Transplant 1998,13(1):165-172.

5. Lu A D,Desai D,Myers B D,et al. Severe glomerular sclerosis is not associated with poor outcome after kidney transplantation[J]. Am J Surg,2000,180(6):470-474.

6. Edwards E B,Posner M P,Maluf D G,et al. Reasons for non-use of recovered kidneys:the effect of donor glomerulosclero-sis and creatinine clearance on graft survival[J]. Transplantation,2004,77(9):1411-1415.

7. Gaber L W,Moore L,Alloway R R,et al. Glomerulosclerosis as a determinant of post-transplant function of older donor renal allografts[J]. Transplantation,1995,60(4):334-339.

8. Snoeijs M G,Buurman W A,Christiaans M H,et al. Histological assessment of preimplantation biopsies may improve selection of kidneys from old donors after cardiac death[J]. Am J Transplant,2008,8(9):1844-1851.

9. Frankel W L,Tranovich J G,Salter L,et al. The optimal number of donor biopsy sites to evaluate liver histology for transplantation[J]. Liver Transpl,2002,8(11):1044-1050.

10. Ahmed Z,Marshall M B,Kucharczuk J C,et al. Lung cancer in transplant recipients:a single-institution experience[J]. Arch Surg,2004,139(8):902-906.

11. Vasudev B,Hariharan S. Cancer after renal transplantation[J]. Curr Opin Nephrol Hypertens,2007,16(6):523-528.

12. Bosch F X,Ribes J,Diaz M,et al. Primary liver cancer:worldwide incidence and trends[J]. Gastroenterology,2004,127(5 Suppl 1):S5-S16.

13. Bustami R T,Ojo A O,Wolfe R A,et al. Immunosuppression and the risk of post-transplant malignancy among cadaveric first kidney transplant recipients[J]. Am J Transplant,2004,4(1):87-93.

14. Campos B D,Botha J F. Transplantation for hepatocellular carcinoma and cholangiocarcinoma[J]. J Natl Compr Canc Netw,2009,7(4):409-417.

15. Collins J,Kazerooni E A,Lacomis J,et al. Bronchogenic carcinoma after lung transplantation:frequency,clinical characteristics,and imaging findings[J]. Radiology,2002,224(1):131-138.

16. Crespo-Leiro M G,Alonso-Pulpón L,Vázquez de Prada J A,et al. Malignancy after heart transplantation:incidence,prognosis and risk factors[J]. Am J Transplant,2008,8(5):1031-1039.

17. Del Gaudio M，Ercolani G，Ravaioli M，et al. Liver transplantation for recurrent hepatocellular carcinoma on cirrhosis after liver resection：university of bologna experience[J]. Am J Transplant，2008，8(6)：1177-1185.

18. Gaumann A，Schlitt H J，Geissler E K. Immunosuppression and tumor development in organ transplant recipients：the emerging dualistic role of rapamycin[J]. Transplant Int，2008，21(3)：207-217.

19. Kasiske B L，Snyder J J，Gilbertson D T，et al. Cancer after kidney transplantation in the United States[J]. Am J Transplant，2004，4(6)：905-913.

20. Myron K H，McBride M A，Cherikh W S，et al. Transplant tumor registry：donor related malignancies[J]. Transplantation，2002，74(3)：358-362.

21. Fisher R A，Kulik L M，Freise C E，et al. Hepatocellular carcinoma recurrence and death following living and deceased donor liver transplantation[J]. Am J Transplant，2007，7(6)：1601-1608.

22. Lansen J L. Pancreas transplantation：indications and consequences[J]. Endocr Rev，2004，25(6)：919-946.

23. Lipshutz G S，Mihara N，Wong R，et al. Death from metastatic donor-derived ovarian cancer in a male kidney transplant recipient[J]. Am J Transplant，2009，9(2)：428-432.

24. Lo C M，Fan S T，Liu C L，et al. Living donor versus deceased donor liver transplantation for early irresectable hepatocellular carcinoma[J]. Br J Surg，2007，94(1)：78-86.

25. Matsue H，Yang C，Matsue K，et al. Contrasting impacts of immunosuppressive agents (rapamycin，FK506，cyclosporin A，and dexamethasone) on bidirectional dendritic cell-T cell interaction during antigen presen tation[J]. J Immunol，2002，169(7)：3555-3564.

26. Miao Y，Everly J J，Gross T G，et al. De Novo cancers arising in organ transplant recipients are associated with adverse outcomes compared with the general population [J]. Transplantation，2009，87(9)：1347-1359.

27. Monaco A P. The role of mTOR inhibitors in the management of posttransplant malignancy[J]. Transplantation，2009，87(2)：157-163.

28. Opelz G，Döhler B. Lymphomas after solid organ transplantation：a collaborative transplant study report[J]. Am J Transplant，2004，4(2)：222-230.

29. Qin J M，Takada Y，Uemoto S，et al. Present status and recent advances in living donor liver transplantation for malignant hepatic tumors[J]. Hepatobiliary Pancreat Dis Int，2008，7(2)：126-134.

30. Serraino D，Piselli P，Angeletti C，et al. Risk of Kaposi's sarcoma and of other cancers in Italian renal transplant patients[J]. Br J Cancer，2005，92(3)：572-575.

31. Stallone G，Schena A，Infante B，et al. Sirolimus for Kaposi's sarcoma in renal-transplant recipients[J]. N Engl J Med，2005，352(13)：1317-1323.

32. Vajdic C M，McDonald S P，McCredie M R，et al. Cancer incidence before and after kidney transplantation[J]. JAMA，2006，296(23)：2823-2831.

33. Vasudev B，Hariharan S. Canser after renal transplantation [J]. Curr Opin Nephrol Hyperters，2007，16：523-528.

34. Villeneuve P J，Schaubel D E，Fenton S S，et al. Cancer incidence among canadian kidney transplant recipients[J]. Am J Transplant，2007，7(4)：941-948.

35. Stegall M，Park W，Kim D，et al. Gene expression during acute allograft rejection：novel

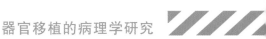

statistical analysis of microarray data[J]. Am J Transplant,2002,2(10):913-925.

36. Sarwal M,Chua M S,Kambham N,et al. Molecular heterogeneity in acute renal allograft rejection identified by DNA microarray profiling[J]. N Eng J Med,2003,349(2):125-138.

37. Sis B,Jhangri G S,Bunnag S,et al. Endothelial gene expression in kidney transplants with alloantibody indicates antibody-mediated damage despite lack of C4d staining[J]. Am J Transplant,2009,9(10):2312-2323.

38. Haas M,Sis B,Racusen L C,et al. Banff 2013 meeting report: inclusion of C4d-negative antibody-mediated rejection and antibody-associated arterial lesions[J]. Am J Transplant,2014,14(2):272-283.

39. Ljungman P,Griffiths P,Paya C. Definitions of cytomegalovirus infection and disease in transplant recipients[J]. Clin Infect Dis,2002,34(8):1094-1097.

40. Gerna G,Lilleri D. Monitoring transplant patients for human cytomegalovirus: diagnostic update[J]. Herpes,2006,13(1):4-11.

41. Schaub S,Hirsch H H,Dickenmann M,et al. Reducing immunosuppression preserves allograft function in presumptive and definitive polyomavirus-associated nephropathy[J]. Am J Transplant,2010,10(12):2615-2623.

42. Hirsch H H,Randhawa P. AST Infectious Diseases Community of Practice. BK polyomavirus in solid organ transplantation[J]. Am J Transplant,2013,13(Suppl 4):179-188.

43. Tylden G D,Hirsch H H,Rinaldo C H. Brincidofovir (CMX001) inhibits BK polyomavirus replication in primary human urothelial cells[J]. Antimicrob Agents Chemother,2015,59(6):3306-3316.

44. Papanicolaou G A,Lee Y J,Young J W,et al. Brincidofovir for polyomavirus-associated nephropathy after allogeneic hematopoietic stem cell transplantation[J]. Am J Kidney Dis,2015,65(5):780-784.

45. Racusen L C,Solez K,Colvin R B,et al. The Banff 97 working classification of renal allograft pathology[J]. Kidney Int,1999,55(2):713-723.

46. Collins A B,Schneeberger E E,Pascual M A,et al. Complement activation in acute humoral renal allograft rejection: diagnostic significance of C4d deposits in peritubular capillaries[J]. J Am Soc Nephrol,1999,10(10):2208-2214.

47. Morozumi K,Katoh M,Horihe K et al. Pathologic characteristics of acute humoral rejection after ABO-incompatible kidney transplantation[J]. Transplant Proc,2001,33(7-8):3299-3300.

48. Herzenberg A M,Gill J S,Djurdjev O,et al. C4d deposition in acute rejection: an independent long-term prognostic factor[J]. J Am Soc Nephrol,2002,13(1):234-241.

49. Nickeleit V,Zeiler M,Gudat F,et al. Detection of the complement degradation product C4d in renal allografts: diagnostic and therapeutic implications[J]. J Am Soc Nephrol,2002,13(1):242-251.

50. Racusen L C,Colvin R B,Solez K,et al. Antibody-Mediated Rejection Criteria-an addition to the Banff 97 classification of renal allograft rejection[J]. Am J Transplant,2003,3(6):708-714.

51. Kaplan C,Pasternack B,Shah H,et al. Age-related incidence of sclerotic glomeruli in human kidneys[J]. Am J Pathol,1975,80(2):229-234.

52. Remuzzi G，Grinyò J，Ruggenenti P，et al. Early experience with dual kidney transplantation in adults using Expanded Donor Criteria[J]. J Am Soc Nephrol，1999，10 (12)：2591-2598.

53. Gaber L W，Moore L W，Alloway R R，et al. Glomerulosclerosis as a determinant of posttransplant function of older donor renal allografts[J]. Transplantation，1995，60(4)：334-339.

54. Lu A D，Desai D，Myers B D，et al. Severe glomerular sclerosis is not associated with poor outcome after kidney transplantation[J]. Am J Surg，2000，180(6)：470-474.

55. Edwards E B，Posner M P，Maluf D G，et al. Reasons for non-use of recovered kidneys：the effect of donor glomerulosclerosis and creatinine clearance on graft survival [J]. Transplantation，2004，77(9)：1411-1415.

56. Gaber L W，Moore L W，Alloway R R，et al. Glomerulosclerosis as a determinant of post-transplant function of older donor renal allografts[J]. Transplantation，1995，60(4)：334-339.

57. Snoeijs M G，Buurman W A，Christiaans M H，et al. Histological assessment of preimplantation biopsies may improve selection of kidneys from old donors after cardiac death[J]. Am J Transplant，2008，8(9)：1844-1851.

58. Frankel W L，Tranovich J G，Salter L，et al. The optimal number of donor biopsy sites to evaluate liver histology for transplantation[J]. Liver Transpl，2002，8(11)：1044-1050.

59. Fishbein T M，Fiel M I，Emre S，et al. Use of livers withmicrovascular fat saftly expands the donor pool[J]. Transplantation，1997，64(2)：248-251.

60. Marsman W A，Wiesner R H，Rodriguez L，et al. Use of fatty donor liver is associated with diminished early patient and graft survival[J]. Transplantation，1996，62(9)：1246-1251.

61. Solez K，Colvin R B，Racusen L C，et al. Banff 07 classification of renal allograft pathology：update and future directions[J]. Am J Transplant，2008，8(4)：753-760.

62. Sis B，Mengel M，Hass M，et al. Banff'09 meeting report：antibody mediated graft deterioration and implementation of Banff working groups[J]. Am J Transplant，2010，10 (3)：464-471.

63. Mengel M，Sis B，Hass M，et al. Banff 2011 meeting report：new concepts in antibody-mediated rejection[J]. Am J Transpl，2012，12：563-570.

64. Solez K，Racusen L C. The Banff classification revisited[J]. Kidney International，2013，83 (2)：201-206.

65. 郭晖，林正斌，张伟杰，等. 移植肾活检1500例病理组织学分析[J]. 中华医学杂志，2011，91 (8)：520-523.

66. 夏穗生. 器官移植学[M]. 上海：上海科学技术出版社，1995.

67. 夏穗生. 临床移植医学[M]. 杭州：浙江科学技术出版社，1999.

68. 陈实. 移植学前沿[M]. 武汉：湖北科学技术出版社，2002.

第三篇

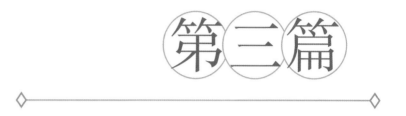

临床实践
Linchuang Shijian

第十章

供体的评估、获取与保存

第一节 供体的分类与评估

一、中国人体器官捐赠分类标准

2011 年,中国人体器官移植技术临床应用委员会通过并公布了中国人体器官捐赠分类标准。

1. 中国一类 国际标准化脑死亡器官捐献(DBD),脑死亡要经严格医学检查且各项指标符合国际通用的脑死亡标准和国内最新脑死亡标准;判定脑死亡的专家须是由国家卫生管理部门委托机构培训认证的专家;同时须得到家属的完全理解并同意按照脑死亡的标准停止治疗,捐献器官;还需经所在医院和相关部门领导的支持和同意。

2. 中国二类 国际标准化心脏死亡器官捐献(DCD),包含 Maastricht 标准分类的 I ～ V 类。DCD 供体 Maastricht 分类如下。

(1) I 类:不可控,供体到达医院时已死亡(热缺血时间未知),所在医院部门为急诊科,后期处理过程为活力评估测定。

(2) II 类:不可控,供体复苏失败(热缺血时间已知),所在医院部门为急诊科或 ICU,后期处理过程为活力评估测定。

(3) III 类:可控,供体等待心脏停搏,所在医院部门为 ICU,后期处理过程为移植。

(4) IV 类:可控,脑死亡者发生心脏停搏,所在医院部门为 ICU,后期处理过程为移植。

(5) V 类:不可控,ICU 内突然发生的不可逆性的心脏停搏,所在医院部门为 ICU,后期处理过程为活力评估测定。

3. 中国三类 中国过渡时期脑-心双死亡标准器官捐献(DBCD),这类标准与 Maastricht 分类中的 IV 类相似,并且符合脑死亡的诊断标准。但由于目前我国尚未建立脑死亡法,且大部分家属还不能接受在心脏跳动状态下实施器官捐献。对于此类供者,应按照 DCD 程序实施捐献,这一类情况较符合我国国情。

二、供体评估

(一) 潜在捐献案例评估标准

潜在捐献案例是在临床上发现的重症脑病病人,其要求如下。

1. 病因 常见病因有以下五大类,病因不明确的病人不可列为潜在捐献案例。

(1)脑外伤:包括交通事故伤、钝器伤、枪弹伤、电击伤和高处坠落伤等具有明确外伤史的脑外伤,其中常见的是交通事故伤。

(2)脑血管意外:包括脑出血、脑梗死。较为多见的是脑各个部位的出血性疾病。

(3)低氧性脑损伤:指由各种明确原因的缺血引起的缺氧性脑损伤,常见的原因如溺水、癫痫持续发作、窒息、心搏骤停心肺复苏术后。

(4)中毒:常见的引起中毒的原因有药物中毒、一氧化碳中毒、糖尿病酮症酸中毒等,但中毒所致损伤需注意损伤是否可逆,通常伴有心搏骤停心肺复苏史的病人易造成不可逆的脑损伤。单纯中毒原因造成的可逆性的脑损伤需慎重。

(5)脑肿瘤:包括脑良性肿瘤和脑恶性肿瘤。其中脑恶性肿瘤应为恶性病灶位于颅内,明确无颅外转移可能性,需注意头面部恶性肿瘤病人因其存在远处转移可能不能列为潜在捐献案例。

2. 病情达标 对于潜在捐献案例的病情状态国际上并无统一标准,参考美国、英国、加拿大、西班牙等国标准,结合我国国情,建议如下。

(1)病人自主呼吸频率≤12次/分钟,需呼吸机辅助呼吸。

(2)病人昏迷评分(格拉斯哥昏迷评分)≤5分。

上述两个条件须同时符合,仅符合一条者不可列为潜在捐献案例。

3. 年龄 国际上潜在捐献案例的最小年龄并无具体标准,国内实践中,器官捐献的最小年龄纪录也在不断刷新,但临床上由于新生儿及婴幼儿脑部生长发育的特殊性,脑损伤的预后判定往往更加慎重,建议结合国家卫生健康委员会脑损伤质控评价中心在2014年出版的《脑死亡判定标准与技术规范(儿童质控版)》来实施。潜在捐献案例的年龄上限虽无国际统一标准,但结合我国国情,目前以≤70岁为宜。随着器官捐献工作的推进、临床器官功能维护水平的提高,捐献案例的年龄上限也在不断刷新纪录。

4. 身份明确 潜在捐献案例应为身份明确的自然人,应具备能够证明其身份的合法文件,如身份证、户籍证明等,并能够联系到其亲属作为法定代理人,法定代理人身份亦应明确并能够提供相关身份及关系证明文件,如身份证、户籍证明、其他具有法律效应的证明材料。

(二)潜在捐献案例排除标准

(1)病因不明。

(2)HIV感染。

(3)未治愈的颅外恶性肿瘤(包括血液系统)。

(4)进行性多发病灶性脑白质病。

(5)亚急性硬化性全脑炎。

(6)朊病毒相关疾病(如克-雅氏病,或有家族史)。

(7)身份不明确(如"三无人员")。

(三)潜在供体评估参数

由于潜在捐献案例病情及状态的多样性和复杂性,供体评估的方法和参数设定尚难统一。在此介绍一种较为实用的供体评估方法。

1. 初步评估(ABC)

(1)以年龄≤70岁为宜。

(2)脑损伤程度。

①昏迷原因明确。

②自主呼吸频率≤12次/分钟,需呼吸机辅助呼吸。

③昏迷评分(格拉斯哥昏迷评分)≤5分。

(3)循环情况和禁忌证。

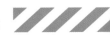

①循环情况包括当前循环状况是否稳定,收缩压、平均动脉压、中心静脉压情况,心肺复苏的时次。

②禁忌证包括 HIV 感染、颅外恶性肿瘤、全身性感染情况等。

2. 进一步评估

(1)病史。

①既往史:高血压、糖尿病等疾病情况,传染病史,手术史。

②个人史:吸烟、饮酒、药物成瘾等病史。

③ICU 住院时间。

(2)器官功能。

①心脏参数:心肌酶及生化、脑钠肽、心电图、心脏超声等检查情况。

②肺脏参数:呼吸机支持参数、动脉血气分析、X 线胸片或 CT、纤维支气管镜检查情况。

③肝脏参数:肝功能生化、肝脏超声或 CT、肝功能储备检查情况。

④肾脏情况:肾功能生化、肾脏超声或 CT、尿量情况。

(3)药物治疗。

①血管活性药物使用情况。

②利尿脱水药物使用情况。

③抗生素使用情况。

④其他可能对脏器功能损害的药物使用情况。

(4)内环境。

①血钾、钠等电解质情况。

②血液 pH、血气值。

③血红蛋白值。

④白蛋白值。

第二节　供体的选择与准备

一、供体的选择

(一)供者的免疫学选择

同种异体器官移植的免疫排斥反应主要是由主要组织相容性抗原系统的差异发动的,特别是超急性和急性排斥反应与 ABO 血型抗原和主要组织相容性抗原系统的关系更大。常用的免疫学检测方法有 ABO 血型分型、淋巴细胞毒交叉配合试验、HLA 配型、混合淋巴细胞培养、群体反应性抗体(panel reactive antibody,PRA)试验等。一般前三项检测是必做的基本检测,并据此确定供者和受者的人选。

1. 必做的免疫学检测及其意义　在必做的前两项检测中任何一项不配合或阳性的供者均是移植的绝对禁忌证,可发生超急性排斥反应。

(1)ABO 血型分型(ABO typing or grouping):选择供者和受者配对时,应首先考虑 ABO 血型,要求受者血清中不存在抗供者血型抗原的抗体,其原则与输血原则相同,即要求 ABO 血型相同或相容。ABO 血型不合的移植(肝移植除外)几乎都会发生超急性排斥反应。但如对受者做某些特殊的术前处理,血型不合的肾移植也可获得成功。这些处理包括脾切除、胸导管淋巴引流、血浆置换、全身淋巴放射及免疫控制剂治疗等,目的是清除血浆中的天然抗体,并抑制其再产生。

（2）淋巴细胞毒交叉配合试验：首先将供者来源的淋巴细胞同受者来源的血清交叉混合后孵育一段时间，然后计算淋巴细胞死亡的比例，10％以下为阴性，10％～20％为弱阳性。阳性者说明受者血清中含有针对供者 HLA 抗原的预存抗体，移植后容易导致超急性排斥反应。对于弱阳性者，特别是长期不能得到合适供体的病人，应分别做 T 淋巴细胞和 B 淋巴细胞的交叉配合试验。若 T 淋巴细胞的交叉配合试验阳性则不能施行移植，而 B 淋巴细胞的交叉配合试验阳性则可做移植，因为 B 淋巴细胞抗体是免疫增强抗体，对移植物有保护作用，从而可获得良好的移植效果。

2. 相对必做的免疫学检测及其意义

（1）HLA 配型（HLA typing and matching）：HLA 的配合程度对移植物的短期存活并无多大影响，但与长期存活有明显相关性。HLA 配型的意义如下：①近年来国外的大量资料表明，尸体肾移植的长期存活率与 HLA 有关，特别是与 HLA-DR 抗原相容程度密切相关。②HLA配合程度与亲属活体供肾移植中的作用特别明显。③根据临床观察，无论是尸体肾移植还是亲属肾移植，HLA 高度配合的受者不仅长期存活率高，而且术后排斥反应的发生次数、免疫抑制剂的用量等均少于配型差的受者。由此可见 HLA 配合程度的重要性。所以，HLA 检测也是器官移植的常规基本检测之一。

（2）红细胞冷凝集素及高纤维蛋白血症的检测：这两项检查并不是常规检测，但在不明原因的多次发生超急性排斥反应的病人中是必做的检查。

3. 不常做的免疫学检测及其意义

（1）混合淋巴细胞培养（MLC）：该检测对判断供者和受者的组织相容程度及预后很重要，而且准确率很高。但由于其培养时间长，临床上无法等待其结果来挑选供者和受者配对，因而在非免疫器官移植中不作为常规检测。

（2）群体反应性抗体（PRA）试验：群体反应性抗体试验阳性的病人致敏程度较高，在挑选供者和受者配对时应特别小心，而且其长期预后可能也较差。如果没有机会做淋巴细胞毒交叉配合试验，则此检查必须做。

（二）供者的非免疫学选择

1. 供者绝对禁忌证

（1）有严重疾病史如高血压未被控制、冠心病及 5 年内曾患有恶性肿瘤。若高血压纠正已有两年以上不需要服药者，可被考虑为供者。

（2）治疗无效的尿路感染，有全身性急慢性感染及胆道系统感染或 HIV 抗体阳性。

（3）所捐献的器官功能不良或有其他能引起供者（活体）和受者损害的情况，如严重解剖异常、肝肾结石等。

2. 供者相对禁忌证

（1）年龄：虽然有高龄供者的报道，但 70 岁以上者很少被选用，18 岁以下者必须经司法公证。一般不采用年幼供者，除非 HLA 全配且用于少儿移植者。一般认为供者以 18～55 岁较好。

（2）肝炎病毒阳性和巨细胞病毒阳性供者。

（3）有多动脉等血管畸形器官，容易引起手术并发症者。

（4）有家族性自身免疫病者，越是 HLA 相同或同卵同胞者越需慎重，以防止捐献器官后病人发生同类疾病而危及生命，如家族性肾炎病人捐肾需慎重。

（三）供者的伦理学选择

2006 年原卫生部提出要求，每例人体器官移植均需通过伦理委员会的审核批准。2007 年《人体器官移植条例》规定，器官移植必须具备由医学、法学、伦理学等方面的专家组成的人体器

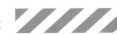

官移植技术临床应用与伦理委员会(简称器官移植伦理委员会),其目的是为了保护病人的生命、健康、利益和尊严。器官移植伦理委员会在国外是一个存在多年的常设机构,加强器官移植伦理委员会的建设管理非常有必要。器官移植伦理委员会在器官捐献与获取中发挥着监督、审查的重要作用,能对医务人员及供者、供者家属、受者提供保护,进而能提高医院的公信力,进一步提高器官捐献率。

器官移植伦理委员会要对器官捐献与获取实施的全过程进行跟踪,促进器官捐献与获取工作有序健康地发展,监管和审查的主要内容如下。

1. 捐献是否为自愿　器官捐献与获取应充分尊重人自主决定的权利。捐献者及其家属享有自主决定捐献器官的权利及选择器官捐献方式的权利;捐献者及其家属必须是在不受各方面的压力或诱惑的情况下自愿捐献的。死者生前有自愿捐献的书面或口头遗嘱或死者所有直系亲属自愿同意捐献书。

2. 捐献是否有知情同意　公民逝世后应以具备知情同意的过程为前提,才能对其实施器官捐献。知情同意是指病人本人知情同意或者其代理人知情同意。病人本人知情同意包括病人给家属提供的口头指示、通过捐献卡或在线注册来表达他们的捐献意愿这几种方式。

3. 有关 DCD 的干预是否合理　DCD 干预包括前期干预和后期干预。前期干预目前已在DCD 中普遍应用,其中包括给予肝素预防血栓形成,给予血管扩张药物改善实质器官的灌注情况,放置鼻胃管以达到胃肠减压的目的,实施支气管镜以排除呼吸道感染以及使用动静脉套管来建立快速通路。如果前期干预措施对器官移植有益并且对潜在捐献者造成损伤的可能性很小,那么从伦理学角度来说其应用是合理的。但是需注意的是所有的前期干预,都应明确告知家属,使器官捐献得以发展。例如,DCD 病人已同意进行肺捐献,其经诊断性的纤维支气管镜检查或者重新插管有利于区分器官存活力的改变,并且诊断性纤维支气管镜检查对病人造成损伤或引起病人病情加重的风险是极小的,在知情同意时告知代理人纤维支气管镜的原理的前提下,这种干预措施在伦理学上是可以接受的。

4. 判定供者生命状态的标准及程序是否合法　脑死亡判定的相关检查应由专业的技术人员来操作,脑死亡诊断应由具有判定脑死亡资质的专业医生做出。《中国心脏死亡器官捐献工作指南》要求心脏停止搏动后须观察 2～5 分钟之后才能行器官获取,而且存在许多病人在撤除支持治疗后心脏并未立刻停止搏动的情况,此时需警惕,这种情况下 DCD 的器官捐献不能实施。

5. 器官捐献与获取的过程及器官被获取后尸体的处理是否符合尊重生命、无伤害的原则
在摘取器官时应始终坚持生命至上的原则,要充分尊重器官捐献者的生命及其奉献精神。对于心搏骤停的病人,更应全力进行抢救,切勿因要获取器官而缩短宝贵的抢救时间。潜在供者死亡状态应经会诊专家进行判定,且判定生命状态的专家不能是与器官获取、移植有关的专家,绝对禁止为获得质量良好的器官而提前宣布死亡。完成器官捐献的尸体必须在符合伦理道德要求下进行处理。在器官捐献前及捐献后,器官获取组织成员、协调员及红十字会工作人员对器官捐献者进行鞠躬默哀。医务人员在获取器官以后应对捐献者遗体进行妥善整理,以尽可能维护捐献者的尊严。在整个器官获取流程中做到与病人家属有效地沟通,并做好捐献后对供者家属的安抚工作。

6. 坚持无偿捐献及合理补偿的原则　国家在 2007 年颁布的《人体器官移植条例》中明确规定:人体器官捐献应当遵循自愿、无偿的原则。大多数国家对器官捐献不采取补偿制,认为这样会造成较为恶劣的器官捐献和器官移植环境。但在我国,考虑到目前这一阶段器官捐献现状,为了鼓励更多的人参与器官捐献过程,更是出于人道主义救助,除了颁发荣誉证书给予精神奖励外,适当提供一些必要补偿也是合情理的。如:可以适当减免捐献者部分医药费、安葬费,向家属提供一定的经济补助;经费可以来源于政府、慈善团体或其他社会机构,资金管理则可由第三方提供,另外对捐献者子女学费可考虑适当减免或对其升学考试中给予加分照顾。

7. 器官的分配过程应遵循公平、公正、公开原则 《人体捐献器官获取与分配管理规定》提出,我国实行的每一例器官移植都应严格遵守器官分配原则,要通过系统分配后才能进行器官移植。遵循公平、公正、公开的分配宗旨,杜绝在移植过程中出现器官分配不公及器官非法买卖的现象。

8. 器官运送是否符合移植要求 是否时刻保持低温,是否有冻伤,器官冷缺血时间是否在目前医学条件下可使用的范围内。

9. 移植捐献器官是否通过审查和评估 是否通过具有器官移植资质的医疗机构及医疗人员进行;审查器官的配型和接受人的适应证是否符合人体器官移植技术管理规范;评估接受人是否有接受器官移植手术的必要性、适应证;评估接受人因器官移植传播疾病的风险。

二、供者的准备

供者的准备是指利用各类临床诊疗技术对潜在供者进行规范化管理和诊疗,以保障或改善捐献器官的功能和质量,提高捐献器官的利用率,进而提高移植物和受体的存活率。供者准备包括对供者的监测项目、维护目标、常规措施和特殊措施四个部分。

（一）监测项目

1. 基本项目

（1）留置导尿管、胃管、各引流管,并记录尿量、引流量。

（2）严格记录液体出入量。

（3）严密监测生命体征(脉搏、血压、呼吸、体温)和心率、血氧饱和度的变化。

（4）监测并记录呼吸机支持参数(呼吸机模式、潮气量、频率、吸氧浓度、呼气末正压、吸呼比)。

（5）循环监测(中心静脉压监测、动脉血压监测)。

2. 实验室检查

（1）血常规(每12～24小时检测一次)。

（2）血清尿素氮、肌酐、谷丙转氨酶、谷草转氨酶、总胆红素、白蛋白、凝血酶原时间、国际标准化比值(每12～24小时检测一次)。

（3）动脉血气分析、电解质、血糖、心肌酶(每12～24小时检测一次,必要时随时检查)。

（4）尿常规、胰腺生化(每2天一次)。

3. 感染项目

（1）血培养、尿培养、呼吸道细菌培养(每天一次)。

（2）降钙素原、C反应蛋白(每天一次)。

（3）巨细胞病毒、EB病毒抗体检测。

（4）预防性或治疗性抗生素使用情况。

4. 辅助检查

（1）多导联心电图检查(每天一次,限心脏供体时)。

（2）心脏、肝脏、肾脏超声检查(每2天一次)。

（3）胸部X线检查(每3天一次)。

（4）呼吸道纤维支气管镜检查(每天一次,限肺脏供体时)。

（二）维护目标

1. 改善组织供血供氧

（1）平均动脉压大于70 mmHg。

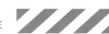

（2）收缩压大于 90 mmHg。

（3）中心静脉压控制在 6～10 cmH₂O。

（4）血氧饱和度大于 95%。

2. 纠正内环境紊乱

（1）血红蛋白＞90 g/l。

（2）白蛋白＞35 g/l。

（3）pH 控制在 7.35～7.45。

（4）血钠水平不高于 155 mmol/l。

3. 控制感染

（1）血培养结果阴性。

（2）X 线胸片示肺部无严重感染灶。

4. 理想器官功能评价指标

（1）尿量 0.5～3 ml/(kg·h)。

（2）谷丙转氨酶稳定或呈下降趋势,低于 400 U/l。

（3）总胆红素稳定或呈下降趋势,低于 85 μmol/l。

（4）血肌酐稳定或呈下降趋势,低于 200 μmol/l,并排除不可逆性肾损伤。

（5）心电图正常或轻微 ST-T 改变,无心脏传导异常(限心脏供体时)。

（6）氧合指数大于 300 mmHg(肺脏供体时)。

（三）常规措施

1. 循环系统的支持治疗 首先,鉴于供者在前序治疗过程中通常应用脱水、降低颅内压等方案,往往在供者维护时出现血容量不足的情况,故应补充血容量,利用中心静脉压监测指导快速补液,但应注意维持渗透压,防止发生肺水肿。必要时应给予输血使血细胞比容维持在 25%～30%。其次,在血容量补足的前提下,根据收缩压、平均动脉压监测情况调整血管活性药物的使用,原则上应维持收缩压在 90～140 mmHg。

2. 呼吸系统的支持治疗 首先,供者的呼吸机支持条件应根据血氧饱和度、动脉血气分析等检测情况适当调整,既要确保供氧,又要避免肺损伤;其次,应注意气道管理和肺部感染的预防和治疗干预。根据肺部听诊情况、X 线胸片、CT 动态监测,结合痰培养、纤维支气管镜检查的情况,合理使用抗生素。尤其是在 ICU 住院时间较长的供者,应加强气道分泌物的检验、排痰处理,避免肺部感染失去控制。

3. 纠正水、电解质平衡紊乱

（1）尿崩症的处理:尿崩症在脑死亡病人中比较常见,发生率为 38%～87%。尿崩症易导致大量液体和电解质丢失,应根据尿量给予低张晶体液,及时监测电解质变化。合并高钠血症时,宜采用等量生理盐水加 5% 葡萄糖液补液。尿量大于 200 ml/h 时,应给予垂体加压素,也可用去氨基-8-D-精氨酸加压素(DDAVP),但半衰期长,剂量调整困难。

（2）糖代谢紊乱的处理:脑死亡病人由于下丘脑-垂体轴功能丧失,可造成缺胰岛素性糖代谢紊乱。同时由于葡萄糖液体输注、儿茶酚胺释放及血管活性药物的使用,病人往往存在高糖血症。可以根据血糖水平调整胰岛素用量,使用胰岛素时应监测钾离子水平,防止低钾导致的心律失常。

（3）高钠血症的处理:颅脑损伤后出现的高钠血症有脑部损伤因素和医源性因素。血钠紊乱是下丘脑功能障碍的常见表现,其中医源性因素主要是因为管理不当引起的。颅脑损伤在急性期常使用大量渗透性利尿剂脱水以达到降低颅内压的目的,液体出量大于入量或过分的液体限制可引起低容量性高钠血症。胃肠道摄水减少、不显性失水增多等也是导致高钠血症的常见原因。出现高钠血症是预后不良的重要指标。处理上,应先去除导致高钠血症的原因,如:停用渗透性利尿剂甘露醇,控制体温,减少不显性失水;控制钠盐入量,经胃管鼻饲温开水等。但往往由于颅脑损伤程度严重,特别是中线结构损伤导致 ADH 分泌减少,进而 ACTH 分泌增多,这是引起高钠血症的决定性因素,故往往常规治疗对于控制供体高钠血症起效缓慢或无效,必要时可考虑使用血液滤过治疗控制血钠升高。

4. 控制感染　供者使用抗生素宜选择广谱、强效、肝肾毒性较小的药物治疗方案,必要时可行预防性抗真菌治疗。

5. 其他药物维护措施　包括各类护肝药物、乌司他丁、激素等减轻炎症反应的药物,可根据实际器官功能维护需要使用。需要特别指出的是人血白蛋白的补充对于器官功能维护具有较为重要的作用,具体补充的用法和用量往往超出常规治疗的用法、用量。

（四）特殊措施

特别危重的供者常伴有心功能衰竭、循环不稳定、ARDS 等问题,临床上常常需要使用大剂量甚至多种联合的血管活性药物。循环不稳定加上组织缺氧,往往导致潜在供者肝、肾等器官功能损害,这些问题通过常规措施往往难以解决。此外,循环不稳定、呼吸机条件较高时,也难以将潜在供体从基层医院安全转运到有条件实施获取手术的医院。另外,中国三类（DBCD）供者心脏停搏过程中,肝、肾等器官常常会有时间不确定的热缺血损伤。对于这些问题采用上述的常规维护措施往往难以奏效,故建议采用体外膜肺氧合(以下简称 ECMO)技术。

ECMO 是在体外建立有效血液循环及氧合的一种支持方式。目前 ECMO 的应用分为以下两种:第一,在严格判定脑死亡以后对 DBCD 供者预防心脏停搏后热缺血损伤时的应用;第二,危重病人治疗时根据病情需要(如急性严重心功能衰竭、呼吸功能衰竭等)所使用的常规性 ECMO(依照常规 ECMO 使用指征),但使用前均需家属知情同意。

ECMO 建立的方法是主要通过股静脉和股动脉(或颈静脉)插管的方法建立起静脉-动脉(静脉-静脉、静脉-静脉-动脉)循环通道,再通过离心泵和膜肺氧合建立起有氧合的体外循环。在 ECMO 支持下,潜在供者的循环可以趋于稳定、氧合更为充分,供者器官供血供氧可以得到较为明显的改善,血管活性药物使用可以减少或撤除,呼吸机条件明显降低,心肺负荷减低,同时肝肾等器官功能可以获得改善。此外,在 ECMO 支持下可以实施潜在供者远程安全转运。另外,ECMO 辅助 DBCD 供体获取,可有效避免心脏停搏过程器官的热缺血损伤。对于由心搏骤停及低血压病史造成器官缺血损伤的供体,可以在一定程度上修复供者器官热缺血损伤。

第三节　供体的获取及手术技术要点

一、中国公民逝世后器官捐献与获取标准流程

（一）中国一类（C-Ⅰ）（DBD）器官捐献与获取标准流程

（1）潜在捐献者是在临床上发现的重症脑病病人。

（2）当 ICU 或全院医护人员发现潜在捐献者后,告知人体器官捐献协调员,协调员须与医务人员联络并了解捐献者临床状态后及时告知 OPO。

（3）协调员须征询病人家属的意愿,了解其是否同意病人逝世后捐献器官,此外协调员还须向病人家属详细讲解器官在捐献过程中涉及的相关政策、法规、捐献流程。

（4）假如病人家属有意愿捐献器官,要求行脑死亡判定或在必须行脑死亡判定才能捐献器官时,则进行严格的脑死亡判定。判定人员为具备判定资质的医学专家,应有 2 名以上专家独立完成。

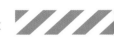

（5）病人被确认脑死亡后，应由病人主管医生通知病人家属其病情及脑死亡状态，在病人家属理解、认可病人脑死亡状态后，应征求病人家属同意终止治疗的意见并签署终止治疗同意书。

（6）协调员在得到潜在捐献者脑死亡信息后应再次询问家属意愿，以确认其是否确实同意病人逝世后进行器官捐献。若家属确定同意捐献器官，须签署器官捐献登记表，此外协调员应尽力帮助家属办理器官捐献的相关手续。

（7）病人家属签署终止治疗同意书、器官捐献登记表后，由协调员征询家属确认同意在病人脑死亡状态下实施器官获取手术，并签字。

（8）获得家属同意在病人脑死亡状态下器官捐献许可，并签字。

（9）主管医生在器官捐献手续准备完毕后宣布病人死亡，这时 OPO 须将收集到的案例信息上报到 COTRS（中国人体器官分配与共享计算机系统），然后经系统分配器官，最后通知器官获取团队和相应移植单位。

（10）协调员应见证器官获取团队在手术室进行器官获取手术的全过程。在器官获取手术完成以后应按要求仔细缝合手术伤口，尽力恢复捐献者的遗容并记录器官获取过程，这些完成以后，协调员应协助家属妥善处理捐献者后事。

（11）OPO 要保留获取器官的组织送病理检查并保存器官，同时按照 COTRS 分配的结果将获取的器官移交给相应移植单位进行移植手术。

（12）将 DBD 材料上报医院伦理委员会备案。

（二）中国二类（C-Ⅱ）（DCD）器官捐献与获取标准流程

（1）潜在的器官捐献者是在临床工作中发现的重症疾病病人。

（2）当医护人员发现潜在捐献者后，通知器官捐献协调员，协调员在了解捐献者临床状态后及时告知 OPO。

（3）协调员须征询家属意愿，了解其在病人身故后是否有捐献器官的意愿，并向其详细讲解器官捐献法规、政策及捐献流程。

（4）若家属同意捐献器官，未提出或不要求行脑死亡判定，所捐献器官也无须脑死亡判定时（如捐献肝脏），则无须脑死亡判定。由器官捐献评估专家评估认定潜在捐献者病因明确、病情不可逆转、短时间内死亡无法避免、符合心脏死亡器官捐献条件。

（5）主管医生应告知病人家属病人病情及其目前状态并告知家属病人预后。如果病人家属能够完全表示理解并提出终止治疗，家属须签署终止治疗同意书。

（6）收到潜在捐献者脑损伤不可逆的信息后，协调员应再次询问家属意愿，确认其确实同意病人身故后器官捐献。另外协调员还应向家属详细讲解器官捐献的流程和政策法规。若家属同意捐献器官，家属应签署器官捐献登记表，协调员还应尽力帮助办理器官捐献相关手续。

（7）病人家属签署器官捐献登记表和终止治疗同意书后，协调员应再次向家属确认是否同意在心脏死亡状态下实施器官获取手术，并签字。

（8）器官捐献手续准备完毕后，应与家属商议确定捐献时间然后将病人转移至手术室。由主管医生和（或）器官捐献评估专家撤除呼吸机并拔除气管插管等。撤除生命维持系统后开始记录时间，若病人在 60 分钟内心跳未停止，则应立即终止器官捐献程序并将病人转回原病房；如果病人在 60 分钟内心跳停止并且 5 分钟内不能恢复（指有创动脉血压波形呈一条直线或心电图持续呈一条直线），由主管医生和器官捐献评估专家宣布病人死亡。与此同时，OPO 收集案例信息并上报至 COTRS 进行器官分配，然后通知器官获取团队和相应移植单位。

（9）器官获取团队在手术室实施器官获取手术，协调员全程见证器官获取手术过程。完成手术后按要求缝合手术伤口，恢复捐献者遗容，完成器官获取记录。协调员负责辅助家属处理捐献者后事。

（10）OPO 在获取器官后应留取器官组织标本送病理检查并务必妥善保存器官,得到 COTRS 分配结果后,将器官交接给相应移植单位进行移植手术。

（11）将 DCD 材料上报医院伦理委员会备案。

（三）中国三类(C-Ⅲ)(DBCD)器官捐献与获取标准流程

（1）潜在捐献者是在临床工作中发现的重症疾病病人。

（2）当 ICU 或全院医护人员发现潜在捐献者后,通知人体器官捐献协调员,协调员应及时向相关医务人员了解病人情况并及时通知 OPO。

（3）由协调员询问家属意愿,以了解其在病人身故后是否同意捐献器官,此外还须向家属讲解器官捐献法规、政策、捐献流程。

（4）若家属有意愿捐献器官,但提出要行脑死亡判定,则应行严格的脑死亡判定,须由具备判定资质的医学专家判定,并且应由 2 名以上的专家独立完成。

（5）主管医生在确认病人脑死亡后告知病人家属其病情并询问是否同意终止治疗。若病人家属认可脑死亡状态选择终止治疗,则须签署终止治疗同意书。

（6）在潜在捐献者脑死亡确认后,协调员应再次确认病人家属是否同意病人身故后捐献器官。若家属确认同意,协调员应为家属详细讲解器官捐献流程和政策法规,并签署器官捐献登记表。

（7）主管医生和器官捐献评估专家在病人家属签署终止治疗同意书和器官捐献登记表后,应向家属详细讲解在脑死亡和心死亡状态下行器官获取手术的过程,并指出其中的区别;若家属选择在脑死亡状态下行器官获取手术,则按中国一类(C-Ⅰ)器官捐献流程进行。若家属选择在心死亡状态下行器官获取手术,则需协调员与家属签字,并由器官捐献评估专家或主管医生向家属详细讲解 ECMO 技术的原理并介绍其在脑-心双死亡器官捐献中的应用,并询问家属是否同意在捐献过程中使用该技术以保护器官功能。若家属不同意,则应按常规模式进行器官捐献。

（8）器官捐献手续准备完毕后,将病人转移至手术室,主管医生或器官捐献评估专家撤除呼吸机、拔除气管插管、记录撤除生命维持系统的时间。心跳停止发生后,5 分钟内仍不能恢复(指有创动脉血压波形呈一条直线或心电图持续呈一条直线),主管医生或器官捐献评估专家宣布病人死亡。与此同时,OPO 将收集的案例信息上报到 COTRS 进行器官分配,最后通知器官获取团队和相应移植单位。

（9）器官获取手术全程应在协调员的见证下在手术室实行,手术结束后按要求缝合手术伤口并尽力恢复捐献者遗容,完善器官切取记录,协调员还应负责帮助家属处理捐献者后事。

（10）OPO 在器官获取后还应留取器官组织标本送病理检查,负责保存器官,得到 COTRS 分配结果后将器官交接给相应移植单位行移植手术。

（11）将 DBCD 材料上报医院伦理委员会备案。

二、器官获取过程中的功能维护

在获取前,麻醉师应继续进行供体的维护以保证器官的正常灌注和氧合。多器官联合获取时,根据获取器官的数量不同,获取过程的时间可长达 3～4 小时。因此,在这一过程中,应该继续和以前一样悉心维护。将供者从 ICU 转到手术室后,麻醉师应对供者进行评估并建立不同数量和规格的血管通道以保证获取的顺利实施。

监测心电图、中心静脉压、动脉压、尿量、中心体温、CO_2 分压和氧饱和度等,有时还需要监测肺动脉压和肺动脉楔压,也应同时监测剩余碱、电解质、血糖和血红蛋白。建议将收缩压＞100 mmHg、PaO_2＞100 mmHg、尿量＞100 ml/h、Hb＞100 g/l 作为器官维护的目标。

供者维护常见的问题如低血压、尿崩、心律失常等,在获取过程中同样存在。因此,应像以

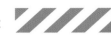

前一样继续维护。因为低级中枢的完整性未受破坏，脊髓反射仍然存在，手术刺激时可能突然出现反射活动，这并不影响脑死亡的判定；建议使用神经肌肉阻断剂以防止这一反射的出现。而且由于脊髓反射的存在，手术时导致肾上腺皮质兴奋和血管收缩等而出现出汗、血压升高、心率加快等，此时可使用镇痛药及减少正性肌力药物用量等。

胸腹腔打开后会有大量热量丧失，手术室应与 ICU 一样采取适当措施对供体进行保温。像其他外科手术一样，获取时会有血液丢失和内脏暴露时水分的丢失，有必要在术前备血，这对于获取多器官时很重要。

在获取器官时，可给予一定剂量的甲基泼尼松龙和甘露醇以减轻再灌注损伤。α 受体阻滞剂、维拉帕米或前列腺素在一定程度上可减轻肾血管蒂被牵拉时引起的肾痉挛，保持器官良好灌注对于肝和肺的获取时亦有一定的帮助。α 受体阻滞剂还用在等待心跳停止时（Maastricht Ⅲ类）对抗"儿茶酚胺风暴"来保证良好的器官灌注，然而这些药物在脑死亡供体器官获取时没有多少用处。在获取前用利多卡因 2 mg/kg 静脉给药，可以减少移植后急性肾小管坏死的发生率。夹闭血管前立即给予肝素 3~5 mg/kg 可防止血管内血栓形成。

最后，需要强调的是，减少器官丢弃、改善器官获取和移植后功能除了采用标准维护方法外，还需要参与供者维护的人员（麻醉师和协调员）的专业化。

另外，对于中国二类及三类捐献者，从撤除生命支持到心脏停搏，需要再观察 5~10 分钟，外科医生才能开始获取器官，由于热缺血时间较长，这时 ECMO 能更好地帮助捐献者完成捐献愿望，但使用前应严格遵守医学伦理原则，此时应向家属详细说明采用 ECMO 的目的、方法、作用和持续时间，并应充分地尊重供者家属的意愿。

三、获取供者器官的手术方法

原位供者器官切取包括解剖游离、灌洗和切取等步骤。器官灌洗是指在原位或离体状态下，用冷灌洗液经器官的血管系统以适当的压力进行灌注，同时需要在器官周围放置足量冰块，使供者器官得到快速且均匀的降温，与此同时需将供者器官内血液排除。从供者器官血供停止到冷灌注开始的一段时间称为热缺血时间，要求越短越好。冷灌注开始到器官植入后恢复血供的一段时间称为冷缺血时间，其中包括器官低温保存阶段。目前移植器官多来自脑死亡供者或可控制型心脏死亡供者，一般采用多器官原位灌洗整块切取的办法，以尽量缩短热缺血时间。有时因各种原因只进行单独切取肾脏时可采取整块切取法。器官切取时应尽量避免机械损伤和重要结构破坏，保留足够的血管蒂和胆管、输尿管等功能性管道，以利于吻合。器官冷灌洗液一般采用 HC-A 或 Collins 液和 UW 液。

（一）多器官原位灌注整块切取

1. 原位灌注物品

（1）成人腹主动脉灌注用 18 F 或 20 F 气囊导尿管，结扎导尿管气囊远端，气囊近端 2~5 cm 处开两个宽大侧孔，注意避开气囊导线。用 20 ml 注射器向气囊内注入 15 ml 空气，检查是否漏气。在距气囊约 15 cm 处做标记。

（2）使用 14 F 或者 16 F 气囊导尿管灌注门静脉。将侧孔与气囊斜行剪断形成斜面并插入门静脉，导尿管另一端通过硅胶管来连接灌洗液并实现排气。

（3）26 F 硅胶管可用于下腔静脉引流，将其前端修剪成斜面，其两侧各开一个宽大侧孔，硅胶管另一端通过玻璃接口连接 3 升袋。

2. 供体的原位低温灌注 在供体腹部行大"十"字形切口，上起自剑突，下到耻骨联合，两侧沿肋缘下直至腋后线。开腹后应迅速将腹腔内脏器推向右侧，以充分暴露腹主动脉及下腔静脉，在腹主动脉分叉处上方将腹主动脉远端结扎，于结扎处近心端腹主动脉下方放置一根粗线，由结扎处上方剪开腹主动脉前壁，然后将灌注管插入腹主动脉，插入深度约 15 cm，通过气囊注入 20 ml 水,用之前准备好的粗线结扎并固定灌注管,打开硅胶管节流阀,开始重力灌注,灌注高度为 100~120 cm,液柱呈直线,以 HTK 液灌注腹主动脉,之后在下腔静脉分叉处以上将下腔静脉远端结扎,然后剪开下腔静脉前壁,将下腔静脉引流管插入下腔静脉并固定,引流管另一端连接 3 升袋,将回血引入其中。

提起横结肠,在小肠系膜根部右侧将肠系膜上静脉分离显露出来,并在其远端进行结扎,在其近端下方放置一根粗线后上提粗线,将前壁剪开,然后插入门静脉灌注管,同时用左手在小网膜孔处掌握灌注管插入的深度,灌注管放置的最佳位置应该在门静脉主干内,插入过深会插入肝门静脉分支内,灌注液高度以约 100 cm 最佳,先以 HTK 液灌注待肝脏不断降温且表面呈黄白色后,再用 UW 液灌注。至此,供体原位灌注体系建立完毕,可开始探查肝、双肾等器官的灌注情况,探查时可以用小弯钳夹住输尿管并将其分离直至接近肾下极处。

3. 胃肠道的处理 由胃大弯向下锐性分离,至幽门和十二指肠处,将十二指肠上部以及十二指肠空肠曲处结扎,在两道结扎线之间切断,用洗必泰(1:2000)冲洗断端,从回盲部沿结肠剪断其系膜至乙状结肠,然后将全部结肠从腹腔拿出,沿小肠系膜根部将小肠系膜及 Treitz 韧带剪断,并移出空回肠。最后沿胃小弯向上锐性分离肝胃韧带,至胃贲门和食管下段后剪断,将胃移出腹腔。这时,除十二指肠外的整个胃肠道均被移至腹腔外。

4. 腹部多器官的整块切取 胃肠道移出腹腔时,若腹主动脉的灌注液尚未灌注完,可将肝脏游离,然后将左右三角韧带、镰状韧带及肝圆韧带剪开。待灌注液灌足后,从膈肌上方将腹主动脉剪断,然后沿脊柱前面自上向下锐性分离膈肌、肝、胰、十二指肠、肾、脾直至腹主动脉插管处下方后剪断腹主动脉和下腔静脉。取出整个脏器将其放入装有冰 UW 液的盆内,以继续降温。肝脏、肾脏等器官逐渐降温并无血色;若灌注不充分可用大弯钳夹住腹主动脉上方,经腹主动脉和门静脉继续灌注直至无血色为止。接着将胆囊底切开,用 HTK 液冲洗胆囊和肝内胆管后将其放入无菌塑料袋中。可在袋内继续进行灌注,灌注液流出即在袋内,不需另外添加保存液。无菌塑料袋一般有三层,各层之间尽量避免有空气,否则会影响降温效果,最后用无菌橡皮筋将塑料袋扎紧后放入冰桶中运输。

(二)双肾整块切取法

整块取肾即摘取肾脏及其与肾蒂相连的一段腹主动脉和下腔静脉。

1. 整块取肾离体灌注 腹腔打开后将肠管推到腹腔右侧,沿结肠脾曲和降结肠外侧沟将后腹膜剪开。术者游离左肾,应尽量多保留一些肾周围脂肪组织,上极连同肾上腺,下极将该侧输尿管及其一些周围组织一起剥离,于髂血管平面用蚊式钳夹住输尿管并将其提起,在蚊式钳处的远心端将输尿管剪断,然后夹持住输尿管暂放肾窝内,以免误伤。接着将肠管推向腹腔左侧,沿右侧升结肠和盲肠外侧剪开后腹膜,然后用相同的方法将右肾和输尿管游离。在肠系膜根部剪一开口,通过此开口将左肾及输尿管经腹膜后移至右侧,然后在肾蒂平面下 4~5 cm 处用长弯血管钳夹住腹主动脉和腔静脉,在血管钳下方剪断大血管后提起夹有大血管的血管钳,沿椎体前缘向上锐性分离,直至肾蒂平面上 2~3 cm 处也就是腹腔动脉及肠系膜上动脉根部的上方将大血管近心端剪断。将十二指肠及胰头部推向左侧,必要时可采用锐性分离,然后就可以将双肾、输尿管、肾蒂血管及同血管相连的腹主动脉和下腔静脉整块摘取,摘取后应立即将其放入冰盐水中,并剪开腹主动脉后壁,经两侧肾动脉开口分别将灌注管插入肾动脉中,用 2~4 ℃肾保存液灌注,灌注压力维持在 50~80 cmH₂O,灌注量每侧肾脏为 300~500 ml,灌洗至肾脏表面呈苍白色,肾静脉流出液颜色变淡。最后将供肾置入无菌袋内,加入 0~4 ℃灌洗液后将其置于冰桶中备用。

2. 原位灌注整块取肾 进入腹腔后先找到腹主动脉髂总动脉分叉处,在分叉平面稍上切开腹主动脉前壁,逆行向上插入改良的 Foley 管(将正常顶端开口封闭,气囊的近侧做侧开口)。在腹主动脉分叉处上方用带勒紧腹主动脉下端,向气囊内注水以堵住腹主动脉近端。用侧孔引

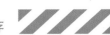

流管由右髂总静脉插入下腔静脉后在分叉部以上结扎,用 2～4 ℃ 肾保存液原位灌注腹主动脉和肾动脉,压力维持在 100 mmHg 以下,可见有灌注液由下腔静脉引流管流出。在灌洗的同时,先游离左肾、左输尿管,再游离右肾、右输尿管。在髂血管平面分别切断两侧输尿管。在腹主动脉分叉处上方,用长直血管钳夹住腹主动脉、腔静脉,在远心端切断。然后提起血管钳,紧贴着脊柱前缘,锐性向上分离,将腹主动脉或下腔静脉连同双肾整块切除。

原位灌洗的最大优点是可以缩短供肾热缺血时间,但由于灌洗过程中双肾动脉以外的血管有分流,故需要大量的灌洗液才能完成。

供肾的原位灌注及整块切取的成功关键在于建立良好的腹主动脉灌注体系,需注意以下几点:①灌注管直径应足够大,可选择大于 18 F 的导尿管;②可用无菌纱布塞入导尿管远端腔孔以保证其完全闭塞;③导尿管近端另开的孔腔应足够大,以保证灌注液的流速;④导尿管插入的深度应适当,插入太深可能滑入右心房,而插入太浅则可能堵塞肾动脉口,这都会影响肾脏灌注。

（三）供肝切取技术

由于器官短缺,供者肝、肾等往往同时使用,故通常使用肝肾整块灌洗切取法,即肝蒂、肾蒂连同一段腹主动脉和下腔静脉一同取下,然后将供肝和供肾分离。特点是对器官及血管进行保护,不易损伤,灌注效果也较好,同时切取供者髂动脉、髂静脉以备用。

（1）在供者心跳停止前给予全身肝素化。充分准备好各种手术和灌注、保存器械设备和灌注、保存液。

（2）腹部大"十"字形切口:上起剑突,下至耻骨联合,两侧达腋后线。

（3）游离腹主动脉下段,朝向心的方向插入带气囊的腹主动脉灌注管,气囊位置确保在腹腔干以上,气囊充气后开始灌注动脉。然后剪开紧靠的下腔静脉或右心房开放流出道。在胰腺下缘解剖肠系膜上静脉,向肝的方向插入门静脉灌注管 3 cm,开始灌注门静脉。

（4）以大量碎冰覆盖肝肾等,使器官降温;同时快速探查肝脏是否适用,有无脂肪变、肿瘤、肝硬化等病理情况。检查腹主动脉及门静脉灌注管位置是否合适。

（5）剪开胆囊底部,放出胆汁并用生理盐水冲洗胆囊。

（6）灌注过程中,分离结肠,并从两侧腹膜后找到输尿管,于靠近膀胱处断断。待动脉灌注完毕,沿着食管下段、胃小弯及十二指肠游离出胃和十二指肠环,剪开胰腺时注意再次冲洗胆总管。沿肝周剪断膈肌,游离两侧肾脏,离断肠系膜血管,离断腹主动脉和胸主动脉,紧贴脊柱整块切除肝、肾、胰、脾脏。

（7）切取左右髂动、静脉以备血管重建用。

（8）肝、肾分开后放入盛有 4 ℃ UW 液的无菌保存袋,最后检查肝脏是否损伤,管道是否完整。向保存液中加抗生素后结扎袋口,放入器官保温箱。

四、器官获取时注意事项

虽然所有捐献者都经过严格的影像学检查,但在实际获取过程中往往能发现异常的感染灶,甚至是微小的肿瘤转移灶。因此严格的术中探查对及时发现供体的禁忌并且排除解剖变异、避免器官损伤有重要意义。

（1）腹部器官获取开始前再次对病人进行体检,快速检查病人皮肤黏膜有无压疮或者溃烂及手术瘢痕,有无动物咬伤,并检查有无严重的身体畸形及体表肿瘤。

（2）开放腹腔后第一时间检查腹水程度及性质,有无腹腔粘连及其程度,有无异味,腹壁及大网膜有无肿瘤种植及异常占位;肝脏有无淤血或者缺血及淤胆,边缘是否锐利,质地是否硬韧及是否有肝硬化及占位。

（3）迅速进行腹主动脉插管,并检查有无腹主动脉及髂血管粥样硬化,有无血管夹层。

（4）建立下腔静脉流出道后,注意观察肝脏及肠道灌注情况,避免引流不畅。

（5）腹主动脉灌注后可不必急于建立门静脉灌注通路,可游离肝脏膈面并再次触摸肝脏有无异常占位,观察肝脏灌注情况。

（6）排除肝脏肝硬化或肿瘤等捐献禁忌后可建立门静脉灌注通路,注意检查肠系膜淋巴结有无肿大,脾脏有无肿大。

（7）再次检查腹腔各间隙有无感染灶后,肝周、肾周置入碎冰进行降温并检查胃肠道是否能触及肿块硬结,初步排除未知的胃肠道肿瘤。

（8）可打开肾周脂肪囊查看肾脏灌注情况和肾脏质地及有无囊肿。

（9）检查有无输尿管结石嵌顿及输尿管扩张、变异。

（10）检查有无迷走肝动脉及副肝动脉等变异并在获取时注意避免损伤变异血管。

（11）检查胆囊有无坏死淤胆及结石情况,剪开胆囊时注意避免胆汁污染,同时注意观察胆汁颜色及性质。

（12）胆道冲洗时观察冲洗液性质,有时可意外发现肝吸虫虫体。

（13）器官离体修整时注意小心解剖,及时发现异常变异情况,避免损伤。

（14）腹主动脉剖开后,暴露腹腔干、肠系膜上动脉及肾动脉开口并拍照存档,注意观察血管变异及动脉粥样硬化或者夹层;肝脏膈面、脏面及左右叶边缘拍照留档,肝脏称重;打开双肾肾周脂肪囊并拍照留档。

（15）若术中发现异常占位必须对肿块取材送快速病检以排除恶性肿瘤。

第四节　器官的保存

移植器官保存的目的在于使离体缺血的器官保持最大的活力,并在恢复血供后能够迅速恢复功能。同时,迅速安全地运输,减少移植前对器官的物理损伤和冷缺血时间是移植手术取得成功的前提和保证。

一、器官灌注保存原则

目前,供移植用器官都是应用低温原则保存的。阻断器官血液循环后应迅速降温,以尽量缩短器官的热缺血时间,使热缺血迅速转变为冷缺血,低温可以减少器官的新陈代谢,增强器官对缺血的耐受,延长保存时间。但是低于 0 ℃会引起细胞内的超微结构受损最终导致细胞肿胀坏死,缺血器官功能丧失。因此,为保存器官活力应尽量缩短热缺血时间。

二、器官灌注保存的方法

常用的器官保存方法有两种。其一为单纯低温灌注保存法,该保存法是使用一种特制的冷溶液（0～4 ℃)在原位或离体状态下灌注器官,以一定的高度借重力快速滴注,灌入其动脉系统内,先做灌注冲洗,冲净血液,使器官中心迅速降温到 10 ℃以下,然后保存于 2～4 ℃条件下,直至移植。通常用高渗（325～420 mOsm/l）或高钾溶液,其中多为细胞内液型液体（Collins 液及其改良配方）,多年的实践证实这是一种理想的保存方法。目前,肾、心、肺和胰腺等器官的保存大多采用该方法。另一种方法为低温持续脉冲式胶体灌洗,该方法被用于肾脏保存,脉冲灌洗通过一个脉冲泵、氧合膜与肾动脉相连的管道来完成,以冷灌注液（7～10 ℃)做持续循环灌注,以期达到既能供应器官在低温下代谢所需的基本营养,又可以清除其所产生的废物,因需要特殊的灌注器械,且较为烦琐,因而较少采用。

三、器官灌注切除、保存和运输

1. 器官在切取期间的灌注　为了尽量减少器官的热缺血时间,争取在缺血的早期开始灌

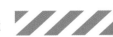

注。目的是尽快冷却器官,使其中心温度能够降到 4 ℃左右,并冲洗出其内的血液等成分。在原位灌注时,应该保证灌注压在 100 cmH$_2$O 左右,而离体灌注的灌注压可以减少到 50 cmH$_2$O。应当注意的是灌注压过高或灌注量过大均会导致器官的损伤。灌注液的温度应尽量保证在 4 ℃左右,由于细小的冰屑有可能会损伤器官的血管内皮或造成小的毛细血管栓塞,故笔者不建议使用含有大量冰屑的保存液。

2. 器官切取后的保存　切取好的器官应该置于盛有相同灌注液的无菌塑料袋内,袋内空气应排尽,这样才能保证器官充分地浸泡在保存液中。用三层无菌塑料袋将器官密封好后立即置于保温冰桶中,在冰桶中放置冰块和冰水,使器官始终处于低温环境中,但同时还应注意避免冰块挤压对其造成物理损伤。

3. 器官的运输　器官的运输应做到迅速安全。选择最快、最合适的交通工具对减少器官的冷缺血时间至关重要。注意在运送过程中避免撞击、摇晃装有器官的保温桶,以免造成器官损伤。若运送时间较长,应检查冰块是否足够维持器官的低温环境。在需要通过安全检查的机场、海关等处,应该备好介绍信等证明材料。

四、几种常用的保存液

1. Euro Collins 保存液(简称 EC 液)　其渗透浓度为 420 mOsm/l,是通过葡萄糖来维持高张环境,模仿细胞内液制成的。EC 液的高张环境实际上也是其主要弊端所在,因为乳酸等葡萄糖的代谢产物的堆积会进一步加重细胞的肿胀。此外,含葡萄糖的无菌液与电解质液必须分开配制,需要使用时才混合,这使得这类保存液使用起来较烦琐。

2. University Wiscosin 保存液(简称 UW 液)　这种保存液较 EC 液在三个方面做出了改进。其一,UW 液渗透浓度由酸盐和木棉糖来维持,这两种物质不具有代谢活性;其二,UW 液的羟乙基淀粉的浓度也更合理;其三,UW 液还加入了谷胱甘肽、别嘌呤醇和腺苷这些氧自由基清除剂。因此 UW 液的冷保存期较其他保存液长,其中肝脏可达 48 小时,而肾脏则可达 72 小时。UW 液的发明是近 10 年来器官保存技术的巨大进步,已被认为是肝脏、肾脏、胰腺的标准保存液。

3. Histidin-Tryptopphan-Ketoglutarat 保存液(简称 HTK 液)　HTK 液采用了由组氨酸和另外两种代谢物构成的强大缓冲体系,其黏度非常低。有实验表明其对于肝脏的保存,在 24 小时以内与 UW 液一样安全有效,且其对于胰腺的保存时间可达 24 小时。

4. Celsior 保存液　该保存液主要由乳酸盐、组氨酸缓冲体系、氧自由基清除剂、甘露醇等成分组成。值得注意的是这是一种高钠低钾保存液,目前仅用于心脏的保存。

5. WMO-1 号液和 HC-A 液　我国自制的有武汉的 WMO-1 号液和上海的 HC-A 液,这两种保存液均为低钠、高钾、高镁的高渗液。

附一　脑死亡判定标准与技术规范(成人质控版)节选

国家卫生健康委员会脑损伤指控评价中心

一、判定的先决条件

(一)昏迷原因明确

(二)排除了各种原因的可逆性昏迷

二、临床判定

(一)深昏迷

(二)脑干反射消失

(三)无自主呼吸

靠呼吸机维持通气,自主呼吸激发试验证实无自主呼吸。

以上 3 项临床判定必须全部具备。

三、确认试验

（一）短潜伏期体感诱发电位(short-latency somatosensory evoked potential,SLSEP)

正中神经 SLSEP 显示双侧 N9 和（或）N13 存在,P14、N18 和 N20 消失。

（二）脑电图

脑电图显示电静息。

（三）经颅多普勒超声(transcranial Doppler,TCD)

TCD 显示颅内前循环和后循环血流呈振荡波、尖小收缩波或血流信号消失。

以上 3 项试验至少具备 2 项。

四、判定时间

临床判定和确认试验结果均符合脑死亡的判定标准者则可首次判定为脑死亡。首次判定 12 h 后再次复查,结果仍符合脑死亡判定标准者,方可最终确认为脑死亡。

五、判定人员

实施脑死亡判定的医师至少 2 名,并要求为从事临床工作 5 年以上的执业医师。

附二　脑死亡判定标准与技术规范(儿童质控版)节选

国家卫生健康委员会脑损伤指控评价中心

儿童脑死亡判定标准适用年龄范围:29 天～18 岁。

一、判定的先决条件

（一）昏迷原因明确

（二）排除了各种原因的可逆性昏迷

二、临床判定

（一）深昏迷

（二）脑干反射消失

（三）无自主呼吸

靠呼吸机维持通气,自主呼吸激发试验证实无自主呼吸。

以上 3 项临床判定必须全部具备。

三、确认试验

（一）脑电图

脑电图显示电静息。

（二）经颅多普勒超声(transcranial Doppler,TCD)

TCD 显示颅内前循环和后循环血流呈振荡波、尖小收缩波或血流信号消失。

（三）短潜伏期体感诱发电位(short-latency somatosensory evoked potential,SLSEP)

正中神经 SLSEP 显示双侧 N9 和（或）N13 存在,P14、N18 和 N20 消失。

以上 3 项试验应至少具备 2 项。

四、判定时间

临床判定及确认试验结果均符合脑死亡判定标准可首次判定为脑死亡。29 天～1 岁的婴儿,首次判定 24 h 后再次复查,结果仍符合脑死亡判定标准,方可最终确认为脑死亡。1～18 岁儿童,首次判定 12 h 后再次复查,结果仍符合脑死亡判定标准,方可确认为脑死亡。严重颅脑损伤或心跳呼吸骤停复苏后应至少等待 24 h 进行脑死亡判定。

五、判定人员

参与脑死亡判定的人员至少 2 名,并要求为从事临床工作 5 年以上的执业医师。

（蒋继贫）

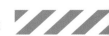

参考文献

1. 夏穗生. 器官移植学[M]. 上海：上海科学技术出版社，1995.

2. 陈知水，夏穗生. 联合器官移植学[M]. 南京：江苏科学技术出版社，2009.

3. 苏泽轩，于立新，黄洁夫. 现代移植学[M]. 北京：人民卫生出版社，1998.

4. 郑军华，闵志廉，朱有华. 器官保存学[M]. 上海：第二军医大学出版社，2000.

5. 廖崇先. 实用心肺移植学[M]. 福州：福建科学技术出版社，2003.

6. Weight S C，Bell P R，Nicholson M L. Renal ischemia-reperfusion injury[J]. Br J Surg，1996，83(2)：162-170.

7. Kada M，Nadeau K C，Shaw G D，et al. Prevention of postischemia renal changes after Initial ischenia/reperfusion injury by vlocking early selectin binding[J]. Transplantation，1997，11(4)：219.

8. Lauro A，Di Benedetto F，Ercolani G，et al. Multivisceral harvest with in vivo technique：methods and results[J]. Transplant Proc，2005，37(6)：2425-2427.

9. Okada Y，Kondo T. Impact of lung preservation solutions，Euro-Collins vs. low-potassium dextran，on early graft function：a review of five clinical studies[J]. Ann Thorac Cardiovasc Surg，2006，12(1)：10-14.

10. Chan B B，Kron I L，Flanagan T L，et al. Impairment of vascular endothelial function by high potassium stouage solutions[J]. Ann Thorac Surg，1993，55(4)：940-945.

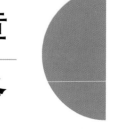

第十一章
受体的选择与术前准备

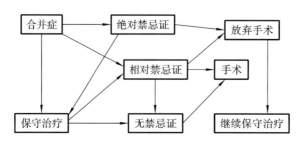

第一节　受体的选择

　　器官移植通常是指实体脏器移植,广泛用于各种终末期疾病的治疗,临床最常见的有肝移植、心脏移植、肾移植、胰腺移植、脾移植及各种联合移植。哪些病人适合移植、适合哪类移植及什么时候移植? 这属于病人的手术适应证和禁忌证范畴,包括如下几个方面。

一、术前诊断

　　术前诊断是诊断及确定手术治疗后所进行的进一步诊断,是确定手术适应证与禁忌证的过程(图 11-1),包括临床诊断、病理诊断和功能诊断,要求做到全面详细。详细的诊断有助于确定病人的手术适应证,若存在相对禁忌证可通过内科治疗转化为适应证。

图 11-1　确定手术适应证与禁忌证的过程

　　1. 原发病的诊断及鉴别诊断,是确定手术适应证的过程　　根据原发病的病史、临床症状、体征和下述检查结果综合分析,判断病人原发病脏器的功能。肾病病人检查包括电解质、血尿素氮(BUN)、肌酐(Cr)测定和肾脏穿刺病检。心脏病病人检查包括心功能评估、ECG、胸部 X 线检查、超声心动图,超过 45 岁可行心导管检查。肺部疾病病人检查包括吸入气中的氧浓度分数(FiO_2)检测、动态动脉血气分析、胸部 X 线检查、支气管镜检查。胰腺病病人检查包括动态血糖监测、葡萄糖耐量和胰岛素释放试验、糖化血红蛋白及胰岛素抗体检查。肝病病人检查包括肝功能试验,凝血酶原时间、部分凝血活酶时间测定。恶性肿瘤(如肝细胞癌)病人检查包括 ECT 骨扫描(排除骨转移)、PET 和肺、脑 CT(排除肿瘤转移)。

　　无论是哪一类疾病病人,选择作为器官移植受者的一个共同特点是该病人采用现行的非移植疗法不能治愈或病情不能得到满意控制。按移植的目的大体可分为致命性疾病和非致命性疾病两类,随着医疗技术的持续进步,尤其是部分生物基因药物的应用,部分原先认为致命的疾病已转化为非致命性疾病。

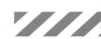

（1）致命性疾病：这类疾病多危及生命，目前技术手段不足以支持病人长期存活，如先天性胆道闭锁、肝豆状核变性、晚期肝硬化（肝移植）、终末期心力衰竭（心脏移植）、晚期肺纤维化、慢性阻塞性非感染性疾病（肺移植）、肺血管病、晚期肺实质性疾病合并心功能不全（心肺联合移植）。1型糖尿病经内科治疗效果不佳，合并肾功能不全，或出现全身血管病变时；短肠综合征（小肠移植）长期静脉营养出现肝脏等脏器继发功能损害时，常危及病人生命，也属此类。

（2）非致命性疾病：行移植手术主要是提高生命质量，避免更加严重的后果。临床最常见的是慢性肾炎和慢性肾盂肾炎所致的慢性肾衰竭，可以通过肾移植恢复健康，避免行血液或腹膜透析。重型血友病，可以通过定期输注生物基因合成的凝血因子纠正，脾移植限于效果有限，已很少开展。

2. 术前并发症及合并症的诊断，是排除移植禁忌证的过程　并发症是指由原发疾病引起的临床综合征。合并症是指与原发疾病无关的而在原发疾病存在时并存的临床综合征。并发症有时是急诊手术的适应证，如肝性脑病是急诊肝移植的适应证。而某些并发症是手术的相对禁忌证，例如，肝癌并发门静脉癌栓是肝移植的相对并发症，但由于病人没有其他的治疗手段，在有充足供肝的基础上，也可以进行肝移植。而某些并发症是移植的绝对禁忌证，例如，恶性肿瘤有远处转移是移植的绝对禁忌证。合并症往往是手术的禁忌证，但通过治疗后可以转变为适应证。例如，肾衰竭并发消化道出血是手术的绝对禁忌证，但经过治疗痊愈后就可转变为手术适应证。

（1）消化性溃疡：由于移植术中及术后需要使用大量的糖皮质激素，可激发消化性溃疡，引起消化道大出血，治疗棘手，因而消化性溃疡一度被视为器官移植的禁忌证，因此，术前常规进行胃镜检查非常重要。若发现有活动性溃疡，应常规使用制酸剂并同时加用抗幽门螺杆菌的抗生素进行正规治疗，直至溃疡愈合。对难治性溃疡，移植前可施行外科手术治疗，以保证术后不至于因使用大剂量激素而致消化道大出血。

（2）感染：全身性的、活动性的感染是手术的绝对禁忌证，因移植手术的打击、术后免疫抑制剂的使用，可引起感染的全身扩散，导致败血症、脓毒血症等，死亡率非常高。但局部的、非活动期的感染，并非移植的禁忌证。常见的感染源有细菌、病毒等。

（3）乙型肝炎和丙型肝炎：对乙型肝炎后肝硬化是否行肝移植历来有意见分歧。有学者认为移植后短期内乙型肝炎极容易复发（可达80%），但也有成功的报道，如加利福尼亚大学洛杉矶分校（UCLA）报告的15例乙型肝炎病人做肝移植，观察4年以上，仅有1例复发。目前认为乙型肝炎后肝硬化的病人，如果术前HBsAg阳性且伴有HBV复制（HBeAg阳性或HBV-DNA阳性），1年内其乙型肝炎复发率可高达80%～90%，不宜进行肝移植术；如果术前HBsAg阳性但病毒没有复制，则其术后1年内复发率为40%～50%。因为免疫抑制剂的使用，肝移植术后乙型肝炎复发的预后比较差，HBV清除不彻底会引起慢性活动性肝炎，并可在短期（一般2～3年）再次形成肝硬化，且急性重症肝炎发生率也很高，再次移植的效果很差，因而此类病人手术后存活的关键是及时有效地预防乙型肝炎的复发。虽然目前还没有非常有效的药物可以预防乙型肝炎的复发，但也有一些药物显示出一定的疗效，如乙型肝炎免疫球蛋白（HBIG）在术中、术后都可作预防注射，特别对于长期应用的病人，有良好效果。研究表明，使用拉米夫定预防和治疗移植后HBV再感染是有确切疗效的，绝大多数病人都能很好耐受，且与HBIG联用能提高预防效果，并能预防和控制移植后HBV再感染所导致的肝炎，部分病人能在机体免疫的协同作用下彻底清除HBV。因丙型肝炎而接受肝移植的病人，移植后肝炎本身对预后的影响机制还不清楚。移植后较高的再感染率可影响病人长期存活的时间。短期随访研究结果表明，丙型肝炎病毒的再次感染对5年生存率并无影响，但大多数病人在此期间演变为慢性肝炎，并有相当一部分病人发展为肝硬化。因此，长期存活率因丙型肝炎的复发而降低，病人和移植物存活率持续呈下降趋势。

（4）糖尿病：糖尿病可以增加血管的硬化，从而引起移植器官的血管硬化，同时还可以增加移植术后感染的机会，尤其是在使用大剂量糖皮质激素时，可以增加病人的死亡率。因此，多数移植中心将糖尿病列为相对禁忌证，只要术前、术后血糖控制满意，术后减少激素用量，病人多可以获得良好的效果。在条件允许时，对于血糖控制困难的符合胰腺移植指征的病人可考虑实施胰腺联合移植。

（5）凝血功能异常：终末期肝病、肾病病人均有不同程度的凝血功能障碍，多是由肝脏功能衰竭导致凝血因子合成减少所致，所以，只有通过疾病的根治才能纠正，只要术前、术中和术后补充必要的凝血因子，术中止血彻底，多能渡过手术关。此外，某些先天性凝血异常病人，如血友病甲、乙病人，在行肝移植时，临床有将肝移植用于治疗因为反复输注血液制品而感染乙型肝炎、丙型肝炎，并因此发生终末期肝硬化的血友病甲病人的报道，表明肝移植治疗血友病甲确实有效。因此，凝血功能异常是器官移植的相对禁忌证。

（6）严重的血管病变：全身性多发性脉管炎或动脉粥样硬化，对带血管的器官移植是禁忌证。这类病人血管吻合困难，容易引起如出血、血栓形成等并发症，同时动脉粥样硬化使得器官血供不足。对于良性的血管病变（如动脉粥样硬化等散在存在），可以行血管造影检查了解待移植部位的血管情况后，有选择地行移植术。

（7）恶性肿瘤：单个器官的晚期肿瘤（未转移前）是器官移植的适应证，如晚期肝癌行肝移植。全身的多发性、散在性恶性肿瘤是移植的禁忌证。对于局部的几个器官转移的恶性肿瘤，有报道可行多器官联合移植，但效果有待进一步观察。临床开展比较多的为肝癌肝移植、肝细胞性肝癌肝移植，和其预后有关的因素包括肿瘤的大小、有无血管的侵犯、有无包膜、组织学的分级等。Ⅰ期和Ⅱ期的原发性肝癌若不伴有肝硬化，最好的治疗方法是行肿块正规切除；若合并结节性肝硬化，并且肝功能状况又难以耐受行手术切除，则肝移植就是最好的治疗方法。移植不仅除去了肿块，而且还同时解决了肝硬化的治疗问题。然而，由于供肝的缺乏及移植后肝炎的复发（因为很多病人同时合并慢性乙型肝炎或丙型肝炎），导致因肝脏恶性肿瘤而进行移植将继续受限。许多中心仅移植少量此类病人，其 1 年存活率为 $40\%\sim80\%$。一些中心采用移植与术后化疗联合进行的方案，疗效有了进一步提高。

（8）精神病及急性药瘾：精神病病人由于无自理能力，移植术后顺应性差（如不能按时服药等），严重影响移植物的存活率。因此，这类病人多不主张行移植术。对某些药物、毒品嗜好或成瘾者，应列为器官移植的禁忌证。

另外，在病人等待手术的过程中，应定期对病人进行检查确定病人情况，以确定病人的临床诊断或病理诊断是否发生变化，如肝脏肿瘤的 TMN 分级情况，可随病程发生变化，同时观察是否有新的并发症或合并症出现。

二、病人术前一般评估检查和免疫学选择

1. 病人术前一般评估检查

（1）年龄：随着移植技术的提高、并发症防治措施的完善、免疫抑制剂的改良和药物不良反应的减少，现在受体的年龄已没有明确的限制。关于受体的年龄上限，一般认为随着年龄的增长，移植物和病人的存活率是逐渐减低的。另外，移植受者年龄范围的确定还应与其他治疗综合考虑。

（2）一般检查：包括血常规、肝功能、肾功能、电解质、尿常规、大便常规、乙型肝炎全套、血型、凝血全套、X 线胸片、心电图、胃镜等。

（3）手术相关检查：受者移植部位的周围毗邻器官、血管条件应在术前了解清楚。

（4）细菌、病毒和真菌培养了解菌群情况：可获得标本的途径包括咽拭子、血、尿等。病毒包括乙型肝炎病毒、丙型肝炎病毒、HIV、巨细胞病毒和 EB 病毒。

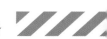

(5) 亲属活体供者术前的特殊检查:相应脏器功能的检查,以确保供移植用器官能满足受者需要,常用的包括彩色多普勒、磁共振(包括 MRA、MRCP)、数字减影血管造影(DSA)等检查。

2. 免疫学选择

(1) ABO 血型:选择供受者时,应首先考虑 ABO 血型,要求 ABO 血型相同或相容,不符合输血原则的同种移植,特别是肾移植,绝大部分会很快发生超急性排斥反应。

(2) 交叉配合与淋巴细胞毒性试验:交叉配合指的是受者、供者之间的血清与淋巴细胞的相互交叉配合。淋巴细胞毒性试验指的是受者的血清与供者的淋巴细胞之间的配合,也属于交叉配合,这是临床上必须要做的一项试验。如果受者曾经有过输血或妊娠,很可能其血清内已经有预先形成的抗体,则其淋巴细胞毒性试验可呈阳性,移植术后,就极有可能发生超急性排斥反应。一般说来,肾移植实施的条件是淋巴细胞毒性试验阳性率必须小于 10% 或为阴性。

(3) 混合淋巴细胞培养:组织配型的试验中最可靠的是将供者与受者的淋巴细胞放在一起培养,观察其转化率,包括单相法和双相法,以前者为佳。单相法是指将经过照射或丝裂霉素处理的、已不会转化但仍然保留其抗原特性的供者淋巴细胞与未经过处理的受者淋巴细胞在一起混合培养;而如果放在一起混合培养的供者和受者的淋巴细胞,都是没有经过处理的,则叫作双相法。淋巴细胞转化率如果超过 20%,则说明是供者和受者的淋巴细胞抗原不同,即应放弃做器官移植。这种方法的缺点是观察结果需要 5~6 天,实际应用价值受到限制。

(4) 人类白细胞抗原的血清学测定(HLA 配型):国际标准是直接测定供者与受者的HLA-A、HLA-B 与 HLA-DR 共 6 个位点。统计表明,HLA 6 个位点配型与亲属肾移植、骨髓移植的存活率关系都较为密切。此外,从近年资料来看,HLA 与尸体肾移植预后也有很大的关联。资料还表明:HLA-DR 配型对尸体肾移植的预后也尤为重要,当 HLA-A、HLA-B 和HLA-DR 完全相符时,一年移植肾存活率可以高达 93%,而当 HLA-DR 相符但 HLA-A、HLA-B 有一个位点不符时,一年移植肾存活率也仍高达 89%,可是如果 HLA-A、HLA-B 完全相符而 HLA-DR 有一个位点不符时,一年移植肾存活率则下降到 70%。

(5) PRA:器官移植受者体内的预存抗体,特别是特异性抗 HLA 抗体是影响移植物存活和排斥反应发生的重要因素。移植前筛选出这些抗体具有非常重要的临床意义。检测 PRA 是在移植术前,取受者血清并与 20 个以上健康的无关个体淋巴细胞行交叉配合试验,以了解受者群体反应性 HLA 抗体在体内的水平,这样就可有效地筛选出高敏感病人,帮助临床医生选择移植供者和决定移植时机,有助于降低超急性排斥反应和急性排斥反应的发生率,明显提高移植物的存活率。PRA 与传统的淋巴细胞毒交叉配合试验相比更敏感,更有特异性。近十年来,随着对抗体介导体液排斥反应的认识,以肾移植为例,术前高 PRA 病人,经过预处理后也可以获得接近 PRA 阴性病人的长期效果,结果令人鼓舞,所以病人术前高 PRA 也不再是手术禁忌。

三、社会伦理学评估和观点

1. 病人自己的愿望 选择移植受者,首先要考虑病人及其家属的愿望。自己不愿意、不理解、不信任或家属不同意的情况,均应慎重考虑。

2. 病人的心理状况及是否配合治疗 病人在住院手术期间能否密切配合治疗,有无战胜疾病的信念以及移植器官再次失去功能的思想准备等。

3. 家庭支持系统 与治疗有关的日常生活条件,包括家庭生活环境、工作环境、可以得到家人或者社会多大程度的支持等。

4. 行为方式 有不良的行为方式的供者(如酗酒造成酒精性肝硬化、嗜烟引起肺功能损害)都不能列为移植对象。

此外,还要考虑病人对周围人及对社会的意义、经济条件及医疗保险。

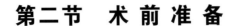

第二节 术 前 准 备

病人从决定进行器官移植手术到手术开始称为术前准备。术前准备的目的是保证施行移植的可行性和安全性,防止手术可能带来的多种负面因素、副损伤,以便尽可能获得优良的存活率。移植病人重要的生命器官中必有一个或多个严重功能不全或衰竭的器官,如何使存在脏器功能衰竭的病人平稳地度过手术和麻醉期,术前对病人情况的全面了解,制订周密的手术和麻醉方案至关重要;此外,各种免疫因素也是影响移植术后移植器官和(或)病人存活的主要因素,病人术前的预处理、免疫功能的检查也很重要。

一、并发症及合并症、全身状况的改善及预处理

(一)加强原发病治疗

加强原发病的治疗是为了控制疾病的发展,使其不至于丧失移植时机,所以,这种治疗多为对症治疗,如慢性肾衰竭病人移植前的规律透析、终末期肝硬化病人移植前的护肝和血浆置换(人工肝治疗)、糖尿病病人移植前的胰岛素用量的调整等。

(二)并发症及合并症的处理

移植病人除待移植器官功能衰竭外,往往并发或合并其他系统疾病,特别是机体重要系统的疾病,这和移植手术效果密切相关。

1. 贫血 贫血(Hb<80 g/l)与营养不良常常同时存在,慢性肾衰竭病人大多伴有贫血,而肝硬化病人常因营养不良和上消化道大出血而贫血。对于慢性肾衰竭病人常用促红细胞生成素(EPO)治疗,必要时补充铁剂。而肝硬化病人,术前宜每天输新鲜全血300～400 ml。

2. 高血压 慢性肾衰竭病人常伴有高血压,这些病人在麻醉和手术时,血压可发生较大波动,诱发脑血管意外、心肌梗死、心力衰竭等严重的并发症。术前应将血压控制在23.9/13.3 kPa(180/100 mmHg)以下。对于血压难以控制的病人,可静脉滴注0.01%的硝普钠或硝酸甘油降压。

3. 冠心病 冠心病病人进行移植手术,可诱发心脏并发症或心力衰竭,术前应积极检查并处理。①近期无心肌梗死,无心绞痛发作,心电图检查无重要的心律失常和明显的心肌缺血,心功能代偿良好,可按计划准备进行手术。②当有心绞痛发作,尤其是不稳定型心绞痛或心电图提示冠状动脉供血不足并有严重心律失常者,应在心绞痛得到控制、冠状动脉供血改善、心律恢复正常后方可手术。③对于那些心绞痛药物不能控制症状、冠状动脉主支阻塞严重者,不宜手术。符合心脏移植指征者,可同时进行联合移植手术。

4. 慢性呼吸道疾病及肺功能不全 老年和吸烟病人中,常合并慢性支气管炎、肺气肿等,以致伴有不同程度的呼吸功能不全,移植术后容易并发肺部感染、肺不张、呼吸功能衰竭。术前应戒烟、控制感染、超声雾化吸入排痰、锻炼肺活量。符合肺移植指征者,可同时进行联合移植手术。

5. 糖尿病 糖尿病是病人常见的合并症,可使术后并发症和死亡率显著升高。应通过控制饮食、调整胰岛素用量将血糖控制在8.3 mmol/l以下。符合胰腺移植指征者,可同时进行联合移植手术。

6. 慢性肝功能不全 我国病人常合并有慢性肝炎或肝炎后肝硬化,可无自觉症状,移植手术后的免疫抑制剂多对肝脏有毒性,可进一步加重肝脏损害,所以,术前应积极治疗。通过补充多种维生素、输注白蛋白、护肝治疗,改善肝功能。符合肝脏移植指征者,可同时进行联合移植

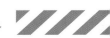

手术。

（三）改善病人全身状况和手术后适应性准备

术前补充热量、蛋白质和维生素，输血和补液，纠正水、电解质和酸碱平衡紊乱，并预防感染。进行适应手术后变化的锻炼，练习床上大小便，避免下肢血栓形成，同时避免不正确的活动，以免导致并发症如肾蒂扭转、挤压出血、引流管脱出等；进行肺活量锻炼，训练病人正确的咳嗽和咳痰方法；胃肠道准备包括手术前 12 小时禁食，4 小时禁饮；一般性移植手术，用肥皂水灌肠。对于可能涉及肠道的手术如肝移植、胰腺移植等，应进行清洁灌肠，补充肠道抗生素、维生素等。

（四）高免疫反应性病人的术前预处理

供受者经过免疫学选择（包括 ABO 血型配型、HLA 配型、淋巴细胞毒性试验和 PRA 检测）后，部分受者由于各种原因（如输血、妊娠等），导致淋巴细胞毒性试验阳性，PRA＞10％，说明受者体内存在针对供者 HLA 的预存抗体，术中或术后可能出现超急性排斥反应。所以需要对高免疫反应性病人进行术前预处理。主要方法有血浆置换、免疫吸附、免疫抑制处理、脾脏切除等。

1. 血浆置换 对捐献器官产生排斥的抗体主要存在于血浆中，而血浆置换就是将病人体内的异常血浆以非选择性的方式分离后弃去，然后将血浆中的有形成分以及要补充的平衡盐和白蛋白输回病人体内，以清除血浆内的预存抗体。

血浆置换的方法主要有两种。一是离心分离法，就是利用血液中有形成分相对密度的不同而加以离心，达到分离血浆的目的。其缺点是易引起出血和感染。二是膜式分离法，就是通过血浆滤过器的微孔，将血浆从全血中分离出来。这比第一种方法简便，且可以连续进行，是目前使用较广泛的一种方法。术前应用血浆置换法可以有效地去除针对多种 HLA 抗原的淋巴毒抗体，降低 PRA 的水平，减少 PRA 对移植肾的影响，以利于手术的进行和术后的恢复。一般在术前行多次血浆置换，使 PRA 水平降至 20％以下为宜。国外有报道，对不符合输血原则的供者和受者，通过血浆置换清除血型抗体后，可以进行肾移植而无超急性排斥反应。

2. 免疫吸附 用高度特异性的抗原、抗体或有特定物理化学亲和力的物质（配体）与吸附材料（载体）结合制成吸附剂，选择性或特异地吸附清除体内相应的致病因子。目前较为常用的吸附剂是葡萄球菌蛋白 A 固定吸附剂。此外，蛋白 A 免疫吸附剂也于 1986 年首次在移植中应用于抗排斥反应，高敏感病人术前采取免疫吸附疗法可显著降低 PRA 值。

3. 免疫抑制处理

(1) ATG/OKT 3 联合 CD20 单克隆抗体用于高 PRA 病人的诱导治疗。用 ATG/OKT 3 联合 CD20 单克隆抗体对高敏病人进行术前的诱导治疗，发现术后排斥反应、并发症的发生率等均有所下降，还证实了小剂量 ATG/OKT 3 诱导治疗对所有致敏病人均有效（不管其致敏程度有多高）。

(2) FK506/CsA＋MMF＋醋酸泼尼松龙三联抗排斥效果得到公认，多用于移植手术后维持治疗。

4. 脾脏切除 脾脏是人体最大的淋巴器官，一度认为脾脏切除可以减轻术后排斥，提高移植物的存活率。但是，随着 CsA 等强效免疫抑制剂的使用，脾脏切除已经很少应用。有研究认为，在活体的 ABO 血型不相容的供受者之间的肾脏移植中，应同时行脾脏切除，移植效果与ABO 血型相容病例无显著性差异。

二、手术方案的准备

（一）手术方案的制订和围手术期预案的制订

病人诊断明确并且认为有手术适应证、无禁忌证时，应着手制订和提出手术方案。手术方案应包括供体手术和受体手术两个部分。供体手术包括手术人员的组成和器官的获取、灌注保存、修整;受体手术包括手术人员的组成及手术方法的选择等,采取何种术式应结合具体病例和手术医生对各种手术的熟悉程度,提出一种或几种适合病人实际情况的手术方案。移植手术的人员组成更具有专科性的特点,包括具有丰富外科经验的移植医生、器官移植专职麻醉医生、专职手术器械护士、专职危重医学监护医生和护士。特别要注意移植病人血管状况的特殊性及其对手术的影响,对于肝硬化失代偿期的病人,侧支循环丰富,造成病肝切除非常困难,尤其是对于那些既往有手术史或者肝动脉介入栓塞史的肝移植病人,应准备充分,不可采取随机应变的态度。移植手术的预后效果与原发病、术前感染情况、年龄、急性生理学和慢性健康状况评分(APACHE)密切相关。器官移植手术麻醉详见以下相关内容。术前应与血库和检验科医生联系,备足各种血液制品,纠正凝血功能异常。

(二) 手术时机的选择

有器官移植手术适应证,并不等于即刻可以施行移植手术,手术时机的选择直接影响移植手术的治疗效果,它有赖于经治医生的正确临床判断。某些发病器官,在未完全萎缩之前施行移植手术,可引起移植器官原发病的复发。过晚施行移植手术可能会因病人的全身情况太差,丧失手术机会。

不同器官移植的手术时机也有所不同。例如,肾移植理想的移植时机是晚期尿毒症病人在血肌酐低于 880 μmol/l,血红蛋白在 70 g/l 以上,无严重心血管并发症,行规律透析3 个月以上时。无论是何种器官移植,一个普遍的原则是患有现行治疗方法不能治愈的疾病,且反复出现并发症,需反复住院治疗,即处于"住院依赖期",但尚未到"监护病房依赖期"时可进行移植手术。

三、技术力量的准备

(一) 手术人员的准备

手术是一组人共同的工作,应根据移植手术的大小和难易程度协调技术力量组成手术组,做到手术者和助手都能了解手术的难点与预定方案,手术者和助手应是相互配合工作过的医生,了解彼此的操作习惯。移植手术多分为两组同时进行,即受者组和供者组。受者组负责受者的器官移植前的移植部位的暴露、患病器官的切除、供体器官的植入;供者组负责供者器官的获取、灌注保存及修整。

(二) 业务技术的准备

许多移植手术非常复杂,如心脏移植和胰腺移植等,外科医生无论经验如何丰富,术前都应该对有关业务技术问题做充分准备,应多考虑手术中可能遇到的情况,充分准备好应对各种情况的解决办法。大手术所需的特殊器械应亲自到手术室挑选备用,与助手进行沟通,以求配合默契。

四、移植病人的心理准备

不同于常规外科手术,伤口愈合并拆线后病人就无须长期用药,移植手术在确保手术顺利及伤口愈合的情况下,为防止移植器官发生排斥反应,病人必须长期服药,因此对于移植病人来说,术前充分了解相关知识,并对术后可能发生的并发症做好充分的认识和心理准备,能更好地配合医护人员的治疗,及早恢复。

当病人决定进行移植手术时,就应该开始了解器官移植相关知识及手术相关内容,这可以减少病人对手术的恐惧和不安,有助于做好移植前的情绪和精神准备,并且在术后能及时地向医生反映自己的病情。必要时病人及家属可以向专业人士进行咨询,请他们进行指导,以减少

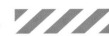

焦虑。国外器官移植中心多设有专职护士,在一个月之前对等待移植病人进行健康教育和心理指导。

(一) 手术前的心理反应

由于病人和家属对手术的恐惧和不安,术前他们的心理活动往往较为活跃,心理矛盾多、猜疑心重、担心被误治或接受错误的治疗、感情脆弱、情绪易于波动,这极易导致病人焦虑。病人和家属内心的焦虑具体表现如下:

1. 对移植器官质量和配型的担忧 病人和家属在决定行移植前,对移植有粗略的了解,但是其并非是专业的,他们往往非常担心脏移植器官的来源、质量是否可靠,同时又希望组织配型尽可能好;对于亲属活体器官移植手术而言,他们非常担心供体的安危及对他们以后的健康和生活是否有影响,作为移植医生应向家属详细说明,消除他们的顾虑,不得随意解释或置之不理。

2. 对手术效果的担忧 所有的病人和亲友在术前都希望手术顺利、成功,不发生意外情况。移植病人和家属非常关心移植器官存活时间、远期并发症,手术后如何保护移植器官的功能,在生活和饮食方面需要注意哪些问题等,在术前医生应向家属说明,取得他们的理解。

3. 对手术和术后药物费用的担忧 移植手术一般而言是病人的最后和唯一可能痊愈的选择,所以病人和家属基本上是倾其全部财力和物力来拯救生命,对于手术的期望很高,但是移植手术和术后用药费用非常昂贵,尤其是术后的免疫抑制剂一般需终生服用,对于病人、家庭和社会都是巨大的负担,他们的心情会非常矛盾。

4. 医护人员的形象效应 病人和家属的心理状态极易受到医生对其态度的影响。医生对病人漠不关心,或者手术前随意更换经管医生,都会引起病人的焦虑,病人对医生缺乏信任或信心不足,甚至少数病人放弃手术。

(二) 手术前的心理准备

1. 病人及家属的心理准备 由于病人和家属上述的手术前的心理反应,正常的、恰当的心理准备非常有必要。首先,建立良好的医患关系是缓解和消除病人和家属焦虑的最好办法,医生要经常安慰病人,使其能够正视自己的疾病并树立战胜疾病的信心。医护人员要对病人态度亲切,言谈举止礼貌,富有同情心,以让他们感到自己受到尊敬和爱护,对医生产生信任感。其次,医护人员应有计划地让病人了解自己的病情和进一步的诊疗计划,解释应客观委婉,使病人了解虽然患病较重,但只要积极配合治疗,还是可以获得良好的效果。必要时可以介绍成功的移植病例,鼓励病人树立信心。最后,手术前应与病人和家属进行谈话,在充分的心理准备基础上按照正式的法律相关程序,由病人本人和主管医生进行,在下列几种情况下可由病人家属代替病人签字:病人昏迷;病人签署了委托书;病人家属要求并签字认可。应根据病人和家属的年龄、性格、职业、经历等不同情况,有针对性地进行解释。谈话内容包括手术的目的、方法、麻醉方式、麻醉并发症、输血相关并发症、手术相关并发症等,谈话应适度,切不可故意夸大危险,进一步增加病人的焦虑。

2. 医护人员的心理准备 术前,医护人员不仅要做好病人及其家属的心理准备,还要做好自己的心理准备,进入恰当的角色。认真研究、复习病人的各项检查结果和资料,对手术方案及步骤、术中可能遇到的困难认真思考。对疑难病人应组织会诊和讨论。

五、药品、血液制品、特殊手术器材准备与病房消毒和准备

(一) 药品

(1) 免疫抑制剂:包括环磷酰胺、甲基泼尼松龙、静脉用环孢素、IL-2受体单克隆抗体等。

(2) 维持电解质、酸碱代谢平衡药物:包括5%碳酸氢钠、10%葡萄糖酸钙、平衡液、10%氯化钾、10%氯化钠、生理盐水等。

（3）抗凝和止血药物：纤维蛋白原、立止血、止血敏、止血芳酸等。

（4）制酸剂：盐酸雷尼替丁、奥美拉唑等。

（5）抗生素：多为广谱强效抗生素，如头孢吡肟、头孢噻肟钠等。

（二）移植术中常用的血液制品

移植手术特别是肝脏手术由于术中可能大量失血，同时出现凝血机制异常，常需要大量地输入血液制品，因此在术前应与血库和检验科医生联系，备足各种血液制品，及时监测凝血功能，同时做好各种输血相关并发症的预防和处理。大多数病人需要输血，并不是因为全血的缺乏，只是因为血液中某种成分的欠缺。因此，成分输血已经替代全血输血，成为目前输血的主要方式。

成分输血是指用物理或化学方法把全血分离并制备成容量小、纯度高的血液成分（红细胞、白细胞、血小板、血浆制品、冷沉淀和白蛋白、丙种球蛋白等血液制品），然后根据病情的需要输给病人。成分血的浓度和纯度高，疗效好，副作用少，可以一血多用，节省血资源。例如，血红蛋白减少的病人只需输用红细胞，而不需要输用全血，因为输用全血不仅会造成浪费，有时还很难达到满意的疗效，可能出现输血反应、代谢性碱中毒等。

1．红细胞成分系列 包括浓缩红细胞、洗涤红细胞、代浆血三种。

全血经离心或自然沉降后，析出大部分血浆后即为浓缩红细胞。其特点如下：虽除去了血浆，但仍具有同样的携氧能力，而且其容量只有全血的一半，减少了人体超负荷的风险。此外，血浆中的钠、钾、氯和乳酸、枸橼酸钠的含量也有所减少，这就降低了由血浆引起的发热、过敏等并发症的发生率。同时，分出的血浆可供临床应用或进一步制备成血浆制品，节约了血液资源。

洗涤红细胞的制作是在严格的无菌条件下，用生理盐水反复离心洗涤红细胞3～6次，尽可能多地洗去血液内的白细胞和残余血浆，最后用生理盐水稀释红细胞，使其成为70%左右的洗涤红细胞。洗涤红细胞的优点在于移去了99%的血浆蛋白和85%以上的白细胞和血小板，使输血反应减到了最低程度。洗涤红细胞因缺乏抗A、抗B两种凝集素，因此洗涤后的O型红细胞可以输给任何A、B、O、AB型血型的病人。临床上用于因多次输血而产生白细胞抗体的贫血病人，以及器官移植后病人，以减少排斥反应。

代浆血是指将血浆从全血中移出，后加入与移出量相等的以代血浆为主的保存液。代浆血具有补充运氧力的红细胞和补充血容量的双重作用，减少了由血浆引起的抗体反应。代浆血适用于同时需要纠正贫血和血容量的病人。

红细胞成分的输注速度：应根据病人的病情决定红细胞成分的输注速度。一般先慢后快，刚开始时观察病人的体温、脉搏、呼吸和血压，若15分钟后一切正常，即可加快到正常的速度。一般来说，成人为200 ml/h或1～3 ml/(kg·h)，对儿童和心血管疾病病人应较慢，不应超过1 ml/(kg·h)，急性失血病人的输注速度应加快。

2．血小板成分系列 目前的血小板成分包括富血小板血浆（PRP）和浓缩血小板（PC）两种。富血小板血浆是将现采的或采集6小时内的新鲜血，在20～24 ℃内经一定的转速和离心力离心后，分离出的上层血浆。其血小板含量占全血的70%以上。浓缩血小板的制备方法是，在富血小板血浆的基础上，在一定的时间内，在20～24 ℃时使用一定的转速和离心力进行再离心，分离出上层血浆后余下的20～30 ml即为浓缩血小板。

血小板输注适应证：血小板输注主要适用于稀释性血小板减少，如术中大量输注库存血或红细胞的病例。血小板的输注借助于大孔径的滤器，浓缩血小板应立即输注，并根据病人的耐受程度控制输注速度。血小板输注一般最好为同型，但在紧急情况下，血型不同的血小板亦可输注，不过此时应移除浓缩血小板中的大部分血浆，并使其红细胞含量低于5%，如果红细胞多于5%，应做交叉配血试验。

3．血浆制品 器官移植常用的血浆制品包括新鲜冰冻血浆、冷沉淀和白蛋白三种。

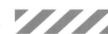

（1）新鲜冰冻血浆（FFP）：在采血后 6 小时内行全血分离并冰冻的血浆，其必须在 2 小时内放在 -30 ℃下冰冻，在 -30 ℃下可保存 1 年。其全部凝血因子，包括 V 和 Ⅷ因子。250 ml FFP 中约含纤维蛋白原 400 mg。FFP 保存了血浆中的不稳定蛋白成分，并含有正常人血浆蛋白的所有成分，包括全部凝血因子，特别是不稳定的凝血因子，因此均有良好的疗效。临床上一袋 200 ml FFP 中含有的纤维蛋白原和血浆蛋白分别为 2～4 g/l 和 60 g/l。

（2）冷沉淀：属于凝血因子制剂系列，含有 Ⅷ 因子、Ⅶ 因子、纤维蛋白原等。冷沉淀在临床上主要适用于 Ⅷ 因子、ⅩⅢ 因子、纤维蛋白原缺乏症和血友病病人，同时可以治疗创伤、烧伤和严重感染者。据文献报道，冷沉淀对重症肾病综合征也有疗效。其在临床上的输注方法分别为新制备的冷沉淀直接输注和冰冻的冷沉淀融化后输注。

（3）白蛋白：用物理和化学的方法对原料血浆加工所制成的蛋白。正常人的血清白蛋白含量为 35～50 g/l，占血清胶体渗透压的 60%～80%，所以能起到扩充血容量的作用。移植病人常伴有营养不良，血清白蛋白含量低下，加之手术中失血，常需补充白蛋白。

（三）特殊手术器械的准备

特殊手术器械常可简化手术步骤，降低手术难度，提高手术的成功率。器官移植专科特殊手术器械不属于一般手术室的常备器械，手术者在术前应对这些器械进行准备和检查，以免临用时出现问题，影响手术操作。

1. 拉钩 选择合适的拉钩对手术野的暴露至关重要，同时可避免拉钩对病人造成的损伤，如术后的肋骨疼痛甚至肋骨骨折。

2. 血管阻断钳 要选择钳夹牢靠而对血管损伤最小的阻断钳，最好备有多种血管阻断钳，以应对不同的手术情况。

3. 血管外科手术器械 包括持针器、无损伤血管镊、剪刀、血管夹等，这些器械的特点是小型、尖细、不反光、无磁性、易碰坏。使用时需特别保护，最好放在一个特制的盒里，以防碰坏，还需要定期维修。

4. 缝线 对不同的吻合组织采用不同的缝线，特别是吻合胆总管时，应选用组织相容性好的缝线，避免术后胆道结石的发生。

（四）病房消毒和准备

用 40%福尔马林熏蒸、紫外线照射消毒手术室、病房和被褥，检查各种药品和仪器，并对用于监护的各种仪器消毒，准备好医护人员的口罩、帽子、手套、隔离衣、拖鞋等。

六、麻醉方式的选择及术前用药

麻醉不仅要消除病人因手术所致的疼痛和不适，而且要最大限度地维持病人的生理功能，尽可能为手术提供方便。器官移植手术麻醉面临的主要问题是病人全身情况差，由于存在一个或者多个器官功能衰竭，病人面临一系列的病理生理改变，手术创伤和出血必然使病人产生应激反应，同时移植病人多在术前应用免疫抑制药物，肝移植和心脏移植对病人的血流动力学的改变，均会扰乱病人的生理状态，使得手术和麻醉的耐受力下降，甚至对生命构成威胁。所以，麻醉前必须全面了解病人的病史及全身各器官的功能状况，认真评估其对手术的耐受性；应根据一般原则结合病人的具体情况选用最适合的麻醉方式，并加强麻醉前的准备，使病人在手术时尽可能地处于最佳状态。麻醉期用药的选择应以对移植器官无毒副作用为原则，术后积极镇痛，这也是手术前准备的重要组成部分。

（一）麻醉方式的选择

可选用连续硬膜外阻滞麻醉和全身麻醉。

1. 连续硬膜外阻滞麻醉 具有以下优点：①镇痛效果确切，肌肉松弛效果良好；②病人处

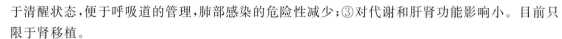

于清醒状态,便于呼吸道的管理,肺部感染的危险性减少;③对代谢和肝肾功能影响小。目前只限于肾移植。

2. 全身麻醉　主要是静脉和吸入复合麻醉,复合麻醉是当前临床研究和使用最广的一种方法,麻醉的维持以麻醉镇痛药为主,吸入麻醉药为辅,最大限度地维持病人生理功能的稳定,提高麻醉的安全性和可控性。复合麻醉安全性好,可以有效地控制病人的生命体征,便于调整病人姿势。临床上肝脏、心脏、胰腺、胰肾联合移植等均采用全身麻醉。

（二）术前用药

麻醉前用药目的是消除病人对手术紧张、焦虑及恐惧的情绪,提高痛阈,增强止痛效果;减少口腔和呼吸道的分泌物,保持口腔内的干燥,以防发生误吸,以便于麻醉操作和减少术后肺部并发症;抑制因激动或疼痛引起的交感神经兴奋,预防手术中发生呕吐、心律失常或心搏骤停等,以维持血流动力学的稳定。常见术前用药如下。

1. 镇静催眠药与安定药　包括苯二氮䓬类、巴比妥类、吩噻嗪类,代表药物分别是地西泮、苯巴比妥钠、异丙嗪。此类药物均有镇静、催眠、抗焦虑及抗惊厥作用,并能预防局麻药的毒性反应。

2. 镇痛药　阿片类药可以选择性抑制和缓解各种疼痛,能够减轻疼痛而致的恐惧紧张和不安。代表药为哌替啶和吗啡,哌替啶镇痛效能相当于吗啡的 $1/10 \sim 1/8$,抑制呼吸和咳嗽反射较轻,对腺体分泌抑制较弱,对平滑肌的收缩作用也弱,较少引起恶心、呕吐。

3. 抗胆碱药　代表药为阿托品或东莨菪碱,能阻断节后胆碱能神经支配的效应器上的胆碱受体,具有抑制分泌腺体、散大瞳孔、加速心率、松弛支气管平滑肌和胃肠道平滑肌等作用,较大剂量有抑制迷走神经反射的作用。此外,阿托品和东莨菪碱分别有兴奋和抑制中枢的作用。

4. 麻醉前用药　应根据病情和麻醉方法确定用药的类别、剂量大小、给药途径和时间。术前晚可口服催眠药或安定药,术日麻醉前半小时肌内注射镇静催眠药或安定药,剧痛病人加用镇痛药,全麻或椎管内麻醉病人加用抗胆碱药。麻醉前用药的使用要注意一般情况差、年老、体弱、恶病质、休克和甲状腺功能低下者,吗啡类及巴比妥类药剂量应酌情减量。精神紧张者,镇痛及镇静药均应酌增。

七、手术前预防性用药

（一）预防和治疗感染的药物应用及措施

因移植病人将要经历感染高危因素(如手术创伤)的侵袭,在感染尚未发生之前即可以开始预防性应用抗生素,但是预防性使用抗生素的时间和目标要明确。预防性抗感染治疗要求在手术操作时机体组织中的抗生素浓度保持在有效杀菌水平,并且在手术结束后要尽快停用抗生素。器官移植病人术后要使用大量免疫抑制剂预防排斥反应,易导致其免疫力低下,易患医院获得性感染,这也是该类病人常见的致死原因。因此对可疑病灶进行细菌、病毒和真菌培养及药物敏感试验,根据结果选用敏感药物及时进行针对性治疗非常重要。抗生素多为强效广谱的三代头孢药物。对于乙型肝炎、肝硬化或肝癌行肝移植的病人,术前应服用拉米夫定。

（二）移植病人术前特殊用药

(1) 一般在器官血管吻合后血流开放前 $15 \sim 30$ 分钟静脉给予甲基泼尼松龙 $0.5 \sim 1.0$ g、环磷酰胺 200 mg。

(2) 针对 IL-2 受体的单克隆抗体 Simulect 能与 CD25 特异性结合,在器官血管吻合后血流开放前 $15 \sim 30$ 分钟静脉给药,在预防器官移植术后急性排斥反应中表现出良好的疗效,而且没有增加不良事件的发生,是一个有良好前景的抗排斥药物,但存在费用过高等缺陷。

（杜敦峰）

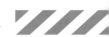

参考文献

1. Sacks S,Lee Q,Wong W,et al. The role of complement in regulating the alloresponse[J]. Curr Opin Organ Transplant,2009,14(1):10-15.

2. Carroll M C. The complement system in regulation of adaptive immunity[J]. Nat Immunol, 2004,5(10):981-986.

3. Troppmann C,Gillingham K J,Benedetti E,et al. Delayed graft function,acute rejection, and outcome after cadaver renal transplantation. The multivariate analysis[J]. Transplantation,1995,59(7):962-968.

4. Pagtalunan M E,Olson J L,Tilney N L,et al. Late consequences of acute ischemic injury to a solitary kidney[J]. J Am Soc Nephrol,1999,10(2):366-373.

5. Herrero-Fresneda I,Torras J,Cruzado J M,et al. Do alloreactivity and prolonged cold ischemia cause different elementary lesions in chronic allograft nephropathy?[J]. Am J Pathol,2003,162(1):127-137.

6. Farrar C A,Zhou W,Lin T,et al. Local extravascular pool of C3 is a determinant of postischemic acute renal failure[J]. FASEB J,2006,20(2):217-226.

7. Patel H,Smith R A,Sacks S H,et al. The rapeutic strategy with a membrane-localizing complement regulator to increase the number of usable donor organs after prolonged cold storage[J]. J Am Soc Nephrol,2006,17(4):1102-1111.

8. Brown K M,Sacks S H,Sheerin N S. Mechanisms of disease:the complement system in renal injury—new ways of looking at an old foe[J]. Nat Clin Pract Nephrol,2007,3(5): 277-286.

第十二章
移植的免疫抑制治疗

　　器官移植是终末期器官功能衰竭的有效治疗手段,受体免疫系统对移植器官的排斥反应是移植术后最主要的挑战。免疫抑制是指采用物理、化学或生物的方法或手段来降低机体对抗原物质的反应性。临床上则借此用以治疗某些自身免疫病,以及在器官移植外科中预防和治疗术后移植物引起的排斥反应和移植物抗宿主病。免疫抑制治疗是器官移植成功的基石,为预防排斥反应,受者在器官移植后必须接受免疫抑制剂的治疗。

　　若想了解当代免疫抑制治疗及用药方案,我们不妨先回顾一下器官移植的历史,特别是自20 世纪 50 年代开展起来的肾移植的历史。虽然在 20 世纪的前 50 年已有人尝试过肾移植,但当代移植学的兴起还是应从 20 世纪 50 年代中期开始的"同卵双生活体肾移植"算起。最早的免疫抑制治疗是全身放疗,20 世纪 60 年代早期开始应用硫唑嘌呤,很快便与泼尼松联合应用成为常规用药。20 世纪 70 年代中期又出现了多克隆抗体——ALG(抗淋巴细胞球蛋白)及ATG(抗胸腺细胞球蛋白)。此后硫唑嘌呤和泼尼松联合用药成为基本用药,ALG 和 ATG 用于免疫诱导和治疗耐糖皮质激素的排斥反应。此时,肾移植的 1 年存活率为 50%,死亡率为10%～20%。

　　20 世纪 80 年代早期,随着环孢素 A 的应用,情况发生了变化。环孢素 A 使肾移植的 1 年存活率显著提高,超过了 80%。同时,免疫抑制剂的良好效果、糖皮质激素应用剂量的减少和外科技术及医疗护理的改进使得肾移植病人的死亡率明显下降。当时应用最广泛的免疫抑制方案是"环孢素 A+泼尼松",通常还要联合应用硫唑嘌呤,此药物组合被称作"三联疗法"。虽然环孢素的优势有目共睹,但人们也很快发现了它的缺点:由它所导致的急性和慢性肾损害。1985 年,OKT3——第一个单克隆抗体制剂应用于临床,虽然药物的毒性限制了它的应用,但它的确对那些耐激素的急性排斥反应具有良好治疗效果。进入 20 世纪 90 年代,移植学家们依靠这些有限的药物——环孢素 A、硫唑嘌呤、糖皮质激素及一些抗体制剂取得了骄人的成绩,全世界很多肾移植中心的成功率已提高到 90%以上,而死亡率也降至较低水平。由于当时可应用的免疫抑制剂种类较少,所以虽有一些不同的治疗方案,但它们之间的差异较小。

　　他克莫司(FK506,TAC)和吗替麦考酚酯(骁悉,MMF)的出现是免疫抑制药物的又一重要进展。他克莫司首先应用于肝移植,然后又用于肾移植,它与环孢素 A 的作用相近,病人及移植物的存活率也相当。吗替麦考酚酯则被公认为是一个比硫唑嘌呤更好的辅助药物。它与环孢素 A(或他克莫司)和糖皮质激素联用能减少急性排斥反应的发生。此后两种单克隆抗体——巴利昔单抗(basiliximab)及达利珠单抗(daclizumab)也用于肾移植,它们同样能减少急性排斥反应的发生。在欧洲应用多年的 ATG 多克隆抗体近年来也在应用于治疗急性排斥反应。1999 年底,西罗莫司(sirolimus)被正式列入免疫抑制剂大名单。另有一批化学和生物制剂正在研究中。由此可见,更为有效、安全的新型免疫抑制剂的不断推出和临床应用,对于器官移植的发展具有重要作用。过去 30 年中,新型强效免疫抑制剂的不断推出和抗体诱导技术的

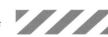
应用已大大提高了器官移植受体的存活率,使器官移植后的近期急性排斥反应显著减少。目前,免疫抑制治疗的主要问题已转向如何改善和提高移植器官与移植受者的长期存活率。随着移植免疫药物的进一步发展,它们之间的配伍及免疫方案的组成也拓展得更为复杂。

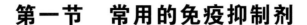

第一节　常用的免疫抑制剂

免疫抑制剂的发现与应用是 20 世纪器官移植发展的一个重要的里程碑。此前,移植外科技术虽然得到了极大的提高和进步,但由于免疫学障碍,临床器官移植的例数很少,成功的例子更为鲜见。直至 20 世纪 50 年代末发现硫唑嘌呤和糖皮质激素具有抑制免疫反应、延长移植物存活期的作用,并成为器官移植术后经典的免疫抑制治疗方案,以及环孢素 A、吗替麦考酚酯、雷帕霉素等新型免疫抑制剂的研制开发和临床应用极大地推动了临床器官移植的发展,把它带入了一个崭新的发展阶段。本节将介绍国内外常用的免疫抑制剂。

一、抗细胞增殖类药物

（一）硫唑嘌呤（azathioprine,AZA）

AZA 是 6-巯基嘌呤的衍生物,口服后在肠道内吸收快,生物利用度高。AZA 在肝脏内代谢,经谷胱甘肽分解成 6-巯基嘌呤和甲基咪唑。AZA 分解代谢途径为经黄嘌呤氧化酶作用后氧化代谢及巯基甲基化后氧化代谢。失活代谢物由尿中排泄,故肾功能不全并不影响其应用,无须调整治疗剂量。

1. AZA 的免疫抑制作用机制　AZA 进入体内,在肝内酶的作用下,首先转化成 6-巯基嘌呤,进一步通过数种途径转化为活性代谢物 6-巯代次黄嘌呤核苷酸,整合入细胞 DNA 分子中,从而干扰了细胞内嘌呤核苷的合成和代谢,以及 RNA 的合成等功能,使细胞染色体破裂。其主要作用于效应性 T 淋巴细胞或 B 淋巴细胞克隆的增殖期,也作用于分化过程。AZA 也可阻止 IL-2 的产生,这可能是其抗增生作用的主要原因之一。AZA 对于初次免疫反应呈强有力的抑制作用,但对再次反应几乎无任何作用,故其适用于预防移植术后排斥反应的发生,对于已发生的排斥反应则无治疗价值。

2. AZA 的毒性反应及副作用　主要为骨髓抑制、脱发、肝损害。当发生严重的药物性肝炎时应先逐渐减量或换用其他免疫抑制药物。其他还有如巨细胞性贫血、皮肤菲薄、胃肠道反应以及恶性肿瘤发生率升高。孕妇应慎用。与别嘌呤醇合用可加重上述副作用,故当移植病人需同时服用别嘌呤醇时,AZA 剂量应减至原剂量的 1/4,以防止严重的骨髓抑制毒性作用发生。

3. 临床应用　AZA 有静脉和口服两种用药途径。多于手术当日开始给药,剂量为 3~5 mg/kg,术后 1 周减为维持量,范围为 1~3 mg/kg,其药物血浓度峰值出现在服药后 2 小时,药效持续 12~24 小时,每日给药一次即可。药物剂量调节主要依据外周白细胞计数:当计数小于 $5×10^9$/L 时应减量,小于 $3×10^9$/L 时则应停用。应强调的是白细胞及血小板计数显著减少可能是骨髓抑制毒性作用引起巨细胞病毒感染的征兆。

（二）吗替麦考酚酯（MMF）

MMF 又名 RS-61443,由美国 Syntex 公司研制开发,FDA 于 1995 年批准其正式注册,商品名骁悉,从而在临床应用中又增添了一个新的有效的免疫抑制剂选择。

1. 药理学作用机制　体内经水解代谢活化,非竞争性抑制单磷酸次黄嘌呤脱氢酶,阻断鸟嘌呤核苷酸的合成,从而发挥其对淋巴细胞的免疫抑制效应,T 淋巴细胞、B 淋巴细胞均受其影响。

2. 不良反应 主要毒副作用为骨髓抑制、胃肠道反应、出血性胃炎及病毒感染增加,均与剂量有关。发生中性粒细胞数减少时,应减量或停药。

3. 临床应用 MMF 为胶囊剂,每粒 250 mg,应于术后 72 小时内应用,每日 0.5～2.0 g,分两次间隔 12 小时空腹口服。MMF 与 CsA 合并应用为相加作用,而未增加毒副作用,因此联合用药既可减少 CsA 的用量而保持免疫抑制效应,又可避免大剂量 CsA 所引起的肾毒性作用及其他并发症。由于其为可复制性细胞抑制剂,不具有致突变、致畸的副作用,且可逆转排斥反应,故已取代硫唑嘌呤。

（三）咪唑立宾(mizoribine)

商品名为布累迪宁(bredinin),是 1971 年从霉菌的培养滤液中发现的丝状菌产生的咪唑类核苷物质,开始作为抗真菌剂,以后的研究中发现咪唑立宾在嘌呤代谢中有选择性地抑制淋巴细胞增殖的作用,故开始进行免疫抑制剂的开发工作。口服后血药浓度 2 小时达到峰值,血中半衰期为 2.2 小时,由肾脏排泄。

1. 免疫抑制机制 咪唑立宾为嘌呤类似物,可竞争性地抑制单磷酸次黄嘌呤核苷脱氢酶,从而阻断淋巴细胞嘌呤生物合成中次黄嘌呤核苷酸向鸟苷酸的代谢的经典合成途径。因增殖旺盛的淋巴细胞的鸟苷酸的合成依赖于经典合成途径,所以咪唑立宾特异性地抑制 T 淋巴细胞的增殖。

2. 不良反应 主要有消化系统症状、骨髓抑制、过敏性症状、急性肾衰竭等。另外,尚有可疑存在致畸作用的病例报道。该药具有抑制嘌呤合成的作用,可增加尿酸的生成。儿童和育龄病人用药应考虑对性腺的影响。

3. 临床应用 每粒 50 mg。口服 3～4 mg/(kg·d),当有白细胞减少或移植肾功能不良时可减至 1～2 mg/kg。

（四）环磷酰胺(cyclophosphamide,CTX)

CTX 属于氮芥类烷基化合物,口服后经肠道吸收,口服后 1 小时达到血药峰值,半衰期约为 7 小时,代谢物经肾脏排泄。由于其副作用大,效果并不优于 AZA,故仅在服用硫唑嘌呤出现肝毒性损害时,用于暂时替代治疗。

1. 环磷酰胺的免疫抑制作用机制 在肝内由细胞色素 P450 裂解转化成活性物质,干扰正常的有丝分裂过程,阻断淋巴母细胞的生长发育。其主要作用于细胞周期,使细胞分裂中止于 G_2 期,从而阻止 T 淋巴细胞和 B 淋巴细胞的分化,并抑制抗体的产生。

2. 毒性反应和副作用 其主要副作用为骨髓抑制、出血性膀胱炎、胃肠道反应、特发性肺间质纤维化、脱发等。为减少环磷酰胺的副作用,可采用小剂量、短疗程及联合用药方案。用药过程中严密观察血常规和肝肾功能。

3. 临床应用 与 AZA 相比,抗排斥治疗作用基本相同,但毒性较 AZA 明显。临床主要用于一些不能服用 AZA 者,特别是肝功能不良者。临床应用范围为 2～3 mg/(kg·d)。

二、肾上腺皮质激素类

肾上腺皮质激素类均属类固醇类化合物,其糖皮质激素中的泼尼松、氢化可的松和甲基泼尼松龙均为临床上常用的免疫抑制剂,而且是抗排斥冲击治疗的首选药物。口服或静脉注射均可迅速吸收,用药 1～2 小时到达峰值,血浆半衰期为 8～12 小时,主要经肝内代谢,由肾脏排泄。

1. 糖皮质激素的免疫药理作用机制 糖皮质激素进入胞质内,与特异性蛋白受体结合,使之发生构型改变,可与染色质和饱和的特定 DNA 序列相互作用,影响基因表达。它对免疫反应的许多环节都有不同的抑制作用。其主要作用有:①可使中枢性淋巴器官皮质细胞及骨髓的

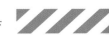

前体细胞萎缩,外周血淋巴细胞减少;②减少巨噬细胞对抗原的捕捉量,组织吞噬小体内移与融合,使溶酶体酶蛋白合成减少;③直接的抗感染作用和干扰补体参与免疫反应;④抑制浆细胞分泌抗体。

2. 糖皮质激素的副作用　糖皮质激素的副作用几乎可见于机体各系统。急性副作用包括:中枢神经系统改变(如躁狂等)、失眠、水钠潴留、消化性溃疡出血,以及诱发或加重糖尿病、高血压。这些症状或病情一般在减少剂量后均可缓解或痊愈。长期用药的副作用有库欣综合征、多毛、感染增加、骨质疏松、肌萎缩等。

3. 临床应用和注意事项　总的用药原则是尽量小剂量用药,减少不良反应。在治疗急性排斥反应时,静脉推注 MP(500～1000 mg/d),连用 3 日,也可用氢化可的松(2000～3000 mg/d),3 日后改用口服,从大剂量开始,逐渐减至维持量。在移植术后早期糖皮质激素与其他免疫抑制剂合用,预防排斥反应,一般在术中静脉推注 MP 500 mg,3 日后改用泼尼松口服,从每日总量 100 mg 开始递减,以后每日减 5～10 mg,减至 10～15 mg 维持。糖皮质激素一般终生与其他免疫抑制剂合用,但近年来主张早期减量和撤离。

三、钙调磷酸酶抑制剂

(一) 环孢素 A

1979 年发现在真菌属发酵产物中提取的化合物具有强烈的免疫抑制特性,并迅速被其他研究者用不同的实验模型所证实,该化合物定名为 cyclosporin A,即环孢素 A(CsA)。1978 年剑桥大学 Calne 首先将其应用于临床肾、胰和肝移植,受者和移植物的年存活率显著提高,1983 年,美国食品药品监督管理局(FDA)批准其正式注册上市,由此揭开了移植医学的新篇章。药理学特点:环孢素 A 口服溶液或胶囊服后由小肠上段吸收,肾移植病人对其吸收率初始较低,为 4%～26%,但服用一段时间后,可明显上升,至 50%以上。可能与肾移植后肠道吸收功能恢复有关。服药 2～4 小时后血药浓度达到峰值,血浆中 CsA 主要与脂蛋白结合。CsA 在肝内由肝细胞内质网及细胞色素 P450 微粒体酶系统代谢,代谢产物大部分由胆汁从粪便中排泄,肝功能不良者及药物竞争抑制都可减少其清除,仅 6%由尿中排泄。其生物半衰期为 14～27 日。药物相互作用可影响 CsA 的疗效或者诱发药物其他的毒副作用。

1. 免疫抑制作用机制　CsA 进入细胞内,在 Ca^{2+} 协同作用下与胞浆蛋白异构酶结合,形成复合物,抑制细胞内钙调蛋白活性,阻止了控制 IL-2 基因增强因子调节蛋白的合成,从而抑制 T 淋巴细胞合成释放 IL-2 和其他淋巴因子的合成,CsA 作用于细胞周期 G_1 期,Th 细胞和 Tc 细胞为其主要靶细胞,而 Ts 细胞则由于 Ca^{2+} 不依赖特性不受 CsA 的作用影响。另外,CsA 对 B 淋巴细胞也有一定影响。

2. 不良反应　CsA 最显著的副作用为肾毒性,术后用药者 75%以上可有血肌酐升高。肾毒性的发生与 CsA 导致肾血管痉挛收缩,肾血流减少,肾小球滤过率降低有关。其他常见的副作用有:①高血压,发生率高达 68%～96%,可能与激活肾素-血管紧张素-醛固酮系统引起肾血管收缩有关;②糖尿病,服用 CsA 者 10%在术后一年内可发病,与 CsA 直接抑制胰岛细胞功能和胰岛素释放有关;③高胆固醇血症、高尿酸血症、高钙血症;④肝功能异常、多毛、牙龈增生等。

3. 临床应用　可以口服或静脉给药,目前常口服给药。口服 CsA 分为胶囊和口服液两种剂型。胶囊剂型临床应用更方便些。胶囊剂型有 10 mg、25 mg 和 100 mg 三种,首次给药剂量一般为 6～8 mg/(kg·d),于术前 4～12 小时服用,术后继续应用,临床常用口服时间为每 12 小时一次,根据药物血药浓度监测结果调整剂量。为了保证有效的免疫抑制治疗效果,同时防止过度免疫抑制带来的毒副作用,对服药者应按常规定时进行 CsA 药物浓度监测,以便及时调整药物剂量。一般而言,高压液相色谱法是最可靠的试验室标准监测技术,术后近期 C_0 一般控制在 200～300 ng/ml,C_2 控制在 1000～1200 ng/ml。许多药物通过不同的机制影响 CsA 的吸

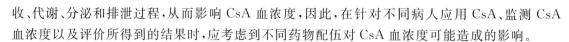

收、代谢、分泌和排泄过程,从而影响 CsA 血浓度,因此,在针对不同病人应用 CsA、监测 CsA 血浓度以及评价所得到的结果时,应考虑到不同药物配伍对 CsA 血浓度可能造成的影响。

(二)他克莫司(TAC,FK506)

FK506 于 1984 年由日本的 Fujisawa 制药公司的研究人员从放线菌酵解产物中提取的,属大环内酯类药物。1989 年匹兹堡医学中心的 Starzl 首先在临床中试用,1995 年美国 FDA 正式批准其注册进入市场,商品名为普乐可复。FK506 口服后肠道吸收因人而异,肝移植病人吸收半衰期平均为 5.7 小时。达到峰值时间为 1.5~3.5 小时,进食可显著影响 FK506 的吸收。FK506 主要由肝内细胞色素 P450 微粒体酶系统代谢,不到 1% 以原形由尿排泄。

1. 药物作用机制　FK506 可选择性地抑制 CD4$^+$ T 淋巴细胞受抗原刺激后分泌释放的多种细胞因子,与 CsA 相同,FK506 作用于 T 淋巴细胞活化的 G_1 期,抑制 T 淋巴细胞受刺激后伴随而来的 Ca^{2+} 依赖性信号传导。FK506 进入细胞内,与胞质中特异性结合蛋白(FKBP-12)相结合,形成的复合物对被活化的淋巴细胞内第二信号传递及钙调蛋白呈抑制作用;另外,所形成的复合物也阻碍 NFAT(活化 T 淋巴细胞细胞核因子)的产生,而 NFAT 具有启动调控淋巴因子形成的基因转录作用。

2. 不良反应　美国及欧洲肝移植术后用药资料显示,FK506 和 CsA 的安全性基本一致,主要副作用为肝肾功能损害、糖耐量减低、高血压、头痛、震颤、胃肠道反应,一般经调整剂量及对症处理即可缓解。对于肾功能不良者应严密监测药物浓度,应用低限剂量。另外,尚可见高血钾、低血镁、高尿酸血症。因 FK506 可由乳汁排泄,故服药者不宜哺乳。

3. 临床应用　目前商品化的 FK506 分为静脉注射及口服胶囊两种剂型。静脉用药包装规格为每支 1 ml,含 5 mg,静脉用药适于不能口服用药者,应于术前 6 小时内给药,起始剂量为 0.05~0.1 mg/(kg·d)。口服胶囊分为每粒 0.5 mg、1 mg 及 5 mg,一旦病人进食,应尽快改为口服,剂量按 0.15~0.3 mg/(kg·d),分 2 次,间隔 12 小时。FK506 不可与 CsA 连用,因两者作用机制相同,连用增加两者毒副作用。

四、生物免疫抑制剂

生物免疫抑制剂也可称为抗淋巴细胞抗体。按功能不同分为两类:一类是针对不同抗原决定簇的多种混合抗体,系由人淋巴细胞或胸腺细胞免疫马、羊、兔等动物后制取分离提纯的生物制剂,具有强有力的免疫抑制活性,如抗淋巴细胞血清(ALS)、抗淋巴细胞球蛋白(ALG)、抗胸腺细胞球蛋白(ATG);另一类是特异性作用于 T 淋巴细胞亚群的单克隆抗体,如 OKT3 等,这些生物制剂都能有效地防治排斥反应,延长移植物存活时间。

(一)ALS、ALG、ATG

1. 作用机制　这些制剂的作用机制并未明了,可能是因其与循环中的 T 淋巴细胞和 B 淋巴细胞形成复合物而促进其被网状内皮系统吞噬,使免疫活性细胞,尤其是 T 淋巴细胞减少。但停药后循环中 T 淋巴细胞数目逐渐回升,而 T 淋巴细胞增殖反应仍处于持续抑制状态,所以有人认为这种抑制状态的维持可能与非特异性抑制细胞的功能有关。

2. 临床不良反应　ALS 等生物制剂的最大缺陷是各批量效价不一致。目前广泛应用的是明尼苏达产的 ALG 和 Upjohn 生产的 ATG。由于这类制剂是异种血清制品,具有强烈的免疫原性,可能引起严重的过敏反应,故用药前应做皮肤过敏试验。注射前预防性地用抗组胺类药物及糖皮质激素可避免或减轻过敏反应的发生。其他副作用还有:发热、寒战(多于首次给药时发生,与破坏的淋巴细胞释放致热原有关)、血小板减少、血尿、恶心、呕吐、关节肌肉痛、皮疹等。应避免长期用药,以免导致严重的免疫力下降及机会性感染。

3. 临床使用　这些制剂治疗预防排斥反应时既可以单独使用也可联合应用,还可作为耐

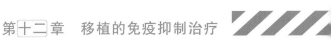

受糖皮质激素病人的一线用药。给药时限 5~14 天,一般为 7 天左右。制剂应稀释于生理盐水中(1~2 mg/ml),经静脉缓慢给药,最好持续滴注 4~6 小时。一般通过检测血液循环中 T 淋巴细胞数量来调节剂量,CD3$^+$T 淋巴细胞在血中占淋巴细胞的比例低于 10% 较为理想,排斥反应发生率较低。

(二)抗 CD3 单克隆抗体

1975 年首创杂交瘤技术,应用这一技术使得制取特异性针对某一种细胞抗原成分的单克隆抗体成为可能,避免了多克隆抗体各批量效价不一的缺陷。1981 年 Cosimi 等首先在临床肾移植病人中应用针对 CD3$^+$ 抗原的单克隆抗体 OKT3,成功地逆转了全部 10 例移植性肾急性排斥反应,随即美国及欧洲许多移植中心进行大宗病例临床随机试用,证实 OKT3 具有显著的免疫抑制治疗效果,可以迅速有效地抑制初次排斥反应及逆转经大剂量糖皮质激素或 ALG 治疗反应不佳的难治性排斥反应,显著提高移植物 1 年和 2 年存活率。

1. 作用机制 OKT3 的化学成分及结构为免疫球蛋白 IgG2a,其与 CD3 复合物的亚单位即 TCR 的一部分相结合,从而阻止 TCR 复合物与外来抗原的识别。

2. 不良反应 主要副作用为细胞因子释放综合征,或称全身性流感样综合征。多见于初次治疗用药后 45~60 分钟,可持续数小时,发生机理为 OKT3 导致 T 淋巴细胞活化裂解破坏,释放大量细胞因子,这些活性反应物质可引起血管扩张、毛细血管通透性增加、平滑肌收缩等,从而引起各种症状、体征。主要表现为寒战、发热、腹泻、胸闷、喘鸣,偶有急性肾小管坏死,血栓形成,罕见的有无菌性脑炎,多有自限性。最严重的并发症是呼吸循环障碍,多见于移植肾无功能。显著液体潴留病人,可引起急性肺水肿,致猝死。

3. 临床应用 抗排斥反应:已经确诊急性排斥反应,立即给予 5~10 mg OKT3 静脉滴注,连续应用 7~14 天。预防治疗主要有两类方案:①应用 OKT3 10~14 天,停用前 3 天开始加用环孢素;②连续应用 OKT3,最长可到 30 天,同时联合应用硫唑嘌呤及小剂量糖皮质激素,停用 OKT3 后不再加用其他免疫抑制剂。

(三)抗 IL-2 单克隆抗体

T 淋巴细胞在活化过程中将会表达 CD25,即 IL-2Rα 链,并通过自分泌途径产生 IL-2,进一步促进 T 淋巴细胞增殖。因此拮抗 IL-2 与 IL-2R 的结合,可以抑制 T 淋巴细胞。抗 IL-2 单克隆抗体,也称为抗 CD25 单克隆抗体,可选择性地阻断同种异体抗原激活的 T 淋巴细胞增殖,降低急性排斥反应的发生率,而无明显的副作用。临床上常用的是舒莱(Siulect)和赛尼哌(Zenapax,或 Daclizumab)。舒莱是人/鼠嵌合型单克隆抗体,赛尼哌是人源化的单克隆抗体。

1. 作用机制 IL-2 和 IL-2R 的相互作用启动抗原激活的 T 淋巴细胞进入有丝分裂和克隆扩增。IL-2 单克隆抗体通过使高亲和力的 IL-2 受体失活,阻断 T 淋巴细胞的活化和增殖,产生免疫抑制作用。

2. 不良反应 耐受性较好,临床上未见显著的或严重的副反应,没有细胞因子释放综合征的临床表现。

3. 临床应用 Siulect 20 mg 加入 50 ml 生理盐水中静脉推注,手术当天和手术后第 4 天给药 2 次,可使 IL-2R 位点饱和并维持 30~45 天;赛尼哌 1 mg/kg,每 14 天给予 1 次,共 5 次,可以维持抑制后 3 个月的有效血药浓度。

五、雷帕霉素靶分子抑制剂

雷帕霉素(rapamycin,RPM)又称西罗莫司(sirolimus,SRL)是由复活岛土壤中的放线菌酵解物中提取的,属大环内酯类,现已证明是一种强有力的新型免疫抑制剂,化学结构上与 FK506 相似,但作用机制却与钙调磷酸酶抑制剂(CNI)不同。和 CNI 相比,它有独特的优点。

血药浓度在 1 h 内达到高峰,半衰期为 57～62 小时,主要经肝内肝细胞内质网及细胞色素P450 微粒体酶系统代谢,从胆汁中排泄。

1. 免疫抑制作用机理 RPM 在结构上与他克莫司相似,但作用机制却与 CNI 完全不同,它们均须与 FK506 结合蛋白(FKBP)结合发挥作用,RPM/FKBP 不结合钙神经素/钙调蛋白,对钙神经素无影响。RPM 对 T 淋巴细胞的细胞因子转录无影响。而是阻断细胞因子诱导增生的信号传导通路,抑制 IL-2 和 IL-4 启动的 T 淋巴细胞增殖,即抑制了 T 淋巴细胞在细胞周期中 G_1 期向 S 期的发展。另外,雷帕霉素可以抑制 VEGF(血管内皮生长因子)的活性并阻断 VEGF 诱导的内皮细胞增殖,发挥抗肿瘤作用。

2. 药物不良反应 RPM 常见的不良反应有高脂血症、肝功能异常、白细胞减少、血小板减少等。不论是与 CsA 联用还是作为基础治疗,RPM 均可增加高胆固醇血症和高甘油三酯的发生率。

3. 临床应用 RPM 主要用于预防和逆转急性排斥反应,尤其适用于并发肾功能不良、震颤、高血压和肿瘤的病人。RPM 和 CsA 对减少急性排斥反应有协同作用。临床应用的为油剂,首剂口服 6 ml,以后每日 2 ml,一次性口服。以后根据血药浓度结果调整剂量,和 CsA 联用,术后近期其血药浓度可控制在 4～8 ng/ml。

六、其他免疫抑制剂

(一) 15-脱氧精胍素(15-deoxyspergualin)

15-deoxyspergualin(15-DSG)是 spergualin 的一种合成的脱羟化酶形式。细胞内结合蛋白是一类热休克蛋白家族,在细胞核,15-DSG 降低 DNA 聚合酶的活性,抑制 DNA 的合成。15-DSG 和 spergualin 在体内和体外具有相同的作用,但 15-脱羟基形式的作用更强大,15-DSG 在体外有效地抑制对胸腺依赖抗原和不依赖胸腺抗原的原发和继发反应。15-DSG 抑制 IL-2 的产生,干扰 CD4 细胞的干扰素刺激,15-DSG 阻止 B 淋巴细胞分化为浆细胞。在人类肝移植受体,15-DSG 能有效地逆转发生的急性排斥反应和预防急性排斥反应的发生。毒性有骨髓抑制、感觉异常、高血压和厌食。

(二) 来氟米特(leflunomide)

来氟米特是一种异噁唑,能抑制二氢乳酸脱氢酶(DHODH)和酪氨酸蛋白激酶,阻止经典嘧啶的合成,阻断 T 淋巴细胞和 B 淋巴细胞增殖,抑制 IgG 和 IgM 的合成。动物实验发现,来氟米特能有效地延长移植物存活时间,与 CsA 有协同作用。leflunomide 代谢为几种衍生物(MNA),MNA 具有免疫抑制作用,最重要的衍生物是 A771726,A771726 的半衰期非常长,对自身免疫疾病有治疗作用。动物模型中,MNA 是强力的剂量依赖的免疫抑制剂,免疫耐受良好,比 CsA 更有效,但目前还未用于人。

(三) 布喹那(brequinar)

布喹那是一种取代 4-喹啉羧酸的类似物,是一种强力的具有免疫抑制活性的抗癌药。抑制二氢乳酸脱氢酶(DHODH)的活性和嘧啶的合成。动物实验研究发现布喹那对诱导耐受和预防急性排斥有帮助。

(四) 熊去氧胆酸胶囊(ursodeoxycholic acid)

熊去氧胆酸胶囊是一种天然胆汁酸,广泛地用于原发性胆汁性肝硬化和其他胆汁淤积综合征的治疗,早期报道在同种移植有较好的作用,可用于心脏移植,但在肝移植中的应用未见报道。

(五) enisoprest

最早认为 enisoprest 对免疫抑制有效,但尚未得到证实。

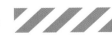

第二节　免疫抑制用药方案

（一）免疫抑制剂的合理应用

现阶段所有正在应用或试用中的免疫抑制剂毫无例外地对人体正常的特异性或非特异性免疫防御功能均有负作用，只是严重程度及副作用表现不同而已。若试用得当，则可以适当地降低机体对移植器官的免疫反应性，避免或减少排斥反应的发生，使得移植器官发挥其相应功能，从而维持受者生命，甚至恢复正常的生活。若使用不当，一方面可过度地抑制机体免疫反应性，引起各种严重的甚至致命性的感染或恶性肿瘤；另一方面，免疫抑制剂对机体及移植器官本身具有毒性作用，造成相应器官功能障碍或移植器官丧失功能，导致病人死亡。

现有免疫抑制剂的治疗剂量与产生毒性作用的剂量往往很接近，又由于移植病人的人种、年龄、术前病史、移植器官种类及其质量、术后个体反应性（如胃肠道吸收功能、肝肾功能）等诸多方面因素的千差万别，临床医生无法用统一标准使用免疫抑制剂。因此，更多的是以医生的经验来使用免疫抑制剂。经过几十年的临床经验积累，各移植中心总结制订出不同的治疗方案，很难准确地评价哪种方案更好些。目前，免疫抑制治疗的基本原则是联合用药，以减少单一药物的剂量，在增加免疫抑制协同效用的同时减轻其毒副作用。

目前标准免疫抑制剂药物组成已总结于表 12-1 中，所有移植受者都需应用这些药物，除非是两个单倍型均相同的活体亲属供者。现在免疫抑制剂可选择的范围很广，所以出现了一系列改良方案。这些改良方案在一些单位已成为标准治疗方案。由于在术后最初几周和几个月（诱导期）发生急性排斥反应的概率最大，而此后（维持期）排斥反应的发生逐渐减少，所以免疫抑制作用应在术后早期最强，而在以后的长期治疗中逐渐减弱。而免疫抑制最令人担心的副作用如机会性感染和恶变的产生往往与免疫抑制剂总量密切相关，而不是与某一种药物的剂量有关。因此在术后各个时间段均需监测免疫抑制剂的总量。

表 12-1　标准免疫抑制剂药物组成

药剂的种类	治疗选择
钙调磷酸酶抑制剂	环孢素 A、他克莫司
类固醇激素	甲基泼尼松龙
辅助药物	硫唑嘌呤、MMF、西罗莫司
抗体诱导药物	淋巴细胞消耗性或非消耗性抗体
补充药物	CCB、HCRI
预防感染药物	抗菌药物、抗病毒药物

注：CCB，钙通道阻滞剂；HCRI，HMG-CoA 还原酶抑制剂。

（二）常规免疫抑制方案

根据免疫抑制剂使用的时间及治疗目的，治疗方案大致分为 3 类：诱导治疗、维持治疗、抗排斥治疗。由于同种移植物在恢复血流灌注后即开始了免疫应答过程，因此，在移植术中以及术后早期免疫抑制剂的用量较大，这一阶段称为诱导阶段。随后可逐渐减量，最终达到相应的维持剂量以及预防急性排斥反应的发生，此即维持阶段。在多数情况下，器官移植后的免疫抑制治疗需要终生维持。当发生急性排斥反应时，需要加大免疫抑制剂的用量或者调整原有免疫抑制方案，以逆转急性排斥反应，此即抗排斥治疗。

联合用药已成为移植免疫抑制治疗的标准用药模式，联合用药有二联、三联、四联方案，其

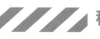

中三联用药为最常见的预防排斥反应的方案,受者和移植物情况稳定后可改为二联用药,四联用药则主要用于排斥反应的治疗。早期三联用药方案以 CsA＋AZA＋糖皮质激素(Ped)为主,随着 TAC 的开发和在器官移植中的应用,有逐渐取代 CsA 的趋势,即成为新的三联用药方案:TAC＋AZA＋Ped。AZA 的毒性大,而且有较强的致癌作用,与 AZA 相比,MMF 的优点明显,现在 MMF 已基本取代 AZA,三联用药方案的两种基本选择为:CsA＋MMF＋Ped 或 TAC＋MMF＋Ped。目前国内多数移植单位以此两种方案为主。

1. 诱导治疗 移植术后 2～4 周为最关键也是最危险的阶段,急性排斥反应大多发生在这一时期。因此,此阶段要求应用足够剂量的药物以尽快达到适当的免疫抑制效果。常规的免疫抑制方案包括钙调磷酸酶抑制剂、辅助药物、糖皮质激素和一些可能应用的抗体诱导剂。

钙神经蛋白抑制剂仍是免疫抑制的支柱药物。虽然环孢素和他克莫司有许多差别,但事实上仍十分相似,且都有很强的疗效。由于它们的确存在一些差别,需要我们针对不同病人选择不同的药物。例如,因黑人病人术后应用他克莫司经常会出现糖耐量异常,所以对他们来说应首选环孢素;对青春期或一些特别注重容貌的病人应首选他克莫司,因为环孢素对容貌的影响更为严重;有一些病人选用环孢素是因为它的神经毒性相对较小;在胰肾联合移植术后常选用他克莫司,因为其免疫抑制作用更强,尽管它对胰岛的毒性也更大。一些关于两药比较的资料可能会更倾向于使用他克莫司,但由于环孢素的剂型和监测方法都在不断改进,所以这些研究也很难说明这个意思。

辅助药物是指一些与钙调磷酸酶抑制剂配伍应用的其他类型的免疫抑制剂。它们的联合应用可增强免疫抑制作用并降低急性排斥反应的发生率。多数方案在术后立即预防性应用辅助药物。硫唑嘌呤(与环孢素和糖皮质激素联用被称为三联疗法)在很多中心已被 MMF 取代,因为与硫唑嘌呤相比,MMF 具有更强的减少排斥反应的能力。MMF 与他克莫司联用可发挥更强的免疫抑制作用,目前这个方案已得到广泛应用。

在移植术中及术后早期会短期内静脉使用较大剂量的糖皮质激素(主要为甲基泼尼松龙,如甲强龙、米乐松)作为免疫诱导治疗方案的一部分,以减少术后早期移植肾急性排斥反应的发生。例如,甲基泼尼松龙在术中应用时最大剂量为 1 g,术后第 1 天为 400 mg,然后很快地减小剂量,到第 14 天时为 20～30 mg。有些方案把剂量改为 30 mg/d 或更小,避免同时发生类固醇循环。

抗体诱导是指应用抗体消耗剂——OKT3 和多克隆抗体,或是在移植后 2 周内应用非抗体消耗剂——抗 CD25 单克隆抗体。钙调磷酸酶抑制剂需暂停使用或仅用最小剂量,直到抗体诱导治疗结束前 2～3 天。应用 OKT3 或多克隆抗体进行诱导治疗是移植后早期替代钙调磷酸酶抑制剂治疗的主要方法,采用单克隆抗体进行诱导治疗与此不同,通常推荐其与钙调磷酸酶抑制剂共同使用。在连续治疗时,OKT3 或多克隆抗体给药后,只有在肾功能降至某一临界值(如血浆肌酐为 3 mg/dl 时),才给予钙调磷酸酶抑制剂。而一旦钙调磷酸酶抑制剂达到有效浓度,则立即停止使用抗体。对移植器官功能良好的病人,仅需接受几天的抗体治疗。

2. 维持治疗 术后 3～6 个月后,若病人一般状况良好,移植器官功能稳定,无排斥、感染等发生,则进入维持治疗阶段。具体治疗方案不一,往往取决于病人的经济状况及医生用药经验等。免疫抑制剂用药方案并不是一成不变的,尚需在应用过程中根据抗排斥反应效果及药物的毒副作用进行剂型和剂量的调整。器官移植术后,经三联用药方案预防排斥反应有效,而受者和移植物呈现一定程度"耐受",为减少免疫抑制药物的毒副作用,三联用药可逐渐过渡为二联用药,具体方案有:CsA 或 FK506＋Ped,CsA 或 FK506＋MMF。至于是否可以过渡及何时过渡为二联用药则视病人的具体情况而定,与 FK506 合用的糖皮质激素一般需在用药 6～12 个月停药。但撤除激素有发生急性排斥反应的风险,且可能发生肾功能反弹现象和激素撤除综合征。因此,目前多数学者认为不宜撤除糖皮质激素,但可以避免使用糖皮质激素。最近研究

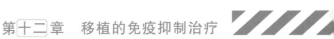

发现,二联用药(CsA+雷帕霉素(RPM))方案可将半年内急性排斥反应的发生率降至10%以下。四联用药也可作为排斥反应的预防,方案为CsA+ALG+AZA+Ped,包括ALG和CsA序贯用药及同时用药两种方法。但四联用药主要用于急性排斥反应的治疗。临床所用免疫抑制方案不尽相同,但目的一致,就是获得尽可能长的移植物存活时间和尽量减少免疫抑制剂所带来的并发症和毒副作用,免疫耐受始终是移植医生追求的最终目标。

3. 抗排斥治疗　一旦急性排斥反应诊断确立,应即刻予以积极的抗排斥治疗。延迟治疗将危及病人的生命及移植器官的功能。传统的抗排斥治疗多采用大剂量糖皮质激素冲击疗法,但由于大剂量糖皮质激素容易导致一系列严重的并发症,诸如感染、糖尿病、消化性溃疡出血、精神障碍等,目前以糖皮质激素冲击作为首选抗排斥治疗的方案越来越少,多采用首先调整和优化免疫抑制治疗方案,如提高TAC或CsA浓度,将CsA或TAC互换,增加其他类型免疫抑制剂如MMF、AZA等剂量。这样可治愈很大一部分轻中度急性排斥反应,从而避免应用糖皮质激素。近年来发现接受CsA为基础免疫抑制方案的受者出现急性排斥反应时,将CsA更换为TAC,取得了很好的疗效。TAC现已广泛应用于器官移植预防排斥反应的基础治疗,可明显减少器官移植术后急性排斥反应、激素抵抗性排斥反应及难治性排斥反应的发生。

若上述措施无效,则采用大剂量糖皮质激素冲击疗法,该疗法可使80%~90%急性排斥反应缓解。经典方案采用甲基泼尼松龙250~1000 mg静脉注射,连续2~3天,然后改为泼尼松口服,迅速减量,10天左右减至平常口服维持量。目前国外建议大剂量糖皮质激素治疗以2~3天为宜,最长不宜超过5天。若排斥反应仍未见明显缓解,则属于"抗激素性顽固性排斥反应",应尽快选用OKT3、ALG、ATG或抗CD25单克隆抗体行抗排斥治疗,否则将导致移植器官功能不可恢复的损伤。其中以OKT3应用最多,如OKT3应用无效,此时可选用ALG/ATG。目前尚无统一的应用标准,使用时视临床反应而调整。若应用上述药物仍不能有效地控制和逆转急性排斥反应,或症状继续加重,应及早行移植物切除及二次移植。

第三节　免疫抑制剂的副作用

一、感染

感染与排斥是器官移植术后对受者及移植器官存活最大的威胁,而感染则是术后病人死亡的主要原因(占44%)。感染与排斥两者关系密切,感染可诱发急性排斥,而抗排斥治疗进一步降低机体免疫力,使感染易于发生或加重,以致全身播散,甚至出现双重或多重感染。各类病原体感染中,细菌感染约占55%,居首位;其次为病毒感染,占30%;真菌感染约占15%。80%以上受者术后1年内至少经历1次感染。现就器官移植术的感染问题详述于下。

(一)感染的时间性

移植术后不同病原体感染有一定的时间特征。

1. 术后1个月　感染来源主要是术前已存在感染灶,或供体器官被污染。术后出现一般外科手术后常见的感染,如伤口、引流管、输液管、呼吸道及泌尿道等的感染。以供体被污染引起感染为多见,占感染病例的90%以上。在此期间,条件致病菌感染一般较少见。

2. 术后1~6个月　除以上因素外,此期间感染的重要特征为:①各类病毒感染,而以巨细胞病毒(CMV)、EB病毒(EBV)、肝炎病毒、人类免疫缺陷病毒(HIV)等感染多见;②一些条件致病菌感染,诸如肺包虫肺炎、霉菌感染。

3. 6个月以上　10%的病人呈慢性病毒感染,进而随其对相应脏器或移植器官的损害而表观各异,并可诱发恶性肿瘤;75%受者移植器官功能良好、无慢性感染,从而进入维持治疗阶段,这类受者感染与一般人群基本相同；15%受者移植器官因急、慢性排斥反应而功能不佳，需反复或大量应用免疫抑制剂治疗，故多同时有二重甚至多重感染存在，属致命性条件致病菌感染，诸如新型隐球菌感染等。这类病人多需减少或完全停用免疫抑制剂，恢复透析或接受再移植手术。

（二）术前受者状态

生命器官终末性疾病及功能衰竭的病人较一般人群对感染具有更高的易感性，而且移植术前多已长期、反复住院接受过多种抗菌药物的治疗，故往往病原体有耐药性，使得移植术后抗感染治疗更为复杂和困难。

如糖尿病晚期病人并发神经性膀胱炎、慢性溃疡等，移植术后长期应用，有时甚至是大剂量应用糖皮质激素极易发生严重的全身性细菌及真菌感染。手术前有慢性牙周病及鼻旁窦炎的病人，应予彻底治疗，因这些慢性潜伏的病灶术后可发生播散性全身感染。心、肺及肝移植病人多长期应用过各类抗生素，应做病原菌药物敏感试验，针对性选用有效抗生素。肝移植病人术后近期感染多为肠道革兰阴性厌氧菌及霉菌所致，故大多数移植中心术前施行选择性抗污染治疗，口服不吸收抗生素如新霉素、链霉素，在儿童至少使用5天，成人达21天，直至术后胆道引流管拔除为止。曾接受脾切除者，应予以肺炎链球菌及嗜血性肺炎克雷伯菌疫苗接种，如有可能，术前可予以抗感染治疗，并接种白喉、百日咳、破伤风三联疫苗（儿童），水痘-带状疱疹病毒疫苗等。乙型肝炎病毒表面抗原（HBsAg）阴性受者术前应注射乙型肝炎病毒疫苗。

总的原则是，术前有活动性细菌、真菌、原虫感染者应禁忌移植手术，须彻底治疗，痊愈后方可手术。但对于肝、肺功能衰竭并发严重感染者，则应在积极强化抗感染治疗的同时，尽快施行相应的移植手术，因为对于这类病人不施行移植，其感染也难以完全控制，生命难以挽救。

（三）供者来源的污染

供者如有全身性感染或供体器官有感染存在，必然会通过移植手术而传播至受者。故必须对供者进行仔细检查，以杜绝其传染。

凡HIV、HBsAg阳性者，绝对不宜作为供者。对于其他有细菌、真菌、原虫感染者，如有可能应进行彻底治疗，并证明感染已消除，方可列入供者名单。术前对器官灌洗液、保存液也应做培养，以检验是否有被污染。

（四）导管、引流管所致的感染

各类插管，诸如中心静脉插管、泌尿道引流管等长期留置是引起感染的重要原因及途径之一，常见病原菌为金黄色葡萄球菌及表皮白葡萄球菌，甚至真菌。故应尽可能早期拔去一切非必需的插管及引流管，必须留置的也应定期更换，保持清洁。

（五）伤口感染

移植受者伤口感染多发的主要原因及诱因为：原发疾病（尿毒症、糖尿病等）、从原切口再次手术探查、血肿、吻合口瘘、伤口引流、淋巴囊肿、移植物污染等。病人往往症状不明显，可无发热及白细胞计数升高，仅局部有肿痛或有引流液、分泌物。

对于可疑伤口感染者，应进行局部超声及CT检查，做引流液或分泌物培养、涂片检查。确诊有感染者，除全身用药外，应及时施行局部清创和移植物周围探查。肝移植受者的伤口感染多为革兰阴性厌氧菌或酵母菌所致，应予广谱抗生素及抗真菌药物治疗。

（六）腹腔感染

腹腔感染多见于肝移植，其中50%为细菌感染。多见于肝脓肿、胆管炎、腹膜炎。与胆总管-胆总管对端吻合相比，胆总管-空肠Roux-Y袢式吻合胆道重建的感染率更高，多为肠道病原菌反流或T管长期留置所致。另外，大剂量糖皮质激素治疗导致原有憩室或溃疡穿孔也是感

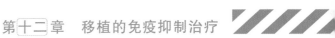

染原因之一。感染多为多种病原菌混合感染。

疑有腹腔内感染时,应做超声及 CT 检查,以及时发现腹内脓肿、积液,并在其指导下穿刺引流。引流液应涂片染色及培养,以确定病原体性质。抗生素治疗原则同前,并应及时探查清除病灶,冲洗腹腔。必要时考虑再次移植。

（七）肺部感染

多见于心、肺及肝移植,且为最常见死亡原因。

单肺移植受者肺炎罹患率可达 60％。诱因为呼吸道黏膜损伤、去神经化导致咳嗽反射消失、清除障碍以及淋巴液回流中断等。致病菌可来源于供肺中菌群,故取肺时应常规做供肺支气管冲洗培养。病原菌以革兰阴性杆菌常见,也可有金黄色葡萄球菌、流感嗜血杆菌、肺炎链球菌。手术后期感染诱因多为慢性排斥反应。

肝移植后肺部感染主要是由广泛腹腔内手术创伤、长期插管、膈肌功能障碍等所致。病原菌多为嗜氧革兰阴性菌及周围环境中一些常见的菌类。当涂片及培养 24 小时内未能确定致病菌时,则以巨细胞病毒的可能性为最大。治疗多以 TMP＋SMZ 及红霉素为首选,如考虑或确诊为巨细胞病毒感染,则应用更昔洛韦。

（八）特殊致病菌感染

1. 单核细胞增多性李斯特菌感染　病原体在细胞内寄生,其感染常见于细胞免疫缺陷者。器官移植术后应用 AZA 者较多见于此类感染。多表现为脑炎、脑脓肿、脑膜炎及肺炎。粪便培养、脑脊液检查、颅脑 CT、核磁共振（MRI）等有助于诊断。应及早应用氨苄西林或氨基糖苷类抗生素。这类感染死亡率可高达 26％。预防性应用 TMP/SMZ 可大大降低术后 6 个月内此感染的发生率。

2. 奴卡菌感染　多见于心、肺移植者,可反复发生。多原发于肺,可蔓延播散至全身,如皮肤、中枢神经系统及骨骼肌肉系统。诊断多依靠组织学检查及培养。治疗用 TMP/SMZ,疗程至少 6 个月,对其过敏禁忌者可服用阿莫西林和克拉维酸。

3. 分枝杆菌属感染　并不常见。肾移植后发生率约为 0.8％,其中 30％ 为非典型性分枝杆菌感染。多发生于肺部,也可见于皮肤、淋巴结、骨骼肌肉及泌尿道。全身症状多不明显,可仅为长期发热。如近期 PPD 阳性,X 线胸片证明肺部病变存在,可予以异烟肼试验性治疗。利福平应用应慎重,因其与 CsA 有相互作用。

（九）病毒感染

病毒感染发病率及死亡率在器官移植受者中有升高的趋势。可为原发感染或潜伏疾病的复发。临床表现变化极大,可无症状、体征,或为致命性暴发疾病,往往取决于病人细胞免疫功能的损害程度。器官移植受者感染的常见病毒中 DNA 病毒多为较严重感染的病原体,以巨细胞病毒(CMV)为最常见。

1. CMV 感染　发生率 40％～70％,导致严重感染性疾病的占 10％～30％。在儿童多为原发感染,成人则为潜伏疾病的复发。肺炎、胃肠道感染、肝炎、胰腺炎及视网膜炎为常见的严重或致命性疾病。病人易发生细菌、真菌及原虫等多种病原体混合感染,并可诱发急性排斥反应。CMV 潜伏或慢性感染又具有潜在的致癌作用。有症状的 CMV 感染多与过度免疫抑制直接相关,尤其是应用 ALS 及 OKT3 生物制剂者。

CMV 感染的诊断,传统上根据全组织标本有 CMV 包涵体、培养的成纤维细胞病理改变、血清 CMV 抗体滴度＞4 倍等进行诊断。最近一些新技术诸如 CMV 早期抗原黏合细胞识别、聚合酶链反应(PCR)等为快速准确诊断 CMV 感染提供了保证。

CMV 感染的预防主要在于对 CMV 阴性受者尽可能移植 CMV 阴性供者的器官及应用 CMV 阴性血液制品;慎用 ALS 及 OKT3;适当调节免疫抑制治疗方案;预防性应用特异性抗

CMV 制剂。治疗用更昔洛韦,5 mg/kg,每日 2 次,共 14～21 日,可辅以抗 CMV 免疫球蛋白。另一常用药为阿昔洛韦。

2. EB 病毒(EBV)感染 临床表现多样化。可无症状,仅血中抗体升高或为肝炎、单核细胞增多症、移植后淋巴组织增生性疾病(LPD)。以后者最为危险,因其具致命性,多见于原发性 EBV 感染者。接受 ALS 或 OKT3,治疗者发生 LPD 的危险性大大增加。EBV 原发性感染多见于儿童。

诊断取决于血清 EBV 核抗原及抗 EBV 包壳抗原 IgM 抗体升高,或恢复期包壳抗原 IgG 升高,以及组织学上淋巴母细胞、浆细胞的 EBV 核抗原染色阳性。

对于 LPD 的治疗尚有争议,多数人建议减少免疫抑制剂的用量,至停用,辅以大剂量阿昔洛韦或更昔洛韦治疗。

3. 疱疹病毒(HSV)感染 多为术后潜伏病毒的激活复发,以口唇、阴部病变为主,全身播散性病变较少见。术前受者血清 HSV 阳性者,术后应即刻预防性应用阿昔洛韦 200 mg,每日 3 次。

4. HBV、HCV、HDV 感染 乙型肝炎(简称乙肝)与丁型肝炎可复合感染,并大大降低术后存活率。临床研究显示,肝移植术后长期(至少 6 个月)预防性应用抗 HBV 超免疫球蛋白有助于降低乙肝的再发生率,改善存活率。长期预防性应用超免疫球蛋白辅以 γ-干扰素也可降低乙型及丁型肝炎的术后再发生率,对于丙型肝炎血清阳性的供者器官,有些单位仍移植于术前丙型肝炎阳性的受者。

5. 其他病毒感染 呼吸道合胞病毒主要引起季节性支气管炎及肺炎。病毒培养可确立诊断,予以气溶胶化的利巴韦林有助于治疗重症病人。流感病毒疫苗注射(每年 1 次)有助于预防流感发生。A 型流感可用金刚烷胺或金刚乙胺治疗,目前 B 型流感无有效的治疗方法。腺病毒感染可表现为出血性膀胱炎、肺炎或自限性全身疾病,很少致命,目前也无有效的治疗方法。

(十)原虫感染

1. 卡氏肺孢子虫肺炎 发生于术后 6 个月左右,多同时伴有 CMV 感染,常见于心、肺移植受者。支气管镜及肺活检可快速确诊。不治疗者死亡率极高。自应用 TMP 与 SMZ 以来,已很少发生。对此药禁忌者,可改用喷他脒(气溶胶吸入)或氨苯砜治疗。

2. 鼠弓浆虫感染 可见于心、肝及肾移植者。如术前血清阴性的受者接受感染的供者器官,则可发生致命性原发感染。可预防性服用乙胺嘧啶 25 mg/d,辅以叶酸,共治疗 6 周。

(十一)真菌感染

真菌感染仍为移植术后并发症发生率及死亡率高的主要原因之一。肾移植后发生率为 5％左右,而肝移植可高达 40％。80％抗感染发生于术后 2 个月内,以念珠菌及曲真菌感染多见(>80％),死亡率为 30％～100％。主要归咎于难以早期发现及诊断,且缺乏有效的治疗措施;抗真菌药物往往副作用大,且与免疫抑制剂有相互作用。预防性应用抗霉菌药物的经验及资料尚不足。

1. 念珠菌感染 常见于口腔黏膜感染。肝移植后多为腹内感染进而全身性播散。肾移植后常见泌尿道感染。术后预防性应用克霉唑(clotrimazole)或制霉菌素可有效地防止其发生。念珠菌性食管炎可用氟康唑(200 mg/d)或两性霉素 B(20～30 mg/kg,用 3 周)治疗。念珠菌菌血症发生于长期静脉插管或广谱抗生素治疗者。治疗同上。

2. 曲霉菌感染 主要见于肺部感染,进而可播散及全身,常见于中枢神经系统。主要菌株为黑曲霉菌、黄曲霉菌及烟曲霉菌。发病者细胞免疫均有显著障碍,并有长期白细胞减少。尽管可用两性霉素 B 治疗,死亡率依然很高。近来采用伊曲康唑(400 mg/d,用 4～6 周)治疗取得较好效果。但该药可升高 CsA 的血浓度,故应注意。

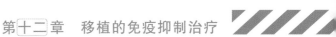

3. 新型隐球菌感染　多发生于肺及中枢神经系统,89%病人以长期发热为主要症状。可用头氟胞嘧啶治疗,肾功能不全者慎用。氟康唑可抑制病原菌生长。

4. 其他霉菌感染　毛霉菌及根霉菌可由鼻道局部感染侵犯颅内,常为致命性,其对抗霉菌药不敏感,故治疗较棘手,多依靠减少或停用免疫抑制剂、反复外科手术清创治疗。粗球孢子菌及副粗球孢子菌、荚膜组织胞浆菌及皮炎芽生菌多为地方特异性感染,一般首先见于肺,进而全身性播散。诊断依据组织学及培养。放射免疫测定及补体固定血清学检查有助于诊断。治疗用两性霉素 B 及伊曲康唑。

总之,无论何种真菌属感染,尽管经强化治疗痊愈,仍要注意继续严密观察。因真菌生长期长,感染极易复发。

二、肿瘤

1968 年,Doak、Starzl 和 Zukoski 分别报告了肾移植术后病人发生肿瘤的病例,首次揭示了免疫抑制与肿瘤发生的相关性。此后类似病例报告不断增多。目前已知器官移植受者较一般人群罹患恶性肿瘤的危险性要高得多,在肾移植中发生率为 4%～18%(平均 6%),心及肝移植也类似。但移植受者肿瘤发生的时间、种类和性质与一般人群有所不同,具有其特征性,现分别叙述如下。

（一）肿瘤的来源

主要来自 3 个方面:①长期应用免疫抑制剂治疗,自身易发生肿瘤。此类最多见。②供体器官原本有癌病灶,经手术植入受者。此类病例极少见到。③受者术前已有肿瘤或有过肿瘤病史,移植术后迅速发展或复发。

（二）肿瘤的种类

移植病人术后胃癌、肺癌、结肠癌及乳腺癌等的发病率与一般人群并无明显差异,而下列肿瘤却较一般人群发生率显著为高,并有其自身特点。

1. 皮肤癌和唇癌　最为多见,占所有肿瘤的 39%,比一般人群的发病率高 4～21 倍。肾移植 20 年后发生率可高达 54%。其发生与日照强度及时间呈正相关。在组织学上以鳞状细胞癌为多见(占 76%),且为多部位发生(42%)。发病年龄多在 30 岁以下,明显低于一般人群(60～70 岁)。5.8%有淋巴结转移。恶性黑色素瘤的发生率为 5.2%(占皮肤癌的 16%)。另外可见 Merker's 细胞癌(7%)。一般人群常见的基底细胞癌仅 1%。死于皮肤癌的病人中,62%为鳞状细胞癌,32%为恶性黑色素瘤。而一般人群则以后者死亡率为高。

2. 非霍奇金淋巴瘤(NHL)　肾移植受者罹患 NHL 的危险性较一般人群高 28～49 倍,平均发生于术后 35 个月,占所有肿瘤的 2.5%。目前一些病理学家建议用"移植术后淋巴增生病"来概括各种组织学形态不一的淋巴瘤。免疫病理学研究表明,B 淋巴细胞来源的 NHL 占87%,而 T 淋巴细胞来源的不到 13%,极少数来自裸细胞。52%病例为多发性病变,48%为单发或侵犯单一器官;但其中有 24%侵及脑组织(一般人群仅为 1%)。需强调的是,肿瘤侵犯移植器官(无论何种器官)高达 23%,并有误诊为排斥反应的病例。适当的积极治疗可达到完全治愈(41%),有些痊愈病例的处理仅仅是减少或停用免疫抑制剂。

3. 卡波西(Kaposi)肉瘤　在美国器官移植受者中发生率高达 6%,比一般人群发生率高400～500 倍。男女性别之比为 3∶1(一般人群仅为(9～15)∶1)。平均于术后 22 个月发生。61%发生于皮肤或口咽黏膜,39%侵及内脏,以消化道、肺及淋巴结为多见。前者经治疗,53%可完全缓解(其中约 32%缓解病人仅为减少免疫抑制剂的用量)。肿瘤侵及内脏者,仅 27%完全缓解,死亡率可达 62%,缓解后复发率为 5%。应注意的是 37%的病人有同时患其他肿瘤的可能。

4. 肾肿瘤 近一半侵犯肾的肿瘤为淋巴瘤。9%肾衰竭病人有滥用镇痛药史,而这与肾盂、输尿管和膀胱肿瘤的发生有直接关系。另外,一些肾原发性疾病有可能与肾肿瘤发生有关。需强调的是,约5%肾肿瘤是因高血压或其他疾病行肾切除时意外发现的,至少有9%的病人意外发现确诊肾肿瘤时已有远处转移。

5. 阴部及会阴癌 在肾移植者中阴部及会阴癌的发生较一般人群高100倍,以女性为多(2.5∶1),平均发生时间为术后61个月。1/3为原位癌,浸润癌病人多较为年轻(平均42岁)。值得注意的是,约1/3病人曾有过尖锐湿疣病史,故这应看作癌前病变。女性病人还可表现有"区域性效应",即除外阴癌外,还同时有宫颈癌。

6. 子宫癌 占女性病人移植术后所发肿瘤的11%,其中72%为原位癌。

7. 肝胆管癌 移植受者发生率较一般人群高20～38倍。肝癌病人多有过乙型肝炎病史。丙型肝炎病毒诱发肝癌的作用尚未肯定。

8. 肉瘤 占移植术后肿瘤的1.7%,多侵及软组织或内脏,骨、软骨则较少波及。多见的肿瘤组织学类型有纤维性组织细胞肉瘤、平滑肌瘤、纤维肉瘤、血管肉瘤、横纹肌肉瘤、间皮瘤。20%肉瘤病人同时有其他原发肿瘤。

(三)移植术后肿瘤发生的病因学

1. 肿瘤病毒 一些病毒与肿瘤的发生关系较密切。

2. 免疫系统功能障碍 免疫系统功能之一是免疫监视,即识别和及时清除衰老恶变的自体组织细胞。移植术后的免疫抑制治疗必然损害或改变免疫防御功能,使免疫监视功能发生障碍,从而使肿瘤发生的概率大为增加。与肿瘤免疫有密切关系的细胞有NK细胞、抗主要组织相容性复合物Ⅰ类抗原的分化群(cluster of differentiation,CD)T淋巴细胞、淋巴因子激活的杀伤细胞以及巨噬细胞。移植术后受者NK细胞活性极显著地受到抑制,尤其以接受AZA、OKT3和ALG治疗的病人更为明显。

另外,有人认为(动物实验已证明)术后受者长期受到移植物抗原的刺激及反复感染,使肿瘤病毒激活,最终导致肿瘤发生。至于供受者间HLA-A、B及DR位点配合与否以及术前输血与肿瘤发生的关系尚有争议,许多报告结论完全相对立。有人认为胸腺免疫调节功能障碍、抑制性T淋巴细胞活性降低与淋巴网状系统肿瘤发生也有关。这点在心脏移植受者中较多见。另外,局部免疫反应功能障碍,主要是皮肤朗格汉斯细胞形态改变及功能降低,加之过度阳光(紫外线)照射,使得移植术后皮肤癌的发生率大大增高。

3. 免疫抑制剂本身的致癌性 体外及动物实验资料已揭示目前常用的一些免疫抑制剂具有致突变、致癌或促进肿瘤(皮肤癌、淋巴癌)发生的作用。AZA的一些代谢产物对光化学反应性较药物母体本身强得多,以AZA为主的肾移植受者皮肤癌的发生率高可能与此有关。有些病人用CTX替代AZA后皮肤癌可自动消退。CsA可促进动物淋巴瘤的发生,与其促进EBV感染的B淋巴细胞增生有关。因为CsA可促进白细胞介素6(IL-6,活化B淋巴细胞的淋巴因子)的基因表达,另与其降低IL-2受体表达,使特异性抗EBV细胞毒淋巴溶解反应减弱有关。ALS和OKT3与AZA或CsA合用也使得EBV感染增加、EBV感染的B淋巴细胞增殖及IL-6、IL-10合成增加,这些都可使T淋巴细胞抗EBV功能障碍,导致淋巴瘤的发生。FK506致肿瘤作用可能与CsA相似。

4. 遗传及环境因素 移植术后肿瘤的发生有一定地区特征,如中国台湾地区以肝癌多见,日本以肝癌、胃癌为多,卡波西肉瘤多见于沙特阿拉伯。澳大利亚及荷兰具有HLA-B27和DR7位点的肾移植受者多发性鳞状上皮癌和基底细胞癌发生率显著高于对照人群。

5. 术前病变 镇痛剂所致的肾病、后天性囊性肾病以及成人多囊肾与肾移植术后泌尿生殖道恶性肿瘤的发生有密切关系。糖尿病及尿毒症与肿瘤的关系,尚有很大争议。

6. 术前已存在的肿瘤 术前有过肿瘤病史者,移植术后复发率平均高达22%。主要取决

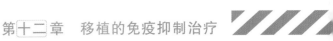

于肿瘤类型及肿瘤治疗与移植的相距时间。

7. 年龄　儿童移植者术后淋巴瘤的发生率占其所有肿瘤的 49%，而在成人仅 14%，可能与儿童接受的多为心、肝等非肾器官移植且多用 OKT3 治疗有关。另外，可能与原发性 EBV 感染也有关。

（四）预防和治疗

对供者仔细检查可避免其肿瘤的传播；对透析病人预防性注射乙型肝炎疫苗有利于预防乙肝及肝癌的发生；避免术后过度日晒有助于减少皮肤癌的发生。术后对受者应加强随访，尤其是对长期存活的受者。女性病人应定期做妇科检查以及时发现早期病变。

对于已发生肿瘤者，治疗原则与一般人群中相应肿瘤的治疗相同，关键在于调整免疫抑制剂的剂量。建议肾移植受者，必要时可完全停用免疫抑制剂，恢复透析治疗；高度恶性、广泛侵袭或晚期肿瘤的心、肝移植受者，可适当减量，尤其是淋巴瘤、卡波西肉瘤病人，但需注意有发生排斥反应的危险。应用细胞毒抗肿瘤药物化疗时，应停用或减少 AZA 剂量，以免发生严重的骨髓抑制，而糖皮质激素一般可继续使用。

三、骨髓抑制

主要见于使用 AZA、CTX 等细胞毒制剂的病人，多引起白细胞及血小板减少、感染及出血。过量使用导致骨髓抑制严重者可出现再生障碍性贫血，死亡率极高。故临床应用该类制剂时，应常规定期检查血象，根据白细胞计数调整剂量。

抗淋巴细胞制剂（ALS、ATG）也可引起一过性的骨髓抑制，主要是白细胞及生成血小板的巨核细胞系受影响。由于该类制剂并非长期应用，故很少发生不可逆的骨髓抑制。

由于目前临床应用以 CsA、FK506 为主体的免疫抑制剂，为非细胞毒性药物，较少有骨髓抑制作用，AZA 或 CTX 多以小剂量配合使用，故严重的骨髓抑制已较少见到。

四、泌尿生殖系统的副作用

CsA 及 FK506 最突出的副作用为肾毒性，两者极为相似。环磷酰胺及其代谢物对肾及泌尿道有一定毒性作用，可引起肾小管坏死、膀胱刺激，严重者可引起出血性膀胱炎、膀胱纤维化，但这类并发症仅在大剂量应用时发生，目前已极少见到。大量饮水、利尿、及时引流排空膀胱可防止或减轻其症状。美司钠和双硫仑可与其毒性代谢物结合，有助于减轻临床症状。

五、心血管及呼吸系统的副作用

最常见的并发症为高血压。CsA、FK506、糖皮质激素以及 RS-61443 均可不同程度地引起移植术后血压升高，尤其是术前因各种原因有高血压既往病史者，术后免疫抑制治疗可加重病情，往往需要予以降压药治疗。

甲基泼尼松龙大剂量、过快静脉给药可导致心律失常、循环衰竭及猝死。泼尼松龙长期服用可引起水钠潴留，导致高血压甚至充血性心力衰竭。

OKT3 首次应用时可引起细胞因子释放综合征；心血管及呼吸系统症状可有心律失常、血压升高、呼吸困难甚至急性肺水肿。

环磷酰胺大剂量长期应用可引起心肌病、特发性肺间质纤维化，目前已罕见。FK506 及 MMF 可引起支气管炎、喉炎、鼻窦炎、肺炎、咳嗽、哮喘发作，一般适当减量并做对症处理，病情即可缓解。

六、消化道的副作用

各种免疫抑制剂尤其是细胞毒制剂对消化道的黏膜有强烈刺激作用，故用药后多有恶心、

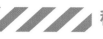

呕吐、食欲减低、腹胀及腹泻等症状,一般与剂量相关。

大剂量糖皮质激素可诱发或加重消化性溃疡,导致穿孔、出血,成为临床急症,死亡率极高。应特别警惕 AZA、CsA 及 FK506 可引起的肝功能损害,尤其是 AZA 可引起药物性肝炎、急性重型肝炎,也与剂量相关。

七、神经精神系统的副作用

长期应用糖皮质激素可引起头痛、精神异常、谵妄、幻觉、大脑假性肿瘤、惊厥。CsA 及 FK506 也可引起神经中毒症状,如头痛、失眠、颤抖、共济失调、抑郁、眩晕、幻觉、抽搐、惊厥,甚至癫痫发作。其发生一方面与其对神经系统的直接毒性有关,另一方面与肾功能障碍及电解质失衡如血镁水平改变有关。因此,除调整剂量,予以镇静抗惊厥药物以外,应注意肾功能及水、电解质平衡。

八、骨及肌肉的副作用

长期应用大剂量泼尼松引起肢体肌肉萎缩、骨质疏松、脱钙、长骨病理性骨折、脊椎压迫性骨折及无菌性股骨头坏死。CsA 和 FK506 偶可引起肌肉及关节痛、肢体痉挛强直。

九、内分泌及营养代谢的改变

糖皮质激素可诱发或加重糖尿病,严重者多需胰岛素治疗,多见于高龄、有糖尿病家族遗传史者。常发生于移植术后 2 个月内大剂量糖皮质激素治疗期。有人认为移植器官受者糖耐量异常与 HLA-B 位点(B8、B18、BW15 及 BW16)抗原有一定关系。使用 CsA,FK506 及 MMF 也偶有血糖升高、糖尿病病例报告。另外,糖皮质激素可引起水钠潴留、低钾性碱中毒、伤口不愈合、儿童发育障碍。FK506 及 MMF 也可引起电解质失调及酸碱平衡紊乱、高脂血症、低蛋白血症、胆红素血症、水潴留、伤口愈合延迟等。

十、其他副作用

长期使用糖皮质激素可引起形体外观改变,如库欣综合征面容、痤疮、多汗、皮肤指甲脆薄、青光眼、白内障等。CsA 则可引起毛发增多、齿龈肥厚。FK506 可引起脱发、多毛症、瘙痒、皮疹、多汗、声音改变。AZA 及 CTX 可引起脱发,后者还可引起男性精子减少或缺乏及活力减低,女性不育、闭经。孕妇应慎用 AZA、CTX、FK506 及 MMF。孕妇及哺乳期妇女禁用 OKT3。

(杨 博 陈 栋)

参考文献

1. Gong N Q,Chen X L,Ding Z,et al. Chronic Allograft Nephropthy:The Mechanisms and Strategies[J]. Hong Kong J Nephrol,2007,9(2):58-69.

2. Gong NQ. The clinical pathological characteristics and immunosuppressant conversion treatment of chronic allograft nephropathy[J]. China Medical Abstracts,2007,16(4):320-321.

3. 宫念樵,明长生,郭晖,等. 慢性移植肾肾病的临床病理学特点与免疫抑制剂转换治疗[J]. 中华器官移植杂志,2007,28(7):420-424.

4. Ye Q F,Ruzig M A,Gong N Q. Administration of tacrolimus in 50 liver transplantation patients[J]. Hepatobiliary Pancreat Dis Int,2002,1(4):492-494.

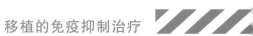

5. 叶启发,沙波,宫念樵,等. 他克莫司在 20 例肝移植中的应用[J]. 中华器官移植杂志,2000,21(4):240-241.

6. Vogl M,Weigel G,Seebacher G,et al. Evalution of the EMIT Mycophenolic Acid Assay from Dade Behring[J]. The Drug Monit,1999,21(6):638-643.

7. Weber L T,Shipkova M,Armstrong V W,et al. Comparison of the Emit Immunoassay with HPLC for Therapeutic Drug Monitoring of Mycophenolic Acid in Pediatric Rena-Transplant on Mycophenoic Mofetil Therapy[J]. Clin Chem,2002,48(3):517-525.

8. Becker T,Foltys D,Bilbao I,et al. Patient outcomes in two steroid-free regimens using tacrolimus monotherapy after daclizumab induction and tacrolimus with mycophenolate mofetil in liver transplantation[J]. Transplantation,2008,86(12):1689-1694.

9. Ruibal Moldes M,López García D,Chantada Abal V,et al. Kaposis sarcoma in a renal graft [J]. Actas Urol Esp,2008,32(9):934-936.

10. Opelz G,Naujokat C,Daniel V,et al. Disassociation between risk of graft loss and rick of non-Hodgkin lymphoma with induction agents in renal transplant recipients [J]. Transplantation,2006,81(9):1227-1233.

11. Neuberger J M,Mamelok R D,Neuhaus P,et al. Delayed Introduction of Reduced-Dose Tacrolimus,and Renal Function in Liver Transplantation:The "Respect" Study[J]. Am J Transplant,2009,9(2):327-336.

第十三章

器官移植的麻醉

移植手术的成功基于一个高度专业化的团队工作,包括器官获取机构、移植器官协调人员、护士、内科医生、麻醉医生以及相关外科医生之间的密切合作。除骨髓移植、角膜移植等由于手术范围小,多在局部麻醉下完成外,多数移植手术需要麻醉医生的参与,而活体供体器官的摘取以及脑死亡供体器官的摘取也需要麻醉医生提供麻醉及协助维持重要器官的灌注,从而尽可能保障供体器官的功能。器官移植手术具有一定的特殊性,很多大型移植中心为此配备了专门的移植麻醉组,特别是肝脏、心脏移植麻醉组。本章仅就常见器官移植手术的麻醉管理要点进行初步介绍,供读者参考。

第一节　器官供体的麻醉管理

一、脑死亡器官供体的麻醉管理

脑死亡的诊断需要经过一系列严谨的流程。从确认潜在的器官供体、诊断脑死亡、签署知情同意书到最后获取器官往往需要几天的时间。如果不采取适当的干预措施,脑功能的停止必然引起一系列病理生理学改变,最后导致心搏骤停,造成供体器官的功能损伤或丧失。在确定获取器官前,往往由 ICU 医生负责维持病人基本生命体征及内环境的稳定,而器官摘取手术中则常常需要麻醉医生参与。器官摘取手术的方式因所需切除的器官不同而不同,在多器官供体中一般根据器官对缺血的耐受性来决定切除顺序,例如,最先切除心脏,最后切除肾脏。麻醉医生和手术医生之间的良好沟通对确保获取器官的质量十分重要。已宣布脑死亡的病人没有疼痛感知,但由于脊髓反射存在,手术刺激时可出现心率和血压的变化,这种血流动力学的变化可以通过使用血管活性药物来控制,但更多的麻醉医生可能更乐于使用挥发性麻醉药或麻醉性镇痛药来维持血流动力学的稳定。为了使腹腔和胸腔的暴露达到最佳,往往使用长效非去极化肌松药。临床上脑死亡的病人出现的明显心动过缓对阿托品没有反应,需要使用直接作用于心肌的具有正性变时性作用的药物如异丙肾上腺素。治疗低血压时可以补充液体,但过量输液会导致供体器官肿胀甚至不能使用,因此输液方案应该与手术医生密切沟通后确定。如果需要使用药物来支持循环,最常用的正性肌力药物是多巴胺,但在器官摘取手术的后期,可能需要加用其他药物如肾上腺素、去甲肾上腺素、血管升压素、多巴酚丁胺等才能维持血流动力学稳定。手术中按照外科医生的要求给予肝素(20000~30000 IU),在钳夹血管时给予血管扩张剂,如酚妥拉明或前列腺素 E1(取肺时用),可降低外周血管阻力且利于保存液在器官内的均匀分布。取心脏或肺时,在钳夹血管前应退出中心静脉导管和肺动脉导管。如果预计要取肺,在钳夹肺血管之前要一直保持肺的充分通气。

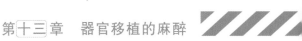

二、活体器官供体的麻醉管理

活体器官移植目前已成为治疗终末期器官疾病的重要和成熟的选择。与尸体器官相比,活体器官有着显著的优点。活体供体一般都是健康的 ASA Ⅰ～Ⅱ级病人,通常活体器官移植可以择期进行手术,手术方式及术中麻醉管理与一般的脏器切除大体相同。当手术出血风险较高时需要建立足够的静脉通道并准备血液制品或自体血回收系统。活体肾脏切除术中,为了保证充分的尿量,往往需要输注较多液体[10～20 ml/(kg·h),以晶体液为主],术中根据手术医生的要求使用呋塞米和(或)甘露醇;在钳夹肾血管之前,静脉给予肝素 3000～5000 IU,肾脏切除之后再使用鱼精蛋白中和。活体供肝切除术一般在全身麻醉下进行,有些中心也联合使用硬膜外镇痛。尽管活体供肝切除术出血量一般在 1000 ml 以内,仍应警惕大出血的可能并做好紧急输血准备,建议常规使用自体血回收系统。在活体供肝切除术中,高中心静脉压(CVP)被认为是主要的出血因素之一,因此,肝叶切除前输液应谨慎,一些移植中心建议连续监测 CVP 并保证其处于较低水平。手术操作偶尔可导致静脉血回流障碍,进而引发短暂的低血压,操作结束后血压可自行恢复,若时间过长可提示手术医生暂停操作或给予少量血管活性药物治疗。活体肺移植往往需要两个供体才能提供足够的肺组织,同时减少供体术后肺功能储备不足的风险。一般从一个供体获取左肺下叶,从另一个供体获取右肺下叶,手术方式及麻醉管理与一般肺叶切除术相似,常规采用肺隔离技术,在结扎肺叶动脉前需要静脉给予肝素。

第二节　实体器官移植手术的麻醉管理

接受实体器官移植的病人均为终末期器官功能障碍者,部分病人同时具有多个器官功能障碍,全身状况低下,对各种麻醉方法、麻醉药物的耐受性较差,给麻醉提出极大的挑战。由于自身抵抗力低下,加上围手术期使用免疫抑制剂治疗,病人极易合并感染,故麻醉和手术中的一切操作都应严格遵守无菌操作原则。根据病情及移植器官的不同,在手术进程中麻醉医生需要给予不同的处理,尽量维持内环境的稳定,保护重要器官及移植器官的功能,促进移植物功能的恢复,下文将分别介绍各种常见器官移植手术中麻醉管理的要点。

一、肾移植手术的麻醉管理

(一)麻醉前准备

终末期肾病(end stage renal disease,ESRD)的病人常伴有多种合并症,在手术和麻醉前应积极处理。为维持水、电解质和酸碱平衡,已定期行血液透析的病人及采用腹膜透析但控制不理想的病人可在术前 24～48 小时施行血液透析治疗,以纠正高钾血症、酸中毒以及容量超负荷等病理状态。手术当日应复查血钾,如果血钾超过 6 mmol/l,应先予纠正再行手术。需要注意的是,部分病人在血液透析后可能出现低血容量,在麻醉诱导期有发生明显低血压的危险,直立性低血压、静息性低血压、心率增快可用来鉴别诊断。ESRD 病人常伴有高血压、动脉粥样硬化、心肌肥厚、心律失常等合并症,在术前应充分评估病人的心功能储备,调节心功能状况并达到最佳。对合并糖尿病的病人,术前应停用口服降糖药,改用胰岛素控制血糖。纠正严重贫血、低蛋白血症,改善病人一般情况,必要时可少量多次输血,尽量使血红蛋白浓度达到 70 g/l 以上。常规检测凝血功能,纠正凝血功能障碍。尿毒症可以引起胃排空延迟,因此所有肾移植病人都应按饱胃病人麻醉处理,术前给予非颗粒性抗酸药(如枸橼酸钠 30 ml 口服)及胃动力药(如甲氧氯普胺 20 mg 静脉或肌内注射)。为避免出现严重的心动过速及心律失常,麻醉前抗胆碱能药物宜选用东莨菪碱,慎用阿托品。

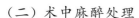

（二）术中麻醉处理

肾移植手术麻醉药物的选用原则包括：不经或少经肾脏排泄；对肾脏没有直接毒性；代谢产物对肾脏无毒性；不减少肾血流量和滤过率。椎管内麻醉或气管插管全身麻醉均可满足手术要求。伴严重贫血、低血容量、凝血功能障碍的病人或未经透析治疗的急症肾移植术，应选择全身麻醉。椎管内麻醉可选用连续硬膜外阻滞。行两点穿刺（$C_{12} \sim L_1$：向头侧置管；$L_2 \sim L_3$：向尾侧置管）较一点穿刺效果可靠，但要避免局部麻醉药过量所致的毒性反应。局部麻醉药可使用利多卡因、丁哌卡因、罗哌卡因等，但均不应加肾上腺素。全身麻醉时应采用快速顺序诱导并按压环状软骨，行气管内插管，术中应避免血流动力学剧烈波动。静脉麻醉药如丙泊酚、咪达唑仑、依托咪酯、芬太尼等均可使用，吸入麻醉药可选用异氟烷、地氟烷和七氟烷。琥珀胆碱对 ESRD 病人并非绝对禁忌，但使用插管剂量的琥珀胆碱可使血钾水平升高 $0.5 \sim 1.0$ mmol/l，因此对伴高钾血症的病人应禁用。非去极化肌松药阿曲库铵和顺式阿曲库铵作用时间不受肝肾功能的影响，适用于肾移植手术的麻醉；维库溴铵用于 ESRD 病人时作用时间延长，在应用肌松监测仪的条件下也可安全应用。

麻醉中应常规监测心电图、脉搏、氧饱和度、血压、CVP 等，对危重病人可使用有创动脉血压监测，术中应注意保护病人动静脉造瘘部位。CVP 对于体内的容量状态及其变化的提示并不完全可信，但置入中心静脉导管为液体输注及给予免疫抑制药物与血管活性药物提供了可靠的静脉通道，而大口径静脉通道对于围手术期的容量管理是必需的。有研究证实术中维持 CVP $10 \sim 15$ mmHg 有利于移植肾功能的恢复，但也要注意避免补液过量致循环超负荷。术中需密切监测动脉血气和电解质水平，出现高钾血症应立即处理，可给予葡萄糖酸钙，术中若发生代谢性酸中毒，可输入 5% 碳酸氢钠纠正。移植肾血管吻合开放前，依次给予甲基泼尼松龙 $6 \sim 8$ mg/kg、呋塞米 100 mg 以及环磷酰胺 200 mg 缓慢静脉滴注，并将血压维持在较高水平（不宜低于术前血压的 85%），以使移植肾有足够的滤过压。再灌注后低血压可引起移植肾低灌注，导致缺血损伤，并引起血栓形成。对于大多数病人，适当地降低吸入麻醉药浓度和进行补液治疗有利于维持足够的肾灌注压，补液治疗后低血压无明显改善时，多巴胺通常是首选的血管活性药物，应避免使用引起肾血管收缩的肾上腺素类升压药。然而最近研究指出，使用多巴胺治疗低血压对改善移植肾功能的有效性尚未得到证明，且多巴胺可使心率增快、心肌耗氧量增加，有诱导冠心病（CAD）病人发生心肌缺血的潜在风险，因此不建议围手术期常规使用多巴胺。移植肾循环建立后，应重新记录尿量，如尿量偏少或无尿可静脉注射呋塞米、甘露醇或钙通道阻滞剂维拉帕米。肌松药应维持至筋膜层缝合完毕，以防止病人用力或者咳嗽引起移植肾移位和血管吻合处破裂出血，监测肌松强度，术后给予相应的肌松拮抗药，可减少术后肺部并发症的发生。麻醉苏醒期常发生血流动力学的剧烈波动，尤其是术前高血压控制不好的病人，应选用合适的短效药物降低心血管应激反应。另外，ESRD 病人对阿片类药和镇静催眠药的敏感性增加，容易出现麻醉苏醒延迟。

二、肝移植手术的麻醉管理

（一）麻醉前评估

肝脏病变程度、术前重要器官的功能和全身情况等是影响肝移植术后并发症和死亡率的主要因素，手术前应仔细评估。

（1）全身情况差、营养不良等使病人术后易发生难以控制的感染，影响预后，应尽量纠正。

（2）肝功能评估常用 Child-Pugh 分级，术前低蛋白、腹水和黄疸程度越重，术中风险越大，麻醉管理越困难，术后并发症（尤其是肺部并发症）越多。慢性肝炎和肝硬化会导致门静脉压力升高，门静脉压大于 10 mmHg 即为门静脉高压，超过 16 mmHg 时手术出血风险和死亡率明显

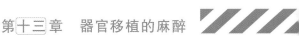

增加。对慢性肝病病人,应评估侧支循环状态、食管胃底静脉出血风险、腹水程度等,有助于预测术中血流动力学变化、出血以及再灌注综合征发生的可能性。此外,应警惕放置胃管或经食管超声等可能导致出血的操作。

(3)中枢神经系统方面,应评估肝性脑病及其严重程度、颅内压及脑灌注压等。

(4)循环系统评估:晚期肝硬化病人循环系统的主要病理生理改变是高排低阻,即高心排血量、低动脉血压和低外周血管阻力,多数病人合并不同程度的心肌病,部分伴自主神经功能不全。术前应对心肌病的严重程度、是否合并冠状动脉疾病、心血管系统对肾上腺素能药物的敏感性以及心脏储备功能进行全面评估。

(5)呼吸系统评估:在终末期肝病病人中,低氧血症较为常见,肝肺综合征(hepatopulmonary syndrome,HPS)和门静脉性肺动脉高压(portopulmonary hypertension,PPHTN)是该类病人独特的两种病理生理改变。HPS的诊断标准包括门静脉高压、吸入室内空气时血氧分压低于 80 mmHg(或肺泡-动脉氧分压差大于 15 mmHg)或者有肺内血管舒张(intrapulmonary vascular dilation,IPVD)的证据,约 20% 的肝移植候选者可出现 HPS。其病理生理变化是肺毛细血管舒张和高动力循环,导致血液流经整个肺毛细血管床时氧气的弥散时间不足,血液氧合不良,出现功能性分流,通常可通过给予纯氧来纠正。肝移植有望纠正超过 85% 病人的低氧血症,HPS 病人移植术后的生存率比未移植病人显著提高。近期研究发现,HPS 病人肝脏移植术后 5 年总生存率可达 76%,与没有 HPS 的病人接近。这些结果显示 HPS 病人尽早进行肝脏移植手术预后会更好,因此器官分配时应优先考虑 HPS 病人和吸入室内空气时血氧分压低于 60 mmHg 者。PPHTN 是指门静脉高压病人在没有其他潜在诱因时出现肺动脉高压。欧洲呼吸协会关于肝肺疾病的诊断标准如下:①有门静脉高压的临床证据,伴或不伴肝脏疾病;②静息时平均肺动脉压达 25 mmHg 或者活动时达 30 mmHg;③平均肺动脉楔压低于 15 mmHg 或者跨肺压差(平均肺动脉压-平均肺动脉楔压)大于 12 mmHg;④PVR 大于 240 dyn·s^{-1}·cm^{-5} 或者 3 个 Wood 单位。轻度、中度、重度 PPHTN 分别指平均肺动脉压低于 35 mmHg、35～50 mmHg、高于 50 mmHg。中至重度 PPHTN 与肝移植术后死亡率增加有关,对难以用药物逆转的肺动脉高压(平均肺动脉压高于 40 mmHg)病人,一般认为不宜接受肝移植手术。

(6)肾功能评估:肾功能是计算终末期肝病评分模型时仅有的 3 个变量之一,是影响病人死亡率的重要危险因素,终末期肝病病人合并肾功能不全往往预后较差。肝肾综合征(hepatorenal syndrome,HRS)是由于肝硬化晚期循环改变引起的肾前性异常,被认为是一种功能紊乱。准备接受肝脏移植的 HRS 病人,进行肾脏替代治疗是移植手术前的标准过渡方案。经典的非转流原位肝移植术式对肾功能有一定影响,因此如果病人已有肾功能不全,应提示外科医生选择其他合适的术式,或尽量缩短肾缺血时间;如果病人合并不可逆的肾功能损害,可以考虑行肝肾联合移植。

(7)凝血功能评估:肝病病人常合并凝血障碍和出血倾向,术前应结合临床症状和实验室检查全面评估病人凝血功能,预测术中出血风险,并有针对性地制订围手术期凝血药物和血液制品的准备和输注计划。

(8)水、电解质和酸碱平衡:终末期肝病病人大多存在不同程度的水、电解质和酸碱平衡失调,常见低钠血症、低钾血症、容量负荷过重。术前应尽量找出病因进行针对性治疗,为手术和麻醉提供良好的内环境基础。部分病人合并糖代谢紊乱,也需相应处理。

(二)麻醉处理的原则

(1)麻醉用药应尽量选用对肝脏无毒性及不在肝内降解的药物。肝脏疾病病人的药物代谢动力学与正常人不同,如:低蛋白血症导致与血浆蛋白结合的药物减少,游离药物浓度增加,因而药物作用增强;肝功能障碍使得药物在肝内代谢时间和清除药物时间延长;水钠潴留使得药物分布容积变大,水溶性药物的首次剂量往往需要加大才能达到预期的药效。鉴于此,对肝脏疾病病人用药时应缓慢多次追加,观察药物反应后滴定用药,切忌诱导速度过快导致严重的循环抑制。

(2)由于是急诊手术,并且多数存在腹水,麻醉通常采用快速顺序诱导。应常规放置动脉导管,建立上肢大口径静脉通道及三腔中心静脉导管,在考虑到可能发生大失血时(如再次移植术或有腹部大手术史的病人)可放置两个双腔 Fr9 中心静脉导管。肺动脉导管和术中经食管超声心动图可用于术中持续监测肺动脉压力,或用于术后 ICU 血流动力学和液体管理。高流率的快速输血输液系统有利于容量替代和输血管理,常用于肝移植手术。

(3)加强监测,密切关注手术进程,根据不同手术阶段的不同病理生理特征及病人病情的变化,及时预防和处理麻醉中出现的生理紊乱。

(三)术中管理

肝移植手术分为无肝前期、无肝期和新肝期三个阶段,不同阶段麻醉管理的重点不同。

1. 无肝前期　无肝前期始于手术切皮,止于血管离断和原肝切除。麻醉管理的重点是维持血流动力学稳定,调整机体达到合适的血容量、适当的血红蛋白浓度、不加重创面出血的凝血功能以及内环境的稳定,并预防性使用抗生素、抗纤溶药物、抑酸药物等,保护重要器官功能。应定期检测血气、电解质、血糖、游离钙和血红蛋白水平,在大量失血或已存在异常时需要每小时测定。放腹水时容易发生低血容量和血压下降,应注意补充有效循环血容量,必要时使用多巴胺和去甲肾上腺素持续泵注。切除病肝时如有丰富的侧支循环及粘连,分离肝脏过程中容易发生出血和渗血,应加强输血输液。应避免高血糖,因为血糖水平超过 10 mmol/l 会增加肝移植受体手术部位的感染。此外,无肝前期应保持每小时尿量 1 ml/kg 以上,但为此使用小剂量多巴胺并未得到证实。

2. 无肝期　无肝期始于阻断肝脏血流,止于移植物再灌注。夹闭肝上和肝下 IVC 可使静脉回流减少高达 50%。静脉-静脉旁路(VVB)将下腔静脉和门静脉的血流通过腋静脉转移到上腔静脉,可以缓解前负荷的减少,提高肾灌注压,减少内脏淤血,延缓代谢性酸中毒的发生。然而,使用 VVB 也可能引起空气栓塞、血栓栓塞、管道意外脱落等严重并发症,是否使用 VVB 需要手术医生根据病情和使用经验来决定。无肝期可能出现血压下降、低糖血症、低钙血症、代谢性酸中毒、凝血功能障碍及低体温、少尿等,应逐一进行针对性处理,为新肝期血管开放做好准备。当下腔静脉阻断后,可以通过泵入去甲肾上腺素提高体循环阻力,同时补充适当的血容量来维持血流动力学稳定;根据血气和生化检测结果及时纠正代谢性酸中毒和低钙血症;加强保温措施,力争开放前将体温维持在 36 ℃ 以上;精确监测尿量和颜色,补足血容量,对尿量较少者可给予呋塞米、甘露醇、小剂量多巴胺等治疗;门静脉开放前给予环磷酰胺、甲基泼尼松龙等免疫抑制剂;无肝期由于缺乏肝脏产生的纤溶酶原激活物抑制剂,可能开始发生纤维蛋白溶解,可以考虑开始使用抗纤溶治疗。

3. 新肝期　新肝期从通过门静脉对移植物再灌注开始。再灌注导致钾离子和氢离子浓度急剧增加,前负荷增加,全身血管阻力和血压降低。该阶段的管理重点包括再灌注综合征的处理、促进肾功能恢复以及凝血功能的调控。移植物有功能的表现包括:对钙的需求减少、代谢性酸中毒改善、尿量增加、核心体温增加和胆汁从移植物流出,有时可在术中观察到。

(1)再灌注综合征:移植肝血管开放后 5 分钟内,平均动脉压下降 30%,持续 1 分钟以上即可诊断。发生原因主要包括低温血液回流后对循环的抑制、代谢性酸中毒、炎症介质释放、高钾血症等电解质紊乱、容量负荷突然增加、低体温等。预防方法除了在无肝期尽量维持足够的体温和血容量,调整酸碱平衡和电解质水平外,可以请外科医生充分冲洗供肝,酌情从门静脉和(或)下腔静脉放血 100～300 ml,如果病人病情较重,应依次缓慢开放上、下腔静脉和门静脉。发生再灌注综合征时,可静脉注射肾上腺素(每次 10～30 μg)、氯化钙、去氧肾上腺素、阿托品

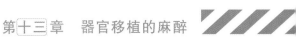

等,必要时持续泵注多巴胺、多巴酚丁胺或肾上腺素以增加心脏功能,如果容量负荷过重,可使用硝酸甘油或前列腺素 E 降低 CVP 和 PAP,将容量控制在能满足灌注和血流动力学基本稳定的最低 CVP 状态。

（2）促进肾功能恢复:积极处理再灌注综合征,维持血容量,保证肾脏灌注;视尿量情况给予呋塞米,容量许可时可使用甘露醇;保持体温;开放 20 分钟后根据血气结果纠正酸中毒;术前合并肾功能不全无尿的病人可以考虑使用超滤治疗。

（3）调控凝血功能:新肝期移植肝脏功能开始恢复,应结合渗血情况和凝血检查结果调整病人凝血功能,根据病情选用新鲜冰冻血浆、纤维蛋白原、冷沉淀物、凝血酶原复合物和血小板,如有纤溶亢进可使用抗纤溶药物。轻度的低凝状态对预防血管吻合口血栓形成是有益的,因此要避免矫枉过正,出现高凝状态。如果移植肝脏功能良好,ACT<300 s,纤维蛋白原>1 g/l,血小板计数>4×10⁴/l,临床上无明显渗血时可不再输入凝血物质。

（四）术后管理

术后管理的短期目标是确保从麻醉和手术中平稳过渡（维持血流动力学稳定、代谢稳态和充分镇痛）,监测移植物功能（转氨酶水平、凝血酶原时间、胆红素水平、胆汁和尿量、酸碱状态）,并持续监测已知的并发症（出血、胆漏、血管血栓形成、原发性移植物无功能）。应考虑应用机械通气,直到生命体征稳定,呼吸功能恢复正常为止。加强术后镇痛,一般使用阿片类药物静脉自控镇痛,药物用量视术后肝功能情况而定,由于存在凝血功能异常的可能,一般不使用硬膜外镇痛。

三、胰腺移植手术的麻醉管理

（一）麻醉前准备

大多数情况下移植胰腺来源于尸体,最长的冷缺血时间不超过 24 小时,因此胰腺移植通常是急诊手术。术前麻醉评估应重点关注病人病情的急性改变,判断是否存在糖尿病的急性并发症如酮症酸中毒和低血糖,密切监测血糖,并记录最近的胰岛素治疗情况。此外,术前评估还应涉及长期受糖尿病影响的器官系统,如心血管系统、泌尿系统、神经系统,应特别注意是否合并 CAD 及其严重程度。仔细评估肾功能,充分了解有无电解质异常,如血钾水平的异常。大多数需要胰腺移植的糖尿病病人出现 ESRD 时需要进行 SPK,而对于依赖透析治疗的 ESRD 病人术前血容量评估尤为重要。由于外周和自主神经病变,可引起胃轻瘫、下肢感觉异常、溃疡形成、直立性低血压、心率和动脉血压不稳定等。

麻醉前用药:麻醉前使用镇静药应谨慎,剂量不宜大,但阿托品或东莨菪碱应常规使用。胰岛素依赖型糖尿病病人常伴有胃轻度麻痹,应按饱胃病人处理,给予 H₂受体拮抗剂、质子泵抑制剂和制酸剂等防止反流误吸。所有术前用药尽量不采用肌内注射,可口服或静脉注射。

（二）麻醉管理

气管插管全身麻醉可用于各种类型的胰腺移植。糖尿病或者糖尿病合并 ESRD 时发生胃内容物误吸的风险明显增高,术前应口服非颗粒性抗酸药物,使用快速顺序诱导和持续环状软骨加压有利于保障气道安全。糖尿病合并 ESRD、心血管疾病和自主神经病变时,更易发生心率和动脉血压的剧烈波动。动脉穿刺置管可以提供及时的动脉血压变化,并方便采血以监测动脉血气和血糖,合并严重高血压或 CAD 时应考虑在麻醉诱导前进行动脉穿刺置管。需要通过中心静脉途径给予血管活性药物和免疫抑制药物时,可进行中心静脉置管。

移植血管开放前应进行充分的容量复苏,以保证足够的心脏前负荷和维持正常的动脉血压。移植血管开放后,足够的灌注压对胰腺功能恢复非常重要。此时应迅速纠正低血压,补足血容量。如果低血压是由心功能不全引起的,心内压监测或者经食管超声心动图可有助于诊断和指导治疗。纠正移植血管开放后的低血压可能需要输血、补充胶体溶液和给予血管活性药物。也可根据动脉血气中电解质和血红蛋白的检测结果来指导治疗。

由于糖尿病病人术中血糖水平经常波动,在血管吻合完成前应至少每小时检测一次血糖。血糖浓度控制在 11.11 mmol/l 以内,必要时补充胰岛素,防止手术早期发生酮症酸中毒。胰腺再灌注后血糖的调控更为重要,移植胰腺血管开放后,胰腺分泌的胰岛素可在数分钟内进入血液循环,应每 30 分钟检测一次血糖。胰腺移植成功后,病人对外源性胰岛素的需要量迅速减少,此时易发生低血糖。若术后仍出现高糖血症,可诊断为移植胰腺功能延迟。此时需要补充胰岛素治疗,维持血糖浓度不超过 11.11 mmol/l。

另外,胰腺-肾脏联合移植的麻醉处理与胰腺移植、肾移植相似,但由于手术暴露范围广、创伤大,术中出血及容量管理更具挑战性。

四、心脏移植手术的麻醉管理

(一)麻醉前准备

术前麻醉医生须访视病人并通过病史资料了解其住院以来的情况。常规检查凝血功能。根据病情术前可继续使用多种药物治疗(如洋地黄、利尿剂、血管紧张素转化酶抑制剂等)。但使用血管紧张素转化酶抑制剂治疗的病人,在诱导和复温期间有发生顽固性低血压的危险。

麻醉前用药:要慎重,一般可省略,必要时可口服地西泮 5～10 mg,有时可肌内注射吗啡 5～10 mg 和东莨菪碱 0.25～0.5 mg。

(二)麻醉处理

要协调好麻醉诱导开始时间,避免体循环前期时间过长或供体心脏缺血时间延长。诱导前开放静脉,在局部麻醉下放置动脉有创测压导管,必要时谨慎使用少量药物镇静。麻醉诱导与其他严重心脏病病人的麻醉大致相同,要缓慢诱导,避免心肌抑制。可联合使用对心肌抑制最轻的短效催眠药(依托咪酯 0.3 mg/kg)、中等剂量的阿片类药物(如芬太尼 10～20 μg/kg、舒芬太尼 1～2 μg/kg)和气管内局部麻醉药喷雾。肌松药中维库溴铵和哌库溴铵对心血管副作用轻微,泮库溴铵能对抗阿片类药物引起的心动过缓,防止低血压,可根据病情选用。

体外循环前麻醉维持以阿片类药物为主,辅以少量镇静药物或低浓度吸入麻醉药,体外循环开始后适当加深麻醉。正压通气时压力过高可减少静脉回流,增加肺血管阻力和分流量,因此宜采用低潮气量(5～6 ml/kg)。

(三)术中管理

(1)体外循环前常用正性肌力药物如多巴胺、多巴酚丁胺、肾上腺素等以维持血流动力学稳定。麻醉诱导后给予奥美拉唑、乌司他丁等器官保护药物。

(2)采用低压低流量转流技术,约 40 ml/(kg·min),保持 MAP 30～60 mmHg,直肠温度降至 28 ℃左右。

(3)主动脉阻断钳开放前静脉注射甲基泼尼松龙 500 mg 预防超急性排斥反应。在恢复灌注阶段即开始输注正性肌力药物,以增强心肌收缩力和加快心率。因移植心脏无神经支配,应使用直接作用于心脏的药物。常需使用异丙肾上腺素 10～100 μg/(kg·min)或临时起搏器来提升心率,使心率达 100～120 次/分。当供心恢复理想的心跳,直肠温度恢复到 36 ℃以上,心电图正常后可停止体外循环。

(4)停机和停机后的几小时内,可能发生急性右心衰竭。术前放置 Swan-Ganz 导管者,停机后将 Swan-Ganz 导管置入肺动脉,以便及时了解肺动脉压及右心功能情况。治疗可应用肺血管扩张药、异丙肾上腺素、硝酸甘油等,或前列腺素 E1 0.025～0.2 μg/(kg·min)持续泵入,如果以上治疗无效,则只能使用右心室机械辅助循环。术后常见心律失常,主要是室上性心律

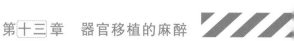

失常,常规抗心律失常药物有效。

(5)移植心脏在主动脉开放、冠状动脉重新灌注时,对 K⁺ 异常敏感,故术中应严格限制血钾水平(<3.5 mmol/l),以利于移植心脏的功能恢复。术后补钾要推迟。

（四）移植心脏的特点

(1)移植心脏无神经支配,对直接作用于心肌受体的肾上腺素能药物一般可产生正常效应,而通过使突触释放去甲肾上腺素而产生效应的药物(如多巴胺、间羟胺、麻黄碱)效应下降;迷走神经阻滞药或兴奋药对窦房结的兴奋性和房室传导不产生作用。在静息状态下移植心脏心率维持在90~100次/分。

(2)Frank-Starling 机制(增加心脏前负荷引起每搏量增加)保持完整,提高前负荷是术后增加心排血量的主要方法。

(3)冠状动脉对血液 pH 和二氧化碳分压的代谢性自身调节仍保持完整。

(4)移植心脏保持正常的电冲动形成并沿通常路径传导;经典原位心脏移植术将保留受体本身左右心房组织后部的套囊,其原有窦房结冲动仍可发出,但不能通过心房缝线而使移植心脏去极化。因此,术后病人的心电图上可出现两个 P 波及各自的节律。异位心脏移植,可出现两种不同的 QRS 波群,并出现收缩压和舒张压的变化。

五、肺移植手术的麻醉管理

（一）麻醉前准备

术前重点评估心、肺功能,行病原学和免疫学检查等,积极治疗感染、支气管痉挛和心力衰竭。术前准备与其他体外循环手术类似,但需准备双肺隔离通气的设施。一般不用麻醉前用药。

（二）麻醉处理

麻醉诱导和维持用药与心脏移植麻醉类似,但以静脉麻醉为主,通常不使用氧化亚氮。应采用渐进式静脉麻醉诱导,避免心肌抑制和右室后负荷增加。当出现急性 PaO_2 下降伴肺通气困难和顽固性低血压时应高度怀疑张力性气胸,尤其是有肺大疱或肺纤维化的病人。对肺顺应性增加和呼出气流阻塞的病人应识别和避免肺过度充气,应使用小潮气量、低频率和低吸呼比通气("允许性高碳酸血症")。

（三）术中管理

1. 通气管理

(1)支气管吻合完成前:在游离肺门之前建立单肺通气。肺顺应性正常或降低的病人可耐受正常潮气量的单肺通气,而肺顺应性和气道阻力增加的病人则需降低潮气量并延长呼气时间。为维持氧合,可吸入100%氧,给予通气侧肺 PEEP 5~10 cmH_2O,给予非通气侧肺 CPAP 5~10 cmH_2O。

(2)支气管吻合完成后:立即使用 PEEP 进行机械通气,以防止肺萎陷和再灌注肺水肿。如果出现支气管痉挛和肺过度膨胀,可雾化吸入异丙肾上腺素或 β_2 肾上腺素能兴奋药,也可静脉注射氨茶碱。术前肺顺应性增加的病人在单肺移植后双侧肺顺应性可能表现出很大差异,必要时可对两侧肺各自独立使用机械通气治疗。降低吸入氧浓度以防止氧中毒,尽量使 $FiO_2 \leqslant$ 0.5,维持 PaO_2 约 90 mmHg。

2. 单肺移植手术一般不需要使用体外循环 在肺动脉切断前应先试行阻断,如果肺动脉压明显升高,心排血量和体循环动脉压降低,应及时给予肺血管扩张药(如前列腺素 E1、硝酸甘油、异丙肾上腺素等)和正性肌力药物支持右心功能,如果治疗无效或效果不佳,则必须使用体外循环。体外循环可能损伤移植肺的功能,且容易引起术后凝血功能障碍。

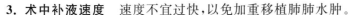

3. 术中补液速度 速度不宜过快,以免加重移植肺肺水肿。

4. 心肺联合移植术需在体外循环下完成 其麻醉管理更接近心脏移植,同时需兼顾肺移植术的特点。

第三节 器官移植术后病人的麻醉管理

一、肾移植术后病人的麻醉管理

肾移植成功后,大部分病人 GFR 超过 30 ml/min,之后移植受体的 GFR 以 1.4～2.4 ml/(min·年)的速度进行性降低。随着移植肾功能的恶化,病人的死亡率明显增加。肾移植病人行非移植手术时,术前应仔细评估肾功能,并详细了解病人的医疗记录,了解病人有无合并与肾脏疾病相关的其他疾病以及免疫抑制药物治疗情况。发生排斥反应的病人不宜行非移植手术,因为可明显增加术后死亡率。

心血管疾病是肾移植病人最常见的死亡原因。心血管疾病既与肾衰竭的发生相关,也是肾脏疾病导致的后果。缺血性心脏病、脑血管疾病、外周血管疾病严重影响病人的术后生存率。由于免疫抑制药物可再度引起高脂血症、高血压和糖尿病,合并 CAD 的病人术后 CAD 病情可恶化。肾移植术后高血压(80%)、高脂血症(60%～80%)和新发糖尿病(25%)的发病率增加,肥胖和代谢综合征也很常见。一项研究显示肾移植术后 6 年内超过 60% 的病人被诊断为代谢综合征。由于缺乏关于肾移植病人接受非移植手术时心脏预后的长期研究,因此也没有关于常规心血管功能检查的建议,ACC/AHA 指南提出的非心脏手术术前评估可用于指导术前心血管功能的检查。

非移植手术麻醉可选择全身麻醉、区域阻滞麻醉和局麻辅助镇静技术。如果病人肝肾功能正常,大部分麻醉药都可以安全使用。尽管肾移植病人术前的血肌酐水平接近正常,但 GFR 通常降低,导致通过肾脏代谢的药物作用时间延长。另外,有肾脏毒性的药物应禁用。感染是肾移植术后病人的长期困扰,整个围手术期应特别注意无菌操作。

二、肝移植术后病人的麻醉管理

移植物有功能的肝移植受者通常按正常方式代谢药物,但是必须事先客观评估移植物功能。凝血酶原时间(或 INR)是肝脏合成功能的一个很好的指标。对移植肝脏合成功能受损的病人,凝血功能异常可用维生素 K 或新鲜冰冻血浆来纠正;腹水用利尿剂、白蛋白或穿刺引流来治疗;肝性脑病用乳果糖治疗,并谨慎使用镇静剂。

对这类免疫抑制的人群,需要小心遵守无菌技术以防止感染并发症。对长期服用糖皮质激素的病人应补充应激剂量的糖皮质激素。肾功能应该被评估并小心管理,以避免加重免疫抑制剂相关的肾损伤。高血压在使用钙调磷酸酶抑制剂(如 CsA)的病人中常见。应避免使用使肝血流量减少的药物(如普萘洛尔)。凝血功能较好的病人可选择区域阻滞麻醉。

三、胰腺移植术后病人的麻醉管理

胰腺移植成功后,血糖可长期恢复正常水平。胰腺移植病人再次接受手术时,需在术前仔细了解有无移植后并发症以及器官排斥反应。手术当日应检测血糖浓度。还需要关注有无 CAD、肾脏疾病和血管病变,因为胰腺移植病人合并这些疾病的概率很高。另外,即使胰腺移植手术很成功,病人的病情仍可能会进展。目前没有关于胰腺移植病人接受非移植手术时心脏预后的研究,可以参照 2007 年 ACC/AHA 指南提出的术前心功能评估。

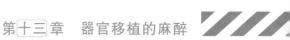

四、心脏移植术后病人的麻醉管理

心脏移植术后由于长期服用泼尼松,可以引起高脂血症、高血压和糖尿病;免疫抑制剂(CsA)可以损害肾功能,也可以导致高脂血症和高血压。移植后第5年,心脏移植病人冠状动脉病变的发生率约为33%,因此手术前必须评价病人是否合并动脉粥样硬化及其靶器官损害程度。一般而言,心脏移植病人可以耐受全身或局部麻醉,但由于移植心脏的特点,术后管理有所不同。由于缺乏自主神经支配,移植心脏对低血容量或麻醉药物引起的低血压失去正常的反应,只能通过提高前负荷或给予直接作用于心脏受体的肾上腺素能药物来调节心率和血压。同样,在麻醉过浅时,病人也不能迅速出现心动过速的症状,只能通过瞳孔散大、出汗、呼吸急促等来判断。

五、肺移植术后病人的麻醉管理

肺移植术后病人麻醉前需要详细评估其肺功能状况,明确病人对手术和麻醉的耐受性。急性或慢性排斥反应、肺部感染等都可以导致移植肺功能下降,单肺移植的病人本身也可能存在通气或换气障碍。由于神经末梢的缺乏,移植肺的支气管咳嗽反射和气道反应性消失;同时,移植肺黏膜纤毛的清洁功能也受损,导致肺炎的发生率升高,除了严格的无菌操作外,术中需要防止误吸并积极清理气道分泌物。肺移植病人胸部的淋巴引流有不同程度的受损,胸膜渗出增加,容易发生肺水肿,必须严格控制术中输液。

第四节 小儿器官移植手术的麻醉管理

小儿器官移植手术的麻醉管理原则与成人相似,同时需参照小儿麻醉的特点。婴幼儿由于呼吸储备差,对缺氧耐受性较低,在麻醉诱导期间应尽可能缩短缺氧时间。由于血管较细,在动静脉通道建立方面有一定难度,使用超声辅助定位技术可能提高成功率和缩短操作时间。婴幼儿体温调节中枢发育不完全、体表面积相对较大、皮下脂肪较薄,体温易受外界环境影响,术中容易出现低体温,需要采取充分的保温措施,如四肢和头部使用保温棉包裹,使用液体加温仪、鼓风机、变温毯等,以及维持室内温度高于23℃。同时,也要防止出现高温,因为高温会带来内环境紊乱、代谢性酸中毒加重以及神经系统并发症等更大的危害。手术中各种药物剂量及输液量均须按照体重精确计算,并根据血液学检查结果及时调整水、电解质和酸碱平衡,补充适当的血液成分。频繁的血液学检查可能导致医源性贫血,高精度的微量检验技术对低体重的婴幼儿有较大帮助。

（陈晔凌 罗爱林）

▶▶ 参考文献

1. Miller R D,Cohen N H,Eriksson L I,et al. Miller's anesthesia[M]. 8th ed. Philadelphia:Elsevier Saunders,2015.
2. 田玉科. 临床麻醉指南[M].3版.北京:科学出版社,2013.
3. 宿英英,张艳,叶红,等.脑死亡判定标准与技术规范(成人质控版)[J].中华移植杂志:电子版,2015,9(1):13-16.
4. 刘春峰,陆国平,钱素云,等.脑死亡判定标准与技术规范(儿童质控版)[J].中华移植杂志:

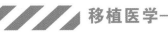

电子版,2015,52(2):54-57.

5. Boutin C,Vachiéry-Lahaye F,Alonso S,et al. Anaesthetic management of brain-dead for organ donation: impact on delayed graft function after kidney transplantation[J]. Ann Fr Anesth Reanim,2012,31(5):427-436.

6. Chen F,Kubo T,Yamada T,et al. Adaptation over a wide range of donor graft lung size discrepancies in living-donor lobar lung transplantation[J]. Am J Transplant,2013,13(5):1336-1342.

7. Gelb A W,Robertson K M. Anaesthetic management of the brain dead for organ donation [J]. Can J Anaesth,1990,37(7):806-812.

8. Gunay Y,Guler N,Yaprak O,et al. Living donor liver transplantation outcomes for hepatocellular carcinoma beyond Milan or UCSF Criteria[J]. Indian J Surg,2015,77(Suppl 3):950-956.

9. Hayes D J,Baker P B. Living donor lobar lung transplantation: a longstanding concept being revisited with the same old NEMESIS[J]. Lung,2014,192(3):449-450.

10. Laskowski I A,Pratschke J,Wilhelm M J,et al. Non-heartbeating kidney donors[J]. Clin Transplant,1999,13(4):281-286.

11. Kappel D F. Organ donation in the United States—2014[J]. J Leg Med,2015,36(1):7-16.

12. Seda-Neto J,Antunes da Fonseca E,Pugliese R,et al. Twenty years of experience in pediatric living donor liver transplantation: focus on hepatic artery reconstruction, complications and outcomes[J]. Transplantation,2016,100(5):1066-1072.

13. Date H. Update on living-donor lobar lung transplantation [J]. Curr Opin Organ Transplant,2011,16(5):453-457.

14. Lentine K L,Costa S P,Weir M R,et al. Cardiac disease evaluation and management among kidney and liver transplantation candidates: a scientific statement from the American Heart Association and the American College of Cardiology Foundation[J]. J Am Coll Cardiol,2012,60(5):434-480.

15. Marik P E,Baram M,Vahid B. Does central venous pressure predict fluid responsiveness? A systematic review of the literature and the tale of seven mares[J]. Chest,2008,134(1):172-178.

16. Ciapetti M,di Valvasone S,di Filippo A,et al. Low-dose dopamine in kidney transplantation[J]. Transplant Proc,2009,41(10):4165-4168.

17. Thapa S,Brull S J. Succinylcholine-induced hyperkalemia in patients with renal failure: an old question revisited[J]. Anesth Analg,2000,91(1):237-241.

18. Holmes C L,Walley K R. Bad medicine: low-dose dopamine in the ICU[J]. Chest,2003, 123(4):1266-1275.

19. Schenk P,Fuhrmann V,Madl C,et al. Hepatopulmonary syndrome: prevalence and predictive value of various cut offs for arterial oxygenation and their clinical consequences [J]. Gut,2002,51(6):853-859.

20. Rodriguez-Roisin R,Krowka M J. Hepatopulmonary syndrome—a liver-induced lung vascular disorder[J]. N Engl J Med,2008,358(22):2378-2387.

21. Bellomo R,Chapman M,Finfer S,et al. Low-dose dopamine in patients with early renal dysfunction: a placebo-controlled randomised trial. Australian and New Zealand Intensive Care Society (ANZICS) Clinical Trials Group[J]. Lancet,2000,356(9248):2139-2143.

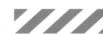

22. Fallon M B,Mulligan D C,Gish R G,et al. Model for end-stage liver disease（MELD） exception for hepatopulmonary syndrome[J]. Liver Transpl,2006,12（12 Suppl 3）:S105-S107.

23. Garcia-Tsao G,Sanyal A J,Grace N D,et al. Prevention and management of gastroesophageal varices and variceal hemorrhage in cirrhosis[J]. Hepatology,2007,46 （3）:922-938.

24. Arguedas M R,Abrams G A,Krowka M J,et al. Prospective evaluation of outcomes and predictors of mortality in patients with hepatopulmonary syndrome undergoing liver transplantation[J]. Hepatology,2003,37（1）:192-197.

25. Rodriguez-Roisin R,Krowka M J,Hervé P,et al. Pulmonary-hepatic vascular disorders （PHD）[J]. Eur Respir J,2004,24（5）:861-880.

26. Park C,Hsu C,Neelakanta G,et al. Severe intraoperative hyperglycemia is independently associated with surgical site infection after liver transplantation[J]. Transplantation, 2009,87（7）:1031-1036.

27. Rossi G,Langer M,Maggi U,et al. Veno-venous bypass versus no bypass in orthotopic liver transplantation: hemodynamic,metabolic,and renal data[J]. Transplant Proc,1998, 30（5）:1871-1873.

28. Siskind E,Maloney C,Akerman M,et al. An analysis of pancreas transplantation outcomes based on age groupings—an update of the UNOS database[J]. Clin Transplant,2014,28 （9）:990-994.

29. Halpern H,Miyoshi E,Kataoka L M,et al. Anesthesia for pancreas transplantation alone or simultaneous with kidney[J]. Transplant Proc,2004,36（10）:3105-3106.

30. Florman S,Kim-Schluger L. Organ transplantation update,part Ⅰ:liver,intestine,and pancreas[J]. Mt Sinai J Med,2012,79（2）:167-168.

31. Siskind E,Akerman M,Maloney C,et al. Pancreas transplantation from donors after cardiac death:an update of the UNOS database[J]. Pancreas,2014,43（4）:544-547.

32. Toivonen H J. Anaesthesia for patients with a transplanted organ[J]. Acta Anaesthesiol Scand,2000,44（7）:812-833.

33. Chetham P M. Anesthesia for heart or single or double lung transplantation in the adult patient[J]. J Card Surg,2000,15（3）:167-174.

34. Miranda A,Zink R,Mcsweeney M. Anesthesia for lung transplantation [J]. Semin Cardiothorac Vasc Anesth,2005,9（3）:205-212.

35. Planinsic R M. Anesthetic management for small bowel transplantation[J]. Anesthesiol Clin North America,2004,22（4）:675-685.

36. Larson-Wadd K,Belani K G. Pancreas and islet cell transplantation[J]. Anesthesiol Clin North America,2004,22（4）:663-674.

37. Goldraich L A,Stehlik J,Kucheryavaya A Y,et al. Retransplant and medical therapy for cardiac allograft vasculopathy: international society for heart and lung transplantation registry analysis[J]. Am J Transplant,2016,16（1）:301-309.

38. Arora S,Gullestad L. The challenge of allograft vasculopathy in cardiac transplantation [J]. Curr Opin Organ Transplant,2014,19（5）:508-514.

39. Hertz M I,Taylor D O,Trulock E P,et al. The registry of the international society for heart and lung transplantation: nineteenth official report-2002 [J]. J Heart Lung

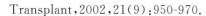
Transplant,2002,21(9):950-970.

40. Fleisher L A,Beckman J A,Brown K A,et al. ACC/AHA 2007 guidelines on perioperative cardiovascular evaluation and care for noncardiac surgery: a report of the American College of Cardiology/American Heart Association Task Force on Practice Guidelines (Writing Committee to Revise the 2002 Guidelines on Perioperative Cardiovascular Evaluation for Noncardiac Surgery):developed in collaboration with the American Society of Echocardiography,American Society of Nuclear Cardiology,Heart Rhythm Society, Society of Cardiovascular Anesthesiologists,Society for Cardiovascular Angiography and Interventions,Society for Vascular Medicine and Biology,and Society for Vascular Surgery [J]. Circulation,2007,116(17):e418-e499.

41. Fleisher L A,Beckman J A,Brown K A,et al. ACC/AHA 2007 guidelines on perioperative cardiovascular evaluation and care for noncardiac surgery:executive summary:a report of the American College of Cardiology/American Heart Association Task Force on Practice Guidelines (Writing Committee to Revise the 2002 Guidelines on Perioperative Cardiovascular Evaluation for Noncardiac Surgery): developed in collaboration with the American Society of Echocardiography,American Society of Nuclear Cardiology,Heart Rhythm Society,Society of Cardiovascular Anesthesiologists,Society for Cardiovascular Angiography and Interventions,Society for Vascular Medicine and Biology,and Society for Vascular Surgery[J]. Circulation,2007,116(17):1971-1996.

42. Kostopanagiotou G,Smyrniotis V,Arkadopoulos N,et al. Anesthetic and perioperative management of adult transplant recipients in nontransplant surgery[J]. Anesth Analg, 1999,89(3):613-622.

43. Djamali A,Samaniego M,Muth B,et al. Medical care of kidney transplant recipients after the first posttransplant year[J]. Clin J Am Soc Nephrol,2006,1(4):623-640.

44. Coupe N,O'Brien M,Gibson P,et al. Anesthesia for pediatric renal transplantation with and without epidural analgesia—a review of 7 years experience[J]. Paediatr Anaesth, 2005,15(3):220-228.

45. Zickmann B,Boldt J,Hempelmann G. Anesthesia in pediatric heart transplantation[J]. J Heart Lung Transplant,1992,11(4 Pt 2):S272-S276.

46. Della R G,Costa M G,Bruno K,et al. Pediatric renal transplantation:anesthesia and perioperative complications[J]. Pediatr Surg Int,2001,17(2-3):175-179.

47. Schwartz A J,Andropoulos D B,Davidson A. A review of key topics in pediatric anesthesia patient care[J]. Anesthesiol Clin,2014,32(1):xiii-xiv.

48. Lam J E,Lin E P,Alexy R,et al. Anesthesia and the pediatric cardiac catheterization suite: a review[J]. Paediatr Anaesth,2015,25(2):127-134.

49. Loykasek T. Pediatric posttransplant anesthesia:a summary review of the literature with recommendations for clinical practice[J]. AANA J,2013,81(4):286-290.

50. Ferrari L R. Updates in pediatric anesthesia[J]. Curr Opin Anaesthesiol,2016,29(3):325-326.

51. Hammer G B,Krane E J. Anaesthesia for liver transplantation in children[J]. Paediatr Anaesth,2001,11(1):3-18.

第十四章

肾移植

肾移植是目前治疗肾衰竭最有效的措施之一,100 余年来,经历了初期手术技术和无免疫抑制措施的探索,大量的实验和临床研究表明,肾移植手术是可行的。排斥反应只要能被克服,完全可以用于治疗肾衰竭;从 20 世纪 60 年代开始进入试用免疫抑制剂预防排斥反应的阶段,随着各种新型免疫抑制剂的开发应用、器官保存及公民逝世后器官捐献事业等的发展,肾移植得到广泛应用,全球接受肾移植的受者近百万人。同时,肾移植的基础和临床各项研究的进展也激励和推动了其他各种器官的移植和联合移植。

第一节　肾移植概述

一、适应证和禁忌证

肾移植的治疗对象主要是进展到终末期肾病(ESRD)的慢性肾病病人,也包括不可逆的急性肾衰竭病人。根据美国肾脏病基金会(NKF)发布的肾脏病生存质量指导(KDOQI)指南,慢性肾病(CKD)为肾脏损害(肾脏结构或功能异常)时间 $\geqslant 3$ 个月,可以有或无肾小球滤过率(GFR)下降,可表现为病理学检查异常,或血、尿成分异常,或影像学检查异常。另外,GFR$\leqslant$ 60 ml/(min·1.73 m^2)超过 3 个月,伴有或无肾脏损伤也可作为慢性肾病诊断的标准。GFR 在 60~90 ml/(min·1.73 m^2),而无肾脏损伤表现者可能是正常老龄者或婴儿或素食者或单侧肾及各种原因导致的肾脏灌注下降等,据此一项不足以诊断慢性肾病。很多病人在慢性肾病早期阶段即死于心血管疾病等并发症,而未发展到终末期肾病。慢性肾病病人若具有糖尿病、高血压或高血压家族史,或家族成员有糖尿病或慢性肾病史,则是发展为 ESRD 的高危人群。

全球 ESRD 病人逐年增加,每年每百万人口中有 60~160 个新病人加入透析的行列。据美国相关部门报告显示,ESRD 病人增长速度由 5 万/年(1990 年)增至 10 万/年(2005 年)。2006 年美国每百万人口中有 1140 例接受透析治疗。2016 年美国肾病年度流行病学报告显示,2011 年到 2014 年间,1~5 阶段 CKD(不包括 ESRD)未经调整的发病率估计为 14.8%。3 阶段 CKD 发病率最高,达 4.2%~4.3%。一般人群对 CKD 的意识和筛查状况仍然很差。糖尿病病人对于尿蛋白含量的检测不到该人群的一半。美国 2014 年新增 ESRD 病人 120688 名,与 2013 年相比,上升 1.1%。2014 年接受治疗的 ESRD 病人总计 678383 名,与 2013 年相比上升 3.5%,由于 ESRD 死亡率逐渐下降,病人总数持续上升。截至 2014 年底,肾移植等待名单总计达 88231 人,比前一年度上涨 3%。2014 年完成肾移植总数不足 18000 例,而等待名单人数是供体数量的 2.8 倍。

由于供者器官短缺,肾移植数量增长速度无明显变化,远不及 ESRD 病人的增长。过去十几年里,ESRD的病因发生了明显的变化。在欧美及其他一些发达国家,糖尿病和高血压已逐渐成为ESRD的最主要病因,肾小球肾炎所占比例下降。美国2006年糖尿病导致的ESRD病人近5万例,发病率达159/百万人口,比2000年增长了17.2%,比1996年则增长了50%,肾小球肾炎的发病率自2000年则下降了15.6%。近些年,ESRD病人中糖尿病的患病率增高。据文献报道,马来西亚2006年ESRD患病率为119/百万人口,其中58%患有糖尿病;美国、新西兰、日本、韩国、中国香港地区和台湾地区等ESRD病人中糖尿病患病率均超过40%。近几年,ESRD原发疾病的年增长速度为:糖尿病2.3%～2.8%,高血压1.5%～1.6%,囊性肾病2.7%～3.2%,肾小球肾炎1.21%～1.62%。流行病学调查显示,美国2006年ESRD各类原发疾病及所占比例分别为糖尿病(37.2%)、高血压(24.2%)、肾小球肾炎(15.8%)、囊性肾病(4.7%)、泌尿系统疾病(2.6%)、其他已知原因(10.5%)、未知原因(3.9%)及失访(1.1%)等。

1. 肾移植适应证

(1) 肾小球肾炎:局灶性节段性肾小球硬化症,溶血性尿毒症综合征,膜增生性肾小球肾炎,过敏性紫癜,IgA肾病,抗肾小球基底膜肾炎,膜性肾病。

(2) 慢性肾盂肾炎。

(3) 遗传性疾病:多囊肾,髓质囊肿病,肾炎(包括Alport综合征),结节性硬化。

(4) 代谢性疾病:糖尿病肾病,胱氨酸病,Fabry病。

(5) 淀粉样变。

(6) 痛风。

(7) 卟啉病。

(8) 梗阻性尿路疾病。

(9) 中毒性肾病:镇痛剂肾病,滥用毒品。

(10) 多系统疾病:系统性红斑狼疮,血管炎,进行性全身硬皮病。

(11) 肿瘤:Wilms瘤,肾细胞癌,偶发肿瘤,骨髓瘤。

(12) 先天性疾病:先天性肾发育不良,马蹄肾。

(13) 不可逆急性肾衰竭:皮质坏死,急性肾小管坏死,孤立肾外伤。

2. 肾移植禁忌证

(1) 相对禁忌证:脂蛋白肾小球病,镰状细胞病,过度肥胖或恶病质,复发、难以控制的尿路感染,周围血管病,难以控制的糖尿病,癌前期病变,严重淀粉样变,原肾病术后高复发率者,瓦尔登斯特伦巨球蛋白血症,精神心理状态不稳定,精神发育迟缓,酗酒,药瘾。

(2) 绝对禁忌证:未治疗或转移性恶性肿瘤,活动性结核病,活动性艾滋病或肝炎,滥用药品,近期心肌梗死,持久性凝血障碍性疾病,重要器官(心、肺、肝等)终末期疾病,顽固性心力衰竭,慢性呼吸功能衰竭,进展性肝脏疾病,广泛的血管疾病(冠状血管、脑血管或外周血管等),消化性溃疡或出血,未经治疗的感染或者不明原因的发热。

二、手术时机

肾移植受者术前评估的目的是明确肾移植手术的可行性,选择最优化手术和药物治疗方案,减少围手术期和术后并发症,使受者术前疾病或状态不会因肾移植而加重,术后可获得更长的存活时间,告知病人及其家属风险和收益。评估遵循的基本原则是ESRD病人接受肾移植时所获收益应远大于其他治疗手段,这取决于病人的原发疾病、合并症和并发症等对肾移植效果的影响。病人准备接受肾移植时,即开始对其评估。根据原发疾病、合并症(如肺功能不全)和并发症(如心血管疾病)等对肾移植围手术期的风险、免疫抑制剂的不良反应、病人生存和移植物功能等进行全面分析。国外还会从社会卫生经济学角度评估,以实现有限供体的充分利用。

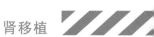

三、肾脏原发疾病的评估

（一）原发性肾小球肾炎

肾脏原发疾病中除多囊肾、慢性肾盂肾炎、慢性间质性肾炎等之外，局灶性节段性肾小球硬化症、IgA 肾病、膜增生性肾小球肾炎等均可在移植肾中复发，从而导致移植肾功能丧失。原发性肾小球肾炎（primary glomerulonephritis，PGN）有时复发，与其他疾病较难区分，如供肾原有或新发肾小球肾炎及术后因免疫原因、巨细胞病毒、BK 病毒、乙型肝炎病毒、肾脏缺血、膀胱输尿管反流、药物等所致的慢性移植肾病等。

1. 局灶性节段性肾小球硬化症（focal segmental glomerulosclerosis，FSGS） 成人复发率较高（10%～15%），在小于 5 岁儿童中复发率高达 50%。若原发肾炎在 3 年内进展至终末期或原发肾炎显示系膜扩张者，复发率可高达 80%～100%。可在术后数天或数周内复发，进展较快，蛋白尿明显，约 2 年可进展为 ESRD。复发后可导致 40%～50% 的移植肾失功。若首次肾移植因其复发失功，再次肾移植复发的可能性为 75%～85%。

2. 膜性肾病（membranous nephropathy，MN） 术后 3 年的复发率为 29%，复发后 5 年和 10 年的移植物失功率分别为 38% 和 52%。临床和组织学无法预示复发，表现为蛋白尿，多数肾功能逐渐减退，个别病例可恢复正常。

3. 膜增生性肾小球肾炎（membranoproliferative glomerulonephritis，MPGN） Ⅰ 型复发率为 20%～30%，无临床特征可预示复发，早期可表现为持续镜下血尿，个别发展成肾病综合征，复发致 6% 的移植肾失功。Ⅱ 型较少见，但复发率较高，通常发生在术后前几个月，移植肾失功率为 12%。移植前血浆 C_3 水平下降和稳定，可减少复发率。

4. IgA 肾病（IgA nephropathy） 最常见的肾小球肾炎，也是最常见的复发类型，术后2～5年复发率为 50%，10～20 年复发率为 100%。临床症状较轻，有时有蛋白尿。病理可见 IgA 沉着于肾小球系膜区。与其他类型相比，IgA 肾病预后较好，复发后 2 年的移植物存活率为 91%。

5. 抗肾小球基底膜肾炎（anti-glomerular basement membrane nephritis，Anti-GBMN） 术后复发率为 10%～30%，临床症状较轻，少数可发展成肾衰竭。术前透析 6～12 个月或以上，术后复发率可降至 5% 以下，建议抗肾小球基底膜抗体滴度正常 6～12 个月后做肾移植。

6. 紫癜性肾炎（henoch-schonlein purpura nephritis，HSPN） 主要发生于儿童，复发率为 35%，移植后 5 年因复发致移植物失功率为 11%，也有报道复发后 2 年的失功率为 33%。

（二）代谢性疾病

1. 糖尿病（diabetes） 经 10～20 年才发展为 ESRD，常伴有多种严重的并发症，如难治性高血压、心力衰竭、视网膜出血及神经系统病变等，动脉粥样硬化较多，心肌病和心功能不全等也较常见，主张尽早透析和肾移植。评价此类病人需特别注意是否合并心脑血管疾病。病人发生广泛的脑血管疾病、冠状动脉疾病导致严重心功能不全和周围血管硬化（腹主动脉-髂动脉硬化症）时不宜手术。病人易患感染，采用静脉插管透析时败血症发生率比动静脉瘘透析时高 100～300 倍。糖尿病病人的肾移植效果不及非糖尿病病人，但肾移植术后生存质量仍优于透析治疗。免疫抑制剂可能加重高血压、高脂血症，增加心血管疾病和感染的风险，应予以注意。

2. 原发性高草酸尿症（primary hyperoxaluria，PHO） 一种少见的常染色体隐性遗传病。因肝内部分或全部丙氨酸乙醛酸转氨酶缺陷，草酸盐代谢障碍，草酸盐和羟乙酸盐合成增加，造成高草酸盐尿，导致尿路结石，肾钙化以及组织中草酸盐的广泛沉积导致严重的骨病和血管疾病。因移植物中草酸盐沉积常合并严重的血管疾病。预防草酸盐在移植肾中的沉积可改善移植肾预后，包括延长透析时间、大通量透析及术后继续给予维生素 B_6、中性磷酸盐、镁制剂和有效利尿等。经过肝移植清除体内沉积的草酸盐之后再行肾联合移植可治愈该疾病。

3. 胱氨酸病(cystinosis) 胱氨酸病是一种常染色体隐性遗传的代谢性疾病。因肾小管上皮细胞溶酶体转运缺陷导致胱氨酸肾病,少数在儿童期因结石导致 ESRD。该病进展可导致儿童发育迟缓、视力损害、甲状腺功能低下、肌病和痴呆等,宜尽早行肾移植术。

4. 法布莱病(Fabry disease) 因体内 α-半乳糖苷酶 A 缺陷导致的先天性异常,较罕见。神经酰胺三己糖苷蓄积于肾脏、心血管和脑血管内。临床表现为反复发作的肢体疼痛、发热、皮疹、高血压和血管病,40~50 岁出现 ESRD,术后最长存活 66 个月,容易感染,死亡率与罹患其他肾脏疾病的受者相同。

5. 脂蛋白肾小球病(lipoprotein glomerulopathy) 脂蛋白肾小球病是一种常染色体隐性遗传病,以肾小球内大量脂蛋白栓子为特有的组织学特征。临床表现为高胆固醇血症、冠状动脉瘤及阿尔茨海默病。毛细血管内见脂蛋白沉积,产生蛋白尿,肾功能减退,最终发展为 ESRD。术后最早可于 7 个月内复发。

6. 痛风(gout) 痛风性肾病病人可获得平均的移植物存活率。

（三）遗传性疾病

1. 多囊肾病(multicystic kidney disease,MCKD) 常染色体显性遗传,ESRD 病人中占有一定比例。颅内动脉瘤发生率为 10%~40%,9% 有蛛网膜下腔出血,术前须通过磁共振检查排除。双侧多囊肾囊内出血、持续感染、结石、严重高血压、腹部不适等情况下,予以切除原肾。若多囊肾巨大,影响肾移植手术时,可先行切除多囊肾。术后病人和移植肾存活率与其他类型肾病无显著差异。术后多囊肾可逐渐缩小,部分病例伴结肠憩室,术后使用糖皮质激素可能发生憩室穿孔,应予注意。

2. Alport 综合征(Alport syndrome) Alport 综合征是最常见的遗传性肾病之一,X 连锁显性遗传约占 80%,常染色体隐性遗传约占 15%,常染色体显性遗传少见,由于缺乏基底膜主要组成成分Ⅳ型胶原而发病。临床表现为肾病、耳病和眼病。肾病类似慢性肾小球肾炎,电镜下可见肾小球基底膜广泛变厚、变薄或分层,可见肾小球硬化和间质纤维化。有些病人肾移植术后发生新月体性肾小球肾炎,外周血可见抗肾小球基底膜抗体。

（四）系统性疾病

1. 系统性红斑狼疮(systemic lupus erythematosus,SLE) 肾移植术前应认真评估狼疮肾以外各系统的病变程度,如高血压、高脂血症、低蛋白血症、心血管疾病、糖尿病、骨病、关节和肌肉病变等。以 SLE 非活动状态下行肾移植为宜,术后复发率低(1%~2%),Stone 等报道 823 例 SLE 病人中仅 8 例复发,病人和移植肾的存活率与其他疾病无明显差异。

2. 溶血性尿毒症综合征(hemolytic uremic syndrome,HUS) 占儿童透析病人的 5%,占成人透析病人的 0.2%。流行型主要见于儿童,多发生于产细胞毒细菌感染所致的胃肠炎之后;散发型见于成人和儿童。儿童期和进展较快的原发性 HUS 术后容易复发,复发率为 2%~45%。Ducloux 等文献报道,与复发相关的危险因素包括年龄较大、使用钙调磷酸酶抑制剂(如 CsA、TAC)、活体供肾及疾病发作至透析依赖的时间等。术后尽量避免使用 CsA、TAC,可改用西罗莫司(SRL)和糖皮质激素。

3. 淀粉样变(amyloidosis) 淀粉样变是一种全身性疾病,淀粉样物质沉积于全身各脏器,肾脏为最常见受累器官之一。此类病人移植肾 5 年存活率低于肾小球肾炎病人,术后淀粉样变可在移植肾中复发,但通常 10 年内不会因复发导致移植肾失功。

4. 多动脉炎(polyarteritis) 如结节性多动脉炎(polyarteritis nodosa,PAN)、显微型多血管炎(micro-scopic polyangiitis,MPA)和韦格纳肉芽肿病(Wegener granulomatosis,WG),常并发肾衰竭。多动脉炎病人 3 年人和肾存活率分别为 77% 和 60%,明显低于其他原发性肾病病

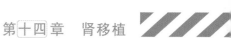

人（91％和 69％），心血管疾病是死亡的主要原因（54％）。该病复发所致移植肾失功较少。该病广泛累及小血管，且发生 ESRD 之前已长期服用免疫抑制剂，主张稳定数月后再做肾移植，术前注意评估心血管功能。有报道 115 例韦格纳肉芽肿病病人肾移植后人和肾存活率与其他疾病无显著差异，也未见复发导致移植肾失功。

（五）梗阻性肾病

梗阻性肾病是儿童肾移植的常见原因之一，多因遗传性或先天性疾病所致，如尿路梗阻、先天发育不全或发育不良等。成人 ESRD 病人中梗阻性肾病也占一定比例，多为泌尿系统畸形或结石。术前充分明确泌尿系统疾病，制订最优化手术方案，实施肾移植和尿路改良手术，可获得较好的肾移植效果。

（六）其他

纤维样肾小球肾病约有一半于 4 年内发展为 ESRD，肾移植术后复发率较高（50％），复发后移植肾功能可维持 5 年以上。髓质囊肿病属于肾脏微囊肿病，较为少见，青年病人更易导致肾衰竭。中老年病人因各种慢性病长期服用抗炎镇痛剂，可引发肾病，病理改变为间质性肾炎和肾乳头坏死，肾移植术后可获得满意效果。

四、受者系统性评估

肾移植术前评估受者时，除了解原发肾病外，对受者的合并症和并发症进行系统检查更为重要，可排除肾移植的禁忌证，并了解这些疾病对肾移植效果的影响。需要采集的信息包括活检病史和报告、透析情况、泌尿系统疾病病史、心血管疾病病史、胃肠道疾病病史、肿瘤病史、孕产史、输血史、既往手术史（手术时间和部位）、器官移植史等。此外，尚需了解病人家族成员中是否有 ESRD、心血管疾病（包括高血压）、肿瘤、糖尿病和肝病史等。与病人密切相关的社会和精神因素也会影响肾移植效果，如病人的教育、职业、有无残疾、滥用（酒精、药物、烟草）、医疗依从性及认知、行为和经济因素等。受者除了进行常规的实验室检查、影像学检查外，尚需特别注意病毒学（HIV、肝炎病毒、CMV、EB 病毒等）筛查以及结核分枝杆菌抗体检查等。对于特殊病人，如严重心血管疾病或高龄病人，尚需进行心血管特殊检查、各类内镜和活检、妇科检查、乳腺X 线检查、宫颈涂片检查、大便潜血试验和前列腺特异性抗原检查等。此外，常用检查手段还包括胃肠道钡餐、泌尿系统超声检查和 CT、排泄性膀胱尿道造影、膀胱镜、尿流动力学检查等。通常情况下，尿毒症病人准备接受肾移植时，已在相关专科进行了多项检查，移植医生更多关注的是心血管系统、泌尿系统和髂血管的情况。

心血管系统的评估主要针对冠心病、左心室肥厚程度和功能、血压、脑血管疾病和外周血管疾病五个方面。冠状动脉缺血经冠状动脉成形术或冠状动脉搭桥术后可考虑肾移植。一过性脑缺血或脑卒中病情稳定 6 个月以后可考虑肾移植。通过心脏、腹主动脉及颈动脉杂音可初步了解动脉粥样硬化的程度，间歇性跛行常提示下肢动脉或髂动脉粥样硬化和狭窄，触摸足背和胫后动脉搏动的力度，有助于评估髂血管供肾血流开放后是否影响下肢血运。股动脉搏动较差或有杂音，常提示动脉粥样硬化和狭窄，应做髂动脉彩超检查。对曾留置股静脉插管者，必须做髂血管彩超检查，以排除可能存在的髂总静脉、髂外静脉的血栓形成、血栓机化和静脉闭锁。

对输尿管肾盂狭窄、膀胱输尿管反流、神经源性膀胱、膀胱颈梗阻和后尿道活瓣等疾病，术前需对泌尿系统进行详细评估。

任何活动性感染必须在有效控制后方考虑肾移植。术前须排除泌尿系统和肺部感染。支气管扩张等慢性肺部感染一般要治愈。龋齿应该在术前治疗以预防术后出现牙槽脓肿。血液透析或腹膜透析病人的潜在感染灶应注意清洁或保护。有结核病病史或影像学检查提示既往有潜在原发性感染时，需排除活动性感染。HIV 感染血清学阳性者术后 6 个月内极易因感染死亡,不考虑肾移植。慢性乙型肝炎、丙型肝炎不是禁忌证,同样需排除活动性感染,并评估免疫抑制治疗对术后肝炎预后的影响。

肿瘤不是肾移植的绝对禁忌证,根据肿瘤性质不同,肿瘤治愈一定时间后方能行肾移植。一般恶性度较低者治愈后可早期行肾移植,如偶然发现的肾脏肿瘤、原位癌、高分化的膀胱癌和皮肤基底细胞癌等;但大多数肿瘤需治愈后 2 年才能行肾移植,有症状的肾肿瘤、乳腺癌、前列腺癌、结(直)肠癌、恶性黑色素瘤等则需要 2～5 年才能行肾移植。

肥胖(BMI 大于 30)对肾移植效果的影响仍有争议,需对其心血管系统进行评估。总体来讲,对于肥胖者而言,接受尸体或活体肾移植的存活情况明显优于接受透析治疗者。肥胖增加了肾移植手术难度,导致伤口感染、移植肾功能延迟恢复等并发症增多。过度肥胖病人(BMI 大于 40)接受肾移植与透析治疗时存活情况无明显差异。

肾移植术后吸烟受者的存活率显著低于非吸烟受者。Cosio 等报道吸烟对肾移植受者的影响类似糖尿病的作用。肾移植术前应鼓励所有病人戒烟。心理学问题由于缺乏客观的标准而很难评估。酗酒和吸毒通常被视为肾移植的禁忌证。严重的精神病也是肾移植的禁忌证,而轻度的精神病病人仍可行肾移植术。

目前,肾移植的配型主要针对两种主要的移植抗原系统:ABO 血型抗原系统和人类白细胞抗原(HLA)系统。ABO 血型主张相合,至少相容。O 型受者等待供肾时间最长,血型不相容的肾移植已开展,术前需通过血浆置换、免疫吸附、静脉滴注免疫球蛋白等使 A、B 型 IgG 抗体滴度降低,花费较大。HLA-Ⅰ类、Ⅱ类抗原分型多采用 PCR-SSP 法测定,对 A、B、DR 的 6 个(或者 6 个以上)基因或抗原位点进行配对。受者需定期测定体内预留的抗 HLA 抗体水平,尤其是有输血、妊娠或移植等致敏因素者,目前多采用群体反应性抗体(PRA)预测受者配型的概率。严格来讲,HLA 抗体的水平应每 3 个月复查 1 次,尤其输血后应重新测定 PRA。若 PRA超过 10%,排除 IgM 抗体,病人 IgG 抗体可能会自发性降低。定期监测,术前可通过免疫吸附或血浆置换、使用免疫球蛋白等清除抗体,选择合适供者,避开受者 PRA 所对应的 HLA 抗原,补体依赖的细胞毒性(CDC)试验阴性,有条件者可做混合淋巴细胞培养。通过上述措施,致敏受者也可取得较好的肾移植效果。

五、等待期治疗

肾移植术前处理的主要目的是改善终末期肾病病人的氮质血症,纠正水、电解质紊乱及酸碱失衡,控制和治疗各系统并发症,改善病人全身情况从而使机体内环境稳定,能够耐受移植手术和减少术后并发症的发生,使病人在保持良好的全身情况下顺利度过围手术期。

(一)移植前血液净化

终末期肾病肾移植病人在等待肾移植过程中一般都需要采用透析治疗以维持内环境相对稳定,为肾移植创造理想条件。移植前透析作为肾脏替代治疗应该做到充分透析,达到理想效果的状况如下:没有水潴留并达到干体重,尽量减轻或基本消除腔隙间和组织中的积液;没有酸中毒和电解质紊乱;血红蛋白达到 90 g/l 以上;血浆白蛋白在正常水平;血压控制在 140/90 mmHg 之下;没有进行性心脏扩大和肺淤血。以往认为应维持透析 3～6 个月后行肾移植,这样可以使受者全身状况得到改善,体内免疫抗体水平降低,移植肾的存活率可以提高。但近年国内外的移植中心临床研究显示,未透析肾移植受者存活率和移植物存活率与透析后肾移植存活率无明显差异,有的研究甚至显示优于透析后移植,因此病人的全身情况是决定能否移植肾的条件,透析并非是肾移植受者术前必经的治疗阶段。

1. 血液透析 一般血液透析(hemodialysis,HD)频率应不低于每周 2 次,每次透析不少于 4 小时。在手术当天增加血液透析次数的病人,透析中应当给予无肝素透析或局部肝素化抗凝方案,并根据透析后凝血相关指标的检查结果和距离手术的时间,决定透析后是否应当使用鱼

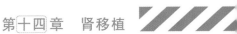

精蛋白中和对抗肝素的抗凝作用。对手术前短时间内接受了透析治疗的移植受者,一定要严密观察并及时检测凝血状态,防止手术中和术后发生出血并发症。

2. 血液滤过 血液滤过(hemofiltration,HF)与血液透析相比,其最大的特点为血流动力学稳定,适于治疗心血管功能不稳定的病人。

3. 血液透析滤过 有条件的病人应至少每周进行 1 次血液透析滤过(hemodiafiltration,HDF)治疗,帮助机体排出普通透析不能清除的中、大分子有害物质,更有利于改善病人移植前全身情况。

4. 腹膜透析 腹膜透析病人一般持续行腹膜透析(peritoneal dialysis,PD)至术前,以保证体内电解质平衡及术中、术后病情稳定。腹膜透析病人移植手术前应对腹膜透析液进行常规检测,必要时应进行细菌学检查,尤其是腹膜透析时间较长的常规腹膜透析病人,以防止亚临床腹水感染的存在,且手术前应将腹膜透析液排出。

透析种类可根据病人情况加以选择,无论是血液透析还是腹膜透析都可以使病人顺利过渡到肾移植,目前研究显示两种透析方式对肾移植术后存活率的影响并无显著性差异。

(二)高敏病人的处理

肾移植高敏病人,指在移植术前因输血、妊娠、再次移植等原因,体内预存有针对 HLA 抗原的淋巴细胞毒抗体的受者。高敏病人接受移植的风险较大,但并非肾移植的禁忌证,需要在移植前进行预处理,临床上常用的手段主要有预先口服免疫抑制剂、免疫吸附、血浆置换、大剂量静脉注射免疫球蛋白等。

1. 口服免疫抑制剂 对于 PRA 阳性的病人首先可考虑小剂量免疫抑制剂的治疗,如 TAC 与 MMF 联合治疗,治疗期间应每周复查血常规和肝功能、药物浓度,每月检测一次 PRA 定量,大部分研究显示 PRA 水平可明显下降,但停药后容易反弹,如果治疗 3 个月后仍无效果,可考虑其他方法。

2. 血浆置换(plasmapheresis,PP) 血浆置换疗法作为高敏受者的预处理手段已经应用多年。通过血浆置换非特异性清除免疫球蛋白,可快速降低病人 PRA 水平。一般每周治疗 2~3 次,可根据病人 PRA 水平决定治疗次数。但血浆置换后抗体水平容易反弹,必须同时应用免疫抑制剂。

3. 免疫吸附(immune adsorption,IA) 早在 1996 年就有学者报道使用免疫吸附可以使肾移植受者术前交叉配型阳性转阴。葡萄球菌蛋白 A 可以与免疫球蛋白特异性结合,对 IgG 的总结合率可达到 95%,IgM 约 30%,可特异性清除免疫球蛋白,不需要大量白蛋白或新鲜血浆作置换液,因此可有效防止肝炎等血行传播的传染病,不影响或很少影响其他血液成分和药物代谢,吸附柱还可重复使用。因此免疫吸附是目前肾移植术前高敏病人的有效预处理手段。部分病人吸附后可出现凝血功能障碍,应注意治疗后凝血相关指标的检查。免疫吸附治疗一般每周 2~3 次。由于个体差异,每个病人的吸附次数差别较大。应根据每次吸附治疗前后血浆 IgG、IgM 和 PRA 水平决定病人的吸附治疗次数。

4. 大剂量静脉注射免疫球蛋白(intravenous immune globulin,IVIG) 大剂量静脉注射免疫球蛋白是近年来国外研究的一个热点。不论是血浆置换还是免疫吸附,对清除病人体内预存细胞毒抗体虽然有一定的作用,但只是在短时间内降低抗体效价,不能从根本上解除抗体升高的原因。故血浆置换或免疫吸附结合静脉注射高效价免疫球蛋白效果更好。可每周应用 1 次,每次 0.5 g/kg,4 周为 1 个疗程,疗程结束 3 周左右 PRA 达到最低状态。若 1 个疗程 PRA 降幅不满意,还可进行 2~3 个疗程的治疗。

(三)纠正贫血

贫血(anaemia)是终末期肾病病人死亡、心力衰竭、左心室肥厚的独立危险因素。贫血可使组织缺氧,可导致左心室肥厚、充血性心力衰竭和心绞痛加重。贫血与死亡率、住院时间和充血性心力衰竭严重程度密切相关。重组人促红细胞生成素(recombinant human erythropoietin, rHuEPO)问世以来,维持性血液透析病人已经基本不再依赖输血作为纠正贫血的治疗手段。使用促红细胞生成素前,应常规检测该病人的铁代谢状况,根据检查结果计算促红细胞生成素的剂量和补充铁剂、叶酸及维生素 B_{12} 等,可以更科学、更高效地纠正贫血。铁剂的补充对使用促红细胞生成素纠正贫血的疗效非常重要。血清铁蛋白<100 ng/ml 或转铁蛋白饱和度<20%为绝对铁缺乏,应考虑静脉使用铁剂,以保证促红细胞生成素起到纠正贫血的最佳作用。肾移植病人的要求是血红蛋白>90 g/l,血清铁蛋白保持在 $200\sim500$ μg/l,转铁蛋白饱和度在 $30\%\sim40\%$。

(四)肝功能异常处理

血液透析病人 HBV 感染发生率可高达 20%,并且约 30%病人转为慢性活动性肝炎。由于长期应用糖皮质激素可增加 HBV 复制,同时肝毒性药物加重肝功能损害,因此肾移植受者中慢性肝炎病人死亡率较高,HBeAg 和 HBV-DNA 阳性(活动性复制)病人肝炎的发生率远高于阴性者。另外,肝炎还可诱发排斥反应和乙型肝炎相关性肾病。目前主要采用抗病毒药物、护肝的药物联合治疗。拉米夫定能抑制 HBV 逆转录酶活性,是一种有效抗 HBV 药物,需长期使用,停药常反跳,另外拉米夫定单独应用易引起病毒变异。新一代抗乙型肝炎药物有阿德福韦、恩替卡韦等,联合用药可以减轻肾毒性并相对减少病毒株变异的概率。血液透析病人丙型肝炎发生率较正常人群高。由于对血透中心的防止交叉感染的重视,丙型肝炎在血液透析病人中的发生率自 1995 年起逐渐下降。总的来说,移植后的丙型肝炎病人的长期存活率要高于维持性透析的丙型肝炎病人,所以,这些病人可以考虑移植。但对于术前已经感染丙型肝炎的病人,应定期进行病毒复制的检测。丙型肝炎病毒是 RNA 病毒,目前国际上抗 HCV 新药索非布韦和达卡布韦抗 HCV 治疗效果显著。因此,对于病毒性肝炎病人(包括乙型、丙型肝炎病毒携带者)应慎重移植,对于肝炎活动期、肝脏功能异常者近期应禁忌肾移植,待肝脏功能恢复正常后再行肾移植手术。HBV 感染的肾移植受者术后应常规口服抗 HBV 药物,谨防肝炎病毒暴发。

(五)控制感染

终末期肾病病人由于体质弱、抵抗力低,容易并发各种感染。目前有报道认为术前的感染是发生移植肾延迟复功和急性排斥的独立危险因素。术前需清除潜在感染病灶,包括皮肤、口腔牙齿、耳鼻咽喉、肝胆、胃肠、呼吸系统及泌尿生殖系统等。致病菌可以为普通细菌,还可为结核分枝杆菌、真菌和病毒等,因此可行痰、咽拭子、中段尿、腹透液及阴道分泌物的细菌及真菌培养,加强血液病毒学的实验室监测。长期低热病人应定期做 X 线胸片检查,同时做结核分枝杆菌 PCR 检测以排除肺部及肺外结核。要做到早期诊断,及早采取相应措施加以早期控制,减少移植术后感染的发生。可于术前选用广谱抗生素预防,如头孢菌素类。对受者或供肾有巨细胞病毒(CMV)感染者,可用更昔洛韦静脉注射,或缬更昔洛韦口服。间质性肾炎和肾盂肾炎主要是由下尿路解剖异常或尿路感染引起,术前应通过检查确定其间质性肾炎和感染的原因,给予相应抗感染治疗,必须彻底控制感染方可施行手术,以防移植肾内感染的发生。对于肾盂肾炎反复发作和感染不能有效控制的病人,应在肾移植术前切除无功能的病肾。对有明确结核病病史的病人施行肾移植手术应慎重,由于术后大量应用免疫抑制药物,机体的免疫力显著降低,结核病灶可由稳定变为活动甚至出现血行播散现象,这是造成肾移植病人死亡的重要原因之一。因此,有活动性结核病灶者禁忌行肾移植术,最少要经过 6 个月的正规、有效的抗结核治疗,并经检查证实结核病灶已稳定,方可考虑行肾移植手术,移植术后还应给予 $1\sim2$ 年的抗结核药物治疗。

(六)纠正心血管异常

慢性肾病病人心血管疾病(CVD)主要表现为左心室肥厚和动脉粥样硬化,其次为充血性

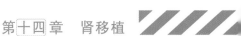

心力衰竭、缺血性心脏病、心肌梗死、心绞痛和心瓣膜钙化等。其中在慢性肾病 4 期和 5 期的病人中 CVD 的发生率可高达 86%。其传统的危险因素有高血压、糖尿病、血脂异常、吸烟、超重、高同型半胱氨酸血症。特征性危险因素包括血流动力学异常（容量负荷增加、动静脉内瘘）、贫血、钙磷代谢异常、电解质紊乱、慢性炎症状态、氧化应激、高分解代谢、尿毒症状态。透析期间及间期的危险因素：心脏充盈变化、血压波动、血电解质水平变化、透析膜的生物相容性、透析液不纯等。纠正心血管异常主要就是针对各种危险因素的治疗。治疗目标：①控制血压：在维持性血液透析前病人血压<130/80 mmHg 或<125/75 mmHg（蛋白尿>1 g/d），维持性血液透析病人血压<140/90 mmHg。②应用 ACEI 或 ARB 阻断 RAS 系统，降低心血管事件发生率。③他汀类药物：低密度脂蛋白<2.6 mmol/l。④纠正贫血，维持血红蛋白在 100～120 g/l。⑤控制钙、磷代谢紊乱。⑥CVD 和糖尿病病人应用阿司匹林。⑦心肌梗死或心力衰竭者用 β受体阻滞剂。⑧控制糖尿病，使 HbA1c<7.5%。⑨戒烟。⑩纠正酸中毒，维持透析前 HCO_3^-在 22 mmol/l 以上。

（七）进行必要的科普教育和心理治疗

对于等待肾移植病人应进行必要的科普教育和心理治疗，包括饮食指导。对于存在高血压、高脂血症和高血糖的代谢综合征病人，在肾移植前应依据中华医学会糖尿病学分会关于代谢综合征的建议，有效治疗和控制血压、血脂和血糖。体重指数超标的移植受者应参照《中国成人超重和肥胖症预防控制指南》的指导方法，在移植前，应积极控制体重，努力达到标准体重指数范围后再接受移植手术以利于术后的康复和移植肾长期存活。

（八）肾移植前手术处理

1. 泌尿系统手术

（1）下尿路梗阻的处理——尿路重建术：约 2% 的肾移植受者可能存在下尿路梗阻（lower urinary tract obstruction，LUTO），下尿路梗阻引起的梗阻性肾病是部分病人肾衰竭的原因。正常情况下，肾移植手术是将移植肾输尿管与受者膀胱吻合。在受者存在下尿路梗阻时，如果在肾移植术前、术中和术后未对受者下尿路做相应处理，势必会造成肾后性移植肾功能障碍。膀胱和尿道的各种病变使尿液的引流和排出受到影响，都会造成下尿路的梗阻。在肾移植受者中常见的下尿路梗阻原因有尿道狭窄、后尿道瓣膜、良性前列腺增生症、神经源性膀胱和由于泌尿系统结核等引起的膀胱挛缩等。对于有下尿路梗阻病史的病人和存在下尿路症状的病人需要做全面的泌尿系统检查，包括泌尿系统超声、膀胱尿道造影、膀胱镜检及尿动力学检查等。

①尿道狭窄（urethrostenosis）和后尿道瓣膜（posterior urethral valve，PUV）：尿道狭窄的原因有先天性、外伤性和炎症性。炎症性尿道狭窄在术前必须行抗生素治疗以彻底控制感染。后尿道瓣膜都为先天性病变，是儿童最常见的下尿路梗阻的原因，仅发生于男性患儿。瓣膜通常位于前列腺尿道的远端，瓣膜为黏膜皱褶形成。尿道狭窄和 PUV 应该在肾移植术前得到处理。根据尿道狭窄的部位、长度和原因可以行直视下尿道内切开术、尿道狭窄段切除尿道吻合术和各种方式的尿道成形术。后尿道瓣膜可行经尿道瓣膜切开（或切除）术。

②良性前列腺增生症（benign prostatic hyperplasia，BPH）：BPH 是老年男性下尿路梗阻的最常见原因。大部分病人不需要手术治疗。如果病人排尿困难症状明显，有急性尿潴留史，排尿后残余尿量大于 50 ml 或出现膀胱结石、尿路感染、肾积水等并发症，应该在移植前行经尿道前列腺切除术。如果受者前列腺增生引起的下尿路梗阻严重并且在移植前未能得到前列腺手术治疗，需要在肾移植术后留置导尿管至移植肾功能稳定后行经尿道前列腺切除术。

③神经源性膀胱（neurogenic bladder）：控制排尿功能的中枢神经系统或周围神经受到损害而引起的膀胱尿道功能障碍称为神经源性膀胱。约 40% 神经源性膀胱病人最终出现肾衰竭。神经源性膀胱分类的方法很多，近年来国际上依据膀胱充盈时逼尿肌有无抑制性收缩将神经源

性膀胱分成两类:逼尿肌反射亢进型(高张性膀胱)和逼尿肌无反射型(低张性膀胱)。前者逼尿肌对刺激的反应有反射亢进现象,在尿动力学检查测量膀胱内压时显示逼尿肌无抑制性收缩。后者逼尿肌对刺激无反射或反射减退,在测量膀胱内压时不出现无抑制性收缩。对低张性膀胱病人可在肾移植手术时将移植肾输尿管与受者膀胱直接行抗反流吻合,术后病人应间歇自家导尿(每日 4~6 次)。高张性膀胱可以在肾移植术前 6 周行肠膀胱扩大术,肾移植术中和术后处理同低张性膀胱。对于各种原因不能进行自家导尿的病人,可在移植手术前 6 周行回肠膀胱术,在移植手术时将移植肾输尿管吻合于回肠通道近端;对于这类病人的另外一个选择是在移植手术时直接行移植肾输尿管皮肤造口术。

④膀胱挛缩(bladder contracture):各种原因导致膀胱壁坏死、纤维化使膀胱容量小于 50 ml,称为膀胱挛缩,见于泌尿系统结核和间质性膀胱炎等。由泌尿系统结核引起的膀胱挛缩,如果不伴有膀胱颈挛缩和尿道狭窄(前列腺结核),可以在抗结核治疗半年以后,在移植术前 6 周行肠膀胱扩大术,肾移植手术时将移植肾输尿管吻合于扩大后膀胱的肠壁部分。如果膀胱挛缩同时合并膀胱颈挛缩或尿道狭窄,应放弃使用受者膀胱,可以在肾移植时直接行移植肾输尿管皮肤造口术。

(2)原病肾切除:由于原病肾切除手术可能会给病人造成明显的并发症,因此目前不常规在移植前行原病肾的受者肾切除术。只有在病人有持续性严重尿路感染(通常伴有膀胱输尿管反流、上尿路梗阻和结石)、肾癌、慢性肾实质感染(如肾结核)、重度蛋白尿或药物难以控制的高血压、获得性肾囊性病变怀疑有肾癌时等情况下,才需要移植前将病肾切除。对双肾患同一种疾病以及虽经合理治疗仍持续存在病变的病人应切除双肾。对于巨大多囊肾,为了给移植肾提供空间,可能有必要事先切除准备要进行移植手术侧的多囊肾。多囊肾如果有严重出血和反复感染也应该行单侧或双侧肾切除。实际中大部分多囊肾病人并不存在以上情况,无须在移植前行多囊肾切除。移植前病肾切除手术时间为移植前 6 周到 3 个月。一般情况下,再次移植手术前不需要常规切除失功的原移植肾。当无功能移植肾存在慢性感染或在维持免疫抑制治疗的情况下出现移植肾肿胀疼痛、血尿、贫血,移植肾失功,拟行第 3 次肾移植,需切除移植肾以提供移植部位。即使移植肾有功能,如存在与移植肾有关的严重蛋白尿且药物治疗无效,降压药难以控制的移植肾动脉狭窄有关的高血压,尿路梗阻及尿瘘并发严重的感染经治疗无效,移植肾结核或肿瘤,应该尽早切除移植肾。如果前次亲属肾移植移植肾在早期(3 个月内)失功,准备再次行亲属肾移植时;或者移植肾失功伴有 PRA 升高,应该至少在再次肾移植术前 6 个月切除原移植肾。

2. 其他手术

(1)消化道疾病的处理:

①消化性溃疡:在活动性消化性溃疡病人中,移植术后早期使用大剂量糖皮质激素可能使溃疡发生出血和穿孔等严重的致命并发症。所以要求移植前应详细询问所有病人有无消化性溃疡病史和上消化道症状,对有消化性溃疡病史或有上消化道症状的病人应该行胃镜检查。活动性消化性溃疡在应用组胺 H_2 受体拮抗剂、抗酸剂及质子泵抑制剂治疗后,出血和穿孔的发病率已明显下降,绝大部分病人溃疡可以愈合,可以安全地接受肾移植手术。极少数病人需要在肾移植前手术治疗消化性溃疡,药物治疗无效的消化性溃疡可以在移植术前 4~12 周考虑行选择性迷走神经切除加幽门成形术。

②憩室炎:憩室炎是导致肾移植病人结肠穿孔最常见的原因,这可能是由于憩室炎在透析病人,特别是在成年多囊肾的病人中发病率较高。肾移植后发生结肠穿孔的死亡率很高,对于有憩室炎病史的病人需要行钡灌肠或结肠镜检查。如果病人憩室炎症状持续存在,并且病变广泛,应该在肾移植术前行预防性结肠切除术。如果病人无症状且病变较为局限,可不必在移植前行结肠切除术,但是在移植后要注意加强憩室炎检查随访,警惕在肾移植后发生结肠穿孔的

可能。

（2）胆囊结石的处理：有胆囊结石和胆囊炎病史的病人在移植前需超声检查了解是否存在胆囊结石。对有急性胆囊炎发作史，或有慢性胆囊炎表现的胆囊结石病人，应该在肾移植前行腹腔镜胆囊切除术。单纯无症状胆囊结石可观察，不必在移植前手术处理。

（3）脾切除术：脾切除具有非特异性的免疫抑制作用，脾切除曾经被广泛地应用。虽然一项前瞻性研究显示这一措施能够改善移植肾存活率，但是其后的回顾性研究发现脾切除后移植受者发生致命性感染的可能性增加。在目前很多新型有效的免疫抑制剂普遍应用于临床肾移植的情况下，脾切除在器官移植中的非特异性免疫抑制作用已变得微不足道，通常情况下肾移植前无脾切除指征。小部分受者有脾功能亢进、白细胞减少、血小板减少及脾大，在排除骨髓造血功能异常后才考虑行脾切除术。另外，有些移植中心对 ABO 血型不合和高致敏的肾移植受者行脾切除术，配合其他措施以达到控制血型抗体、HLA 抗体的目的。

（4）甲状旁腺次全切除术：终末期肾病病人存在多种骨代谢紊乱性疾病，包括继发性甲状旁腺功能亢进症、骨软化症、透析相关性淀粉样骨病。肾移植可有效治愈多数病人的骨软化症和透析相关性淀粉样骨病。肾移植后常见持续性甲状旁腺功能亢进，多数病人在移植时甲状旁腺素水平偏高，其中 30％病人可保持激素高水平至移植后 3 年。移植前透析持续时间及甲状旁腺功能亢进程度与移植后甲状旁腺功能亢进程度相关。高钙血症是移植后甲状旁腺功能亢进的主要临床表现，应采取多种措施减少钙代谢紊乱、酸中毒及继发性甲状旁腺功能亢进症的发生。对药物治疗无效，持续性甲状旁腺功能亢进的病人在移植前应行甲状旁腺切除术。

（九）肾移植术前输血

在环孢素 A（CsA）使用前，接受输血（transfusion）的尸体肾移植受者的移植肾的存活率比未接受输血者高 10％～20％，但是近年来，输血对移植效果的作用具有争议性。随着重组促红细胞生成素的广泛应用，终末期肾病病人输血的必要性也在降低。输血的两个主要缺点是可能诱导细胞毒抗体的产生和病毒感染的危险性增加。有报道在接受 CsA 免疫抑制治疗的尸体肾移植受者中，移植前输血的益处有所下降。供者特异性输血有可能给受者造成供者特异性致敏，从而导致以后该供受者间的移植不能进行。约 1/3 的病人会发生致敏。为了降低致敏的发生率，现在通常的做法是在进行供者特异性输血（donor-specific blood transfusion，DST）时给病人应用免疫抑制剂。这样会使致敏率降低到 5％左右。现在很多移植单位认为在 CsA 和 TAC 使用以后，供者特异性输血也已经没有必要。

第二节 肾移植手术技术要点

肾移植（kidney transplantation）的供肾植入术分为三个步骤：①移植部位的选择和准备，即切口和血管的显露；②移植肾血管的重建；③移植肾尿路的重建。因病人患尿毒症，大多已行透析治疗，全身情况差，机体的防御能力和组织愈合能力都很差。因此，手术操作要特别仔细，止血要彻底，防止一切手术并发症的发生尤其重要。手术各个环节都应注意严格无菌操作。病人术后应置于重症监护病房（ICU）隔离观察。

一、供肾植入术

供肾植入移植部位可分为原位和异位。原位肾移植因必须切除原肾，且手术和操作较难，很少采用。多囊肾受者病肾切除后，有人采用原位肾移植术式。但现在最常采用的是异位肾移植术式。一般异位肾移植首选是右髂窝，其次为左髂窝。成人供肾移植给小儿时，因髂窝容积有限，可在腹膜后下腰部位或者在下腹部腹腔内进行。常规是采用髂窝的异位肾移植，手术步骤介绍如下。

（一）麻醉

肾移植受者肾脏功能已丧失，依赖透析维持生命，多数继发其他器官功能损害，手术创伤较大，术中生理生化变化剧烈。因此，肾移植过程中选择的麻醉方法、麻醉用药、麻醉管理和监测，将直接影响手术成败，务必重视。国内以前多采用椎管内麻醉，现多主张采用静脉诱导合并气管内吸入复合全身麻醉。

（二）切口

一般取右侧切口，因右侧髂血管显露比左侧表浅，更容易操作。采用腹直肌旁弧形切口，平脐水平沿腹直肌外侧缘切开皮肤，至髂前上棘水平弧形向内侧止于正中耻骨联合上两横指。纵向部分显露腹外斜肌腱膜，平腹直肌鞘外侧缘切开，剪开腹横筋膜见腹膜；横向切开腹外斜肌和腹直肌筋膜，牵开腹直肌纤维。钝性分离腹膜牵向内侧，注意切开过程中避免损伤腹膜和腹腔内脏器。显露腹膜后区髂血管，充分游离子宫圆韧带（女性）或精索（男性），不必切断，以防女性子宫下垂或男性术后睾丸缺血、鞘膜积液。

（三）受者血管游离

剪开髂动脉鞘筋膜，显出髂内外动脉连接区，如果髂内动脉无明显硬化，可用作吻合，则予以游离，逐条结扎切断分支血管。在髂总血管分支处用 Satinsky 钳或横断髂内动脉，注入肝素生理盐水冲洗血管腔内残血，供吻合用。远段断端以 7 号丝线结扎妥当。分离髂内动脉时需避免损伤其后侧方的髂内静脉及其属支。如果受者髂内动脉出现严重动脉粥样硬化，不能使用供肾多条动脉，修肾时保存部分主动脉壁呈袖口状，供者与受者髂外动脉做端侧吻合。然后游离髂外静脉，注意应仔细结扎静脉表面的淋巴管，以防发生淋巴漏，或继发淋巴囊肿。个别过度肥胖受者，髂外静脉过深，估计吻合时难于显露，可以行供肾静脉成形延长，便于吻合。罕见髂外静脉炎症纤维化，无法吻合时，可考虑做肾静脉与肠系膜上静脉吻合。

（四）供肾血管重建

认真辨认供肾动、静脉排列位置和理想的吻合位置后，为了避免供肾在植入过程中二次复温，将供肾置入含碎冰的肾袋，肾袋下端剪一小口，引出肾动、静脉，注意肾脏上、下端切勿倒置。一般将肾静脉与髂外静脉（或髂总静脉）行端侧吻合，按照肾静脉断端的口径，在髂外静脉选定的部位上，切除一小块大小相仿的椭圆形髂静脉壁，做肾静脉与髂外静脉的端侧吻合。先在吻合口的两角用 5-0 单根尼龙线各缝 1 针，打结作牵引固定用，于静脉腔内做后壁连续缝合，前壁在血管腔外连续外翻缝合。静脉吻合完毕后，在供肾静脉近端夹一把心耳钳，而后撤去髂静脉上的 Satinsky 钳，以恢复来自下肢的静脉回流。肾动脉则与髂内动脉端端吻合，受者的髂内动脉断端口径往往比供肾动脉大些，可将供肾动脉斜切，以与髂内动脉口径相仿，并可使吻合后的血管呈弧形弯曲而利于血流通畅，吻合时用 6-0 无损伤缝线做单纯连续缝合，或分成两半圈连续缝合。肾动脉需要时也可与髂外动脉端侧吻合，用 Satinsky 钳阻断髂外动脉，纵向切开动脉壁。此时供肾动脉最好带有腹主动脉袖片，避免吻合口狭窄。闭合吻合口前用肝素生理盐水冲洗灌入腔内，排出血块和空气。肾移植术如遇双支肾动脉，或髂外动脉有硬化，管腔不够大，可将双支肾动脉与髂内动脉分支端端吻合，或修整肾时双支肾动脉开口处带主动脉壁袖片，供肾双支动脉与腹主动脉端侧吻合（图 14-1）。开放血流可遵循先静脉、后动脉的顺序，先放开肾静脉阻断钳，以免肾内张力过高。再放开髂内动脉阻断钳，但夹在供肾动脉近肾门处的血管夹暂不除去，以彻底排出血管内残留的空气。若观察吻合口有明显漏血，可顺血管长轴方向缝合修补。确定无漏血后放开肾动脉夹，恢复血液灌流，肾脏可立即变为粉红色，触之有搏动感。之后可见输尿管开始蠕动，再过几分钟就有尿液排出。为帮助移植肾尽快复温，可以热生理盐水纱垫敷于肾脏表面；同时仔细检查肾门，若有活动性出血点，应予以结扎或缝扎。如果肾脏的张力

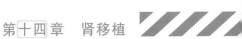

过高,可以行肾包膜环形切开减压,但容易导致较多出血,故目前各移植中心已基本弃用。若移植肾颜色欠佳,肾动脉或其分支搏动差,可能是移植肾动脉内膜撕裂分离所致,应马上阻断肾动、静脉血管,沿动脉吻合口切开,用灌注液灌注移植肾,重新修剪后再吻合。如果肾静脉阻塞,肾动脉搏动良好,移植肾肿胀,应阻断肾动脉和肾静脉,用细针穿刺肾动脉,注入灌注液灌注肾脏,剪开静脉吻合口一小部分,灌注肝素生理盐水,扩大静脉吻合口,重新吻合。若血管吻合口开放后,立刻见移植肾严重供血不足,可能是受者血管动脉粥样硬化斑块脱落所致,往往因钳夹血管壁或缝线拉紧撕脱内膜动脉粥样硬化斑块所致,拆开动脉吻合口后,可见动脉粥样硬化斑块阻塞吻合口。清除动脉粥样硬化斑块或游离飘浮的内膜,重新做血管吻合,可获成功。

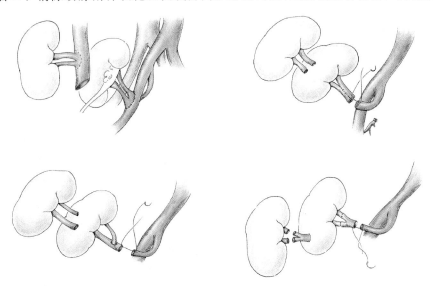

图 14-1 供肾双支动脉的修整

(五)输尿管重建

移植肾开放血流后,移植肾色泽红润、张力良好,输尿管内有尿液流出或暂时虽无尿,但移植肾和输尿管血供良好,此时才可行尿路重建。目前最常用的是移植肾的输尿管膀胱吻合术。但也有其他各种输尿管与膀胱吻合法。无论哪一种吻合法,重建尿路的要求是保证尿流通畅,避免吻合口狭窄、膀胱输尿管反流及吻合口漏。根据肾动脉和肾静脉的适当位置将移植肾安放好,将切口向下牵拉,显露出腹膜反折处。膀胱壁表面可见纵行的肌纤维和较多的静脉血管可供辨认。少数病人膀胱找寻困难,必要时可以经导尿管向膀胱注入生理盐水 100～200 ml 使之充盈。吻合手术种类很多,大体可以分为输尿管膀胱内吻合术、输尿管膀胱外吻合术和输尿管-输尿管吻合术三类。

1. 输尿管膀胱内吻合术 输尿管膀胱内吻合术常用的是 Politano-Leadbetter 法。用深拉钩暴露膀胱三角区,在输尿管开口处略上方处,用有齿镊提起膀胱黏膜,用尖刀片切一小口,切开黏膜后,黏膜下注入生理盐水,使黏膜下易于钝性分离以便做隧道,伸入弯血管钳,在膀胱黏膜下层向外上潜行游离 2 cm 左右,然后钝性斜行穿出膀胱肌层和浆膜层。移植肾输尿管用该弯血管钳拉入膀胱内,输尿管不要有张力,剪去多余的输尿管,用 4-0 无损伤肠线间断缝合膀胱与输尿管全层,应使输尿管开口呈外翻半乳头状,在膀胱外侧壁输尿管穿入处,用丝线将输尿管与膀胱浆肌层固定 3～4 针。然后分三层缝合膀胱前壁切口。一般不放输尿管支架管,经尿道留置气囊导尿管。这种输尿管吻合方式的优点是符合生理结构,不致发生尿液反流。其缺点如下:①手术方法比较复杂;②需切开膀胱前壁,切口部位可能有出血、尿漏及感染并发症;③输尿管末端可能发生缺血坏死;④在膀胱壁内潜行的一段输尿管偶有梗阻发生。

2. 输尿管膀胱外吻合术 最常用,多采用改良 John 法。在膀胱前侧壁缝两针牵引线。在两线间纵向切开浆肌层2～3 cm,用血管钳游离至黏膜,并将黏膜提起,再从提起的黏膜处向上分开肌肉和黏膜层。在膀胱黏膜上切开一个小口,用5-0 PDS线间断缝合输尿管与膀胱黏膜3～8针。确认吻合满意后,利用切开的膀胱浆肌层,做隧道包埋输尿管2～3 cm。缝合时应防止过紧或过松。输尿管内一般留置支架管(双J形支架管),便于减轻输尿管膀胱吻合口的张力,预防尿漏和输尿管梗阻等并发症的发生。该术式的优点:①手术创伤较小、操作简便,需时较少;②输尿管口及膀胱壁黏膜血供损害较少,发生输尿管残端坏死、尿漏并发症少;③输尿管进入膀胱处梗阻或反流的发生率低。输尿管长度应按需要确定,一般到膀胱吻合处再延长2～3 cm即可,太长不仅血供较差,而且会扭转、打折;太短则张力大,会造成输尿管漏。输尿管上的小血管应保护好,所以系膜不要剥离过多,输尿管断端应能看见有出血,出血点用细线仔细结扎。在做输尿管膀胱黏膜缝合时,多带一些黏膜肌层,以达到止血的目的。膀胱浆肌层切开时也应认真电凝止血,这样可以防止和减少术后血尿的发生。如供肾为双输尿管畸形,可做一隧道,两输尿管分别与膀胱吻合。

3. 输尿管-输尿管吻合术 如果移植肾输尿管过短或远端缺血坏死,无条件做上述两种吻合术,则可采用移植肾输尿管与受者一侧输尿管做端端缝合。做输尿管与输尿管对端吻合时,先将两端输尿管劈开扩大输尿管口径,对准两输尿管走向,防止扭转,做一固定线后,用5-0 PDS线做间断缝合。当供肾输尿管受损时也可用供肾的肾盂与受者的输尿管吻合,或者也可利用受者的膀胱瓣与供肾输尿管吻合。前两种术式操作简单,不会发生反流,但需要切除受者同侧的肾脏或结扎上段输尿管,给手术带来复杂性。此外,移植肾发生排斥反应时,易合并吻合口漏或狭窄。输尿管-输尿管吻合术常在发生尿漏或吻合口狭窄时采用,此时因局部粘连,不易做前两种吻合术。只要不过多剥离受者和供者输尿管周围的组织和系膜,保证两端输尿管血供良好,并留置支架管(如双J形支架管)作支架,可以大大减少上述并发症的发生。术毕,在移植肾旁放1～2根多孔引流管,膀胱内留置导尿管,分别接无菌引流袋,逐层关闭腹壁。

二、受者术中管理

肾移植术需数小时,为保持受者体温,手术台应配有加热毯,术中若输入较大量的液体,应备输液、输血液体加温恒温器。术中注意保护好受者上肢供血液透析用的动脉-静脉瘘,避免在该侧肢体测血压和穿刺输液,以防血栓形成,引起瘘管阻塞。尿毒症病人,因内源性毒素积蓄,中枢神经系统不稳定,呼吸道狭窄或水、电解质紊乱,容易发生阻塞性呼吸道疾病(中枢性窒息、周期性呼吸或潮式呼吸)、不安腿综合征和周期性臂摆动,发生率为43%～86%。因此,术中要保持呼吸道通畅,避免缺氧窒息。不安腿综合征和周期性臂摆动,影响手术操作,需要予以固定,肌内注射地西泮。上述情况在肾功能恢复正常后,逐渐减轻,直至恢复正常。

(一)术中输液

为了保证移植肾血管开放后,供血良好,发挥移植肾良好功能,术中应充分水化。常规插管测中心静脉压,疑有左心衰竭迹象者,可考虑置肺动脉漂浮导管和行外周动脉置管测压。肾移植术中输液60～90 ml/kg,中心静脉压维持在12 cmH$_2$O左右,应充分估计术中手术区白蛋白(1 g/kg)和电解质液的丢失情况。同时,血管吻合口开放移植肾恢复血供前后,肾动脉端端吻合者动脉收缩压应控制在120 mmHg以上,端侧吻合者应控制在150 mmHg以上,以保证移植肾充足的血供,发挥良好功能。受者采用硬脊膜外麻醉时,术中血压往往达不到上述要求,有些受者需应用小剂量升压药如间羟胺,才能维持好血压,等待麻醉药反应消失、血压稳定后才逐渐撤除升压药。术中受者中心静脉压偏高(>15 cmH$_2$O提示心功能不全,>18 cmH$_2$O提示有充血性心力衰竭),应提防肺水肿出现,心脏听诊出现新的或响亮的第三心音,表示血容量过多,应控制输液量。移植肾恢复血供后,已有尿液排出,可静脉注射呋塞米。一旦出现肺水肿,而移植肾尚未发挥功能,可使用床边透析机(CRRT机)脱水。有研究者主张,血管吻合口开放后静脉

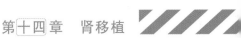

滴注多巴胺 $2\sim3$ $\mu g/(kg\cdot min)$,有利于移植肾小动脉扩张,当有满意尿液时,逐渐减少剂量或停止。也可在动脉吻合口开放时,从近端髂血管处用皮试针穿刺注入卡托普利 2.5 mg,使进入移植肾内血管扩张,有利于增加血供。血管吻合口开放后,立即静脉注射呋塞米 $100\sim200$ mg。故术中理想液体以 0.9%NaCl 为佳,并监测电解质变化,当血钾浓度高于 6 mmol/l,可滴注胰岛素和碳酸氢钠,静脉推注葡萄糖酸钙,严重者需血液透析。尿毒症病人术前均有不同程度的酸中毒,如出现明显酸中毒,术前应进行血液透析。呼吸机辅助过度通气可暂时代偿性纠正酸中毒,但过度通气使氧合血红蛋白解离曲线左移,血红蛋白释放氧气给组织的能力减弱,对严重贫血的病人不利。供肾动脉与髂外动脉做端侧吻合者,血管开放前 15 分钟,常规静脉滴注 5%NaHCO$_3$ 250 ml,因为髂外动脉阻断后下肢缺氧,其酸性代谢产物在血管开放后流入循环,可能损伤移植肾的肾小管。

（二）术中使用免疫抑制剂

肾移植术开始时静脉滴注甲基泼尼松龙 $6\sim8$ mg/kg。若组织配型满意,术前 PRA 测定和 CDC 实验阴性,可不必诱导治疗。相反则应考虑诱导治疗,包括多克隆抗体 ALG/ATG 及抗 CD25 单抗。抗 CD25 单抗首剂应在术中血液复流前推注。诱导治疗期间排斥反应少见,可延迟使用钙调磷酸酶抑制剂（CNI）,但可能出现药物急性不良反应,并增加感染发生的风险。

（三）其他

受者体内无潜伏感染灶则该肾移植术属于无菌操作手术,硬脊膜外麻醉者术后可用青霉素,气管内麻醉者可用其他广谱抗生素。术后尽量避免持续镇痛和使用其他镇痛剂,因为尿毒症病人对镇痛剂非常敏感,容易发生意外,必要时可用芬太尼,应密切观察病人血压和呼吸的变化。

第三节　肾移植术后并发症及处理

一、肾移植近期外科并发症

（一）术后早期出血

肾移植术后出血是最常见的外科并发症。少量渗血通过应用止血药物和补充凝血因子后可自行终止,大量出血需要手术治疗。

1. 发病原因　出血原因:①肾动、静脉吻合口漏血;②肾门部、肾表面和输尿管周围血管漏扎出血;③腹膜后脂肪组织内血管出血;④髂内动脉远端或腹壁下动脉结扎线松脱;⑤皮下、肌肉出血;⑥移植肾破裂;⑦凝血功能严重异常所致创面广泛渗血。慢性肾衰竭受者术前常以血液透析维持,应用肝素抗凝,尤其是手术前数小时之内行血液透析者,其渗血情况更为严重。

2. 临床表现　凝血功能严重异常时主要表现为术中切口、皮下、肌肉和腹膜后创面的弥漫性渗血,不易找到出血点。术后出血往往发生于手术后 $24\sim48$ 小时。主要表现如下:①切口渗血或血肿形成;②移植肾周引流管引出大量血性液体;③腹肌紧张,压痛明显;④移植肾区局部、腰部隆起并感局部胀痛;⑤发生大量活动性出血时,受者可出现冷汗、面色苍白、脉搏细速和血压下降等急性出血性休克征象。

3. 诊断　体检发现肾移植部位局部隆起,明显触痛,包块进行性增大,有时伴有腹膜刺激症状,引流管引流液增多,颜色较红,血压下降,出现出血性休克表现,复查血常规显示血红蛋白进行性下降,B 超、CT 发现移植肾周血肿,均有助于肾移植术后出血的诊断。

4. 治疗　一般切缘、皮下渗血只需要适当应用止血药物,局部适当加压压迫,渗血即可停止。严重出血时,在输血补液纠正低血容量的同时,应立即手术探查彻底止血并清除血块,以免引起出血性休克和血肿压迫肾血管和输尿管,造成移植肾功能延迟恢复或血肿继发感染。大量出血时可因凝血因子消耗而继发凝血功能紊乱,应注意补充凝血因子。

(二)肾动脉栓塞和血栓形成

肾动脉栓塞(renal artery thrombosis,RAT)和血栓形成一般发生在术后 1~2 周,也可长达数周,发生率为 0.1%~1.0%。

1. 发病原因 危险因素如下:①切取供肾时,过度牵拉引起动脉内膜撕脱;②供肾灌注时,肾动脉插管不当致使动脉内膜受损;③血管吻合口狭窄,血流不畅;④受者动脉粥样硬化,在动脉内膜斑块切除或剥离时,斑块有残留,未完全清除而脱落进入肾动脉内;⑤吻合血管有扭曲、成角,或安放移植肾时位置欠佳;⑥严重排斥反应,尤其是抗体介导的急性排斥反应;⑦受者合并高凝状态,或者使用大量止血、抗凝药物;⑧分支动脉被结扎或分支动脉吻合口狭窄、阻塞。

2. 临床表现 肾动脉主干栓塞临床表现为术后移植肾排尿恢复后,突然出现无尿。移植肾可表现为缩小、变软。分支动脉栓塞可见肾部分缺血,可根据其范围进行取舍。

3. 诊断 彩色多普勒超声检查可测量移植肾体积、肾动脉血流情况等,可予以确诊。明确诊断可行移植肾动脉造影,如发现有血栓则可试行溶栓治疗或者手术探查。移植肾超声造影对诊断肾动脉栓塞也很敏感,简便而且无创,有条件的移植中心可以采用。

4. 治疗和处理 诊断明确后,可行手术治疗,手术时可观察栓塞范围,取栓术亦偶有成功者,但一般移植肾功能恢复机会不大,应考虑行移植肾切除术。

(三)肾静脉血栓形成

肾静脉血栓(renal vein thrombosis,RVT)形成主要见于术后近期,发生率为 1%~2%。

1. 发病原因 主要原因如下:①血管吻合技术欠佳;②静脉过长,吻合后血管扭曲;③内皮损伤,包括手术创伤、灌注损伤和排斥反应造成的免疫损伤;④环孢素 A 的副作用,可使血小板聚集性增强,增加血栓形成的危险;⑤血液高凝状态;⑥移植术后红细胞增多症;⑦淋巴囊肿压迫。

2. 临床表现 移植肾静脉血栓形成的受者往往发病比较突然,发病前一般病情比较平稳,一旦发生静脉血栓,则尿量迅速减少,血清肌酐快速增多,移植肾肿大,局部疼痛和触痛明显。

3. 诊断 移植肾静脉血栓形成的诊断比较困难,诊断明确时,移植肾往往已不可保留,故早期诊断非常重要。移植肾彩色多普勒超声检查是首选的检查方法,表现为移植肾体积增大,肾动脉频谱形态为收缩期峰陡直上升,舒张期出现负向血流,阻力指数明显增大,肾静脉内血流信号消失。

4. 治疗 移植肾静脉血栓形成、肾静脉栓塞是严重并发症,往往使移植肾丧失功能,并常因栓子脱落导致肺梗死。肾静脉血栓一旦形成,肾动脉栓塞相伴发生,移植肾即丧失功能。早期诊断是挽救移植肾的先决条件,如能获得早期诊断,可行血栓取出术,挽救移植肾是可能的。若溶栓治疗效果欠佳,应行移植肾切除,手术中应先探查并阻断髂外静脉或髂总静脉,以防血栓脱落造成更严重的危害。

(四)切口感染

终末期肾病病人经一段时间血液透析,抵抗力低下、低蛋白血症、贫血、营养状况不良等因素使术后受者容易发生切口感染,严重者可发生败血症,如有严重感染亦可损害移植肾功能,发生率为 2%~10%,如在术前、术中和术后精心处理,各手术步骤均能严格无菌操作,发生率可降至 0.5% 以下。

1. 发病原因 影响因素较多,主要如下:①受者因素:长期存在低蛋白血症、贫血、营养不良、心肺功能障碍、骨髓抑制和肝功能减退等合并症,可使机体抵抗力下降。②供肾切取、运输、修整过程中被污染。③切口有渗血、出血、尿液浸泡、血肿、水肿、淋巴液漏出,原腹膜透析者有

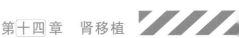

腹膜损伤,或有腹水外漏等。④术后引流(管)不畅或引流管从切口引出,或置管时间过长导致切口延期愈合或感染。⑤切口敷料有渗出(血液、尿液、腹水、淋巴液等),未及时更换,致外界污染引发切口感染。⑥术后应用大剂量免疫抑制剂致免疫功能低下等。

2. 临床表现 切口有缝线反应或有红、肿、痛等炎症,少数受者有发热、畏寒等中毒症状。局部引流液增多,或有脓性分泌物,或有混浊液体。如有尿瘘、淋巴漏发生,则局部引流液量明显增多,且较混浊。若伤口愈合可表现为移植肾区肿胀、疼痛、发热、疲乏和无力等。

3. 诊断 根据病史、局部检查一般不难诊断。局部有分泌物、引流液可行细菌涂片、培养等,确定细菌种类。如伤口已愈合,局部有炎症表现者可行穿刺,如怀疑感染灶较大者可在 B 超下穿刺。

4. 治疗 如为浅表感染即可将局部切开引流。如为较深处感染应切开达腔内,充分引流,必要时充分冲洗。根据感染细菌种类和药物敏感试验结果选用相应抗生素,改善全身状况,必要时输血、输白蛋白等。若肾周感染已影响移植肾功能,或有肾感染、肾坏死时应行移植肾切除,以防败血症发生,危及受者生命。对于不能一期缝合的切口,可以先行 VSD 冲洗引流及负压吸引,而后行二期缝合切口。

(五)淋巴漏和淋巴囊肿

肾移植术后淋巴系并发症主要有淋巴漏(lymph leakage)和淋巴囊肿(lymphocyst)两种,为淋巴液从被切断的淋巴管和淋巴结处漏出、积聚形成。国内肾移植早期此并发症常有报道,由于受到重视,此并发症已较少发生。

1. 发病原因 主要原因如下:①修整供肾时肾门脂肪组织修剪过多,造成供肾肾门淋巴管未被结扎;②术中分离髂血管时,将切断的淋巴管未行结扎或漏扎,术后淋巴液可从引流管中引出,拔除引流管后在髂窝处积液或形成淋巴囊肿;③术后肾周渗液引流不全导致积液,尤其伴有感染时,易导致术中已经被结扎的淋巴管重新出现渗漏;④由于修整肾时肾门淋巴管多被结扎,淋巴液引流不畅,致微小淋巴管因压力增大而破裂。

2. 临床表现 术后早期引流液较多,导致引流管迟迟不能拔除。引流液呈透明或乳糜色、淡黄色。切口或移植肾区肿胀,或局部出现囊性肿块。淋巴囊肿压迫移植肾、输尿管,发生少尿、高血压、移植肾功能不全等;压迫髂静脉可造成术侧下肢水肿,继发下肢深静脉血栓形成。部分受者可见外生殖器水肿。

3. 诊断 切口处漏液或有局部囊性肿物,穿刺可抽到透明液体或乳糜样液体。淋巴囊肿液钾离子、钠离子、肌酐、尿素水平与血清相同,总蛋白和胆固醇水平明显低于血清值。高脂饮食后漏出液可呈乳糜状,乳糜试验阳性可确定诊断。但是临床上漏出液乳糜试验结果常为阴性,可能与此处淋巴液并不含来自小肠黏膜上皮吸收的乳糜微粒有关。B 超检查移植肾周有局限性积液,典型表现为圆形、发光和孤立的肿物。尿路造影检查可显示肾盂积水、移植肾受压移位。经足背淋巴管或腹股沟淋巴结造影,可见造影剂在髂部破裂的淋巴管处外溢。

4. 治疗 对于手术后近期内(1 周左右)出现的淋巴漏,经充分引流后渗漏的淋巴管有可能随着手术创面的粘连而自愈。如果淋巴囊肿体积较大,压迫移植肾血管、输尿管或髂血管产生症状,可行以下治疗。

(1)体外引流:包括穿刺置管引流和手术切开引流,总有效率在 80% 左右。大多数受者均可施行 B 超辅助定位穿刺置管引流。

(2)体内引流:主要适用于淋巴漏时间长且已形成淋巴囊肿者。囊腔靠近腹膜者可直接行囊肿壁开窗使之与腹腔相通,漏出的淋巴液可经腹膜吸收,有效率可达 90% 以上。需注意的是开窗必须尽量大,以防在开窗处形成内疝。目前主张在腹腔镜下行腹膜开窗治疗。

(3)注射治疗:对于单纯穿刺置管引流效果欠佳的受者可考虑经引流管注入硬化剂或药物以促进淋巴管粘连闭合,达到治愈目的。常用的硬化剂有聚维酮碘、无水酒精、多西环素等。在注入硬化剂前必须明确积液已形成包裹（即淋巴囊肿）且属单纯淋巴漏，而不伴有尿瘘。若囊肿未形成完整包裹，注入的硬化剂可能对周围组织或器官造成损害。

（六）尿漏

早年肾移植术后尿漏（urine leakage）的发生率甚高，可高达 10%～19.2%，随着外科技术不断改进，尿漏的发生率已大大降低，一般的移植中心不到 1%。

1. 发病原因　绝大多数尿漏出现在术后 3 周以内，原因如下：①供肾切取或修整时损伤输尿管血供；②供肾切取或修整时钳夹肾盂、输尿管，或剪破肾盂、输尿管未被发现；③结扎供肾的副肾动脉，造成肾实质缺血性坏死引起肾盏漏；④输尿管膀胱吻合技术不佳；⑤输尿管过短，强行与膀胱吻合，致吻合口张力过大；⑥肾周血肿压迫膀胱使吻合口裂开或愈合不良，血肿清除后继发尿漏；⑦输尿管被引流管或肾周血肿压迫坏死致尿漏；⑧排斥反应，有急性排斥反应后发生输尿管全长坏死的报道。

2. 临床表现　移植肾周引流管引流量突然增加，尿量减少。发热、局部包块、肿胀和疼痛，有时尿液从创口渗出，阴囊肿大或大阴唇水肿。

3. 诊断　尿漏应与淋巴漏区别。尿漏的漏出液的肌酐水平与尿液近似，淋巴漏的漏出液的肌酐水平与血液类似，可依此确定诊断。经尿道注入亚甲蓝到膀胱内，保留 30 分钟，若为低位漏，伤口纱布蓝染即可确诊。B 超检查可发现移植肾周积液，并可测量部位和大小，穿刺可抽出尿液。如肾功能良好，可行静脉尿路造影，观察是否有造影剂外溢。亦可行膀胱造影，注入造影剂（250 ml）后可见造影剂外溢。

4. 治疗

（1）保守治疗：术后早期，如双 J 管仍在输尿管内时，则可继续保守治疗，有的可以愈合。在尿液漏出不多的情况下（漏尿尿量不到 24 小时总尿量的 1/5），如果仅为输尿管膀胱吻合口漏尿，可先行留置导尿管持续引流尿液，伤口置引流管，确保两管通畅，若伤口引流液逐渐减少，则有可能治愈。若经上述处理 5～7 天仍有尿漏，则应积极手术治疗。

（2）手术治疗：手术方式取决于尿漏的部位和病变程度。如果仅是输尿管远端漏或输尿管远端坏死，应切除坏死段，将有活力的输尿管重新植入受者膀胱。若输尿管长段坏死，手术方式取决于所剩正常输尿管的残留长度、受者输尿管情况及伤口内有无合并感染，可采用移植肾肾盂或输尿管与膀胱瓣（Boari 瓣）吻合，或与受者同侧输尿管吻合。若为肾盂漏，可采用单纯修补加带蒂大网膜包裹。尿瘘无法修补者，应果断切除移植肾，确保受者安全。

（3）其他处理：应用抗生素防治感染，补充白蛋白，加强营养支持治疗。

（七）尿石症

1. 发病原因　尿石症是指少数因手术缝线吸收不良而成异物，导致结石形成。亦可因供肾原有结石，手术时未能发现而在术后发生症状。

2. 临床表现　移植肾发生结石者时有报道。除没有疼痛外，其他症状与普通结石症相似，可经腹部平片或 B 超予以确诊。如腹部平片未发现阳性结石，而有血尿、疼痛等症状，行 B 超检查发现结石，而尿液镜检发现尿酸结晶，血尿酸值增高者，可诊断为尿酸结石。

3. 治疗　较小结石可应用口服药物排石，较大结石可行体外震波碎石（ESWL）或输尿管镜取石。发生结石者应查明是否有代谢性疾病如尿酸代谢异常或输尿管末端狭窄等原因。

二、肾移植远期外科并发症

（一）移植肾动脉狭窄

术后受者有新发生的高血压时，应高度警惕移植肾有肾动脉狭窄（renal artery stenosis, RAS）的可能，其发生率在 3%～16%。肾动脉狭窄可分为三种类型：吻合口狭窄型、吻合口近

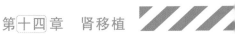

端或远端局限狭窄型、弥漫或多发狭窄型。假性移植肾动脉狭窄是指吻合口近端受者髂动脉狭窄,多由动脉粥样硬化引起,临床表现与肾动脉狭窄相似。

1. 发病原因 发生动脉狭窄的原因如下:①动脉吻合技术欠佳,动脉组织缝合过多,或因漏血后修补不当致吻合口狭窄;②动脉过长,吻合后形成角度或安放移植肾时动脉扭曲形成角度;③在肾灌注插管时使血管内膜受损;④受者髂内动脉有动脉粥样硬化斑块,管腔较窄,吻合口不对称,术后易致吻合口狭窄;⑤免疫因素,如反复发作的排斥反应所致动脉内膜增生,多见于多发狭窄;⑥冷缺血时间较长;⑦供肾动脉本身存在动脉粥样硬化;⑧其他一些罕见因素,如移植肾动脉肌纤维性发育不良。

2. 临床表现 主要表现:①逐渐发生药物不易控制的高血压或者新发高血压;②尿量减少,肾功能减退;③移植肾区有血管杂音。

3. 诊断 彩色多普勒超声检查简便无创,可用于术后移植肾动脉狭窄的筛查。其表现为狭窄处彩色血流束变细变窄,亮度增强,动脉收缩期和舒张末期血流速度明显增快,收缩期峰值流速(PSV)>2 m/s,但其远端血流速度慢,叶间动脉和弓形动脉的阻力指数和搏动指数均明显下降;移植肾血供不丰富,严重者出现移植肾萎缩。CT 和 MR 血管成像(CTA 和 MRA)的效果越来越好,也可用于移植肾动脉狭窄的诊断。选择性移植肾动脉造影仍是目前诊断移植肾动脉狭窄的"金标准",可明确狭窄的部位、程度和范围,但为有创性检查,可能会发生造影剂性移植肾急性肾衰竭、穿刺部位血肿、假性动脉瘤和创伤性动静脉瘘等并发症。

4. 治疗

(1) 经皮血管腔内成形术(percutaneous transluminal angioplasty,PTA):包括球囊导管扩张术和内支架置入术。目前认为其安全、有效、耐受性良好,是首选的治疗方法。可有效维持和改善受者的肾功能,特别是在受者肾功能损害严重而时间较短时。球囊导管扩张术的近、中期效果较好,疗效可达$80\%\sim100\%$,缺点是复发率较高,约30%。内支架置入术可持久维持狭窄处的通畅,其适应证如下:①球囊导管扩张术失败,血管狭窄发生率仍大于30%;②术后狭窄复发。

(2) 手术修复:适用于移植肾动脉严重狭窄,或经过 PTA 治疗后复发的病例。常用术式有狭窄段切除再吻合、血管片移植、局限性动脉内膜切除术等。手术成功率仅为60%左右,移植肾丢失的发生率较高,为$15\%\sim20\%$。

(3) 移植肾切除:上述方法治疗均失败,合并高血压,应用有效抗高血压药物效果不佳,血压持续升高危及受者安全,应将移植肾切除或行移植肾动脉栓塞术。

(二)移植肾输尿管梗阻

移植肾输尿管梗阻是肾移植术后的常见并发症之一,发病率为$4.5\%\sim16.6\%$。

1. 发病原因 移植肾输尿管梗阻可分为急性和慢性两种,其常见原因如下:①输尿管受压:如血肿、脓肿、淋巴囊肿、移植肾、原位精索、腹膜后纤维化。②输尿管腔内梗阻:如结石、血凝块及真菌团。③输尿管膀胱吻合口狭窄。④输尿管过长,扭曲成角。⑤输尿管远端坏死或纤维化。⑥肾盂输尿管连接处扭曲。

2. 临床表现 尿路梗阻可使肾功能减退、尿量减少、血清尿素氮和肌酐上升。由于移植肾无神经支配,通常无疼痛和绞痛。严重肾积水时,移植肾区可出现肿痛不适。

3. 诊断 输尿管梗阻多伴有尿量减少和血清肌酐升高等临床表现。首选检查方法为超声检查,如发现移植肾集合部扩张积水和(或)输尿管扩张,应考虑输尿管梗阻可能。排泄性尿路造影可明确梗阻的部位和程度,当血清肌酐>300 $\mu mol/l$ 时可进行磁共振尿路造影(MRU)。诊断不明确时,利尿肾图也有助于确定有无梗阻。必要时可在 B 超引导下行经皮移植肾肾盂穿刺造影。

4. 治疗

(1) 早期输尿管梗阻:早期的输尿管不完全梗阻,可根据病因和对保守治疗的反应决定对

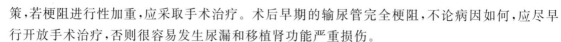

策,若梗阻进行性加重,应采取手术治疗。术后早期的输尿管完全梗阻,不论病因如何,应尽早行开放手术治疗,否则很容易发生尿漏和移植肾功能严重损伤。

(2) 远期输尿管梗阻:

①保守治疗:对于较轻的输尿管梗阻,肾功能良好,无并发症,可进行密切观察。过于积极的手术干预造成的损害更大。

②内镜治疗:肾移植术后远期移植肾周围严重粘连,解剖困难,一经诊断为输尿管膀胱吻合口狭窄,宜首选腔内处理。由于移植肾输尿管膀胱吻合口一般位于膀胱顶部,采用尿道输尿管镜很难找到输尿管口,即使找到输尿管口,也很难逆行插入导丝。一般采用经皮肾穿刺法,在 B 超引导下穿刺移植肾集合系统,置入输尿管镜,直视下观察与处理病变部位,使用输尿管针状电切刀或钬激光切开,再用气囊扩张,放置输尿管内支架引流。对于输尿管狭窄长度超过 1 cm 或闭锁的受者,腔内治疗效果较差,应采取开放手术治疗。

③开放探查手术治疗:对于腔内治疗失败者,可行开放探查手术。尿路重建的方式主要根据手术探查的具体情况而定,可行移植肾输尿管膀胱再植、移植肾输尿管与自体输尿管吻合、移植肾肾盂与膀胱瓣(Boari 瓣)吻合、移植肾肾盂与自体输尿管吻合。开放探查手术时尽可能先切开膀胱,找到移植肾输尿管开口插管标记输尿管,再分离远段输尿管,切断并重新吻合,否则极易因周围粘连及解剖紊乱导致大出血,从而丢失移植肾。

(三) 消化道并发症

肾移植术后消化道并发症发生率的报道相差甚大,在 5% ～22.5%。

1. 感染　急性阑尾炎、急性胃肠炎、急性胰腺炎、结肠炎、腹膜炎等均可发生。

(1) 发病原因:①受者原有潜在病变,手术后应用免疫抑制剂,特别是应用糖皮质激素而激发;②机会性感染发生率明显增加;③术后食欲改善,饮食不当诱发;④原行腹膜透析受者易引起腹膜炎。

(2) 诊断和治疗:根据受者发病情况、症状、确定诊断予以对症治疗,必要时手术治疗。

2. 消化道出血

(1) 发病原因:手术、麻醉、出凝血功能障碍,特别是应用大剂量糖皮质激素,原有胃、十二指肠溃疡,或发生应激性溃疡,均可导致消化道出血。

(2) 临床表现:上消化道出血可有呕血、黑便等,下消化道出血可有便血等。特别是术后消化道出血,严重时可出现失血性休克征象,使病情转为复杂。

(3) 治疗:如有条件可经胃十二指肠镜、结肠镜检查确诊,如能窥及出血部位可予以电凝止血或予以钳夹止血,或注入凝血剂、黏堵剂等。下消化道出血不易明确出血部位,但出血常可自愈或者经过内科保守治疗后治愈。

3. 消化道穿孔

(1) 发病原因:原有胃、十二指肠溃疡,或有肠道憩室(结肠憩室)等均易致穿孔。应用大剂量糖皮质激素、营养不良和组织缺血,容易导致坏死、穿孔。

(2) 临床表现:一旦发生即为急腹症,突然发生腹痛,如发生在上消化道则有剑突下突发疼痛,可有腹膜炎,表现为板状腹、膈下游离气体等。如发生在下消化道则有腹痛、腹膜炎等临床表现。

(3) 诊断:应根据病史及临床表现,必要时行腹部 B 超、腹部平片或者 CT、腹腔穿刺等以确定诊断。

(4) 治疗:一旦确定诊断应手术探查,切除病变部位或行部分肠切除吻合术。

(施辉波)

第四节 配对交换肾移植

一、配对交换肾移植

活体器官捐献肾移植中供受者选配最常见的生物学-免疫学障碍为:①ABO 血型不相同或不相容;②交叉配型不相容;③HLA 全错配(相对障碍)。

为了解决供受者 ABO 血型不相符和交叉配型不相容等问题,使更多的活体捐献肾脏可用于移植,1997 年,ROSS 等提出了在两对供受者之间进行配对交换。目前,一些欧美国家普遍采用"配对交换移植方案"。现将常见的几种方案介绍如下。

目的:使不相容的供受者找到与之相容的供受者,通过供肾的相互交换,从而使多个受者都能完成 ABO 血型相容的肾移植。

配对交换肾移植又因交换的对象和方式不同分为两类。

1. 两对和(或)两对以上相互交叉配对交换

案例 1:两对 ABO 血型不相符或交叉配型不相容(图 14-2)。

例如:A 型供体—B 型受体同 B 型供体—A 型受体交换。

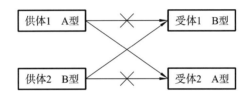

图 14-2 活体配对交换(平等利益交换,也许供肾有些区别)

案例 2:一对 ABO 血型不相符或交叉配型不相容,另一对相符(图 14-3)。

例如:一对是 A 型供体—O 型受体(不相符),另外一对相符但不一致(如 O 型供体—A 型受体)。

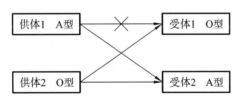

图 14-3 活体配对交换(不平衡的利益交换)

案例 3:两对以上组配型交叉捐献移植(图 14-4)。

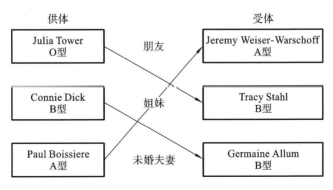

图 14-4 世界首例三重配对交换肾移植(美国)

案例 4:多对复杂型交叉捐献移植(图 14-5)。

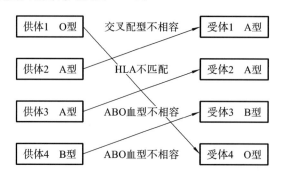

图 14-5　世界首例四重配对交换肾移植(罗马尼亚)

案例 5:多对复杂型交叉捐献移植(图 14-6)。

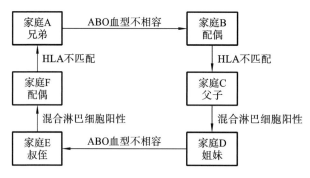

图 14-6　六重配对交换肾移植(韩国)

2. 等待名单配对交换

(1) ABO 血型不相符等待名单配对交换(图 14-7)。

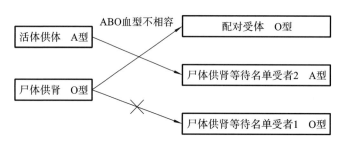

图 14-7　ABO 血型不相符等待名单配对交换

(2) 交叉配型不相容等待名单配对交换(图 14-8)。

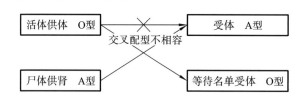

图 14-8　交叉配型不相容等待名单配对交换

交换计划有助于减少病人等待供体的时间,让病人及时接受肾移植手术而重获健康,然而由于它的可行性以及引起的伦理学争议,在应用这一计划时必须有相应的严格保证措施。

二、实验经济学理论在肾移植领域中的应用

依据 2012 年诺贝尔奖获得者 Alvin E. Roth 创立的合作博弈论设计出一个软件,专门用于

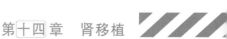

群体交叉配对肾移植。利用这一平台,最多的一次使 60 多对肾移植在几个月的时间内有条不紊地进行,堪称是实验经济学理论在医学中成功应用的典范。

三、中国首例夫妻交叉肾移植

2006 年 4 月华中科技大学同济医学院附属同济医院成功完成了中国首例夫妻交叉肾移植。受者一:男,O 型血,48 岁,因慢性肾小球肾炎、慢性肾功能不全、尿毒症而血液透析 4 个月。供者一为受者一的妻子,A 型血,46 岁,身体健康,自愿无偿捐献肾脏给丈夫,但血型不容,主动提出捐献一侧肾脏给医院以交换合适供肾给丈夫。受者二为女性,A 型血,48 岁。2001 年出现尿毒症,2004 年行首次肾移植术,2005 年移植肾衰竭,曾于 1996 年接受直肠癌根治术。供者二为受者二的丈夫,O 型血,48 岁,身体健康,自愿无偿捐肾给妻子行再次肾移植术,血型相容但不相同。2 对夫妻于 2006 年 4 月 12 日在全身麻醉下同时行供肾切取和交叉肾移植术,经过顺利。

供者情况:供者一术后恢复顺利,5 天出院,无手术并发症。出院后早期自诉有抑郁症状,每日需口服安定入睡,后在家庭关怀下逐步好转。供者二于术后 6 天顺利出院,无手术并发症。二例供者术后随访至今 10 年余,均身体健康。

四、深度讨论

(1) 对潜在的受者来说关键问题是找到一个与之 ABO 血型和交叉配型都相容的供者。对于那些有供体捐献但是与之不相容的受者,有三种选择:①加入尸体供肾等待名单;②实施 ABO 血型不相符的活体供肾移植;③加入配对交换计划。

(2) 但是在大多数情况下,O 型供体 A 型受体这一对通过交换而得到益处的可能性是不大的,除非他们出于人道主义原因,不然很少有人愿意参加这种配对交换。

(3) 伦理学上都非常关注由此而带给人们的压力。通过配对交换这种担心会更大,因为对于那些不情愿或者犹豫不定的供者来说,再也不能因为 ABO 血型不相符或者交叉配型不相容而请求放弃捐献。因此为了最大限度减低供者这种压力,移植专家必须从伦理学的角度确保每一个潜在的活体供者是完全出于自主、自愿的并且是不带任何压力的。

(4) 由于 O 型和 B 型病人等待尸体供肾的平均时间超过 5 年,ABO 血型不相符的活体供肾移植开展仍然存在许多未解决的问题,所以开展配对交换计划对于解决供受者不相容有着重要的作用,通过交换计划提高活体供体的利用,这对于还没有接受脑死亡的国家来说更为重要。

(5) 然而活体配对交换从最初提出到现在,在全球范围内并没有大量实施,这其中有很多原因,主要是因为缺少系统性的方案,使得找到能同时进行配对交换的供受者的数量非常有限。

(陈忠华)

第五节 儿童肾移植

儿童肾移植,通常是指受者年龄在 18 岁以下的肾移植。目前,我国约有 200 万儿童患有慢性肾病,其中 5%~10% 会发展为慢性肾衰竭。近 5 年,随着公民逝世后器官捐献的大力推进,我国儿童肾移植迎来了良好的发展机遇。据中国肾移植科学登记系统数据显示,2010 年全国儿童肾移植仅完成 58 例,而 2016 年则达到了 193 例,这给尿毒症患儿带来了新生的希望。但与发达国家不同的是,我国儿童肾移植的器官来源主要为小儿逝世后供肾,在手术方式、术后管理和并发症等方面较成人亲属供肾独具特点,也更具挑战。为提高儿童肾移植的存活和效果,需要移植医生、儿童肾脏病医生和多学科团队的全程参与及精细管理。

一、移植前评估和准备

（1）完整的病史采集和体格检查、实验室和血清学检查、组织配型、药物代谢酶CYP3A5基因型测定和常规术前检查（心电图、X线胸片、心脏彩超、双侧髂血管彩超或CTA、钡餐或胃镜）等，重点是对原发病和不明原因肾小球肾炎的明确诊断及移植后复发风险的评估。因儿童尿毒症的原发疾病谱与成人的疾病谱不同，故术后复发的风险也不一样。据报道，在儿童肾移植术后原发病复发的潜在风险可高达24.5%，如FSGS、膜增生性肾小球肾炎、IgA肾病、溶血性尿毒症综合征、高草酸尿症等。儿童肾脏病医生对原肾的穿刺病检和辅助基因检测对鉴别儿童原发肾病具有重要意义。

（2）适应证和禁忌证：一般而言，任何需要维持性肾脏替代治疗的患儿都有肾移植适应证。禁忌证包括活动性感染，活动性胃、十二指肠溃疡，需先期手术矫正的尿路畸形，神经源性膀胱等。如患儿的依从性差或家属与医生配合较困难，也视为儿童肾移植的相对禁忌证，因依从性低下会显著影响手术后的移植效果。需要注意的是，在等待肾源期间，应避免对血液透析患儿在右侧股静脉留置较长时间（超过1个月）的插管，以防止静脉血栓形成后殃及髂外静脉，对肾移植手术中的静脉吻合造成困难。对原发病确诊为高草酸尿症的患儿，应先行肝移植3～6个月后再行肾移植，或者行同期肝肾联合移植，以解决因先天性肝脏过氧化丙氨酸-乙醛酸盐氨基转移酶缺乏而导致草酸产生过多的问题，否则过量的草酸盐将很快又在移植新肾内沉积而造成移植肾功能的早期丢失。

（3）移植手术时机：与接受腹膜透析和血液透析相比，肾移植对改善尿毒症患儿的成长发育和长期存活具有显著优势。并且低龄儿童与大龄儿童相比，移植肾的5年存活率和10年存活率也均更高，因此普遍提倡一旦儿童的肾脏病进展到终末期，宜尽早登记和等待合适的供者以实施肾移植。

二、移植手术方式

儿童肾移植的手术方式由供肾大小、受者体重和供受者的血管条件综合决定。

1. 腹腔内移植　成人供肾给小儿受者，尤其是体重不足15 kg、年龄不足3岁的幼儿受者，因髂窝容积有限、移植肾体积相对较大，故只能放置在腹腔内，将供肾的动、静脉分别与受者的腹主动脉和下腔静脉进行吻合。对于年龄更小的婴儿受者，即使接受儿童供肾，也首选将移植物置于腹腔内，否则受者的髂外血管过细将造成吻合难度剧增，且容易形成血栓而致使移植失败。

2. 髂窝内移植　当患儿的髂窝大小足以容纳移植物，且髂血管粗细吻合时，首选将移植肾置于髂窝内。根据供者的年龄、体重、供肾大小与受者的年龄、体重的匹配程度，选择单供肾移植或双供肾移植两种方式。单供肾的移植手术操作基本同成人肾移植，双供肾则可采用整块移植或分开移植。

（1）双肾整块移植：指不将双肾分开，利用供者的腹主动脉干（或瓣）与受者的髂内或髂外动脉吻合，或利用供者的腹主动脉在肾动脉的上下两端分别与髂外动脉吻合而建立"桥干"，即还原双肾在自然解剖位置下的动脉血流走向，以减少动脉血栓形成风险；再利用下腔静脉干（或瓣）与髂外静脉吻合。

（2）双肾分开移植：指将两个肾脏完全分开，修整时保留左、右肾动脉带有完整的腹主动脉瓣，左、右肾静脉带有下腔静脉瓣或利用下腔静脉适当延长，然后分别与髂外动脉和髂外静脉吻合，即依次完成总共4个吻合口。分开移植的优点在于两个肾脏的位置易于摆放，血管间互相干扰较少，缺点则在于因吻合口更细小，对显微技术要求更高，且吻合口多而相对费时费力，尤其在供肾静脉又短又薄时较为困难。

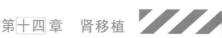

整块移植和分开移植可相互结合,灵活运用,比如动脉吻合采用整块移植的方法,静脉吻合采用分开移植的方法等,这需由主刀医生在术中根据供肾的血管条件和受者的血管条件适时选择。

无论上述哪种方式,供肾输尿管一般均不带膀胱瓣,与受者的膀胱黏膜吻合、肌层隧道包埋,内置口径合适的双 J 管。双 J 管通常在术后 1～3 个月由膀胱镜协助拔出。

三、移植后管理

1. 免疫抑制方案

(1)诱导治疗:因儿童肾移植术后的急性排斥反应发生率显著高于成人受者肾移植,诱导治疗十分必要。可根据患儿的免疫风险(年龄、致敏史、术前 PRA、HLA 错配位点数等)高低选用抗胸腺细胞免疫球蛋白(ATG)、抗 T 淋巴细胞免疫球蛋白(ATG-F)、IL-2 受体拮抗剂(IL-2-RA)等。据美国器官共享联合网络(UNOS)的 2015 年数据,儿童肾移植受者中约 61.6% 接受了 ATG 诱导治疗,另 33.3% 接受了 IL-2-RA 诱导治疗,仅 9.1% 未接受任何诱导治疗。

(2)维持性免疫抑制治疗:以钙调磷酸酶抑制剂(CNI)联合 MMF 为一线用药,CNI 中选择他克莫司(TAC)还是环孢素 A(CsA)由患儿的耐受状况和疾病状况个体化决定。通常首选TAC,起始剂量根据 CYP3A5 酶的基因型和受者体重预估[0.15～0.2 mg/(kg·d)],儿童年龄越小,对药物的单位需求量(按千克体重分配)可能越大。对于低龄儿童受者,如术后早期口服给药困难(如呕吐),可采用静脉持续泵入的方式维持 3～5 天后序贯口服。静脉给药的剂量较口服给药的剂量需大幅下调[0.02～0.05 mg/(kg·d)],给药 24 小时即可首次抽血检测血药浓度,以便及时调整泵入速度。一般术后 1 个月内的 TAC 目标谷浓度为 8～12 ng/ml。对少数耐受 TAC 不佳的患儿(如继发可逆性后部脑白质综合征、血糖显著升高、顽固性腹泻),可考虑转换为 CsA 口服。因儿童受者对药物代谢快,达峰时间短而衰减快,故可采用每天三次的CsA 给药方式,控制术后 1 个月内谷值在 180～220 ng/ml,峰值在 900～1100 ng/ml。由于CsA 会显著改变患儿面容,出现多毛(面部、背部、四肢)和肤色变黑,且高血压及高脂血症的副作用亦较 TAC 更明显,故不适合在儿童肾移植受者中长期应用。

抗代谢类药物在儿童肾移植受者中通常选用麦考酚钠肠溶片、吗替麦考酚酯胶囊或吗替麦考酚酯分散片。首先由患儿的体表面积计算起始剂量,一般为 600 mg/m²,之后根据 AUC 浓度监测(简化公式)和患儿胃肠道及骨髓造血功能对药物的耐受状态来调整剂量。当患儿的单次服药剂量不足 1 颗或 1 片时,可利用分散片的优点将药物切开服用。

围手术期的大剂量糖皮质激素冲击治疗(一般 10～15 mg/kg,术中开放前和术后第 1 天、术后第 2 天共 3 剂)完成后,糖皮质激素通过静脉给药或口服给药的剂量快速递减。后续是否采用不含糖皮质激素的方案,需根据患儿的体格生长发育水平和原发病复发风险综合而定,同时需兼顾急性排斥反应的风险和糖皮质激素对儿童的副作用(满月脸、肥胖、痤疮等)。如果患儿在移植时存在明显的生长发育迟缓,可考虑无糖皮质激素方案;如果患儿原发病为快速进展的肾病综合征(如 FSGS、IgA 肾病),建议持续给予小剂量糖皮质激素预防肾病在移植肾复发;如果患儿因完全无法耐受抗代谢类药物而单用 CNI,也建议增加使用小剂量糖皮质激素,以辅助抗排斥治疗。

2. 围手术期管理　包括抗凝、控制血压、利尿、预防感染、抑酸,调节水、电解质和酸碱平衡,营养支持等。当供受者血管细小或患儿处于高凝状态,预计血栓形成风险较大时,可考虑在术中及术后给予小剂量抗凝治疗。根据医生的用药习惯和血栓风险分层选择普通肝素泵入[5～10 U/(kg·h)]、低分子量肝素皮下注射、前列地尔静脉注射、阿司匹林口服等。抗凝期间必须每天 1～2 次监测凝血功能[凝血常规和(或)血栓弹力图],以防止抗凝过度导致出血。儿童肾移植的围手术期血压控制也十分重要,良好的血压应既能保证移植新肾的灌注,又能防止移植新肾遭受高灌注损伤。如为小婴儿供肾,将受者收缩压调节在 110～120 mmHg 为宜;如为成人供肾,则将受者的收缩压调节在 140 mmHg 左右为宜。儿童受者的抗感染策略可选用头孢三代或碳青霉烯类,联合棘白菌素预防真菌感染,并注意根据移植肾功能的恢复情况调整抗生素剂量和给药间隔时间。对于移植肾功能恢复延迟而接受间歇性血液透析的患儿,某些抗生素(大部分 β-内酰胺酶抑制剂、利奈唑胺、磷霉素等)可通过血液透析清除,建议在血液透析后给药和适当额外补充剂量,而不受血液透析影响或影响甚微的抗生素(如头孢曲松)则不需调整。并积极送检供者组织,供肾灌洗液和术后切口引流液培养一旦阳性,应尽早依照微生物的药敏谱更换用药。

3. 移植后随访 相比成人受者,儿童受者在移植后的随访和检查应适当增加频率,因为儿童受者较易出现腹泻,或饮食、服药不规律等情况,使 CNI 浓度时常波动。且儿童受者在免疫建立的过程中较成人受者更容易发生急性排斥反应,尤其是低龄儿童受者。因此移植后 1 年内,定期严密的随访对儿童受者十分重要。

四、常见并发症

1. 外科并发症 血管并发症如动、静脉血栓和移植肾动脉狭窄,均较成人供肾-成人受者高发,预防手段包括改进手术方式、减少血管内涡流、适当抗凝、吻合口尽量做大、采用可吸收血管缝线等。尿路并发症如尿路梗阻和尿漏,预防手段包括:供肾输尿管不要保留太长,隧道包埋避免过紧,内置双 J 管时间适当延长(1～3 个月)。

2. 急性排斥反应 急性 T 淋巴细胞介导的排斥反应是儿童肾移植术后最常见的并发症,通常发生在移植后 1 年之内,据国内统计,发生率可高达 23.8%。治疗包括给予糖皮质激素冲击,必要时联用 ATG。注意若为低龄小儿供肾时,因其肾脏的代偿能力较为有限,一旦发生急性排斥反应而发现和处理不及时,可能导致损伤不可逆,或即使治疗好转,也无法恢复至原有的基础肾功能。因此对儿童受者务必提防急性排斥反应,比如在出现类感冒症状时不可仅仅作为感冒处理,而应建议加查肾功能和 CNI 血药浓度,以排除急性排斥反应的可能。

3. 腹泻 儿童受者在移植后的腹泻原因同成人受者类似,多与 TAC 和 MMF 的副作用相关,主要治疗包括思密达(蒙脱石散)或易蒙停(盐酸洛哌丁胺,仅用于 5 岁以上的儿童)止泻、培菲康(双歧杆菌三联活菌散)调整肠道菌群、得每通(胰酶肠溶胶囊)辅助消化、谷氨酰胺促进肠黏膜上皮修复等。对经 24 小时禁食实验提示为渗透性腹泻的患儿,如果考虑与乳糖不耐受相关,需在餐前加用乳糖酶,并更换奶粉种类和忌吃甜食。腹泻期间因肠蠕动增加引起的药物吸收增多,以及肠黏膜上皮细胞受损导致的 P-糖蛋白和 CYP3A5 酶活性下降致 TAC 代谢减少,均可使 TAC 的血药浓度有一定程度升高,应注意监测。

4. 感染 包括供者来源的感染和受者因免疫力低下而继发的感染,其中病毒感染在儿童受者中相对高发。针对术前 CMV-IgG 阳性的儿童受者,国际上建议在移植后给予 2～4 周的缬更昔洛韦口服预防感染,每天最大剂量 900 mg。用药期间监测血清 CMV-DNA 拷贝数,或尿快速培养结果,指导用药。

五、移植肾和儿童受者的存活

据国际报道,儿童肾移植受者的移植肾 3 年存活率为 90%～93%,5 年存活率为 79%～86%,肾移植患儿的 5 年生存率达 97.7%。在我国,因儿童受者的供肾来源主要为小儿供肾,特别是婴幼儿供肾,因此移植肾的存活率略低,3 年移植肾存活率接近 87%,而移植受者生存率与国际报道相仿。相信随着社会的关注增加、家庭救助观念的转变、儿童供者的增加、儿童肾移植技术的交流与推广以及内外科交流的加强,我国儿童肾移植将迎来更大的发展和进步。

(朱 兰 张 瑜)

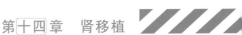

第六节 高致敏病人肾移植

在肾脏替代治疗中,与慢性透析相比,肾移植病人具有更高的生活质量和明显的生存优势。但肾移植等待名单中,大约有35%病人因既往有输血、多次妊娠或移植史,体内预存有一定数量的抗人类白细胞抗原(HLA)的抗体而使机体处于预致敏状态。一般情况下,根据术前的群体反应性抗体(PRA)检测结果,将PRA>10%定义为致敏状态,而PRA>50%为高致敏状态。与非致敏病人相比,预致敏病人,尤其是高致敏病人因面临着较高的抗体介导的排斥(包括超急性排斥反应、加速性排斥反应和急性体液性排斥反应)风险,更难以获得移植的机会。20多年前,临床上几乎从未尝试过跨越HLA障碍的器官移植。然而,面对器官短缺和高致敏人群(特别是寻求再次肾移植的病人)的需求增加,制定针对HLA不相容问题的解决策略成为大势所趋。尤其是进入21世纪以来,随着免疫和移植领域对于抗体介导性排斥反应(antibody-mediated rejection,AMR)的认识不断加深,以及抗体检测技术的进步、新型免疫抑制剂及免疫抑制方案的临床应用,对预致敏病人采取更理想的配型以及适当的脱敏治疗,可以获得更多的移植机会,并有望取得较好的长期结果。通过适当匹配的供肾,受者可以避开供者HLA而完成移植;而脱敏治疗则通过消除或降低受者抗HLA抗体水平以完成移植。理想配型和脱敏治疗已经独立地用在具有较低HLA致敏的受者中,并且还可以在高致敏受者中联合使用。

一、致敏状态的检测

自20世纪90年代以来的研究显示,机体血液循环中预存抗体既有IgG抗体,又有IgM抗体以及IgA抗体,也存在自身抗体。而真正对移植物存活和排斥反应有影响的抗体目前只有IgG抗体,并且主要是抗HLA-Ⅰ类、Ⅱ类IgG抗体。我们在器官移植临床工作中也主要是需要对预存的抗HLA-Ⅰ类、Ⅱ类IgG抗体进行检测。

目前常用的致敏状态的检测方法主要有以下三种。

1. 微量补体依赖的细胞毒性(CDC)法与抗人球蛋白(AHG)-CDC法 CDC法已应用于临床40余年,但它的最大不足在于该方法也能检测到非抗HLA自身抗体,且结果受抗淋巴细胞治疗的影响。此外,常规的CDC法并不能检测出非补体结合的抗HLA抗体。近年来发现,通过加入抗人球蛋白(anti-human globulin,AHG)以增强补体C1q结合的效率,可使非补体结合的抗HLA抗体也被检测出,从而提高了CDC法的敏感性,即AHG-CDC法。

2. 酶联免疫吸附测定(ELISA)法 1998年,美国One Lambda公司研发出利用微量ELISA法筛选抗HLA-Ⅰ类和Ⅱ类抗体的Lambda混合抗原板(Lambda antigen tray mixed,LATM)和Lambda抗原板(Lambda antigen tray,LAT)。LATM可以检测是否存在抗HLA抗体,但不能确定其特异性。而LAT不但可以同时检测抗HLA-Ⅰ类和Ⅱ类IgG抗体,还可测定抗体水平,自动分析抗体的特异性。该方法既可测定补体结合的抗HLA抗体,也可测定非补体结合的抗HLA抗体,且不受IgM的干扰,是目前最常用的抗体检测方法。

3. 流式细胞检测法 包括普通流式细胞检测法和免疫磁珠流式细胞检测法。可同时检测抗HLA-Ⅰ类和Ⅱ类的IgG抗体,并去除IgM抗体的影响。这种方法的优点在于重复性好,特异性和敏感性均显著提升。此外,流式细胞交叉配型试验是一种临床应用日渐普及的检测T、B淋巴细胞特异性抗体的方法,其敏感性较高。2004年,Luminex技术被引入PRA研究领域,实现对抗HLA抗体的定性和定量。它进一步提高了检测的灵敏度,其工作原理与流式细胞仪类似,但使用的是单个的HLA抗原珠,所以敏感性更高。

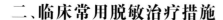

二、临床常用脱敏治疗措施

（一）血浆置换（plasmapheresis，PP）或免疫吸附（immunoadsorption，IA）以清除抗体

PP 和 IA 技术已被常规应用于清除受者循环中预存的同种异体抗 HLA 抗体。单纯的 PP 不能够特异性地清除免疫球蛋白，并且可以导致包括凝血因子在内的各种血浆蛋白成分的丢失，需要在治疗的同时补充新鲜冰冻血浆和白蛋白。IA 采用一个对 IgG 具有高亲和力的琼脂糖结合葡萄球菌蛋白 A 柱以清除 IgG 抗体。IA 优于 PP 之处包括抗体清除的特异性，抗体清除的数量更多，以及避免了对大量替换血浆的依赖。1 次 3~4 小时的 IA 治疗疗程可以使血浆 IgG 水平降低 15%~20%；3~6 次治疗可使血浆 IgG 水平降低 90% 以上。然而，如果未能及时接受移植，则抗 HLA 抗体滴度可以在完成 PP 或 IA 后几周内迅速反弹并回到基线水平以上。鉴于供肾来源的不确定性，上述措施的有效性受到了很大的限制。

（二）抑制抗体的产生

1. 利妥昔单抗（抗 CD20 单抗） 利妥昔单抗是一种人鼠嵌合单克隆抗体，可以特异性地结合处于分化各阶段的 B 淋巴细胞（浆细胞除外）表面的跨膜抗原 CD20 I 型抗原表位，抑制 B 淋巴细胞增殖并诱导其凋亡，以达到减少抗体生成的目的。利妥昔单抗已用于不容（包括 ABO 血型不相容或交叉配型阳性）肾移植的脱敏治疗，或用于治疗 AMR。浆细胞和前 B 淋巴细胞表面不表达 CD20 抗原，因此这降低了利妥昔单抗对于抑制同种异体抗体产生的有效性。

2. 硼替佐米（蛋白酶体抑制剂） 硼替佐米是一种蛋白酶体抑制剂，目前被 FDA 批准用于治疗多发性骨髓瘤。它可以引起正常浆细胞的凋亡，从而可能降低预致敏病人体内同种异体抗体的产生。硼替佐米的常规剂量为 1.3 mg/m²，一般在第 4、8 和 11 天静脉应用。给药后 30 分钟达到峰值浓度，继而在 1 小时后被迅速清除。需要注意的是，在输注硼替佐米之前，病人需要预先使用甲基泼尼松龙。现有研究表明，硼替佐米用于脱敏治疗可以有效降低致敏受者血清抗体水平，提高移植率，并降低移植术后新生 DSA 生成率和排斥反应发生率。Mayo 诊所报告了对高致敏活体肾移植等待者进行单用硼替佐米脱敏治疗的一组病例，抗体中位平均荧光强度明显降低，但 PRA 水平的变化无统计学差异。此外，硼替佐米的不良反应发生率需要引起人们的重视，需要进一步开展大型随机对照研究以检验其安全性和有效性。

（三）补体抑制剂

依库珠单抗（Eculizumab）：一种针对补体蛋白 C5 的人源化单克隆抗体，它可以高亲和力地与 C5 蛋白结合，抑制其裂解成 C5a 和 C5b，防止 C5b-9 膜攻复合物的生成，从而阻断了补体介导的细胞破坏。有研究采用依库珠单抗联合血浆置换对一组交叉配型阳性的肾移植受者进行脱敏治疗（移植术前 1200 mg，移植术后第 1 天 600 mg，此后每周 600 mg，持续 4 周）。与仅接受血浆置换脱敏者相比，依库珠单抗联合血浆置换组受者急性 AMR 的发病率显著降低，但术后 2 年移植物存活率方面两组无统计学差异。这些研究提示尽管依库珠单抗在预防肾移植术后早期排斥反应方面表现出色，但它似乎并不能改善受者的长期预后，尤其是对于 DSA 水平持续较高的受者。另外，依库珠单抗可能引起受者术后感染发生率升高，尤其是脑膜炎球菌性脑膜炎。

（四）静脉注射人免疫球蛋白（intravenous immunoglobulin，IVIG）

IVIG 的作用机制多种多样，目前认为可能涉及对免疫应答多种途径的抑制。直接的机制被认为是通过抗独特型抗体中和循环中的抗 HLA 抗体活性。但也有研究认为 IVIG 的主要机制是抑制补体活化，而并不是抗独特型抗体活性。IVIG 可与 C3b 和 C4b 结合，减少它们在细胞膜上的沉积；它还可以中和 C3a 和 C5a，由此阻止 C5b-9 膜攻复合物的产生。IVIG 来源的 Ig

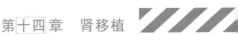

聚合物、单体和二聚体可以竞争活化的 FcγR,从而阻断免疫活化并增强抗 HLA 抗体的清除。IVIG 还能诱导免疫细胞上的负性调节受体 FcγRⅡB 的表达,从而抑制活化 B 淋巴细胞上 CD19 的表达并诱导 B 淋巴细胞的凋亡。此外,IVIG 对免疫系统的抑制作用还包括:抑制细胞免疫应答,通过与巨噬细胞、中性粒细胞、血小板、肥大细胞和 NK 细胞上的 FcγR 非特异性结合而发挥免疫抑制作用,以及抑制细胞因子、趋化因子、黏附分子和内皮细胞的活性。

IVIG 已被用于高致敏的肾移植等待者以降低 PRA 水平,也用于 ABO 血型不相容和交叉配型阳性病人的脱敏方案以及肾移植术后 AMR 的治疗。IVIG 的应用剂量在不同方案中有所不同,从 100 mg/kg 至 2.0 g/kg 不等,通常选用在血液透析中联合给药或在非透析病人中缓慢静脉输注。有研究表明,与安慰剂组相比,IVIG 可显著降低病人的抗 HLA 抗体水平,提高移植率。但需注意的是,单独应用 IVIG 进行脱敏治疗,可能会很快发生抗 HLA 抗体水平反弹。目前 IVIG 在脱敏治疗中的应用多为与血浆置换或免疫吸附的联合使用。

(五)脾切除术

脾切除术已用于 ABO 血型不合的肾移植受者的脱敏方案以及难治性 AMR 的治疗。脾切除术去除了淋巴细胞的主要来源,包括分泌抗体相关的 B 淋巴细胞、B 淋巴细胞前体细胞和浆细胞。但脾切除对免疫系统的影响是永久性的,这有可能使病人处于发生危及生命的脓毒症危险中,因此并未作为常规治疗手段。

三、脱敏治疗方案

血浆置换和 IVIG 是目前应用最广泛的基础脱敏方案。针对不同病例,不同的中心也常见有增加其他脱敏治疗措施联合使用,其临床效果也存在一定的差异。

(一)大剂量 IVIG

大剂量 IVIG 脱敏处理的优点是操作简单、方便,价格相对便宜,缺点是效果相对较差。这种处理措施多用于初始抗体滴度相对较低(≤1∶4)的病人。但是,大剂量 IVIG 也有一些临床应用中的不良反应,如发热、头痛、肌肉痛、胸部不适和气促等,这多是由血液渗透浓度升高所造成的,也与不同生产厂家的生产工艺不同有关。洛杉矶 Cedars-Sinai 医学中心率先开展了 IVIG 用于肾移植的研究,并证实 IVIG 可抑制高 HLA 致敏病人血清的体外淋巴细胞毒性,并在体内降低抗 HLA 抗体水平。该中心对交叉配型阳性受者,在体外混合淋巴细胞培养体系中加入 IVIG,若受者抗体针对供者细胞的细胞毒作用被显著抑制或减轻,则对受者施行不含血浆置换的大剂量 IVIG(2 g/kg,最大剂量 140 g)治疗方案,大剂量 IVIG 选在血液透析的 4 小时内应用以尽可能减少其副反应。经此治疗后再重复 CDC 检测,若仍阴性则在 IVIG 处理后 24～72 小时接受肾移植。这种方法的优点是它适用于尸体来源供肾移植等待者,因为 PP+小剂量 IVIG 方案只能在活体供肾移植中进行。该中心报道的 42 例受者中,35 例交叉配型阳性被完全消除,7 例虽然流式细胞术交叉配型阳性,但 CDC 阴性。所有受者接受两剂达利珠单抗诱导治疗,并在移植后 1 个月时应用一剂 IVIG(2 g/kg)。最终,13 例受者(31%)出现 AMR,3 例(7%)因排斥而造成移植肾丢失,受者的 2 年生存率和移植肾的 2 年存活率分别为 98% 和 89%。随后,该中心将诱导治疗从使用达利珠单抗转变为抗胸腺细胞球蛋白,比较两组不同诱导方案联合大剂量 IVIG 方案。达利珠单抗组的 2 年移植物存活率为 84%,抗胸腺细胞球蛋白组为 90%,而急性排斥率分别为 36%(其中 22% 为 AMR)和 31%(其中 21% 为 AMR)。这些结果表明两种药物都不能完全有效地降低急性 AMR 的发生率。

(二)血浆置换联合小剂量 IVIG

血浆置换处理虽然可以去除循环中预存的抗体,但这种方法并不能够抑制抗体的重新产生。如果仅做血浆置换,还有可能刺激机体,从而生成更多的抗体。因此,血浆置换的同时还需要联合其他药物来抑制抗体的产生,这也是血浆置换联合小剂量 IVIG 方案的理论依据,目前绝大多数方案均采取联用 IVIG 来预防抗体水平的反弹。通常采用每天或者隔天进行一次血浆置换,而在每次血浆置换的当天予以小剂量(100 mg/kg)IVIG 静脉输注,直至 CDC 转为阴性。至于肾移植术之前需要进行几个疗程的处理,则取决于病人起始预存抗体的滴度水平。这种处理措施的缺点是操作烦琐、耗时较长,且费用比较高。而且血浆置换不但去除了循环中的抗 HLA 抗体,同时也去除了机体正常的凝血因子成分。因此,行血浆置换的病人需要密切监测凝血酶原时间(PT)、活化部分凝血活酶时间(APTT)和国际标准化比值(INR)等凝血指标,并根据凝血指标检测结果,针对性地输注新鲜冰冻血浆、冷沉淀等以预防出血倾向。此外,也有移植中心在围手术期联合使用利妥昔单抗(375 mg/m²),以进一步降低肾移植术后 AMR 的发生率。

血浆置换联合小剂量 IVIG(CMV-Ig)方案最早于 1998 年被约翰霍普金斯医院用于交叉配型不相合的活体供肾肾移植受者。在移植前 2~3 周开始,病人在每次血浆置换后接受 CMV-Ig 100 mg/kg 以及他克莫司和霉酚酸酯治疗以进行脱敏处理。治疗开始的时机取决于 DSA 的滴度,低滴度(<1∶8)的病人需要 2~3 个血浆置换周期,而滴度高(>1∶128)的病人需要 6~10 个血浆置换周期。如果交叉配型结果转阴,则在使用达利珠单抗诱导基础上行肾移植,并且在移植后根据 DSA 滴度继续进行 2~5 个血浆置换周期。这一方案应用于 4 名病人,所有病人术后均发生了 AMR,但他们对抗排斥治疗反应良好,术后 1 年移植肾存活率达到 100%。使用类似的方案,随后,Schweitzer 等人又对 11 名类似病人进行了相似的脱敏处理,唯一不同的是诱导治疗选用的是 OKT3 诱导而不是达利珠单抗。同样,急性排斥反应发生率高达 36%,但病人 1 年移植肾存活率为 100%。

Mayo 诊所通过使用抗胸腺细胞球蛋白诱导并将利妥昔单抗和脾切除术加入方案,以试图降低较高的急性排斥反应发生率。尽管方案进行了调整,但在总共 14 名病人中仍有 43% 的急性 AMR 发生率。术后 15 个月时,病人的生存率和移植肾的存活率分别为 86% 和 78%。布里格姆妇女医院移植中心应用血浆置换和小剂量 IVIG 联合抗胸腺细胞球蛋白(2004 年以前)或巴利昔单抗(2004 年以后)和利妥昔单抗治疗 28 例交叉配型阳性病人,急性排斥反应发生率高达 71%,其中 39% 有急性 AMR。伊利诺伊大学的 57 名病人使用了类似的脱敏方案,其中 6 名病人未能成功脱敏,51 例接受移植的受者急性排斥反应发生率为 33%,术后 2 年移植肾存活率为 93%。

（三）血浆置换联合 IVIG 与单独大剂量 IVIG 的比较

血浆置换联合 IVIG 与单独大剂量 IVIG 在清除预存抗体方面哪种更佳,目前尚无定论。Mayo 诊所 Stegall 等在 CDC T 淋巴细胞交叉配型阳性受者中比较了这两种方法的优劣。13 名病人接受大剂量 IVIG(Ⅰ组);32 名病人接受血浆置换联合小剂量 IVIG 和利妥昔单抗(Ⅱ组);16 名病人接受血浆置换联合小剂量 IVIG+利妥昔单抗和移植前抗胸腺细胞球蛋白联合移植后 DSA 监测(Ⅲ组)。13 名大剂量 IVIG 治疗的病人中只有 5 名(38%)达到 CDC T 淋巴细胞交叉配型阴性,而Ⅱ组和Ⅲ组病人中交叉配型阴性分别达到 84% 和 88%。急性 AMR 发生率在三组中分别为 80%、37% 和 29%。因此认为,血浆置换联合小剂量 IVIG+利妥昔单抗在消除交叉配型阳性和降低急性排斥反应发生率方面表现较好,但是也必须看到,没有一种方案在预防 AMR 方面是完全有效的。

纽约爱因斯坦/蒙蒂菲奥里医疗中心制订了一套高致敏病人的处理流程,值得借鉴。具体如下:

(1) CDC T 淋巴细胞交叉配型阴性,但 CDC B 淋巴细胞交叉配型和(或)流式细胞检测 T 和(或)B 淋巴细胞交叉配型阳性病人,当总 T 淋巴细胞和 B 淋巴细胞流式细胞检测 MCS 值>300 且 DSA MFI 值>5000 时,无须接受血浆置换,而仅采取抗胸腺细胞球蛋白联合大剂量

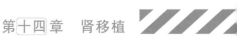

IVIG(2.0 g/kg)处理后进行肾移植。

(2) CDC T 淋巴细胞交叉配型阴性,但 CDC B 淋巴细胞交叉配型和(或)流式细胞检测 T 和(或)B 淋巴细胞交叉配型阳性病人,当总 T 淋巴细胞和 B 淋巴细胞流式细胞检测 MCS 值＞300 和(或)DSA MFI 值＞5000 时,病人接受移植前脱敏处理,具体措施包括血浆置换、IVIG 和应用利妥昔单抗。首先病人开始应用他克莫司＋霉酚酸酯＋泼尼松以及一剂利妥昔单抗(375 mg/m²)进行免疫抑制治疗。在利妥昔单抗治疗后 1 周,开始每隔一天接受一次血浆置换治疗,共四次。在第四次血浆置换治疗后给予一剂 IVIG(2.0 g/kg)。如果 MFI 值和流式细胞检测 MCS 值分别降至 5000 以下和 300 以下,则病人接受肾移植。

(3) 如果 CDC T 和 B 淋巴细胞交叉配型阳性病人只有不超过三个 DSA 阳性,并且仅有一个 DSA 的 MFI 值＞5000,则考虑为其按照前述方案进行脱敏治疗。

(4) 肾移植术后,对于脱敏病人应严密监测 DSA 水平和 BKV PCR 滴度,术后前 6 个月每月进行检测,术后 9 个月和 12 个月仍需重复检测。如果病人肌酐水平或 DSA 的 MFI 值增加,或者病人出现新生 DSA,则对其进行移植肾活检。

四、预后

对于高致敏受者进行肾移植目前仍是移植领域面临的一项巨大挑战,尽管各种脱敏治疗手段不断更新、完善,但总体效果仍不佳,远期移植肾失功的比例依然较高,而术前预致敏与移植肾失功具有显著相关性。在目前情况下,在交叉配型阴性的前提下寻找 HLA 相容或同一交叉反应组的供肾,才是保证移植成功和移植肾长期存活的最有效措施。

(张伟杰)

▶▶ 参考文献

1. Coresh J,Astor B C,Greene T,et al. Prevalence of chronic kidney disease and decreased kidney function in the adult U. S. population:Third National Health and Nutrition Examination Survey[J]. Am J Kidney Dis,2003,41(1):1-12.

2. Nolan C R. Strategies for improving long-term survival in patients with ESRD[J]. J Am Soc Nephrol,2005,16(Suppl 2):S120-S127.

3. Saxena R,Yu X,Giraldo M,et al. Renal transplantation in the elderly[J]. Int Urol Nephrol,2009,41(1):195-210.

4. 郑克立. 临床肾移植学[M]. 北京:科学技术文献出版社,2006.

5. Dudley C,Harden P. Renal Association Clinical Practice Guideline on the assessment of the potential kidney transplant recipient[J]. Nephron Clin Pract,2011,118(Suppl 1):c209-c224.

6. Kasiske B L,Cangro C B,Hariharan S,et al. The evaluation of renal transplant candidates: clinical practice guidelines[J]. Am J Transplant,2001,1(Suppl 2):S3-S95.

7. Morris P J. Kidney transplantation:principles and practice[M]. 5th ed. Philadelphia:WB Saunders,2001.

8. Ikizler T A. CKD classification:time to move beyond KDOQI[J]. J Am Soc Nephrol,2009,20(5):929-930.

9. Collins A J,Foley R N,Herzog C,et al. US Renal Data System 2012 Annual Data Report [J]. Am J Kidney Dis,2013,61(1 Suppl 1):A7,e1-476.

10. Saran R,Robinson B,Abbott K C,et al. US Renal Data System 2016 Annual Data Report:

Epidemiology of Kidney Disease in the United States[J]. Am J Kidney Dis,2017,69(3 Suppl 1):A7-A8.

11. KDOQI. KDOQI Clinical Practice Guideline and Clinical Practice Recommendations for anemia in chronic kidney disease:2007 update of hemoglobin target[J]. Am J Kidney Dis, 2007,50(3):471-530.

12. Meier-Kriesche H U,Port F K,Ojo A O,et al. Effect of waiting time on renal transplant outcome[J]. Kidney Int,2000,58(3):1311-1317.

13. Mange K C,Joffe M M,Feldman H I. Effect of the use or nonuse of long-term dialysis on the subsequent survival of renal transplants from living donors[J]. N Engl J Med,2001, 344(10):726-731.

14. Panich A, Tiranathanagul K, Praditpornsilpa K, et al. The effectiveness of on-line hemodiafiltration on beta-2 microglobulin clearance in end stage renal disease[J]. J Med Assoc Thai,2006,89(Suppl 2):S1-S8.

15. Costanzo M R. The role of ultrafiltration in the management if heart failure[J]. Congest Heart Fail,2008,14(1):19-24.

16. Stadlbauer T H,Kupiec-Weglinski J W. Immunobiology of sensitization in transplant recipients[J]. Am J Med Sci,1997,313(5):268-274.

17. Higgins R M,Bevan D J,Carey B S,et al. Prevention of hyperacute rejection by removal of antibodies to HLA immediately before renal transplantation[J]. Lancet,1996,348(9036): 1208-1211.

18. Jordan S C,Pescovitz N D. Presensitization:the problem and its management[J]. Clin J Am Soc Nephrol,2006,1(3):421-432.

19. Magee C C. Transplantation across previously incompatible immunological barriers[J]. Transplant Int,2006,19(2):87-97.

20. Montgomery R A,Zachary A A. Transplanting patients with a positive donor-specific crossmatch:a single center's perspective[J]. Pediatr Transplant,2004,8(6):535-542.

21. Lorenz M,Regele H,Schillinger M,et al. Peritransplant immunoadsorption:a strategy enabling transplantation in highly sensitized crossmatch-positive cadaveric kidney allograft recipients[J]. Transplantation,2005,79(6):696-701.

22. Montgomery R A,Zachary A A,Racusen L C,et al. Plasmapheresis and intravenous immune globulin provides effective rescue therapy for refractory humoral rejection and allows kidney to be successfully transplanted into cross-match-positive recipients[J]. Transplantation,2000,70(6):887-895.

23. NKF-DOQITM Work Group. NKF-DOQI Clinical Practice Guidelines for the treatment of anemia of chronic renal failure[J]. Am J Kidney Dis,1997,30(4 Suppl 3):192-240.

24. Kausz A T,Obrador G T,Pereira B J. Anemia management in patients with chronic renal insufficiency[J]. Am J kidney Dis,2000,36(6 Suppl 3):S39-S51.

25. Gane E, Pilmore H. Management of chronic viral hepatitis before and after renal transplantation[J]. Transplantation,2002,74(4):427-437.

26. Fornairon S,Pol S,Legendre C,et al. The long-term virologic and pathologic impact of renal transplantation on chronic hepatitis B virus infection[J]. Transplantation,1996,62 (2):297-299.

27. Han D J,Kim T H,Park S K,et al. Results on preemptive or prophylactic treatment of

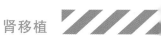

lamivudine in HBsAg（＋）renal allograft recipients：comparison with salvage treatment after hepatic dysfunction with HBV recurrence[J]. Transplantation,2001,71(3):387-394.

28. Bruchfeld A，Stahle L，Andersson J，et al. Ribavirin treatment in dialysis patients with chronic hepatitis C virus infection—a pilot study[J]. J Viral Hepat,2001,8(4):287-292.

29. Chen J H，Mao Y Y，He Q，et al. The impact of pretransplant cytomegalovirus infection on acute renal allograft rejection[J]. Transplant Proc,2005,37(10):4203-4207.

30. Jassal S V，Roscoe J M，Zaltzman J S. Clinical practice guidelines：prevention of cytomegalovirus disease after renal transplantation[J]. J Am Soc Nephrol,1998,9(9):1697-1708.

31. Avery R K，Ljungman P. Prophylactic measures in the solid-organ recipient before transplantation[J]. Clin Infect Dis,2001,33(Suppl 1):S15-S21.

32. Bostom A D，Brown R S Jr，Chavers B M，et al. Prevention of post-transplant cardiovascular disease-report and recommendation of an ad hoc group [J]. Am J Transplant,2002,2(6):491-500.

33. Mailloux L U，Levey A S. Hypertension in patients with chronic renal disease[J]. Am J Kidney Dis,1998,32(5 Suppl 3):S120-S141.

34. Kasiske B L. Risk factors for accelerated atherosclerosis in renal transplant recipients[J]. Am J Med,1998,84(6):985-992.

35. Kasiske B L，Chakkera H A，Roel J. Explained and unexplained ischemic heart disease risk after renal transplantation[J]. J Am Soc Nephrol,2000,11(9):1735-1743.

36. 陈实. 器官移植手术图谱[M]. 武汉：湖北科学技术出版社,2000.

37. Gabriel M Danovitch. 肾移植手册[M]. 张小东,译. 4 版. 北京：人民卫生出版社,2006.

38. 曾凡军,林正斌,沙波,等. 活体亲属供肾 29 例报告[J]. 中华器官移植杂志,2000,21(1):28-30.

39. 曾凡军,刘斌,蒋继贫,等. 亲属活体肾移植 101 例分析[J]. 中华器官移植杂志,2006,27(5):265-267.

40. 章咏裳,曾凡军. 移植肾输尿管长段坏死的外科处理[J]. 中华器官移植杂志,1993,14(1):38-39.

41. 朱兰,陈忠华,曾凡军,等. 国内首例夫妻间配对交换捐肾肾移植报告[J]. 中华器官移植杂志,2012,33(11):666-668.

42. 肖劲逐,张国庆,车宪平,等. 交叉捐肾肾移植术 2 例[J]. 中国现代医学杂志,2008,18(13):1943-1944.

43. Fehrman-Ekholm I，Gabel H，Magnusson G. Reasons for not accepting living kidney donors[J]. Transplantation,1996,61(8):1264-1265.

44. Lee P C，Liang C C，Lei H Y，et al. Use of living unrelated kidney donors [J]. Transplantation,1994,57(7):1134-1136.

45. Ross L F，Rubin D T，Siegler M，et al. Ethics of a paired kidney exchange program[J]. N Engl J Med,1997,36(24):1752-1755.

46. McLellan F. US surgeons do first "triple-swap" kidney transplantation[J]. Lancet,2003,362(9382):456.

47. Ross L F，Zenios S. Restricting living donor/cadaver donor ex-changes to ensure that standard blood type O waitlist candidates benefit[J]. Transplantation,2004,78(5):641-646.

48. Mark D S, Patrick G D, James M G. ABO-incompatible kidney transplantation[J]. Transplantation,2004,78(5):635-640.

49. Beauchamp T L, Childress J F. Principles of biomedical ethics[M]. 5th ed. New York: Oxford University Press,2001.

50. Rawls J. A theory of justice[M]. Cambridge:Belknap Press of Harvard University Press, 1971.

51. Veatch R M. Transplantation ethics[M]. Washington,DC:Georgetown University Press, 2000.

52. Terasaki P I,Gjertson D W,Cecka J M. Paired kidney exchange is not a solution to ABO incompatibility[J]. Transplantation,1998,65(2):291.

53. Woodle E S, Ross L F. Paired exchanges should be part of the solution to ABO incompatibility in living donor kidney transplantation[J]. Transplantation,1998,66:406-407.

54. Delmonico F L. Exchanging kidneys-advances in living-donor transplantation[J]. N Engl J Med,2004,350(18):1812-1814.

55. Ross L F,Woodle E S. Ethical issues in increasing living kidney donations by expanding kidney paired exchange programs[J]. Transplantation,2000,69 (8):1539-1543.

56. Zenios S A,Woodle E S,Ross L F. Primum non nocere:avoiding harm to vulnerable wait list candidates in an indirect kidney exchange[J]. Transplantation,2001,72(4):648-654.

57. Organ Procurement and Transplantation Network (OPTN) data. Available at: http:// www. OPTN. org. Accessed March 26,2004.

58. Ross L F,Zenios S. Practical and ethical challenges to paired exchange programs[J]. Am J Transplant,2004,4(10):1553-1554.

59. Delmonico F L,Morrissey P E,Lipkowitz G S,et al. Donor kidney exchange[J]. Am J Transplant,2004,4(10):1628-1634.

60. Saidman S L,Roth A E,Sönmez T,et al. Increasing the opportunity of live kidney donation by matching for two-and three-way exchanges[J]. Transplantation,2006,81(5):773-782.

61. Montgomery R A,Zachary A A,Racusen L C,et al. Plasmapheresis and intravenous immune globulin provides effective rescue therapy for refractory humoral rejection and allows kidneys to be successfully transplanted into crossmatch positive recipients[J]. Transplantation,2000,70(6):887-895.

62. Jordan S C,Vo A,Bunnapradist S,et al. Intravenous immune globulin treatment inhibits crossmatch positivity and allows for successful transplantation of incompatible organs in living-donor and cadaver recipients[J]. Transplantation,2003,76(4):631-636.

63. Park K,Moon J I,Kim S I,et al. Exchange donor program in kidney transplantation[J]. Transplantation,1999,67(2):336-338.

64. Roth A E,Sönmez T,Ünver M U. Kidney exchange[J]. Quarterly J Econ,2004,119:457.

65. Lucan M,Rotariu P,Neculoiu D,et al. Kidney exchange program:a viable alternative in countries with low rate of cadaver harvesting[J]. Transplant Proc,2003,35(3):933-934.

66. de Klerk M,Keizer K M,Class F H J,et al. The dutch national living donor kidney exchange program[J]. Am J Transplantation,2005,5(9):2302-2305.

67. Leonieke W K,Tatjana V,Willem W,et al. Starting a crossover kidney transplantation program in the Netherlands:ethical and psychological considerations[J]. Transplantation,

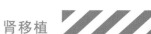

2004,78(2):194-197.

68. 李军,刘龙山,傅茜,等.儿童肾移植105例次单中心临床分析[J].中华器官移植杂志,2016,37(1):6-10.

69. 赵闻雨,张雷,朱有华,等.婴幼儿及学龄前期儿童供肾在儿童肾移植中的应用48例[J].中华器官移植杂志,2016,37(1):1-5.

70. 刘斌,陈花,曾凡军,等.婴儿双供肾成人肾移植的14例报告及手术技术改进[J].中华器官移植杂志,2017,38(2):100-103.

71. 沈茜,徐虹,方晓燕,等.儿童器官捐献供肾-儿童肾移植39例临床分析[J].中华儿科杂志,2016,54(7):531-535.

72. 中华医学会器官移植学分会,中国医师协会器官移植医师分会.中国儿童肾移植临床诊疗指南(2015版)[J/CD].中华移植杂志:电子版,2016,10(1):12-23.

73. Hebert S A,Swinford R D,Hall D R,et al. Special considerations in pediatric kidney transplantation[J]. Adv Chronic Kidney Dis,2017,24(6):398-404.

74. Jordan S C,Tyan D,Stablein D,et al. Evaluation of intravenous immunoglobulin as an agent to lower allosensitization and improve transplantation in highly sensitized adult patients with end-stage renal disease:report of the NIH IG02 trial[J]. J Am Soc Nephrol,2004,15(12):3256-3262.

75. Vieira C A,Agarwal A,Book B K,et al. Rituximab for reduction of anti-HLA antibodies in patients awaiting renal transplantation:1. Safety,pharmacodynamics,and pharmacokinetics[J]. Transplantation,2004,77(4):542-548.

76. Loupy A,Hill G S,Jordan S C. The impact of donor-specific anti-HLA antibodies on late kidney allograft failure[J]. Nat Rev Nephrol,2012,8(6):348-357.

77. Vo A A,Sinha A,Haas M,et al. Factors predicting risk for antibody-mediated rejection and graft loss in highly human leukocyte antigen sensitized patients transplanted after desensitization[J]. Transplantation,2015,99(7):1423-1430.

78. Zachary A A,Montgomery R A,Ratner L E,et al. Specific and durable elimination of antibody to donor HLA antigens in renal-transplant patients[J]. Transplantation,2003,76(10):1519-1525.

79. Higgins R,Lowe D,Hathaway M,et al. Double filtration plasmapheresis in antibody-incompatible kidney transplantation[J]. Ther Apher and Dial,2010,14(4):392-399.

80. Belak M,Borberg H,Jimenez C,et al. Technical and clinical experience with protein A immunoadsorption columns[J]. Transfus Sci,1994,15(4):419-422.

81. Morath C,Beimler J,Opelz G,et al. Living donor kidney transplantation in crossmatch-positive patients enabled by peritransplant immunoadsorption and anti-CD20 therapy[J]. Transpl Int,2012,25(5):506-517.

82. Sethi S,Choi J,Toyoda M,et al. Desensitization:overcoming the immunologic barriers to transplantation[J]. J Immunol Res,2017,2017(11):1-11.

83. Vo A A,Choi J,Cisneros K,et al. Benefits of rituximab combined with intravenous immunoglobulin for desensitization in kidney transplant recipients[J]. Transplantation,2014,98(3):312-319.

84. Kohei N,Hirai T,Omoto K,et al. Chronic antibody-mediated rejection is reduced by targeting B-cell immunity during an introductory period[J]. Am J Transplant,2012,12(2):469-476.

85. Turza K C, Shafique M, Lobo P I, et al. Infectious complications in living-donor kidney transplant recipients undergoing multi-modal desensitization[J]. Surg Infect (Larchmt), 2014,15(3):182-186.

86. Genberg H, Kumlien G, Wennberg L, et al. Long-term results of ABO-incompatible kidney transplantation with antigen-specific immunoadsorption and rituximab[J]. Transplantation, 2007,84(12 Suppl):S44-S47.

87. van den Hoogen M W, Kamburova E G, Baas M C, et al. Rituximab as induction therapy after renal transplantation:a randomized,double-blind,placebo-controlled study of efficacy and safety[J]. Am J Transplant,2015,15(2):407-416.

88. Kim I, Wu G, Chai N N, et al. Anti-interleukin 6 receptor antibodies attenuate antibody recall responses in a mouse model of allosensitization[J]. Transplantation,2014,98(12): 1262-1270.

89. Jones S A, Fraser D J, Fielding C A, et al. Interleukin-6 in renal disease and therapy[J]. Nephrol Dial Transplant,2015,30(4):564-574.

90. Kang S, Tanaka T, Kishimoto T. Therapeutic uses of anti-interleukin-6 receptor antibody [J]. Int Immunol,2015,27(1):21-29.

91. Choy E H, Isenberg D A, Garrood T, et al. Therapeutic benefit of blocking interleukin-6 activity with an anti-interleukin-6 receptor monoclonal antibody in rheumatoid arthritis:a randomized,double-blind, placebo-controlled, dose-escalation trial[J]. Arthritis Rheum, 2002,46(12):3143-3150.

92. Nishimoto N, Yoshizaki K, Miyasaka N, et al. Treatment of rheumatoid arthritis with humanized anti-interleukin-6 receptor antibody: a multicenter, double-blind, placebo-controlled trial[J]. Arthritis Rheum,2004,50(6):1761-1769.

93. Vo A A, Choi J, Kim I, et al. A phase Ⅰ/Ⅱ trial of the interleukin-6 receptor-specific humanized monoclonal (tocilizumab)＋ intravenous immunoglobulin in difficult to desensitize patients[J]. Transplantation,2015,99(11):2356-2363.

94. Woodle E S, Shields A R, Ejaz N S, et al. Prospective iterative trial of proteasome inhibitor-based desensitization[J]. Am J Transplant,2015,15(1):101-118.

95. Cornell L D, Schinstock C A, Gandhi M J, et al. Positive crossmatch kidney transplant recipients treated with eculizumab:outcomes beyond 1 year[J]. Am J Transplant,2015,15 (5):1293-1302.

96. Eskandary F, Wahrmann M, Mühlbacher J, et al. Complement inhibition as potential new therapy for antibody-mediated rejection[J]. Transpl Int,2016,29(4):392-402.

97. Vo A A, Zeevi A, Choi J, et al. A phase Ⅰ/Ⅱ placebo-controlled trial of C1-inhibitor for prevention of antibody-mediated rejection in HLA sensitized patients[J]. Transplantation, 2015,99(2):299-308.

98. Montgomery R A, Orandi B J, Racusen L, et al. Plasma-derived C1 esterase inhibitor for acute antibody-mediated rejection following kidney transplantation: results of a randomized double-blind placebo-controlled pilot study[J]. Am J Transplant, 2016, 16 (12):3468-3478.

99. Viglietti D, Gosset C, Loupy A, et al. C1 inhibitor in acute antibody-mediated rejection nonresponsive to conventional therapy in kidney transplant recipients:a pilot study[J]. Am J Transplant,2016,16(5):1596-1603.

100. Montgomery R A, Lonze B E, King K E, et al. Desensitization in HLA-incompatible kidney recipients and survival[J]. N Engl J Med, 2011, 365(4):318-326.

101. 程莉, 罗正茂, 章晓良. 血浆置换与免疫球蛋白高敏受者脱敏治疗肾移植[J]. 中国组织工程研究, 2012(40):7444-7449.

102. Marfo K, Ling M, Bao Y, et al. Lack of effect in desensitization with intravenous immunoglobulin and rituximab in highly sensitized patients[J]. Transplantation, 2012, 94(4):345-351.

103. Lobashevsky A L, Higgins N G, Rosner K M, et al. Analysis of anti-HLA antibodies in sensitized kidney transplant candidates subjected to desensitization with intravenous immunoglobulin and rituximab[J]. Transplantation, 2013, 96(2):182-190.

104. Loupy A, Suberbielle-Boissel C, Zuber J, et al. Combined posttransplant prophylactic IVIg/anti-CD20/plasmapheresis in kidney recipients with preformed donor-specific antibodies: a pilot study[J]. Transplantation, 2010, 89(11):1403-1410.

105. 胡建敏, 赵明, 李民, 等. 硼替佐米联合利妥昔单抗和血浆置换治疗高致敏等待肾移植患者[J]. 中国组织工程研究, 2013(5):805-810.

106. Fuggle S V, Martin S. Tools for human leukocyte antigen antibody detection and their application to transplanting sensitized patients[J]. Transplantation, 2008, 86(3):384-390.

107. Orandi B J, Luo X, Massie A B, et al. Survival benefit with kidney transplants from HLA-incompatible live donors[J]. N Engl J Med, 2016, 374(10):940-950.

108. Manook M, Koeser L, Ahmed Z, et al. Post-listing survival for highly sensitised patients on the UK kidney transplant waiting list: a matched cohort analysis[J]. Lancet, 2017, 389(10070):727-734.

第十五章

肝移植

第一节　肝移植概述

一、适应证

原则上来讲,各种急性和慢性肝脏疾病,通过常规内、外科治疗无法治愈的均可以考虑实施肝移植。最常见适应证包括各种原因导致的中晚期肝硬化、急性和慢性肝衰竭、遗传及代谢性疾病、原发性肝癌。

二、禁忌证

外科技术和内科治疗的发展使肝移植已经突破了很多以往的禁区,但是仍存在一些严重影响病人存活的并发症,同时由于供肝的缺乏,也使一些预后不良者并不适合实施移植,如原发性肝癌的肝外转移,严重难以控制的感染,心、脑、肺的器质性病变,未能控制的精神性疾病,吸毒和 HIV 感染者。而以下情况属于相对禁忌证,在综合评估风险和成功率后可以考虑实施肝移植,包括高龄(大于 70 岁)、门静脉海绵样变、伴有门静脉癌栓的晚期肝癌等。

三、手术时机

根据病人原发病的不同,可以选择不同手术时机。肝衰竭、肝癌病人由于病情进展快,一旦确诊建议立即进入等待移植名单,尽早手术。对于慢性肝硬化和部分遗传代谢疾病病人,在内科治疗能有效维持肝功能和并发症的基础上,可以选择择期手术,但也应该尽早进入等待名单。

四、等待期治疗

手术前需要进行相关检查以排除可能的手术禁忌证,如行心、肺功能和影像学检查,老年病人行颅脑影像学检查、精神状态评估,行肝外肿瘤排查、传染病检测、肝脏血管的影像学检查。在等待期间,根据病人的原发病不同,需要进行针对性治疗,包括肝功能维护、并发症的防治、肝脏肿瘤的微创治疗(经肝动脉化疗、微波或射频)、肝衰竭病人必要时需进行人工肝治疗等。

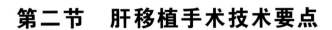

第二节 肝移植手术技术要点

一、供肝切取和修整

采用上腹部器官整体灌注切除,经腹主动脉和肠系膜上静脉插管灌注,下腔静脉置管引出灌注液,经胆囊底插管冲洗胆道,整体切取肝脏和双肾。后台修整,游离出包括全程肝后下腔静脉的肝静脉,包括腹主动脉开口的肝脏动脉、门静脉和胆道。去除肌肉和脂肪组织,结扎血管分支。

二、病肝切除和移植

目前常用的手术方式有原位经典式和背驮式两种。

上腹部双肋缘下切口进腹,对于肿瘤病人需先行探查有无肝外肿瘤病灶,肝门淋巴结有无肿大,必要时行淋巴结快速病理检查,若有淋巴结转移,需要考虑放弃移植手术或者术中行淋巴结清扫。解剖第一肝门,游离、切断、结扎肝动脉和胆管,游离门静脉。分离左右三角韧带,解剖第二肝门,显露肝静脉和肝上下腔静脉。游离显露肝下下腔静脉。

（1）若采用原位经典式肝移植,则分别阻断门静脉和肝上、下下腔静脉,切除病肝。供肝植入,先端端吻合肝上下腔静脉、肝下下腔静脉和门静脉,然后同时开放,恢复肝脏的门静脉灌注。

（2）若采用背驮式肝移植,则先钳夹切断门静脉,将肝脏向上翻转,逐一结扎肝短静脉至肝静脉水平,在肝静脉汇入口下方部分或全部阻断下腔静脉,切除病肝,保留的部分肝静脉和下腔静脉成形,成为宽大的 V 形开口。供肝下腔静脉近心端后壁纵向切开,与受体 V 形开口进行吻合,供肝下腔静脉远端结扎。再行门静脉端端吻合,开放门静脉灌注。

检查吻合口无出血和狭窄扭转后行肝动脉的端端吻合,受体端可以选择肝固有动脉或肝总动脉,也可经腹主动脉或脾动脉搭桥,目的是为确保肝动脉血流。

胆道重建首选胆道的端端吻合,在受体胆道存在病变时可选择胆肠吻合。如果存在吻合口狭窄或者吻合口漏的风险,可以选择胆道 T 管引流或者内支架。

第三节 肝移植术后并发症及处理

一、原发移植肝无功能或功能延迟恢复

由于供肝质量或者手术创伤及病人自身因素均可影响移植肝功能恢复,除了对症治疗,还可行血液透析和人工肝治疗,但只有再次肝移植才能挽救病人生命。

二、出血

在移植肝功能恢复正常的情况下,因为病人自身凝血功能异常导致的出血风险急剧下降,术后出血更多是由外科原因导致,当然术后消化道或者呼吸道甚至颅内出血则是和病人的原发病或其他基础疾病相关。可能的外科因素包括创面止血不彻底、结扎脱落、吻合口破裂出血等。在发现出血后,除了抗休克治疗、积极补液输血以外,还需要进行纠正凝血功能的处理,包括输注血浆、冷沉淀、纤维蛋白原等。同时应积极寻找出血原因,及时手术治疗。呼吸道和消化道的出血可以采用内镜治疗,颅内出血必要时也需行手术减压。

三、血管并发症

主要包括吻合口的狭窄、扭转和漏,多由外科技术原因导致。门静脉血栓形成除了吻合因素外,更多是由术中门静脉机化血栓取栓导致,因此术后的抗凝治疗对于预防血栓形成尤为重要。手术后早期出现的肝动脉血栓必须立即处理,介入溶栓、扩张或者手术重新吻合,一旦失败需要考虑再次移植。但是术后3个月或更晚时间出现的肝动脉血栓大多可以自行再通或者建立侧支循环。肝静脉狭窄或血栓形成多见于部分肝移植或者背驮式肝移植,由吻合口过小或者肝脏生长后扭转导致,部分病例可通过介入纠正,否则可导致急性肝衰竭或者肝脏的萎缩,预后不良。

四、胆道并发症

术后近期的并发症主要包括胆漏和吻合口狭窄,其发生和吻合技术欠佳、局部动脉血供不良、感染等因素有关,远期并发症主要是胆道狭窄和结石形成,主要和血供不良和慢性胆道感染有关。预防措施包括减少缺血时间、保证肝动脉灌注、避免胆管周围的过分分离和止血操作、显微吻合、适当地选择内支架或者T管引流。一旦发生可通过内镜逆行胰胆管造影(ERCP)治疗,或者行胆肠吻合,严重胆道病变者需要再次进行肝移植。

五、感染

术后早期的感染包括手术部位的感染,如腹腔感染、胆道感染等,也包括肺部、插管等非手术部位的感染。除了继发于胆漏、肠漏等因素外,局部引流不畅是腹腔感染的主要原因,在抗感染治疗无效时需要手术消除病因,清除感染灶,充分引流。非手术部位的感染更多和病人全身状况差、免疫抑制过强有关,院内感染常见。在纠正全身状况、减少免疫抑制剂用量基础上,采用强效广谱抗生素、抗真菌药治疗。病毒(如CMV)感染,在移植术后也较为常见,有时并不出现感染症状,可以和细菌感染同时出现,通过检测血的病毒指标有利于早期发现或者确诊。及时使用抗病毒药物和调整免疫抑制剂可以有效治疗病毒感染和预防其发生。

六、肝炎再感染或复发

乙型肝炎病人在术中和术后已经采用了足够的抗病毒治疗,复发或再感染多见于HBV变异或术前HBV DNA阴性术后没有采用核苷类药物治疗的病人。对于术前乙型肝炎表面抗原阴性,术后未行抗病毒预防治疗的病人,需要定期行乙型肝炎病毒标志物检测。一旦发现病人HBV DNA阳性,立即口服核苷类药物治疗。既往患乙型肝炎的病人还需要进行HBV变异株的检测,以选择合适的抗病毒药物。丙型肝炎术后复发可以采用新型口服的抗病毒药物治疗,如索非布韦。

七、肿瘤转移或复发

目前针对肝癌的复发和转移尚无有效的预防手段,全身化疗可能减少部分病人的复发风险,mTOR抑制剂有一定的抑制肿瘤生长的作用,可以在移植术后使用。一旦出现肿瘤复发,根据复发的部位和数量,可以采用分子靶向治疗(多吉美)、局部切除治疗、微波或射频治疗、放疗和全身化疗等方法,再次移植不建议采用。

第四节　儿童肝移植

肝脏移植的起源和创新多数来源于儿童肝移植。1963年,美国Starzl教授实施了全球首

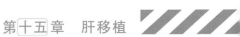

例肝移植,病人为 3 岁的胆道闭锁病儿,但因为术中出血无法控制,病儿死于手术台上。1967 年,Starzl 成功完成全球首例肝移植,病人是 1 岁半的肝癌病儿,病儿顺利出院,存活 400 多天后死于肿瘤复发。1981 年,法国 Bismuth 为一位 10 岁的致死性肝内胆汁淤积综合征(Byler 病)病儿完成首例减体积肝移植。1988 年,德国 Pichlmayr 为解决儿童供肝短缺完成首例劈离式肝移植。1989 年,巴西 Raia 和澳大利亚 Strong 首创活体肝移植,分别将两位母亲的肝左外叶移植给 4 岁和 1 岁的胆道闭锁病儿。

一项对 1984—1988 年接受常规尸体肝移植的病人的前瞻性研究发现,超过半数的肝移植病人可存活 20 年,其中更多的是儿童。这一人群的社会重建效果显著,分别有 74% 和 19% 的儿童完成了高中学业和上了大学,50% 的儿童参加了工作或成为主妇。超过 1/3(37%)的儿童结了婚,并且其中 79% 的病人婚姻未受影响。根据目前相关的研究,我们相信儿童活体肝移植的效果会优于儿童常规尸体肝移植的效果。2012 年,肝移植之父 Starzl 报道世界上存活时间最长的儿童肝移植受者已存活 43 年。

目前,通常认为儿童肝移植的 1 年和 5 年生存率可分别达到 90% 和 80%。有经验的活体肝移植中心 5 年生存率可达 95%;Kasahara M 总结日本 1989—2010 年的 2224 例儿童肝移植,其 10 年和 20 年的生存率分别达 83% 和 80%。

一、适应证和手术时机

儿童肝移植的适应证与成人不同,很少为病毒性肝炎所致的终末期肝病,它主要分为胆汁淤积性肝病、遗传代谢性疾病、暴发性肝衰竭、肝脏肿瘤和其他疾病五大类。其主要适应证有胆道闭锁(50%)、代谢性肝病(13%)、暴发性肝衰竭(11%)、肝母细胞瘤(2%)和再次肝移植(3%)。

儿童肝移植的手术时机比较复杂,应综合考虑 PELD 评分、内外科治疗是否有效、生长发育情况和生活质量等。病儿确诊为急性肝衰竭或急性失代偿期肝病时,需制订紧急肝移植治疗方案。对于胆道闭锁病儿,出生 2 个月后才明确诊断、Kasai 手术减黄效果差、术后反复胆管炎或总体生活质量差者均需行肝移植。当诊断为治疗无效或无法治疗的代谢性肝病(如尿素循环缺陷、胆红素代谢障碍、原发性高草酸尿症 1 型等)时,虽然其肝功能和形态均可正常,但进展至代谢性功能失代偿或不可逆肝外器官损害的风险高,也要行肝移植。肝母细胞瘤不能手术切除但又没有发生转移,或者伴有肺转移但经过新辅助化疗后转移灶消失或者可行肺切除,仍可考虑肝移植。肝癌肝移植的米兰标准不适用于儿童,对于不能切除的没有肝外转移和大血管侵犯的肝细胞癌,不论大小和数目,均可行肝移植。慢性肝病儿童有静脉曲张出血、顽固性腹水、反复发作的胆管炎、自发性细菌性腹膜炎、瘙痒、进行性脑病或者不可纠正的凝血功能障碍等,也可行肝移植。另外,与成人的不同之处在于,无法纠正的生长发育障碍相关的症状和体征也是儿童行肝移植的重要指征。

儿童肝移植适应证如下。

(1)胆汁淤积性肝病:胆道闭锁、Alagille 综合征、进行性家族性肝内胆汁淤积症、原发性硬化性胆管炎等。

(2)遗传代谢性疾病:合并器质性肝损伤,如肝豆状核变性、I 型酪氨酸血症、糖原贮积症、α1-抗胰蛋白酶缺乏症、囊性纤维化、尼曼匹克病、胆汁酸合成障碍、线粒体病等;无器质性肝损伤,如尿素循环障碍性疾病、家族性淀粉样多发性神经病变、原发性高草酸尿症、Crigler-Najjar 综合征、枫糖尿症、纯合子家族性高胆固醇血症等。

(3)暴发性肝衰竭。

(4)肝脏肿瘤:肝母细胞瘤、肝癌、婴儿型肝脏血管内皮瘤等。

(5)其他:病毒性肝炎肝硬化、自身免疫性肝炎、隐源性肝硬化、布-加综合征、门脉性肺动脉高压、Caroli 病、先天性肝纤维化、再次肝移植等。

二、禁忌证

1. 绝对禁忌证

（1）难以控制的全身性感染。

（2）肝脏恶性肿瘤合并无法彻底清除的肝外转移灶。

（3）合并严重的心、肺、脑等重要脏器器质性病变。

（4）获得性免疫缺陷综合征。

（5）其他：C 型尼曼匹克病、严重的多器官受累的线粒体病（如 Alper's 综合征、丙戊酸钠诱导的肝衰竭）等。

2. 相对禁忌证

（1）经化疗后仍快速进展或合并静脉侵犯的肝癌。

（2）广泛的门静脉系统血栓形成。

（3）药物难以控制的门脉性肺动脉高压。

（4）HIV 携带者。

（5）经多学科干预仍无法控制的高度不依从性。

（6）噬血细胞性淋巴组织细胞增多症。

三、手术方式

儿童肝移植的手术方式主要分为全肝移植和部分肝移植。全肝移植包括原位经典式肝移植与背驮式肝移植；部分肝移植包括减体积肝移植、劈离式肝移植与活体肝移植。为了充分利用供肝，减体积肝移植现已很少使用；劈离式肝移植在尸体肝相对多的欧美国家开展较多；活体肝移植在亚洲及其他尸体肝缺乏的国家普遍开展。对于某些特殊的情况还可选择多米诺肝移植与辅助性肝移植。

行全肝移植时，儿童肝移植受者因为年龄小、体重低、血管纤细，其手术难度比成人大，术后发生血管并发症的风险也高于成人。Beker 等分析 71 项研究后发现，即使使用显微外科技术，肝移植术后早期肝动脉血栓的发生率儿童为 8.3%，成人为 2.9%。

部分肝移植已成为很多国家儿童肝移植的主要供肝方式，其可选择的供肝类型有左外叶、带或不带尾状叶的左半肝、带或不带肝中静脉的左半肝、带或不带肝中静脉的右半肝、右后叶、减体积的左外叶或单段移植物。

劈离式肝移植指将一个供肝劈离为管道结构完整的两个移植物，通常左外叶给儿童受者，右三叶给成人受者。劈离式肝移植早期结果不理想，但是伴随活体肝移植手术技术的进步和严格的供体选择标准的建立，目前多认为其应用于儿童肝移植的效果不受影响。用于劈离的供体通常需满足如下条件：①年龄不超过 50 岁；②体重大于 40 kg；③肝功能指标在正常值 5 倍以内；④无脂肪肝；⑤血流动力学稳定；⑥合适的管道解剖结构。

现在学者们已公认儿童活体肝移植的效果优于全肝移植。虽然技术难度更大并且将健康的供体置于手术风险，但是它有着自身的优点：可选择必要的时间进行手术，避免受体长时间等待导致病情过重或死亡；经过严格的供体评估，供肝质量好并且缺血时间短；亲属供肝有免疫学的优势，并且成人供体通常情况下只需捐献占全肝约 1/5 的肝左外叶。婴幼儿肝移植占到儿童肝移植的绝大多数，所以即使成人捐献肝左外叶，也常导致移植物受体体重比大于 4.0%，形成"大肝综合征"。选择活体移植物类型时最好能达到移植物受体体重比为 0.8%～4.0%，并且通过影像学测量移植物最大前后径要小于肝脏区域儿童腹腔的前后径。以最具代表性的活体肝左外叶移植为例阐述儿童活体肝移植管道吻合的手术技术要点如下。

1. 肝静脉吻合　移植物的肝左静脉与受者下腔静脉的肝静脉开口处吻合。使用足够大的受者下腔静脉上 3 个肝静脉开口做吻合,并且修剪供体肝静脉使其足够短以防止扭曲,这是避免发生肝静脉和下腔静脉并发症的主要措施。

2. 门静脉吻合　左外叶移植物的门静脉左支与受者门静脉吻合。通常受者门静脉直径比较细,需选取门静脉主干剪斜面或保留其左右支分叉处与供者门静脉左支吻合(图 15-1(a)、图 15-1(b))。经常会发现受者门静脉狭窄至直径小于 4 mm 或者管壁硬化,此时可切除受者门静脉段选取肠系膜上静脉与脾静脉汇合处与供者门静脉左支吻合(图 15-1(c));若两者之间长度不够则需选取血管如受者的卵巢静脉或肠系膜下静脉来搭桥(图 15-1(d))。但是如果用于搭桥的血管均不够粗,则需保留受者狭窄的门静脉,将用于搭桥的血管剪成补片来增加狭窄门静脉的管径(图 15-1(e))。在改进门静脉吻合技术的同时,阻断门静脉侧支循环改善门静脉入肝血流同样重要。

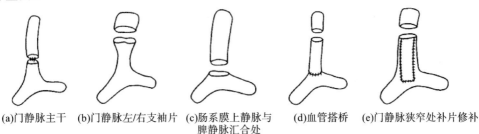

(a)门静脉主干　(b)门静脉左/右支袖片　(c)肠系膜上静脉与脾静脉汇合处　(d)血管搭桥　(e)门静脉狭窄处补片修补

图 15-1　受体门静脉吻合部位的选择

3. 动脉吻合　左外叶移植物的肝左动脉与受者肝动脉进行吻合。因供肝左动脉细短和儿童受者血管纤细,需在 10 倍显微镜下间断缝合。移植物出现 2 支肝动脉的概率约 30%,此时可先吻合较粗的一支,开放后若另一支呈现搏动性回血,则另一支肝动脉可以不吻合。移植物肝左动脉与受体代偿性增粗的肝动脉的口径常不匹配,此时可采用斜面、鱼嘴、漏斗形或端侧吻合等吻合方式(图 15-2)。

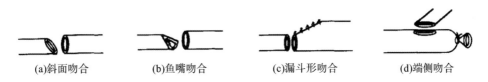

(a)斜面吻合　　　(b)鱼嘴吻合　　　(c)漏斗形吻合　　　(d)端侧吻合

图 15-2　不同的动脉吻合方式

4. 胆管吻合　移植物的左肝管与受者空肠行 Roux-en-Y 胆肠吻合或者与受者胆总管行端端吻合。采用前、后壁间断缝合方式。因儿童受者多为胆道闭锁或因婴幼儿生长过程中胆道吻合口容易扭转,所以多采用胆肠吻合。

四、围手术期处理

儿童受者的围手术期处理在很多方面与成人受者不同。首先儿童受者不能配合治疗,相比于成人管理更加困难。术前往往存在明显的生长发育障碍,主要与营养衰竭有关,需要最大限度地纠正受体移植前营养状况。给予高热量及高蛋白饮食,通过中链脂肪乳配方提供正常热卡需要量的 150%,补充脂溶性维生素 A、D、E、K 和矿物质,必要时通过胃管或肠外营养途径补充营养。心理评估对儿童受者非常重要,用药依从性差和青少年叛逆期直接影响长期效果。慢性肝病儿童肝移植前应完成所有年龄对应的疫苗接种,对逾期没有完成者应加速完成,家庭成员和家庭密切接触者也要做到疫苗接种这一点。术前必须检测 EBV 和 CMV 抗体水平,若没有免疫力则术后需采用预防性抗病毒治疗,这样做已明显改善儿童肝移植的效果。发生血管并发症的风险高,术后需要更强的抗凝治疗。儿童受者的生理代谢不同,所需的免疫抑制剂往往高于成人单位体重计算的药物剂量,其浓度波动也很大,需要进行更严密的监测。

五、术后并发症的处理

下文重点介绍与成人肝移植有所不同的术后并发症。

1. 大肝综合征 当移植物受体体重比大于4%时容易发生,导致关腹困难,此时强行关腹可造成对供肝的压迫,可先行网片或皮肤缝合等,待供肝体积缩小后二期关腹。

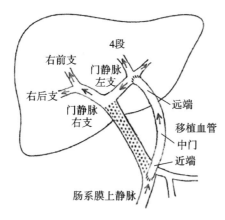

图 15-3 Meso-Rex 分流

2. 门静脉血栓 发生率5%～10%,最常见于胆道闭锁疾病,主要与门静脉发育不全有关。早期发现后即刻行血栓取出和修正门静脉吻合可以挽救移植物。门静脉吻合口狭窄可行介入支架放置或气囊扩张。完全阻塞的迟发性门静脉血栓(PVT)需行分流手术,如脾切除＋近端脾肾分流、肠系膜上静脉门静脉脐部分流即 Meso-Rex 分流(图 15-3)。

3. CMV 感染 此为常见的感染之一,临床表现无特异性。CMV-DNA 阳性、新发的 CMV-IgM 阳性或 PP65 抗原阳性均可诊断 CMV 感染。接受 CMV 抗体阳性的供肝而自身 CMV 抗体为阴性的儿童是术后 CMV 感染的高危人群;过大剂量免疫抑制剂的应用也会明显增加 CMV 感染风险。移植后预防性抗病毒治疗可显著减低 CMV 感染率。更昔洛韦与缬更昔洛韦是抗 CMV 感染最有效的药物,其他二线用药包括膦甲酸钠、西多福韦、抗 CMV 免疫球蛋白等。

4. EBV 感染与移植后淋巴组织增生性疾病(PTLD) 对于大多数 PTLD 病人,EBV 感染在其发病上起着关键性作用。PTLD 在移植术后 1 年内较常见,且多见于 5 岁以内病儿,其在儿童肝移植术后的发病率约为 3%,死亡率为 12%～60%。对于术后不明原因发热、淋巴结肿大的病儿,PTLD 的诊断需结合组织病理学结果或其他检查(如 EBV-DNA)予以明确。PTLD 的主要治疗手段为减少免疫抑制剂用量、静脉注射免疫球蛋白和抗 CD20 单克隆抗体,其他治疗还包括化疗、放疗、手术治疗等。

第五节 活体肝移植

通过切取活体捐献者的部分肝脏作为供肝实施的肝移植称为活体肝移植。作为供肝来源不足的补充,活体肝移植技术广泛运用于儿童肝移植和部分成人肝移植。

一、供体评估

1. 伦理学评估 根据中国的法律规定,活体捐献仅限于 3 代以内的亲属,因此捐献者必须提供相关的法律材料以备伦理委员会审核,同时捐献者及其直系亲属必须签署知情同意书,充分知晓捐献手术的风险。

2. 医学评估 捐献者需要排除遗传性、传染性、全身或者重要脏器的急性和慢性疾病,并且和受者的血型相同或者相容,特殊情况可以进行跨血型捐献。常规术前检查应包括心肺功能状况评估,包括心电图、心脏彩超、肺部 CT 平扫等,必要时需要进行冠状动脉 CTA 检查和肺功能检查。捐献者需要进行肝脏影像学和功能评估,确定是否存在脂肪肝、评估肝脏体积、了解血管(包括肝动脉、门静脉、肝静脉)和胆道的分布,从而确定切取哪一部分肝脏。目前通过计算机辅助的三维成像或者3D重建可以清晰显示肝脏的各种管道分布,术前模拟肝切除后的效果,计算各部分肝脏体积,方便确定供体手术方案。由于需要兼顾供者和受者的安全,临床上通常以移植病人的GR/WR(移植物受体体重比)是否达到0.8%,同时捐献者剩余肝脏体积不小于30%来确定如何切取供肝。对于儿童肝移植,由于病人体重较轻,成人捐献者一般切取左肝,或者左外叶,甚至对于低体重病儿Ⅱ、Ⅲ肝段即可满足其需要。而对于成人病人,根据受者体重可以选择供体左半或者右半肝,满足GR/WR至少大于0.8%,以避免出现"小肝综合征"。一般来说切除供者包括肝中静脉在内的左半肝对供体来说是安全的,而包括肝中静脉在内的扩大右半肝切除,尽管有文献报道同样对供体安全,但是考虑到捐献者的潜在风险和生活质量的下降,仍需要综合评估后实施。

二、供体手术

同常规肝脏手术前准备,可以选择通过腹腔镜辅助或者开放手术实施肝切除。采用"无出血"肝切除技术劈离肝实质,断面止血,分离显露第一肝门、第二肝门各管道结构,阻断需切除肝脏的流入和流出道后切断取出供肝,封闭血管、胆道残端。供肝在体外通过门静脉和肝动脉进行低温灌注保存。肝脏修整主要是流出道的重建,部分右肝存在多个肝静脉流出道开口(如第5、8段在肝中静脉的开口)或者流出道较短,需要通过血管成形(图15-4)以利吻合或者搭桥以避免肝淤血坏死导致供肝体积不足(图15-5)。

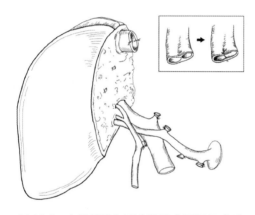

图15-4　右肝静脉和肝中静脉共同开口成形

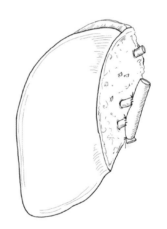

图15-5　右半供肝第5、8段开口和建立搭桥

三、受体手术

同常规肝移植的病肝切除,但需保留病人的下腔静脉完整。供肝以原位背驮式植入(图15-6),肝静脉和下腔静脉的端侧吻合,门静脉端端吻合和肝动脉重建。胆道重建根据病人胆道情况可以采用胆道的端端吻合或者胆肠吻合。

四、常见外科并发症

1. 供体肝断面的胆漏和出血　多由创面处理不彻底导致,常规充分引流可以治愈,必要时可能需要手术处理。

2. 供体术后肝功能不良　多由保留肝脏体积不足或者肝中静脉切除后靠近断面的部分肝组织回流障碍导致。尽可能保证供者剩余肝体积大于35%,术前充分评估,确定肝脏手术切线,减小肝中静脉切除对供体的影响。

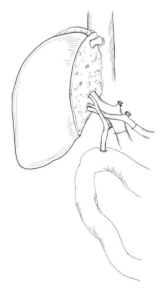

图15-6　右半供肝背驮式肝移植

3. 移植肝静脉梗阻　多由流出道开口不够宽大或者肝脏体积增大后吻合口扭转导致。受体下腔静脉吻合开口位置的合理选择和供肝摆放可以减小扭转的影响,发生狭窄可以采用介入扩张或者内支架治疗。

4. 门静脉狭窄　可由吻合因素或者肝脏体积增大后扭转导致,早期发现并通过经皮穿刺门静脉放置内支架治疗可以缓解,一旦发展到急性肝衰竭再处理则预后不佳。因此术后连续的超声或者 CT 检查尤为重要。

5. 肝动脉狭窄或血栓形成　多由吻合技术不佳导致,部分由供体和受体肝动脉口径差异较大且血液高凝导致。前者必须再次手术重新吻合,必要时行血管搭桥,后者可以通过抗凝或者介入治疗缓解。

6. 胆道狭窄或胆漏　由供肝胆道较短、吻合口张力高或者胆管剥离过多导致。

（陈孝平　陈知水　魏　来　王少发）

▶▶ 参考文献

1. Parkin D M, Bray F, Ferlay J, et al. Global cancer statistics, 2002[J]. CA Cancer J Clin, 2005, 55(2):74-108.

2. Mazzaferro V, Regalia E, Doci R, et al. Liver transplantation for the treatment of small hepatocellular carcinomas in patients with cirrhosis[J]. N Engl J Med, 1996, 334(11):693-699.

3. Leung J Y, Zhu A X, Gordon F D, et al. Liver transplantation outcomes for early-stage hepatocellular carcinoma: results of a multicenter study[J]. Liver Transpl, 2004, 10(11):1343-1354.

4. Yao F Y, Ferrell L, Bass N M, et al. Liver transplantation for hepatocellular carcinoma: comparison of the proposed UCSF criteria with the Milan criteria and the Pittsburgh modified TNM criteria[J]. Liver Transpl, 2002, 8(9):765-774.

5. Wong L I. Current status of liver transplantation for hepatocellular cancer[J]. Am J Surg, 2002, 183(3):309-316.

6. Onaca N, Davis G L, Goldstein R M, et al. Expanded criteria for liver transplantation in patients with hepatocellular carcinoma: a report from the International Registry of Hepatic Tumors in Liver Transplantation[J]. Liver Transpl, 2007, 13(3):391-399.

7. 郑树森, 胡振华. 中国肝移植的发展趋势[J]. 外科理论与实践, 2006, 11(4):277-279.

8. 樊嘉, 周俭, 徐泱, 等. 肝癌肝移植适应证的选择: 上海复旦标准[J]. 中华医学杂志, 2006, 86(18):1227-1231.

9. 陈知水, 曾凡军, 明长生, 等. 肝癌病人接受肝移植的价值评估[J]. 中华器官移植杂志, 2004, 25(1):8-9.

10. Jou J H, Chen P H, Jazwinski A, et al. Rates of surveillance and management of hepatocellular carcinoma in patients evaluated at a liver transplant center[J]. Dig Dis Sci, 2010, 55(12):3591-3596.

第十六章
心脏移植

第一节　心脏移植概述

一、心脏移植发展简史

对于多种病因导致的终末期心脏病和各种内、外科治疗方法均无效的心功能衰竭,心脏移植是唯一有效的治疗方法。经过免疫学家、移植医生和心脏外科专家的不懈努力和共同协作,心脏移植经历了曲折发展,大致分为五个阶段,依次为实验心脏移植探索期、临床心脏移植创始期、临床心脏移植低潮期、心脏移植飞速发展时期(CsA时代)、心脏移植成熟期(此期心脏移植已成为常规移植手术,广泛应用于临床实践)。

真正科学意义上的心脏移植的历史最早可追溯到1905年Carrel的心脏移植犬试验,他首创了血管吻合技术并将小犬供心脏移植到大犬受者的颈部,在血流开放1小时后观察到移植心脏的心室搏动,由于当时没有肝素和适当的心肌保护,心脏于2小时后因凝血而停搏。作为血管吻合技术发明者和心脏移植的开拓者,Carrel获得1912年诺贝尔生理学或医学奖。1946年Demikhov开始胸腔内原位心脏移植的动物实验并最终获得成功,经过长达8年的反复尝试,在250例心脏移植实验中有1例犬存活达32天。1958年Goldberg将体外循环技术首次运用于心脏移植,1960年Lower等建立心脏移植标准化手术方式并沿用至今:将供心浸没在4℃生理盐水进行心肌的低温保护,保留受者两个心房与供心的左、右心房分别吻合,将供心与受者的主动脉和肺动脉吻合。连续8只原位心脏移植犬中5只良好存活6~12天。这时医学界已经认识到免疫排斥反应,并开始研究心脏移植排斥。

人类原位心脏移植是以异种移植开始的。1964年美国Hardy首次将猩猩的心脏移植入人的胸腔,但只搏动了1小时。1967年12月4日是临床心脏移植的开端,南非的Barnard医生因成功进行了首例人类心脏移植而永载史册,他使用硫唑嘌呤和糖皮质激素进行免疫抑制,病人术后一度心功能良好,存活了18天后死于肺部感染。2个月后他又进行第二例心脏移植,病人60岁,心脏移植术后存活了2年11个月。此后心脏移植渐渐在多个国家展开,但当时对心肌低温保护和排斥反应的认识不足使绝大多数心脏移植受者早期死亡,心脏移植发展缓慢,许多移植中心停止了这项工作,使心脏移植进入了低潮时期,至1976年全世界64个移植中心共开展心脏移植314例,其中仅62例存活。

1976年环孢素A问世以来有效地抑制了急性排斥反应,是器官移植划时代的重大转折,大大提高了包括移植心脏在内的各种移植器官的存活率,使心脏移植从临床试验走向临床实践,手术例数增多,成功率、长期存活率增高了数十倍。国际心肺移植学会统计,1980年共计170

个移植中心共完成 2500 例临床心脏移植。此后心脏移植快速、稳定发展,成为治疗终末期心功能衰竭的常规移植手术。2001 年在全世界累计达到 57818 例,2009 年已超过 70000 例。每年开展心脏移植的例数以 1997 年的 4157 例为历史最高峰,随后心脏移植数量开始逐渐减少,2003 年移植数量降至 3135 例。这个数字的下调和波动与过去不同。此时心脏移植在手术及抗排斥上已达到成熟,而交通法规的健全、交通事故减少导致脑死亡数量的减少是心脏移植数量下降的最主要原因。70%~90%的供体平均年龄在 23~32 岁。国际心肺移植学会总结了63000 例心脏移植的长期生存率,5 年生存率约为 65%,10 年生存率约为 45%,而 15 年生存率约为 23%。平均生存时间为 9.3 年。很多大的移植中心例数达到每年 100 例以上,1 年存活率超过 90%,5 年存活率超过肝、肾、胰、肺移植,成为各种器官移植中长期疗效最好的移植手术。心脏移植受者年龄最小为出生后 21 天,手术效果良好。

近年来虽然器官保护手段不断进步,技术和认识水平也不断提高,但心脏移植的生存率一直以来没有大的变化,可能原因如下:更多严重的病人进行了心脏移植;使用了一些边缘性的供体心脏;新兴的心脏移植中心存在学习曲线问题。目前在许多经验成熟的心脏移植中心心脏移植的手术成功率达到 90%以上,1 年存活率达到 80%以上。心脏移植后病人生活质量是衡量心脏移植的有效性和有益性的重要指标。国际心肺移植学会统计研究表明,80%存活病人具有全身体力活动水平,活动强度与经历肾、肝或胰移植术后病人相似;有 50%~75%的生存者再就业,且对生活的满意程度很高。长期随访心脏移植受者大部分心功能良好,不仅可正常生活,部分人经过专门训练还可耐受剧烈运动,例如,1985 年一位心脏移植病人参加美国波士顿马拉松比赛可持续奔跑 6 小时而无心力衰竭表现。

现在全世界心脏移植每年波动在 3000~4000 例,由于供体限制,这个数字已难以突破。改进供体心脏的保护技术,延长供心保存时间(从目前的 4~6 小时延长到 10 小时以上),能够拓宽供体的来源,是现在增加心脏移植数量的关键,也是心脏移植科研工作的重点。现在不断有新的心脏移植保存液和保存方法问世并取得革命性进展。例如,英国剑桥郡帕普沃斯医院布鲁斯·罗森戈德领导的医疗小组,利用美国波士顿一家公司开发的一种移植器官护理系统,其特点是对移植心脏给予类似体外循环的持续氧合供血并将移植心脏维持在略低于人体温度(34~35 ℃),使被移植的心脏在体外始终保持着搏动的状态,此方法维持心脏跳动 12 小时以上。最终将其移植到了一名病人体内并获得成功,病人术后恢复顺利。这意味着,传统的低温无灌流器官保存适用于短距离运输,今后持续氧合灌注可使被移植器官“活”的时间更长,因此可以被运送到更远的地方,更大限度增加供心数量及质量。

与其他器官移植一样,随着多种新型高效、安全的抗排斥药物不断问世和手术技巧、围手术期监护不断完善,移植心脏存活率不断提高。然而心脏移植和其他器官移植相比有其明显的特殊性,心脏移植不仅涉及以血管吻合为基础的移植外科手术技术和免疫抑制治疗,还与体外循环、人工肺和心肌保护密切相关,这些研究的进步和心脏移植疗效直接相关。近年来人造心脏的改进也势必大大促进心脏移植的发展。由于供体严重短缺,活体亲属肝、肾移植经过多年发展改良而安全有效,活体移植日益增多并已成为常规手术,大大弥补了供肝、供肾的不足。但心脏移植不可能使用活体供心,很多国家也缺少相关的脑死亡法律,使得活体心脏移植完全不能开展,大量终末期心脏病病人无法救治。所以免疫学家、移植医生试图通过异种心脏移植挽救病人生命,虽然异种移植困难重重,转基因猪供心尚未进入正式临床试验阶段,但供心短缺也迫使人们努力攻关。异种心脏移植有望成为最早应用到人类的移植方法。

二、我国心脏移植发展历史

我国心脏移植开展比国际上晚 14 年,发展缓慢。心脏移植至今和肝、肾移植相比仍明显相对滞后,而在起步上我国心脏移植和肝、肾移植几乎是同时的。1978 年 4 月 21 日,上海交通大

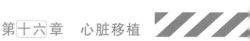

学医学院附属瑞金医院张世泽医生为 1 例风湿性瓣膜心脏病并发展至终末期心功能衰竭的病人实施了我国首例心脏移植,这也是亚洲首例心脏移植,手术获得成功,病人存活 109 天,最终死于排斥反应。这以后心脏移植手术陷于停顿直至 1992 年,1992 年首都医科大学附属北京安贞医院陈宝国医生为 1 例扩张型心肌病病人实施了心脏移植,病人存活了 213 天。同年哈尔滨医科大学附属第二医院夏求明医生开展了多例心脏移植,部分病人长期存活,心功能良好,完全可以正常生活和工作。其中包括 1 例中国乃至亚洲心脏移植最长的存活纪录保持者杨玉民,他于 1992 年 4 月 26 日接受了心脏移植手术并获得成功,共健康存活 18 余年。我国年龄最小的心脏移植受者是出生后 62 天,手术效果良好。截至 2004 年 10 月据中华医学会器官移植学分会统计,我国大陆地区共完成 310 例原位心脏移植,近几年我国北京、上海、福建、哈尔滨、广州、江苏等多个移植中心开始大力开展心脏移植,并且手术成功率和 1 年存活率明显提高。

回首我国肝、肾移植历史,都是经历了早期大量动物模型做科研准备,小心谨慎的临床实践起步,长达 10 余年艰难的小例数临床经验累积,然后几乎是不约而同,全国数十家移植中心大规模开展了肝、肾移植,其手术成功率、1 年存活率、手术数量跳跃发展,迅速达到仅次于美国的世界第二位。目前我国心脏移植虽然远远落后于肝、肾移植,在国际上排名落后,但已完成技术上的原始积累,各大移植中心心脏移植报表上例数已开始成倍或几十倍增加。到 2007 年我国心脏移植总例数达到 600 例。虽然目前只有肝移植的六分之一,肾移植的二十分之一,但与我国过去心脏移植相比已是巨大突破。有雄厚心外科实力的中国医学科学院阜外医院(简称北京阜外医院)、首都医科大学附属北京安贞医院(简称北京安贞医院)、复旦大学附属中山医院(简称上海中山医院)成为我国心脏移植的新兴力量,2006—2007 年北京阜外医院心脏移植总数达到 55 例,上海中山医院达到 58 例,北京安贞医院达到 33 例,现各院总数均达到或超过 200 例并且还在稳定增长。这说明如今在我国,心脏移植作为各种终末期心功能衰竭的有效治疗手段,手术和排斥反应已不再是障碍。相对肝、肾移植,我国心脏移植还有很大的发展空间,各中心也具备大规模开展心脏移植的实力。北京安贞医院于 2004 年建立了心脏移植数据库登记系统,经过 3 年的改进和完善,现已成为指导统计和规范临床工作的重要项目。其内容涵盖了全部移植病人的一般信息、术前情况、手术情况、术后情况及出院后定期随访的结果。通过对移植病人详细信息的录入,可以用该数据库系统地对病人的临床资料进行管理,极大方便了临床与科研工作,标志着我国心脏移植走向正规化。随着我国经济发展、医疗科技进步和手术、治疗经验的进一步积累,器官保存和抗排斥技术的不断完善,可以预计我国心脏移植很快可以达到国际水平。

第二节　心脏移植受者的选择

虽然心脏移植是治疗多种病因导致的终末期心脏病和各种内、外科治疗方法均无效的心功能衰竭的唯一有效的治疗方法,但是并非所有这些病人都能接受心脏移植手术,心脏移植有相对和绝对禁忌证。由于供心有限,在欧美国家,超过 20% 的心脏病病人在等待移植心脏过程中死亡。所以应该科学掌握心脏移植适应证和移植时机,最大限度挽救更多病人的生命。

一、心脏移植的适应证

一般认为符合以下条件的病人可积极准备实施心脏移植。

(1) 60 岁以内。

(2) 各种原因导致的终末期心功能衰竭、顽固性和频发性心律失常严重影响生存质量、不适合手术矫正的复杂先天性心脏畸形,上述病情经正规、系统的内、外科治疗无效,预计心功能难以维持其存活一年，其他脏器无严重损伤的病人。

需要说明的是，若病人还有其他脏器衰竭，可酌情行多器官联合移植。过去年龄曾是相对禁忌，随着手术的成熟，很多高龄（大于65岁）病人接受心脏移植并获得长期存活。由于我国国情特殊，心脏移植远少于肝、肾移植，供心目前相对宽裕，大于60岁并不是绝对禁忌。年龄限制在60岁是因为机体各器官的功能随着年龄的增长而逐渐衰退，60岁以后全身动脉粥样硬化较常见。但病人年龄在60岁以上，其机体各重要器官功能良好，无明显的全身动脉粥样硬化征象仍可作为心脏移植候选人。在欧美国家机械循环辅助装置已广泛应用，各种心脏疾病已经安装机械循环辅助装置，其中心功能仍不能恢复者及顽固性、难治性心律失常病人，以及尽管已经安装自动心脏除颤器，但是仍然频发室性心律失常的病人也可作为心脏移植候选人，而我国应用人工心脏机械循环辅助装置和自动心脏除颤器的尚少。

任何一种心脏病已发展到心力衰竭末期，并经过各种药物积极治疗或多次手术治疗已无恢复心脏功能的可能性时，心脏移植是唯一选择。在具体病种上，以心肌病为主；其次是各种内、外科治疗无效的冠心病，这两类疾病占到心脏移植的70%～90%，冠心病病人心脏移植比例还在逐年增加，已经和心肌病病人心脏移植比例相近；第三位为复杂先天性心脏病及失去手术矫治时机的先天性心脏病，还有少部分心肌炎和心脏瓣膜病、再次心脏移植及内、外科治疗无效的有致死可能的心律失常等。心肌病包括扩张型心肌病、慢性克山病及限制性心肌病，起病隐匿，发病机制不清，不仅有进行性加重的充血性心力衰竭、心脏变形，还常伴有恶性心律失常。冠心病首选内科用药、支架介入、血管搭桥手术。若病人对上述治疗无效或为多血管损害的进行性阻塞性冠状动脉病变，发生严重心肌损害，频发严重心绞痛或不可逆心力衰竭，必须选择心脏移植。

二、心脏移植的禁忌证

心脏移植是特殊的手术，其禁忌证不仅和受者本身病情有关，还与供心匹配及各国国情、法律有关。随着手术技术的进步和抗排斥、抗感染、抗肿瘤药物的问世，许多过去不能进行心脏移植的病人也能接受心脏移植并获得长期存活和满意的生活质量。例如，暴发性肝坏死可同时行肝心联合移植，早期低度恶性肿瘤可手术切除肿瘤后再行心脏移植。

（一）心脏移植的绝对禁忌证

（1）急性严重感染性疾病：包括伤寒、败血症、化脓性感染、播散性粟粒型肺结核、各种寄生虫及病毒感染等。由于心脏移植术后必须长期大剂量服用多种非选择性免疫抑制剂，很容易造成感染扩散、恶化，加快受者死亡。如果在心脏移植术前能有效控制这些感染，仍能正常准备实施心脏移植。

（2）恶性肿瘤：免疫抑制必然加快恶性肿瘤的复发和转移，对手术切除恶性肿瘤不确切或已有复发、转移迹象的恶性肿瘤，高度恶性的恶性肿瘤如原发性肝癌、小细胞肺癌，不适合切除的恶性肿瘤如淋巴肉瘤、白血病者等均不可行心脏移植。

（3）人类免疫缺陷病毒（HIV）阳性：艾滋病病人免疫力丧失而极易发生感染或恶性肿瘤且目前无有效治疗办法，HIV本身也攻击心脏，心脏移植使其雪上加霜，预后不良。

（4）肺动脉压增高：终末期心功能衰竭病人，或多或少都伴有肺动脉高压。其病因是肺血管阻力增加。进行心导管检查时肺动脉收缩压＞70 mmHg，平均压＞60 mmHg，肺血管阻力＞6 Wood单位，即使使用减低肺血管阻力的药物，肺动脉压力仍不降低或无明显降低，这类不可逆的肺动脉高压病人，手术中及手术后就是用了降低肺血管阻力的药物，使用了高浓度的一氧化氮吸入，完成了心脏移植手术，脱离了体外循环，在术后几小时或最多数天内也常因供心右心室不能承受迅速增高的后负荷而发生急性右心衰竭导致心脏移植术后早期死亡。鉴于大多数终末期心脏病病人伴有肺动脉压增高，术前判定肺动脉压力可逆性对手术能否成功至关重要，

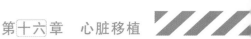

如果肺动脉压力过高且对硝酸甘油和硝普钠无反应,单做心脏移植手术已不能保障病人存活,只能考虑心肺联合移植或者异位并列心脏移植。

(5)血型不合、活动性消化性溃疡、严重结缔组织病、严重的糖尿病、血糖不易控制或处于酮症酸中毒状态、近期脑梗死或脑出血等。

(6)多器官衰竭、出血性疾病、不能耐受手术等。

(7)不能配合治疗、服用毒品或酗酒、有精神障碍者。

(8)和其他器官移植一样,为避免严重的超急性排斥反应,病人的人类淋巴细胞毒素抗体阳性,必须和供体做交叉配合试验。若交叉配合试验为阳性者,绝对禁忌心脏移植。

(二)心脏移植的相对禁忌证

随着心脏移植的广泛开展,各种新型免疫抑制剂的问世,心脏移植的相对禁忌证越来越少。目前,主要有如下几种。

(1)超高龄病人或一个月以内的新生儿。

(2)心肌炎急性发作期。

(3)近期肺梗死者。

三、心脏移植手术时机

符合上述适应证条件而无禁忌证的病人应尽早积极进行心脏移植相关手术准备,如登记血型和 HLA 位点、控制感染、戒烟戒酒、调整血糖和血压、治愈消化性溃疡、检查肝肾及呼吸功能,这些肾移植常规术前检查也适用于心脏移植。用药物维持心功能稳定和降低肺动脉压力。肾移植术要求病人肾衰竭后至少血液透析 3 个月,待病肾完全失去功能再行手术,心脏移植则不同,越早移植,疗效越好,一旦诊断明确,尽早手术才能获得最好的效果。心脏移植实施越晚,心力衰竭越严重,并发症越多,手术成功率越低。美国心脏协会心功能分级标准:Ⅰ级,体力活动正常,日常活动无症状;Ⅱ级,体力活动轻度受限,日常活动即有胸闷、心悸;Ⅲ级,体力活动明显受限,稍有活动即有胸闷、心悸,卧床休息则无症状;Ⅳ级,不能从事任何体力活动,卧床静息下仍感胸闷、气促,需吸氧维持。Ⅲ级心功能者心脏移植 1~2 年存活率为 52%,Ⅳ级心功能者心脏移植 1~2 年存活率为 32%。急性心力衰竭下行急诊心脏移植术一般预后不佳。

第三节 心脏移植供者的选择

与其他器官移植相比,心脏移植供者的选择有以下特殊性,从而影响心脏移植的实施:首先,心脏移植无活体移植的可能性,移植心均来自脑死亡供者,这从数量和质量上严重限制了供心的来源和心脏移植的扩大开展;其次,供心是一个整体,和肝、肺不同,不能减体积使用,对供受者胸腔体积匹配有一定要求,进一步减少了符合条件的供心;最后,心脏是动力器官,心肌对缺血缺氧十分敏感,心脏移植术后要求移植心立即搏动,而不能如同移植肾、移植肝、移植肺靠血液透析等支持系统或保留受者部分肝叶、肺叶,可以长时间支持过渡到移植物恢复功能。相对于血液透析和生物人工肝及人工肺,人工心脏或体外反博还难以长时间稳定地支持心脏移植术后血液循环,供心的质量又直接影响心脏移植受者术后心功能恢复,所以即使在低温器官保存液中,供心的缺血缺氧安全时间仅有供肝、供肾的一半。如果供心因运输等问题超过安全时限(一般为 4~5 小时),为保证病人安全,必须放弃心脏移植手术,以避免术后低心排血量综合征等致命性并发症的发生。

上述原因使可供移植的供心明显减少,脑死亡供者都有相关的致死原因(其诊断标准见相关章节),相对亲属活体供肾、供肝,真正理想的供心十分罕见。所以必须认真评估心脏移植供者的条件,对供者和受者选行灵活的匹配可充分利用好有限的供心,最大限度满足不同病人的需求。如:老龄或中年病人的供心显然不适于青少年病人,但可用于 40 岁以上的病人;乙型肝炎病毒表面抗原阳性供心不适合给予乙型肝炎病毒表面抗原阴性受者,但可给予乙型肝炎病毒表面抗原阳性受者。特殊条件下也可使用"较差"的供心行心脏移植为危重病人过渡,以等待到更好的供心行再次心脏移植。

心脏移植供者年龄是重要因素,一般不应超过 40 岁,由于供心紧缺,欧美国家的移植中心将供心年龄放宽到 50 岁以上。在我国目前仍以青年供心为原则。供者和受者体重相差应不超过 20%。扩张型心肌病病人由于心包腔大,供体体重可以比受体体重大 50%,婴幼儿甚至可以超过 200%。必要时可以比较两者 X 线胸片的心影大小,确定是否匹配。对于肺血管阻力高的受体,应取大的供心,防止术后发生急性右心衰竭。对心脏移植供者应行常规全身检查和心肺检查。

当供心过大时,切开两侧心包一般都可解决问题。当供心偏小时,应进行如下处理:①从上腔静脉到下腔静脉打开供心右心房以适合受体;②留长主动脉、肺动脉残端;③应用前列腺素等减少肺血管阻力;④同步起搏供受体心房以增加心室充盈;⑤提高心率至 120～140 次/分,开始时用异丙肾上腺素或起搏器,而后改用茶碱类药物,必要时给予镇静并过度通气;⑥复灌时应用三碘甲状腺原氨酸(T_3),以减少后负荷。

一、全身检查

(1) 血型、淋巴细胞毒交叉配合试验及 HLA 位点匹配,是防止移植排斥的关键,其原理、方法详见相关章节。

(2) 血常规、肝肾功能、血液病原学筛查(HBV、HCV、梅毒、HIV)。

(3) 有无恶性肿瘤、糖尿病、全身感染或其他全身性疾病。

(4) 有无心脏病病史、高血压史、心脏外伤或心肺手术史。

(5) X 线胸片、CT、磁共振检查、肝胆彩超。

二、心脏检查

(1) 超声心动图检测心脏结构及房室收缩功能、肺动脉压力。

(2) 血压、心率、动脉血气分析,有无心脏杂音或震颤,对 40 岁以上供者争取行冠状动脉造影。

(3) 有无冠心病或心绞痛史,有无血管粥样硬化。

(4) 取心时仔细观察左、右心室的收缩性和结构,注意心肌是否肥厚,瓣膜是否变形或有赘生物,检查冠状动脉有无粥样硬化。

第四节　供心获取

一、供心切取

各国国情对供心切取方式有一定影响。我国供心切取常和其他器官切取同时进行,常受到时间和工作条件的限制,而且 HTK 心脏保存液(HTK 液)和 UW 肝肾保存液(UW 液)不宜混用,取供心前各小组要认真讨论,明确各个组员各自的分工和站位,事先模拟演练,防止因时间紧迫造成混乱而导致重大损失。有的移植中心采用整块切取心肺再在低温和器官保存液下在手术室从容解剖,仔细分离以保障移植心不被损伤。供心切取还需要注意将电锯充足电,将切

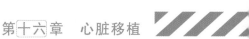

割缝合器、胸骨撑开器和电动吸引器事先试好,麻醉师检查便携气管切开包和气管插管给氧的相关器械,任何细节的疏漏都将导致取心失败,这方面的教训并不少见。

心脏移植供心均来自脑死亡供者,脑死亡后的供体血压不正常,常伴有心动过速或心动过缓等循环系统不稳定情况,故切取前的心肌保护值得重视。目前认为脑死亡对供心的损伤机制如下:①在应激状态下,心交感神经丛的末梢释放大量的去甲肾上腺素导致心肌损伤;②脑死亡供体内的三碘甲状腺原氨酸水平明显降低导致心肌损伤。在切取供心之前必须尽可能维持供体循环和呼吸功能处于最佳状态,避免发生低血压(动脉压<80 mmHg)和(或)低血氧(氧分压<70 mmHg),保护供心的功能。

供心的保护措施应针对心肌结构的保护、能量状态的保护和能量资源的保护。其原则如下:①供心快速地停搏并均匀地降温,从而减少能量消耗,心肌的能量消耗主要由三部分组成,分别为机械做功、维持室壁张力和细胞代谢,前两者约占90%,后者仅约占10%;②停搏液含有相应的离子,并具有高渗性和缓冲性,能防止细胞水肿和酸中毒;③提供能量底物,维持细胞的代谢需要;④添加自由基清除剂,减轻缺血再灌注损伤。

供心保护的特殊性如下:①在心脏移植的过程中,供心先后经历了脑死亡期、热缺血期、冷缺血期和手术移植期,每一阶段各有其特点,保护方法也不完全相同;②供心停搏前后的温度变化比一般的心内直视手术大,对心肌的损伤也大;③供心失去侧支循环的血供,处于完全的缺血、缺氧状态;④供心失去神经系统的支配,仅靠体液来调节其功能;⑤供心在缺血保存期间难以进行灌注,而一般心内直视手术的心脏不经历此阶段。只有充分了解供心保护的特殊性,才能采取相应的保护措施。

二、供心摘取方法

心脏是不耐受缺血的器官之一,所以供心的采取要体现一个"快"字,同时各个环节要紧密配合,尽量缩短配合的时间。供心保护的首要关键是以最快速度使供心停止搏动和降低温度,其他一切操作如分离、结扎血管等均应在心脏停搏降温后进行。有统计资料报道,院内取心组缺血时间在1小时以内,心脏移植术后病人4年的存活率为85%;院外取心组缺血时间在2小时以上,心脏移植术后病人4年的存活率为40%;缺血时间在5小时以上,心脏移植术后病人心功能恢复困难,心脏缺血再灌注损伤严重,难以度过围手术期,预后不佳。

供心切取可分为三个步骤,在实际操作中往往一气呵成,总共5～10分钟。

（一）心脏显露

供者取仰卧位,从下颌至大腿中部用活力碘消毒,铺巾。经胸骨正中切口迅速锯开胸骨并撑开,剪除胸腺,剪开心包并悬吊,撒入大量含水冰屑浸没心脏,使心脏迅速降温。注意充分暴露心包腔,要用牵开器尽可能大地撑开胸腔。手术者先用肉眼迅速观察心脏外观有无异常,心脏大小,左、右心室活动情况。若供体年龄超过55岁或有高血压病史,需用手轻触冠状动脉,检查冠状动脉有无硬化、结节、钙化。为确保缩短供心冷缺血时间,如果明确心脏可用应立即通知受者手术组剖胸准备患心摘除。

（二）心脏灌注

术者首先简单游离升主动脉和肺动脉干间隙,用主动脉阻断钳阻断主动脉远心端,插入粗针头经主动脉灌入高钾停搏液使供心停搏。游离上、下腔静脉,上腔静脉高位游离,在近无名静脉处贯穿一结扎线,向下游离到奇静脉,此时要特别注意保护位于右心房和上腔静脉交界处的窦房结。下腔静脉游离至膈肌,于上腔静脉右心房入口两横指宽以上处置长弯止血钳阻断后切断上腔静脉,结扎断端。升主动脉插管灌注4℃心脏移植保存液,剪开下腔静脉放出灌注液,减轻右心压力。切开右肺静脉远心端以减轻左心压力。此时胸腔迅速积血将严重影响进一步手

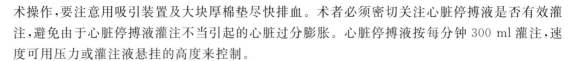

术操作,要注意用吸引装置及大块厚棉垫尽快排血。术者必须密切关注心脏停搏液是否有效灌注,避免由于心脏停搏液灌注不当引起的心脏过分膨胀。心脏停搏液按每分钟 300 ml 灌注,速度可用压力或灌注液悬挂的高度来控制。

(三)心脏切除

分离主动脉和肺动脉间隔游离主动脉和肺动脉,升主动脉远端游离至无名动脉起始部,肺动脉从分叉处游离至左、右肺动脉主干,将手伸入心包横窦,握住心底大血管向下牵引,于无名动脉起始处离断升主动脉,于左、右肺动脉交叉处切断肺动脉,再于左、右 4 根肺静脉交叉处切断肺静脉,将心脏向上掀起,分离并剪断与左、右心房及心底大血管相连接的纵隔组织。将供心移出胸腔,完全浸入装有 4 ℃保存液的无菌三层塑料袋中。用碎冰保温箱运输。预计供心总缺血安全时间为 4 小时,最长不超过 6 小时。

三、冷缺血期供心保护

冷缺血期是指供心从取出到心脏移植手术前的较长一段时间,此阶段是供心保护的重要阶段,其特点是保存时间长,而且供心在运送过程中不便于进行灌注,保存的方法有单纯低温浸泡保存法和持续灌注保存法。

(一)低温浸泡保存法

低温降低心肌细胞代谢率、减少能量消耗,保存液使心肌细胞停止电生理活动,使内环境稳定。目前,临床应用的保存液按所含电解质成分的不同分为细胞内液型(高钾低钠型)和细胞外液型(低钾高钠型)两种。一种成功的保存液应能减轻细胞水肿,防止酸中毒,维持内环境稳定,防止氧自由基损伤,提供高能磷酸化合物。因此,理想的保存液不仅要考虑到 Na^+、K^+、Mg^{2+} 和 Ca^{2+} 等重要离子的浓度,还应考虑到溶液的缓冲性、渗透压、代谢底物的储备和自由基的清除等。正常情况下,细胞膜内外的 Na^+、K^+ 浓度差的维持要依靠细胞膜上的 Na^+-K^+-ATP 酶的主动转运功能,这一过程要消耗 ATP,每消耗 1 个 ATP 可将 3 个 Na^+ 由细胞内转移到细胞外,同时将 2 个 K^+ 由细胞外转移到细胞内。Na^+ 作为细胞外的非渗透性离子能有效地抵抗来源于细胞内的蛋白质和其他非渗透性离子的胶体渗透压,从而防止细胞水肿。但是,低温和能量的消耗抑制了 Na^+-K^+-ATP 酶的活性,使水分子由细胞外进入细胞内,导致细胞水肿。由于血管内外的胶体渗透压差别可引起组织间水肿,因此,预防水肿还要维持有效的血浆胶体渗透压,羟乙基淀粉和甘露醇是高分子物质,不能透过毛细血管壁,可以预防组织水肿。在供心保存期间,无氧糖酵解产生酸性代谢产物损害心肌,$NaHCO_3$ 和 KH_2PO_4 具有较强的缓冲作用,对于预防酸中毒起着重要的作用。心肌在缺血期间对 ATP 的下降非常敏感,这可能与心肌内的肌动蛋白和肌球蛋白有关,心肌 ATP 的下降常伴有心肌的形态学改变,主要表现为线粒体和肌质网的水肿、糖原颗粒的减少,最终导致收缩带的形成和细胞的破坏。为了节省糖原的消耗,有必要在保存液中加入能量底物,如 ATP、磷酸肌酸、天门冬氨酸、组氨酸、葡萄糖等,能取得延长供心保存时间的效果。在保存液中加入自由基清除剂可减少氧自由基的损伤,自由基清除剂有超氧化物歧化酶、过氧化物酶、别嘌呤醇、谷胱甘肽等。低温也有如下不利影响:①低温使 Na^+-K^+-ATP酶和 Ca^{2+}-ATP 酶的活性降低,导致细胞水肿;②在缺氧的条件下,产生过量的乳酸,导致酸中毒和冠状血管内皮损伤;③低温保存使红细胞脆性增加、白细胞和血小板聚集,导致血管内血栓的形成;④低温引起氧离曲线的变化,导致组织缺氧。

(二)持续灌注保存法

在对供心保存的实验研究中,发现持续灌注方法有其自身的优点:①低温持续灌注避免了不均匀降温所造成的心肌损害;②持续灌注冲洗掉心肌的代谢产物,减轻了酸中毒,减少了氧自由基;③持续灌注为心肌提供了氧和能量底物,维持了 Na^+-K^+-ATP 酶的活性,减轻细胞水肿。

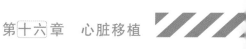

Doherty 等用含蔗糖的低温含氧保存液对大鼠心脏进行持续灌注并保存,使心脏功能得到较好的恢复,且不增加乳酸盐的聚集。Steinberg 等发现在含氧保存液中加入葡萄糖及胰岛素,对大鼠心脏进行停搏及保存,能明显降低乳酸盐生成,增加 ATP 及糖原的产生,促进心脏功能的恢复。长时间低温持续灌注可引起组织水肿和血管阻力增加,并需要特殊的灌注装置。为了解决持续灌注过程中所出现的问题,有学者应用微流量持续灌注方法,低温保存兔心 24 小时。微流量持续灌注方法的优点如下:①使供心处于接近生理状态下,减少有害物质的产生,避免了氧自由基的损伤;②为心肌提供了能量底物,减轻了无氧代谢所致的酸中毒,清除了组织内的有毒代谢产物;③微流量持续灌注的流量极小,每 24 小时每克心脏灌注 3~6 ml,其保存方法更接近于单次灌注,而区别于连续灌注(每分钟每克心脏灌注 1 ml)。

四、供心修剪

心脏移植有至少四种较为常见的手术方式,这些手术方式各有特点。不同的心脏移植手术方式供心修剪也有一些差异。和取心不同,供心修剪在低温保存液和手术间无菌台进行,无须太匆忙,关键是细致耐心,及时发现取心中的误伤并修补,然后进行更彻底的再次灌注。

不同心脏移植术式的供心修剪前期处理大多相同。首先将供心从内层无菌袋中小心取出并浸入 4 ℃保存液,仔细检查心脏表面尤其冠状动脉有无划伤及血管长度是否够用。进一步检查心脏的外形、厚度、质地、软硬程度,检查心脏有无先天畸形或冠状血管硬化、瓣膜是否正常等。在主动脉根部寻找左、右冠状动脉开口,小心多支开口或共干等冠状动脉变异,用保存液顺行灌注,再经下腔静脉切口由冠状窦行逆行灌注。特别要检查房间隔,有时可见供心有卵圆孔未闭,应予修补,供心修剪的全过程均在冰生理盐水中进行;去除供心周围多余组织,剪开待吻合血管间的结缔组织,将升主动脉和肺动脉充分游离并分开,行吻合口修整;再从下腔静脉开口至右心耳基底部,切开右心房壁的下 2/3。按左上肺静脉标志处,修整左心房吻合口,将四个肺静脉入口相互贯通,边缘剪平以利吻合。

根据不同的移植术式处理左、右心房。

(1) 经典原位心脏移植术要求修剪左、右心房,右心房吻合口是沿下腔静脉开口,平行于房间隔剪开,使吻合口径和受体的右心房口径相等。

(2) 双腔静脉吻合法心脏移植术只剪裁左心房后壁,右心房不用处理。

(3) 全心脏原位心脏移植术时,左心房后壁按左右肺静脉的 4 个开口做"X"形或者"H"形切口。

(4) 并列异位心脏移植详见后文。

五、心脏移植保存液

心脏移植保存液的配方有很多种类,大多数心脏移植中心采用 HTK 液或 UW 液,也有部分中心使用 Stanford 液、LYPS 液、Celsior 液、STH-1 液、STH-2 液、Euro Collins 液等。

UW 液的发明人 Belzer 认为,一种成功的器官保存液的组成应满足下列 6 个要求:①减少由低温保存导致的细胞水肿;②防止细胞的酸化作用;③防止细胞灌洗保存过程的细胞间隙膨胀;④防止氧自由基的损伤,尤其在再灌洗过程中;⑤提供再生高能磷酸化合物的底物;⑥保持细胞内环境的稳定。

1. HTK 液 1975 年德国人 Bretsheneider 成功研制了 HTK 液,1985 年开始用于心脏移植的心肌保存,发现其对心肌保存效果良好,临床上可保存心肌 4~8 小时。1987 年开始用于临床保存肾脏,1988 年欧洲开始用 HTK 液保存肝脏,可使肝脏冷缺血安全时间超过 15 小时。HTK 液是一种由低钠(Na^+ 浓度为 15 mmol/l)、高钾(K^+ 浓度为 10 mmol/l)和组氨酸为缓冲剂(组氨酸浓度为 180 mmol/l)组成的等渗性液体,HTK 液中使心脏停搏的成分是高 K^+,

Bretsheneider 等研究证明使心脏停搏的 K^+ 浓度在 8～12 mmol/l 就足够了。HTK 液中无钙主要是为了防止钙超载,Mg^{2+}(4 mmol/l)是高能磷酸键的重要组成成分及细胞酶系统的一个辅助因子,同时又是各种 ATP 酶的激活剂。另外,其对维持细胞膜完整性也具有重要作用。

对于一个器官的保存液来说,缓冲成分是重要的。这是由于对于冷冻保存的器官来说,糖酵解是其在无氧情况下唯一的能量来源。但这个过程是 pH 依赖性的,停搏液中有缓冲剂,可以抑制 H^+ 的堆积,解除对糖酵解的抑制,从而保持较大的 ATP 生成速率。心肌保存液中的缓冲成分应具备下列特性:①人体对其有较好的耐受性和分解能力;②能较好地由毛细血管渗透到组织间隙而发挥作用;③经细胞外膜进入细胞内的能力微弱,避免细胞水肿。与其他缓冲液相比,组氨酸缓冲系统能最好地满足上述要求。HTK 液最主要的特点是加入了一个在广泛温度范围内具有强大缓冲能力的缓冲系统——组氨酸缓冲系统(含组氨酸 180 mmol/l)。组氨酸可以有效防止细胞水肿,保持器官毛细血管和细胞外间隙的平衡,组氨酸缓冲系统具有以下特点:①其0 ℃ 时的水溶性可达 240 mmol/l,已经超过可利用的最低渗透阈;②其最强的缓冲范围为 pH 6～7;③能够非常好地经毛细血管上皮细胞渗透和过滤;④溶液中的低钠特点和附加的色氨酸足以阻止组氨酸向细胞内运转。

HTK 液具有良好的心肌保护功能主要归功于其组氨酸缓冲系统,心肌细胞缺血缺氧时心肌内的储能物质特别是磷酸肌酸(CP)和三磷酸腺苷(ATP)分解增加使心肌细胞内的 CP 和 ATP 含量急剧下降,心肌氧化产能障碍对糖酵解的抑制解除,同时 ADP、AMP 和无机磷酸盐增加,使磷酸果糖激酶活性增加,也加速了糖酵解的产能过程。在严重缺血时细胞内的乳酸堆积形成严重的酸中毒,反而抑制糖酵解的过程,使心肌细胞能量更加匮乏。糖酵解产生的 ATP 虽少(1 mol 葡萄糖在无氧时酵解可净产生 2 mol 的 ATP,1 mol 葡萄糖在有氧时酵解可净产生 38 mol 的 ATP),却是缺血心肌的最重要的能量来源,对维持细胞活性有着重要的意义。HTK 液中组氨酸缓冲对的强大缓冲能力使 HTK 液有效地保护了心肌的 ATP 水平,抑制了酸中毒,减少了氢离子的堆积,解除了糖酵解的抑制,使 ATP 有较高的生存率,使心肌细胞得到保护。

HTK 液中含有甘露醇,其优点如下:①其代谢是惰性的,不会增加底物压力和能量转换;②进入细胞不经特殊的转运系统;③作为氧自由基清除剂,在再灌注开始时能发挥一定的心肌保护作用。

HTK 液中含有 α-酮戊二酸及色氨酸,α-酮戊二酸为三羧酸循环的中间产物,色氨酸为烟酰胺核苷酸辅酶(NAD^+,$NADP^+$)的前体,而 NAD^+/$NADP^+$ 是许多脱氢酶的辅酶,三羧酸循环脱下的氢通过 NAD^+/$NADP^+$ 经呼吸链及氧化磷酸化产生 ATP。Hachida 等实验认为 α-酮戊二酸及色氨酸能促进心肌在缺血再灌注期间 ATP 的产生,提高了心肌的顺应性及收缩功能。HTK液黏度低,常温下黏度指数为 0.8,5 ℃ 时黏度指数为 3.0,故更易扩散至组织间隙,也易在短时间内使器官降温。HTK 液含色氨酸,色氨酸作为膜稳定剂,可防止组氨酸进入细胞内。HTK 液含钾量高(10 mmol/l),故 HTK 液易进入受体循环系统,且可反复或持续性原位灌洗而无任何副作用及危险性。

2. UW 液 1988 年美国威斯康星大学的 Belzer 和他的研究小组成功研制出 UW 液。在器官保存液中加入了三种新的基质制成了 UW 液。UW 液与以往器官保存液不同,渗透压不再由新陈代谢活跃的葡萄糖来保持而是用无代谢活性的成分(如乳糖醛酸和蜜三糖)来保持,加入另外一种胶体成分羟乙基淀粉(美国杜邦公司生产,相对分子质量为 250000)以防止细胞间隙的扩大和维持胶体渗透压,加入氧自由基清除剂谷胱甘肽、别嘌呤醇、腺苷等来防止缺血和对抗氧自由基。UW 液中加入谷胱甘肽的原因如下:①谷胱甘肽减少对细胞有高度毒性的羟基的产生;②谷胱甘肽保持调节钙离子转运的酶的活性;③谷胱甘肽也是一个自由基直接抑制剂。

UW 液的研究成功极大地延长了移植器官对低温缺血的耐受时间。最初 UW 液主要用于保存肾脏、肝脏、胰腺等腹腔器官,其对肾脏、肝脏、胰腺的保存时限明显长于心脏。肾脏的保存

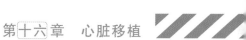

时间可达 72 小时,肝脏保存时间可达 48 小时,但心脏的保存时间一般不超过 6 小时。同样的保存液对心脏的保存要比对肝脏、肾脏、胰腺的保存时限明显缩短。可能是因为心肌细胞有与其他细胞不同的结构特点。心肌细胞不是合胞体而是由细胞通过一种特殊的表面结构闰盘将其连接起来,心肌纤维不是简单的圆柱单位而是具有分支结构并与邻近的纤维连接成一个复合的三维空间网络,心肌细胞含有一个或几个纺锤形细胞核,位于心肌纤维的深处而不是紧靠在肌膜下,在复灌时心肌细胞必须重新获得其灌注前心肌做功能量的 90% 来满足机体的需要,而其他器官则可在几小时甚至几天后逐渐恢复其功能,心肌细胞是不可再生性组织,其细胞一旦坏死不能再生。多数实验证明 UW 液对心肌细胞有较好的保存效果,但也有实验证明 UW 液对冠状动脉内皮细胞有损害,对心肌细胞的保护效果不如 HTK 液。UW 液中 K^+ 的浓度为 125 mmol/l,研究表明高钾可导致细胞外的钙内流增加,使心室壁的紧张度增加,导致心肌挛缩,加速高能磷酸键的消耗,同时也损伤冠状动脉的内皮细胞。UW 液在停搏时间上明显短于 HTK 液,就是因为 UW 液中 K^+ 浓度明显高于 HTK 液。另外,UW 液中加入羟乙基淀粉、乳糖醛酸、蜜三糖等新成分使 UW 液黏滞性很高,也可对心肌细胞和冠状动脉内皮细胞造成损害。

六、心脏移植保存液新进展

在移植供心紧缺的今天,新型长效心脏移植保存液的研制格外重要。

1. 细胞内液型和细胞外液型保存液 根据保存液所含 Na^+、K^+ 浓度,可分为细胞内液型(intracellular type)和细胞外液型(extracellular type)保存液两种。细胞外液型保存液的离子成分类似于细胞外液:Na^+ 浓度≥70 mmol/l,K^+ 浓度介于 5~30 mmol/l。细胞内液型保存液的 Na^+ 浓度<70 mmol/l,K^+ 浓度介于 30~125 mmol/l。细胞内液型保存液的优点是渗透压低,可以加入高浓度的非渗透剂,以及可以诱导心脏快速停搏。主要缺点是 K^+ 诱导细胞膜去极化,导致细胞内钙超载;损伤内皮细胞,高 K^+ 损伤自身调节功能,使内皮细胞的形态、功能受损,尤其是内皮细胞依赖性舒张受损害。Desrois 等通过分析代谢和功能效果的一系列指数,用 ^{31}P MRS 研究能量代谢和细胞内 pH,在缺血和再灌注期监测其功能状态,认为细胞外液型保存液保存的心脏缺血后功能恢复较好,细胞完整性比高 K^+ 的保存液要好。

2. 保存液中添加 Ca^{2+} 不含 Ca^{2+} 的保存液有明显的不良效果。保存液中含有 Ca^{2+} 能防止"钙反常"(calcium paradox)。研究发现,不含 Ca^{2+} 的 UW、UW-1、STH、Euro Collins 液保存的供心的左心室功能较低,同时还需要防止钙超载。目前研究者们已经提出数种策略,防止或降低缺血再灌注期细胞内钙超载:①低浓度的 Ca^{2+};②Ca^{2+} 通道阻滞剂;③Na^+-K^+ 通道阻滞剂;④K^+ 通道开放剂或 Na^+ 通道阻滞剂使其发生超极化停搏。

3. 能量的保存 依赖 ATP 的肌动-肌球蛋白之间的相互作用是心肌消耗 ATP 的独特机制。尽管保存期间心脏发生机械停搏,但是这种相互作用仍在进行,虽然其水平很低。如果细胞内的 ATP 水平低于阈值,接着就会发生不可逆挛缩。已经发现腹部器官,如肝、肾等,能在ATP 缺乏的情况下维持细胞结构和膜功能,但心肌缺乏 ATP 则出现缺血性挛缩,因为心肌的收缩需要即时的能量供应。这是心脏和其他器官的重要区别,也是供心保存必须满足的条件,否则 ATP 缺乏就会导致心肌不可逆挛缩。心脏能利用储存的糖原通过无氧酵解产生 ATP,使ATP 水平高于阈值。然而,如果发生挛缩,ATP 消耗速率则升高 3~6 倍。缺血期间,糖原水平与高能磷酸化合物 ATP 和磷酸肌酸水平间有明显的相关性。ATP 减少就会使细胞骨架成分解体,因此再灌注时心肌细胞对挛缩性损伤敏感。ATP 减少还能诱发细胞凋亡。移植后内皮细胞凋亡导致血管内皮功能障碍,这可能在移植物血管病的发生、发展过程中起重要作用。Niu 等发现 FDP(二磷酸果糖)能通过心肌细胞脂质双分子层。FDP 绕过糖酵解时消耗 ATP 的反应步骤,增加糖酵解能量的产生。缺血再灌注期使用 FDP 还增加碳水化合物的利用,防止缺血再灌注诱生的白细胞黏附,减少脂质过氧化物和氧自由基的产生,激活一氧化氮合酶

(NOS),增强红细胞的血液流变学功能,螯合细胞外钙,稳定细胞膜,防止血小板活化。

4. 对缺血再灌注损伤的保护 保存液中添加抗氧化剂的目的是阻止氧自由基的产生或对抗其作用。Patricia 等发现在铁离子存在的情况下,GSH(谷胱甘肽)可成为氧化剂前体。如果目的是增加细胞内还原型 GSH 水平,那么加入易通过细胞膜的 GSH 的非活性前体效果会更好。L-精氨酸是 NO 前体,由 NOS 催化发生反应。移植后心脏功能的改善也与 NO 有关:它能调节缺血后冠状动脉血流,消除氧自由基,抑制中性粒细胞活化和血小板聚集,通过升高心肌细胞内 cGMP 水平限制钙超载。含有 L-精氨酸的保存液保存心肌的收缩能力显著强于对照组。

5. Na^+-H^+ 交换抑制剂 缺血保存期间,无氧糖酵解继续进行,产生乳酸盐;如果超过缓冲能力,H^+ 在细胞内积聚、细胞 pH 值降低,激活 Na^+-H^+ 交换系统,导致细胞内 Na^+ 浓度增加,Na^+-K^+-ATP 酶由于低温受到抑制,细胞内 Na^+ 浓度升高,继而活化 Na^+-Ca^{2+} 交换酶,使细胞内 Ca^{2+} 积聚,出现钙超载,导致缺血再灌注损伤;而且水分子通过渗透压梯度进入细胞,造成细胞内水肿。所以,抑制缺血再灌注期 Na^+-H^+ 交换具有保护心脏的功能。

6. K^+ 通道开放剂 高钾引起细胞膜去极化的同时会引起多种生理紊乱现象,已如前述。超极化停搏是最近出现的新趋势,可通过活化 ATP-敏感性 K^+(KATP)通道,使膜电位保持在静息电位状态来实现。KATP 开放剂(PCOs)可选择性地使 KATP 通道开放,使 K^+ 持续外流并产生细胞超极化,从而缩短动作电位时程,使 Ca^{2+} 内流减少,最终导致动作电位终止。PCOs 对心脏的作用包括两个方面:对心肌的作用和对冠状动脉的作用。PCOs 对心肌的作用是引起心肌的超极化,抑制细胞内 Ca^{2+} 超载,Hachida 在 HTK 液中加入尼可地尔对小鼠离体心脏进行了研究,发现能显著减少心肌缺血再灌注损伤,抑制长时间心脏保存引起的 Ca^{2+} 内流;PCOs 对冠状动脉作用,可引起平滑肌细胞膜的超极化,引起血管舒张。在高钾的去极化心脏停搏中,去极化减少了血管内皮细胞源性超极化因子(EDHF)的生成,使血管张力增高,而 PCOs 则较好地保护了内皮细胞 EDHF 所致的平滑肌舒张。因此,PCOs 介导的超极化心脏保存有着许多优点:①为心肌代谢提供更理想的条件;②避免去极化时出现损伤性离子流;③术中无电-机械活动的静止期长;④能对左心室收缩功能提供良好的保护。目前常用的 PCOs 有尼可地尔、吡那地尔等。

第五节　心脏移植受者术前准备

一、术前常规评估及术前准备

心脏移植受者术前常规评估包括以下项目:①左、右心导管检查,确定诊断最终心功能损害程度及心功能分级;②X 线胸片;③常规血液学和生化检查,以便了解病人的一般情况和其他器官功能;④血型鉴定;⑤组织分型,主要是人类淋巴细胞分型;⑥如果病人有人类淋巴细胞毒素抗体,则须先与供体做血清淋巴细胞毒交叉配合试验,如果病人血清未检出此抗体,则免去此项试验;⑦常规口腔、肛周检查,发现病灶及时治疗,同时做好口腔卫生和保持大便通畅。

受者若术前有肺动脉高压,装有一氧化氮的呼吸机必须提前准备。若受者情况极差,在接受心脏移植时已是心力衰竭晚期、住入监护病房并使用升压药,则常规给予强心、利尿、扩血管治疗。在供心确认可使用后,受者从监护病房进入手术室的运送过程中随时可发生循环衰竭,这时须注意升压药量要足够,而且要保持静脉通道通畅,体外除颤器伴随运送。对严重心力衰竭难以治疗者,要考虑主动脉内球囊反搏(IABP),甚至左心室辅助装置(LVAD)或 ECMO。

二、人工支持系统缓解心功能衰竭

与常规外科手术不同,器官移植的特殊性在于需要另一个供者的器官,心脏移植的供心不

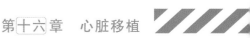

可能来自活体,只能来自脑死亡供者。由于供心获取时间的不确定性,受者在等待供心期间,往往要依靠机械循环支持系统(mechanical circulatory support system,MCSS)维持心功能和生命体征。美国心脏移植有关协会统计,没有 MCSS,约 25% 的受者活不到接受心脏移植的时刻,1997 年 2400 名接受心脏移植的受者中 15% 使用 MCSS 作为过渡。MCSS 种类较多,详见后面章节相关内容。

三、术前麻醉访视及麻醉诱导

心脏移植是所有其他内、外科治疗无效时的终极手术方法。心脏移植受者不可能第一次就诊就安排心脏移植,他们常常长年患病、经常住院并靠多种药物维持生命。全面、详细地了解心脏移植受者诊治历史和既往手术史是首先要做的工作。心脏移植受者一般患有较严重的高血压、糖尿病、肺动脉高压或肝、肾淤血等。麻醉师对心脏移植受者术前全面的评估和麻醉准备对心脏移植术的安全实施和术后尽快拔管脱机是极为重要的。麻醉师和主刀医生要共同详细了解病人的心功能、射血分数、血压、血糖、目前症状和主要体征、现病史、洋地黄等心血管活性药物使用情况,不仅要高度重视心电图、心脏彩超和动脉造影(缺血性心脏病),也要注意评价心脏外其他重要脏器有无受累及其对手术、体外循环和麻醉的可能风险和隐患。全面估计心脏移植受者对手术麻醉的耐受性和想好必要的预防方法,提前做好处理意外的各项准备。

由于心脏移植受者 90% 是心肌病和冠心病病人,10% 是其他多种心脏疾病病人,麻醉师和主刀医生要针对不同病种、不同的心功能、不同的合并症及不同的年龄、体质制订个体化的麻醉方案,选择合适的麻醉药物及麻醉方式。如果心功能仅为 Ⅳ 级,病人即使吸氧也要端坐呼吸,麻醉师必须在病人坐位下进行麻醉诱导。由于心脏移植受者有心力衰竭,循环不稳定,对心脏前负荷和后负荷要求较高,要严格控制进出液体量的平衡,麻醉会加重循环紊乱,麻醉诱导药物及维持药物有抑制心肌、扩张血管而影响血压及心排血量的作用。

心脏移植受者麻醉诱导中常规监测的项目如下:实时血压(桡动脉穿刺监测),中心静脉压(右锁骨下静脉穿刺监测),心电示波,心排血量和混合血氧饱和度(肺动脉导管连续监测),咽温和肛温,血气分析,凝血功能,电解质,尿量。心脏移植术病人术前应充分调整好心功能及水、电解质平衡,对症处理各种并发症及其他疾病,完善的术前准备是保证心脏移植术成功的重要环节,手术前特别是麻醉诱导后至体外循环前应维持良好。术前用药和麻醉诱导,对扩张血管、抑制心肌及呼吸中枢的药物应禁用或慎用。因此类病人长期应用利尿剂而处于低血容量和血管收缩状态,麻醉后交感神经受到抑制,儿茶酚胺分泌减少,血管扩张而引起血压下降。

麻醉诱导是整个心脏移植麻醉中最危险的时刻,为防止缺氧和血压骤变,应给予静脉用药快速诱导。常规麻醉诱导用药:咪唑唑仑 0.2~0.3 mg/kg,维库溴铵 0.08~0.1 mg/kg,静脉注射给药;芬太尼 5~10 μg/kg,由于芬太尼快速入血可能导致血压下降和心动过缓,可以 0.5~1.0 μg/(kg·min)静脉滴注,一旦心率低于每分钟 50 次,可静脉注射阿托品。根据病人反应适当追加依托咪酯、氯胺酮。少量分次渐增剂量,以麻醉性镇痛药为主,结合使用肌松药,防止发生诱导期低血压、缺氧,尽早建立体外循环。

气管插管完成后行纯氧机械通气,继续静脉滴注芬太尼,在手术开始前达到 30 μg/kg 的总剂量以消除切皮、劈开胸骨对心脏移植受者的强烈刺激,保障循环稳定。芬太尼是控制术中病人躁动、维持麻醉全程稳定的主要药物,总剂量<75 μg/kg。给予肌松剂泮库溴铵 0.10~0.12 mg/kg 静脉注射。保证手术野清晰。氟哌啶、地西泮、氯胺酮为辅助用药。吸入麻醉药会抑制心肌收缩,不利于循环稳定。在体外循环开放及停机时注意根据心脏移植受者反应调节药量和滴速。

心脏移植血管吻合完成,主动脉阻断钳开放前后是麻醉的又一个关键时刻,良好的循环和充足的氧合是保障移植心得到良好灌注的必要条件。必要时给予多巴胺微量注射泵泵入维持血压稳定。如果心脏移植受者因肺动脉高压出现急性右心衰竭,可延迟脱离体外循环,给予改善右心室功能的药物如磷酸二酯酶抑制剂氨力农、前列环素等,血管扩张药如硝酸甘油或硝普钠等,选择性肺血管扩张药如一氧化氮。

循环稳定复温至 34 ℃时可在多巴胺辅助下脱离体外循环,仍要小心肺动脉高压所致的右心功能障碍。对左心功能不良者,如果药物无效则考虑使用主动脉内球囊反搏。心脏移植术病人无论术前有无肺动脉高压,体外循环后早期均可表现出肺动脉压升高,主要是由体外循环后机体炎症介质释放引起肺血管痉挛、体外循环期间各种微栓沉积于肺血管床等所致。其对于供体心脏有明显的影响,可能导致急性右心衰竭,应积极处理。

第六节　心脏移植手术方法

心脏移植手术方法主要有以下四种,各有优缺点和适应证。

一、经典原位心脏移植

经典原位心脏移植由 Shumway 提出并在临床使用 30 年,其优点是 2 条腔静脉和 4 条肺静脉通过 2 个吻合口连于供心,手术操作简单,术后容易进行心肌活检,对双侧肺影响小。其缺点如下:①对供体和受体体形匹配要求高;②心房腔增大,心房间缝合缘凸入心房内,心房内易形成涡流和血栓;③保留了供者和受者的两个窦房结,易发生窦性心律失常,房室瓣关闭不全;④术后早期缓慢性心律失常尤其多见,这主要是由窦房结功能不全所致;⑤术后出现三尖瓣反流者可达 40%～70%。此外,术后还可出现肺动脉高压、二尖瓣反流等并发症。

主要手术步骤如下。

1. 建立体外循环　常规胸骨正中切口开胸,心包悬吊显露心脏,肝素化后建立体外循环同其他心内直视手术,主动脉插管位置比常规手术略高,主动脉插管的荷包缝合做在升主动脉的远端紧靠无名动脉处。上、下腔静脉插管最好远离右房室沟,以便心脏移植时受体右心房有足够的房壁组织和供体做缝合。同时上、下腔静脉插管要尽量靠近上、下腔静脉,在供心即将到达前 5 分钟,对管后转机开始体外循环。心肺机的灌注量为每平方米体表面积 3～4 l/min。

2. 受者心切除　收紧上、下腔静脉的阻断带,在升主动脉的最远端近弓部处阻断升主动脉,进入完全心肺转流,即可开始切除心脏。按右心房、左心房、主动脉、肺动脉顺序切除病心(图 16-1)。

(1)右心房:首先沿右房室沟处切开右心房,切口向右心耳基底部延伸达房间隔,下端切口延长达冠状静脉开口处的房间隔,右心房向上近主动脉根部切至房间隔的上缘,向下至房间隔的下缘,暴露整个房间隔,在近三尖瓣环处切开房间隔,游离整个右心房。近房室沟的右心房壁厚,可以多保留此处的房壁组织,以便与供心紧密缝合,减少术后针脚漏血。

(2)左心房:将增大的病变心脏转向右侧,暴露左心房,沿左心房室沟处切开左心房,切口上端超过左心耳基底部并向左心房顶部延伸,下方切口继续向房间隔延伸,沿左、右心房交界处上方切开房间隔,将心尖向前方抬举,暴露房间隔下方,沿房室瓣上方切断房间隔,此时要特别注意切缘离左肺静脉应远一些,以免损伤左肺静脉。左心耳可和病变心脏一起切去,也可以待缝合时处理。

(3)在主动脉瓣上方横断主动脉,在肺动脉瓣上方横断肺动脉,这两根大血管断端需留长以便吻合。在主、肺动脉分离处仔细止血,最后将左心房顶部横断,即可摘出心脏。根据供心的大小对右心房、左心房、主动脉、肺动脉进行适当修剪,便供、受体心脏的吻合口相匹配。同时于右上肺静脉根部置入左心房引流管,于吻合时灌注冰生理盐水。开放主动脉钳时,行左心房引流。

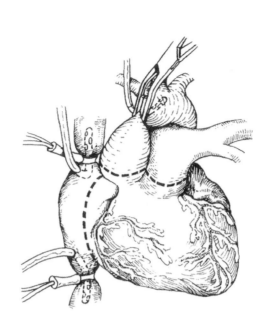

图 16-1　受者心切除切口

3. 供心植入　一般依次吻合左心房、右心房、肺动脉和主动脉,用 3-0 或 4-0 prolene 线连续一次吻合完成,其中最困难的是左心房的吻合。很多情况下供、受体的心脏体积相差较大,吻合不易。可将受体的左、右心房下缘缝合折叠至合适口径后再进行吻合。

(1) 左心房吻合:将供心放入受者心包腔内,再沿纵轴向左、后方旋转暴露左心房壁的左切缘;为了便于左心房的暴露和缝合,助手可使用两把长血管钳分别夹住沿房间沟上、下腔静脉切断缘附近的左心房壁。按左上肺静脉标志,将受者左上肺静脉处与供者左心耳基高部基口作为开始吻合的区域(图 16-2)。从此处用 3-0 prolene 线连续缝合向下至左下肺静脉处;将心脏稍转向右侧,继续缝合经房间隔处至左心房顶部,再用另一端连续向上缝合,在房间隔处全层缝合,并向下和另一端缝线打结,完成左心房吻合后,通过左心房引流管灌注冰生理盐水,一方面可排气,另一方面可降温。为了使手术野干净无血,可以预先通过右上肺静脉置入左心引流管,左心引流管的尖端可先放在左心房内自动回吸由肺静脉涌入的血液。在左心房后壁吻合后,可将此左心引流管牵拉,在直视下通过二尖瓣送入左心室内。这样可在升主动脉开放、心脏复跳后,并行体外循环时直接从左心室降压,有利于长期缺血的受体心迅速恢复功能。

(2) 右心房吻合:右心房吻合和左心房吻合相反,先由房间隔上方开始,一头向下,另一头向上,即起针由下腔静脉处向头部方向连续缝合至右心耳,然后再用另一缝针也从下向上吻合右心房壁左侧,继续将供心转向正常位置即可开始右心房壁右侧的吻合(图 16-3)。以供者下腔静脉切开处与受者心房下方作为开始吻合的区域。行连续缝合完成右心房吻合,至近下腔静脉插管处时要注意减少张力。

(3) 主动脉和肺动脉吻合(图 16-4、图 16-5):两根大血管吻合顺序随手术者习惯而定,吻合前先清理好两侧血管残端结缔组织,剪裁至合适长度,防止过长造成血管扭曲或过短则吻合口张力过大,连接缝合即可。大血管的吻合和常规一样,只是肺动脉吻合不必全部缝完,只需完成后壁即可,待开放主动脉钳,右心排气后再完成全部吻合。主动脉吻合一定要严密,更关键的是不能使血管扭曲,当缝最后一针主动脉吻合时,即可排气,准备开放主动脉阻断钳,此时由麻醉师静脉注射甲基泼尼松龙 500 mg。

4. 供心复跳　拔除冠状静脉窦灌注管,松开上、下腔静脉的阻断带,麻醉师鼓肺,于主动脉插入针头完成植入心排气。放开主动脉阻断钳,恢复血流,电除颤使供心复跳。切不可急于停止体外循环,并行体外循环 1~2 小时才可考虑逐步停止体外循环,让供心承担整个循环的功能。要停止体外循环的最关键指标是供心需要有窦性心律,如无稳定的窦性心律必须继续并行

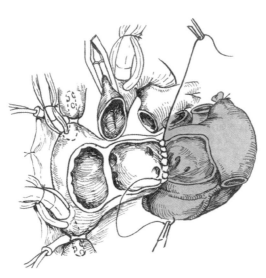

图 16-2　左心房吻合开始

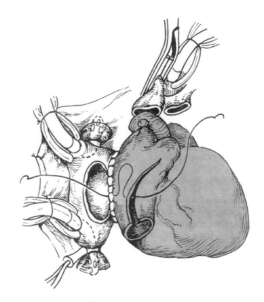

图 16-3　右心房吻合开始

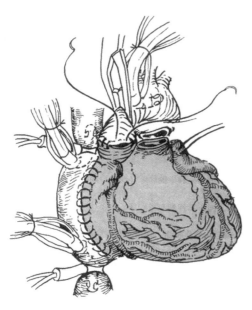

图 16-4　主动脉吻合

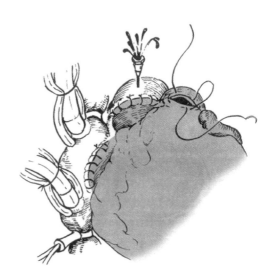

图 16-5　肺动脉吻合

体外循环。用肉眼观察左、右心的收缩功能如何,若心脏收缩功能较差可开始使用加强心肌收缩的药物。

5. 停止体外循环　在血流动力学稳定之后,可停止体外循环,拔除全部人工心肺转流所用的管道,以鱼精蛋白中和肝素,仔细止血。在心房、心室表面放置临时心脏起搏导线,仔细检查吻合口,插入左心房测压管,放引流管后关胸。

6. 心肌保护　手术过程中的心肌保护的常用方法有 3 种,分别为晶体液低温停搏法、间断灌注冷血停搏法、连续灌注温血停搏法。移植开始心包腔内置入冰泥,4 ℃冷晶体或冷血停搏液灌注。心脏吻合过程中,每隔 20~30 分钟或每吻合完 1 个心房或大血管后经供心主动脉灌注 1 次,HTK 液只灌注 1 次(40 ml/kg,灌注 8 分钟以上)。连续灌注温血停搏法采用高钾灌注停搏,低钾持续灌注维持,临床效果良好,但易造成高钾血症,而且不能提供无血手术野,不利于手术操作。吻合完成后要行体外循环 1 小时以上,至移植心窦性心律稳定后方可停机,让供心逐步适应整个循环的负荷。同时注意观察左心和右心的收缩功能,收缩功能较差时用正性肌力

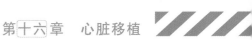

药物,如多巴胺和肾上腺素[从 0.05 μg/(kg・min)开始],维持供心心率在 90 次/分以上。若供心窦性心律,平均动脉压> 75 mmHg,脉压≥30 mmHg,心率≤130 次/分,说明供心功能正常,在血流动力学稳定后,可以停体外循环,结束手术。

二、双腔静脉吻合法心脏移植

双腔静脉吻合法心脏移植由 Sarsam 所创,供体和受体的上、下腔静脉及右心房的处理类似于全心脏原位心脏移植,左心房的操作类似于经典原位心脏移植,切除受体的右心房,保留左心房后壁。

与经典原位心脏移植相比,双腔静脉吻合法心脏移植术后右心房压较低,因去除了受者窦房结,则减少了心律失常和二尖瓣关闭不全的发生概率。该术式保留了右心房的完整性,从而使与右心房吻合相关的并发症明显减少。维持了心房的正常搏动,使其对心脏排血的促进作用得以保留。受体左心房后壁的保留使手术操作较全心脏原位心脏移植简便,缩短了手术时间。

其缺点是由于受体的右心房及窦房结已被切除,因此左心房残余部分将无明显的节律性收缩,这部分组织将随着供心左心房的运动而出现被动的反常运动,尽管不明显,但对血流动力学仍有不利影响。尽管双腔静脉吻合原位心脏移植术有不少方面优于经典原位心脏移植术,但二尖瓣反流的发生率无明显差别,这可能与保留受体的左心房后壁有关。

心脏修剪时尽量向上、下游离上、下腔静脉,切断并保留上腔静脉和下腔静脉残端供吻合,围绕 4 根肺静脉切除左心房。受体心切除时有以下几处和经典原位心脏移植的操作不同。

(1) 建立体外循环时腔静脉插管分别从上腔静脉、下腔静脉的主体内插入。

(2) 切除受者右心房,切断并保留上腔静脉和下腔静脉残端供吻合。

(3) 受者左心房亦大部切除,仅保留围绕 4 根肺静脉的少量左心房壁供吻合。

(4) 于主动脉、肺动脉瓣膜上方横断主动脉、肺动脉。

心脏植入时仍先吻合左心房,吻合起点在左上肺静脉处,分别向上、下连续褥式外翻缝合左心房壁,缝线两端至左心房右侧壁中部相遇时打结。在左心房吻合完成后,用 4-0 prolene 线行下腔静脉吻合,再行肺动脉、主动脉吻合,主动脉钳开放后,再吻合上腔静脉。

三、全心脏原位心脏移植

这种手术方法由法国 Dreyfus 1991 年首次报道,其手术特点是完全切除受者的左心房、右心房,所以共计 6 个吻合口,其缺点是:①血管吻合时间较长,对肺静脉的吻合要求一次成功,否则很难修补;②左、右肺静脉位置较深,手术难度大;③因为胸腔内下腔静脉很短,在下腔静脉直接进行插管较为困难;④切除受体的心脏后,所剩的下腔静脉残端更短,使下腔静脉吻合的难度增加。其优点是移植了整个供心,能更好地恢复心脏生理功能。这种术式上、下腔静脉直接吻合,右心房的大小和形状保持正常,避免了经典原位心脏移植术中右心房增大变形所致的各种并发症。左心房采用带左、右肺静脉的心房袖吻合,较经典原位心脏移植术的左心房变化小,更符合生理要求。

在解剖上,这种方法保存了供体心房结构的完整性,左、右心房的大小和几何形状不变,移植后房间隔完整,三尖瓣和二尖瓣不会因心房过度牵拉而变形。在生理上,移植后的心房可保持正常收缩功能,房间隔在心动周期中活动正常,不会因心房收缩不协调而导致二、三尖瓣反流,从而改善了心脏功能,另外,保存了心房内传导系统的完整,术后发生心律失常减少。所以供心切取时必须注意右心房、左心房的完整,上、下腔静脉的处理同双腔静脉吻合法,左心房切除时分别将其外侧的 4 根肺静脉切断,形成左、右肺静脉袖口。

全心脏原位心脏移植插管建立体外循环和受体心切除与经典原位心脏移植的操作不同,但与双腔静脉吻合法心脏移植相似,其区别如下。

（1）上、下腔静脉插管以静脉本身插入且尽量远离心脏。

（2）先按经典原位心脏移植切除心脏,再进一步游离左、右心房和上、下腔静脉。

（3）自左、右肺上、下静脉心房入口处切除左心房,但保留同侧上、下肺静脉在一个袖口内。切除受体左心房过程中,保留左、右肺上、下静脉袖状切口时适当多留一些,以便修剪后与供体左、右肺上、下静脉保留的袖状切口相吻合。

（4）由于大部分受者心脏都明显扩大,受者的上、下腔静脉间的距离比供者的上、下腔静脉间的距离大,要预留受体心上、下腔静脉残端处的右心房壁,以防止上、下腔静脉吻合口间的张力过大造成吻合口撕裂。

心脏植入时将供心按纵轴方向向右转,受者左心房壁残余的左肺静脉袖口与供心的左心房壁残余的左肺静脉袖口相吻合;再将供心转向左侧,受者左心房壁残余的右肺静脉袖口与供心的左心房壁残余的右肺静脉袖口相吻合。上、下腔静脉及主动脉、肺动脉的吻合同双腔静脉吻合法心脏移植。

左肺静脉袖状切口吻合完成后,经冠状静脉窦插管,持续逆行灌注心肌保护液,这一措施十分重要,它既能及时提供给心肌氧和所需的代谢底物,又能排除心肌内代谢产物,具有较好的保护供心效果。

四、并列异位心脏移植

并列异位心脏移植保留受体心脏,将供心并列移植于受体心脏一侧,术后两个心脏相互支持,共同维持病人的全身循环,属于辅助性移植。

Barnard最早开展并列异位心脏移植,长期的临床实践表明并列异位心脏移植比原位心脏移植并无明显优势。并列异位心脏移植方法主要的不足如下:①供心占用了右侧胸腔和纵隔的较大空间。②病人本身心脏收缩功能的减弱和消失使心腔内容易形成血栓,并且栓子极易脱落造成严重后果,甚至危及生命。另外,自身心脏的萎缩对病人是一个潜在的负担。③无法对供心做心内膜活检进行排斥反应的监测。很多心脏移植医生认为原位心脏移植比异位心脏移植简单安全,而且人工左心室辅助装置(人工心脏)日益成熟、稳定,所以并列异位心脏移植开展不多,但在肺动脉高压受者或供心过小时仍可考虑并列异位心脏移植。

并列异位心脏移植中保留病人自身有病变的心脏,同时将供体心脏植入右侧胸腔内,将其与原心并列缝接,供心成为病人的子心脏。供心和受体本身的心脏按治疗目的不同互相连接,理论上共同承担循环功能。并列异位心脏移植的治疗目的有两种:其一是起左心辅助作用;其二是替代受体已衰竭的心脏,起全心功能作用。并列异位心脏移植的病人选择、供体选择、禁忌证基本上和原位心脏移植相同。唯受体的肺动脉高压可不作绝对禁忌证处理,但并发严重肺动脉高压的病人,特别是已有发绀者,建议同时进行心肺联合移植。对于严重心力衰竭病人,在积极内科治疗后估计只能存活数日,而医疗单位又无提供心脏机械辅助装置的可能性,如有合适的供心,即使供体的体重小于受体体重,也可采用并列异位心脏移植方法。并列异位心脏移植的其他措施,如麻醉、术后用药护理等均同原位心脏移植。手术可不用体外循环,视术者的经验和受体的一般情况而定。

图16-6说明的是只起左心辅助作用的并列异位心脏移植连接方法,其手术要点如下:①供体上、下腔静脉结扎,注意不要损伤供心的窦房结;②供、受体心脏左心房互相吻合,吻合口要足够大;③供心的肺动脉与受体的右心房或右心耳连接;④供体的升主动脉与病人心脏的升主动脉做端侧吻合。

起全心功能作用的并列异位心脏移植应先行受者病心体外循环插管,然后进行如下操作。

（1）左心房的吻合:将供心放入右侧胸腔,将受体心左转,自上向下从左心房顶部切开受体心房间沟后方的左心房壁,将供体心和受体心左心房壁做连续吻合。

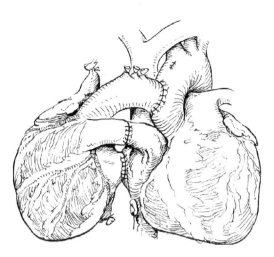

图 16-6　只起左心辅助作用的并列异位心脏移植

（2）右心房的吻合：从受者上腔静脉及右心房交界部偏后方纵行切开 6 cm,将供心右心房切口的最下缘缝合到受者右心房切口后缘中点,然后沿右心房壁向上、下做连续缝合。

（3）主动脉的吻合：供体的升主动脉与受体心脏升主动脉做端侧吻合,主动脉的吻合要长度适中,过短则有张力,过长则心脏下坠使右下肺受压。

（4）肺动脉的吻合：供体的肺动脉与受体肺动脉做端侧吻合,由于这两个肺动脉在相对最边缘的位置,因此其连接往往需要通过一段人工血管才能保持其连续性。

第七节　心脏辅助装置

一、体外循环机和主动脉内球囊反搏

能够开展心脏移植的单位势必能胜任常规心内直视手术,对体外循环机和主动脉内球囊反搏也很熟悉,此处不必多加描述。心脏移植由于供心长时间缺血,对体外循环要求比常规心内直视手术高。术中体外循环管理直接关系到手术的成败。以下几点最为重要:①体外循环设备的选择应采用离心泵和选用生物相容性好的膜氧合器。离心泵较滚柱泵具有血液成分破坏少、低压高射血量、安全性高等优点。复杂的手术或高危病人进行体外循环时采用离心泵,当病人不能脱离体外循环时,可直接方便地进行左心或全心辅助循环。②随时观察各重要生理指标,在灌注中保持血流量 50～100 ml/(kg·min),维持平均动脉压 60～80 mmHg、静脉血氧饱和度 70％以上。当灌注压力增大、平均动脉压升高时,及时加用血管扩张药,并将并行时间适当延长,从而使自身循环有一个过渡过程。③此类病人术前存在不同程度组织水肿,体外循环胶体预充非常重要,首选人血白蛋白(30 g)。预充液选用复方乳酸钠林格液、碳酸氢钠液、甘露醇、血定安、人血白蛋白等,采用中度低温,轻至中度血液稀释。体外循环中注意液体的输入量,维持晶体与胶体比例,保持一定的胶体渗透压,血细胞比容维持在 25％左右,过低时应及时应用超滤,防止组织间隙水肿,特别是肺水肿的发生。④体外循环应用大量糖皮质激素可稳定细胞膜,减轻炎症反应,预防和减轻体外循环对免疫系统的激活作用,在升主动脉开放前,装置内加入甲基泼尼松龙 500 mg。预充液中加入抑肽酶,保护血小板功能,减轻炎症反应;血红蛋白含量高者,术前或术中自体放血,停机后回输及应用洗血球机,可减少红细胞破坏和异体输血。⑤心脏复跳后,适当延长辅助循环时间,切不可强行撤机。⑥二次手术者,选择股动脉、股静脉插管,既安全又可缩短手术时间。灌注技术上,自体循环平衡逐步过渡到体外循环。

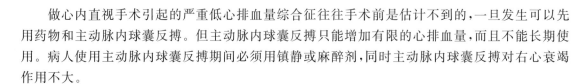

做心内直视手术引起的严重低心排血量综合征往往手术前是估计不到的,一旦发生可以先用药物和主动脉内球囊反搏。但主动脉内球囊反搏只能增加有限的心排血量,而且不能长期使用。病人使用主动脉内球囊反搏期间必须用镇静或麻醉剂,同时主动脉内球囊反搏对右心衰竭作用不大。

二、ECMO

ECMO(体外膜肺氧合)是只能短期使用的机械循环辅助装置。其主要结构是一个由电动控制的离心泵加上膜氧合器,工作原理和一般化心内直视手术用的体外循环装置基本一样,但与体外循环装置又有很多区别。ECMO 的转子泵由离心泵替代。它的优点是溶血副作用小于转子泵而且不必全身肝素化。如果整个系统包括管道内壁已进行肝素化处理,则短期辅助期间不必肝素化。此装置常用于心内直视手术或心脏移植后严重低心排血量综合征或肺氧合障碍,已用各种药物治疗和主动脉内球囊反搏无效,但仍不能脱离体外循环者。ECMO 是一种简单、有效的短期循环辅助装置,在成人多通过股动脉、股静脉插管建立循环,它可支持循环和氧合血液,因而能短期替代整个血液循环,但一般使用不超出两周。ECMO 适用于心脏术后不能脱离体外循环的病人。尽管心脏术后可直接使用原有插管进行 ECMO,但许多心外科医生更愿将其移至股动脉、股静脉插管进行。ECMO 是唯一可以用周围血管迅速进行循环支持的装置,因此它可用于抢救某些原发疾病所致的心搏骤停病人、某些不能安全移至手术室的病人以及急性肺梗死导致的心搏骤停病人,它偶尔亦用于在导管室进行高危手术的病人,以及某些微创心脏手术的循环支持。

ECMO 的优点如下:①手术操作简单,通过周围血管可快速建立辅助循环,一般 30 分钟内可完成,也可直接利用体外循环的主动脉和右心房插管心房二极管或上下腔静脉管。在考虑左心有恢复可能时一般加左心引流管。②不仅提供双心室辅助增加动脉灌注,还提供氧合血液,弥补肺功能缺陷。③灌注量可人为控制。全流量在成人可达 6000 ml,但最低流量不能少于4000 ml,否则装置内有凝血的可能。不过这样的流量往往显示心功能有恢复可能。④费用比人工心脏低廉。⑤婴幼儿和成人均适用。

ECMO 的缺点如下:①辅助时间比人工心脏要短得多。②病人不易搬动,在使用 ECMO装置期间,病人需留在加强监护病房,同时应持续应用镇静药物。③需要灌注师及专门监护人员。④因需肝素化,术后出血并发症相对比其他装置多。虽然目前肝素涂层管道的应用减少了肝素用量,可减少 ECMO 使用后的出血问题,但仍存在风险。由于抗凝要求较高,胸腔引流管引流血很多,一般都要将胸腔引流管和无菌 ECMO 装置的储血槽相连,将引流血再灌入全身循环内。⑤无搏动性的循环辅助,同样压力下动脉灌注较差。

三、人工心脏机械辅助装置

(一) 人工心脏机械辅助装置概述

当心力衰竭发展到终末阶段而供心难以及时获得时,需要用人工心脏机械辅助装置来维持病人的心功能,使病人能顺利过渡到心脏移植阶段。心脏移植术后低心排血量综合征也往往需要人工心脏机械辅助装置过渡和维持全身血液循环。用于全人工心脏和心室机械辅助的各种血泵的研究始于 20 世纪 50 年代,最初旨在替代生理心脏的泵血功能,在近半个世纪的研制过程中,血泵在材质、结构、制作工艺、功能和使用寿命等方面均取得了显著的进展。血泵的驱动装置也设计出气动、电动和电液压等不同驱动方式。现在人工心脏机械辅助装置已可以长期稳定地替代心脏功能。

DeBakey 等于 1962 年最早报道了他们研究的左心室辅助装置,首例人工心脏机械辅助装置的安装是由 DeBakey 等于 1963 进行的,他们在 1 位主动脉瓣置换术后不能脱离体外循环机

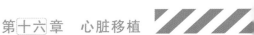

的病人身上安装一个搏动的、气动型心室辅助装置。尽管该病人经过 4 天的循环支持后死于肺部并发症,但该装置运转良好且成功地改善了循环和血流动力学指标。Cooley 于 1969 年将人工心脏机械辅助装置应用于一位 47 岁男子,心脏辅助时间达 64 小时并成功过渡到心脏移植阶段。1979 年非搏动的用于心室辅助的旋转血泵首次出现。犹他大学 De Vries 于 1982 年将全人工心脏(total artifical heart,TAH)作为永久性装置,植入了 Jarvik-7 型全心辅助装置,病人存活了 112 天。Aradia 等总结了 1286 例应用 4 种心室机械辅助装置的临床效果,总成功率为88.5%。多个研究中心的临床结果均表明了机械性血泵作为短期心脏辅助和心脏替代的临床应用价值。而 TAH 和植入性心室辅助装置的目标是要长期、稳定地提供血液循环动力,最终取代心脏移植。

血泵的动力学设计则遵循 Starling 定律,所形成的血流方式更加接近生理心脏,可形成动脉血流。最新研制的人工血泵还可产生连续血流或振动血流使血流分布更符合生理需求。最新设计的微型血泵则可植入主动脉,显著改善人体的局部血流,通过促进局部血流而达到辅助整体循环的效果。人工心脏机械辅助装置有多个名称,如左心机械辅助装置、机械循环支持系统(mechanical circulatory support system,MCSS)、心室辅助装置(ventricular assist device,VAD),它们和血液透析机、生物人工肝脏一样,属于人工心脏的范围。和 ECMO 与体外循环机不同的是,人工心脏机械辅助装置的核心部分是血泵,它不含有膜肺,专门提供血液循环的动力而不增加血液氧合。人工心脏机械辅助装置是流体机械的新分支,它是集流体力学、机械、医学、电学、电磁学和控制学为一体的交叉学科。按血泵的不同可将人工心脏机械辅助装置分类。

1. 按血液流动状态分类　其分为搏动性与非搏动性血泵两大类。

(1)搏动性血泵模仿人的自然心脏,类似于心脏的收缩期和舒张期,有正压期和负压期之分。搏动性血泵与自然心脏的工作极为相似。但血液通过动脉管时流速大、压力高,负压期易产生管道损伤、接头脱开和气栓形成的危险;当流量过大和泵转频率高时,搏动作用减少,且此类泵操作复杂。最初的搏动隔膜泵采用气体驱动。此类装置的驱动气体或血液须经导管进出体内,因而无法实现完全植入的目的,大多适用于辅助时间较短的病人。新一代磁悬浮搏动性血泵有较大的改进,但价格太贵。

(2)非搏动性血泵输出的则是连续流体,其通过动脉管时流速较小、压力较低,无负压期。非搏动叶轮泵流体力学特性与自然心脏差别较大,对后负荷非常敏感,在意外停机时可有血流反流;前负荷下降时对泵流量的限制作用不敏感,需通过调节转速来产生类似自然心脏的Frank-Starling 调节机制。一部分研究者认为随着时间的延长,外周血管阻力增加,毛细血管关闭,微循环灌注不良,易产生代谢性酸中毒,导致组织水肿及重要器官功能障碍;而另一部分研究者则认为在很多方面,搏动流与非搏动流并无明显区别。

2. 按泵的作用形式分类　其可分为旋转式泵、容积式泵及其他形式泵。

(1)旋转式泵:依靠叶轮在壳体中旋转,通过流体动力参数的变化将能量传给液体的机械。从流体机械的角度可进一步分为离心泵、轴流泵及混流泵三种类型:①离心泵:将叶片装在轴上,当轴高速旋转时,这些叶片将引导血液并将其沿圆周方向抛至外沿,利用叶轮旋转时产生的离心力驱动液体流动,适合较高的压力输出。②轴流泵:叶轮类似螺旋桨,轴流泵的叶片也是装在轴上,当轴旋转时,血液沿着倾斜的方向抛出(沿螺旋线方向运动),经过导叶导流后,血液基本上是沿轴流方向运动,它的优点是体积小、流量大、效率高。适用于大流量、低压力的应用场合。③混流泵:同时利用螺旋叶轮的轴向驱动和离心作用,液体流出叶轮的方向倾斜于轴线的叶轮泵,各种性能居中。

(2)容积式泵:通过容积的改变来对液体做功,使其能量增加,从而使血液到达全身各器官组织。这类泵的优点是类似于自然心脏,都是搏动的,与人的正常生理结构相适应。其缺点如下:体积大,不易植入;易感染;瓣和膜这些关键部件易损坏;血栓和溶血也比较严重。它主要有囊式、膜式和推板式三种类型。①囊式泵:血袋全部由易弯曲的膜组成,它的核心结构是一个由柔韧性材料围成的腔囊。通过动力部分挤压囊腔,改变囊腔容积完成泵血功能。②膜式泵:血袋的一部分由易弯曲的膜组成,其余的部分由硬壳组成,主要靠隔膜的运动或变形来改变容积,实现泵血。③推板式泵:内有一可活动的推力盘,通过动力装置带动推力盘往复运动使血泵工作容积周期性变化,完成对血液的输送工作。

(3) 其他形式泵:如指压式和滚压式(滚柱式或转压式)泵也是常用形式。它使用方便、操作简单,但滚压式泵产生的挤压和涡流对血液破坏严重,出血和多脏器损伤等并发症的发生率高,不宜长时间辅助。

3. 按植入方式分类 其可分为可植入性血泵及非植入性血泵,非植入性血泵主要用于短期心脏辅助治疗,可植入性血泵多用于长时间心脏辅助治疗。

4. 按辅助时间分类 其可分为短期辅助、中长期辅助及永久辅助血泵三类。

5. 按功能分类 其可分为全人工心脏(TAH)、左心室辅助装置(LVAD)、右心室辅助装置(RVAD)三类。

TAH 和 LVAD 研制和应用比较成熟。而小型植入性 RVAD 则尚未应用于临床。但在此类需要循环辅助的病人中至少有 25% 的病例属于右心衰竭。对于此类病人若能采用小型植入性 RVAD 辅助便可达到两心室辅助的功效。鉴于此,有研究者最近研制了一种小型无创性抗血栓 RVAD,钛转子血泵的直径为 6.5 cm,高 4.6 cm,输入导管直接植入右心室,输出导管与肺动脉吻合在一起。血泵可植入腹壁或胸腔。此种 RVAD 在动物实验中使肺的气体交换功能维持正常,循环辅助效果较好,无血栓形成并能达到两心室辅助的效果。

目前,国外许多心脏移植中心已经将机械循环辅助作为常规心脏移植过渡手段。在美国,约 20% 的心脏移植病人在移植前接受过机械循环辅助支持。HeartMate IP 是最早被 FDA 批准应用于心脏移植过渡的辅助装置。Goldstein 应用 DeBakey 泵作为移植前过渡的辅助装置也取得了令人满意的效果。翁渝国等在一位病人身上使用德国产 Novacor 植入性辅助装置长达795 天。在成功安装人工心脏机械辅助装置之后,病人一般情况会迅速好转,主要表现为尿量增加,肝、肾功能及呼吸功能恢复正常。在病人被拔除气管插管离开监护病房后,可早期下床活动,增强体质,甚至可以在恢复正常生活同时等待心脏移植。使用机械循环辅助作为移植前过渡手段的病人,60%~70% 成功进行了心脏移植。

新的第三代心脏辅助系统均采用悬浮式血泵,从而最大限度地减少了溶血和血栓的发生。例如,澳大利亚 Ventracor 公司设计开发了 VentrAssist,它是一个连接左心室的血泵,以帮助心脏供血。它包含有一个活动的部分,即一个流体动力悬浮叶轮。铜线圈产生的磁场推动叶轮旋转,该叶轮不会磨损也不会引起血栓。和同类产品比较,VentrAssist 由于使用的叶轮大,转速慢,对人体红细胞的损害要小得多。VentrAssist 由钛合金制成,仅重 298 g,它的直径小于 6 cm,非常适合安装在人体内,已在多个心脏移植中心多名病人体内长期应用,其安全性和有效性得到证实。我国上海市东方医院试用过磁悬浮轴流泵 Berlin Heart Incor,又称柏林心,其轴叶轮不与其他部分接触,无摩擦热,耗能量少,输入功率低(8.5 W),机械效率高(>90%)。转速高达 1200 r/min,流量可为 7 l/min。血泵重量约 200 g,直径约 3 cm,既可用于心脏移植前的过渡期治疗,也可用于心肌功能恢复治疗。此外还有 HeartWare HVAD 采用磁悬浮原理和独特的叶轮设计,具有节能、效率高、无磨损、抗震性好、血液破坏少、性能可靠等优点。Heartmate-Ⅲ LVAD 与 Heartmate-Ⅱ LVAD 的主要区别是使用了磁悬浮泵体,保持了充足直向的血流,减少了溶血和血栓形成,适用于成人和儿童,并可终生植入。

目前在国内和国外的研究中,用得比较多的是流动显示技术的粒子示踪测速技术。这项技术的优点为:①高精确性;②根据粒子示踪测速技术得到速度场,可以计算出平均应力场,从而可以了解血细胞在血泵工作状态下的运动和受力情况,以此作为评价、优化血泵设计的实验依据。

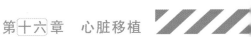

国外人工心脏机械辅助装置技术先进、成熟,但价格昂贵,目前在我国难以推广。我国于20世纪50年代中期开始积极开展心室辅助装置的研究,1957年制成第一个人工心肺机,1958年苏鸿熙用血泵进行了第一例体外循环手术。20世纪80年代初开始进行VAD和TAH的研究,开发了各种形式的血泵,并使实验动物短期存活。在国内,最早由中国医学科学院阜外医院为一名终末期心脏病病人植入辅助泵,7个月后成功进行心脏移植。广东省人民医院于2005年5月19日为一名终末期扩张型心肌病病人植入了广东省心血管病研究所自行研制的气动双心室辅助装置——罗叶泵,该装置已经获得批准进入临床试用。该病人使用气动双心室辅助装置11天获得心脏供体,进行了心脏移植,由于使用心室辅助装置期间有出血、感染等并发症,心脏移植后病人未能长期存活。

总体而言,人工心脏机械辅助装置由于价格及经验等问题,在我国应用较少,尚处于临床试用阶段。随着科技的发展,可以预见,不断完善的机械辅助循环将逐渐成为心脏外科的常规治疗手段,帮助我们挽救更多危重心脏病病人的生命。

（二）人工心脏机械辅助装置安装方法

人工心脏机械辅助装置安装方法随人工心脏机械辅助装置的不同而不同。随着血泵微型化和外科技术的不断发展,研究者们不断探索更符合人体解剖生理特性的植入和引流方式。总的原则是植入创伤小、新建立的管道冲刷良好、在充分发挥辅助装置效应的同时异物和血液接触面积较少。

临时性人工心脏机械辅助装置的安置常采用胸骨正中切口,可在体外循环支持下或非体外循环下进行。单纯左心辅助时,引流管插管部位可为左心房顶、右侧房间沟后、左心耳及心尖部。当采用ECMO方式时,多选择股动脉、股静脉插管辅助。

以临床上通常使用的体外型气动隔膜泵为例,体外循环正常建立后,先在右肺上静脉左心房入口处用3-0线做两个直径为1.5 cm的荷包缝合,两个荷包线的打结相对并分别贯穿左心室辅助装置的连接管道的缝合环。短时间阻断升主动脉并使用心肌保护液,在荷包圈内戳口并扩大此口,插入左心流出道的管道,收紧,行荷包线打结。排气后钳紧此管道,开放升主动脉,恢复心跳。在有心跳的情况下再依次做右心流出道,左、右心流入道的3个吻合口。右心流出道的吻合口做在右心房中间部位,方法和左心一样,但不必阻断升主动脉。左、右心流入道的吻合口分别做在升主动脉和肺动脉的近心端,使用侧壁钳,用尖锐刀纵行切开动脉壁,用一缝线将人工心脏机械辅助装置的管道进行连续缝合。体外循环下通过人工控制单次启动左、右心室辅助装置,在确定左、右泵的血室内无气泡后正式启动装置,同时缓慢停止体外循环,拔管,鱼精蛋白中和肝素,安置引流管,关胸。将这根由硅胶特别制成的管道和心脏血管连接好后再在上腹部适当的位置做皮肤戳口,分别将该管道从右起按左心房流出道、右心房流出道、升主动脉流入道、肺动脉流入道排列依次戳口穿出。然后和左、右心室辅助装置相连。管道的接口处均有箭头指示血流方向。最后连接驱动装置的通气管,所有接口均要缩紧,防止滑脱,认真排气。

长期性VAD的安装方法又各有不同。早期应用倾向于从心房引流血液,对心脏结构破坏较小,植入方法简单,但由于心房压力低,血液进入辅助装置管道内必须有较高的负压,不易提高辅助流量,且过高的引流量容易造成心房壁塌陷,增大入口阻力,心室的卸负荷不充分。从心室腔直接引流血液可避免这些缺点,入口管道从心尖造瘘插入到左心室内,泵的输出管道由人工血管与升主动脉或降主动脉端侧吻合连接,现阶段多数植入式VAD采用该方法。DeBakey VAD的安装需建立体外循环,在心脏不停搏或心室颤动或心脏停搏下安置血泵,流入管经左心尖插入左心室,流出管吻合到升主动脉。安装Jarvik2000 VAD时,在全身麻醉下经左后外侧切口开胸,建立股动-静脉转流,诱发心室颤动,血泵连接于心尖与降主动脉。安置Heartmate(IP/VE)、Novacor及Thoratec植入式VAD时,需先在左上腹腹膜前制作一个"泵兜"以放置。轴流泵的不断微型化使其植入方式趋于灵活。一些轴流泵将泵体直接植入到人体的自然腔隙

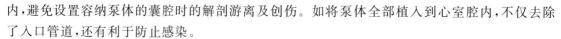

内,避免设置容纳泵体的囊腔时的解剖游离及创伤。如将泵体全部植入到心室腔内,不仅去除了入口管道,还有利于防止感染。

现阶段的 TAH 植入类似于原位心脏移植,需要切除自然心脏,有望取代心脏移植。

（三）人工心脏机械辅助装置临床应用指征及疗效

（1）血流动力学标准:①体循环收缩压低于 80 mmHg 或平均动脉压低于 65 mmHg;②肺动脉楔压超过 20 mmHg;③体循环血管阻力超过 2100 dyn/(s·cm²)(1 dyn=0.01 mN);④使用或未用利尿剂的情况下尿量少于 20 ml/h(成人);⑤在使用最大限度血管活性药物或主动脉内球囊反搏支持下,心脏指数低于 2 l/(min·m²)。病人同时有不可逆性肾衰竭、肝衰竭或全身性疾病危险更甚于心脏疾病时,一般不再适合循环支持。未能溶栓的肺梗死、不可逆性脑血管意外、严重精神病病史、重度凝血功能障碍、有重度右心衰竭或严重心律失常者则不适合安装左心室辅助装置。

（2）人工心脏机械辅助装置可以明显改善病人的血流动力学状态,增加心排血量,改善全身各器官灌注。同时,心室前负荷降低,心室舒张末径减小,射血分数增加,肺动脉楔压降低,肺血管阻力降低。因此,其不仅用于心脏移植的过渡,也适用于心脏手术后心功能的恢复,如心脏手术后心肌功能障碍不能脱离体外循环或者术后发生低心排血量综合征的病人。新型人工心脏机械辅助装置更加微小、安全、持久,可植入不适合进行心脏移植的病人体内,完全支持心功能。

（四）人工心脏机械辅助装置的常见并发症

1. 出血　最常见的并发症。术前存在凝血功能的障碍,长时间心功能不全可导致肝脏功能下降,同时减少和降低了血小板的数量和功能,此外体外循环的影响及外科手术的剥离,都是造成术后早期出血的原因。近年来随着重视度提高,出血导致的二次手术发生率逐年下降。早期出血指术后 24 小时内出血,多为外科原因。因此术后 24 小时之内一般不抗凝。术后中晚期出血多为抗凝治疗不当所致,因此要经常检查抗凝指标。

2. 血栓栓塞　影响血栓形成的主要因素:①血液接触面的血流特性:血栓部位通常在血泵内很少受血流冲刷的滞止区或缓流区。②血液接触面的材料:要使用质量轻、血液相容性较好的材料。③泵植入后导致病人凝血系统异常也是血栓形成的可能原因。近年来,随着表面涂层技术的逐渐完善,此类并发症的发生率亦有所降低。④密封和材料问题引发血栓:血泵的转动轴与密封部件、轴承之间存在摩擦,一旦温度超过 50 ℃,会造成蛋白附着形成血栓,故密封问题也是限制转子血泵寿命的一个重要问题。磁悬浮轴承则彻底取消了密封和轴承,解决了叶轮泵存在的一大问题,是心室机械辅助装置发展的一个方向。

3. 溶血　产生溶血的原因如下:①血液与非生物材料接触面的大小:接触面大,溶血程度就严重。②血液的湍流运动及机械运动对血液的破坏,流场中剪切力过大、不规则流线和流动方向的突然改变可增加红细胞的机械损害,导致溶血。

4. 感染　作为一种有创治疗手段,感染是其常见的并发症之一。常见的感染部位是肺部、尿路和管道。造成感染的主要危险因素是术前已存在的长期住院、糖尿病等,如果植入时间超过一个月,感染率可达 20%～40%。各种装置的发生率无明显差别。Holman 认为若要尽量避免感染发生,临床有三个环节需要密切注意:①术前应去除各种感染危险因素(包括各种插管、有创检测等);②改善手术技巧、缩短手术时间并注重无菌操作;③加强术后护理。大多数安装人工心脏机械辅助装置病人的感染发生于驱动线周围及人工泵血液接触表面,病原菌多为革兰阴性杆菌及真菌。而原位装置如人工心脏可能有引起纵隔感染的危险。

5. 右心衰竭　右心衰竭是术后早期安装左心室辅助装置病人死亡的常见原因,当右心房压增高和装置排出量下降即可诊断为右心衰竭。出血后由于大量血液制品的输注,右心负荷加重,肺循环阻力上升,造成右心衰竭,导致左心回流血量减少,左心室辅助装置不能较好充盈,从

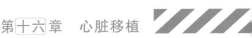

而导致心排血量的下降。所以,避免右心衰竭的关键是减少出血的发生、降低肺循环阻力及加强右心收缩力,常需要加用右心室辅助装置。

6. 气栓　当辅助泵开启时,如果左心室内血液未充满,泵产生的负压可将左心室内空气吸入泵体内,从而造成体循环气栓。

7. 机械障碍　同时也是机械辅助循环并发症,叶轮泵的感染发生率和机械故障发生率明显低于隔膜式辅助装置,未来研究的重点是把辅助装置对机体生理稳态的影响降到最小。

第八节　心脏移植术后治疗

一、心脏移植术后治疗特点

和常规体外循环心脏手术相比,心脏移植术后的处理有以下特点。

(1)移植的心脏无神经支配,若发生心肌缺血可无主观症状;心脏的传入神经主要调节循环系统的容量稳态,去神经化后外周血管阻力明显下降,使得中心静脉压骤降时对血浆去甲肾上腺素升高的反应迟钝,肾素-血管紧张素-醛固酮调节轴受损致利尿作用减弱和对心房钠尿肽反应迟钝,易出现容量超负荷。传出神经去神经化后,心肌内儿茶酚胺储备在几天内迅速耗尽,心室收缩功能完全依赖循环中儿茶酚胺的作用和心室舒张末容量增大来增加心排血量(CO),故移植后特别是移植早期,即在重症监护室(ICU)期间,需常规用血管活性药物维持去神经心脏的收缩以及体循环、肺循环的血管张力,否则极易出现移植物急性功能不全,病人的血流动力学表现主要为中心静脉压(CVP)、肺动脉压(PAP)、肺动脉楔压(PAWP)升高,ABP、CO、CI、SvO_2降低,引起全身组织供血不足、缺氧、尿量减少、胃肠淤血及神经精神症状等。

(2)移植物植入受体体内执行循环动力功能前,通常都经历脑死亡供体紊乱的内环境和经过较长的热、冷缺血时间;供心缺血损害明显,而受体一般肺血管阻力较高,故容易导致右心衰竭;由于供心缺血时间长,再灌注损伤较严重,小供心大受体(供、受体体重差小于20%)及可能并发急性排斥反应等,易出现移植后左心低心排血量综合征,可加用肾上腺素和(或)米力农强心、扩张血管,必要时联合硝酸甘油扩张冠状动脉,改善心肌供血。

(3)心脏移植须用大剂量强效免疫抑制剂,导致病人极易发生感染,所以心脏移植要求严格无菌隔离治疗。除术前准备应做详细的病原学检查、手术过程中严格无菌操作、术后采取隔离等,治疗上还应采用抗生素、抗病毒联合预防用药;对拔除的介入性插管均送培养,积极实验室检查寻找病原体,以对症用药。同时控制免疫抑制剂的用量,减少发生感染的概率。

二、心脏移植术后治疗的具体措施

心脏移植病人术前大多心功能不良,病情危重且复杂,并且心脏移植术创伤很大,所以心脏移植术后病人一般不马上脱离呼吸机,需要在呼吸机保护下确认病人循环稳定、氧合良好后再停用镇静剂。和常规体外循环心脏手术一样,心脏移植病人苏醒时是十分危险的,病人的躁动可使血压、呼吸极不稳定而出现意外。当病人有明显意识障碍时应先检查双侧瞳孔是否等大等圆以及对光反射灵敏程度。只有病人确实清醒、可明确配合医生问话并做出准确反应(如眨眼、握手、点头、摇头等)、心脏移植后血流动力学指标稳定、呼吸功能正常时才可试脱机。免疫抑制剂的使用导致病人极易发生感染,为防止肺部感染,应尽量在安全的条件下尽快脱机,一般不超过3天。肺动脉漂浮导管等有创管道也应尽早拔出,但是要视病情而定。各种监测尤其是动脉压和中心静脉压监测应持续一周以上。如果X线胸片正常,引流量少于每天100 ml,术后3～5天即可拔除引流管,鼓励病人下床活动,防止坠积性肺炎、肠胀气以及下肢血栓形成等并发症的发生。

和其他器官移植一样,由于免疫抑制剂的使用,病人的消毒隔离至关重要。所有房间、用品、人员消毒操作常规见前面相关章节。对各种创面、引流管和血管穿刺的消毒要认真严格。除了血培养和尿培养,还要对各种引流管、穿刺管、痰液、咽拭子进行细菌培养。

(1)心脏移植术后主要监测指标:①病人神志、瞳孔、心率、心音、双侧肺呼吸音、伤口、引流液、尿量、胃肠减压情况;②血压、心电图、中心静脉压、动脉压、氧饱和度、心脏每分钟排血量、每小时液体进出量等;③血常规、肝肾功能、电解质、血培养、血气分析、床边 X 线胸片、床边心脏彩超检查结果。

(2)具体监护措施如下。

①呼吸系统的监测:病人术后转入 ICU 后即刻接呼吸机辅助呼吸。护理上应注意以下几点:在医生的指导下正确设置参数并根据病人的情况随时调节,调节机械通气时间。每小时做血气分析 1 次,每小时对称地对比听诊双侧全肺野呼吸音,维持氧分压和二氧化碳分压在正常范围内,维持呼吸频率在 $18\sim20$ 次/分及 $SaO_2>95\%$。保持呼吸道通畅、清洁和湿润至关重要,及时吸净气道内分泌物,吸痰时应戴无菌手套,气管内吸痰要轻柔,避免鼻腔、气管内损伤,引起出血和感染。术后 48 小时根据血气分析结果,备好气管插管和喉镜,在麻醉医生监管下拔除气管插管,随后密切观察呼吸频率、血气变化及双肺呼吸音情况。拔管后协助排痰,每 2 小时扶坐拍背,鼓励病人做深呼吸锻炼,鼓励咳嗽,每天做雾化吸入 3 次,雾化液为沐舒坦、地塞米松用生理盐水稀释后的溶液。每天摄 X 线胸片以了解肺部情况,确定有无气胸、肺不张存在及心影的变化等。对各项指标要求密切观察,及时处理。

②血流动力学监护:血管活性药物应用和血流动力学监护是防治移植早期移植物急性功能不全最关键的措施。严密监测生命体征,每 30 分钟准确记录有创动脉血压、心率、呼吸、肺动脉压、中心静脉压、心排血量,根据中心静脉压和肺动脉压随时调整输液量。每小时记录尿量、心包纵隔引流量,并定时挤压引流管,防止心包填塞,观察伤口有无渗血,出现异常情况时应及时汇报上级医生,及时处理。

③应用正性肌力药的监护:心脏移植后供心不受神经支配,术后应使用正性肌力药和血管扩张药支持心功能。护士必须准确计算药物剂量,正确配制,药物必须经第二个人核对后方可使用。正性肌力药和血管扩张药须由专用通道输入,严禁在该通道推注其他药物。药物要提前配好,用微量泵控制速度,并根据血压、心率及时调整药物剂量。

④排斥反应的监测:急性排斥反应多发生在术后 $2\sim20$ 周,其临床表现主要为体温升高、血压下降、恶心、呕吐、食欲不振、关节酸痛、全身乏力、胸水、期前收缩等症状。急性排斥反应监测主要依据包括心肌内心电图、症状、体征、心电图、超声心动图、血清心肌酶学指标、心肌活检等。护士在临床护理观察中必须熟悉排斥反应的特点,密切观察,将病人的情况及时汇报给医生,以便早期治疗。一般采用三联免疫抑制剂,即 CsA、MMF、泼尼松,术后一天开始服用。务必做到准时给药,术后第一周每天监测 CsA 血浓度,使其维持在 $200\sim300\ ng/ml$,稳定后延长监测间隔时间。术后 10 天每天监测肝肾功能、血常规,每天监测三餐前、睡前血糖。

移植后心脏的心肌保护十分重要,血流开放后缺血再灌注损伤将严重损害心脏功能。缺血再灌注损伤主要是由于心肌过分消耗高能磷酸化合物,再灌注时释放大量氧自由基及细胞内钙超载,激活补体系统和中性粒细胞,从而引发心肌细胞结构破坏和功能丧失,再灌注后心肌细胞水肿也将影响心脏功能的恢复。早在体外循环中就要采取措施尽可能减少心肌细胞的损伤。开放主动脉前给予大剂量白蛋白减轻心肌缺血再灌注后的细胞水肿,同时给予果糖二磷酸钠促进心肌细胞内葡萄糖代谢,提高高能磷酸化合物水平,防止 ATP 耗竭,恢复缺血心肌的收缩与舒张功能。参附注射液直接抑制黄嘌呤氧化酶,减少氧自由基产生,再灌注早期使用具有较明显的心肌保护作用。抑肽酶为丝氨酸蛋白酶抑制物,可保护心肌细胞膜免遭蛋白激酶攻击,这

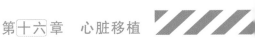

种对缺血再灌注心肌的保护作用呈剂量依赖性。因此,应使用大剂量抑肽酶加强对缺血再灌注心肌的保护。

术后常规应用抗感染、抗排斥反应药物,一般不给予止血药物。同时可给予前列腺素 E1 30～80 mg/(kg·min)等降低肺动脉压的药物,必要时给予一氧化氮(NO)吸入并延长呼吸机的使用时间。心脏移植术后常有一段暂时性高血压期,必要时可加用血管扩张药物,以减轻移植心脏后负荷。另外,移植心脏去神经后失去神经调节作用,主要依靠体液调节,移植后常出现心率慢,可用稀释的异丙肾上腺素调整,保持心率在 100～120 次/分,以保证最佳的心排血量。去神经心脏在移植早期完全依赖循环中儿茶酚胺刺激 β 受体以增强心室做功,对 β 肾上腺素能药物(如多巴酚丁胺、肾上腺素、异丙肾上腺素等)敏感性增强。移植后这些血管活性药物剂量调整不宜过大或过快,连续静脉用药过程中切不能出现药物脱节现象。为确保血管活性药物经静脉连续注入循环中,必须用微量泵从中心静脉通道泵入,中心静脉管内和连接输入通路(针筒、延长管及接头)必须接紧且不能留有气泡,更换针筒时尤需注意。去神经心脏完全靠血管活性药物调控心功能,稍有用药迟误即可发生严重低血压或急性右心衰竭而死亡。通常更换针筒后需观察心率 10～15 分钟,去神经心脏的心率通常极为固定,换药后心率下降 3 次/分以上,必须仔细检查静脉通道,找出原因,及时处理;移植 48 小时后移植物血流动力学稳定,多巴酚丁胺、肾上腺素或异丙肾上腺素等血管活性药物可开始减量,速度一般以减少 0.2～0.5 ml/h 为宜,以免引起血流动力学较大的波动。

三、心脏移植病人的出院指导及随访管理

心脏移植病人出院前首先要问明免疫抑制剂的服用方案。在住院期间主管医生根据个体特异性制订长期服用药物方案:一般采用 CsA(或 FK506)、MMF、泼尼松三联抗免疫,根据 CsA(或 FK506)药物浓度调整药物剂量。常用辅助药物主要有抗高血压药、降血脂药、利尿剂、抗凝血药物。心脏移植术后由于需多种药物的协同治疗,对病人的服药指导相当重要,要介绍各种药物的作用及副作用,服药要按时按量,交代家人留意病人的服药行为,以免病人的依从性下降时不能及时服用。出院后进行 CsA(或 FK506)药物浓度监测,每个月 1 次,1 年后每 2 个月 1 次,在随访时一定严格核查用药方案落实情况,发生特殊情况随诊。

心脏移植后病人一旦出院,要能够逐渐恢复日常生活或工作。主要注意如下事项:首先家中严禁饲养猫、狗等宠物或鸡、鸭等家禽,也不要在室内种植植物,如要在花园内工作须戴干净手套;其次尽量少去人群聚集处或使用公共交通工具,如不可避免时必须戴口罩或手套。手术后 2 个月后可允许去游泳池游泳,但不宜去人多的游泳池。接受心脏移植手术半年后,如果已有稳定可靠的免疫抑制治疗方案,身体的一般情况良好,还可以外出短期旅游,但必须始终和心脏移植的随访医生保持密切电话联系。心脏移植 9 个月后,可开始恢复工作,最初半年每天工作 4 小时,其后视病情可逐渐恢复全天 8 小时工作,但要切记,必须避免过分劳累。心脏移植后的学龄儿童和青少年可以继续上学,但因为免疫力低,要避免大规模流感等流行病侵袭。讲究卫生习惯,注意刷牙及洗浴,禁止使用任何活疫苗进行预防接种。

心脏移植后 6 个月内禁止剧烈体育活动,由于供心去神经,病人要掌握自测心率方法,掌握移植心脏心率变化特点,运动开始时心率增加缓慢,运动停止后心率恢复延迟,运动中心率高峰出现在运动后起初几分钟,根据这个特点掌握正确运动量。遇下列情况时应与主管医生紧急联络:服用规定以外的任何药物,出现发热、乏力、心悸、气短,心电图出现期前收缩及 ST-T 改变等。

心脏移植后病人饮食具体要求:总的原则为进食高蛋白、丰富的维生素、适当热能饮食。心脏移植病人热能供给要适当,给予总热能 104.6～125.6 J/(kg·d),过高的能量供给会导致脂肪在体内的沉积,要注意控制动物脂肪的摄入,尽量减少饱和脂肪酸的摄入,可摄入不饱和脂肪酸含量多的食物,能减少急性和慢性排斥反应的发生。血糖高的病人应给予糖尿病饮食,要进

行饮食控制,并注意限制单糖的摄取,适当增加蛋白质的供给量。对血清总蛋白低于 60 g/l 的病人要适当增加饮食蛋白量。丰富的维生素能改善心肌代谢和心肌功能,因此,维生素供给要充足,给予新鲜蔬菜超过 500 g/d,水果超过 200 g/d。为减少钠潴留及发生高血压,应予低盐饮食,全天摄入食盐少于 4 g。注意补充钙质,如脱脂牛奶、豆制品、虾米、虾皮、小鱼等,以预防骨质疏松症。

CsA 可引起镁缺乏,还应注意补充镁。饮食中忌食人参、蜂王浆、菌菇类、红枣等提高免疫功能的食物。注意掌握抗排斥反应药物的服用时间,避免进食时间与服药时间冲突,还须帮助病人抑制糖皮质激素引起的进食欲望。

主管医生必须记录病人出院以后经常使用的药物,并定期检查这些药物的副作用是否已经使病人产生了并发症,甚至损害了病人的健康。长期免疫抑制治疗,使病人抵抗力下降,容易产生感染,所以免疫抑制药物尽可能用最小剂量。随访时应当了解其是否易出现疲劳、呼吸困难、持续性咳嗽等症状,定期做心电图检查,必要时应当定期或随时做冠状动脉造影,从而确定是否有慢性排斥引起的广泛性冠状动脉粥样硬化的发生。病人出院后须终生治疗、随访,除常规随访检查外,以每半年为单位进行一次综合性评估,早期发现问题,早期诊断,尽早解决问题,才能维持正常的心功能,争取更长时间健康地存活。

第九节　心脏移植免疫抑制治疗

心脏移植免疫抑制治疗原则上和其他器官移植相同,要求早期、足量、联合、个体化。最常用的是经典的术后早期三联用药:CsA、甲基泼尼松龙和 MMF。根据病情、个人药物吸收和耐受情况、病人经济基础,或加用昂贵的 ALG、ATG、IL-2 阻断剂,或换用便宜的硫唑嘌呤替代 MMF。联合用药可以减少单独用药的用量,减轻其毒副作用,增强免疫抑制疗效。科学用药是关键,心脏移植后绝对禁止停用免疫抑制剂,否则会带来灾难性后果。早年国外很多移植中心术前 1~2 天均应用免疫抑制剂。近年,考虑到大剂量免疫抑制剂会严重影响肝肾功能等因素,术前已较少应用免疫抑制剂。移植术中,主动脉开放后常规应用甲基泼尼松龙 500~1000 mg。若病人经济条件好,可在主动脉钳开放后准备停机时静脉注射 IL-2 阻断剂赛尼哌 1 mg/kg,或用抗 CD25 单抗舒莱,硫唑嘌呤术后口服剂量为 2 mg/(kg·d);泼尼松术后 1 个月口服剂量为 2 mg/(kg·d)。出现急性排斥反应时,通常应用甲基泼尼松龙冲击治疗(500~1000 mg,连用 3 天)。对于顽固性术后排斥反应,OKT3 可获得较理想的效果,并可以延长再次发生排斥反应的时间,应用时要注意监测外周血白细胞计数。免疫抑制剂的高额费用是限制国内心脏移植广泛开展的重要因素,因此寻找到疗效确切、费用合适的国产免疫抑制剂是当务之急。近年来,很多研究证明中药(如雷公藤、苏木等)具有一定的免疫抑制作用。

一、CsA

CsA 是一种环状多肽真菌类制剂,是新型、高效、安全的免疫抑制药物,在心脏移植中也是首选药物,可选择性地抑制 T 淋巴细胞功能,抑制其生成各种淋巴因子;抑制 T 淋巴细胞和 B 淋巴细胞的增殖和分化,使抗原的耐受性增高。由于本品对骨髓没有毒性,因此可大剂量和长期使用。但它具有肝、肾毒性,特别是肾毒性。因此,能否应用应根据病人的肾功能,特别是肌酐水平来决定。在肾功能允许的条件下,CsA 的用量一般自小剂量开始,CsA 术后 2 周内保持血药浓度为 150~250 ng/ml,术后 1 个月保持血药浓度为 50~150 ng/ml。

CsA 的吸收个体差异很大而且其临床应用浓度存在一个范围很小的"治疗窗",如果高出此范围容易发生机体免疫抑制过度,从而引发感染、高血压等副作用,而低于此范围则容易发生排

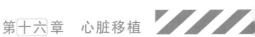

斥反应。所以调节 CsA 的剂量以维持有效浓度并尽量减少副作用非常重要。每个病人的药物剂量做到个体化,以达到治疗效果和减少副作用的理想平衡是每个医生的目标。但往往由于个体间的差异而并不容易实现这个目标。个体之间的 CsA 药物浓度分布差异非常大,有时甚至会相差 40 倍,即给予同样剂量的药物时有的病人会产生毒性作用,有的病人正好是目标的剂量,有的则免疫抑制不完全。

　　血清微量药物浓度分析技术使得药物治疗效果的调节可以依赖于药物体内浓度的监测与调控,而不再单单依靠药物剂量本身。这个过程被称为药物效果的监测。经典的药物效果监测方法是检测空腹血液中 CsA 浓度(C_0)。研究显示 C_0 治疗窗与临床的免疫排斥反应时间的发生相关性并不好,这是由于 CsA 在不同个体中的吸收和清除都有很大的变异性。CsA 的药代动力学特点可以受饮食、原发疾病、合并服用的药物、种族、移植后的时间和 CsA 的剂量影响。血液中 CsA 的水平和钙神经蛋白抑制及循环中的淋巴细胞 IL-2 的产生是密切相关的。CsA 只有部分抑制钙神经蛋白的作用,而且随着不同浓度作用强度不同。对于钙神经蛋白和 IL-2 的最大抑制作用通常发生在服药后 2 小时,24 小时后完全消失。测定服药后 2 小时的浓度 C_2 十分关键,这些研究显示单纯地使用治疗剂量的 CsA,免疫抑制也存在治疗无效的可能。谷值浓度相似的成年移植受者的药代动力学曲线分析结果显示,CsA 最大的变异在用药后前 4 小时显现,其血药浓度的差异在用药后已经很小了,与临床排斥反应事件相关性最好的是血药浓度曲线(area under the curve,AUC)。0～4 小时范围的面积,简称为 $AUC_{0\sim4}$。移植后早期达到 AUC 的目标水平,其急性排斥反应的发生率较低。

　　各个心脏移植中心 CsA 血药浓度的标准有一定差异,Alida 等研究了 313 例稳定期心脏移植病人的 CsA 血药浓度检测结果,平均随访 6.9±4 年,发现与 CsA 剂量的相关性更好,统计分析显示,C_2 与肾功能和排斥反应也有相关性。Arizon 等对 22 例稳定期心脏移植病人的 CsA 药代动力学进行了详细的研究,结果发现 CsA 的 C_2 与 $AUC_{0\sim4}$ 和 $AUC_{0\sim24}$ 相关性最好,而不是 C_0。Chou 等对存活超过 3 个月的 100 例心脏移植病人的 CsA 的 C_0 和 C_2 监测资料进行了统计学分析总结,在 C_0 无差异的病人中,发生急性排斥反应病人的 C_2 要比不发生急性排斥反应的 C_2 明显低,Logistic 回归分析显示,C_2 是急性排斥反应的预测因子,而 C_0 则不是相关因子。统计分析显示,C_2 在 0.4992 $\mu mol/l$ 是一个转折点,如果低于此值则应高度怀疑会发生急性排斥反应。这些结果提示,监测 C_2 可以更好地保护肾脏,同时不增加排斥反应发生率。

　　(1) CsA 毒副反应之一是对肾的毒性。CsA 对肾毒性作用的原理尚不完全清楚。病理检查发现急性毒性作用时血管呈收缩样改变,慢性毒性作用可以见到肾有"条纹状"纤维化。临床上见到的症状是血中 CsA 浓度上升时出现少尿或无尿,血中 CsA 浓度下降则尿量恢复至正常。所以,心脏移植术后病人一旦尿量下降,排除了低心排血量综合征及低血容量的可能性,应该减少或停止使用 CsA。呋塞米对治疗 CsA 引起的少尿有明显效果,但严重无尿病人偶尔需要短期内进行血液透析,以改善肾功能不全。心脏移植术后病人必须监测肾功能及 CsA 的血药浓度。

　　(2) CsA 毒副反应之二是高血压。心脏移植术后第一年,绝大部分病人可能发生高血压,肾功能表现完全正常,而第二年以后,有 85% 的病人有显著高血压,并且需要进行治疗。目前认为这种高血压的发生与使用 CsA 有关。对这种高血压的治疗,与通常高血压的治疗方法相似,可以使用钙通道阻滞剂、α 受体阻滞剂等,也可以与利尿剂合并使用,但需要监测血中钾、镁浓度,是否引起电解质紊乱。严重病例需要 3 种以上的药物联合应用才能达到降低血压的目的,使血压维持在收缩压 150 mmHg、舒张压 85 mmHg 以下。

　　(3) CsA 毒副反应之三是对神经的毒性。心脏移植病人使用 CsA 出现的神经毒性作用表现为震颤、肌肉软弱无力,有时出现肌肉痉挛,特别在腿部较明显,常合并有低镁血症。治疗上除了需要补充镁外,有时减少糖皮质激素的用量也可以使震颤得到改善。

（4）CsA 毒副反应之四是高胆固醇血症。在心脏移植以后，绝大多数病人出现血中胆固醇及甘油三酯浓度上升，目前认为这与 CsA 及糖皮质激素有关。血中胆固醇上升常与加速广泛性冠状动脉粥样硬化（慢性排斥）有密切关系。为降低血中胆固醇浓度，应当坚持低胆固醇饮食。虽然临床上亦有降低胆固醇的药物，如普罗布考、洛伐他汀等，但副作用较大，不常使用。

（5）CsA 毒副反应之五是其他副作用，包括多毛症、牙龈增生、骨质疏松、肝功能下降等。

二、硫唑嘌呤

硫唑嘌呤（Azathioprine,AZA）属于细胞代谢药，是细胞增殖抑制剂，在体内缓慢分解产生巯基嘌呤，抑制 DNA 合成，抑制 T 淋巴细胞的强度明显大于 B 淋巴细胞，不影响巨噬细胞功能，常与 CsA、泼尼松联合应用。硫唑嘌呤生产厂家较多，其中在临床应用较广泛的是由英国 Wellcome 公司生产的硫唑嘌呤，商品名为依木兰（Imuran），50 mg/片。心脏移植手术日术前口服 2 mg/kg，术后用量为 2～3 mg/(kg·d)。硫唑嘌呤的毒性作用主要为抑制骨髓造血功能，使病人发生轻度贫血及白细胞下降，当白细胞下降至正常值的 50%～60% 时，应减量或停用。其他副作用有引起胰腺炎及肝功能下降等。虽 AZA 也能通过抑制嘌呤合成酶来抑制细胞生长，但它除对淋巴细胞发生作用外，还可使增殖旺盛的组织受到非特异性的影响，产生骨髓抑制、肝功能受损等一系列副作用，尤其与 CsA 联用时更加重肝功能损害。现在逐渐被毒副作用小的 MMF 所取代。

三、糖皮质激素

甲基泼尼松龙是一种速效的糖皮质激素，在移植术中血管开放时即刻冲击给药（10 mg/kg）。近年来，主张术后连续使用 3～5 天，以减轻炎症及免疫反应，但应逐日减少用量。口服泼尼松，大多自术后 3～4 周开始应用，开始剂量 0.5～1 mg/(kg·d)，逐渐增至 10～15 mg/d，长期维持。用于心脏移植后免疫抑制治疗的糖皮质激素多为人工合成制品，各类药物的免疫抑制作用大致相似，其免疫抑制效应主要通过以下途径实现：①淋巴细胞毒性：可以抑制淋巴细胞 RNA、DNA 及蛋白质的合成，使血液、胸腺、淋巴结、脾脏中的淋巴细胞消失，抑制细胞免疫反应和抗体的形成。②抑制组织的免疫反应损伤。③干扰单核巨噬细胞的吞噬作用。

使用糖皮质激素作为免疫抑制药物时会出现较多并发症，而且有些并发症对病人的损害甚为严重。其主要并发症如下。

1. 骨质疏松症及骨无菌性坏死　糖皮质激素引起骨质疏松症的机制尚不清楚，推测此药物能增加破骨细胞诱导的骨质再吸收，而成骨细胞对基质合成率下降，内部钙的吸收率下降，故而产生骨质疏松症。由于这种代谢过程在松质骨最为活跃，故对松质骨的危害亦大，尤其是对于椎体，常出现多个椎体压缩性骨折。骨无菌性坏死亦是较为严重的并发症，产生这种改变的作用机制同样不完全清楚。在动物实验中可以见到一些值得思考的证据，那就是糖皮质激素可以诱发高脂血症、肝脂肪变性、全身脂肪栓塞，导致骨质供血不良而产生无菌性坏死。髋关节是最常受累的部位，其次为膝关节、肩关节及肘关节等亦有发生。治疗以上并发症的主要手段为减量或停止使用糖皮质激素，对关节部位发生无菌性坏死而造成关节功能障碍时，可以考虑做人工关节置换。

2. 糖尿病　心脏移植手术后以糖皮质激素作为免疫抑制药物时，可以诱发糖尿病，尤其是当发生急性排斥反应而使用甲基泼尼松龙做冲击治疗时，血糖明显升高，对术后病人应当密切地定期监测糖化血红蛋白。在发生严重糖尿病时，必须减少糖皮质激素的用量，甚至停止使用，也可以使用胰岛素治疗。对血糖测定稍有上升的病人，仅仅依靠控制饮食及增加运动训练，即可达到控制血糖升高的目的，并非都需要进行药物治疗。

3. 消化系统并发症　最常见和最严重的消化系统并发症为胃及十二指肠出血，出血部位

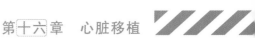

常要借助于胃镜检查才能确定。治疗的措施首先是停止使用糖皮质激素,出血局部通过内镜做热凝止血,在不得已的情况下采取手术治疗。预防措施方面,要求对高发性消化性溃疡的病人被选择作为受者时,使用雷尼替丁 150 mg/次,1 天 2 次,直至一切检查转为阴性时才可以做心脏移植术,术后维持使用雷尼替丁 150 mg/次,1 天 1 次。

4. 其他并发症　对儿童心脏移植病人而言,术后可以导致其生长发育迟缓,普通成人还可以出现水钠潴留,导致高血压及水肿、肥胖、痤疮、肌病、关节疼痛等。治疗方法是逐渐减少糖皮质激素的用量。

四、针对 T 淋巴细胞的生物制剂

OKT3、ATG、ALG 都是针对淋巴细胞的生物制剂。抗淋巴细胞抗体是用人淋巴细胞免疫动物而获得的抗血清或免疫球蛋白。免疫原取自胸腺导管淋巴细胞的制品称抗淋巴细胞血清(ALS)或抗淋巴细胞球蛋白(ALG);取自胸腺者称抗胸腺细胞血清(ATS)或抗胸腺细胞球蛋白(ATG)。抗胸腺细胞球蛋白 2.5 mg/(kg·d)持续静脉慢速滴注,连续 10～14 天。在治疗过程中,需每天监测血小板及淋巴细胞绝对值,当血小板降至正常值 50% 以下时应停药。主要并发症为过敏反应,有一小部分病人还可以出现皮疹、发热、寒战、关节痛及支气管痉挛等。

OKT3 为单克隆抗体,目前主要用于无法使用 CsA 的病人,一般用量为 5 mg/d,连续使用 10～14 天。它能特异地作用于人类 T 淋巴细胞 T3 抗原识别结构,而对 B 淋巴细胞和其他巨噬细胞无任何直接作用。一旦注入体内,作用发生快,对肝肾功能和造血系统无直接影响,其对排斥反应的预防作用在于体内的 OKT3 可以立即阻止抗原被受体免疫系统所辨认。因此,OKT3 对排斥反应的预防作用明显优于 ATG。所以,一旦怀疑有排斥反应时,应立即使用 OKT3 进行预防和治疗。其副作用和 ATG 类似,可能发生变态反应及发热、寒战、呼吸困难、胸痛、呕吐、喘息、恶心、震颤及腹泻等。由于能产生致命性肺水肿,故在使用此药物治疗的 1 周之内,应拍 X 线胸片判定有无肺充血,如确定病人有液体超负荷,禁止使用此药作为免疫抑制剂。有时在用药之前插入 Swan-Ganz 导管监测肺动脉楔压,当此楔压过高时,避免使用 OKT3 治疗排斥反应。

五、他克莫司

他克莫司(商品名为普乐可复,缩写为 FK506、TAC),是中性、疏水性大环内酯类免疫抑制剂。FK506 抑制 T 淋巴细胞由 G_0 期至 G_1 期的增殖,它对多种器官移植及免疫系统疾病有很好的疗效,目前已被广泛用于肝、肾、心、肺等器官的移植。FK506 的免疫抑制作用是 CsA 的 10～100 倍,其突出优点为对肝脏毒性小,还可逆转已发生的排斥反应,也无多毛、面部感染、牙龈增生等不良反应。FK506 用于心脏移植临床,已取得良好效果,可以取代 CsA 成为一线主导药物。但是由于该药具有肾毒性及神经毒性等副作用,且和用药剂量呈相关性,临床上可通过减小剂量改善症状。由于用药剂量较小,有效血药浓度范围比 CsA 更窄,血药浓度稍高则出现毒副作用,稍低则出现排斥反应。

FK506 脂溶性较强,在水中溶解度低,不宜通过胃肠道吸收。口服后 FK506 吸收不完全,生物利用度为 10%～60%,1～2 小时血药浓度达峰值,半衰期为 8～24 小时,个体自身或不同个体之间吸收利用率有较大差异。为增加其吸收,常用羟丙基甲基纤维素将其制备成固体分散物以供临床应用。研究发现,进食可影响该药的吸收,含一定脂肪的食物可降低和减少该药的吸收速度和数量。另有研究发现,空腹口服 FK506 后,其平均最高血药浓度约为进食时的 2 倍,且空腹时血药浓度达峰时间为 1 小时,而进食时需 3 小时。因此,为使 FK506 能最大程度吸收,病人应在进食前 1 小时或进食后 2～3 小时服药。

FK506 术前 1 天开始口服,0.15 mg/kg,术后根据 FK506 全血谷浓度调整 FK506 口服剂量。国内心脏移植受者谷浓度治疗窗的标准为：术后 0～1 个月，15～20 ng/ml；1～3 个月，10～15 ng/ml；3～6 个月，8～12 ng/ml；6 个月以后，5～8 ng/ml。按照上述治疗窗浓度范围调整 FK506 的用量。值得注意的是，术后 6 个月 FK506 谷浓度保持在 5～8 ng/ml 的维持浓度，部分病人 FK506 服用量仅为 2～4 mg/d，在临床上也未发生排斥反应。FK506 血药浓度受遗传、生理、病理、饮食、联合用药、测定方法等多种因素影响。在进行 FK506 血药浓度监测时，应全面考虑各种因素并结合病人的实际情况进行具体分析，做出正确判断，以确保科学地指导临床个体化用药，提高治疗水平。实践证明，FK506 谷浓度过高易导致肾毒性和高血糖等药物不良反应发生，过低又易产生急、慢性排斥反应。因此，建立理想的 FK506 谷浓度治疗窗浓度范围，并参照其调整用药剂量具有非常重要的意义：①可了解病人对 FK506 吸收、分布、代谢及排泄的个体差异；②可根据临床治疗窗浓度范围，帮助临床医生利用药物的相互作用及时调整 FK506 用药剂量；③可以减少肾毒性和排斥反应的发生，或证实导致肾毒性和发生排斥反应时的血浓度；④根据临床综合情况制订因人而异的个体化治疗方案。需要注意的是，部分病人对 FK506 浓度的敏感性和耐受性有一定的差异，不同时期的理想治疗窗浓度范围也有一定重叠。因此，除认真监测全血 FK506 谷浓度和参照理想治疗窗浓度范围外，还应综合临床各种因素，制订个体化用药方案。

由于 FK506 在肝通过 CYP3A 进行代谢，因此当其与抑制或诱导 CYP3A 的药物联合应用时，将影响其代谢过程，导致血药浓度增高或降低。升高 FK506 血药浓度的药物如下：①大环内酯类抗生素：红霉素、克拉霉素、氟红霉素、麦迪霉素、交沙霉素、罗红霉素、阿奇霉素等。②抗真菌药：酮康唑、伊曲康唑、咪康唑、克霉唑。③抗病毒药：利托那韦。④钙通道阻滞剂：硝苯地平。⑤其他：包括溴隐亭、舒林酸、奎尼丁、利多卡因、麦角胺、尼卡地平、尼鲁地平、尼伐地平、咪达唑仑、奥美拉唑、泼尼松龙、他莫昔芬、甲地孕酮、炔诺酮、地塞米松、克拉霉素、维拉帕米、皮质甾酮、西咪替丁、乙炔雌二醇等。能降低 FK506 血药浓度的药物如下：①抗结核药：利福平。②抗心律失常药：苯妥英钠。③抗酸药：碳酸氢钠、氧化镁等。④其他：CYP3A4 的诱导药如苯巴比妥、卡马西平及异烟肼等均可能加速 FK506 的代谢，从而降低其血药浓度。

六、雷帕霉素

雷帕霉素（缩写为 RPM 或 RAPA，商品名为 Rapamycin），是由 Wyeth-Ayest 公司研究并开发的大环内酯类药物。最早雷帕霉素是 1975 年由加拿大 Ayerst 研究室从太平洋 Easter 岛的土壤样品中分离的链霉菌 AYB2P44 所产生的代谢产物。最初，RPM 作为低毒性抗真菌抗生素，1978 年发现其对自身免疫病有免疫抑制作用。受此启发，1989 年 Morris 正式开始将 RPM 作为器官移植抗排斥反应的新型免疫抑制剂进行试用。RPM 在结构上与 FK506 相似，也能与胞质中的 FK506 结合蛋白（FK506 bonding protein，FKBP）结合形成 RPM-FKBP 复合物，但两者作用机制不同。FK506 抑制 T 淋巴细胞由 G_0 期至 G_1 期的增殖，而 RPM 则通过不同的细胞因子受体阻断信号传导，阻断 T 淋巴细胞及其他细胞由 G_1 期至 S 期的进程，与 FK506 相比，RPM 可阻断 T 淋巴细胞和 B 淋巴细胞的钙依赖性和非钙依赖性的信号传导通路。RPM 不干扰 T 淋巴细胞活化后的早期活动，不抑制钙调磷酸酶活性和细胞因子合成，而主要通过阻断细胞因子信号传导发挥免疫抑制作用。T 淋巴细胞的完全活化需要三个序列信号，即由抗原与 T 淋巴细胞受体（TCR）结合产生的第一信号、由共刺激分子对（如：B7/CD28 等）提供的第二信号及由细胞因子与其受体结合后提供的第三信号。哺乳类 RPM 靶蛋白（mTOR）在细胞因子信号的驱动、蛋白合成及 T 淋巴细胞从 G_1 期到 S 期细胞周期演变中发挥着重要作用，是重要的 T 淋巴细胞晚期信号分子。RPM-FKBP12 复合物和 mTOR 结合后，阻断 IL-2 等途径激活的 mTOR，阻断 T 淋巴细胞及其他细胞由 G_1 期至 S 期的进程，从而表现出较强的抗增殖活性。RPM 可同时阻断 T 淋巴细胞和 B 淋巴细胞的钙依赖性和非钙依赖性的

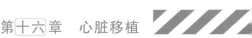

信号传导通路。肾移植、肝移植和胰肾联合移植等器官移植均已证明,RPM 与 CsA 或 FK506 联合使用均显示出良好的协同作用,并可减少与药物相关的一些并发症,减小 CNI 的毒性、减少对病人肾功能的损害。同种异体心脏移植模型中,于短期使用小剂量 CsA 的情况下在手术前再单剂量使用 RPM 可以明显减少大、中、小血管中的 CAV,而且 RPM 治疗组移植术后排斥程度明显减小。RPM 的肾毒性很小,因使用 CNI 引起肾功能损伤的心脏移植受者转为使用以 RPM 为基础的免疫抑制方案后,肾功能得到明显改善。另外,RPM 在发挥免疫抑制作用的同时,还表现出抗肿瘤效应,并可能还具有抗病毒活性,这对减少免疫抑制治疗的副作用有重要意义。由于 RPM 的抗排斥作用的效果大大强于现行临床广泛应用的 CsA,也胜于大环内酯类同类药物 FK506,且毒副作用明显较 CsA、FK506 小,尤其无肾毒性,是临床上很有潜力的主导性免疫抑制剂。更为重要的是,RPM 与 CsA、FK506、MMF 等联合应用均有良好的协同作用,其益处如下:①减少了治疗方案中各种免疫抑制剂的用量;②减少了免疫抑制剂的副作用;③增强了免疫抑制的效果。

在以 RPM 为基础的免疫抑制治疗与 CsA 为基础的免疫抑制治疗对照研究中,RPM 口服液的初始剂量为每天 16~24 mg/m²,随后 7~10 天用量为每天 8~12 mg/m²,血药浓度稳定在 30 μg/l,2 个月后调整 RPM 用量直至血药浓度稳定在 15 μg/l,均在早晨以水或橙汁一次性冲服,一天一次,前 12 周每周监测 1 次血药浓度,之后每个月监测 1 次。观察到血药浓度与药物毒性成正比,但其不良反应是可逆的。当血药浓度降低后,不良反应均好转。故血药浓度以保持于 10~20 μg/l 为好。血药浓度>15 μg/l 时,即与甘油三酯的升高及血红蛋白、白细胞或血小板减少有关。当 RPM 与 FK506 联合应用时,其血药浓度保持在 6~12 μg/l 即有降低急性排斥率的作用,且毒性小。在一系列的肝、肾、胰腺移植的病人中给予 5 mg/d 的 RPM 及小剂量的 FK506(0.03 mg/(kg·d))预防急性排斥反应,且以各自浓度水平维持在 3~7 μg/l 及 6~12 μg/l 为准,均取得非常满意的移植物功能。与 CsA 合用时,RPM 的用量较单独使用时要少,建议 RPM 的血药浓度维持在 5~10 μg/l,同时 CsA 用量亦可减少,但 CsA 浓度最少要维持在 50~150 μg/l。目前认为,由于 RPM 的半衰期较长,故无须每天测定其血药浓度,首次测定可在服药后第 4 天,第 1 个月内每周测定 1~2 次,第 2 个月内每周测定 1 次,之后每个月测定 1 次或在有临床需要时进行检测,如停用或增加了对细胞色素 P450 系统代谢有影响的药物,或怀疑病人未遵医嘱服药、胃肠功能紊乱及不良反应明显时。RPM 不良反应主要包括头痛、恶心、头晕、鼻出血、关节疼痛等。实验室检查异常包括血小板减少、白细胞减少、血红蛋白含量降低、高甘油三酯血症、高胆固醇血症、高血糖、转氨酶(ALT 和 AST)升高、乳酸脱氢酶升高、低钾血症、低镁血症、眼睑水肿等。

另外,大量研究表明 RPM 还可缓解心脏移植后冠状动脉病变,与他汀类药物联用效果更好。RPM 除可有效抑制免疫细胞增殖外,还能抑制平滑肌细胞、内皮细胞和成纤维细胞等非免疫细胞的增殖,尤其抑制血管平滑肌细胞的增殖。心脏移植后冠状动脉病变属于移植物慢性失功,是一个免疫因素和非免疫因素共同作用的复杂过程,慢性纤维化和动脉粥样硬化是引起移植物慢性失功的重要因素,因此能同时抑制免疫和非免疫细胞的生长因子信号传递这一特性,使 RPM 成为一种有前途的抗移植排斥药物。慢性移植物血管病变(CGVD)被定义为一种常规移植免疫治疗过程中的慢性进行性血管病理变化,对移植物长期存活影响很大。Poston 等应用 RPM 治疗同种心脏移植后的 CGVD 动物模型发现,RPM 能明显抑制 CD4⁺ T 淋巴细胞和巨噬细胞在移植物血管周边的浸润,降低移植物抗供者抗体的水平。

七、依维莫司

依维莫司(Everolimus)是一种新型免疫抑制剂,目前已申请临床应用。Everolimus 是为了改善 RPM 的口服动力学而研制的,其作用机制与后者相同。与 RPM 相比,Everolimus 生物利

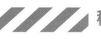

用度提高,半衰期短,药动力学受 CsA 影响小。Eisen 等进行的一项 634 例首次心脏移植病人的随机双盲试验表明,Everolimus 能够有效地降低 CAV 的发生率和严重程度。在 1.5 mg Everolimus 组、3.0 mg Everolimus 组、1.0~3.0 mg/kg 硫唑嘌呤组中,于使用 6 个月和 12 个月时达到主要效果终点(包括死亡、移植失败、再移植、失去随访、3A 级急性排斥反应或发生有血流动力学改变的排斥反应)的人群在 Everolimus 组中明显少于硫唑嘌呤组。移植后 12 个月的血管内超声心动图表明,Everolimus 组动脉内层厚度增加较少。其结果同时显示,1.5 mg Everolimus 组中巨细胞病毒(CMV)的感染率低于硫唑嘌呤组。心脏移植后血管病变是一种复杂的疾病,其发病与多种因素都相关,如排斥反应和 CMV 等病毒感染等。Everolimus 在上述两方面都可发挥正面作用,使其同时在抑制排斥反应的同时降低了移植血管病的发生率及其严重程度,使其成为迄今为止心脏移植领域中很有前景的免疫抑制剂之一。该资料还发现,3.0 mg Everolimus 组病人的细菌感染率显著高于硫唑嘌呤组,同时会导致血小板减少,如果未与他汀类药物合用,它还会导致血浆脂质浓度的升高及肌酐水平的上升。Everolimus 两组病人的血浆肌酐水平均高于硫唑嘌呤组,提示 Everolimus 与环孢素的相互作用会给肾脏带来很大的压力。另外,Everolimus 能否稳定或逆转已经发生了的移植血管病变还需要进一步的研究和长期随访。

八、霉酚酸酯

霉酚酸酯(吗替麦考酚酯,mycophenolate mofetil,MMF)是 20 世纪 90 年代问世的一种强力有效的新型免疫抑制剂,在三联免疫抑制剂方案中主要替代硫唑嘌呤。研究表明,MMF 与 AZA 相比,其不良反应主要表现为较高的胃肠道不良反应、白细胞减少和机会性感染发生率,较低的血小板减少发生率。而且不良反应的发生呈现一定的剂量效应关系。目前国内最常用的 MMF 由上海罗氏制药有限公司出品,商品名为骁悉,MMF 在体内转化为活性成分霉酚酸(MPA);通过阻断细胞 DNA 和 RNA 的合成,抑制 T、B 淋巴细胞的分化、增殖。国内外的动物实验和临床应用研究证实,它能有效地减少急性排斥反应发生和逆转耐激素和抗 T 淋巴细胞抗体的难治性急性排斥反应,对慢性排斥反应的治疗亦有效,且无肝、肾毒性。MMF 为 MPA 的 2-乙基酯类衍生物,口服后迅速吸收,并脱酯化形成活性代谢产物——游离 MPA。MPA 能可逆地、非竞争性地抑制次黄嘌呤单核苷酸脱氢酶(IMPDH),从而抑制 T、B 淋巴细胞中嘌呤的经典合成途径。MMF 对淋巴细胞具有很高的选择作用。给予鸟苷或脱氧鸟苷能逆转 MPA 对淋巴细胞的抗增殖作用。MPA 能通过抑制鸟苷合成而抑制淋巴细胞表面糖蛋白的糖基,从而抑制后者与细胞间的黏附作用。因 MPA 能直接抑制 B 淋巴细胞增殖,从而可以抑制抗体的形成,这种抑制作用是环孢素所没有的。MMF 治疗窗较宽,一般不查血药浓度,口服 2~3 g/d。MMF 肝肾毒性低,最常见的副作用为胃肠道不良反应,其常见症状为恶心、呕吐、腹痛、腹泻,发生率明显高于 AZA,经减药或短期停药后即可缓解,再恢复原剂量服用后不再发生。其他较常见的副作用包括血液系统和淋巴系统病变,如骨髓抑制、白血病、淋巴瘤等。

第十节　心脏移植的早期并发症

一、出血

1. 原因　心脏移植手术后出血的原因,通常可分为以下 3 类。

(1)由于受者的心脏扩大,收缩无力,容易形成附壁血栓。为防止附壁血栓的形成及避免造成体动脉、肺动脉栓塞的恶果,使用全身抗凝剂以防止心内形成血栓,常用的药物为华法林,

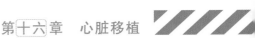

而服用此药以后的病人进行心脏移植手术,术后渗血量肯定较多。术前要注意减少或停止抗凝药物的使用。

(2) 手术操作没有严格地按要求执行。如:选用的缝线在型号及质量上没有严格审定;心脏及血管吻合时,针间距离过宽使吻合部出现漏血现象,特别是压力高的主动脉更容易发生;两个吻合对口的口径大小不相称,而又不采取技术上的矫正措施;助手牵引缝合线用力过猛,使吻合部的组织被缝线割裂成小裂口等。

(3) 吻合缘组织(如左心房后壁、肺动脉壁)薄弱,吻合时撕裂,或由于连续缝合的线抽拉不紧,缝线距离过宽,针眼漏血。一旦停止体外循环,拔管后再检查左心房后壁是否出血或再重新补针则相当困难,甚至会由于引起心脏的牵拉挤压造成三度房室传导阻滞。为避免此情况,一旦开放循环,恢复心跳后首先要将心脏反转过来检查一下左心房吻合的情况。

2. 诊断 心脏移植手术中出血常为活动性出血,诊断较为容易,而有些病人发生渗血或极少量的慢性出血,常在术后观察中才能发现,诊断方法及是否需再次手术止血,要依靠观察心包及纵隔引流血量而确定(与一般心内直视手术相似)。如果连续在 3~4 小时内失血量等于或超过病人全身血量的 5% 则是再次开胸手术的适应证。通常估计全血量的方法如下:体重在 10 kg 以下者为 85 ml/kg;体重在 10~20 kg 者为 80 ml/kg;在 20 kg 以上者为 75 ml/kg。当术后引流血量较多而突然停止,应当注意引流管是否已被血凝块堵塞,心包腔内渗血尚未停止而发生心脏压塞。对异位心脏移植的病人,出血经胸腔闭式引流流出,虽然不易发生心脏压塞,但应更加密切注意胸腔闭式引流血量。

3. 处理

(1) 全身处理:根据凝血因子检查的结果进行治疗,血小板数量下降或血液中纤维蛋白原定量下降时,应及时补充。病人因服用华法林引起凝血酶原时间延长,应当给予维生素 K 注射。由于出血而产生贫血时要及时输入全血,使血红蛋白达到 100 g/l 以上。

(2) 局部处理:再次开胸止血,清除心包腔内的积血和血凝块。对于心后方吻合口的活动性出血,止血很困难。

4. 预防 使用华法林的病人,术前立即停止服用该药,必要时使用维生素 K 注射作为拮抗剂,要求凝血酶原时间达到正常范围。手术结束时用硫酸鱼精蛋白中和肝素,以消除全身肝素化的作用。中和以后 15 分钟要求测定活性凝血时间(activated clotting time,ACT),力求达到 150 秒以内。缝线的选择及手术操作力求精确、完美,这也是预防心脏移植术后出血的重要措施之一。

二、低心排血量综合征

低心排血量综合征主要是指供体在植入体内后无正常心脏功能作用,可以是全心的即左、右心衰竭,也可以是单一心室的功能不全。

1. 原因 体外循环心内直视手术后产生低心排血量综合征的原因较多,其中主要与心肌保护措施有密切关系。除此以外,心脏切口对心肌的损伤、畸形矫正不彻底、术前病人有严重肺动脉高压、术后缺氧、酸中毒、严重心律失常及心脏压塞等,都可以出现低心排血量综合征。在心脏移植手术过程中,对供心的心肌保护极为重要,这是因为供心需要耐受缺血及缺氧,比正常心内直视手术耐受时间更长;另一个特殊原因是出现排斥反应,受者的体液免疫及细胞免疫功能损害了供心的心肌细胞,特别是冠状动脉内膜。一旦冠状动脉内膜细胞发生损伤,动脉血管内血栓形成,冠状动脉血流下降,使供心心肌细胞的缺血、缺氧加剧,就会导致严重的低心排血量综合征。

2. 诊断 临床表现为血压下降、心率加快、四肢厥冷、苍白或发绀,尿量减少至每小时 0.5 ml/kg 以下,心脏指数小于 2.0 l/(min·m²),周围血管阻力>18 Wood 单位。当供体心脏的心肌保护并不完善或缺血、缺氧时间过长,发生低心排血量综合征的临床表现与一般心内直视手术相同。

早期急性排斥反应的发生时间常常在心脏移植术后5天到2周之间,临床上以难控性右心衰竭的临床表现为主,确诊必须依靠心内膜心肌细胞活检。目前在供心严重短缺的情况下,为了挽救病人生命,有时将认可的不同血型的供心植入到受者体内,这样就容易发生超急性排斥反应。这种反应在恢复冠状动脉血液循环以后的数分钟甚至数小时之内发生,病理改变为广泛性冠状动脉血栓形成,临床表现为严重的低心排血量综合征。在术中肉眼检查即可以见到供心的颜色发生改变,成为有发绀及花斑的心脏,收缩无力。根据异血型的供心及术中心脏的颜色改变,立即可以做出正确的诊断。

3. 防治 因供心的缺血再灌注损伤等原因,移植后供心功能常受抑制,容易出现低心排血量综合征。低心排血量综合征的防治关键在于:①保证充足的血容量;②适当应用正性肌力药(如多巴胺、多巴酚丁胺等),必要时可用异丙肾上腺素 0.05~2 μg/(kg·min),可增加心排血量,改善术后心功能;③调整外周血管张力;④排除其他原因(如心脏压塞等)。经过有效药物治疗,多数在1周左右循环可恢复稳定,少数病人需用人工心脏或主动脉内球囊反搏仪来辅助循环。

三、移植心脏的右心衰竭

单纯右心衰竭是心脏移植后早期较常见的并发症之一。据国际心肺移植学会统计,心脏移植术后早期死亡者中19%是右心衰竭所致,主要表现为在停止体外循环后肉眼即可观察到右心膨胀、收缩无力。在使用心肌收缩药物后,尽管左心房压力正常或偏低,但中心静脉压在正常水平以上,心率很快(>120次/分)。单纯右心衰竭的原因很多,主要有以下几种。

1. 肺动脉高压 受体在长期的心衰情况下,肺动脉阻力不同程度地增加,引起肺动脉压力偏高,所以心衰病人在晚期均有不同程度的肺动脉高压。若受体的肺血管阻力很高,而供心来自健康正常心脏的脑死亡病人,也就是说,供心的右心在离体以前一直处于正常或低负荷状态,一旦植入受者体内,移植的心脏必须超负荷工作,表现为增加收缩力、加快收缩频率,以搏出最大的容量。若失代偿,则可以引起右心衰竭。终末期扩张型心肌病病人也往往合并有肺动脉高压,长期肺动脉高压会导致肺血管床发生功能性和器质性改变,而手术过程中因麻醉药物的使用和低温缺氧等因素可导致肺血管床进一步收缩,从而使移植供心右心室后负荷明显增加,加上供心已经过一个缺血、低温和再灌注过程,使心脏储备能力大大下降,右心室排出量明显下降,进而可导致左心室充盈量明显减少,严重者可出现低心排血量综合征。因此,控制好肺动脉压力是防止移植术后右心衰竭的关键。

2. 心肌缺血耐受性低 解剖学上,右心室的室壁比左心室更薄,对于缺血再灌注的损伤尤其敏感。同时,由于病人术前长期心力衰竭造成左心房内压力高,肺血管阻力通常处在一个相对较高的水平,虽然术后左心房内压力下降,但肺血管阻力不会立即下降,通常需1~2周才会恢复到正常范围。因此,术后早期的右心功能不全与肺血管阻力高密切相关,特别是在右心室保护不良或供心相对较小时。有学者认为,移植心脏通常难以承受超过 50 mmHg 的右心后负荷,当肺动脉收缩压超过 55 mmHg 时,术后往往会发生右心衰竭。由于右心的心肌壁较左心的心肌壁薄,耐受缺血的时间比左心短,缺血后心肌功能的恢复也比左心差。在供心运输过程中,缺血时间过长或心肌保护液使用不当,再加上心肌缺血后的再灌注伤害,均可造成右心衰竭。

右心衰竭导致右心室的扩大、心肌供血不足、收缩力下降、肺血流减少、室间隔左移,从而引起左心室充盈不良和体循环心排血量减少。其治疗上仍以积极预防、严密监测为先。术后早期可以方便监测肺动脉压,当拔除 Swan-Ganz 导管后,可通过中心静脉压(CVP)及三尖瓣反流的情况了解右心功能。对术前肺动脉压超过 40 mmHg 的病人,术后常规应用前列地尔,以降低肺血管阻力,防止右心衰竭的发生。治疗原则如下:①通过维持适当的主动脉压力,改善冠状动

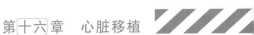

脉供血;②减少右心室的前负荷,以减轻右心室的扩张;③降低肺循环阻力,以减少右心室的后负荷;④降低心室和全身氧耗。

治疗心脏移植后右心衰竭首选正性肌力药和血管扩张药。正性肌力药中常用异丙肾上腺素和多巴酚丁胺;血管扩张药有前列腺素类、磷酸二酯酶抑制剂(氨力农、米力农)、α2受体阻滞剂(妥拉苏林、肼苯哒嗪)、腺苷和一氧化氮(NO)。除 NO 吸入外,其他血管扩张剂均可导致不同程度的低血压,从而减少冠状动脉血流,加重右心衰竭。因此在进行扩血管治疗时要注意维持病人体循环血压稳定和冠状动脉充分的灌注。NO 在生理状况下即可由内皮细胞合成和释放,具有强大的选择性扩张肺动脉的作用,在有效降低肺循环阻力的同时,对体循环血压无不良影响。外源性 NO 吸入已经成为心脏移植术后逆转肺动脉高压和纠正右心衰竭的重要治疗措施。多数学者主张在心脏移植术后立即吸入 NO 以预防右心衰竭,NO 作为吸入剂还可以扩张通气较好的肺组织的血管,从而优化肺的通气与血流比值,减少肺内分流,改善病人的低氧血症。异丙肾上腺素也适用于右心衰竭伴有肺循环阻力升高的病人。其缺点是可致心律失常并增加心肌耗氧量,因此一般用于病程早期。在与其他肺血管扩张剂合用后逐渐减量,以避免突然停药后肺动脉阻力的迅速回升。米力农为磷酸二酯酶抑制剂,其在增强心肌收缩的同时,还有松弛血管平滑肌的作用,因而不会增加心肌耗氧量。前列腺素 E1(PGE1)和前列腺环素(PGI2)均为短效强力肺血管扩张剂,可以有效降低肺循环阻力和减轻右心室后负荷。PGE1 静脉注射后,经第 1 次肺循环几乎全部代谢,因此对体循环血压影响较小。其对肺动脉高压的逆转效果强于硝普钠和硝酸甘油。PGI2 可增加每搏输出量,其扩张血管作用强于硝酸甘油和硝普钠,但对体循环的影响也较后二者更明显。为避免此副作用,可通过雾化吸入给药,使其作用局限于肺血管,效果较好。

如术前已确知受体有肺动脉高压,在开放升主动脉后即开始使用降低肺阻力的药物,可以常规使用一氧化氮(NO)(在成人肺血管阻力超过 6 Wood 单位,在小儿肺血管阻力超过 4 Wood 单位是绝对的心肺联合移植禁忌证)。在使用减低肺血管阻力药物的同时,按病情增加上述正性肌力药。对术前已确知受体有肺动脉高压的病人在术中使用各种血管活性药物,由于始终存在提升外周血压和降低肺动脉压这一矛盾,也不能使肺动脉压明显降低。但其副作用影响外周血压,导致低血压状态,如此导致心脏的缺血时间过长,使供心在除颤复律后出现短暂的低心排血量和三度房室传导阻滞,故只能放弃纠正肺动脉高压,维持心脏收缩功能,保证体循环血流动力性平稳,使病人顺利脱离体外循环辅助,安全返回病房。病人回监护病房后,立即从留置的 Swan-Ganz 漂浮导管给予负荷量的硝酸甘油和酚妥拉明,使两药直接到达肺动脉和肺血管床,从而达到降低肺动脉高压的效果。因为这两种药物很快在密布的肺血管床中被吸收衰减,而对外周血压的影响最小。同时给予 NO 气体,通过呼吸机吸入,直接作用于肺血管床使其扩张而降低肺动脉压力,从而加强降低肺动脉压力的效果。当肺血管阻力升高时,使用其他血管扩张药会引起肺内分流增加,而导致血氧饱和度下降。NO 吸入是以气体方式弥散入肺血管床,直接作用于血管内皮细胞表面的 NO 受体,不需在细胞内进行代谢,不会引起分流的增加,在降低肺动脉压的同时可升高血氧饱和度,是一种降低肺动脉压的有效措施。一般停止体外循环后,左心房压力正常或偏低,平均动脉压力超过 75 mmHg,舒张压和收缩压之差大于 30 mmHg,心电图正常并提示供心呈窦性心律,中心静脉压不超过 12 mmHg,右心不过度膨胀、收缩有力,均表示右心功能已趋正常。若上述措施仍不见成效,则加大 NO 流量。

经过减少右心室前负荷和大剂量药物治疗右心衰竭仍不能纠正时,应考虑开始右心人工辅助循环支持,包括右心室机械辅助装置(人工心)和 ECMO、肺动脉内气囊泵反搏。这些装置治疗侧重点不同,又分很多亚类,各有优缺点及使用方法。右心室机械辅助装置主要提供血流动力,支持肺循环,心脏移植后右心衰竭可为一过性、可复性,可采用较简单、经济的体外型辅助循环泵,其连接方式为右心房或右心室→肺动脉,可以减轻右心室工作负荷和氧耗的 50% ～

80%,使损伤的心肌有机会得到恢复。右心辅助装置的优点是不需要氧合器和专人管理,输出的血流有一定搏动性,使病人病情稳定后可保持清醒,可下床活动,便于护理。但右心辅助装置只适用于需要单纯循环支持的病人,长期应用可发生出血、栓塞、多器官功能衰竭等并发症,随着制作工艺的改进,其安全性显著提高。ECMO 主要提供氧合,也有一定的循环支持作用,主要包括血泵和膜式氧合器。ECMO 的连接方法比较多,可为右心房→肺动脉→左心房,或股静脉→股动脉,或颈静脉→颈动脉。其功能包括呼吸支持和循环支持,适用于呼吸衰竭、右心衰竭、左心衰竭或全心衰竭的病人。但 ECMO 要求病人严格卧床,进行长期呼吸、循环支持的病人护理比较困难,而且需要由专人管理机器,定期更换氧合器。肺动脉内气囊泵反搏因其临床疗效不显著,并发症较多且置入不方便,近年来已很少应用。

3. 心脏移植后右心衰竭的特殊原因为右冠状动脉内气栓 移植手术后排气方法不当、排气时间过短均可使残留在供心内的气泡进入位置最高的右冠状动脉窦内,造成右心肌供血不足。若术中或在停体外循环时已发现有右心衰竭的征象,表现为中心静脉压高,肉眼观察右心过度膨胀、收缩无力。测试肺动脉压力高于正常,而左心房压力相对正常甚至偏低。此时不要急于停止体外循环,而要继续并行辅助1～2小时。对于单纯的右心衰竭,延长体外循环时间一般都有效。体外循环时间延长也可以使残留在右冠状动脉内的气栓排出。

四、感染

(一)发生率及发生部位

感染仍然是心脏移植后病人的主要死亡原因之一,特别是在最初几个月内,术后1个月内发生感染的机会最大,免疫抑制剂的使用量达到高剂量时,受者的免疫功能下降更显著,感染性疾病可以随时发生。细菌感染在术后1个月内常见,真菌感染的高峰期也在术后1个月内,而病毒感染常见于术后2个月,原虫感染的高峰期在术后3～5个月。其中细菌感染占30%～60%,病毒感染占20%～50%。在我国心脏移植术后细菌感染中,50%为革兰阳性菌感染,其中葡萄球菌占75%左右;自从 CsA 作为免疫抑制剂用于心脏移植病人以后,感染的发生率明显下降,而且病毒感染要多于细菌感染。除了免疫抑制剂外,终末期心功能衰竭病人,由于心力衰竭引起各系统功能不同程度的减退,体质较差甚至营养不良,长期卧床致坠积性肺炎,术前使用了大量抗生素进行治疗或预防,使各种致病菌产生了耐药性而极易产生各种混合感染。

感染重在预防,术前无论有无发热都要进行病原学检查;对于合并心力衰竭的感染者,术前应积极应用有效的抗菌药物治疗至细菌培养阴性,再行移植手术。术中应严格无菌操作,尽量缩短手术时间。气管插管期间,应用纤维支气管镜吸痰。术后尽早拔除气管插管及各种介入性插管,尽早恢复饮食,拔除的插管均送实验室进行细菌培养。特别需要注意的是,术后体温变化与服用大剂量糖皮质激素有关,并不能反映感染的程度,而且标志结核分枝杆菌的反应可为假阴性,应积极做实验室检查,针对不同部位的菌群及药敏试验对症选用抗感染药物。

最常见的感染部位为呼吸系统,其他部位有血液、皮肤、皮下组织、颈部、胃肠道、心内膜、心肌、中枢神经系统及泌尿系统等。和外科手术有关的严重感染有细菌性胸骨炎、心包胸腔内感染等。为减少感染的发生率,应当遵守以下几个原则:①免疫抑制剂的用量应维持在最低有效水平;②选择使用 CsA 作为免疫抑制药物;③尽量使病人早期活动;④保持术后监护室的无菌状态,对接触病人的一切必需物品要注意无菌,工作人员应当使用消毒液洗手后再进行操作,必要时戴无菌手套;⑤小心地监测感染,及时发现感染。

(二)感染类型

1. 细菌感染

(1)肺部感染:南非某医院的心脏移植病人中发生肺部感染的占全部感染病例数的27%,

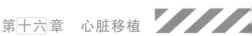

而美国哥伦比亚大学组中,肺部感染占 40%~51%。感染细菌的种类包括金黄色葡萄球菌、肺炎克雷伯菌、铜绿假单胞菌、大肠杆菌等,遇到这种情况,常有致命的危险。肺部感染的诊断依据如下:①病人有呼吸系统症状,出现呼吸困难、咳嗽,同时有发热及全身不适;②X 线胸片的改变,要注意肺内出现的任何一点细微的变化,最好能与既往 X 线胸片相比较;③痰液的细菌学检查,常被上呼吸道或口腔内存在的共生菌污染,影响诊断的正确性;④经支气管吸出物做细菌学检查时,需要注意能否进入病变部位取出标本;⑤纤维支气管镜检查,使用支气管刷及活检的方法取标本做检查;⑥用超微针(24 或 25 号针头)经胸壁局部穿刺,须在透视下确定部位,最好远离纵隔血管结构处,这种检查方法产生的并发症要多于纤维支气管镜检查;⑦开胸肺活体组织检查;⑧血常规检查常出现外周血白细胞计数升高;⑨血细菌培养阳性。治疗时应该根据细菌培养及药物敏感试验结果,选择合理的抗生素。

(2)败血症:侵入血液的细菌来源,除静脉、动脉及导尿管等留置的插管可以向血液中导入细菌外,其他像创口、咽部、口腔等部位亦可以发生细菌侵入血中,中耳的感染及中枢神经系统的感染也可以产生败血症。确定诊断必须有血细菌培养结果。对败血症的治疗与其他细菌感染的治疗一样,应该遵循以下原则:①在血细菌培养未曾获得结论之前,首先使用认为最合理的抗生素,而且必须要有两种抗生素联合使用,甚至追加第三种抗生素;②血细菌培养及药物敏感试验结果是选用抗生素的主要依据;③发热的病人在退热 72 小时,并且引起败血症的局部病灶消失后,可以停用抗生素,但遇有白细胞减少或病人使用大量糖皮质激素及解热剂时,应当延长抗生素治疗的疗程;④各部位的留置插管应尽早予以拔除。

2. 病毒感染 引起感染的病毒种类,包括巨细胞病毒(CMV)、水痘-带状疱疹病毒(Vz)及单纯疱疹病毒(HSV),临床上以 CMV 感染最常见。CMV 能广泛传播,在儿童时期即可能发生感染并潜伏于白细胞、泌尿生殖系统及其他脏器中。图 16-7 中可以清楚地看到肺部 CMV 病毒包涵体。CMV 血清抗体阴性的受者接受了 CMV 血清抗体阳性供者的供心即可被感染。此外,通过输血或输入血液制品也可以感染,但很少见。正常人感染 CMV 可以没有症状,一旦接受免疫抑制治疗,将出现严重的后果,大约有 20% 的心脏移植受者感染 CMV 后出现症状,其中有 1/4 的病人因此而死亡。

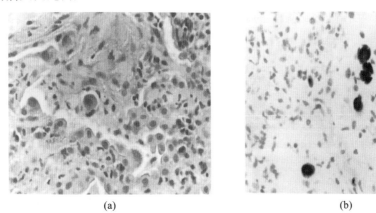

(a)　　　　　　　　　　　(b)

图 16-7　心脏移植后 CMV 肺部感染

注:(a) CMV 肺部感染细胞核及胞质中病毒包涵体;(b) CMV 感染细胞免疫组化阳性染色。

病人感染 CMV 后经常出现发热、白细胞减少、血小板减少、血中有不典型的单核细胞,可以出现下呼吸道感染的症状,也可以出现肝、脾大及肝功能异常,极少数病例报告 CMV 感染者可以发生心包炎、关节炎、多发性神经炎、胰腺炎、脑炎、出血性结肠炎、消化性溃疡等改变。最近的报道认为 CMV 与晚期移植心脏发生的动脉粥样硬化有着明显的关系。

预防 CMV 感染的措施如下:①防止 CMV 血清抗体阳性的供体器官植入 CMV 血清抗体阴性的受者体内;②禁止输入 CMV 血清抗体阳性的血液和血液制品;③如果 CMV 血清抗体阴

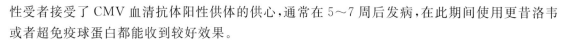

性受者接受了 CMV 血清抗体阳性供体的供心,通常在 5～7 周后发病,在此期间使用更昔洛韦或者超免疫球蛋白都能收到较好效果。

3. 真菌感染

(1)曲霉病(aspergillosis):当人体免疫功能下降时,曲霉可以侵入人体体内并致病,最常侵犯的是肺,有时可以损害中枢神经系统,极少情况下出现胃肠道及皮肤损害。肺内损害可以呈弥漫性间质浸润,亦可以为局灶表现。致病菌有入侵血管倾向,造成血管内梗阻及血行播散,约 1/3 病人的痰真菌培养为阳性。侵犯中枢神经系统时,病人可出现定向力障碍、精神错乱甚至昏迷,亦可有轻瘫、偏盲及吞咽困难等表现。脑脊液检查对诊断没有帮助,脑内病灶穿刺并做真菌培养才能够确诊。资料证明,两性霉素 B 是治疗曲霉病唯一有效的药物,但用药过晚或已累及中枢神经系统时,疗效不佳。

(2)隐球菌病:隐球菌病是形成囊包的酵母菌,经呼吸道进入人体而引起肺的损害,若肺外出现损害,常提示预后不良。从痰标本中可以分离出致病菌,肺外损害需要对局部病灶进行穿刺,获得的标本做检查才能确定诊断。治疗方法上需要采取两性霉素 B 与 5-氟胞嘧啶联合用药,如果单纯使用 5-氟胞嘧啶,很快就会出现抗药真菌。

(3)念珠菌病:对于一个衰弱的并使用免疫抑制剂和广谱抗生素治疗的病人来说,念珠菌感染是普遍存在的问题。经常侵犯的部位为口腔黏膜、咽喉及食管黏膜,有时可以侵入血液中产生全身播散,使全身各组织器官都发生感染性改变。在心脏移植的病人中,已经有一些念珠菌感染引起死亡的报道。确定诊断需要依靠受累器官组织的真菌检查。为预防念珠菌病的发生,可以口服制霉菌素,但当发现口腔、泌尿生殖系统黏膜、血中、尿中或肺内有念珠菌感染,以及全身其他脏器活检证实有念珠菌感染时,必须进行全身治疗。

4. 原虫感染

(1)卡氏肺孢子虫肺炎:卡氏肺孢子虫侵入肺内后,可以使肺组织产生广泛性的炎症性改变,绝大多数病人出现呼吸困难,有一半以上的病人有发热及咳嗽,但很少有痰,1/3 以上的病人出现发绀,肺内有捻发音,肝大,X 线胸片可以见到双侧肺内有广泛性炎症浸润。确定诊断需靠支气管镜活检或支气管冲洗液检查病原体。治疗采用复方磺胺甲噁唑100 mg/(kg·d)及甲氧苄啶 20 mg/(kg·d)联合治疗,若病人的症状未改善,并出现进行性恶心,改用喷他脒,因为卡氏肺孢子虫不侵犯其他部位,故用喷他脒微脂粒制剂,以雾化吸入的方法进入肺内,与全身用药相比较,效果更为显著。

(2)兔弓形虫病:当兔弓形虫血清抗体阴性的受者接受血清抗体阳性供者的供心时,受者即可感染兔弓形虫病,病原体可以侵犯大脑、肺、心肌及脉络膜、视网膜等部位,后果极其严重。诊断兔弓形虫病虽然可以通过血清学检查兔弓形虫抗体,但当有 CMV 感染时,可以出现假阳性结果。为此,通过对病灶中吸出的标本进行检查,或经过活检,证明有弓形虫囊肿及滋养体存在,才是最可靠的方法。治疗可以使用磺胺嘧啶、乙胺嘧啶及螺旋霉素,都能取得效果,但要求迅速诊断、及时治疗,否则常导致死亡。

5. 结核分枝杆菌感染 与发达国家相比,结核分枝杆菌在我国感染率很高,更有很多健康携带者。心脏移植术前有明确活动性结核病是相对禁忌证。对术前有结核病病史或陈旧病灶者,移植术后可预防性应用异烟肼,能减少术后结核分枝杆菌感染。心脏移植术后由于糖皮质激素等免疫抑制剂的应用,病人的抵抗力降低,发生结核病时症状轻微,甚至无症状,极不典型,给早期诊断造成很大困难。多以咳嗽、咳痰或发热为首发症状。对于心脏移植术后不明原因的发热,尤其是经抗生素治疗无效时,应首先考虑结核分枝杆菌感染,采用多种综合手段进行诊断。X 线胸片在肺结核的诊断中具有极高价值,为首选检查,应及早进行,发现阴影时要尽快明确感染性质;痰液检查具有简便、易行的特点,反复多次检查可提高确诊率;对有胸水者应抽取胸水进行酶学、细菌学检查;结核菌素试验虽因病人免疫力低下,阳性率偏低,但具有一定的筛检价值。部分病例在发热 10～30 天后 X 线胸片方出现粟粒型或浸润型病灶等异常改变,所以影像学检查要反复进行,以获早期诊断,并可观察治疗效果。同时也要警惕结核病的多样性和复杂性,在肾、骨及淋巴结也可有潜匿的结核病病灶。分离培养法是结核病诊断的金标准,细菌培养需时较长,但其可确定菌属,并可行药敏试验,尤其对耐药株出现时具有较高价值;结核分枝杆菌生长缓慢、阳性率不高,进行结核分枝杆菌 DNA 检测可快速诊断。必要时需进行体液或肺、支气管组织结核分枝杆菌培养,或进行支气管肺泡灌洗液病原学检查。移植后发热、痰少,但 X 线胸片疑为肺结核者,均需进行抗酸杆菌染色,该检查的诊断价值较高。

持续发热用抗生素无效应高度怀疑结核病。必要时使用抗结核药物进行诊断性治疗。一旦确诊或进行诊断性抗结核治疗,就要坚持早期、规律、全程和联合的原则。由于抗结核药物的使用可影响免疫抑制剂浓度及生物利用度,因此抗结核治疗应根据其特点进行。抗结核治疗方案为异烟肼(INH)+利福平(RFP)+吡嗪酰胺(PZA)三联治疗,或加用乙胺丁醇(EMB),疗程一般为 9～12 个月。治疗过程中密切监测肝、肾功能变化,同时应用保肝药物,调整免疫抑制剂的种类和用量。RFP 有诱导肝微粒酶的作用,可降低血中 CsA 的浓度,使其生物效应减弱,因此在应用 RFP 时应根据血 CsA 浓度调整 CsA 用量,使其浓度保持在治疗窗范围,但也应注意在停用 RFP 时也应及时调整 CsA 用量。合并胸水者行胸腔穿刺,抽出胸水后灌注抗结核药。

五、急性肾衰竭

急性肾衰竭在心脏移植的早期发生率较高,心脏移植术后的肾衰竭为多种因素共同作用的结果,病因学主要为肾前性和肾性。由于终末期心脏病病人存在长期反复发作的难以纠治的慢性心力衰竭,心排血量的减少导致肾血流量的减少而引起病人在手术前存在不同程度的肾功能损害。术前病人长期心功能衰竭会直接导致肾灌注不足和长期应用强利尿剂。体外循环本身使肾脏处于低灌注状态,非搏动性血流脉压小,血管舒张压高,使肾血流量和滤过率降低。转流和负压心内吸引致红细胞破坏、溶血。术后应用 CsA 和其他对肾有毒性的药物也会导致肾功能损害。

我们在应用 CsA 时尽量根据尿量和肾功能的变化控制 CsA 血药浓度上升速度,尤其术前肾功能指标不正常的病人出现急性肾衰竭时应尽早行透析治疗。密切观察病人的动脉血压,慎用收缩肾动脉的血管活性药物,仔细记录每小时尿量,积极预防急性肾衰竭的发生。如果病人经济条件允许,对急性肾衰竭高风险的病人可改用肾功能损害较小的新型免疫抑制剂 IL-2 受体 α 链的单克隆抗体(商品名:赛尼哌),以减少肾功能损害的进一步加重。但该药价格昂贵,且临床应用的时间尚短,目前不宜作为常规用药,待肾衰竭纠正后,再改服 CsA 或 FK506。

第十一节 心脏移植的晚期并发症

一、心脏移植后冠状血管病变

心脏移植后晚期发生的一种特殊冠状动脉粥样硬化,又称心脏移植后冠状血管病变(cardiac allograft vasculopathy,CAV)。其 5 年发生率高达 20%～40%,主要病理表现是在心脏移植后的早期出现弥散性血管内膜增厚,与血管炎症相似,最初发生于远端的小血管,最终累及整个心脏的外膜和心肌中的小动脉和小静脉,进展较冠状动脉粥样硬化快,而脂质斑块则相对少见。随着时间发展,也可有脂质沉积,粥样斑块形成、钙化,最后管腔狭窄、闭塞,心肌内小血管较多的冠状动脉更早闭塞,发生微小的星状的心肌梗死,是影响病人长期生存的主要因素。对于 CAV,目前尚无有效的根治措施(除了再次心脏移植),以预防为主。

（一）病因学

Lower 等在 1968 年即注意到心脏移植后长期存活的犬发生冠状动脉上皮增殖，造成冠状动脉管腔闭塞的现象。1969 年 Thomson 首次描述了心脏移植病人术后存活 20 个月时，供心的冠状动脉发生闭塞。自此以后，对长期存活的心脏移植病人发生这种损害的报道越来越多。由于病变进展速度快，组织学检查的改变与正常所见到的动脉粥样硬化病理改变不一致，故公认这种损害是由于移植体的慢性排斥所致。虽然确切的病因及发病机制尚不清楚，但直觉相信是冠状动脉内皮细胞受到免疫损伤的结果。这种损伤可以使血小板聚集，血管内皮表面形成血栓，阻碍了冠状动脉血流，可以发生纤维瘢痕化，并出现脂肪浸润。实质器官的动物实验也证明了局部发生的免疫反应改变可以导致内膜有各种不同类型的损伤，同时引起脂肪沉积，最后导致动脉粥样硬化。非免疫性因素包括供体的年龄、种族、缺血时间、再灌注损伤、病毒尤其是巨细胞病毒（CMV）感染、肥胖、高血压、高脂血症及药物的毒性作用等。

选择同基因及异基因大鼠做心脏移植模型，移植后 90 天切除心脏做检查，发现同基因大鼠心脏移植后的供心没有冠状血管损害，异基因的移植体则出现明显改变，证明以上改变与组织相容性的程度有密切关系。关于人类心脏移植体的动脉粥样硬化时组织相容性所起的作用，目前的研究仅限于 HLA-A2 位点错配的观察，但也有某种推测，认为抗体介导的免疫损伤对最初冠状动脉内皮损伤导致移植心冠状动脉粥样硬化可以起到作用。支持这种理论的证据至今只是在 14 例人类心脏移植中，有 6 例观察到细胞毒 B 淋巴细胞抗体。他们全部在移植后不到2.5 年就发生了移植体的动脉粥样硬化。但为何这些抗体会损伤动脉壁则尚不清楚，有一点可以肯定，慢性排斥已经成为心脏移植成功的主要限制因素。

（二）发病率及危险因子

（1）发生冠状血管病变的危险性随 HLA 不匹配程度的加大及发生排斥反应的频率和持续时间的增加而增大。美国 Stanford 组对心脏移植术后 5 年的病人做心血管造影，根据血管造影的标准诊断移植体冠状动脉粥样硬化的发生率大约为 40%。这与移植后病人是否使用 CsA 没有关系。对存活 1.1～12.5 年（平均为 2.7 年）的 14 例心脏移植受者，将切除的供心做组织学检查（12 例为尸检，2 例为切除的异位移植心），慢性排斥改变占 93%，尚有急性排斥证据者占 29%，血管内腔严重梗阻占 51%～100%，其中 72% 的病例尚可见到血栓形成，异位心脏移植发生广泛性急性心肌梗死占 43%。组织学证明急性排斥与慢性排斥之间没有明显关系，但美国匹兹堡组曾经报道，心脏移植遭到 2 次以上的排斥反应发作以后，冠状动脉病变的发生率就会增加。一些检查证明，移植体动脉粥样硬化不同于自然发生的动脉粥样硬化，主要表现如下：①移植物冠状动脉粥样硬化呈持续不断地同心性内膜增厚；②病变呈弥漫性血管受累；③侵犯小动脉；④呈进行性发展，速度快，有研究者报道移植手术后 9 天，即可见到冠状动脉血管内膜增生性改变；⑤很少合并钙化，但构成自然发生动脉粥样硬化的危险因子可能对移植体同样也发生危害。

（2）移植心脏发生冠状血管病变的危险因子如下：①心脏移植后并发的高血压与冠状动脉病变密切相关。有证据表明，高血压这一并发症既与免疫抑制治疗有关，也与心脏容量感受器去神经后失去神经控制有关。高血压是心脏移植后一种常见的并发症，而应用 CsA 联合糖皮质激素和硫唑嘌呤行免疫抑制治疗比应用他克莫司联合糖皮质激素和硫唑嘌呤进行治疗的病人并发高血压的危险性更大。②高脂血症是否会降低心脏移植成功率还存在争论。一项研究表明，高脂血症并不会促进 CAV 的发展。然而，另一项研究显示低密度脂蛋白（LDL）和内膜增厚密切相关（通过 IVUS 检测），血浆甘油三酯（TG）和高密度脂蛋白（HDL）的水平能预测移植后心血管病变出现的危险性。虽然高脂血症被人们认为与免疫抑制治疗有关，但研究结果有些矛盾。有证据显示，早期应用他汀类药物降血脂治疗能够降低 CAV 的发病率，提高存活率。

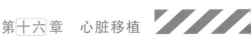

他汀类药物现已成为心脏移植后标准治疗方案中的一部分。③糖尿病与冠状动脉病变密切相关，15%～20%的成人和2%的小儿心脏移植病人会出现移植后糖尿病。导致移植后糖尿病的危险因素包括移植前血糖＞5.6mmol/l、有糖尿病的家族史、移植前的代谢障碍综合征，以及免疫抑制药物的作用，特别是钙调磷酸酶抑制剂和糖皮质激素，而糖皮质激素致移植后糖尿病的危险性最大。④CMV感染：CMV通过内皮细胞表面CMV糖蛋白表达的增加，引起内皮表面粒细胞的黏附，增强免疫反应。细胞毒T淋巴细胞会促进CMV感染的内皮细胞的溶解，从而导致内皮的进一步损害，促进CMV感染的发生。心脏移植病人感染CMV后不管有无临床症状，出现移植后血管病的概率比未感染CMV的病人高，且病情更严重。CMV感染和免疫抑制剂的选择有关。用RPM治疗比用硫唑嘌呤治疗，感染CMV的概率大大减小；用FK506治疗比用硫唑嘌呤治疗，感染CMV的概率要高；而用CsA和FK506治疗，感染CMV的概率相近。

（三）病理改变

1. 肉眼观察 心室心肌细胞表面有的部位属正常改变，有的部位有程度不同的广泛性瘢痕，与已愈合的心肌梗死改变相似，有的部位尚可见到急性心肌梗死的改变。冠状动脉明显异常，心外膜下冠状动脉主干变厚。由于脂肪沉积，血管壁变成橘黄色，横切面可以见到血管壁变厚，血管腔内径明显变小，有时还可以见到血栓性梗阻。

2. 镜下改变 受侵害的血管壁有各种不同的淋巴样细胞浸润，内弹力层可以破裂成碎片，大的冠状动脉分支内膜肥厚，并有丰富的脂肪沉积，还可以见到大量的嗜脂细胞。较小的冠状动脉中常见到曾经发生过中层坏死的纤维化修复。大的冠状动脉发生严重病变时，还可以见到血栓形成。少数病例中可以见到新鲜血栓出现，但绝大多数为陈旧性血栓，使冠状动脉的管腔更为狭窄。这些改变很少侵犯静脉系统。

心肌也同时发生改变，经常出现瘢痕组织，有的病例可以见到心肌细胞崩溃后的残片，见到淋巴细胞浸润，亦有一些病例出现大的无细胞的瘢痕组织，这是心肌缺血性梗死后纤维化的结果。但心内膜下心肌可以依靠心腔内血液维持存活，使得心内膜下心肌活检不能确定慢性排斥的诊断。

心脏的其他结构受影响很小，包括主动脉、肺动脉及其瓣膜，只有在严重排斥时才出现局灶性淋巴细胞浸润。

（四）诊断

1. 临床表现 由于供心是离断神经的，虽然10%～30%的病人心脏神经会部分再生，病人很少表现为典型的心绞痛，故就诊较晚，其症状也不如普通冠心病病人以心绞痛为主，甚至不产生典型的心绞痛预兆，定期的冠状动脉造影和血管内超声（IVUS）可以做出早期诊断。由于没有心绞痛症状，患病早期不易发现，当冠状动脉粥样硬化进展到严重程度时，病人可以出现疲劳、持续性咳嗽、负荷后呼吸困难、心力衰竭、反复发作性上呼吸道感染，可能发生典型的充血性心力衰竭，表现为呼吸困难、端坐呼吸及发作性夜间呼吸困难。病人突然死亡与无痛性心肌梗死有密切关系。

2. 非侵入性检查方法 心电图检查可以发现心肌缺血及无痛性心肌梗死。用动态心电图监测发现有明显的室性心律障碍时，提示预后不良与供心发生冠状动脉疾病密切相关。二维超声心动图检查只能凭心脏收缩及舒张功能间接地评估是否有冠状动脉疾病存在。双嘧达莫-铊可以鉴别是否有心肌缺血的存在，但这种方法不具有敏感性及特异性，当发生急性排斥时，可能会有假阳性出现。

3. 侵入性检查方法 上文已经提过心内膜下心肌可以依靠心腔内血液提供氧及营养物质进行代谢，使局部心肌细胞保持存活状态。因此，局部采取标本对诊断广泛性冠状动脉粥样硬化无大帮助。到目前为止，仍然认为冠状动脉造影是诊断冠状动脉疾病的金标准，特别是对心外膜冠状动脉局灶性的狭窄,具有特殊诊断价值。但对于弥漫性向心性的狭窄,也许会误认为"小动脉"而忽略了狭窄的动脉血管腔。目前仍在寻找增加心血管造影敏感性的辅助方法。为了早期确定有无此病变发生,每年应做冠状动脉造影检查,用最近的结果与以前的相比是很有意义的,经常会发现血管变窄或远端小的病变消失了。如果不与以前的结果相比,这些变化常被忽略。

血管内超声可以同时检测实际血管直径、内膜与中膜厚度。与冠状动脉造影相比,虽然血管内超声有很多优点,但仍然存在如下问题:①只有较大血管可以使用这种方法,无法用于整个冠状动脉系统;②费用较高,花费时间较长,操作的复杂性和风险性较高;③去神经的血管对于血管内超声设备的刺激比自体血管更易产生持久的痉挛,且对硝酸甘油和钙通道阻滞剂的反应性较差,因此安全性应该被考虑在内。血管内超声是否优于冠状动脉造影,尚需进一步观察。

(五)治疗

目前的治疗手段主要包括使用免疫抑制药物、降压药、降脂药及再血管化治疗、光照射治疗等,但效果仍让人失望。加强预防是有效的。

多项临床研究证实他汀类降脂药物即羟甲基戊二酰辅酶 A 对心脏移植后晚期发生的进行性冠状动脉弥漫性病变有一定预防作用。他汀类药物具有强大的降胆固醇作用,这是心脏移植受体经该类药物治疗后临床获益的主要方面,高胆固醇血症与上调的脂质过氧化反应及氧化应激有关。氧化 LDL 可激活巨噬细胞,刺激平滑肌细胞 DNA 的合成,促进 HLA 抗原和休止的 T 淋巴细胞上 IL-2 受体的表达。被激活的巨噬细胞和内皮细胞能介导 LDL 的氧化反应,而 LDL 的氧化反应又进一步激活巨噬细胞分泌细胞因子、趋化因子和生长因子,在它们的作用下,血管内膜逐渐增厚。他汀类药物通过降低血脂而减轻氧化应激,从而阻止炎症和动脉粥样硬化发生,防止斑块破裂。他汀类药物能有效抑制由干扰素诱导的 MHC-II 表达,能选择性地阻滞 β_2-整合蛋白和白细胞功能抗原-1。后者是 T 淋巴细胞的共刺激物,在白细胞表面表达,一旦被激活则可与细胞间黏附分子-1 相结合。临床实践证实了他汀类药物可防止移植性血管病的发生和恶化,提高病人的存活率。

对局灶性冠状动脉狭窄,可以考虑使用经皮冠状动脉腔内成形术(PTCA)治疗;若为弥漫性冠状动脉粥样硬化,则必须再次进行心脏移植手术。但无论是 PTCA 还是再次心脏移植手术,效果都不满意。

(六)预防

由于治疗效果极差,故应在预防冠状动脉粥样硬化发生方面做出必要的努力。

1. 消除血管内皮细胞的损伤 供体心血管内皮细胞损伤,首先是急性排斥反应造成的损害。为避免排斥反应的发生,应该小心地对供体与受者进行交叉配型,但有时很难遇到很合适的供心,而受者却处在危急之中,这种情况下,不能要求 HLA 配型上完全符合,只能在心脏移植术后合理地使用免疫抑制剂及在免疫抑制治疗过程中密切地监测排斥反应,一旦发现急性排斥反应,必须积极处理,以降低血管内皮损伤的程度。

2. 消除危险因子 心脏移植病人术后应当戒烟,提倡低胆固醇饮食,鼓励病人每日进行适当运动。高血压亦属危险因子之一,但是 CsA 诱发的高血压是个难以处理的问题,有研究者在给病人使用 CsA 的同时合用血管紧张素转化酶抑制剂(ACEI)及钙通道阻滞剂,以减轻高血压给冠状动脉带来的危害。

二、三尖瓣关闭不全

常见的原因如下:①不正确的心内膜活检或多次心内膜活检造成的三尖瓣腱索、乳头肌断裂、三尖瓣叶穿孔;②在植入心脏时受体的右心房和供心的右心房位置对合不正确或过度扭转,

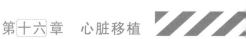

也可能是右心房吻合口瘢痕收缩以致三尖瓣口不在一个水平面,处于不自然的状态,久而久之关闭不全日趋严重;③慢性右心衰竭造成的右心扩张导致三尖瓣关闭不全,严重三尖瓣关闭不全占 14%。

轻度即Ⅰ～Ⅱ度的三尖瓣关闭不全可不处理。严重的三尖瓣关闭不全应手术治疗。由于三尖瓣叶钙化、增厚很少见,因此三尖瓣成形术一般是首选的外科方法。断裂的腱索、乳头肌可用自身的心包缝合连接,穿孔可以用心包修补。三尖瓣关闭不全经常并发有很大的瓣环,所以在修补瓣叶和瓣下结构后,再用改良的 DeVega 手术法缩窄三尖瓣环到直径 25 mm,一般手术效果很好。改良的 DeVega 手术法是在前后瓣叶交界处用 3-0 的 prolene 双头针缝线将带心包小垫片分别缝至两端到隔瓣的交界处,第一个针头采用连续褥式缝合,第二个针头采用连续螺旋式缝合。两针分别在交界处穿出再用心包小垫片加固,收紧两缝线,用同样的方法缝缩前瓣环,尺量瓣环直径至 25 mm 打结。其他三尖瓣成形术还有三瓣两瓣化。此手术要避免缝针损伤三尖瓣叶和房室传导系统。若三尖瓣结构损害严重,病人可出现极严重的右心衰竭及腔静脉淤血症状,表现为极高的中心静脉压、发绀、肝极度肿大、腹水和胸水,此种情况最好做三尖瓣置换。

三、假性动脉瘤形成

这是一种心脏移植后较少见的并发症,出现在升主动脉,多为吻合口处形成有搏动的囊性肿块,于其上方可听到杂音,巨大的假性动脉瘤可产生邻近部分受压症状,如上腔静脉受压引起的上腔静脉阻塞综合征。此囊性肿块的壁从组织学上看应无任何一层动脉组织或仅有一层极薄的动脉外膜,其形成可在心脏移植后任何时间,发生的原因如下。

1. 吻合不严或吻合口部分撕裂 心脏移植后早期发生吻合口不严或吻合口撕裂,因为有出血,血流动力学不稳定,纵隔阴影增大,易于发现和诊断,还不能形成假性动脉瘤。心脏移植后数周,绝大部分吻合口愈合严密,但某处如发生缝合线断裂、连续缝合线松弛、吻合针脚撕裂,此处将形成一个薄弱点。在升主动脉长期处于高压的情况下,这一薄弱点逐渐受压膨胀,最终动脉的内膜、肌层断裂,而附近的组织对其发生慢性反应,周围增厚形成一个纤维性的囊壁。这一病理过程可视各种情况历经数月甚至数年,若邻近组织无受压情况,病人很少有症状,常在常规随诊复查中发现纵隔阴影逐渐增大,心导管检查可以确诊,并与真性动脉瘤或其他原因引起的纵隔阴影增大相鉴别。

2. 感染 由于心脏移植后的免疫抑制治疗,病人极易发生各种感染,但不管是细菌感染还是真菌感染,都使吻合口受到伤害,吻合口不能愈合严密。此感染都为局部性的,而且真菌感染多见。诊断主要依靠手术时的病理活检和微生物学的检查。

3. 坏死 供体或受体两端的主动脉吻合口血液循环不畅,其原因可能是连续缝合造成吻合口处主动脉壁本身滋养血管的血供受阻,也可以是主动脉本身的动脉粥样硬化变性,造成动脉内膜、肌层受损。诊断也是依靠手术时的主动脉壁病理学检查。

4. 排斥反应 心脏移植后不仅心肌本身可以发生排斥反应,其他如冠状动脉、主动脉也可发生排斥反应。升主动脉的排斥反应主要表现为主动脉壁的变性、粥样硬化、钙化或主动脉壁变薄、扩张、缺乏弹性等。吻合口某处的主动脉壁因排斥反应发生上述病理变化也极易形成假性动脉瘤。

一旦假性动脉瘤形成,确定诊断后需立即手术。外科手术的主要方法是切除假性动脉瘤,局部全层缝合升主动脉,最好是切除原吻合口重新进行主动脉吻合。若动脉粥样硬化严重,则升主动脉必须使用人工管代替。

四、恶性肿瘤

根据美国辛辛那提移植肿瘤登记所搜集的资料,移植肿瘤分 3 种情况:①将肿瘤植入受者;

②受者在移植之前已存在前期肿瘤;③受者在移植以后新发生的恶性肿瘤。

现在供心短缺,供者筛选范围扩大化,将供体的原发性肿瘤或转移性肿瘤植入受者体内的主要原因,一是已经患有恶性肿瘤并经过治疗存活超过 5 年的病人,被选择作为供体。另一原因是供者在登记捐赠器官以后存活 2 年以上,在这期间供者患了恶性肿瘤。再有一种情况是由于疏忽,将恶性肿瘤植入到受者体内,确定这种情况的主要根据是受者发生的恶性肿瘤与供体所发生的恶性肿瘤完全一样。通常,供体肿瘤组织植入到受者体内,在受者具备正常免疫功能的情况下,这种肿瘤细胞将迅速被受者排斥而破坏。但在器官移植以后,必须使用免疫抑制剂,降低了受者的免疫功能,这样,植入的肿瘤组织不但不被破坏,还可以在受者体内继续生长,侵袭邻近的正常组织,甚至发生转移。

第二种情况是受者在移植之前即存在恶性肿瘤,经过手术切除及其他辅助治疗后,肿瘤已经消失,有的病人的原发性肿瘤已经消除 5~10 年之久。但这样的病人若作为器官移植的受者,一旦在器官植入以后使用免疫抑制剂治疗,有 25% 的病人出现肿瘤复发。患有恶性肿瘤已经治疗 21.5~138.5 个月(平均 93 个月)的心脏移植受者,在心脏移植以后原先患有的恶性肿瘤复发率为 53%。

器官移植以后受者发生恶性肿瘤的第三种情况是新生肿瘤,以下简要讨论这种情况。

1. 病因学 在器官移植受者中,最常见到的恶性肿瘤为淋巴增殖性恶性肿瘤。有很多证据指出,这类肿瘤的发生与 EB 病毒的感染有关。EB 病毒感染与 Burkitt 淋巴瘤及鼻咽癌的发生有关系。这种淋巴瘤与霍奇金淋巴瘤不同,它并不发生在淋巴结,而呈多发性孤立性病灶存在于脑、肺及其他软组织。对于施行器官移植以后接受免疫治疗的受者,淋巴细胞增殖性病变绝大部分是以多态型弥散性 B 淋巴细胞增殖或淋巴瘤为其形态学特征,这就引起了争论:究竟这种疾病属原发性肿瘤还是实际上仅仅是增殖。

在心脏移植的受者中,淋巴细胞增殖性病变既有多克隆性 B 淋巴细胞增殖,也有单克隆性 B 淋巴细胞增殖,提示其有恶性生长的潜在性。对从心脏移植受者身上切下来的淋巴细胞增殖性病变的组织标本做初步研究,未能证明存在任何表面的或胞质的免疫球蛋白,但研究从病灶中提取的 DNA,发现损害组织中含有大量的占有型细胞免疫球蛋白基因 DNA 的再排列。最近从 5 例心或肾同种移植受者中分析与淋巴细胞增殖性病变有关的 EB 病毒,有 2 例病人报告为良性,他们的肿瘤为多克隆表型,并没有发现基因再排列;有 3 例病人肿瘤在形态上呈恶性增殖,由多克隆群体的 B 淋巴细胞组成,并有克隆基因再排列,与早期恶性转化相一致。

以上研究只是针对淋巴细胞增殖性病变在病因上的探讨,而器官移植受者可能发生的肿瘤类型却非常广泛。目前对致癌原因尚不清楚,只能推测可能与免疫损伤有关。此外,致癌病毒也起到重要作用,另外还有如下因素:①某些免疫抑制剂有致癌作用;②环境致癌因子的协同致癌作用,如吸烟、阳光照射、放射线、食物添加剂等;③某些类型恶性肿瘤可能与基因易感性有关系。

2. 发生率 所有同种器官移植,由于使用免疫抑制剂的缘故,都可能发生新生肿瘤。曾经有研究者统计发现器官移植受者中所有类型新生肿瘤的发生率为一般群体的 100 倍。心脏移植手术后的新生肿瘤发生率为 10%。Lanza 等将心脏移植与肾移植的受者相比较,心脏移植术后病人出现新生肿瘤的概率较肾移植术后的病人高出 2 倍以上,而发生内脏肿瘤的概率比肾移植术后病人高 6 倍,考虑与心脏移植术后对受者加强免疫抑制治疗有关系。

发生新生肿瘤的概率随术后时间延长而有增加趋势,统计资料表明术后 1 年的发生率为 $(2.7\pm1.9)\%$,术后 5 年时则为 $(25.6\pm11.0)\%$。肿瘤发病的潜伏期也明显短于正常人,正常潜伏期为 5~20 年,甚至更长一些,而器官移植后新生肿瘤的潜伏期平均为 59 个月,且由于肿瘤类型不一样,发生肿瘤的间隔时间亦有差别。卡波西肉瘤间隔期平均为 21 个月,淋巴瘤间隔期平均为 36 个月,其他肿瘤平均为 65 个月。

3. 肿瘤类型　心脏移植以后发生的新生肿瘤的类型与一般人群中常见的原发性瘤的类型并不一样。一般人群中常见的肿瘤为肺癌、结肠癌、直肠癌、乳腺癌等,而心脏移植后的病人常发生皮肤癌、外阴癌、肛管癌、唇癌、非霍奇金淋巴瘤及卡波西肉瘤等。肝癌、胆管癌、白血病及肾癌的发病率亦有增高,个别病人可以同时发生 2 种及以上不同种类的肿瘤。

4. 诊断　对肿瘤的诊断目前仍然依靠病理学检查,心脏移植术后的病人在症状、体征、X线及其他检查发现有异常,而且怀疑有肿瘤发生的可能性时,必须尽早完成活体组织检查,获得确切的组织病理学诊断,作为治疗的主要依据。

5. 治疗　对同种移植体发生肿瘤的治疗方法,包括全身治疗及局部治疗两个方面。全身治疗首先要考虑减少甚至停止使用免疫抑制剂,恢复器官移植受者的自身免疫功能。有不少病例发生的肿瘤得到消散,甚至已经出现广泛转移的病人也可以获得治疗。但是由于自身免疫功能恢复以后,植入的器官即将遭受排斥反应的毁损,对于植入的肾来说,可以切除供体肾,利用人工肾维持生命,但对于心脏移植受者来说,虽然可以利用人工心维持生命,但并不令人满意。当然,停止使用免疫抑制治疗只能对某些类型的肿瘤有效。若新生肿瘤为皮肤癌,则很少能达到肿瘤消散的目的。全身化疗作为恶性肿瘤抑制治疗方案时,由于这些细胞毒性药物对骨髓有抑制作用,应该考虑停止使用硫唑嘌呤。从病因的研究中,证明肿瘤的发生与 EB 病毒感染有关,故考虑使用阿昔洛韦治疗。此药单独作用于病毒复制,但它仅对多克隆性疾病起作用,对单克隆性疾病则无效。局部治疗包括局部病灶切除及放射治疗。

第十二节　排斥反应

心脏移植后排斥反应分为超急性排斥反应、急性排斥反应、慢性排斥反应三种类型。超急性排斥反应极少见,在术中即表现为植入的心脏心肌呈现发绀和花斑,收缩无力,很快失去功能,病人不能脱离体外循环,其难以治疗、预后不良。慢性排斥反应常难以避免,主要表现为供心冠状动脉粥样硬化,详见前文。此处主要讨论同种心脏移植术后的急性排斥反应。

一、急性排斥反应

(一)急性排斥反应发生率

同种心脏移植术后的急性排斥反应是受者 T 淋巴细胞活化后引起的细胞免疫反应,在术后 5～7 天即可发生,术后 3 个月内发生率最高,1 年后发生率降低。自从使用 CsA 作为免疫抑制剂以来,严重的急性排斥反应已经很少见到(从心内膜心肌组织活检中证实少于 2%)。心脏移植术后出现的急性排斥反应若不及时处理,常导致严重后果,故早期诊断十分重要。及时发现、立即用药,绝大部分急性排斥反应可有效逆转。急性排斥反应确诊必须靠心内膜心肌组织活检,由于其风险客观存在,在我国每周做一次预防性心内膜心肌活检并不现实,故以症状、体征、药物浓度、心电图、实验室检查、心脏彩超等多个方面综合判断显得非常重要。如果高度怀疑急性排斥反应,应用大剂量糖皮质激素,发现在 1 小时内症状和体征明显改善,从而反证急性排斥反应诊断正确。

(二)病理改变

从组织学的角度评价急性排斥反应,通常有以下几个指标:①间质水肿;②间质单核细胞浸润;③心肌细胞毁损及坏死(包括心肌细胞水肿、空泡化、轮廓消失、横纹模糊不清、溶解、破碎及凝固性坏死);④血管改变(包括血管内皮细胞增生、坏死,血管壁单核细胞浸润等改变)。

通常最早出现的改变为间质水肿,特别是在血管周围发生水肿最为明显,但接受 CsA 治疗

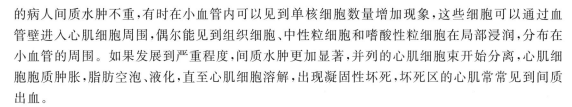

的病人间质水肿不重,有时在小血管内可以见到单核细胞数量增加现象,这些细胞可以通过血管壁进入心肌细胞周围,偶尔能见到组织细胞、中性粒细胞和嗜酸性粒细胞在局部浸润,分布在小血管的周围。如果发展到严重程度,间质水肿更加显著,并列的心肌细胞束开始分离,心肌细胞胞质肿胀,脂肪空泡、液化,直至心肌细胞溶解,出现凝固性坏死,坏死区的心肌常常见到间质出血。

（三）诊断

1. 临床表现　急性排斥反应早期可以无任何症状及体征,只有在急性排斥反应晚期才出现心力衰竭,主要为右心衰竭。当然,在心脏植入受者体内以后的数日之内,影响右心功能的因素也较多,如供心缺血时间、运送期间对供心的保存及植入手术中对心肌的保护等,上述问题处理不当都能使心功能下降。其他还有受者的肺血管阻力、术中液体超负荷也能成为移植心功能下降的原因。病人感到不适、低热、乏力、厌食,有轻微气短和劳累后呼吸困难,应疑有排斥反应。一旦病人出现四肢发冷、脉搏细数、心音减弱、心动过速并有心包摩擦音改变,应特别警惕急性排斥反应的发生。颈静脉扩张和舒张期奔马律、房性心律失常、不明原因低血压、心脏扩张等也提示排斥反应存在。不过根据临床表现不能确定诊断,必须依靠其他检查才能确定。

2. 胸部 X 线及心电图改变　X 线胸片出现心脏扩大、肺血流增加时,应充分重视发生急性排斥反应的可能性。有研究者认为心包积液也提示急性排斥反应的发生,但心内膜心肌活检才能证明有急性排斥反应存在。通常认为急性排斥反应时心电图改变可以出现 QRS 电压下降、心律失常、各种类型的传导阻滞及 ST 段下移等,但不能得出肯定性结论,有些移植中心已经不再测定 QRS 波的振幅。

3. 血液学及免疫学监测　血白细胞计数呈稳定性上升,特别是全血淋巴细胞计数或者 T 淋巴细胞亚群的上升,提示已经发生急性排斥反应,但并不可靠。有人证明转铁蛋白(transferrin)受体或 CD4 阳性淋巴细胞的百分比上升,可以证明有急性排斥反应的发生,但发生感染时亦上升。IL-2 受体在急性排斥反应时,由 T 淋巴细胞释放入血浆内,通过血浆内 IL-2 受体测定值升高的情况而确诊,但这种试验明显受到病毒感染的影响。有人通过测定 γ-干扰素的血清水平而进行诊断,但此项检查的结果同样受感染的影响。

4. 超声心动图检查　M 型超声心动图测量左心室壁厚度作为诊断急性排斥反应的指标。发生急性排斥反应时,心脏的顺应性下降,左心室质量明显增加,心室舒张和收缩功能异常,左心室肥厚主要表现为室壁突然明显增厚及心包积液增多。

5. 其他检查方法　检查方法较多,可用川铟标记淋巴细胞(或白细胞),借助 γ 闪烁图仪检查被标记的淋巴细胞浸润到同种移植体内的状态,作为急性排斥反应的诊断指标。可将锝焦磷酸盐标记的红细胞进行放射线核素扫描,测定供体左心室的容量和功能而确定急性排斥反应。还可用质子磁共振影像(proton magnetic resonance imaging)检查等方法,虽然对急性排斥反应的诊断有一定的帮助,但皆不可靠。

6. 心内膜心肌组织活检　心内膜心肌组织活检是近 30 年来在心脏移植史上一个重要的进展,由于这种直接从供心取出的心内膜可以进行病理学的检查,排斥反应在临床症状出现前即可做出诊断,早期有效地加强免疫抑制治疗,大大增加了生存率。到目前为止,心内膜心肌组织活检是诊断心脏移植后急性排斥反应的最可靠手段,国外一般从术后第 7 天开始行此检查,以后每周 1 次,2 个月后逐渐延长间隔时间。根据观察到的心肌详细情况,心内膜心肌组织活检监测对移植后心脏能较早地做出急性排斥反应的诊断,此时绝大部分心肌处在可逆性变化的阶段。为及时发现是否出现急性排斥反应,在心脏移植以后必须定期进行心肌组织检查,通常在术后 1 个月内要求每周做 1 次,术后 1~2 个月每 2 周 1 次,术后 2~6 个月每月 1 次,6 个月以后每 3 个月 1 次。根据其他检查的改变怀疑有急性排斥反应时,随时进行检查。发生了急性排斥反应,并经过治疗以后,每 10~14 天活检 1 次,待组织病理改变消失后,按正常要求做心肌

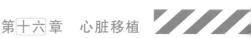

组织的监测。

从活检钳进入上腔静脉至心内膜到提取心内膜心肌组织的整个操作一般在数字减影血管造影放射透视监测下进行。为节约费用和减少 X 线照射,也可在多普勒超声引导下行心内膜心肌组织活检。心内膜心肌组织活检方法及具体步骤如下:当病人出现疑似急性排斥反应的临床表现时取材,长期存活病人定期取材,进行病理观察。取材在手术室进行,常规体外循环手术准备,以防止操作过程中发生恶性心律失常或穿破心肌导致急性心包填塞。病人取仰卧位,常规进行心电监护,在病人的左侧备好扇形探头电脑超声诊断仪,头转向左侧,活检一侧肩胛骨下稍垫高数厘米,取右侧颈内静脉中段为穿刺点。常规消毒、铺巾,严格无菌操作,颈内静脉穿刺成功后送入导引钢丝,局部扩张皮肤、皮下组织,沿导引钢丝置入一塑料鞘管,然后沿鞘管置入经肝素水浸泡的活检钳,在超声诊断仪的导引下将活检钳的尖端通过上腔静脉、右心房送至右心室靠近心尖处以及右心室的室间隔面,由于超声显像是一个平面的切面图,因此当活检钳由右心房通过三尖瓣口进入右心室时,必须多次从长轴切面确认活检钳尖端所在的位置,避免尖端钳夹腱索和乳头肌,造成术后三尖瓣的反流。位置确认后分别快速夹取心内膜心肌组织,标本送病理检查。急性排斥反应的诊断标准参照国际心脏移植学会(ISHT)制订的分级标准。为避免穿刺口局部出血,活检后病人至少静卧 2 小时。

心内膜心肌组织活检时可能发生的并发症如下:①室性期前收缩;②心房颤动;③心室颤动;④心包填塞;⑤气胸、血胸;⑥三尖瓣关闭不全;⑦心房和心室穿孔等。因此,在活检手术室内应备有各种抢救设备和急症开胸手术包。第一次心内膜心肌组织活检一般在心脏移植后7~9 天。

心内膜心肌组织活检是一种创伤性的检查方法,因此,难免带来一些并发症和问题:①有一般外科常有的创伤危险性,如感染、出血等,若无菌操作不严格可引起致命的全身感染;②如前所述操作不当,活检时可引起心房和心室穿孔、三尖瓣损害,导致关闭不全;③定期中心静脉穿刺对病人是一个身心负担,特别是对小儿心脏移植病人;④昂贵的检查费用;⑤由于检查医生自身的因素,如熟练程度、经验的差异等,存在采样标本误差;⑥静脉内血栓形成。

1990 年国际心肺移植学会按心内膜心肌组织活检学所见制订了分类法,即心脏移植后排斥反应程度的统一标准,作为供心心肌细胞急性排斥反应的参考(表 16-1)。

表 16-1　心脏移植后排斥反应程度分类

分　类	表　现
零度(无排反)	活检组织内心肌细胞正常,无排斥反应证据
一度 A(轻度排反)	活检组织内一处或多处发现局限性心肌血管周围或间质淋巴细胞浸润,心肌细胞尚无损害
一度 B	弥漫性心肌血管周围或间质淋巴细胞浸润,或两者均有,心肌细胞尚无损害
二度(中度排反)	仅局限于单个病灶呈现炎症性浸润,多数浸润性淋巴细胞聚集伴或不伴嗜酸性粒细胞,病灶中同时存在心肌细胞构型改变,并有心肌细胞损害
三度 A(轻严重排反)	多个病灶发现炎症性浸润,病灶中有更多的浸润性淋巴细胞伴有嗜酸性粒细胞,这种炎症性浸润可在活检组织的一个区域发现,也可出现在多个区域内
三度 B	在活检组织更多的区域中发现这种弥漫性的炎症性浸润过程,心肌细胞损害也同样有较多的浸润性淋巴细胞伴有嗜酸性粒细胞,也可伴有中性粒细胞,但此型中尚未出现心肌间质出血
四度(严重排反)	弥漫性多形性炎症性浸润,包括淋巴细胞、嗜酸性粒细胞浸润。在整个活检组织中处处可见心肌细胞坏死、损害,同时还可发现心肌间质水肿、出血和血管炎

7. 电讯遥控心肌内心电图监测法(IMEG) IMEG 是目前世界上最可靠的无创性排斥反应监测法。心内膜心肌组织活检是诊断急性排斥反应的金标准,但心内膜心肌组织活检是一种有创性检查,技术设备要求高,费用昂贵且有一定的并发症,故不宜反复应用,并且,其在诊断上的滞后性也影响其作为急性排斥反应的疗效观测指标。IMEG 对即刻诊断急性排斥反应价值较大,甚至可替代心内膜心肌组织活检,IMEG 在供心移植体内后即在左、右心室的心外膜上埋植和起搏导线一样的两个电极,再连接起搏器,这样可以记录心肌内心电图,通过观察 R 波振幅的改变,即可判断是否产生排斥反应。由于急性排斥反应发生时,心肌水肿,心肌组织阻抗增加,因此监测心脏移植后心肌电生理改变就有可能及时诊断急性排斥反应。体表心电图受影响因素较多,特异性和敏感性较低。采用心肌内电极描记心电图可减少干扰和波动,在监测心脏移植术后急性排斥反应中发挥重要作用。

二、急性排斥反应治疗

Cooper 曾经提出,凡是接受三联治疗(CsA、硫唑嘌呤及糖皮质激素)的病人,心内膜心肌组织活检证实轻度(一度)急性排斥反应是相对普遍的,可以不给病人额外的免疫抑制治疗。如为中度(二度及三度 A)排斥反应,可以增加 CsA 的用量,使血中 CsA 的浓度增加到原水平的50%,或者增加糖皮质激素的剂量。有些心脏协会治疗中度排斥反应的策略,是增加 CsA 的用量[1~3 mg/(kg·d)静脉注射,同时给予 12 mg/(kg·d)口服],使血清中 CsA 浓度水平超过原来的 2 倍,共使用 10~14 天,有 80%的中度排斥反应可被逆转。采用标准治疗的病人仍然出现重度(三度 B 及四度)排斥反应,应该静脉内给予甲基泼尼松龙,每日 500~1000 mg。亦有单纯增加使用抗胸腺细胞球蛋白(ATG)逆转急性排斥反应。Cooper 对重度排斥反应曾经采用增加使用环磷酰胺 0.5~1.5 mg/(kg·d)治疗,消除了排斥反应,但要特别注意骨髓抑制问题。对严重的急性排斥反应,如 2 个疗程甲基泼尼松龙及 ATG 治疗未曾收到显著效果,可考虑使用单克隆抗体 OKT3,有 90%以上病例的排斥反应能被逆转。如果所有治疗都不能逆转排斥反应,且移植到受者体内的供心发生进行性功能衰竭,若要使病人存活,唯一的办法是紧急再次心脏移植。我国对轻度(一度)急性排斥反应即开始增加甲基泼尼松龙治疗,每日 1000 mg 静脉滴注(共 3 天),以后改为每日 500 mg(共 2 天),疗程结束以后增加 CsA 及甲基泼尼松龙的口服量,然后逐渐减量,效果良好。

(一)免疫抑制的诱导治疗

免疫抑制的诱导治疗是指在心脏移植后的早期使用较大剂量的抗淋巴细胞制剂以使受体的免疫系统对移植心脏处于"免疫耐受"状态,预防移植后排斥反应。

1. 抗淋巴细胞多克隆抗体 用人淋巴细胞免疫动物而获得的抗血清或免疫球蛋白。免疫原取自胸腺导管淋巴细胞的制品为抗淋巴细胞血清(ALS)或 ALG;取自胸腺者称抗胸腺细胞血清(ATS)或 ATG。它们是 T 淋巴细胞的特异性抗体,针对性地破坏 T 淋巴细胞,抑制细胞免疫。使用后 T 淋巴细胞减少,辅助性 T 淋巴细胞减少,抑制性 T 淋巴细胞增加。临床上常规的用药方法为手术结束后即刻用药,怀疑排斥反应时也应立即使用本药,一般应用 3~5 天。此制剂的主要副作用是白细胞生成抑制和暂时性的血小板降低。

2. 抗淋巴细胞单克隆抗体 作为免疫抑制剂的抗淋巴细胞单克隆抗体的出现是器官移植免疫抑制治疗的新进展。①OKT3:直接作用于 T 淋巴细胞表面的抗原决定簇 CD3 复合物。病人注射 OKT3 后,血液循环中的 T 淋巴细胞迅速减少。首剂用药后经常出现流感症状,严重者可出现癫痫,在体液过负荷的情况下会引起肺水肿。用药前 30~60 分钟给予抗组胺类药物或泼尼松可以预防这些不良反应的发生。②抗 IL-2 受体的单克隆抗体:赛尼哌和舒莱均为人源化的单克隆抗体,二者能与 IL-2 受体上的 Tac 亚单位特异性结合,抑制 IL-2 与其受体的结合,抑制激活状态下 T 淋巴细胞的增殖,可减少免疫应答所致急性排斥反应的发生,但对其他

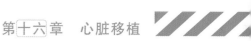

免疫活性细胞无影响,其突出的优点在于具有特异性。另外,人源化单克隆抗体避免了免疫原性,可反复应用。本药半衰期长达 21 天,能维持血药浓度至少 3 个月,使病人顺利度过心脏移植急性排斥反应的高危险期。

(二)免疫抑制的维持治疗

联合应用免疫抑制药物可以针对 T 淋巴细胞激活的不同阶段发挥作用,在保证充分的免疫抑制作用同时最大限度减少单一药物的副作用。通常是糖皮质激素、钙调磷酸酶抑制剂和细胞增殖抑制剂三联应用。

1. 糖皮质激素 几乎对免疫系统的各个环节都有作用,从开始心脏移植以来就用作免疫抑制药物,不良反应较多,如高血压、糖尿病、高脂血症、骨质疏松、白内障等,其中高血压、糖尿病和高脂血症均可促使移植心脏冠状血管发生病变。是否减少其用量争议很大,但糖皮质激素目前仍是心脏移植手术的常规用药。成人心脏移植手术中糖皮质激素的一般用法是体外循环开始前及升主动脉开放前分别用甲基泼尼松龙 500 mg 静脉注射。术后第 1 天用甲基泼尼松龙 $500 \sim 750$ mg 静脉注射,术后第 2、3 天逐渐减量,之后改用甲基泼尼松龙口服,其起始剂量为 1 mg/(kg·d),逐渐减量至术后 1 个月达维持量 $10 \sim 15$ mg/d。

2. 钙调磷酸酶抑制剂 CsA 和 FK506 均能与细胞质内亲免蛋白形成复合物,该复合物与钙调磷酸酶结合后阻断后者的信息传递功能。钙调磷酸酶是免疫反应过程中活化 T 淋巴细胞产生细胞因子 IL-2 的关键性酶,它被抑制后 T 淋巴细胞的活化、增殖也受到抑制。FK506 抑制淋巴细胞增殖的活性是 CsA 的 $50 \sim 100$ 倍。CsA 用量靠血药浓度谷值来调节,需要个体化,一般术后第 1 个月血药浓度谷值宜维持在 $250 \sim 350$ μg/l,此后维持量要保证其血药浓度谷值在 $150 \sim 250$ μg/l。FK506 用量也要依据血药浓度谷值来调节,要求在 $10 \sim 20$ ng/ml。CsA 和 FK506 都有肾毒性,还可导致高血压、多毛症和牙龈增生,CsA 导致高脂血症更多见,而 FK506 引起糖尿病和肿瘤更多见。

3. 细胞增殖抑制剂 AZA 可以抑制大多数 T 淋巴细胞的功能,抑制抗体合成,减少循环血液中单核细胞和粒细胞的数目。AZA 主要作用于增殖期的细胞,对已经发生的免疫反应无抑制作用,因此当发生急性排斥反应的时候不用 AZA 来对抗。MMF(商品名:骁悉)作用于单核苷酸脱氢酶从而抑制 T 淋巴细胞和 B 淋巴细胞的增殖。对成人心脏移植,AZA 的用量为 2 mg/(kg·d),MMF 的用量是 $1.5 \sim 2$ g/d。AZA 的不良反应为骨髓抑制且难以恢复,主要表现为白细胞减少,也可见贫血和血小板减少,胃肠道症状和肝功能损害偶见。MMF 不良反应有胃肠道症状、腹泻及巨细胞病毒感染。

(朱学海 潘铁成 魏 翔)

参考文献

1. Yun J J,Gonzalez-Stawinski G. Heart transplantation[J]. Minerva Chir,2009,64(1):23-35.

2. Taylor D O,Stehlik J,Edwards L B,et al. Registry of the International Society for Heart and Lung Transplantation:Twenty-sixth Official Adult Heart Transplant Report-2009[J]. J Heart Lung Transplant,2009,28(10):1007-1022.

3. McCalmont V,Ohler L. Cardiac transplantation:candidate identification,evaluation,and management[J]. Crit Care Nurs Q,2008,31(3):216-229.

4. Mancini D,Lietz K. Selection of cardiac transplantation candidates in 2010[J]. Circulation,2010,122(2):173-183.

5. Korewicki J. Cardiac transplantation is still the method of choice in the treatment of

patients with severe heart failure[J]. Cardiol J,2009,16(6):493-499.

6. Simmonds J,Burch M,Dawkins H,et al. Heart transplantation after congenital heart surgery:improving results and future goals[J]. Eur J Cardiothorac Surg,2008,34(2):313-317.

7. Hosseinpour A R,Cullen S,Tsang V T. Transplantation for adults with congenital heart disease[J]. Eur J Cardiothorac Surg,2006,30(3):508-514.

8. Al-khaldi A,Robbins R C. New directions in cardiac transplantation[J]. Annu Rev Med,2006,57:455-471.

9. Rivard A L,Gallegos R,Ogden I M,et al. Perfusion preservation of the donor heart:basic science to pre-clinical[J]. J Extra Corpor Technol,2009,41(3):140-148.

10. Ramakrishna H,Jaroszewski D E,Arabia F A. Adult cardiac transplantation:a review of perioperative management (part-Ⅱ) [J]. Ann Card Anaesth,2009,12(2):155-165.

11. Gasink L B,Blumberg E A. Bacterial and mycobacterial pneumonia in transplant recipients [J]. Clin Chest Med,2005,26(4):647-659.

12. Marik P E. Fungal infections in solid organ transplantation [J]. Expert Opin Pharmacother,2006,7(3):297-305.

13. Bansal R,Perez L,Razzouk A,et al. Pericardial constriction after cardiac transplantation [J]. J Heart Lung Transplant,2010,29(3):371-377.

14. Boettger R,Lee J,Rifkin C,et al. Heart transplantation and altered drug response,Part Ⅱ:pharmacologic management of post-transplantation complications[J]. Prog Cardiovasc Nurs,2006,21(4):219-222.

15. Khush K K,Valantine H A. New developments in immunosuppressive therapy for heart transplantation[J]. Expert Opin Emerg Drugs,2009,14(1):1-21.

16. Zuckermann A O,Aliabadi A Z. Calcineurin-inhibitor minimization protocols in heart transplantation[J]. Transpl Int,2009,22(1):78-89.

17. Ensor C R,Cahoon W D Jr,Hess M L,et al. Induction immunosuppression for orthotopic heart transplantation:a review[J]. Prog Transplant,2009,19(4):333-341.

18. Suzuki J,Isobe M,Morishita R,et al. Characteristics of chronic rejection in heart transplantation:important elements of pathogenesis and future treatments[J]. Circ J,2010,74(2):233-239.

19. Weiss M J,Madsen J C,Rosengard B R,et al. Mechanisms of chronic rejection in cardiothoracic transplantation[J]. Front Biosci,2008,13:2980-2988.

20. Babic A M. Extracorporeal photopheresis:lighting the way to immunomodulation[J]. Am J Hematol,2008,83(7):589-591.

第十七章

肺移植

第一节　临床肺移植概述

一、临床肺移植的适应证与禁忌证

肺移植适用于经过最佳内科治疗无效或目前尚无有效的治疗方法的慢性终末期肺疾病病人，主要包括阻塞性肺疾病、限制性肺疾病、肺血管病、炎症性肺疾病等。尽管肺移植取得了长足的进步，但至今仍然是极其复杂的手术，有很高的围手术期发病率和死亡风险，因此需要充分考虑其禁忌证和并发症。

1. 肺移植适应证　慢性终末期肺疾病，或其他的医疗手段医治无效的肺疾病均为肺移植术的适应证。根据国际心肺移植学会的统计，目前肺移植的主要适应证包括慢性阻塞性肺疾病（COPD）（34%）、特发性肺间质纤维化（23%）、肺囊性纤维化（17%）、α1-抗胰蛋白酶缺乏性COPD（6%）、肺动脉高压（3.1%）、支气管扩张（2.8%）、肺结节病（2.5%）等。

肺移植最根本的目标就是延长生存期。一些研究表明肺移植可以达到这个目标，尤其是对于严重的肺囊性纤维化、特发性肺间质纤维化和原发性肺动脉高压病人。而关于COPD病人的报道比较矛盾，两份研究结果表明包括艾森曼格综合征受者在内的肺移植术并未延长病人的生存期。研究还表明不同时间对存活率的评价可以得到不同的结果，随着时间推移存活率将升高。

如何评价存活率是否得到提高是一个值得探讨的问题。肺移植术对大多数病人来说都是相对的姑息治疗，但可以改善生活质量。当评价肺移植效果时，病人的生活质量也是其中重要的一项。但是由于供体器官的短缺，目前很难做到仅仅为了改善病人的生活质量而行肺移植术。

2. 肺移植绝对禁忌证

（1）2 年内的恶性肿瘤，除皮肤鳞癌和基底细胞癌外，一般说来，恶性肿瘤 5 年内没有活动的依据是必须的；对于局灶性的细支气管肺泡癌的肺移植手术还存在争议。

（2）其他脏器（如心、肝、肾）重度功能障碍无法纠正；冠状动脉粥样硬化性心脏病未经介入或旁路移植，或者显著左心功能不全；部分病人可以选择性行心肺联合移植。

（3）无法治愈的肺外慢性感染，如慢性活动性乙型肝炎、丙型肝炎、艾滋病等。

（4）严重的胸廓、脊柱畸形。

（5）预计不能完成治疗或随访。

（6）不能控制的精神心理疾病，不能合作或遵从药物治疗。

（7）缺乏持续可靠的社会支持。

（8）目前或 6 个月之内有成瘾行为（包括酒精、香烟、麻醉剂等）。

3. 肺移植相对禁忌证

（1）年龄大于 65 岁。老年病人生存率减低，并发症发生率高；受体年龄是考虑选择移植候选人的一个因素；虽然目前还没有一个大家认可的年龄上限作为绝对禁忌证，但是如果同时存在几个相对禁忌证，联合作用会增加移植死亡风险。

（2）严重或不稳定的临床状况（如休克、ECMO 等）。

（3）严重功能受限状态，康复可能性较小。

（4）存在高度耐药及高度致病性细菌、真菌等定植。

（5）严重肥胖，BMI＞30。

（6）严重或有临床症状的骨质疏松症。

（7）机械通气病人；对于部分经过谨慎选择的、没有急性或慢性器官功能不全、能够积极参与锻炼康复活动的病人也可能成功移植。

（8）没有伴随终末期器官损伤的其他情况，包括糖尿病、高血压、消化性溃疡；对于伴有严重胃食管反流，需要术前及时处理。冠心病病人可能需要术前介入治疗或者术中同期旁路移植。

二、肺移植手术时机及等待期治疗

（一）手术时机

一般来说，当病人 2～3 年的生存率为 50% 或按照 NYHA 心功能分级为Ⅲ至Ⅳ级水平或两者皆有可考虑进行肺移植评估。能否安全度过等待供肺的时期取决于等待的时间、不同的疾病和供体器官分配方案。等待供体的时间并不确定，取决于多重因素，如身高和血型。经验显示，身材矮小的女性病人需要等待合适供体的时间较长；AB 血型的病人较易得到供体；特发性肺间质纤维化、肺囊性纤维化或原发性肺动脉高压病人相对于肺气肿或艾森曼格综合征病人来说能够耐受等待供体的时间更短。

尽早进行肺移植评估是非常有价值的，病人可以预先进入移植名单，并进入移植中心，在专家的指导下进行配合的康复锻炼。无论最终病人是否需要移植，含多个学科的移植团队可以帮助病人全面地改善身体状况。这将依赖于各种临床指标（如感染率等）、实验室检查（如氧分压、二氧化碳分压等）和功能检查（如肺功能测试、超声心动图、心功能等）。

1. 慢性阻塞性肺疾病　慢性阻塞性肺疾病（COPD）是采用肺移植术最多的疾病。对于 COPD 病人，只有当内科和外科治疗（包括戒烟、最大程度支气管扩张、康复锻炼、长期吸氧、内镜检查和外科肺减容等）都无法阻止疾病的发展时才可考虑予以肺移植治疗。选择适当的移植时机是一个非常复杂的问题，因为大部分 COPD 病人有相对较好的预后，所以是否应该为了改善生活质量而为这些病人行肺移植术确实是个较矛盾的问题。

因高碳酸血症而收治入院的病人大多预后不良，一般 2 年生存率为 49%。未经移植的病人生存率随着年龄的增长而下降，并与低氧血症、高碳酸血症和肺动脉高压的程度和第一秒用力呼气量（FEV1）、弥散功能（DLCO）及 BMI 相关。

另外，生活质量是与死亡率相对独立的预测指标。最近有几个指标被提出和生活质量密切相关，BODE 指数包括肥胖指数、气流阻塞程度（FEV1）、呼吸困难的程度（MMRC）和运动能力（6 分钟行走试验）。随着 BMI 的增加，FEV1 和 6 分钟行走试验数据的下降，呼吸困难的指数就增加了。对 625 名 BODE 指数为 7～10 的 COPD 病人进行了前瞻性研究，其生存期中值为大约 3 年，也许会比移植后的生存期短。而肺移植术对于 BODE 指数为 5～6 的病人来说，并不会延长其生存期。

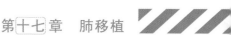

美国国内 COPD 治疗试验研究结果显示:对中位生存期为 3 年的 COPD 病人给予肺减容手术及术后使用药物治疗,其较肺移植术后的生存率更低。这些病人主要为 FEV1<20%、DLCO <20%或者弥漫性肺气肿。

(1) 治疗指导方针:BODE 指数超过 5。

(2) 移植指导方针:BODE 指数 7～10 的病人或者有下列表现之一者。

①有因急性高碳酸血症入院治疗的历史(PaCO$_2$>50 mmHg)。

②氧疗后无效的肺动脉高压和(或)肺心病。

③FEV1<20%、DLCO <20%或者弥漫性肺气肿。

2. 肺囊性纤维化(CF)和其他原因引起的支气管扩张　肺囊性纤维化(CF)是位居第三的最常见的肺移植适应证。肺囊性纤维化病人常伴有慢性感染,移植后还有病原微生物残存在大气道、上呼吸道和窦道,应用免疫抑制药物后可能会导致感染的发生。尽管如此,肺囊性纤维化的病人肺移植后的生存率相近甚至高于因其他疾病而肺移植的病人。

肺囊性纤维化具有疾病本身的特殊性。首先是感染,耐药病原菌的存在会增加肺移植术后的感染风险,但是目前仅依靠病原菌分型和药敏试验还无法判断绝对的禁忌证。因此最终是否适合移植要依赖对病人的综合评价,包括是否伴有其他疾病。当同时存在其他疾病时将增加移植的风险,甚至超出安全范围。明显的脓毒血症是肺移植术的绝对禁忌证。术前的发热和白细胞计数增高会增加死亡率。

术前使用多种药物治疗泛耐药的铜绿假单胞菌并非禁忌证,因为它对于短期生存率并无明显影响。对于术前是耐青霉素的金黄色葡萄球菌,多耐药或泛耐药的革兰阴性杆菌如嗜麦芽窄食单胞菌和木糖氧化产碱菌,还有曲霉菌的感染,虽然资料不足,但也不认为是肺移植术的禁忌证。个别移植中心的研究指出肺囊性纤维化病人复合有洋葱伯克霍尔德菌感染,尤其是洋葱伯克霍尔德菌基因型Ⅲ感染后一年、三年和五年的死亡率增加了 30%～40%,这类病人在一些移植中心的肺移植手术取得了成功,但是仍有很多移植中心拒绝接受此类病人。当确定病人为洋葱伯克霍尔德菌感染后,此时护理非常重要。应该常规重复测试药敏试验,从而确定和管理手术期的抗生素使用。利用体外协作实验可以对泛耐药的细菌选择最适合的抗生素来提高手术成功率。

对于进行有创机械辅助通气的肺囊性纤维化病人是否可以进行肺移植术还存在争议,多个移植中心尚未达成一致意见。有研究指出肺移植前的有创机械通气也是增加术后死亡率的因素之一,但这可能并不适用于肺囊性纤维化病人。气管插管也可能引起其他器官功能的恶化和败血症。此外,何时该采取有创的机械通气,这还涉及临终关怀的伦理问题。等待肺移植术的肺囊性纤维化的病人当有下列情形时可以考虑使用呼吸机辅助有创通气:病人已经通过肺移植术评估,并列为候选受者;必须告知机械通气使用后可能会使病人临床状况变差,甚至成为移植的禁忌证;他们没有明显的其他器官功能衰竭;他们同意气管插管。

肺囊性纤维化病人的其他肺外的疾病应在术前或术后尽快地处理,如糖尿病、骨质疏松、鼻窦炎、胃食管反流等。如果这些疾病处理好了,就不是肺移植的禁忌证。

美国肺囊性纤维化基金会调查了大量的病人,进行统计分析后发现,当出现 FEV1 下降至低于 30%,并且下降非常迅速时,可以考虑进行肺移植。对于年龄小于 20 岁的女性病人,如果疾病进展迅速,宜尽早行肺移植术,因为预后不良。尤其要考虑因肺功能恶化入院而且可能需要迁入 ICU 治疗的病人,移植术前要进行综合性的评价,其中比较重要的指标是 FEV1、需氧量的增加、高碳酸血症、需无创呼吸机辅助呼吸、功能状态(如 6 分钟行走试验)和肺动脉高压。

(1) 治疗指导方针:

①FEV1 低于 30%或者下降迅速,尤其是年轻的女性病人。

②肺部疾病急剧恶化,需要入 ICU 治疗的病人。

③疾病恶化,需频繁的抗生素治疗。

④不能耐受和(或)再发生气胸。

⑤用支气管动脉栓塞不能控制的咯血。

(2)移植指导方针:

①氧气依赖的呼吸衰竭。

②高碳酸血症。

③肺动脉高压。

3. 特发性肺间质纤维化(IPF)和非特异性间质性肺炎 IPF是特发性间质性肺炎[又称为普通间质性肺炎(UIP)]中最常见也是最严重的疾病,也是实施肺移植术中位居第二的疾病。一般来说,如果不做肺移植,IPF病人的中位生存期为2.5~3.5年。因此从其他间质性肺病中区分出IPF非常重要。患有IPF的病人在等待移植期间具有非常高的死亡率。世界范围内等待肺移植术的IPF病人存活率都非常低,因此倡议在分配供体器官时更应优先考虑IPF病人。

众多的组织学研究均表明IPF严重影响病人的生存率。与UIP相比,非特异性间质性肺炎(NSIP)的预后更难以确定,并且发生纤维化的可能性要低些。总而言之,UIP的存活率较纤维化的NSIP要低,但是研究表明纤维化的NSIP其中的一个亚型的存活率为2年,与UIP病人接近。这种亚型表现出严重的功能障碍,若不治疗肺弥散功能会在6~12个月内急剧下降。

有研究使用肺量测定法作为预后的指标之一。这些研究结果显示用力肺活量低于60%会增加死亡率。然而最近对大量IPF病人的研究结果显示肺容量较好的病人的死亡率与肺功能较差者接近。因此无法用肺量测定法来排除病人是否可以实施肺移植术。

肺量连续测定也是IPF病人的一项预后指标。最近研究显示用力肺活量或者其他肺功能参数或者氧饱和度都与较高的死亡率相关。这些资料提示确诊后6个月中用力肺活量降低10%或者更多具有非常高的死亡率,虽然这项指标31%左右才有阳性意义,而阴性值为91%。这也可能是因为部分IPF病人病情恶化迅速和死亡率高的原因。

一氧化碳弥散量在预测UIP和NSIP病人的预后方面是一项更可靠的指标。一氧化碳弥散量低于35%常提示较高的死亡率。连续肺呼吸量测定法能够预测限制性肺疾病的进展。

运动能力的测定对于评估IPF病人的预后也很有价值。对于心肺运动实验的价值尚无统一认识,但是6分钟行走试验中氧饱和度测定具有重要价值。6分钟行走试验中氧饱和度降至88%以下者往往具有较高的死亡率。

此外,CT结果同样具有很高的价值。IPF病人具有典型的影像学特征(如蜂窝肺),如果病人表现出非常典型的影像学特征时,往往存活时间不会太长。

(1)治疗指导方针:根据过去的指南,糖皮质激素治疗失败者很可能要考虑实施肺移植。此后,大量报道显示这种治疗益处非常有限。因此,等待IPF病人对治疗做出反应,相当于延迟治疗。这条建议对于其他形式的间质性肺病也同样有效。仍然需要大量的前瞻性的工作,以发现如何适当地对病人进行免疫抑制治疗。当出现以下两种情况时推荐做肺移植。

①UIP的组织学或者影像学改变与肺活量无关。

②组织学改变证实NSIP纤维化改变。

(2)移植指导方针:

①组织学或影像学证实非特异性间质性肺炎,或者下列任何表现之一:

a.一氧化碳弥散量低于39%。

b.6个月内用力肺活量降低10%或者更多。

c.6分钟行走试验中氧饱和度下降至88%以下。

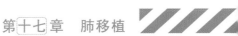

d.高分辨 CT 显示蜂窝状改变(纤维分数>2)。

②组织学改变证实 NISP 和下列任何表现之一：

a.一氧化碳弥散量减至 35%以下。

b.用力肺活量(FVC)减少 10%或者更多,或者 6 个月内一氧化碳弥散量降低 15%。

4. 弥漫性肺间质纤维化与胶原性血管病相关 弥漫性的肺实质性病变伴有或者不伴有肺动脉高压与胶原性血管病变相关者较少为肺移植的适应证(0.5%)。肺纤维化(无论是 UIP 或是 NSIP)在胶原沉着病、类风湿关节炎和结缔组织病中都很常见。胶原性血管病的病人表现差异很大,因此要考虑个体差异。总体来说,静止期的全身性疾病为治疗的适应证,而活动性的血管炎不适宜肺移植治疗。

结缔组织病病人并发肺部疾病预后的资料,主要来自硬皮症。年龄超过 60 岁是一项独立的不好的预后因素。诊断时 FVC 低于 70%预示着终末期肺疾病或是生存时间较短。虽然已有硬皮症病人成功进行肺移植,但是目前的资料还不足以形成结缔组织病病人行肺移植术的指导规范。

5. 肺动脉高压 肺动脉高压(PAH)是由肺循环血管阻力增高引起的进行性加重的紊乱,最终导致右心衰竭甚至死亡。原发性的肺动脉高压预后不良,若未经治疗,生存中位期仅为2.8年。在过去的 10 年,随着医学的发展,其预后也有所改善。许多专家就移植时机进行了探讨,涉及早期诊断及早移植,以及出现下述症状,如肺功能状况改变包括 6 分钟行走试验和血流动力学改变后早期移植。讨论结果认为,当病人的肺功能及血流动力学衰退到如果不进行移植无法支持时,为移植的指征。

(1) 治疗指导方针:

①心功能Ⅲ级或者Ⅳ级,目前治疗无效。

②进展迅速的疾病。

(2) 移植指导方针:

①心功能Ⅲ级或Ⅳ级,目前药物治疗已发挥至极。

②6 分钟行走试验低于 350 m。

③静脉注射前列腺素 E 或者类似药物治疗无效。

④心脏指数小于 2 l/(min·m^2)。

⑤右心房压力超过 15 mmHg。

6. 肺结节病 约 2.6%的肺结节病病人为肺移植的适应证。除了肺部以外还要考虑包括心脏、肝、神经类肉瘤的明显症状。此外,由细菌或真菌引起的明显的支气管扩张在此类病人中非常常见。由于肺结节病病人一般都有慢性病程,因此肺移植的时机很难界定。某些迹象可表明预后不良,包括非洲-美洲种族性低氧血症、肺动脉高压、心脏指数减低和右心房压力升高等。右心房压力升高提示严重的右心室功能障碍,并与短期内高死亡率密切相关。最近的研究显示等待肺移植的肺结节病病人死亡率为 30%~50%,与肺纤维化病人接近。

(1) 治疗指导方针:心功能Ⅲ级或Ⅳ级。

(2) 移植指导方针:

①运动耐受力的下降。

②休息时也发生低氧血症。

③肺动脉高压。

④右心房压力超过 15 mmHg。

7. 淋巴管平滑肌增多症 淋巴管平滑肌增多症是一种较少见的紊乱性疾病,在肺移植病人中仅占 1.1%。早期的研究显示几乎所有的淋巴管平滑肌增多症病人都死于症状开始后 10

年内,但是最近的研究显示 10 年存活率可为 40%～78%。绝经后接受黄体酮治疗的病人FEV1 的下降趋势较为平缓,而未接受激素治疗的病人大约下降 120 ml。有研究证实经肺移植后的淋巴管平滑肌增多症病人已存活 11 年。影响预后的因素包括 FEV1/FVC 的下降、肺总量的升高、组织学检查证实平滑肌的增生甚至囊性损害。

(1) 治疗指导方针:心功能Ⅲ级或Ⅳ级。

(2) 移植指导方针:①肺功能的严重损伤和锻炼能力的下降;②休息时低氧血症。

8. 肺朗格汉斯细胞增多症　肺朗格汉斯细胞增多症在肺移植病人中仅占 0.2%,此病发病率较低,且仅少数病例发展为严重的肺功能损伤。由于此病为肺微循环的疾病,病人常可发生严重的继发性肺动脉高压,导致小气道肺实质损伤。此类病人的中位生存期大约为 13 年。与预后不良相关的因素主要包括老龄、FEV1 和 FEV1/FVC 严重下降、残气容积及残气容积占肺总量的比率均升高、肺弥散功能下降和肺动脉高压。

(1) 治疗指导方针:心功能Ⅲ级或Ⅳ级。

(2) 移植指导方针:

①肺功能和锻炼能力的严重损伤。

②休息时低氧血症。

(二) 等待期处理

病人等待移植期间的生存机会取决于等待时间、潜在疾病、器官分配规则等因素。等待时间取决于许多因素,如:身高和血型,一般相比于高个病人或 AB 血型病人,矮个子女性病人等待时间更长;相比于肺气肿或艾森曼格综合征病人,IPF、CF、IPAH 病人等待生存机会较低。因此,建议及早进行术前评估,使得病人在进一步列入移植名单前,能够有充足时间有条不紊地评估、处理一些术前情况,完成病人教育和康复锻炼。无论病人评估结果是否能够移植,一个经验丰富的多学科合作团队,致力于仔细挖掘潜在疾病和相关伴随疾病并能及时提前干预治疗,可改善病人全身状况,延长病人等待肺移植时间,能够大大提高病人的生存获益。

肺移植受体的术前评估项目如下:

• 详细询问病史和体格检查。

• 胸部 X 线片、心电图、常规血液生化检查。

• ABO 血型、HLA 血型、群体反应抗体。

• 血清甲、乙、丙型肝炎病毒,HIV,CMV 抗体。

• 肺部检查。

• 标准肺功能、血气分析。

• 核素定量通气/血流扫描。

• 心肺运动试验。

• 胸部 CT。

• 心血管检查。

• 放射性核素心室造影。

• 超声心动图。

• 右心导管血管造影。

• 食管超声心动图。

• 康复评估。

• 6 分钟行走试验。

• 心理测定。

• 营养评估。

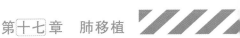

术前评估时需要考虑的一些特殊问题如下。

1. 机械通气依赖　由于供体短缺,在等待移植期间病人疾病进展到呼吸机依赖甚至死亡并不少见,国外病人在转来移植时已有呼吸机依赖通常不考虑移植,然而对于列入等待名单后进展成呼吸机依赖并且病情稳定的病人仍旧考虑移植。

2. 术前糖皮质激素维持治疗　正在接受大剂量糖皮质激素治疗的病人(每日泼尼松>40 mg)通常认为不适合移植,已经有充分证据证明大剂量糖皮质激素治疗不利于支气管吻合口愈合;而低到中剂量的糖皮质激素治疗(每日泼尼松<0.2 mg/kg)不是移植禁忌证。

3. 既往胸部手术史　一般认为既往胸部手术或胸膜粘连术对于肺移植不是特殊的禁忌证;有些肺气肿病人在移植前做过肺减容手术;但是由于既往胸部手术操作引起胸膜粘连和肺部解剖结构的改变,移植手术常变得更加复杂,因而在筹划手术时必须加以仔细考虑。

肺移植病人总的中位生存期约5.7年,术后存活1年之后的病人中位生存期为7.9年。术后3个月生存率88%左右,术后第1、3、5、10年生存率分别是80%、65%、53%、32%左右。不同移植手术类型(单肺移植、双肺移植)有显著不同的生存获益,双肺移植比单肺移植有更好的生存获益(中位生存期7.0年 vs 4.5年,$P<0.001$),并且1年校正的生存获益仍然有统计学意义(中位生存期9.6年 vs 6.5年,$P<0.001$)。不同时期肺移植生存获益存在差异,人为划分1990—1997年、1998—2004年、2005—2012年3个时期的生存曲线比较,结果如下:最早期和当前比较,3个月生存率,83% vs 91%;1年生存率,72% vs 83%;3个时期中位生存期持续升高,4.3年 vs 5.8年 vs 6.3年;当前的生存获益较最早期有明显提高。不同性别和年龄间的生存获益存在明显差异,一般来说,女性优于男性,年轻者优于年老者;不同性别之间生存获益的细小差异在术后1个月内就开始显现;而不同年龄组之间远期生存获益差异更加显著,不同年龄组肺移植中位生存期比较,18~34岁组 vs 35~49岁组 vs 50~59岁组 vs≥60岁组,分别为7.3年 vs 7.1年 vs 5.6年 vs 4.4年。不同移植适应证生存获益不同,术后3个月死亡率比较:COPD(非 α1ATD)最低为9%,IPAH最高为22%,但不是所有的成对比较都有统计学意义。对于存活超过1年的病人,校正的中位生存期比较:CF vs IPAH vs 肺结节病 vs COPD(α1ATD组) vs COPD(非 α1ATD组) vs ILD,分别为11.1年 vs 10.1年 vs 8.9年 vs 8.7 vs 7.0年 vs 7.0年。不同肺移植术前供体和受体CMV血清学状况生存获益不同,CMV抗体阴性供体组比CMV抗体阳性供体组生存率高。

肺移植迄今仍是一个高风险的手术,有一定的死亡率。术后30天内的主要死亡原因是移植物失功和非CMV感染,其他原因包括技术原因(手术操作相关)和心血管并发症;而在术后30天至术后1年内,非CMV感染是最突出的原因;肺移植手术1年之后,BO/慢性排异,移植物失功(可以表现为肺排异或BOS)和非CMV感染是死亡的主要原因,同时恶性肿瘤也是1年内的重要死亡原因。术后1年独立的死亡风险因素中直接风险因素(即死亡相关的独立风险因素)包括受体基础疾病、再移植、移植当时的疾病严重度(即是否需要重症监护、机械通气、血液透析)、供体的糖尿病病史、供体和受体CMV血清学不匹配(D+/R−)、受体输血史;同死亡显著相关的连续风险因素包括移植中心规模过小、供受体高度差异(主要是受体高于供体)、移植当时受体年龄过高、术前高胆红素、高肌酐、静息时高氧气需求、低心排血量、低FVC等。年龄大于55岁,1年死亡风险开始增加,随后死亡风险以指数形式上升;当移植中心规模小于30例/年,1年死亡风险增加明显。术后5年死亡风险因素与1年死亡风险因素不完全相同,直接风险因素亦包括受体基础疾病、再移植、移植当时的疾病的严重度(重症监护)、供体的糖尿病病史、CMV不相匹配(D+/R−)。连续风险因素包括移植中心规模过小、供受体高度差异(主要是受体高于供体)、移植当时受体年龄过高、静息时高氧气需求、低心排血量等。1年校正的5年死亡率的风险因素中,BOS受体或第1年内急性排斥反应的受体有较高的5年死亡率。而连续风险因素包括移植中心规模较小、供体和受体的体重指数差异大、移植时的极端年龄、术前受体静息时需要大量吸氧、低的肺血管阻力、低心排血量等。统计学意义的连续风险因素包括移植中心规模较小、大的供体和受体的体重指数差异、术前高肌酐等。

肺移植供受体匹配一般是指对血型（相同或相容）、根据身高和年龄预测的肺总量（pTLC）、CMV 血清学（±）、性别（男/女）、年龄及这些参数组合的错配对肺移植结果的影响。早先 Miyoshi 等发现，左单肺移植术后肺活量（posttx VC$_R$）同供体预计肺活量（pred VC$_D$）密切相关（$r=0.83$；$P<0.05$），而双肺移植 posttx VC$_R$ 取决于受体的预计肺活量（pred VC$_R$）。因而认为对于肺移植供受体尺寸匹配，若 pred VC$_D$＞posttx VC$_R$，应该选择做左单肺移植；pred VC$_D$ 接近 posttx VC$_R$，适合做双肺移植。而 Ouwens 及同事也报道，如果仅根据身高分配供肺会导致由于性别错配引起的实质上的 TLC 错配，实际工作中确实也可以观察到供体和受体身高的差异巨大却没有任何不良影响。Roberts 等发现，根据性别分配供体肺器官可能提高病人长期生存质量和改善移植效果。Allen 及同事进行了迄今关于不同种族供受体匹配的最大的一个队列研究，发现种族相配可以提高远期生存率，这种影响在术后 2 年开始逐步表现。Eberlein 等发现，供体与受体 pTLC 比值＞1 可以提高双肺移植病人术后生存获益，pTLC 比值甚至可能比身高比值更好地反映移植物-胸腔不匹配，因为其也包含了性别差异对胸肺容积的影响。Eberlein 及合作者等也发现供体和受体 pTLC（根据身高、年龄预测的肺总量）比值是肺移植术后 1 年死亡的一个独立的预测因子，供体和受体 pTLC 比值合并入肺分配系统能够提高肺移植的效率。最近 Adalet Demir 及合作者等研究发现，和供体性别相反的受体生存率显著较低，10 年生存率：错配 39% vs 相配 51%，$P=0.04$；5 年生存率：最好的是 DF/RF（80%），最差的是 DF/RM（47%），中间的是 DM/RF（72%）和 DM/RM（63%），$P=0.0001$。D/R 性别错配使死亡风险增加 80% ［HR（95% CI）：1.8（1.1～2.8）；$P=0.01$]。因此认为 D/R 性别错配可能是影响长期生存的重要预测因子，性别组合 DF/RM 应该避免。

第二节　肺移植手术技术要点

一、术前准备

经过两个多世纪的发展，肺移植已从实验阶段发展成为治疗终末期肺疾病的主要方法。肺保存技术的进步已明显增加了可供使用的供体数量。在移植过程中每个肺都有不同程度的损伤，大多数病人肺移植后会出现肺损伤，肺功能保持在轻到中度，但仍有 10%～20% 的病人供肺损伤十分严重以至于需要延长正压通气支持、药物治疗时间，甚至有时需要体外膜氧合器支持气体交换。

目前，临床供肺获取后肺保存时间在 4～6 小时，即缺血时间最长不得超过 6 小时。近年来，虽然在动物实验中肺保存可以长达 18～24 小时，甚至更长，但临床仅个别报道可保存 9～12 小时。延长供肺的保存时间、保持供肺的氧合功能是肺移植成功的保证，因此对供肺进行获取灌注保存，该项技术一直是实验室和临床研究的重点。

1. 供体肺的评估及选择　供体为脑死亡者，其肺并不一定适合移植。在健康的年轻人中，外伤是常见的脑死亡原因。导致脑死亡急骤发生的病因可能直接引起肺实质或支气管损伤，颅内压的升高也可引起神经源性肺水肿。另外，在昏迷状态下，病人可能吸入胃内容物引起肺损伤；一些病人在 ICU 救治一段时间，经过气管插管和机械通气，肺炎相当常见。所有这些均可导致供肺不能使用，因此需要我们对供肺进行仔细评价。

（1）动脉血气：在取供肺前，供肺的 X 线胸片和血液气体交换必须达到基本的标准。当供者的 FiO$_2$ 为 1，且 PEEP 为 5 cmH$_2$O 时，测定动脉血气，PaO$_2$ 应大于 300 mmHg。在取肺前每

2小时测定一次血气,如果动脉血气不理想,在宣布此肺为不合格供体之前,应保证它的通气充足、气管内插管的位置正确、潮气量足够。同时,必须经气管镜吸引以排除大气道内分泌物的阻塞,只有在充分通气和维持最佳体液平衡后,才能在血气不良的情况下,做出供肺不适合移植的结论。

（2）纤维支气管镜(纤支镜)：供肺常规行纤支镜检查,吸出物进行细菌学检查,供体和受体都应根据药敏试验结果合理使用抗生素。有时候纤支镜可发现严重的气管-支气管炎,特别是当脓液被吸出后仍从段支气管的开口涌出,提示肺炎的存在,供肺无法使用。由多伦多肺移植组推荐的"理想""扩展""边缘"供体的选择标准参见表17-1。

（3）供肺大小的估计：肺是唯一存在于相对限制空间中的器官。肺纤维化时,肺容积比同年龄同身体条件的人的预期值小,横膈的位置较高,胸廓的容量较小。而肺气肿病人横膈下降和肋间隙增宽,胸廓的容量较大。因此,选择受者时需要加以考虑。术后2周内,受者横膈、胸壁会在一定范围内逐渐与新的移植肺相适应。

表 17-1　"理想""扩展""边缘"供体的选择标准(由多伦多肺移植组推荐)

选择标准	标准条件(理想供体)	扩展条件(扩展供体)	禁忌(边缘供体)
ABO 相容性供体病史	完全相同	适合	不适合
年龄	<55 岁	>55 岁	—
吸烟史	<20 包/年	>20 包/年	—
胸外伤	无	局部外伤	广泛肺外伤
机械通气时间	<48 小时	>48 小时	—
哮喘史	无	有	—
癌症史	无(皮肤癌、原位癌除外)	原发的中枢神经系统肿瘤	有癌症史
氧分压*	>300 mmHg	<300 mmHg	—
痰革兰染色	阴性	阳性	—
X 线胸片	清晰	局部异常	弥漫性浸润
纤支镜	清楚	分泌物在主气道	脓性分泌物/抽吸物细菌培养阳性

注：* 在手术室连续血气分析 FiO_2 为 1、PEEP 为 5 cmH_2O。

2. 供肺的维护　一旦确认供体可用,在肺移植组来取肺前,要对供肺进行足够好的维护：静脉注射甲基泼尼松龙 15 mg/kg,供体气管插管,肺机械通气吸入氧浓度(FiO_2)低于 0.5,呼气末正压通气(PEEP)5 cmH_2O,潮气量(VT)10 ml/kg。有时需加 30 秒钟的 PEEP 30 cmH_2O,以防止肺的不张及肺泡的萎陷,这对于呼吸停止的病人尤为重要。必要时重复纤支镜检查,以吸净支气管分泌物,确保肺良好的扩张,尤其是防止肺下叶不张。要经常进行 X 线胸片和血气的检查,供体要做到血流动力学稳定,以免发生肺水肿(表17-2)。

表 17-2　供体处理

处理步骤	具体操作
调整代谢紊乱	酸碱度(参考标准：pH 7.40～7.45) 贫血(参考标准：血细胞比容>30％,血红蛋白>100 g/l) 电解质(K^+、Mg^{2+}、Ca^{2+})平衡

续表

处理步骤	具体操作
补充激素	甲基泼尼松龙:15 mg/kg 胰岛素:1 U/h,边增加、边观察,以保持血糖在正常范围 抗利尿激素:1 U 初始剂量,然后 0.5～4.0 U/h,边增加、边观察,以保持系统血管阻力在 800～1200 dyne/(s·cm⁵) 考虑应用甲状腺激素类药物(T_3):4 μg 初始剂量,如果超声心动图提示左心室射血分数<45%,则继续以 3 μg/h 维持
血流动力学处理	考虑插 Swan-Ganz 导管,如果左心室射血分数<45%,考虑使用多巴胺/多巴酚丁胺、抗利尿激素 逐渐减少去甲肾上腺素、肾上腺素用量 参考用量:多巴胺<10 μg/(kg·min)或多巴酚丁胺<10 μg/(kg·min)
调整液体量和维持血管张力	平均动脉压>60 mmHg 或收缩压>90 mmHg 中心静脉压 4～10 mmHg 肺动脉楔压 8～12 mmHg 系统血管阻力 800～1200 dyne/(s·cm⁵) 心脏指数>2.4 l/(min·m²)
供肺处理	经常支气管内吸痰 支气管镜检查并吸除支气管内黏液栓 支气管肺泡灌洗并送染色检查和培养 保持潮气量 10 ml/kg,PEEP 5～10 cmH₂O 以最小 FiO₂ 保持 PaO₂>80 mmHg 或 SaO₂>95% 保持 PaCO₂ 30～35 mmHg

3. 供肺的获取及保存

（1）灌注保存液的准备:准备 5 ℃左右的棉子糖低钾右旋糖酐液(改良 LPD 液)3 袋(2 l/袋),配制方法见表 17-3,临时每升加入前列腺素 E1(PGE1)125 μg,每袋悬挂高于手术床约 40 cm,以保存一定的灌注压力,在灌注时可以用一测压导管连接肺动脉灌注插管,以测定肺动脉压力,使其保持灌注压力为 15 mmHg,防止压力过高而导致肺水肿。

表 17-3 棉子糖低钾右旋糖酐液(改良 LPD 液)构成成分

成分	剂量
右旋糖酐 40	50 g/l
氯化钠	8 g/l
氯化钾	400 mg/l
硫酸镁	98 mg/l
磷酸氢二钠	46 mg/l
磷酸二氢钾	63 mg/l
葡萄糖	910 mg/l
五水棉子糖	17.86 g/l
氨丁三醇	0.144 g/l
pH	7.5
渗透性	306 mmol/l

（2）顺行灌注（anterograde perfusion）：准备取肺时，供体静脉注射肝素 3 mg/kg，供体取仰卧位，正中劈开胸骨进胸，充分打开心包，游离上、下腔静脉上阻断带，游离升主动脉和肺动脉圆锥，轻轻牵开上腔静脉和主动脉，升主动脉插入常规心脏停搏灌注管。在主、肺动脉分叉处插入肺灌注管，将 500 μg 前列腺素 E1 注入肺动脉。剪下下腔静脉、左心耳行双侧肺灌注，同时关闭升主动脉，共用 4 l 改良 LPD 液交替进行双侧肺灌注（50～60 ml/kg）。灌注时机械通气维持 FiO$_2$ 0.5、VT 10 ml/kg、PEEP 5 cmH$_2$O，同时用冰屑覆盖肺表面降温，灌注至双肺完全发白。在主动脉钳闭处下方切断主动脉，在结扎处离断上腔静脉，关闭气管，整体取下心肺后体外分离心脏。

（3）逆行灌注（retrograde perfusion）：从左心房袖或肺静脉灌注液体，液体从肺动脉中流出。将 1 l 改良 LPD 液连接一根带球囊的导尿管，球囊充盈 4～5 ml，以确保能插入上、下肺静脉内阻塞管口，从一侧上、下肺静脉内分别灌注，大约使用改良 LPD 液 250 ml/PV，共需用 LPD 液 1000 ml，逆行灌注时可以轻轻抚压肺组织，肺动脉朝下仍可见到有少量微小血块灌洗出，直至肺动脉流出的灌注液清晰为止。最后使用双层塑料袋以保证安全和保持无菌，将肺浸在 315 ℃改良 LPD 液中，并放入装有冰块的保温箱中，小心运送至医院。为避免肺被冰块挤破，塑料袋中的空气必须尽量排除。在手术室移植前应再次修剪供肺。

目前国内报道的最常用的是肺动脉顺行灌注，其优点是方法简单、可行，但它也有许多缺点，肺动脉顺行灌注仅仅增加肺实质的灌注，经常发生肺动脉血管收缩，而逆行灌注液同样能通过支气管动脉灌注支气管循环，增强气道的保护。由于肺静脉循环是低阻力高容量的循环，实验显示逆行灌注能到达肺段的血管，而顺行灌注达不到，在顺行灌注后立即进行逆行灌注，使顺行灌注后留下的血凝块、末梢血管床上的血栓均能被冲洗掉。另外，逆行灌注能增强肺表面活性物质的功能，尤其是在无体外循环序贯式双肺移植时，逆行灌注可以延长第二个肺植入时临床缺血耐受时间，有助于提高顺行灌注的质量，降低术后肺水肿的发生率，改善术后肺的氧合功能，增强术后早期肺功能。

4. 肺灌注保存液的研究进展　目前临床上使用的灌注液分为细胞内液型和细胞外液型。细胞内液型〔如改良欧洲柯林（Euro-Collins，EC）液、威斯康星（University of Wisconsin，UW）液〕，为高钾溶液（115 mmol/l），我国报道的肺移植中大都使用该类灌注液。细胞外液型以低钾右旋糖酐（low-potassium dextran，LPD）液和 Celsior 液为代表，为低钾溶液（4 mmol/l）。历史上，EC 液是为肾移植发展而来，UW 液为肝移植发展而来，Celsior 液为心脏移植发展而来，只有 LPD 液是专为肺移植而发展的。

20 世纪 80 年代中期，日本的 Fujimura 和同事证明在延长供肺保存时间方面，改良的细胞外液优于细胞内液（EC 液）。之后，Keshavjee 和同事证明在犬单肺移植模型中，使用 LPD 液保存的缺血 12 小时的肺仍具有较好的肺功能，Steen 和同事重复了这一实验并在左单肺移植和双肺移植模型发现 LPD 液提供的安全肺保存时间是 12～24 小时。

在 LPD 液中，右旋糖酐和低钾是关键的成分。低钾对内皮细胞的结构和功能损伤较小，右旋糖酐维持渗透压，5% 的浓度时产生 24 mmHg 的渗透压，保护红细胞不被破坏，阻止受损的红细胞继续恶化，另外可附着于内皮表面和血小板上防止血栓形成，这一作用可改善肺的微循环和保护内皮-上皮屏障，进一步防止无再灌现象，减少再灌注时水及蛋白的外渗程度。另外，研究表明，与 EC 液或 UW 液相比，在肺冷缺血期间 LPD 液能抑制多形核细胞的趋化作用，对 II 型肺泡细胞的毒性小，并有较好的保护肺泡内皮细胞的 Na$^+$-K$^+$-ATP 酶的功能，这一作用使得在缺血末期和再灌注后脂质过氧化少，有较好的保护肺表面活性物质的功能。2001 年多伦多肺移植组报告了 LPD 液用于临床取得很好的疗效，LPD 液已通过了 FDA 临床验证，多个中心已开始用 LPD 液作为临床肺移植的保存液。

UW 液中存在的棉子糖被认为具有高渗透压，它可明显减少肺水肿的发生。2001 年多伦多肺移植组在最初 LPD 液的基础上，又进行了改良，他们在 LPD 液中加入了棉子糖。棉子糖是一种三糖，比单糖和二糖更能有效阻止水分的渗出和肺水肿，提高保存液的胶体渗透压以防止水的弥散和细胞肿胀。加入的少量葡萄糖可在肺膨胀时提供有氧代谢的底物，鼠的肺移植实验证实加了棉子糖的 LPD 液能减少缺血 24 小时后的肺移植体的气道峰压并改善供氧，可减轻缺血末期组织损伤和保持细胞完整性，提高再灌注后移植肺功能，减轻肺缺血再灌注损伤，术后肺的氧合功能增加，但国外目前尚未用于临床。

无锡市人民医院肺移植中心据此配制成改良 LPD 液，在 LPD 液中加入棉子糖 30 mmol/l，经检测 pH 7.5，液体性能稳定，无杂质、无热源、无细菌污染，医院进行的大动物猪肺移植动物实验，从病理组织学及术后氧合功能上得出了类似的结果（图 17-1，图 17-2），在此基础上于 2002 年 9 月 28 日在国内首先将改良 LPD 液应用于临床供肺的灌注保存，至今先后完成 171 例肺移植，术后存活时间最长的病人达 9 年。2003 年 6 月在利用同一供体进行的 2 例单肺移植中，1 例受体术前呼吸机依赖，尽管肺冷缺血时间长达 6 小时 30 分，术后早期肺功能仍良好；2012 年完成的双肺移植中，其中 1 例病人第 2 个供肺植入时肺冷缺血时间长达 10 小时 30 分，远超目前国内传统肺保存 6 小时的限制，病人术后肺功能良好。充分说明该灌注液及肺灌注保存技术的优越性，因此进一步开展国人研制的改良 LPD 液肺灌注保存的临床研究和应用，对我国开展肺移植有非常重要的学术意义和经济价值。

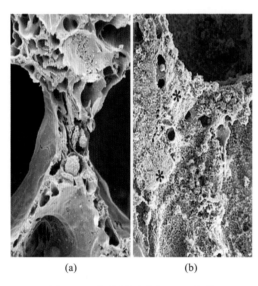

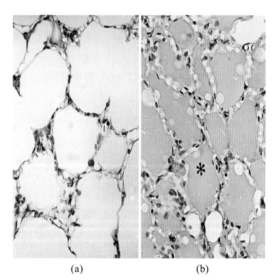

图 17-1　电镜显示改良 LPD 液能
较好保存肺的组织结构

图 17-2　光镜显示改良 LPD 液能
较好保存肺的组织结构

供体缺乏已成为我国移植事业的瓶颈，随着肺移植技术的成熟，越来越多的边缘供体能够被利用。如何提高供肺质量、减轻肺组织在保存过程中的组织结构和功能的损伤成为肺移植所面临的一个主要问题。现在国际上正在研发一种新技术——离体肺灌注（ex vivo lung perfusion，EVLP）系统（图 17-3），它类似于体外循环装置，不过增加了一条去氧合通路，模拟体内环境使供肺维持代谢。实验研究表明采用 EVLP，不仅可使供肺保存时间延长，还能减少因冷缺血带来的肺损伤。对于心脏死亡供体等质量可疑的供肺，可以有充足时间对供肺进行评估，以决定是否进行肺移植。

二、肺移植手术

自从 1983 年第一例肺移植成功以来，肺移植的外科技术在不断改进。由于明显的并发症（尤其是气管吻合口并发症）的发生，现在已经不再采用整体双肺移植。最初采用的网膜覆盖技术虽能降低气管吻合口缺血并发症，但因其手术复杂现已弃用。支气管动脉血管重建现在也很

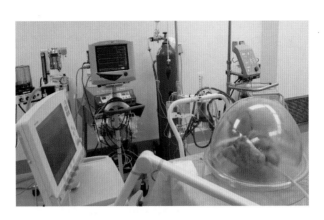

图 17-3　离体肺灌注(EVLP)系统

少采用。围手术期常规应用糖皮质激素对气管吻合口愈合未产生曾经令人担心的副作用。随着临床经验的积累,支气管和血管吻合口缝合材料、单肺和双肺移植的切口选择都已得到进一步改良。目前国际上序贯式双肺移植得到了进一步推广。2000 年以来双肺移植的数量已与单肺移植的数量持平。控制性白细胞滤过再灌注作为一项预防缺血再灌注损伤的新颖方法得到了推广。

1. 肺移植受体术前准备和手术切口选择

(1) 受体准备:病人取仰卧位,肢体固定,双手置于两侧。病人术前一般放置 Swan-Ganz 导管检测肺动脉压力,桡动脉和股动脉置管,置入 Foley 导管;经食管超声探头,完善心脏超声检查;气管内放置双腔导管或单腔双囊导管,便于单肺通气;手术期间完善气管镜检查,及时吸出分泌物,检查吻合口有无狭窄等。

在麻醉诱导前,大多数病人需置硬膜外导管。如果预计要建立体外循环,因需肝素化,则不放置硬膜外导管。常规行气管内双腔插管。当移植的适应证是感染性肺部疾病(肺囊性纤维化、支气管扩张症等)时,可先插入大口径的单腔管以便通过成人纤维支气管镜吸取脓性分泌物。这一操作可以保证在单肺通气期间有最佳的通气效果,减少使用体外循环的可能性。

根据病人术前或术中情况决定是否行 ECMO 或者 CPB 转流,当病人有严重的肺动脉高压,单肺通气无法满足手术要求,第一个肺移植结束后出现严重的移植肺功能障碍时,应及时应用 ECMO,术后病人若出现严重的 PGD,也需紧急实施 ECMO。当然,绝大多数病例无须使用体外循环,但都应做好准备以防急需。也没有必要常规使用细胞收集器,因为大多数移植术中出血少于 500 ml。

(2) 切口的选择:

①双侧前外侧切口:对大多数病人,特别是胸膜粘连较少的阻塞性肺疾病病人,采用两个局限性前外侧切口,不横断胸骨即可完成序贯式双肺移植。该切口可以防止胸骨愈合并发症。皮肤切口取第四肋间沿乳房下折痕切口,不游离覆盖胸骨的皮肤;游离乳房组织和胸肌下缘并向上牵开,经第五肋间进入胸腔;辨别双侧内乳动脉,游离结扎;也可保留内乳动脉,在胸骨旁将第四肋软骨切除 1 cm,以便牵开时增加第四肋的移动性;从胸腔内分离肋间肌直到脊柱旁肌肉,可获得更大的移动性,不分离前锯肌,保留胸长神经;将其向后牵开,显露后侧肋间隙进路;从垂直方向再放置另一牵开器可获得理想暴露(图 17-4)。需要时可将手术床向左或右倾斜 30°左右,以保持解剖肺门、肺切除和肺移植吻合时的最佳暴露。

②横断胸骨开胸:横断胸骨开胸使切口成蛤壳状能更好地暴露肺门结构、纵隔和双侧胸腔(图 17-5)。两侧牵开器牵开胸壁。目前,对于以下情况选择本切口:a.合并心脏手术,须在体外循环下进行手术者;b.肺动脉高压继发心脏扩大症者;c.对于限制性肺疾病和小胸腔病人,采用双侧前外侧切口开胸不能充分暴露时。关胸时,选择 5 号胸骨线做 8 字缝合可使胸骨固定。有

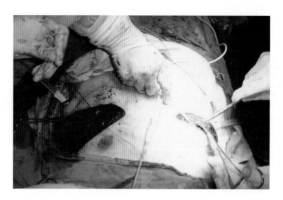

图 17-4　双侧前外侧不横断胸骨开胸

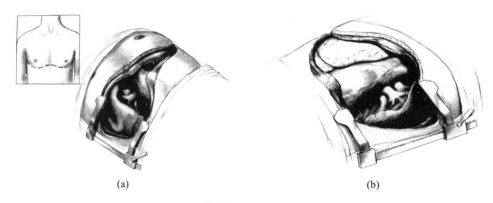

(a)　　　　　　　　　　　　　　　　　　　　　(b)

图 17-5　横断胸骨开胸的蛤壳状切口

研究者认为采用右前外侧切口做升主动脉和右心房插管同样容易,可不必采用蛤壳状切口。

③左后外侧切口开胸和右前外侧切口开胸:限制性肺疾病和小胸腔病例及继发肺动脉高压和心脏扩大症的病例,心脏可能占了更多的左前半胸腔,因而通过前路径暴露左肺门十分困难。对于这种情况,选择左后外侧切口开胸行左肺移植可以避免使用体外循环,病人取仰卧位,选择右前外侧切口开胸行右肺移植(图 17-6)。

④腋前线保留肌肉开胸:有些外科医生为慢性阻塞性肺气肿病人行单肺移植时选择腋前线保留肌肉开胸切口(图 17-7)。据推测,该切口能够改善术后胸壁和肩部的机械牵拉约束。

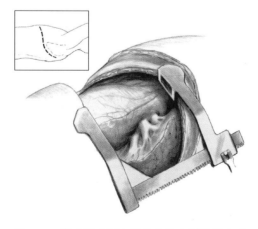

图 17-6　肺动脉高压心脏扩大的病例选择左后
外侧切口开胸和右前外侧切口开胸

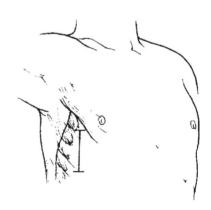

图 17-7　腋前线保留肌肉开胸切口

⑤胸腔镜辅助小切口肺移植:Fisher 及其同事采用了胸腔镜辅助小切口行肺移植,他们报道采用该技术可以使前外侧切口更小且视野良好,术中在预计放置下胸管的位置放置胸腔镜

（图 17-8 和图 17-9）；若术中要行 CPB 插管，可以在术后放上胸管的位置插管转体外（图 17-10 和图17-11）。

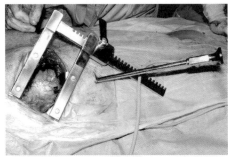

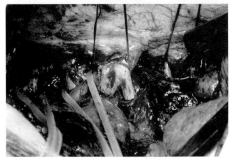

图 17-8 胸腔镜辅助小切口行病肺切除

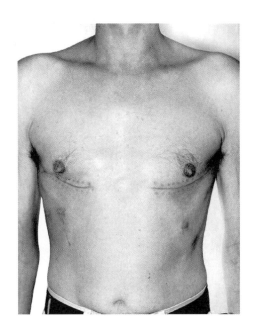

图 17-9 双侧前外侧小切口在预计放置
下胸管的位置放置胸腔镜

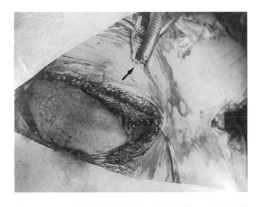

图 17-10 双侧前外侧小切口体外循环下肺移植

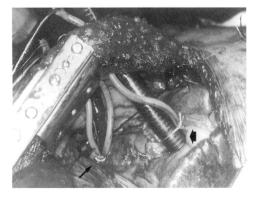

图 17-11 在预计放置上胸管的位置放置 CPB 插管

2. 病肺切除技术要领

（1）肺移植受体病肺的切除术：为减少使用体外循环的可能，应先切除和移植肺功能较低一侧的肺（通过术前肺通气和灌注扫描评估决定）。在一侧肺移除前，尽可能分离双侧所有胸腔粘连及肺门结构。小心分离避免损伤膈神经（位于肺门前方）和迷走神经（位于肺门后方）。预先解剖可以缩短另一侧移植肺缺血时间，减少肺再灌注水肿的可能性。在切除受体肺之前，供体肺应修剪准备充分。

解剖肺动脉和肺静脉超过其第一分支以保持主干的长度。在距离已结扎的右上叶第一分支前 1 cm 处以血管缝合器离断右肺动脉。左肺动脉保持足够长度并在左上叶第二分支前以血管缝合器离断（图 17-12(a)，图 17-12(b)）。静脉分支通常以丝线结扎，在其第二分支处离断，保证受体房袖口缝合的长度。近隆突 2 个软骨环处离断左或右主支气管（图 17-12(c)，图 17-12(d)）。分离结扎支气管动脉，结扎或电凝周围淋巴管，主支气管周围的结缔组织不必过分游离，以免影响术后支气管吻合口血供。

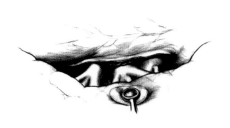

(a)分离左侧肺门，游离肺动脉和上、下肺静脉

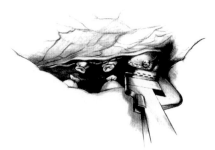

(b)血管缝合器离断左肺动脉

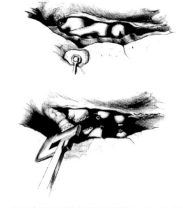

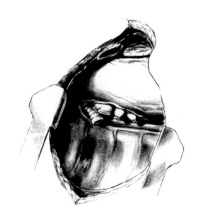

(c)在近隆突2个软骨环处离断左或右主支气管

(d)病肺移除

图 17-12　肺移植前解剖准备

从胸腔移除病肺，胸腔内电灼止血，为移植做准备。血管钳钳夹肺动脉残端向前牵引显露支气管。钳夹肺静脉残端侧向牵引，打开其周围的心包。剪开心包后，肺静脉暂时向前牵引固定。这样可以更好地显露主支气管。左双腔插管可能会影响左主支气管修剪，可以将插管退出数毫米。此时应对后纵隔严密止血，在移植完成后针对这部分手术野的止血操作很困难。最后，在移植期间用细的吸管置入相应的双腔管管腔内，随时吸除支气管内的血液及气道分泌物。

（2）肺减容术后病肺切除困难的处理：肺减容术后行肺移植，因术中肺与胸壁紧密粘连，手术较困难，有报道在 35 例预先接受肺减容手术的肺移植病例中，有 2 例发生膈神经损伤（5.7%），膈神经与缝合线粘连经常发生，为避免膈神经损伤，可选用肺缝合器在远离缝合线处缝合分离紧密粘连组织并残留部分肺组织在膈神经上。

3. 单肺移植和双肺移植

（1）单肺移植：受体胸腔内放置冰袋，将供肺置入。如果胸腔空间允许，可预先在胸腔内放置一层冰泥。按支气管、肺动脉、左房袖口顺序吻合。支气管吻合时，在支气管前壁中点缝牵引线，牵引支气管远离纵隔显露视野。开始吻合时，将供体、受体支气管后壁靠近，4-0 可吸收缝线连续缝合支气管膜部（图 17-13）。4-0 可吸收缝线间断 8 字缝合软骨环部（图 17-14（a）），也可采用 U 形套入缝合（图 17-14（b））。通常在预先缝的牵引线两侧各缝两针就够了，但有时也需要在前壁的中间加一针间断缝合。剪去前壁中点的牵引线并用冷盐水冲洗气道，将前壁缝合线打结。如果支气管管腔小（多见于左侧支气管），可选择以 3-0 可吸收缝线单纯间断缝合支气管前壁以防止气道狭窄（图 17-14（c））。支气管吻合口完成后，以支气管周围组织覆盖吻合口。整个吻合口重建均使用 4-0 单股可吸收缝线。

接下来行动脉吻合。调整好供体和受体肺动脉的位置后，用小的 Satinsky 钳夹闭受体肺动脉，此时应小心避免误夹 Swan-Ganz 导管。在供体和受体动脉尺寸相匹配的位置剪除血管

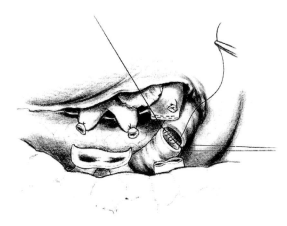

图 17-13 连续缝合支气管膜部

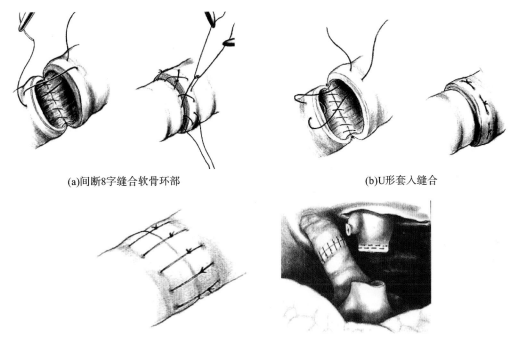

(a)间断8字缝合软骨环部 　　　　　　　　　(b)U形套入缝合

(c)单纯间断缝合支气管前壁

图 17-14 不同缝合方法示意图

缝合线。修剪供体和受体肺动脉,防止血管过长术后发生扭曲,以两根 5-0 prolene 线连续缝合动脉吻合口(图 17-15)。吻合需精密、针距小,同时要避免吻合口狭窄。

牵引两肺静脉干,在受体左心房安置 Satinsky 钳,尽可能适度钳夹左心房,同时应观察血流动力学有无变化。常用脐带胶布带系紧钳子,防止在以后侧向牵引钳子时发生滑脱。然后切断受体肺静脉干并分离两干之间的连接,形成房袖口(图 17-16)。另外,可在下肺静脉上方 2～3 cm 处的心包上缝牵引线(注意避开膈神经),部分悬吊心脏,可以更好地显露左心房吻合口。吻合口以两根 4-0 prolene 线从后壁连续缝合(图 17-17);也可采用褥式缝合技术,褥式缝合可以使内膜对合更好,避免血栓形成。前壁的最后数针放松,肺部分膨胀,短暂开放肺动脉,冲洗残留在肺内的灌注液,然后松开左心房钳排尽左心房气体,收紧左心房缝线打结,撤除左心房钳。恢复通气和灌注后,所有吻合口缝线处和心包切缘都应检查止血。

(2)双肺移植:非体外循环下序贯式双肺移植时,一侧单肺移植完成后,采取同样方式行对侧肺移植。通常选用两根大口径胸管引流胸腔,一根成角的,另一根直的,分别放在胸顶、膈肌。用单股非吸收缝线间断 8 字缝合闭合肋骨。胸肌、筋膜及皮下组织用标准缝合材料缝合。皮肤

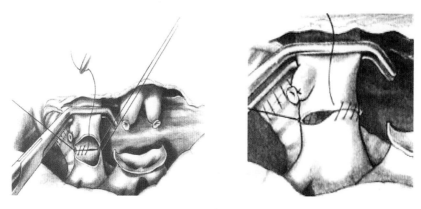

图 17-15　连续缝合动脉吻合口

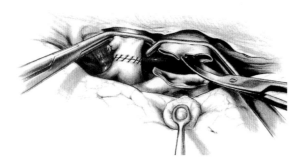

图 17-16　切断受体肺静脉干并分离两干之间的连接,形成房袖口

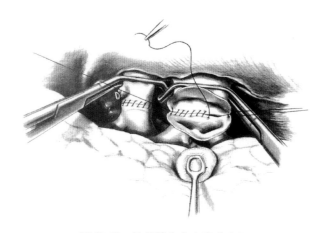

图 17-17　连续缝合左心房吻合口

使用缝合器缝合。切口使用干的无菌敷料覆盖。在离开手术室前,行纤维支气管镜检查,查看支气管吻合口并清除气道分泌物,进行 X 线胸片检查,了解移植肺缺血再灌注损伤情况。病人在鼻插管或气管插管状态下送 ICU 术后监护。

(3)肺移植与循环支持:一般成人单肺移植除了个例以外,均无须应用体外循环(CPB),整体双肺移植要用 CPB,儿童肺移植和肺叶移植的病人则要在 CPB 下完成。序贯式双肺移植时根据具体情况决定是否要用 CPB。在多伦多肺移植中心双肺移植占 90%,约 35% 的病人术中使用循环支持,除了原发性肺动脉高压的病人均使用外,特发性肺间质纤维化病人占 49%,肺囊性纤维化病人占 26%,肺气肿病人占 13%。在 35% 术中使用 CPB 的手术中,45% 的病人因为有原发性或继发性肺动脉高压或术中需心内直视修补,术前就决定术中常规使用 CPB;另外 55% 的病人术前未决定使用 CPB,当术中受体不能耐受单侧肺通气,在单侧肺动脉阻断时就开始启用 CPB。另外,双肺移植术中通常于第一只肺植入后即开始使用 CPB。目前术中 CPB 应用指征如下：①术中高碳酸血症和酸中毒用药物不能纠正；②单侧移植肺通气 $PaO_2 < 50$ mmHg；③术中循环不稳定、肺动脉高压、右心功能不全或手术误操作等。

计划使用 CPB 的病例，应在肝素化和插管前完成胸腔、肺门的解剖分离，以减少使用体外循环。经右心房行上、下腔插管，升主动脉插管（图 17-18），也可经股动、静脉插管进行。插管完成后，全流量运行循环泵并切除双肺。一侧肺移植完成后，左心房排气并移除左心房钳，仍保留肺动脉钳。如果保留左心房钳，则会在对侧肺移植时没有足够的左心房供安置房钳。行对侧肺移植时应以冰生理盐水保护移植好的肺。

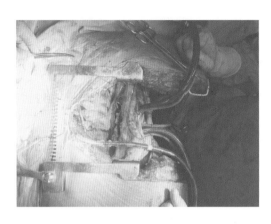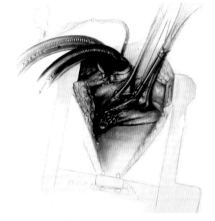

(a)体外循环下双肺移植，双侧病肺已切除，体外循环已建立　　　　　　(b)体外循环下单肺移植

图 17-18　体外循环下双肺移植和单肺移植

早期肺移植均在 CPB 辅助下完成，但 CPB 需全身肝素化，会增加出血的风险，对全身血流动力学影响大，增加急性肺损伤和 PGD 的危险性，尽管如此，CPB 仍是肺移植中基础的循环支持方式之一，尤其适用于血流动力学不稳、单肺氧合功能较差、肺动脉压急剧升高、术中出现右心功能不全及胸腔小导致暴露困难等情况。体外膜肺氧合（ECMO）（图 17-19）作为一种循环支持方式既可用于术前病人等待肺移植的过渡和肺移植术中的循环支持，也可治疗术后发生的PGD。ECMO 对术中血流损伤小，不需全身肝素化，可减少围手术期的出血，对炎症介质的影响小，也可作为 PGD 和 IRI 的预防和治疗措施。

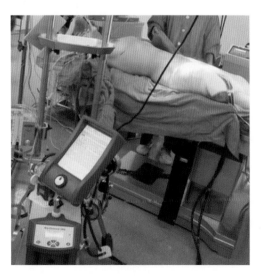

图 17-19　体外膜肺氧合（ECMO）

（4）供肺移植时的特殊处理：

①受体小胸腔:受体小胸腔常见于限制性肺疾病的受体,常导致暴露困难。为扩大操作空间,可在膈肌肌腱部缝一根牵引线,通过胸壁插入 14 号导管,用钩针导出牵引线,拉紧固定,降低膈肌。移植完成后,剪除牵引线。另一个增加胸腔空间的方法是在前、后肋间插入可伸缩牵开器,压低膈肌。

②受体房袖口不足:安置左心房钳后,在比较少见的情况下,由于心脏血流动力学变化,房袖口不足可以影响吻合口的缝合。在这种情况下,可选择保留供体房袖口的完整性,将供体静脉口与受体静脉分别吻合(保留供体静脉间的房连接)。另外,也可分离供体房袖口,分别行静脉吻合。

Robert 及其同事采用受体上、下肺静脉联合成形,形成袖口,然后再用标准方法吻合(图 17-20)。Massad 及其同事采用供体房袖口与受体心耳吻合。此时,Satinsky 钳夹在受体左心耳处,并切开左心耳形成吻合袖口。仔细检查分离心耳的小梁,确保吻合口通畅。然后以标准吻合方法吻合。

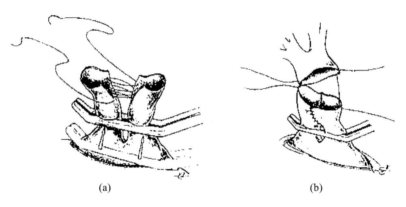

(a)   (b)

图 17-20　肺静脉联合成形

③肺动脉尺寸不匹配:受体和供体肺动脉尺寸不匹配通常是可以调整的。吻合时仔细调整每针针距来矫正吻合口。此外,可以将大的受体动脉游离至已结扎的第一分支,从而与小的供体动脉匹配。反之,小的受体动脉可以向近心端游离,以增大其周径。

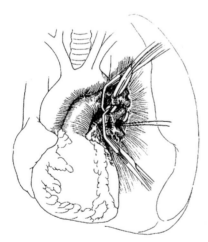

图 17-21　控制性再灌注

(5)控制性再灌注:为了进一步减少缺血再灌注肺损伤,可缓慢松开肺动脉钳数分钟,使新移植的肺缓慢再灌注。在实验研究的基础上,国外有移植组已经开始采用控制性再灌注联合白细胞滤过技术。Lick 及其同事报道了这项技术在人类肺移植中的应用。他们将根据实验研究改良的技术应用于经挑选的少量病例,并报道没有发生再灌注损伤。在行控制性再灌注前,收集 1500 ml 受体血液储存在容器内并加入营养液,以备改良灌注。在肺动脉吻合口通过未打结处安置插管,Satinsky 钳仍然夹闭。左心房吻合口缝线暂不打结,放松使改良灌注液流出。Satinsky 钳仍然夹闭左心房。再灌注时,以白细胞滤过后的改良灌注液灌注移植肺,控制流速(200 ml/min)

和灌注压(<20 mmHg),灌注时间约 10 分钟(图 17-21)。从左心房吻合口流出的灌注液用细胞收集器收集,再循环灌注。控制性再灌注完成后,分离灌注液中红细胞回输。再灌注期间保持 50%吸入氧浓度通气。该技术的缺点是增加用血量,容易出现低血容量性低血压。

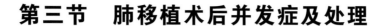

第三节　肺移植术后并发症及处理

一、外科相关并发症

气胸、血胸、胸水、脓胸、持久或临时漏气是术后早期常见并发症,发生率约为 22%,其中最常见的是气胸。此外,支气管吻合口和血管吻合口并发症也是肺移植术后早期较为常见的。

(一)气胸

气胸的发生原因很多,主要由自体肺过度膨胀引起,慢性阻塞性肺疾病单侧移植后自体肺过度膨胀可引起 PEEP 进一步加重,从而引起已有的肺大疱破裂,形成气胸。支气管吻合口、肺创面漏气、机械通气及 PEEP 应用等均可能引起术后气胸。

气胸能引起潮气量降低、肺膨胀不全、低氧血症。X 线胸片可见气胸带。膈肌功能可通过 X 线透视检查、超声检查或神经传导检查来评估。单纯的气胸可通过胸腔闭式引流保守治疗,特别严重的需要二次手术治疗。

(二)血胸

胸腔内出血,可能原因有以下三点:①开胸手术后或双肺脓胸病人胸内广泛粘连形成侧支循环,止血困难;②体外循环所致的凝血功能障碍;③技术上的疏忽。

当出现血压进行性降低、休克、急性心包填塞等临床表现,术后持续、大量的胸腔血性引流液(如引流量>200 ml/h,连续 2~3 h),或不明原因的休克伴胸腔引流管阻塞,需要考虑血胸的可能。血胸出血量少,可先采取保守治疗(如少量多次输新鲜血等);若术后出现持续、大量的胸腔血性引流液(如引流量>200 ml/h,连续 2~3 h),或不明原因的休克伴胸腔引流管阻塞,应尽早开胸探查,术中应重点检查血管吻合区域和肺门组织。

(三)供受体大小不匹配

供受体之间肺或胸腔的大小不匹配,会导致机械并发症,如肺不张。这些并发症在术后会立即显现。因肺气肿而接受单肺移植的病人,供肺相对病人的胸腔而显得小,但供肺和受者胸腔大小差异在 10%~25% 是可以接受的。

(四)气管吻合口并发症

虽然近年来在供体获取、器官保存、手术技巧、免疫抑制药物、感染控制等方面取得了飞速进展,大大降低了气道并发症的发生率,但是全球大部分移植中心报道各种气道并发症的发生率仍有 7%~18%,相应死亡率为 2%~4%。

支气管缺血在气道并发症的发病机制中起着主要作用,这是由于在供体获取时,支气管动脉循环的丢失、支气管吻合口处血供的中断造成局部组织缺血、手术创伤、排斥反应、感染等因素进一步加重了局部缺血,术后早期支气管主要依靠压力较低的肺动脉逆行供血。国外有研究者尝试应用直接支气管动脉重建术,然而,至今尚无证据支持其优越性。另外,有研究者认为在供体获取时,采取双正向及逆向灌注,可保护支气管循环,有利于支气管恢复,从而降低吻合口并发症发生率。肺移植术后吻合口感染,如曲霉菌感染、耐甲氧西林金黄色葡萄球菌感染是导致支气管吻合口并发症的重要因素。此外,良好的支气管吻合技术也是预防肺移植术后发生吻合口并发症的重要措施,尽可能缩短供体支气管长度及望远镜式吻合已经被证明在预防气道并发症方面是有效的。但是,也有一些研究表明望远镜式吻合并不比端端连续吻合更有利。

肺移植术后气道并发症分类较为复杂,至今还没有一种方法能够被广泛接受。一般认为,肺移植术后气道并发症有六种基本类型:吻合口狭窄、裂开、肉芽组织增生、气管支气管软化、吻合口瘘、吻合口感染。吻合口黏膜坏死裂开一般发生于早期；支气管狭窄和软化则一般发生于晚期。局部表现呈现多样性，如局部黏膜出血、坏死、肉芽组织增生，以及气管吻合口狭窄、气管裂开等。临床上表现为不同程度的咳嗽、咯血、呼吸困难及肺内感染等；气管裂开者可出现气胸、纵隔气肿及急性大咯血，严重者可发生急性呼吸衰竭，通过纤维支气管镜可确诊。

一旦出现吻合口并发症需要立即治疗，主要治疗措施如下：①全身治疗，改善一般状况，控制气管吻合口局部及肺内炎症，加强抗感染治疗的同时应考虑气管吻合口局部并发症的发生是否与排斥反应相关，酌情加强抗排斥治疗；②局部治疗，加强气管雾化及气管镜吸痰，保持气道通畅；③腔内治疗，早期气管吻合口狭窄可行反复球囊扩张，而顽固性狭窄和气管软化的病人则需放置气管内支架，肉芽组织增生引起吻合口狭窄可以行硬式支气管镜治疗，必要时行激光清创；④吻合口开裂病人的治疗，部分病人通过保持通畅的胸腔引流维持肺的良好膨胀，能够获得满意的疗效，早期可考虑手术修补或局部切除再吻合术，而完全裂开后果严重，若修复失败则最终行移植肺叶切除、全肺切除或再移植。

预防吻合口并发症主要从以下几点着手：①尽量多地保留受者支气管及周围组织，以保护受者支气管的血液循环，改进支气管吻合技术；②合理应用免疫抑制药物；③加强术后抗感染和对症支持治疗，避免感染、低血压、低蛋白血症等影响吻合口愈合的因素。

（五）血管吻合口并发症

目前血管吻合口并发症病因尚不明确，可能与供者和受者血管直径不匹配、缝合技术有关。当病人术后出现呼吸困难、干咳、需氧量增加、移植肺水肿、肺动脉高压、机械通气时间延长等，需考虑血管吻合口并发症。

血管吻合口狭窄能通过三种方法发现：①同位素灌注扫描，能发现移植肺低血流灌注，但这些结果仅作为血管狭窄的参考而不作为诊断依据；②超声心动图，经胸腔超声心动图不能提供满意的吻合口附近的肺动静脉图像，而经食管超声心动图能精确判断吻合口形态及功能情况；③血管造影，是血管吻合狭窄影像学诊断的金标准。导管插入可以精确测量吻合口压力梯度，从而指导其功能评估，早期移植肺失功要考虑对本病的鉴别诊断，先行同位素灌注扫描，怀疑有血管狭窄的可能时再行肺血管造影。

治疗选择包括保守治疗、再手术、血管成形术、支架植入等。再手术时，肺动脉夹闭后，移植肺血供中断处于缺血状态，采用稀释冷血灌注避免移植肺热缺血损伤。建议体外循环下手术，用冷血灌注血供中断的移植肺。

因此，尽可能使供者和受者血管直径相匹配并且改进手术技术是预防肺移植血管吻合口并发症的主要举措。

二、原发性移植物失功

缺血再灌注损伤是移植后常见的并发症之一，发生率为 $11\%\sim57\%$。原发性移植物失功（PGD）是肺移植后急性缺血再灌注肺损伤发展的严重形式，由于过去对 PGD 认识的不统一，人们对于 PGD 的定义也有不同的描述。PGD 曾被称为严重的缺血再灌注损伤、早期移植肺功能丧失、再植入反应、再植入性水肿或再灌注水肿等，但它们与其他形式的急性肺损伤症状类似。PGD 是指在移植后 72 小时内发生的以非特异性肺泡损害、肺水肿和低氧血症为特征的综合征。临床表现可以是轻度低氧血症和几乎正常的 X 线胸片，也可以是严重的急性低氧血症，类似急性呼吸窘迫综合征（ARDS），需要正压机械通气治疗，有时需要 ECMO 治疗。PGD 是导致早期移植肺功能衰竭的主要原因，是移植后早期的重要并发症和死亡原因，致死率为 $16\%\sim25\%$。它也增加急性排斥反应的发生风险，从而导致远期移植肺功能不全。

目前，对 PGD 定义的研究主要考虑以下几个方面：发生时间、PaO_2/FiO_2、胸部 X 线表现等。但要排除肺部感染和排斥反应等原因，对于肺移植术后 PGD 的诊断，主要根据 ISHLT 对肺移植受者术后不同时期的氧合情况及胸部 X 线表现制订的标准,结合术中大量出血、体外循环支持等诱因可以基本判定。将 PGD 分级为 3 级的病人明确诊断为 PGD。PGD 的发生与供者固有因素、年龄、吸烟史、种族、性别及原发病有关。国外大样本研究显示肺移植术后早期 PGD 发生还与受体的一般特征(如性别、年龄、体重指数等)、术前肺动脉压、术中输血量、术中是否使用体外循环密切相关。国外一项 126 例肺移植样本研究中,术前肺动脉高压者术后早期发生 PGD 的风险是术前肺动脉压正常者的 1.64 倍,同时也观察到术中使用体外循环者发生 PGD 的可能性更大。其他因素如手术创伤、供肺缺血、支气管动脉循环中断、淋巴循环中断及供肺失神经支配等也是危险因素,病理机制为氧自由基对肺血管内皮细胞和上皮细胞的直接损伤、产生炎症级联反应、黏附分子表达上调。

肺移植后缺血再灌注肺损伤的诊断按照国际心肺移植学会(ISHLT)制订的标准:①肺移植后 72 小时内出现渗出浸润性的影像学改变;②肺移植后 72 小时内出现动脉血氧分压(PaO_2)/吸入氧浓度(FiO_2),即氧合指数<300;③排除超急性排斥反应、静脉吻合口梗阻、心源性肺水肿及肺部感染后诊断为原发性移植物失功。肺移植后缺血再灌注肺损伤严重程度分级依据 ISHLT 的分级标准,即以肺移植后不同时间点的 PaO_2/FiO_2 和 X 线胸片浸润为判定根据。氧合指数超过 300 定为 1 级,200～300 定为 2 级,小于 200 定为 3 级。其他特定情况的分级标准包括:任何鼻导管吸氧的病人 FiO_2 小于 0.3,依据胸部 X 线检查结果定为 0 级或 1 级;X线胸片浸润的缺失为 0 级,即使病人氧合指数小于 300。国外一项对 402 例肺移植受者的资料进行的回顾性研究发现,移植后 48 小时内绝大多数受者经历了不同程度的 PGD,使用 ISHLT 的 PGD 标准,轻度(1 级)、中度(2 级)、重度(3 级)PGD 的发生率分别是 38%、28%和 34%;使用氧合指数进行 PGD 分级,发现轻度(1 级)、中度(2 级)、重度(3 级)PGD 的发生率分别为 22%、32%和 6%。

PGD 治疗原则如下:在保证重要器官和支气管吻合口灌注良好的前提下,依据监测的血流动力学参数及氧动力学参数,严格限制液体入量,适当应用利尿剂,使中心静脉压<10 mmHg(1 mmHg=0.133 kPa),平均动脉压>65 mmHg,血细胞比容>30%,循环支持维护血流动力学稳定;同时适当调整机械通气参数,采用保护性肺通气策略,以改善和维持氧合;另外,应用一氧化氮、前列腺素、肺泡表面活性物质等,可保护肺毛细血管完整性和预防白细胞和血小板黏附聚集;对于严重的 PGD 病人还应早期采用 ECMO 辅助治疗。根据不同分级 PGD 给予不同处理:对于 PGD 0～1 级的病人只需要注意液体的负平衡,一般在术后 24 小时内可以脱机拔管;对于 PGD 2～3 级病人,除了液体负平衡外,还需延长呼吸机治疗时间及应用前列腺素 E1,轻者 2～3 天,重者 1 周左右可以脱机拔管。

对于 PGD 3 级病人,除以上治疗外,还可应用 ECMO 转流,使病人度过 PGD 的急性期,同时需要预防急性肾衰竭和多脏器功能衰竭的发生。当肺移植术后早期出现低氧血症,特别是 PGD 引起的血流动力学不稳情况下,ECMO 可以作为早期(术后不超过 7 天)稳定循环、挽救病人生命的重要方法。有研究回顾性分析了 763 例心肺或肺移植病例的临床资料,其中 7.6%发生 PGD 3 级时使用 ECMO 稳定循环,最后能顺利撤除 ECMO 的病人 1 年及 5 年生存率分别达到 59%和 33%。多中心临床结果表明,尽早使用 ECMO 的受者生存率可达到 50%以上,而诊断 PGD 后超过 7 天才使用 ECMO 者,死亡率甚至可高达 100%。把握使用 ECMO 的指征是决定 PGD 临床治疗结果的重要环节。ECMO 的应用:在麻醉后经股动-静脉切开置管并转流。若术中测得的全血激活凝血时间大于 160 秒,则不用肝素。ECMO 氧流量 2 l/min,转流流量根据体重、血流动力学情况及血气分析的结果调整在 2～3 l/min,保持 PaO_2 在 75 mmHg 以上以及 $PaCO_2$ 在 20 mmHg 左右。术后根据移植肺的氧合情况和血流动力学的平稳程度,决定是否撤除 ECMO。撤除时首先流量减半,30 分钟后停止转流,拔除股动脉、股静脉插管并修补股动脉、股静脉。

此外,供肺保存的灌注液、灌注保存技术、手术及开放技术是减少 PGD 发生的关键:①灌注液的要求,笔者所在医院肺移植中心采用改良低钾右旋糖酐液来灌注供肺,尽量减少肺泡的破坏和炎症介质的生成;②灌注保存过程中灌注插管到肺动脉中不能过深,以免不完全灌注,压力过高会导致肺泡受损,必要时进行逆行灌注以冲走炎症介质;③术中再次开放时血流的影响;④术后早期维持移植后的肺干燥相当重要,术后若控制不佳易导致再灌注损伤出现肺水肿,这是导致 PGD 的重要原因。

提前预防 PGD 效果更好,相关处理包括小潮气量、恰当的呼气末正压通气和轻微呼吸性酸中毒。病人应尽量保持移植侧朝上的侧卧位,并结合积极的胸部理疗。术后 3 天保持受者液体负平衡。只要 $PaO_2 > 70$ mmHg 和(或)血氧饱和度(SaO_2)$> 95\%$,就逐步降低 FiO_2,并根据血气分析结果及生命体征调节通气参数,以预防 PGD 的发生。在移植术后密切进行的血流动力学、氧动力学、呼吸力学等监测,积极有效预防感染与排斥反应等措施,对降低肺移植病人的早期死亡率起到了重要作用。

三、排斥反应

排斥反应是受者对同种异体肺移植物抗原发生的细胞和体液免疫反应,是目前导致移植肺失功的主要原因。按照国际心肺联合移植术后排斥反应的分类,通常肺移植排斥有 3 种形式:超急性、急性和慢性。依据急性排斥反应的程度可分为 0~4 级,同时按照有无细支气管炎症、大气管炎症分成 A、B、C、D 四类(表 17-4)。

表 17-4　排斥反应分级

分　类	分级	意义	表　现
A:急性排斥	0	无	正常肺实质
	1	极低	不明显的小单核细胞血管周围浸润
	2	低	更常见,明显血管周围浸润,嗜酸性粒细胞可能存在
	3	中等	密集的血管周围浸润,延伸到间隙,包含有内皮细胞、嗜酸性粒细胞和中性粒细胞
	4	极度	弥漫的血管周围、间质等浸润,伴有肺损伤,中性粒细胞可能存在
B:气道感染	0	无	无支气管炎症
	1R	低级别	支气管黏膜下不常见,分散的或单层单核细胞
	2R	高级别	支气管黏膜下更大且活化的淋巴细胞,更加活跃的浸润,包含有嗜酸性粒细胞和浆细胞
	X	无法分级	无法获取气管组织
C:慢性气道排斥-闭塞性细支气管炎	0	缺失	
	1	存在	如果存在描述为气道管腔内纤维结缔组织闭塞
D:慢性血管排斥-加速的移植物血管硬化		未分级	动脉纤维性内膜增厚,静脉少细胞的透明性硬化,常需要靠活检诊断

(一)急性排斥反应

目前肺移植术后第一年约有 36% 的病人发生至少一次急性排斥反应(AR)。急性排斥反应通常由细胞免疫介导,反复发作的急性排斥反应被认为是闭塞性细支气管炎的诱发因素,急性排斥反应术后早期即可发生,3 个月后逐渐减少,1 年以后不再有急性排斥反应。

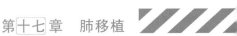

急性排斥反应临床表现为感觉不适、疲劳、发热、胸闷气急、胸痛或 X 线胸片有浸润阴影、胸水等。典型的病人白细胞中等升高、PaO_2 下降、FEV1 减低。CT 对肺移植急性排斥反应的诊断作用有限，没有特别的表现。有时 X 线胸片、临床症状、生理变化不能区别术后早期排斥反应与感染。有时候 X 线胸片改变早于症状的出现和肺功能的改变，肺门周围常出现间质浸润阴影、肺毛玻璃样变。毛玻璃样变最适合作为经纤维支气管镜肺活检的时机和活检部位的指导。如临床高度怀疑存在排斥反应，而无法进一步确诊时，给予冲击剂量（15 mg/kg）甲基泼尼松龙，临床症状、X 线胸片结果、SaO_2 常在 8～12 小时内改善。

因使用强效免疫抑制剂，急性排斥反应的临床表现越来越不典型，急性排斥反应时典型的临床表现已很少出现，症状表现比较平缓、隐蔽，可能只表现为肺功能的减退，需结合各项辅助检查综合判断、综合分析。

发生急性排斥反应时，胸部高分辨率 CT 表现为小叶间隔增厚、胸水和毛玻璃样影，在急性排斥反应的诊断中具有 35％～65％的敏感性。尤其是经甲基泼尼松龙治疗后，48 小时内影像学明显改善者更倾向为急性排斥反应。目前经纤维支气管镜肺活检，为明确血管、气管周围炎症或淋巴细胞浸润诊断的金标准，但有些病人术后无法进行病理检查，可行纤维支气管镜肺泡灌洗（BAL）检查。有研究显示通过检测 BAL 中的淋巴细胞亚群，可发现 AR 的发生与增加的 $CD8^+$ T 淋巴细胞有关。对难于诊断的急性排斥反应，可以考虑行胸腔镜检查或小切口开胸肺活检。

一旦诊断为 AR，常规静脉内使用大剂量甲基泼尼松龙冲击治疗，甲基泼尼松龙 10 mg/(kg·d)，连用 3 天，随后根据临床情况逐渐减量。对耐激素型或强烈的急性排斥反应，尽早使用抗淋巴细胞抗体；更改免疫抑制方案，加用免疫诱导剂、全淋巴放疗和体外光化学治疗等。

（二）慢性排斥反应

慢性排斥反应通常发生在肺移植后大约 6 个月，5 年和 10 年发病率分别为 49％和 75％，占晚期死亡原因的 30％，是影响病人长期生存的主要因素。闭塞性细支气管炎综合征（BOS）是一种肺移植慢性排斥反应的表现，由于小气道纤维化闭塞呈进行性不可逆的发展，主要表现为肺功能的下降（FEV1 下降），移植肺功能逐渐丧失，出现胸闷、气急，呈进行性、不可逆的阻塞性通气功能障碍，直接影响了病人的生活质量和长期生存。闭塞性细支气管炎的病理变化为小气道上皮细胞损伤、上皮基底膜增厚、气道炎症细胞浸润、进行性纤维化和胶原组织沉积导致小气道闭塞。导致 BOS 的原因包括急性排斥反应、巨细胞病毒感染、HLA 错配等。

目前 BOS 没有确切的治疗方案，治疗方法有：吸入 CsA 局部气道抗炎，口服他克莫司替代 CsA 可稳定肺功能，应用阿奇霉素抑制炎症介质，应用他汀类药物进行免疫调节，可减轻 BOS 的严重程度（改善肺功能），提高生存率。因此早期诊断 BOS、延缓病程是改善预后最主要的措施，对于终末期 BOS 可考虑再次肺移植。

四、术后感染

近数十年来，肺移植术后管理的水平显著提高，但感染仍然是肺移植术后最重要的并发症。可以说，一次成功的肺移植，离不开对感染的准确诊断和恰当防治。

由于免疫抑制剂的应用，肺移植受者处于免疫抑制状态，终生有患感染性疾病的风险。供肺去神经支配、纤毛运动减弱，咳嗽反射减弱，受者术前基础情况差、营养不良，加上术后置入的各种管道较多，影响了功能的恢复，均使受者主动排痰能力差，易致感染。除此之外，淋巴液回流中断、病原体定植、供体病原体传播等，均是术后感染的易患因素。感染是肺移植术后发病和死亡率居首位的原因。除了导致感染性休克、器官功能衰竭等并发症外，感染尚可诱发急性和慢性排斥反应，增加死亡率。为了减少感染相关并发症和死亡率，需要对受者进行全面的评估，包括既往感染史和气道定植史，常见的细菌感染包括铜绿假单胞菌、鲍曼不动杆菌、金黄色葡萄球菌等感染,最常见的真菌感染是曲霉菌感染,最常见的病毒感染是巨细胞病毒感染。

肺移植术后第一个月是肺部感染发生的高峰,6个月后风险随之下降。早期的肺部感染主要来自供体肺,应在对供体肺进行微生物学普查的同时进行术后预防性抗感染治疗,以改善预后。后期发生的感染与闭塞性细支气管炎有关。对于肺移植术后诊断为闭塞性细支气管炎综合征的病人,感染可急性加重病情,甚至导致死亡。

肺移植受者感染的临床症状是多样的,可以无症状,也可以快速进展。围手术期的监测、术后日常家庭肺功能检查以及长期密切随访等,对于早期发现感染有重要意义。肺移植术后的病人,都应常规接受教育,在生活中注意预防感染,学会识别早期感染的征象。当病人出现发热、乏力、咳嗽和咳痰加重、肺功能下降等情况,需与移植科医生联系评估。诊断性检查包括病史、体格检查、血液检查、痰液检查、影像学检查、肺功能、纤维支气管镜肺泡灌洗(BAL)及经支气管镜肺活检(TBLB)等。

1. 真菌感染 肺移植术后真菌感染的高危因素包括较长的手术时间、术中大量输血、移植术前和术后真菌定植、移植后继发细菌感染或CMV感染、单肺移植、肾脏替代治疗、低丙种球蛋白血症、既往支气管支架植入史、糖皮质激素使用等。真菌感染的病原体包括酵母菌、霉菌(即丝状真菌)、双相型真菌等。对于肺移植受者,危害最大的仍是丝状真菌,故下文所述真菌主要指丝状真菌。丝状真菌包括曲霉菌(如烟曲霉菌、黄曲霉菌等)和非曲霉菌(如毛霉菌等)。最常见的曲霉菌是烟曲霉菌(91%),黄曲霉菌和黑曲霉菌感染的发生率为2%,不同种类曲霉菌混合感染达5%。

肺移植术后真菌感染可以进一步被分为支气管吻合口真菌感染、真菌性支气管炎、侵袭性肺部真菌感染或播散感染。肺移植术后真菌感染的高峰集中在前3个月,念珠菌感染好发于移植术后两个月内,曲霉菌感染好发于移植术后1~3个月,侵袭性肺部真霉感染或播散感染大多发生于肺移植后1年内。Singh和Husain总结前人经验发现肺移植术后受者真菌感染的发生率为6.2%,58%的病人有支气管或者吻合口感染,而32%的病人有肺部侵袭性感染,10%有浸润性播散。随着术后普遍预防经验的积累,肺侵袭性感染和播散感染比例较前减小,有研究报道75%的真菌感染出现在气道,而18%为肺实质侵袭性感染,7%为全身播散性感染。这是很有意义的,因为侵袭性肺部真菌感染或播散感染的死亡率较高,甚至可大于50%,而局部感染的死亡率明显较低。真菌定植状态的受者在移植术后更易患侵袭性肺真菌病,尤其是支气管扩张症、肺囊性纤维化(CF),对于该类受者,术后应积极处理。

侵袭性肺部真菌感染受者的影像学表现可为孤立或多发的结节影、楔形阴影、实变影,病灶内可形成空洞,但并非特异性表现,胸水少见。晕轮征、空气新月征、病灶内曲霉球等征象虽更具特征性,但在肺移植受者中罕见。半乳甘露聚糖检测(GM试验)有助于诊断侵袭性肺部真菌感染。半乳甘露聚糖是曲霉菌的细胞壁成分,在其生长过程中释放。在肺移植病人中,血清半乳甘露聚糖检测的敏感性差,为30%~55.5%,特异性为87%~95%。目前通过酶联免疫吸附测定证实,纤维支气管镜肺泡灌洗液中半乳甘露聚糖检测似乎更有意义,诊断侵袭性曲霉菌病的敏感性为60%,特异性为95%~98%。然而,抗真菌预防(假阴性)和哌拉西林他唑巴坦抗感染治疗(假阳性)能影响试验结果的质量。此外,采用1,3-β-D-葡聚糖检测(G试验)亦有助于诊断真菌感染,但真菌细胞壁多糖成分并非特异性地存在于曲霉菌,特异性稍差。最后,常规纤维支气管镜检查对于吻合口真菌感染的诊断非常重要。在支气管吻合口愈合的早期,纤维支气管镜下可见污浊的坏死物及假膜覆盖在吻合口周围,进而可见肉芽组织增生、吻合口狭窄,甚至吻合口缝线断裂。可经纤维气管镜获取标本进行培养或组织学检查。

一般抗真菌治疗药物包括棘白菌素类(如卡泊芬净、米卡芬净等)、三唑类(如伏立康唑、泊沙康唑等)、两性霉素B及其脂质体。预防性抗真菌治疗的方案,无论是药物的选择还是疗程,在各个移植中心之间区别较大。最常用的预防方案包括单用三唑类药物(伏立康唑或泊沙康

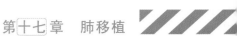

唑），可联合吸入两性霉素 B，之后给予伊曲康唑序贯应用，治疗疗程为移植后 4～6 个月。氟康唑不常规应用，因它缺乏抗非念珠菌的活性。侵袭性肺真菌病的一线治疗药物仍是伏立康唑，而棘白菌素类、静脉用两性霉素 B 为二线治疗药物。伏立康唑、泊沙康唑、伊曲康唑均是 CYP3A4 的抑制剂，与钙调磷酸酶抑制剂合用时，可明显增加后者的血药浓度。故在加用或停用该类药物时，应同时积极调整钙调磷酸酶抑制剂的剂量，并密切监测血药浓度，以防治不必要的排斥反应或感染出现。除此之外，应注意观察其药物不良反应，如视觉障碍、肝毒性、皮疹等，权衡用药安全性与有效性的平衡点。

2. 肺孢子菌感染 肺孢子菌（pneumocystis jiroveci，PC）是一种机会性感染的真菌，在肺移植受者中可以引起致死性的肺孢子菌肺炎（pneumocystis pneumonia，PCP）。PC 是单细胞型，发展过程包括滋养体、囊前期、包囊三个阶段。

（1）在肺移植中，肺孢子菌感染的好发因素包括年龄>65 岁、T 淋巴细胞计数<$0.75\times10^9/l$ 持续一个月以上、IgG 水平低、CMV 感染、急性排斥反应。有文献报道，52% 的 PCP 病人，在一年内有 CMV 感染的病史；有超过半数的 PCP 病人，在一年内有急性排斥反应的病史。

（2）PCP 的诊断方法包括：①痰液、支气管肺泡灌洗液、肺活检标本经特殊染色（吉姆萨、哥氏银、六胺银、甲苯胺蓝染色等），镜检寻找病原体。②PCR。本法比显微镜镜检更加客观且敏感性高。PCR 可检测不同的基因底物，包括内在转录间隔区基因、线粒体大亚基 rRNA 及主要的表面糖蛋白基因等。③血清学，主要指 G 试验，即测定 1,3-β-D-葡聚糖。④影像学。PCP 的 CT 分布特征为弥漫性（95% 以上）、对称性（90% 以上），常见征象为磨玻璃影（最常见，全肺分布为主，其次为上叶）、网状影、小叶间隔增厚、肺气囊（特异性，肺上叶或上中叶为主）等。

（3）PCP 的治疗药物包括：①复方磺胺甲噁唑（SMZ-TMP）、氨苯砜、阿托伐醌、喷他脒，这类药物主要针对 PC 的滋养体。②棘白菌素类药物，主要针对 PC 的囊前期。③糖皮质激素，可缓解病情，减轻炎性渗出，还可减少其他药物的不良反应。

（4）未进行预防用药的情况下，肺及心肺联合移植受者 PCP 发病率为 10%～40%，远远高于肾移植的 2%～15% 和肝移植的 5%～15%。各脏器移植 PCP 好发时间为术后 1 年内，术后 1 年后，肺移植中 PCP 发病率为最高。加拿大多中心研究显示，不预防用药的受者，PCP 的发生时间为术后 17～204 天，预防用药半年者，PCP 的发生时间为术后 846～4778 天。此外，几乎所有文献均提示，当预防用药进行时，没有 PCP 发生。鉴于 PCP 的严重性、上述流行病学调查结果及预防的有效性，一般建议术后早期可予以 PCP 预防用药，持续半年以上。但最近有学者发现，短期预防（仅预防 1 个月）也可能达到类似的效果，考虑其原因如下：①术后早期应用棘白菌素类预防真菌感染，同时对 PC 也有效；②短期预防破坏了 PC 的定植状态。当然，短期预防法是否可靠，仍需要进一步研究。

3. 病毒感染 巨细胞病毒（CMV）是肺移植术后感染最重要的病原微生物之一，与其他疱疹病毒一样，巨细胞病毒可终生潜伏于宿主体内，有复发可能。CMV 阳性的肺移植供体是重要的传播途径。有 CMV 潜伏的肺移植受者具有肺移植术后发病的风险，然而 CMV 错配者，术后严重感染的风险更大，死亡率更高。CMV 错配指血清学 CMV 阴性的受者（R−）接收 CMV 阳性供者（D+）的供肺。

（1）CMV 感染好发于移植术后一年内，尤其是移植术后半年到一年间，临床症状可以表现为肺炎、肠炎、肾炎、视网膜炎、肝炎、骨髓抑制和脑病等。CMV 除了带来直接器官损伤外，还能引起免疫系统的改变，称为 CMV 感染的间接效应。CMV 的间接效应能导致机会性感染的增多，可引起急性排斥反应、慢性肺移植物失功（chronic lung allograft dysfunction，CLAD）和移植后淋巴组织增生性疾病（PTLD）发生率升高。

（2）CMV 感染的发病率及发病时间随着预防措施的改变，近 10 年来发生了很多变化。使用预防措施后 CMV 感染在肺移植术后出现得更晚。而没有经过预防措施处理的病人，典型的

CMV 感染症状出现于术后第 1 个月至第 4 个月。进行 CMV 感染的预防治疗有出现耐药株的可能,基因型主要分为 UL97 和 UL54 两类。耐更昔洛韦病毒株最常发生的突变位点是磷酸转移酶基因(UL97),在该处出现的突变抑制了药物的合成代谢,降低了更昔洛韦的磷酸化作用,因而抑制其转化成有活性的细胞内三磷酸盐复合物。导致 CMV 耐药的危险因素有 CMV 错配、口服更昔洛韦预防治疗时间过长、免疫抑制过度。

(3)肺移植术后社区获得性呼吸道病毒(community-acquired respiratory virus,CARV)的常见病原体包括副黏病毒科(呼吸道合胞病毒 A、B 型)、副流感病毒(PIV1-4)、人偏肺病毒(HMPV)、正黏病毒科(流行性感冒病毒 A、B 型)、小 RNA 病毒(鼻病毒 A、B、C 型和肠病毒)、冠状病毒科(冠状病毒)和腺病毒科(腺病毒)。人类博卡病毒是一种新型的细小病毒,但该病毒的报道较罕见。肺移植术后受者的 CARV 感染率很高,且有季节性特点,冬季时好发流行性感冒病毒和呼吸道合胞病毒(RSV)感染。CARV 感染的表现不一,可以从无症状到轻度上呼吸道感染,一直到重症肺炎,但出现明显气道症状者可达 57%。感染的严重程度与感染的病毒类型有关。无症状的病毒携带状态是罕见的,但有时可见于小 RNA 病毒或冠状病毒感染。流行性感冒病毒和副黏病毒感染的症状表现往往较严重,需要住院治疗。而腺病毒感染移植肺可引起相当高的死亡率。在 CARV 感染基础上再继发细菌和真菌感染是其严重的并发症。

(4)移植肺感染 CARV 可能与排斥反应发生有关。多伦多一项前瞻性的研究包括 50 例具有呼吸道病毒感染的肺移植受者(痰培养阳性或 CMV 抗原阳性者除外),对照组为 50 个稳定的肺移植术后受者。有呼吸道症状的病人中 66%经鼻咽或口咽拭子进行 CARV 检测为阳性(包括呼吸道合胞病毒、流行性感冒病毒、腺病毒、人偏肺病毒、鼻病毒、肠病毒、冠状病毒)。对照组中仅 8%(4 例)病人出现鼻病毒阳性。3 个月后上述感染组病人,急性排斥反应发生率为 16%,18%病人出现 FEV1 下降 20%以上。而上述对照组中没有病例出现急性排斥反应或 FEV1 下降 20%以上。

(5)CMV 外周血检测包括定量 PCR、抗体及半定量 pp65 抗原检测等。用免疫荧光法检测抗体的灵敏性较低,早期诊断的金标准仍是应用 PCR 法进行核酸扩增检测。在组织侵袭性 CMV 感染中,行组织活检可见典型的包涵体,可作为诊断依据。

(6)肺移植术后抗病毒应重在预防。治疗的选择是有限的。对于副黏病毒,可选用口服、静脉滴注或雾化吸入利巴韦林来治疗,但应注意其副反应。流行性感冒病毒感染的治疗药物包括金刚烷胺、扎那米韦和奥司他韦,但其在肺移植中应用的有效性少有报道。对于严重的 CMV 感染,标准治疗方法是静脉滴注更昔洛韦(5 mg/kg),持续 2~3 周,随后序贯口服缬更昔洛韦 2 周以上。与真菌感染类似,各移植中心的预防方案各异。常用的预防方法如下:肺移植后即开始予缬更昔洛韦(900 mg)药物预防;对于 D+/R-的受者,预防持续 6~12 个月;对于 D-/R+或 D+/R+的受者,预防持续 3~6 个月;对于 D-/R-的受者,可不预防。对更昔洛韦耐药者,可选用膦甲酸钠或西多福韦来防治,而对上述药物均耐药者,马立巴韦、来氟米特、青蒿琥酯等可作为替代药物。

免疫抑制状态、CMV 和 EB 病毒感染与 PTLD 相关,发生率在 2%~8%。PTLD 的临床表现多样化,可以侵犯任何器官,累及淋巴结或淋巴结外组织。由于 95%的 PTLD 受者表达 CD20,使得利妥昔单抗成为治疗 PTLD 的有效手段。

4. 细菌感染 细菌感染可发生于移植后任何时间。受者年龄超过 40 岁、病原体定植、供体肺过度缺血(>76 小时)、肺叶膨胀不全、咳嗽反射受损、淋巴液回流中断、手术后通气不足、误吸等可增加肺部细菌感染的危险。术后常见的细菌病原体包括铜绿假单胞菌、鲍曼不动杆菌、肺炎克雷伯菌、金黄色葡萄球菌、嗜麦芽窄食单胞菌等。

(1)近几十年来,由于术后常规抗感染药物的应用,细菌感染的发生率和感染谱发生了很大变化。西班牙的一项前瞻性多中心的研究包括了 236 名肺移植受者,平均随访期为 180 天,

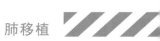

显示平均每100个肺移植受者中每年有72个患肺炎。约2/3的病人有病原学依据,82%为细菌感染,24.6%分离到铜绿假单胞菌,鲍曼不动杆菌和金黄色葡萄球菌为14%,大肠埃希菌、肺炎克雷伯菌和嗜麦芽窄食单胞菌为5.3%,恶臭假单胞菌、黏质沙雷氏菌、洋葱假单胞菌为1.8%,分枝杆菌为5.3%(3.5%为结核分枝杆菌,1.8%为鸟分枝杆菌)。

(2)诊断感染需要综合性的手段,主要包括痰培养、纤维支气管镜肺泡灌洗液培养、PCR、经支气管镜肺活检等。在病原学结果未出时,可暂时经验性应用广谱抗生素预防感染。支气管扩张或CF受者一般病史长,在术前存在结构性肺病,往往有革兰阴性菌,如铜绿假单胞菌、洋葱伯克霍尔德菌属定植。术后早期需积极予以抗生素预防。

(3)分枝杆菌感染虽较少见,但也应引起重视,尤其是CF受者。典型或非典型结核分枝杆菌感染均相对罕见,通常出现的时间较迟,在手术后4个月或以上。在这方面,原发或继发病例均有报道。影像学表现为多个小结节集群,结节性磨玻璃混浊或渗透,有空洞,小叶间隔增厚,胸膜增厚,单侧或双侧胸水及淋巴结肿大。

5. 肺移植术后的免疫接种 肺移植术后一年之后,所有受者均可进行疫苗接种。现有研究表明,仅三分之一左右的免疫抑制受者获得了对流感疫苗的保护性抗体。一般选择肌内注射接种活疫苗。皮内注射因不能显著提高疫苗的免疫原性,不推荐使用。一般情况下,肺移植受者接种流感疫苗的耐受性良好,副作用较少,且其一般为局部反应。目前没有针对CMV、RSV的有效疫苗,但临床研究正在进行。

五、其他并发症

随着生存时间的延长、老年病人的逐渐增多及免疫抑制剂的大量使用,肺移植术后全身并发症的发病率也在增高,全身并发症对肺移植病人的预后影响较大,尽早处理全身并发症可改善病人的生存质量。全身并发症主要包括肾衰竭、糖尿病、骨质疏松症、缺血性坏死、血栓栓塞性疾病、胃肠道并发症、心血管并发症、血液系统并发症、神经系统并发症、恶性肿瘤以及淋巴增生障碍性疾病等。

(陈静瑜 毛文君)

▶▶ 参考文献

1. Yusen R D,Edwards L B,Kucheryavaya A Y,et al. The registry of the International Society for Heart and Lung Transplantation:thirty-first adult lung and heart-lung transplant report—2014;focus theme:retransplantation[J]. J Heart Lung Transplant,2014,33(10):1009-1024.

2. Miyoshi S,Schaefers H J,Trulock E P,et al. Donor selection for single and double lung transplantation. chest size matching and other factors influencing posttransplantation vital capacity[J]. Chest,1990,98(2):308-313.

3. Ouwens J P,van der Mark T W,van der Bij W,et al. Size matching in lung transplantation using predicted total lung capacity[J]. Eur Respir J,2002,20(6):1419-1422.

4. Roberts D H,Wain J C,Chang Y,et al. Donor-recipient gender mismatch in lung transplantation:impact on obliterative bronchiolitis and survival[J]. J Heart Lung Transplant,2004,23(11):1252-1259.

5. Allen J G,Weiss E S,Merlo C A,et al. Impact of donor-recipient race matching on survival after lung transplantation:analysis of over 11,000 patients[J]. J Heart Lung Transplant,2009,28(10):1063-1071.

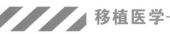
6. Eberlein M,Reed R M,Maidaa M,et al. Donor-recipient size matching and survival after lung transplantation. a cohort study[J]. Ann Am Thorac Soc,2013,10(5):418-425.

7. Date H,Sweet S C. Lung and heart-lung transplantation[J]. Cardiol Young,2009,19(Suppl 1):45-48.

8. Maurer J R,Frost A E,Estenne M,et al. International guidelines for the selection of lung transplant candidates. The International Society for Heart and Lung Transplantation,the American Thoracic Society,the American Society of Transplant Physicians,the European Respiratory Society[J]. J Heart Lung Transplant,1998,17(7):703-709.

9. Trulock E P,Edwards L B,Taylor D O,et al. Registry of the International Society for Heart and Lung Transplantation: twenty-third official adult lung and heart-lung transplantation report-2006[J]. J Heart Lung Transplant,2006,25(8):880-892.

10. Fischer S,Hopkinson D,Liu M,et al. Raffinose improves 24-hour lung preservation in low potassium dextran glucose solution: a histologic and ultrastructural analysis[J]. Ann Thorac Surg,2001,71(4):1140-1145.

11. 毛文君,陈静瑜,郑明峰,等.棉子糖低钾右旋糖酐液在临床肺移植中的应用[J].中华器官移植杂志,2012,33(05):275-279.

12. Cypel M,Rubacha M,Yeung J,et al. Normothermic ex vivo perfusion prevents lung injury compared to extended cold preservation for transplantation[J]. Am J Transplant,2009,9(10):2262-2269.

13. 陈静瑜.胸部微创技术在肺移植切口中的应用[J].中国微创外科杂志,2007,6(11):22-23.

14. 朱幸讽,陈静瑜,郑明峰,等.体外膜肺氧合在原发性及继发性肺动脉高压肺移植中的应用[J].中华器官移植杂志,2010,31(8):463-465.

15. Santacruz J F,Mehta A C. Airway Complications and Management after Lung Transplantation Ischemia,Dehiscence,and Stenosis[J]. The Proc Am Thorac Soc,2009,6(1):79-93.

16. Wood D E,Vallieres E,Karmy-Jones R. Current status of airway management in lung transplant patients[J]. Curr Opin Organ Transplant,1999,4(3):264-268.

17. Alvarez A,Salvatierra A,Lama R,et al. Preservation with a retrograde second flushing of Eurocollins in clinical lung transplantation[J]. Transplant Proc,1999,31(1-2):1088-1090.

18. Schmid R A,Boehler A,Speich R,et al. Bronchial anastomotic complications following lung transplantation:still a major cause of morbidity? [J]. Eur Respir J,1997,10(12):2872-2875.

19. Christie J D,Kotloff R M,Pochettino A,et al. Clinical risk factors for primary graft failure following lung transplantation[J]. Chest,2003,124(4):1232-1241.

20. Collins J. Imaging of the chest after lung transplantation[J]. J Thorac Imaging,2002,17(2):102-112.

21. Shargall Y,Guenther G,Ahya V N,et al. Report of the ISHLT working group on primary lung graft dysfunction:Part Ⅵ Treatment[J]. J Heart Lung Transplant,2005,24(10):1489-1500.

22. Christie J D,Edwards L B,Kucheryavaya AY,et al. The Registry of the International Society for Heart and Lung Transplantation:Twenty-eightth adult lung and heart-lung transplant report-2011[J]. J Heart Lung Transplant,2012,30(10):1104-1122.

23. King-Biggs M B. Acute pulmonary allograft rejection:mechanisms,diagnosis,and

management[J]. Clin Chest Med,1997,18(2):301-310.

24. Loubeyre P,Revel D,Delignette A,et al. High-resolution computed tomographic findings associated with histologically diagnosed acute lung rejection in heart-lung transplant recipients[J]. Chest,1995,107(1):132-138.

25. Boehler A,Estenne M. Post-transplant bronchiolitis obliterans[J]. Eur Respir J,2003,22 (6):1007-1018.

26. Dauber J H,Paradis I L,Dummer J S. Infectious complications in pulmonary allograft recipients[J]. Clin Chest Med,1990,11(2):291-308.

27. Zamora M R. Cytomegalivirus in lung transplantation[J]. Am J Transplant,2004,4(8): 1219-1226.

28. Avery R K. Management of late,recurrent,and resistant cytomegalovirus in transplant recipients[J]. Transplant Rev,2007,21(2):65-76.

29. Gerna G,Vitulo P,Rovida F,et al. Impact of human metapneumovirus and human cytomegalovirus versus other respiratory viruses on the lower respiratory tract infections of lung transplant recipients[J]. J Med Virol,2006,78(3):408-416.

30. Kumar D,Erdman D,Keshavjee S,et al. Clinical impact of community-acquired respiratory viruses on bronchiolitis obliterans after lung transplant[J]. Am J Transplant,2005,5(8): 2031-2036.

31. Milstone A P,Brumble L M,Barnes J,et al. A single-season prospective study of respiratory viral infections in lung transplant recipients[J]. Eur Respir J,2006,28(1):131-137.

32. Singh N,Husain S. Aspergillus infections after lung transplantation:clinical differences in type of transplant and implication for management[J]. J Heart Lung Transplant,2003,22 (3):258-266.

33. Kramer M R,Denning D W,Marshall S E,et al. Ulcerative tracheobronchitis after lung transplantation:a new form of invasive aspergillosis[J]. Am Rev Respir Dis,1991,144(3 Pt 1):552-556.

34. Mehrad B,Pacciocco G,Martinez F J,et al. Spectrum of aspergillus infection in lung transplant recipients:case series and review of the literature[J]. Chest,2001,119(1):169-175.

35. Kanj S S,Welty-Wolf K,Madden J,et al. Fungal infections in lung and heart-lung transplant recipients:report of 9 cases and review of the literature [J]. Medicine (Baltimore),1996,75(3):142-156.

36. Chaparro C,Chamberlain D,Maurer J,et al. Bronchiolitis obliterans organizing pneumonia (BOOP)in lung transplant recipients[J]. Chest,1996,110(5):1150-1154.

第十八章

胰肾联合移植

糖尿病是威胁人类健康的主要疾病之一。20世纪20年代发明的胰岛素是治疗1型糖尿病的有效药物,应用胰岛素可使病人的血糖控制在相对较低的水平,显著减少了糖尿病代谢紊乱(如高渗性昏迷、酮症酸中毒等)引起的急性死亡。但是,外源性胰岛素不可能像正常胰岛细胞随血糖的变化持续分泌,使人体24小时内血糖都稳定在一个狭小的生理范围内(3.9~6.1 mmol/l或70~110 mg/dl),也不能延缓糖尿病系列并发症(如冠心病、肾病、眼病等)的发生和发展,尤其是病情发展到尿毒症时,透析治疗的并发症很多,病人生活质量差。而单纯肾移植并不能从根本上解决问题,糖尿病得不到有效控制,移植肾将再度遭受损害而发生糖尿病肾病,影响移植肾的长期存活。因此,人们继续寻求更有效的方法,尝试胰腺移植。1966年12月17日美国明尼苏达大学Kelly和Lillehei等施行全球首例临床尸体胰腺移植术,此后,经过数十年的探索,胰腺移植术式已定型,外分泌处理有胰液肠引流术式、胰液膀胱引流术式和胰管阻塞术式三种,胰管阻塞术式已极少应用;内分泌回流有门静脉回流和体循环回流两种。20世纪90年代中期以来,由于强效免疫抑制剂的应用、移植技术和器官保存技术的提高,胰肾联合移植的受者及移植胰存活率稳步提高,近期效果接近肾移植和肝移植,已成为治疗1型糖尿病和部分2型糖尿病最有效的方法。

胰腺移植是指将带有血管并有活力的胰腺全部或节段体尾部移植给另一个体,使受者获得其所缺乏的胰腺内分泌功能。成功的胰腺移植能维持正常的糖代谢功能并可以阻止或逆转糖尿病血管并发症的进展。胰腺移植可分为三种类型:单纯胰腺移植(pancreas transplantation alone,PTA);肾移植后胰腺移植(pancreas after kidney transplantation,PAK),指亲属肾移植或尸体肾移植一段时间后施行胰腺移植;胰肾同期移植(simultaneous pancreas and kidney transplantation,SPK),指同期植入来自同一供者的胰腺和肾脏。

第一节　临床胰肾联合移植概述

一、适应证与禁忌证

（一）适应证

（1）1型糖尿病伴终末期肾衰竭已在透析者,或血清肌酐达300~500 μmol/l的透析前期病人。

（2）1型糖尿病病人已行肾移植后,如移植肾功能良好,应在移植肾出现继发糖尿病肾病的临床表现以前施行二期胰腺移植。

（3）2型糖尿病伴终末期肾衰竭。由于2型糖尿病同时存在胰岛素阻抗和胰岛素相对不

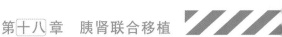

足,理论上,功能完全正常的胰腺能克服 2 型糖尿病的胰岛素阻抗;临床上,2 型糖尿病病人接受胰肾联合移植术后,受者和移植物的存活率与 1 型糖尿病组无明显差异。因此,血清 C 肽浓度下降、需用胰岛素治疗的 2 型糖尿病病人,若伴有肾衰竭(进展期糖尿病肾病或依赖于透析治疗,血肌酐>265 μmol/l)、无冠心病或冠心病症状较轻、无糖尿病血管并发症等,也是胰肾联合移植的适应证。

(4) 需用胰岛素才能有效控制血糖的移植后糖尿病并发肾衰竭。

(二) 禁忌证

术前受者必须全面检查,并对检查结果全面、综合评估,并根据胰肾联合移植的禁忌证严格筛选受者。如果存在绝对禁忌证,绝不能贸然手术,否则,即使手术成功,也可能因非手术因素导致移植失败,或影响长期生存率。对某些禁忌证如活动性感染、消化性溃疡、心功能不全等,必须及时处理,必要时,请有关临床科室会诊,积极进行术前准备,仍然有移植的机会。

1. 绝对禁忌证

(1) 恶性肿瘤未治疗或治愈后未满 2 年者。

(2) 全身活动性感染(包括结核病)。

(3) 6 个月内曾发作心肌梗死。

(4) 难治性心力衰竭或左心室射血分数<50%。

(5) 冠状动脉造影提示冠状动脉严重狭窄需放置支架或行冠状动脉搭桥者。

(6) 肝炎活动期(尤其是伴有肝功能损害)。

(7) 艾滋病活动期。

(8) 各种进展期代谢性疾病。

(9) 消化性溃疡活动期。

(10) 伴发其他重要脏器终末期疾病,如肺、肝衰竭等;或一般情况差,不能耐受移植手术。

(11) 伴有精神病或心理异常者、依从性差者。

(12) 嗜烟者、酗酒者或吸毒者。

(13) 严重周围血管病变或进行性周围肢端坏死、卧床不起。

(14) 严重胃肠免疫病,不能服用免疫抑制剂者。

如有下列情况,应视为胰液膀胱引流术式的禁忌证。

(1) 未治愈的尿道感染。

(2) 下尿道狭窄。

(3) 糖尿病晚期损害引起的神经性膀胱排尿功能障碍、膀胱挛缩或膀胱扩张,膀胱残余尿量测定大于 100 ml。

2. 相对禁忌证

(1) 年龄<18 岁或>60 岁。

(2) 近期视网膜出血。

(3) 有症状的脑血管病。

(4) 过度肥胖(体重指数大于 30)。

(5) 乙型肝炎表面抗原阳性或丙型肝炎抗体阳性,而肝功能正常者。

(6) 癌前病变。

二、移植类型和手术时机

随着内科治疗的进步,无论是哪种类型糖尿病,胰岛素均是治疗首选。单纯胰腺移植虽可以提高生活质量,但有较大手术风险,必须严格掌握适应证,并依据糖尿病并发症的严重程度、血糖控制情况及肾功能状况选择手术类型。

已开始透析或肌酐清除率<30 ml/min 的 1 型糖尿病病人,首选 SPK。有单纯胰腺移植适应证,血清肌酐达 200～500 μmol/l 的透析前期病人,可选择 SPK。需要胰岛素治疗的 1 型或 2 型糖尿病,BMI>18 或<30,已出现明显或较严重糖尿病并发症,肾功能正常或接近正常,频发低血糖或 2 年内发生过 2 次以上的严重低血糖,选择 PTA。已施行肾移植的 1 型糖尿病病人,或肾移植后需用胰岛素的糖尿病病人,PAK 一般应在移植肾出现继发糖尿病肾病病变的临床表现以前施行胰腺移植,间隔时间一般在 1～3 年。如移植肾功能正常、稳定、术后无并发症,发生过至少 2 次严重低血糖,糖化血红蛋白大于 7%,可以施行胰腺移植。

三、等待期治疗

(一) 一般支持疗法

在等待移植期间,病人应进高维生素饮食,建议每日 25～30 kcal/kg,其中碳水化合物 50%,蛋白质 20%(摄入量每日 1.3～1.5 g/kg),脂肪 30%。若有严重的消耗性并发症,如败血症,最好能进行肠道外营养治疗。及时纠正低蛋白血症,治疗贫血。对严重的营养不良病人,可在透析过程中补充营养物质,如在血液透析时静脉内补充氨基酸,使用含氨基酸的腹透液等措施。重组人生长激素可以促进蛋白质合成代谢,有助于纠正负氮平衡状态。

(二) 加强血液透析、消除水钠潴留

病人初入院时,首选加强宣教,嘱病人严格控制水、盐摄入,每天测量体重,并酌情增加血液透析次数,使体重逐步下降。水钠潴留消除后,病人一般情况可明显改善,心功能状态好转,高血压易于控制。

(三) 控制血糖

严格控制血糖可防止过度分解代谢,减少感染,改善胃麻痹和直立性低血压,降低心力衰竭和心肌梗死的发生率。因此,移植前应进糖尿病饮食,严格控制血糖,胰岛素的需要量应个体化,根据血糖值进一步调整胰岛素用量,血糖控制的目标值是空腹血糖 7.1 mmol/l(140 mg/dl),餐后血糖 11.1 mmol/l(200 mg/dl)以下。

(四) 控制高血压,改善心功能

术前通常需将血压控制在(130～140)/85 mmHg 以下。绝大多数糖尿病肾病病人的高血压为容量依赖性,降压治疗最有效、最稳妥的方法是透析间期控制水、盐摄入,清除过多的细胞外液,保持理想的干体重。通过血液透析减少容量负荷,达到理想体重后血压可趋于正常,降压药可以减量或停用。降压治疗可酌情选用血管紧张素转化酶抑制剂或血管紧张素受体拮抗剂、钙通道阻滞剂、α_1 受体阻滞剂、第三代 β 受体阻滞剂(如卡维地洛降血压效果好且不影响血糖)等,必要时,可联合应用降压药。

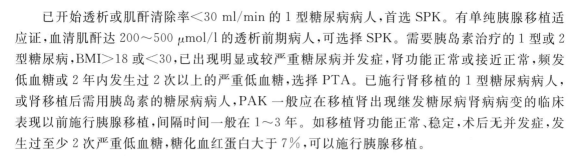

第二节　胰肾联合移植手术技术要点

一、供胰切取术

(一) 无心跳供者供胰切取术

采用原位灌注腹部多器官整块切取法,整块切取肝、全胰、十二指肠、脾、双侧肾脏及部分小肠。

(1) 首先在供者心搏停止前给予全身肝素化,充分准备好各种手术器械和器官灌注保存

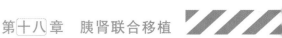

液。

(2) 腹部大"十"字形切口进入腹腔后,将小肠推向上方,在脐下水平面处切开后腹膜,在双侧髂总动脉分叉处近侧游离腹主动脉 3~4 cm,用粗索线结扎腹主动脉远端,其近端绕套另一索线,在两索线间剪开腹主动脉前壁,插入一根带气囊与多侧孔的导管直至膈下。气囊充气后完全阻断主动脉腔,以 1~4 ℃ HCA 或 HTK 液做重力灌洗,高度约 1.0 m,量约 2000 ml,续灌 UW 液 1000 ml。结扎插管处远端索线并固定灌洗管,随即用同法在动脉插管相同平面经下腔静脉插入大号硅胶引流管,排出血液和灌洗液。距胰腺颈部下缘 10 cm 处游离缘小肠系膜根部,插入 16 号 Foley 导管或硅胶导管,结扎固定,灌注 1~4 ℃ HTK 或 UW 液 2000~3000 ml。

(3) 切开降结肠后方腹膜和肾脂肪囊后,游离左侧肾脏及左输尿管,在髂血管平面处切断,然后切开升结肠后方腹膜,游离右肾和右输尿管。游离完毕后,双肾仍放回原位。

(4) 游离胰腺及十二指肠:切断脾胃韧带、胃结肠韧带,以脾为蒂提起胰尾,游离胰上缘至门静脉,避免损伤门静脉,再游离胰下缘至左肾上极。用棉索线结扎、离断十二指肠起始部。在肠系膜上静脉灌注管平面以下横断小肠系膜及肠系膜动、静脉,近 Treitz 韧带处用棉索线结扎、切断空肠,肠道两侧断端用聚维酮碘(碘伏)消毒。

(5) 最后分别于腹主动脉插管水平面以下和膈肌胸腔侧横断主动脉、下腔静脉,整块切取肝脏、胰腺带十二指肠、脾、双肾,放入盛有 1~4 ℃ HTK 液和冰块的大盆中。剪开胆囊底部,用生理盐水灌洗胆囊和胆总管的同时,助手切取双侧髂血管。尽快将器官和备用血管放入充满 1~4 ℃ UW 液的三层无菌塑料袋内,装入有碎冰块的轻便保温箱中,尽快运送至受者手术室内。

(6) 注意事项:①切开腹壁进入腹腔时,避免误伤胃肠道,防止胃肠内容物外溢而污染腹腔;②尽量缩短热缺血时间;③肝脏和胰腺联合切取时,不可经门静脉插管,同时,经肠系膜上静脉插管处不能太靠近胰腺下缘,以免损伤胰腺内的门静脉属支;④游离供体器官时操作准确、迅速,要轻柔,避免误伤、挤压、牵拉胰腺和肾脏,造成器官损伤或血管撕裂伤;输尿管需保留足够长度;⑤术中宜尽量保留供肾及输尿管周围脂肪组织,避免在肾门区过分游离解剖;⑥供胰腺应充分灌洗,但也要避免过度灌洗。

(二) 脑死亡供者供胰切取术

供者为脑死亡有心跳者,准备步骤类似尸体多器官切取,但切取前需用有效维持呼吸及循环的各种方法,维持收缩压不低于 80 mmHg。切取过程与尸体多器官切取基本相同,不同点是"先游离,后灌洗"。

(1) 脑死亡供者依赖设备维持正常心肺功能和血液循环,采用腹部正中切口,上至剑突,下抵耻骨联合进入腹腔,首先探查肝脏、胃、十二指肠、小肠、胰腺及双肾等器官,有无异常。

依次游离、结扎胃结肠韧带、脾胃韧带、脾结肠韧带,显露胰腺,沿十二指肠球部和供胰上缘仔细游离、结扎、断离胆总管,肝侧胆总管不予结扎,以便胆汁能自由流出。游离肝总动脉末端及肝固有动脉和胃十二指肠动脉起始处,并用红色软胶管标记,游离门静脉并用蓝色软胶管标记。游离腹主动脉、下腔静脉远段及肠系膜上静脉主干。

(2) 将小肠推向右上腹,在骶骨前切开后腹膜,依次游离腹主动脉和下腔静脉远段,双侧输尿管、双肾、肝脏、脾、胰腺和十二指肠,除肠系膜上动脉和腹腔动脉外,结扎切断腹主动脉的其余分支。游离腹主动脉、肾静脉平面以下的下腔静脉远段及肠系膜上静脉主干。

(3) 全身肝素化,粗索线结扎腹主动脉远心端,在结扎线上方剪开腹主动脉,插入改装 22 号 Foley 导管直至膈下,气囊充气(或生理盐水)阻断腹主动脉,结扎固定导尿管,灌注 1~4 ℃ HCA 或 HTK 液做重力灌洗,高度约 1.0 m,量约 2000 ml,续灌 UW 液 1000 ml。结扎插管处近端索线并固定灌洗管,随即用同法在动脉插管相同平面经下腔静脉插入大号硅胶导管引流,排出血液和灌洗液。距胰腺颈部下缘 10 cm 处游离缘小肠系膜根部,插入 16 号 Foley 导管或

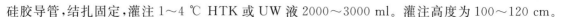

硅胶导管,结扎固定,灌注 1~4 ℃ HTK 或 UW 液 2000~3000 ml。灌注高度为 100~120 cm。

(4)剪开胆囊底部,冲洗胆囊后,紧贴十二指肠上缘经胆总管内插入 8 号硅胶导管,用生理盐水或 UW 液 50~100 ml 冲洗胆总管,避免冷藏状态下胆汁引起胆道黏膜自溶。

(5)于十二指肠起始处用粗索线结扎、切断,活力碘消毒,沿胃小弯游离肝胃韧带、肝左叶。在肠系膜上静脉灌注管平面以下用一大号血管钳钳夹、切断小肠系膜,近 Treitz 韧带处切断空肠,肠道断端用活力碘消毒。以脾脏为抓持物提起胰体尾部,充分游离至脊柱旁。接连切断肝镰状韧带、膈肌,游离肝脏,近右心房切断肝上、下腔静脉,切断胸主动脉。在腹主动脉插管处以下横断腹主动脉和下腔静脉。助手双手托起双侧肾脏及输尿管向上翻,术者用中弯钳夹住腹主动脉和下腔静脉,沿脊柱前缘向上锐性游离,将肝、胰、十二指肠、脾、双肾连同腹主动脉、下腔静脉一并切取,迅速置入盛有 1~4 ℃ UW 液的容器中。切取双侧髂血管。

(6)注意事项。①血流动力学不稳定的供者,则需要采用心脏死亡供者切取器官的方法,即先原位灌注,在完全冷灌注下整块切取供肾和其他器官。②注意有无变异的肝动脉。避免过多游离肝十二指肠韧带和肝动脉,以免引起肝动脉痉挛,引起术后肝功能紊乱。③脑死亡供者若需同时切取其他多个器官时,应先开始摘取心脏和肺,随即开始整块摘取肝脏、胰腺和肾脏。

二、供体胰腺和肾脏的修整

(1)切取和灌洗完成的器官置入无菌密封容器或三层塑料袋内,放入保温箱,保存温度在 0~4 ℃。尸体供胰肾系整块切取,在移植前需分离,进一步修整。

(2)取出整块胰、脾、双肾、十二指肠和部分小肠等器官,浸泡在盛有 1~4 ℃ UW 液或仿细胞内液型器官保存液的消毒盆中,并加入无菌小冰块。如果供胰灌洗不充分,可施行补充灌洗。

(3)分离双肾,交给另一组医生修整。

(4)分离肝脏。确认并游离腹腔干和肠系膜上动脉起始部,游离腹腔干的分支肝总动脉、脾动脉起始部和胃左动脉。注意有无肝左叶的变异动脉直接发自腹主动脉、腹腔干或胃左动脉。游离肝总动脉主干和胃十二指肠动脉,距胃十二指肠动脉起始部 1 cm 处分别横断肝总动脉和胃十二指肠动脉,将肝固有动脉连带的肝总动脉末段和胃十二指肠动脉起始部留给肝脏。靠近胰腺上缘游离、横断门静脉和胆总管,结扎胰侧胆总管。断离肝脏与胰腺之间的结缔组织后,将肝脏完全分离。

(5)修剪保留带腹腔动脉和肠系膜上动脉的腹主动脉袖片,结扎胃左动脉。

(6)仔细分离十二指肠起始段和远侧段,结扎胰侧小血管和结缔组织。将十二指肠内容物轻轻挤压向肠管远侧段,保留十二指肠节段 10~12 cm,在胰腺钩突部横断十二指肠,肠管断面用活力碘消毒,去除多余肠管,用 Vicryl 4-0 可吸收线连续缝合关闭十二指肠节段两侧断端,亦可用闭合器断离十二指肠两端需去除的肠管,丝线间断缝合浆肌层包埋。

(7)仔细结扎胰头部,尤其是肠系膜根部的结缔组织,以免术中、术后出血,发生淋巴漏,尽可能去除胰体、胰尾周围脂肪组织,否则术后极易发生胰周脂肪组织坏死,引起胰周感染,甚至腹腔感染。最后切除脾脏。

(8)胰腺常常与肝脏联合切取,按照肝移植优先的原则,一般将肝总动脉和门静脉大部分留给供肝,供胰血管则在修整时进行重建。供胰上缘门静脉与一段髂外静脉或髂总静脉端端吻合,门静脉延长 2~3 cm。在受者平卧时,髂外动脉的水平面高于髂外静脉,因此,延长后门静脉的总长度应略长于腹腔干。

(9)供胰动脉重建有以下两种情况。

①如肝固有动脉连带肝总动脉末段和胃十二指肠动脉起始部留给供肝(图 18-1(a)),将胃十二指肠动脉与肝总动脉残端用 7-0 线进行端端吻合(图 18-1(b)),如果长度不够,亦可在胃十

二指肠动脉与肝总动脉之间放置一段口径相近的供体动脉;或将胃十二指肠动脉与胃左动脉用7-0 线进行端端吻合。如果分别结扎胃十二指肠动脉和肝总动脉残端,一般不影响胰头部血供,但在供胰十二指肠上动脉和十二指肠下动脉交通支缺如(3%～5%)时,可能导致胰头部血供障碍。

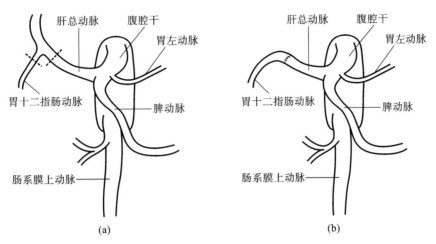

(a) (b)

图 18-1　肝总动脉末段和胃十二指肠动脉起始部留给供肝,胃十二指肠动脉与肝总动脉残端进行端端吻合

②如果将腹腔干连同肝总动脉留给肝脏,胰腺带有脾动脉和肠系膜上动脉(有腹主动脉袖片),处理方法如下。

a.在胰腺下缘结扎肠系膜上动脉远端,脾动脉与肠系膜上动脉端侧吻合(图 18-2)。

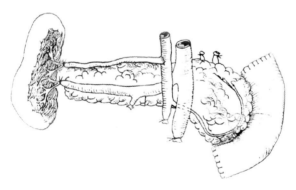

图 18-2　脾动脉与肠系膜上动脉端侧吻合

b.用一段供体肠系膜上动脉分支或髂动脉搭桥,两端分别与脾动脉端端吻合、与肠系膜上动脉端侧吻合(图 18-3)。

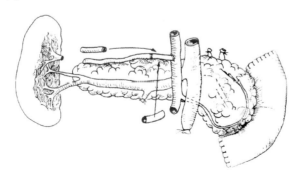

图 18-3　脾动脉与肠系膜上动脉之间置一段供者动脉

c.用 Y 形髂血管的髂内动脉和髂外动脉分别与脾动脉和肠系膜上动脉端端吻合(图 18-4)。

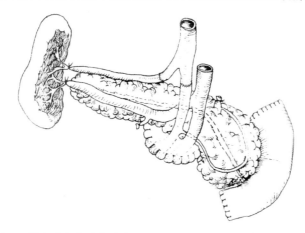

图 18-4　髂内动脉和髂外动脉分别与脾动脉和肠系膜上动脉端端吻合

d.用一段带有袖片的供者髂内动脉与脾动脉端端吻合,其袖片与肠系膜上动脉带的腹主动脉袖片合并成大袖片(图 18-5)。

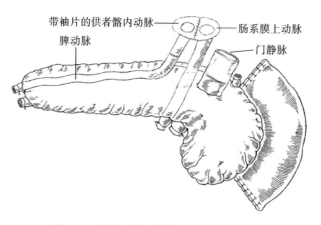

图 18-5　供者髂内动脉与脾动脉端端吻合

e.修整完毕,仍保存于 1～4 ℃的相应保存液中,以待植入受者体内。

三、麻醉与体位

气管内插管全身麻醉。体位取平卧位,可做桡动脉穿刺行持续动脉压监测,放置中心静脉压导管,检测中心静脉压,留置胃管、导尿管,记录引流量和尿量。

四、胰腺植入手术步骤

(一)切口

双侧中下腹的腹直肌旁切口或双侧右下腹 L 形切口,行胰液空肠引流术式时,亦可仅做中下腹部正中切口,胰腺和肾脏均置于腹腔内。

(二)供肾植入

供肾植入左侧髂窝,供肾静脉与髂外静脉端侧吻合,供肾动脉与髂内动脉端端吻合或与髂外动脉端侧吻合。输尿管重建方法同肾移植。

(三)供胰植入

胰腺一般植入右侧,在腹膜外或腹腔内显露,游离髂总动脉、髂总静脉及髂外动脉、髂外静

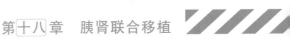

脉上段,以备血管吻合。

(1) 胰管阻塞术式:在施行血管吻合前,在切断胰创面上找到主胰管开口,用一次性注射器吸入摇匀的化学黏合剂(如 TH 胶 4～8 ml)自胰管注入,并立即结扎胰管。应仔细检查胰腺的断面,如有血管和小胰管残端,应予以结扎或缝扎。供胰植入腹膜外,胰尾向上方,脾静脉(或带门静脉袖片)与受者髂总静脉或髂外静脉端侧吻合,脾动脉(或带腹腔干袖片)与受者髂总动脉或髂外动脉端侧吻合(图 18-6)。

(2) 胰液膀胱引流术式:移植胰植入腹膜外或腹腔内,将胰头部向下,先用 5-0 prolene 线将带有肠系膜上动脉和腹腔干的腹主动脉袖片与髂总动脉或髂外动脉端侧吻合,随即以 5-0 prolene 线做移植胰门静脉与髂总静脉或髂外静脉端侧吻合。在血管缝合最后两针前,用肝素生理盐水灌注血管腔内。吻合完毕后,先后开放静脉与动脉血供,可见胰腺与十二指肠逐渐恢复色泽。接着做供胰所带十二指肠端的游离侧面与膀胱底部前侧壁双层吻合,吻合口长约 3 cm,先做后壁外层间断缝合浆肌层,切开十二指肠和膀胱壁后做后壁内层的黏膜连续缝合,然后做前壁缝合,先行黏膜连续缝合,再做间断的浆肌层缝合加固(图 18-7),亦可用环形吻合器吻合(图 18-8)。

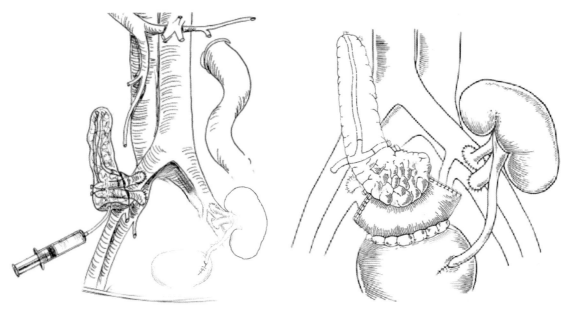

图 18-6 胰管阻塞术式　　　　　　图 18-7 胰液膀胱引流术式

(3) 胰液空肠引流术式:移植物植入腹腔内,将胰头部向上,采用全胰带十二指肠节段与受者 Roux-en-Y 空肠做侧侧吻合(图 18-9)、端侧吻合(图 18-10)或端端吻合(图 18-11)。先按常规法做空肠 Roux-en-Y 术,然后切开移植物十二指肠的侧面 2～3 cm,与受者 Roux-en-Y 空肠做侧侧吻合,后壁用 Vicryl 4-0 可吸收线全层连续缝合,浆肌层丝线间断缝合,全壁黏膜层和浆肌层分别用 Vicryl 4-0 可吸收线连续缝合,浆肌层丝线间断缝合加固。也可将十二指肠或全胰带十二指肠瓣与 Roux-en-Y 空肠短袢端侧吻合。笔者采用改良的胰液空肠引流术式,即:移植胰腺十二指肠节段与受者空肠仅行侧侧吻合,不做 Roux en Y 型吻合(图 18-12)。带有肠系膜上动脉和腹腔干的腹主动脉袖片与髂总动脉端侧吻合,移植胰门静脉不与髂总静脉或髂外静脉端侧吻合,而与受者肠系膜上静脉端侧吻合,即为移植胰静脉-门静脉回流术式(图 18-13)。

移植胰腺十二指肠节段与受者空肠也可用吻合器吻合(图 18-14)。

五、胰腺、肾脏同侧移植

近年来有学者报告,某些受者因血管插管或血管病变等因素而不宜用左侧髂血管做血管吻

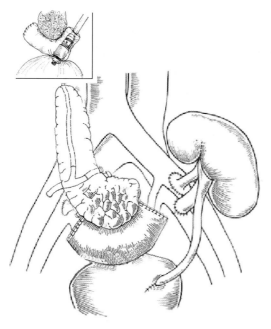

图 18-8　胰液膀胱引流术式(吻合器吻合)

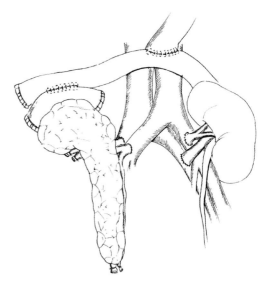

图 18-9　全胰带十二指肠节段与受者
Roux-en-Y 空肠侧侧吻合

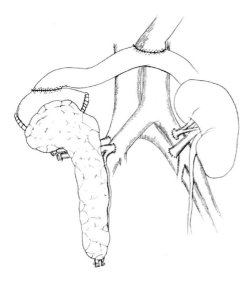

图 18-10　受者 Roux-en-Y 空肠与供者
十二指肠节段端侧吻合

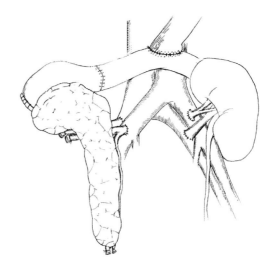

图 18-11　受者 Roux-en-Y 空肠与
十二指肠节段端端吻合

合,将胰腺、肾脏同时植入右侧腹腔,利用供者 Y 形髂血管的髂总动脉与受者右侧髂总动脉端侧吻合,Y 形髂血管的髂外动脉穿过回肠系膜,与供胰动脉端端吻合,Y 形髂血管的髂内动脉与供肾动脉端端吻合,供体延长的门静脉与肠系膜上静脉行端侧吻合,供体十二指肠与受体空肠侧侧吻合(图 18-15)。

　　该术式的优点如下:①仅做腹部单切口,可减少创伤,缩短手术时间;②对于左侧存在严重髂血管病变或左侧移植肾功能丧失的病人,仍然可以施行胰肾联合移植术;③对于左侧血管无明显病变或病变较轻的受者,为将来再次肾移植保留了一侧髂血管。

　　Friedell 等常规采用胰腺、肾脏同侧移植法,但不应用供者髂血管搭桥,供胰血管和供肾血管分别与受者髂血管吻合(图 18-16)。

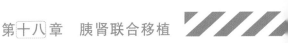

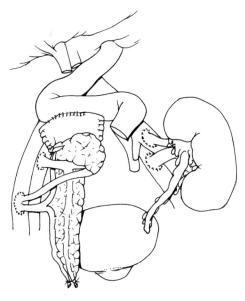

图 18-12　全胰十二指肠节段与受者空肠侧侧
　　　　　吻合,不做 Roux-en-Y 型吻合

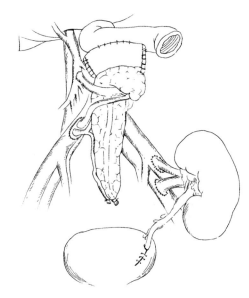

图 18-13　移植胰门静脉与受者肠系膜上
　　　　　静脉端侧吻合

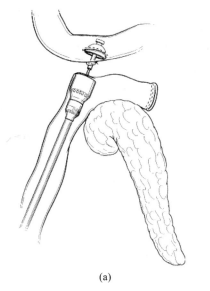

(a)

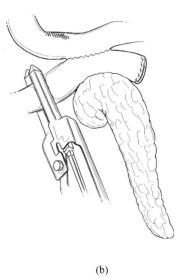

(b)

图 18-14　用吻合器吻合十二指肠节段与受者空肠

六、术中操作难点和要点

(1) 肝脏和胰腺联合切取时,不可经门静脉插管;而且,经肠系膜上静脉插管处不能太靠近胰腺下缘,以免损伤胰内的门静脉属支。

(2) 器官切取时务必切取双侧髂血管,供胰腺修整时需要重建胰血管。否则,将增加移植胰血管吻合时的难度,甚至可能导致移植失败或放弃胰肾联合移植。

(3) 供胰修整时,沿十二指肠球部和供胰上缘仔细游离、结扎胆总管,注意有无肝右叶的变异支经过胰腺后面,避免损伤供肝侧胆总管周围营养血管。游离腹腔干和肝总动脉时注意有无变异的肝左动脉,可能发自胃左动脉或腹腔干。在修整过程中,始终维持低温,修整动作轻柔,避免挤压、拉扯胰腺。

(4) 供者十二指肠节段保留 10~12 cm,若过长,术后易引起肠内容物淤滞,导致移植胰胰

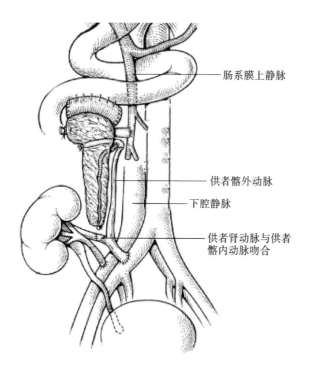

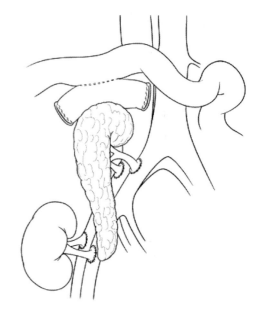

图 18-15 移植胰静脉-门静脉回流术式：供胰和供肾植入右侧腹腔，供者 Y 形髂血管髂内动脉和髂外动脉分别与供肾动脉和供胰动脉吻合

图 18-16 供胰和供肾植入右侧腹腔，供肾血管与髂外血管吻合，供胰血管与髂总血管吻合

腺炎；过短可能影响十二指肠和胰头部血供，并发吻合口漏或胰漏。

（5）供胰血管重建前注意胰头方向，胰液肠引流术式时胰头朝向头侧，切不可将供胰的方向放错，否则，必须做空肠 Roux-en-Y 吻合，将空肠短袢拖入盆腔内或临时改做胰液膀胱引流术式。

（6）血管开放前供胰应在低温保护下操作，避免在体内复温即二次热缺血。

（7）当遇到受者动脉管腔内有动脉粥样硬化斑块时，应予以清除。

（8）术中应保持血压平稳，开放移植胰血流前应纠正低血压，必要时在术中适量输血。

（9）开放移植胰血流时，注意防止高钾血症导致心律失常。

（10）供胰恢复血流后，对移植胰表面活动性出血缝扎止血。

（11）供胰十二指肠节段与受者上端空肠吻合处尽可能选择靠近 Treitz 韧带，但两者之间不能有张力，否则易发生肠梗阻或吻合口漏。

（12）在移植胰血管吻合完毕恢复血供后，选择合适位置放置移植胰，避免血管扭曲或折叠。

（13）由于移植胰表面易渗出，而且渗出液中含大量消化酶，故手术过程中要严格止血。

（14）关腹前，胰周要放置多根引流管，并且术后保持通畅，防止胰腺周围积液、积血，术后并发感染。

第三节 胰肾联合移植术后并发症及处理

由于糖尿病合并尿毒症病人的易感性及全身血管病变、手术创伤大移植、胰腺外分泌处理的难点、术后应用较强免疫抑制剂等因素，胰肾联合移植术后的外科并发症发生率明显高于肾、

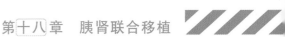

肝、心等脏器移植。外科并发症是胰肾联合移植失败的主要原因。因此,提高胰肾联合移植的成功率,关键在于预防术后早期与胰腺外分泌相关的并发症,避免移植后的再次手术。

一、术后出血

术后腹腔内出血的主要原因为术中止血不彻底、抗凝治疗过量、移植胰胰腺炎和局部感染等。出血可发生在移植胰、胰与膀胱吻合口、十二指肠节段和血管吻合口等部位。预防术后腹腔内出血应注意如下几点:①术中精心操作,仔细止血;②术后抗凝治疗应严密监测凝血机制、血凝流变学指标,并及时调整抗凝用药方案;③加强抗感染治疗。并发腹腔内出血时,应立即调整或停用抗凝剂、及时输血、控制高血压。为防止血栓形成,一般不主张使用止血药,但凝血功能异常时,可适量输入冷沉淀、凝血酶原复合物、血小板或新鲜血浆等,及时纠正凝血功能紊乱。若出血量大或经输血等保守治疗无效,应急诊手术探查,及时处理。

二、移植胰胰腺炎

胰腺炎是术后常见的并发症之一,主要与手术损伤、缺血再灌注损伤、肠液或尿液反流、排斥反应、感染、进食不当等因素有关。多为水肿性,但也可发展为出血、坏死以致移植胰丧失功能。临床表现为移植部位腹壁区疼痛、腹胀、压痛以及血、尿淀粉酶显著升高。如果高水平的血淀粉酶突然下降,要警惕移植胰大面积坏死或并发移植胰血栓形成,及时做移植胰影像学检查。预防方法在于胰腺切取时采用无损伤技术、缩短缺血时间、应用 UW 液、保持胰周引流通畅。治疗措施:①胃肠减压。②移植术后禁食,采用全胃肠外营养,进食后需限制蛋白和脂肪饮食。③选用胰外分泌抑制剂如生长抑素持续静脉注射,6 mg/d,5～7 天;或奥曲肽,皮下注射 0.1 mg,q6h,5～7 天;④治疗腹腔感染;⑤怀疑坏死性胰腺炎时,应及早手术,清除移植胰及周围坏死组织并充分引流。

三、胰漏与胰瘘

供胰修剪时胰腺实质的损伤、植入胰胰腺炎、排斥反应、血供障碍导致的胰腺组织或十二指肠残端坏死、移植胰周围感染、输出道狭窄或梗阻均可引起胰漏,胰漏局限后形成假性胰腺囊肿或胰瘘。胰漏发生后,受者应禁食、给予静脉内营养及胰液分泌抑制剂,并及时引流移植胰周围积液、积极控制局部感染、留置 Foley 导尿管,以减少瘘口流量。若胰周引流通畅,一般几周后胰漏大多可自行闭合。长期不愈者,应做瘘管或膀胱造影详细了解瘘口的位置,做瘘管的根治性切除,并做瘘口修补。

四、移植胰血栓形成

移植胰血栓形成是胰腺移植术后严重并发症,是术后早期移植胰丧失功能的主要原因之一。其发生率,不同医院移植中心的差异较大。引起移植胰血栓形成的原因如下:①糖尿病病人因血小板功能亢进,许多凝血因子增高,内源性抗凝物质减少而处于高凝状态;②胰腺是血供低压力区,加上脾切除后,脾动脉血流量减少约 10％,其残端结扎后,血流易于淤滞;③胰腺缺血和再灌注损伤激活凝血系统并消耗抗凝血酶Ⅲ(ATⅢ);④手术损伤加重胰组织水肿,进一步减少胰腺血流量;⑤移植胰胰腺炎或排斥反应;⑥吻合口狭窄,移植胰动脉、静脉扭曲或受压等外科因素。

有效防治移植胰血栓形成有利于提高移植胰存活率,但胰腺移植术后血栓形成和出血是一对棘手的矛盾。因此,是否行抗凝治疗尚有不同观点,有的移植中心常规抗凝,血栓形成发生率达 20％左右,有的中心不用抗凝,而血栓形成发生率为 0.6％～0.8％。最近有文献报道,应用血栓弹力图监测,仅 34％胰腺移植受者需抗凝治疗。我国的供体条件较好,保存时间一般在 10

小时左右,需用抗凝治疗的比例可能更低。至于选用何种抗凝药,如何应用,是单一用药还是联合应用,则应根据情况采用个体化治疗方案,降低血栓形成率和抗凝治疗所致的出血发生率。主要防治方法如下:①肝素 300~500 U/h,静脉注射,术后应用 5~10 天。有学者认为用低分子量肝素更安全。②术中静脉滴注 40% 低分子右旋糖酐 250 ml,术后每天 250~500 ml,共 7~10 天,然后改用阿司匹林 50~100 mg/d,川芎嗪 150~300 mg/d;国外不少移植中心常选用华法林,开始时 10~15 mg/d,3 天后根据凝血酶原时间或凝血酶原活性来确定维持量,其范围为 2~10 mg/d。③一旦发生血栓形成,保守治疗难以奏效,如果血栓尚未完全堵塞血管,急诊行取栓术,可使部分病人恢复移植胰功能。

五、代谢并发症

代谢并发症是胰液膀胱引流术式最常见的并发症,发生率大于 60%。胰管细胞和十二指肠分泌的碳酸氢盐、电解质和水分不断从膀胱丢失,可引起代谢性酸中毒、脱水和电解质紊乱,代谢紊乱虽然常见,但随着时间的延长,病人的代偿能力增强,代谢紊乱逐渐得以缓解,一般不会导致移植胰功能丧失,对病人和移植物存活无显著影响。治疗上,可口服碳酸氢钠片(小苏打)。对保守治疗难以纠正的严重代谢紊乱,需再次手术改为胰空肠引流术式。

六、其他并发症

由于胰腺移植术后免疫抑制剂用量较大,且术后常并发胰腺炎、胰漏等,极易引起腹腔感染,导致胰周围积液、脓肿及腹膜炎等,严重感染也可导致移植胰丧失功能。胰液膀胱引流或空肠引流术式,均可能发生吻合口漏,可能与吻合技术、排斥反应、感染及胰酶激活有关。此外,还可并发肠梗阻(11%)、肠穿孔(2%)等。

(明长生　陈　实)

▶▶ 参考文献

1. Kelly W D, Lillehei R C, Merkel F K, et al. Allotransplantation of the pancreas and duodenum along with the kidney in diabetic nephropathy[J]. Surgery,1967,61(6):827-837.

2. Gruessner A C,Gruessner R W G. Pancreas Transplantation of US and Non-US Cases from 2005 to 2014 as Reported to the United Network for Organ Sharing (UNOS) and the International Pancreas Transplant Registry (IPTR)[J]. Rev Diabet Stud,2016,13(1):35-58.

3. Orlando G, Orlandoa, Stratta R J, Light J. Pancreas transplantation for type 2 diabetes mellitus[J].Curt Opin Organ Transplant,2011,16(1):110-115.

4. Lam V W T, Pleass H C C, Hawthorne W, et al. Evolution of pancreas transplant surgeryans[J]. ANZ J Surg,2010,80(6):411-80418.

5. Gruessner R W G,Sutherland D E R.,Kandaswamy R,et al. Over 500 solitary pancreas transplants in nonuremic patients with brittle diabetes mellitus[J]. Transplantation,2008,85(1):42-47.

6. Meirelles Júnior R F,Salvalaggio P,Pacheco-Silva A,et al. Pancreas transplantation:review[J].Einstein,2015,13(2):305-309.

7. Stratta R J, Gruessner A C, Odorico J S, et al. Pancreas Transplantation:An Alarming Crisis in Confidence[J].Am J Transplant,2016,16(9):2556-2562.

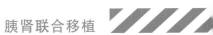

8. Stratta R J,Fridell J A,Gruessner A C,et al. Pancreas transplantation:a decade of decline [J]. Curr Opin Organ Transplant,2016,21(4):386-392.

9. Boggi U,Amorese G,Marchetti P. Surgical techniques for pancreas transplantation[J]. Curr Opin Organ Transplant,2010,15(1):102-111.

10. Laftavi M R,Gruessner A,Gruessner R. Surgery of pancreas transplantation[J]. Curr Opin Organ Transplant,2017,22(4):389-397.

11. Sollinger H W,Odorico J S,Becker Y T,et al. One thousand simultaneous pancreas-kidney transplants at a single center with 22-year follow-up[J]. Ann Surg,2009,250(4):618-630.

12. Young C J. Are there still roles for exocrine bladder drainage and portal venous drainage for pancreatic allografts? [J]. Curr Opin Organ Transplant,2009,14(1):90-94.

13. Nghiem D D. Ipsilateral portal enteric drained pancreas-kidney transplantation:a novel technique[J]. Transplantation Proceedings. 2008,40(5):1555-1556.

14. Rogers J,Farney A C,Orlando G,et al. Pancreas transplantation with portal venous drainage with an emphasis on technical aspects[J]. Clin Transplant,2014,28(1):16-26.

15. Fridell J A,Shah A,Milgrom M L,et al. Ipsilateral placement of simultaneous pancreas and kidney transplantation and kidney allografts[J]. Transplantation,2004,78(7):1074-1076.

16. Troppmann C. Complications after pancreas transplantation [J]. Curr Opin Organ Transplant,2010,15(1):112-118.

17. Woeste G,Moench C,Hauser I A,et al. Incidence and treatment of pancreatic fistula after simultaneous pancreas kidney transplantation[J]. Transplant Proc. 2010,42(10):4206-4208.

18. Goodmana J and Becker Y T. Pancreas surgical complications[J]. Curr Opin Organ Transplant,2009,14(1):85-89.

19. Manrique A,Jiménez C,López R M,et al. Relaparotomy after pancreas transplantation-causes and outcomes[J]. Transplant Proc,2009,41(6):2472-2474.

20. Khubutia M S,Pinchuk A V,Dmitriev I V,et al. Surgical complications after simultaneous pancreas-kidney transplantation:A single-center experience[J]. Asian Journal of Surgery,2016,39(4):232-237.

21. Fridell J A,Mangus R S,Mull A B,et al. Early reexploration forsuspected thrombosis after pancreas transplantation[J]. Transplantation,2011,91(8):902-907.

22. Ramessur Chandran S,Kanellis J,Polkinghorne K R,et al. John Kanellis:Early pancreas allograft thrombosis[J]. Clinical Transplant,2013,27(3):410-416.

23. Nagai S,Powelson J A,Taber T E,et al. Allograft Pancreatectomy:Indications and Outcomes[J]. Am J Transplant,2015,15(9):2456-2464.

24. 陈实. 移植学[M]. 北京:人民卫生出版社,2011.

25. 明长生. 胰液空肠引流式胰、肾联合移植的手术技巧[J]. 国际外科学杂志,2009,36(9):644-646.

26. 中华医学会器官移植学分会,中国医师协会器官移植医师分会. 中国胰腺移植诊疗指南（2016 版）[J]. 中华器官移植杂志,2016,37(10):627-634.

第十九章

肝肾联合移植

因肝衰竭和肾衰竭同时存在而同时施行来自同一供体的肝、肾的移植即为肝肾联合移植。1983年,奥地利 Margreiter 施行首例肝肾联合移植,受者是一位终末期肾小球肾炎和慢性活动性肝炎病人,移植后长期存活良好。此后,肝肾联合移植逐渐成为肝肾同时受损病人的重要治疗手段,并因其良好的远期疗效而获得了临床认可。根据美国器官共享网络(UNOS)的数据,自2005年以来,美国每年施行的肝肾联合移植在340例以上,截至2015年12月共施行了6625例。

我国的肝肾联合移植近十几年来发展较快。在我国大的移植中心,受者的5年存活率达80%,移植物5年存活率也超过了70%。华中科技大学同济医学院附属同济医院自1999年以来,累计成功地施行肝肾联合移植37例。

第一节 临床肝肾联合移植概述

1. 适应证 理论上,任何原因所致的肝、肾两个脏器不可逆的器官功能衰竭均是肝肾联合移植的适应证,主要分为以下几类。

(1) 同时累及肝、肾两个脏器的疾病:如乙型肝炎肝硬化或丙型肝炎肝硬化等终末期肝病并发急性或慢性肾衰竭。此类病变是最常见的肝肾联合移植适应证。

(2) 遗传性和代谢性疾病:如先天性多囊肝和多囊肾、Ⅰ型原发性高草酸尿症、Ⅰ型糖原贮积症、家族性淀粉样变、α1-抗胰蛋白酶缺乏症、家族性溶血尿毒综合征等。

(3) 急性中毒引起的肝、肾衰竭:如重金属铜、铬中毒。

(4) 肝肾综合征:是否为肝肾联合移植适应证尚存争议。

2. 禁忌证 同肝移植和肾移植的禁忌证。

(1) 手术时机:由于单独肝移植后,部分肾脏功能的异常可以得到改善,因此临床上常在施行移植前对可逆性肾脏功能不全进行鉴别。2012年美国移植学会和美国移植外科医师学会推荐,肝移植等待者如果合并一定程度的急、慢性肾损害,其损害程度达到以下标准之一就需要适时施行肝肾联合移植:①AKI病人持续存在肾损害4周及以上,且合并下列情况之一:a.Scr升高3倍,或Scr≥4.0 mg/dl伴Scr急性升高不低于0.5 mg/dl,或需要肾透析。b.eGFR≤35 ml/min(MDRD-6)或GFR≤25 ml/min(碘酞酸盐清除率)。②CKD病人持续存在肾损害3个月,合并下列情况之一:a.eGFR≤40 ml/min(MDRD-6),或GFR≤30 ml/min(碘酞酸盐清除率);b.持续每日尿蛋白量不低于2 g;c.肾活检显示肾小球硬化,或肾间质纤维化>30%;d.先天性代谢性肾疾病。

(2) 等待期治疗:等待期治疗同肝移植和肾移植,但肝肾联合移植病人大多数病情严重,全身情况差。

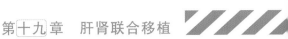

第二节　肝肾联合移植手术技术要点

选取脑死亡或心脏死亡供体,进腹后,分别经腹主动脉和肠系膜上静脉(或脾静脉)插管灌洗,整块切取肝脏和肾脏,按常规冷藏保存,运至手术室后再进行仔细修整备用。近年来也有采用活体供体行肝肾联合移植的报道。

肝肾联合移植的术式选择根据术者的习惯、经验、病人原发病和解剖情况等具体决定。手术方法分别同单独的肝移植和肾移植,但手术技术要求较单纯的肝移植和肾移植高,难度大。肝移植采用原位经典或背驮式移植术式,移植肾一般植入右髂窝。多数情况移植顺序为先肝后肾。主要原因:肝脏对冷缺血时间更加敏感,冷缺血时间不能过长;移植肝对移植肾有免疫保护作用;避免因肝移植术中出血致低血压、阻断下腔静脉和门静脉导致血流动力学变化以及内环境紊乱等因素引起的早期移植肾功能受损。

对于巨大型多囊肝、多囊肾且伴血尿、蛋白尿的病人,移植前应切除一侧或双侧病肾,其目的如下:①扩大腹腔空间,便于巨大多囊肝的切除,也便于供肝植入时的手术操作;②切除长期出现血尿、蛋白尿的病人的肾脏,不仅可减轻贫血和低蛋白血症的严重程度,而且有利于并发血尿、蛋白尿时的诊断和鉴别诊断;③如果移植时一并切除巨大的多囊肝和多囊肾,势必延长手术时间,增大手术创面,广泛出血在所难免,如此无疑会增加手术的难度和风险。

第三节　肝肾联合移植术后并发症及处理

肝肾联合移植术后的并发症预防和处理如同单纯肝移植和肾移植一样,需进行预防排斥反应、预防感染和营养支持等治疗。由于移植肝对移植肾具有免疫保护作用,肝肾联合移植术后移植肾急性排斥反应发生率低于单纯肾移植,但联合移植并不降低移植肝的排斥反应发生率。移植肝功能监测指标主要为血清转氨酶、胆红素和凝血时间,移植肾功能监测指标为尿量变化、血清肌酐和GFR。诊断排斥反应的金标准为移植肝或移植肾活检,明确移植物的病理学变化。

目前肝肾联合移植的免疫抑制诱导方案一般采用MP+CTX+抗CD25单抗或ATG,基础免疫抑制方案为CNI+MMF+Pred三联用药,其中以FK506+MMF+Pred方案最为常用。治疗过程中需定期检测CNI血药浓度和观察免疫抑制剂的毒副作用。我们建议术后早期免疫抑制剂FK506的血药浓度峰值可维持在6~10 ng/ml的偏低水平,MMF用量为0.5~0.75 g、每12小时一次,泼尼松用量为10 mg/d。

(曾凡军　王少发)

▶▶ 参考文献

1. 郑克立.临床肾移植学[M].北京:科学技术文献出版社,2006.
2. Gabriel M. Danovitch 肾移植手册[M].第4版.张小东,译.北京:人民卫生出版社,2006.
3. 滕大洪,郑虹.肝肾联合移植进展[J].实用器官移植电子杂志,2014,2(6):378-382.
4. 赵红川,耿小平.同时性肝肾联合移植适应证探讨[J].肝胆外科杂志,2015,23(4):311-312.
5. 陈知水.进一步改善和推进器官联合移植的临床工作和基础研究[J].中华器官移植杂志,2012,33(9):517-518.
6. Formica RN Jr. Simultaneous liver kidney transplantation [J]. Curr Opin Nephrol Hypertens,2016,25(6):577-582.

第二十章
肝小肠联合移植

第一节　肝小肠联合移植概述

（一）适应证

肝小肠联合移植主要应用于各种原因引起的肝、肠的功能衰竭或者不全的治疗。由于全胃肠外营养（TPN）技术及围手术期处理的发展，肠功能衰竭病人的长期生存率有了很大改善，但TPN不但会使病人出现感染、代谢等并发症，而且会导致肝功能损害，甚至肝衰竭。如果肠衰竭病人既往已经存在肝脏原发疾病，如慢性肝炎、肝纤维化等，或者在肠外营养治疗期间出现肝功能进行性恶化，此时，就需要考虑实施肝小肠联合移植，以解决肝、肠功能衰竭的问题。

（二）禁忌证

存在心、脑、肺功能障碍或者器质性病变、难以控制的严重全身或腹腔感染、肝外恶性肿瘤、HIV感染、吸毒或者药物成瘾是联合移植手术的绝对禁忌证。相对禁忌证包括好转期的肺部或腹腔感染、高龄、门静脉海绵样变、肝脏恶性肿瘤、精神异常等。

（三）手术时机

考虑到供体来源缺乏，等待移植时间长而且无法预知，病人出现肝衰竭后的生存时间会显著缩短，因此，病人一旦确诊就应该登记，进入等待移植名单。如果能够在肝衰竭的严重并发症（如肝性脑病、肝肾综合征等）出现之前实施联合移植，会极大地减少病人围手术期的死亡风险。

（四）等待期治疗

病人登记进入等待名单以后，就需要进行手术前的相关检查以排除禁忌证并实施对症治疗。检查内容包括病人心理评估、心肺功能检查、老年病人颅脑影像学检查、肿瘤排查、传染病检测、腹腔影像学检查。治疗包括根据病人残余肠功能和基础代谢率确定营养补充的种类、剂量和方式，肝功能的维护，肝功能不良的并发症处理，防治感染等。

第二节　肝小肠联合移植手术技术要点

肝小肠联合移植分为原位全肝小肠联合移植和辅助减体肝小肠联合移植两种手术方式。

（一）原位全肝小肠联合移植

（1）供体肝、肠的切取和修整。采用腹部器官整体灌注切除，需要注意的是若移植肠管不包括空肠起始端,可以经过肠系膜上静脉分支插管门静脉灌注,修整时可以缝合此处静脉开口,或切除该静脉收集回流的肠管。根据病人手术设计可以整体修整肝脏和小肠或者将小肠和肝脏分离后单独修整,分别移植。整体修整时,应将肠系膜上动脉和供应肝脏的动脉建立单一开口。肠系膜上静脉连续于门静脉,结扎脾静脉。如果是肝、肠分别移植,则不需要动脉血管成形,在脾静脉水平以上剪断门静脉,单独修整肝脏和小肠,游离显露各自血管以利吻合即可(图 20-1)。移植肠管的节段应根据病人的情况确定,可以是不包括回盲瓣的空回肠,或者包括部分结肠,移植肠管长度应大于 150 cm,以保证有足够的吸收功能。修整时一般不做肠道内灌洗,避免污染和导致肠道黏膜的机械损伤。

(2)受体手术。

①病肝切除:按原位肝移植的原则,游离、切除受体病肝。

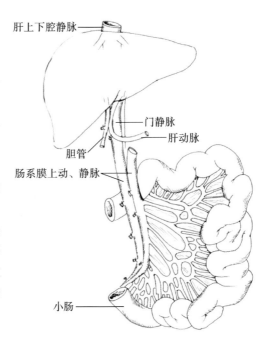

图 20-1 肝肠整体移植的修整

②肝肠整体移植:保持肠系膜上静脉至门静脉的连续性的供肝和小肠整体移植。其血管重建包括肠系膜上动脉和腹腔动脉的 patch 袖片、Y 字形成型的血管搭桥在受体肾动脉水平以下与腹主动脉端侧吻合、供肝上方和下方的下腔静脉分别与受体下腔静脉的两断端吻合(图 20-2)。如果采取背驮式技术,则仅需完成供体肝上的下腔静脉与受体的下腔静脉的吻合、供体肝下的下腔静脉结扎、受体门静脉和供体的门静脉端侧吻合,同时开放动脉和门静脉血流。这种方式符合生理,不但门静脉血液回流中的亲肝因子、胰岛素、某些肠道激素将促进移植肝的存活及功能恢复,而且有利于发挥移植肝的免疫耐受作用。

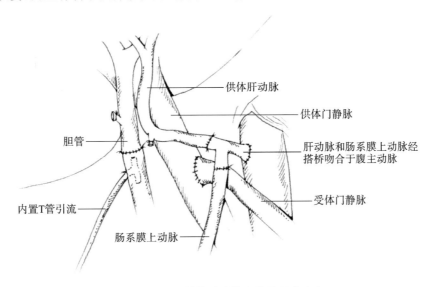

图 20-2 肝肠整体移植的血管及胆道吻合

③肝肠分别移植:首先完成肝移植,开放血流后,再进行肠道血管的吻合,肠系膜上动脉经搭桥吻合于腹主动脉,肠系膜上静脉吻合至下腔静脉(图 20-3)。该方式和单纯小肠移植相同。

④消化道重建:肝小肠联合移植的消化道重建目前多采取一次性恢复消化道连续性的方

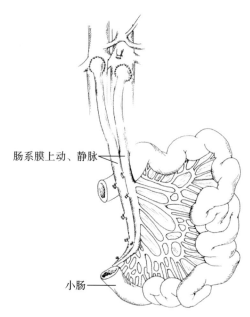

肠系膜上动、静脉

小肠

图 20-3　小肠移植的血管吻合

法。将供体肠管输入和输出祥双造口或仅输出祥单造口作为监测和减压窗口,受体肠管和供体造口端肠管端侧吻合,肠腔内贯通并放置支撑减压管。待病人完全恢复至少半年以后再手术切除造口肠段。一期恢复肠道连续性的优点在于减少消化液的丢失,保持水、电解质平衡。

（二）辅助减体肝小肠联合移植

（1）供肝的减体。对于肝功能损害的短肠综合征（或极度短肠综合征）病人,考虑到其肝脏仍有恢复的可能,有望通过辅助肝移植,解决肝功能障碍问题,同时也可以减少移植小肠排斥的风险。可以使用供体的左半或右半肝移植在异位,如脾窝或右肝下方,或者切除病人自身部分肝脏后移植在原位。

（2）血管吻合和消化道重建。辅助减体肝小肠联合移植的血管吻合和消化道重建与原位全肝小肠移植大致相同。将供肝置于受体右半肝下方,其肝下下腔静脉对向受体肝下下腔静脉,于肾静脉水平以上部位行端侧吻合,供肝肝上的下腔静脉被结扎。将连带腹腔动脉和肠系膜上动脉的 patch 袖片与受体肾动脉水平以下的腹主动脉做端侧吻合。门静脉和受体门静脉端侧吻合,胆道行胆肠吻合。供肝置于脾窝可利用脾脏血管完成血管重建。

关于消化道的重建多主张一次性恢复消化道的连续性,其方法大致与原位全肝小肠联合移植相同。

第三节　肝小肠联合移植术后并发症及处理

（一）血管并发症

门静脉、肠系膜上静脉吻合口扭转或者血栓形成,多由于成角或者器官摆放因素导致。对于肝、肠整块移植,由于受体门静脉端侧吻合在供体门静脉侧壁,存在扭转或者狭窄风险,需要在术中选择合适吻合部位,将受者门静脉修整成斜面,并且扩大吻合口。对于肝肠分别移植,应防止供体肠管移位导致的肠系膜上静脉扭转成角。上述情况一旦发生,必须及时手术纠正,术中超声检查可以早期发现。对于有高凝风险的病人,术后给予肝素或者前列地尔抗凝治疗。

（二）移植肠管并发症

低蛋白血症、吻合因素、感染等均可以导致肠道吻合口出现肠漏。术中放置肠内减压管,肠液经造瘘口引出可以减少肠漏可能。一旦出现肠漏,则应设法引流,再次手术应以切除吻合口和双造口为首选,重新吻合很难避免再次出现吻合口漏。

（三）胆道并发症

详见肝移植章节。

（四）感染

腹腔感染是肠道移植的主要感染风险。肠道细菌移位、肠内容物污染甚至肠漏均是腹腔感染原因,术中严格的无菌操作、充分的腹腔冲洗和引流可以减少感染的发生。术后针对引流物

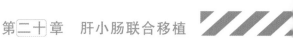

的培养选择敏感抗生素。若出现严重的腹腔感染,保守治疗无效时,应及时手术清除腹腔污染物,重新放置引流管。

（五）排斥反应

小肠是人体最大的淋巴库。尽管移植肝具有免疫"保护"作用,但肝小肠联合移植与其他实体器官移植相比,排斥反应发生的风险和程度都更高。术后通过造口肠管实施肠镜和黏膜活检,有利于急性排斥反应的早期发现和诊断。排斥反应一旦发生,可以使用糖皮质激素冲击疗法或者抗人淋巴细胞免疫球蛋白治疗。

（陈知水　魏　来）

（绘图:吴喜红）

▶▶ 参考文献

1. Abu-Elmagd K M, Costa G, Bond G J, et al. Five hundred intestinal and multivisceral transplantations at a single center: major advances with new challenges[J]. Ann Surg, 2009, 250(4): 567-581.

2. 李元新, 李宁. 小肠移植和腹腔多脏器移植进展[J]. 中国实用外科杂志, 2008, 28(1): 65-68.

3. Grant D, Abu-Elmagd K, Mazariegos G, et al. Intestinal transplant registry report: global activity and trends[J]. Am J Transplant, 2015, 15(1): 210-219.

4. 李元新. 小肠移植的现状和进展——来自第 11 届国际小肠移植大会的报告[J]. 器官移植, 2010, 1(1): 58-60.

5. Abu-Elmagd K M. Preservation of the native spleen, duodenum, and pancreas in patients with multivisceral transplantation: nomenclature, dispute of origin, and proof of premise[J]. Transplantation, 2007, 84(9): 1208-1209.

6. Abu-Elmagd K M. The small bowel contained allografts: existing and proposed nomenclature[J]. Am J Transplant, 2011, 11(1): 184-185.

7. 陈实. 移植学[M]. 北京: 人民卫生出版社, 2011.

8. 李元新, 黎介寿. 腹腔多器官簇移植的新概念和现状[J]. 中华器官移植杂志, 2011, 32(1): 60-62.

第二十一章
腹部多器官联合移植

　　由于各种原因致腹腔内多器官功能丧失或多器官受累，需一次移植 2 个以上器官，称为腹部多器官联合移植（abdominal multiple organ transplantation，AMOT）。当腹部多器官原位整块移植时，它们由腹腔干和肠系膜上动脉双重供血，器官静脉流出道全部通向肝脏，每个器官就像葡萄串上的单独的颗粒，所以又称为器官簇移植（organ cluster transplantation）。

　　1960 年，在美国外科医生论坛上，Dr. Starzl 首次报告了狗的腹部器官簇移植，19 只接受腹部器官簇移植的狗中，最长的生存了 9 天，从而证明了腹部器官簇移植在技术上是完全可行的。有趣的是，他们进行腹部器官簇移植并非为了创新术式，而是为了验证阻断腹部淋巴引流后，供体的体积越大是否越容易减少排斥反应的发生。1983 年，还是由 Dr. Starzl 小组首次报告了第一例临床应用腹部器官簇移植的病例，病人是一位 6 岁的患短肠综合征伴肝衰竭的女孩，虽然病人术后死于腹腔出血，但是手术的成功给了移植外科医生极大的鼓舞。1989 年，Dr. Starzl 小组为第二例病人进行器官簇移植后，手术近期器官功能恢复顺利，术后 192 天时死于 PTLD（移植后淋巴组织增生性疾病），第三例病人患胰腺癌伴肝转移，移植成功 1 年后死于胰腺癌转移。这样，在 20 世纪 80 年代晚期和 90 年代早期，腹部器官簇移植获得了巨大的成功，同时还有加拿大 David Grant 和 Bill Wall 也成功实施了腹部器官簇移植。Dr. Tzakis 在美国迈阿密大学医学院移植中心先后进行了约 100 例腹部器官簇移植，取得了良好的效果，该中心与匹兹堡移植中心一起成为当时全球腹部器官簇移植最成功的两个中心。

　　我国于 20 世纪 90 年代初，最先由华中科技大学同济医学院器官移植研究所报告了腹部多器官整块原位移植的动物实验，并于 1995 年为一例壶腹癌伴肝门及胰腺转移的病人施行了亚洲首例体外静脉转流下的腹部原位肝胰十二指肠多器官联合移植，限于当时的移植外科技术、免疫抑制药物及围手术期经验的欠缺，病人最终死于术后感染。这些尝试证明，在我国，腹部器官簇移植手术是可行的，且这些尝试为这项手术的再次开展积累了宝贵的经验。

　　腹部器官簇移植的持续进步得益于外科技术、免疫抑制方案和术后处理的进步，目前美国匹兹堡移植中心的腹部器官簇移植病人一年存活率超过 90%。进入 21 世纪，随着肝移植技术的成熟，我国腹部器官簇移植再次进入临床实践，华中科技大学同济医学院器官移植研究所自 2004 年 9 月至 2006 年 10 月共实施了 6 例 7 次肝胰十二指肠器官簇移植，3 例获长期存活，2 例存活已超过 2 年。中山大学附属第一医院也成功实施了 5 例肝胰十二指肠器官簇移植。2006 年 12 月，上海交通大学医学院附属瑞金医院实施了一例腹腔 7 个脏器的整块切取和移植手术，病人是一位患有胃肠道腺瘤性息肉综合征的青年女性。病人行肝脏、胰腺、脾脏、胃、十二指肠、全小肠和结肠等腹腔消化器官整块移植后，术后第 6 天，病人已经可以自己饮水，但未获长期存活。上述移植中心的成绩都显示了我国器官移植技术的巨大进步。

　　在现代移植的概念中，腹部器官簇移植一般都是与小肠移植相关联的。腹部的器官，包括肝脏、胰腺、肾脏、脾脏、胃、十二指肠和结肠等，一般肾脏、胰腺常规是异位移植，置于左或右髂

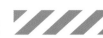

窝,胃、十二指肠和脾脏并不是不可或缺的器官,很少单独移植。

肝脏胃肠道联合移植最初用来治疗那些由于长期胃肠外营养而导致肝衰竭的病人。对于这种类型的肝衰竭病人来说,最初需要胃肠外营养的原因就是肠衰竭,所以肝脏必须要和小肠一起移植。Dr. Starzl 的第一例腹部器官簇移植的受者就是一位患短肠综合征伴肝衰竭的女孩,进行移植的腹部多器官包括胃、胰腺、肝脏、小肠和结肠,这种尝试证明了在当时的技术条件下这种手术是可行的。随着病例的积累,肠移植的适应证和移植物的类型有了更好的限定。进行肠移植的移植物被分为三个不同的种类:①有肠衰竭而没有肝衰竭的病人施行的单独肠移植;②既有肝衰竭,又有肠衰竭,但是胃和胰腺功能正常的病人施行的肝肠联合移植;③有肝衰竭和肠衰竭,需要移植胃或胰腺,或两者都需要移植的病人进行的多脏器移植(如胃、胰腺、肝脏和肠移植)。

因为小肠的急性排斥反应是最难处理的,所以处理腹部多器官联合移植的重点就是要处理好小肠的移植。移植肝脏可以对移植的小肠起到保护作用的观点还没有被完全证实,而且同时移植肝脏也增加了手术的复杂性,所以通过移植肝脏来防止肠道移植后的排斥反应的想法已经被放弃。此外,单独小肠移植失败后还可以继续给病人提供胃肠外营养。因此,只有在肝脏发生了不可逆损伤的病人才施行肝肠联合移植。最近几年,肝联合十二指肠和部分或全部胰腺移植被重新提了出来,但存在如下技术方面的问题:①修剪困难,特别是婴幼儿供者,肝门分离时容易损伤腹腔干、肠系膜上动脉或菲薄的门静脉;②供者 Roux-en-Y 空肠袢和移植肝胆管吻合后,容易发生胆漏;③移植后门静脉容易扭转从而造成静脉淤血和移植物缺血。

从上述研究可以看出,腹部器官簇移植,一般都是与小肠移植密切相关的。本书中肝小肠移植、肝肾移植、胰肾移植将作为单独的章节论述,而本章节的重点是上腹部器官簇移植,即肝胰十二指肠器官簇移植。到目前为止,这类器官簇移植也是笔者所在医院器官移植研究所和中山大学附属第一医院公开报道的我国最为成功的移植类别。

肝胰十二指肠器官簇移植是指保持原来肝胰十二指肠相互间的解剖关系的整个多器官移植块的移植。从器官胚胎发生学上讲,肝胰十二指肠均源于胚胎前肠部分,解剖关系紧密相邻,动脉供应为腹腔干和肠系膜上动脉,共同通过门静脉回流至肝脏;生理功能相互依赖,胰腺内分泌的胰岛素通过门静脉进入肝脏发挥调节血糖的作用,胰腺外分泌的胰液和肝脏分泌的胆汁共同进入十二指肠,帮助消化淀粉、蛋白质和脂肪。由于保留了各个移植器官间原有的解剖及生理学上的相互联系和依赖关系,更有利于移植后各器官的功能发挥和存活。

第一节 临床腹部多器官联合移植概述

一、适应证

肝胰十二指肠器官簇移植时,主要的功能脏器无疑是肝脏和胰腺,也就是肝胰联合移植。那么这类联合移植的适应证也就是肝脏和胰腺同时受累,造成肝脏和胰腺功能衰竭而需要移植的受者。

肝移植的适应证,分为肝脏良性疾病和肝脏恶性疾病两大类。原则上来讲,各种急性或慢性肝病用其他内外科方法无法治愈者,预计在 6～12 个月无法避免死亡者,均是肝移植的适应证。

(1)肝脏良性疾病:可分为肝实质性疾病、先天性代谢障碍性疾病、胆汁淤滞性疾病、肝脏良性肿瘤。

①肝实质性疾病:包括各类肝炎后肝硬化、酒精性肝硬化、急性肝衰竭、慢性活动性肝炎、先

天性肝纤维性疾病、囊性纤维性肝病、多发性肝囊肿、布加综合征（Budd-Chiari syndrome）和严重的、难复性肝外伤等。

②先天性代谢障碍性疾病：包括肝豆状核变性、α1-抗胰蛋白酶缺乏症、血色素沉积症、乳蛋白酶血症、家族性非溶血性黄疸、糖原贮积症等。

③胆汁淤滞性疾病：如先天性胆道闭锁、原发性胆汁性肝硬化、肝硬化性胆管炎、继发性胆汁性肝硬化、家族性胆汁淤滞病等。

④肝脏良性肿瘤：如多发性肝腺瘤病、巨大肝血管瘤，若超出三叶切除范围则为原位肝移植的适应证。

（2）肝脏恶性疾病：如肝细胞癌（肝癌）、胆管细胞癌、纤维板状肝癌、肝血管内皮肉瘤、肝囊腺癌、平滑肌肉瘤、黑色素瘤等病变范围广泛，并有肝硬化、病变尚未侵犯肝外组织者，可作为原位肝移植的适应证。符合米兰标准的肝脏恶性肿瘤移植后疗效接近肝脏良性疾病。

肝胰联合移植的适应证首选为终末期肝脏良性疾病伴有1型糖尿病的病人；其次，囊性纤维化导致的胰腺外分泌和内分泌功能不全合并晚期肝脏良性疾病，也是合适的适应证。有临床资料显示，糖尿病影响肝移植的长期存活效果。对于糖尿病肝移植病人，由于长期服用环孢素A或者他克莫司等，可以加重原有的糖尿病肾病；相反，肝胰联合移植可以治疗，甚至可以逆转糖尿病肾病。另外，糖尿病肝移植病人因服用他克莫司和泼尼松，血糖更加难以控制。所以，等待肝移植的肝脏良性疾病病人，如同时伴有难以控制的、伴有并发症的2型糖尿病时，肝胰联合移植则是更佳的选择。

肝胰联合移植用于治疗肝、胆、胰腺及十二指肠等脏器恶性肿瘤时，多是由于肿瘤侵犯邻近脏器，单纯手术已经无法切除肿瘤。肝胰联合移植术可以彻底切除病变脏器并进行腹膜后淋巴结清扫，增加了手术根治的可能性。

综上所述，笔者将肝胰十二指肠器官簇移植的适应证总结如下。

①伴有1型糖尿病的等待肝移植的肝脏良性疾病病人。

②囊性纤维化导致的胰腺外分泌和内分泌功能不全合并晚期肝脏良性疾病的病人。

③血糖难以控制的和（或）即将影响其他脏器功能的2型糖尿病病人，等待肝移植的肝脏良性疾病的病人。

④肝、胆、胰腺、十二指肠等脏器恶性肿瘤侵犯邻近脏器，不伴有远处转移，单纯手术已经无法切除肿瘤的病人。

上腹部器官簇移植的发展史见证了手术适应证的变化。20世纪80年代末90年代初时，国外的器官簇移植病人，有很大一部分是恶性肿瘤的病人，虽然手术近期效果良好，但是远期效果极差，这个结果完全在预料之内。肝、胆、胰腺及十二指肠等脏器发生恶性肿瘤时，多是由于肿瘤侵犯邻近脏器，当然也属于肿瘤晚期，此时虽然各种影像学检查未提示其他脏器异常，但是并不排除远处转移，只是转移病灶尚小而难以发现。在欧美国家，器官移植的供体紧张，所以这类病人已经不再常规施行器官移植手术。当然，对于这类病人而言，器官移植仍不失为一种可以延长生命的治疗方法，笔者有1例病人，术后存活23个月，最终死于肿瘤转移。

二、禁忌证

（1）与其他单个脏器移植的禁忌证基本类似，绝对禁忌证如下。

①存在难以控制的感染（包括真菌、细菌、病毒感染）。

②恶性肿瘤并发肺、脑及骨骼转移性肿瘤。

③难以戒除的酗酒或吸毒者。

④合并其他脏器如心、肺、脑、肾等严重病变，而不能耐受手术者。

⑤器质性精神疾病、精神失常和精神发育迟缓严重影响病人对移植过程和并发症的理解和

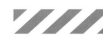

配合。

⑥HIV 感染者。

（2）相对禁忌证如下。

①年龄在 65 岁以上者。

②右上腹有手术史（复杂的肝脏手术或右上腹复杂的手术）者。

③门静脉海绵样变或栓塞者。

④有反复的内科治疗不依从史的病人均应谨慎。不依从性将大大影响移植效果。

三、手术时机的选择

移植术前的状态直接影响预后，理想的时机是病人一般状态良好，能够耐受手术。目前，器官移植面临的最大问题就是供体短缺，这使等待移植的例数及时间均明显增加。器官分配的原则是危重病人优先获得器官，他们往往合并严重的并发症。等待时间的延长给内科和移植外科医生增加了难题。移植外科医生要综合各种因素做出移植的决定，不但要预计疾病的自然病程，而且需要预计移植后的效果，所以决定移植的最佳时机，应考虑术后并发症和最大程度地提高生存率。肝脏是生命必需器官，所以肝胰十二指肠器官簇移植的手术时机可以参考肝移植的手术时机。

现在国内外肝移植常规以终末期肝病模型（model for end stage liver disease，MELD）评分为标准。2000 年美国 Mayo Clinic 医学中心提出 MELD 评分，应用统计方法筛选血清胆红素、凝血酶原时间国际标准化比值（INR）和血清肌酐 3 个变量来评估终末期肝病病人的肝脏储备功能。MELD 分值＝3.8×ln[胆红素（mg/dl）]＋11.2×ln(INR)＋9.6×ln[肌酐（mg/dl）]＋6.4×（病因：胆汁性或酒精性为 0，其他为 1）。

MELD 模型有以下优点：①MELD 模型中使用的 3 个指标均以客观的实验室检查作为依据且较稳定，唯一需人为解释的指标是病因，但去掉病因后，对 MELD 分级的功能并无明显影响；②MELD 模型中 MELD 分值是连续的，无上限和下限，能较好地区分出病情的轻重；③MELD 模型中使用的 3 个指标在各实验室之间差别并不是很大，而且容易获取、可以重复测定；④由前瞻性分析统计资料所得，因而具有更好的预测作用。

在 MELD 评分之前，肝病病人一般是根据等候供肝的时间长短，是否伴有腹水、肝性脑病及地区获得肝源的多少来决定肝移植的先后，由于等待时间的长短并不代表病情的轻重，易导致供肝的分配不合理，同时也导致了部分可以得到供肝而存活的病人在等待肝源的过程中死亡，降低了慢性肝病病人的总体生存率。MELD 评分被证实能够有效地反映不同肝病病人病情的严重程度及预后情况，并很快成为判断终末期肝病病情严重程度的公认标准。

2002 年 2 月 MELD 评分系统被美国器官共享网络（UNOS）用来决定供肝分配的优先权。这也意味着供肝分配方案由先前的以"时间先后"为基础转向以"病情轻重"为基础。采用前瞻性研究方法对 3437 例有完整实验室资料的准备肝移植的晚期肝病病人进行 MELD 评分，预测其 3 个月生存期，并对其正确性做了验证，发现病人生存与否与 MELD 分值高低有直接关系，提示 MELD 评分可准确地评估病人病情的轻重，并可以预测病人 3 个月的死亡率。MELD 评分对肝移植疗效的预测能力也受到广泛的关注，肝移植能否增加病人的生存率以及 MELD 分值较低的终末期肝病病人行肝移植术后能否增加其生存时间开始被大家所重视。对 669 例肝硬化病人移植术后 2 年的死亡率进行研究，根据移植前评分将病人分为评分＜15 分、评分 15～24 分、评分＞25 分 3 种类型，发现术后 3、6、12、18 及 24 个月生存率与 MELD 评分有明显的关系，分值越高，病人移植后生存率越低，因此移植前行 MELD 评分对预测肝移植术后病人生存率有一定的意义。

对于肝脏和胰腺功能同时受损的病人而言，疾病恶化的速度较单独肝衰竭的病人要更快。

血糖升高病人常伴有高脂血症、高血压、动脉粥样硬化,极易患心脑血管病,包括并发或伴发的冠状动脉粥样硬化性心脏病、糖尿病性心肌病、心律失常及心力衰竭,使得手术耐受性大大下降。长期血糖升高,可以导致糖尿病肾病,进一步加快肝肾综合征的发生。同时,病人感染的发生率显著升高,并且更难控制,所以此类病人决定手术的时机也应相应提前。

病人从决定进行器官移植手术到手术开始称为手术前准备。手术前准备的目的是达到保证施行移植的可行性和安全性,防止手术可能带来的多种负面因素,以便尽可能获得更好的术后生存率。对于器官簇移植病人,重要的生命器官中已有两个严重功能不全或衰竭,如何使病人平稳地度过手术和麻醉?术前对病人情况全面了解,制订周密的手术和麻醉方案,至关重要;此外,各种免疫因素也是影响移植术后移植器官和(或)病人存活的主要因素,病人手术前的预处理、免疫功能的检查也很重要。

四、等待期的治疗

(一)加强原发病治疗

加强对原发病的治疗是为了控制疾病的发展,使其不至于丧失移植时机,多数病人在术前状态极差,应积极改善病人的术前状况。此时治疗多为对症治疗,包括纠正病人术前的低蛋白血症、改善凝血功能障碍、保护肾功能、必要时行血液透析、预防肝性脑病的发生、术前常规行预防性抗感染及肠道抗菌治疗等。暴发性肝衰竭病人术前可接受人工肝支持系统的治疗,调整胰岛素用量以维持血糖稳定等。

1. 肝性脑病　早期的肝性脑病表现为认知能力下降、睡眠障碍、忧郁或嗜睡等,查体有扑翼样震颤,实验室血氨水平升高可以确诊,应在临床严密监测。肝性脑病可以是自发的,更常见的有医源性病因,如自发性腹膜炎、上消化道出血、过多蛋白摄入、便秘等。

大部分肝性脑病病人均存在程度不同的脑水肿,病人 24 小时内如动脉血氨浓度大于 146.75 μmol/l 就提示有脑水肿,并易发生癫痫。而由此造成的神经损伤甚至可持续至成功的肝移植之后。因此,围手术期对脑水肿的处理就显得尤其重要。早期可使用甘露醇脱水,适当头高脚低位有利于静脉回流。轻度的过度通气导致的低碳酸血症可使脑血管收缩,也有助于减少脑水肿。注意防治低钠血症,低钠血症可致星形胶质细胞肿胀,并加重氨所致的脑水肿,但是纠正低钠血症不易过快。

肝性脑病的程度也直接影响器官簇移植病人的预后。肝性脑病Ⅰ～Ⅱ期移植后效果相当好,肝性脑病Ⅲ期、Ⅳ期效果欠佳,移植后神志恢复不可预测,可能是由大脑内功能性病变发展到器质性病变,脑细胞发生不可逆性损伤所致,预后很差。因此,病人出现肝性脑病Ⅳ期、术前头颅 CT 提示脑水肿、上消化道大出血合并肝肾综合征,均应列入手术禁忌证。

2. 自发性腹膜炎　进展期肝病病人在住院期间出现自发性腹膜炎的概率在 10%～15%,而且有复发趋势。重症肝炎病人应严密观察病情变化。自发性腹膜炎多隐匿起病,少见有典型的腹部及全身症状和体征,病人出现不明原因的发热、乏力、食欲减退、腹胀、腹痛等非特异性症状加重及腹水增加、尿量减少时,应警惕可能并发自发性腹膜炎。腹水细菌培养阳性率不高,尽早行腹水检查,以求早期诊断和治疗;腹水白细胞计数>250 个/ml,且排除继发感染,即可诊断。一旦怀疑就应该立即使用第三代头孢菌素行抗感染治疗,也可同时使用抗生素腹腔内注射,以提高局部药物浓度。

3. 门静脉高压性出血　门静脉高压性出血的主要原因是食管胃底静脉曲张破裂所致的上消化道出血,是肝硬化所致门静脉高压症的一种严重并发症,在我国又以病毒性肝炎肝硬化所致的门静脉高压症为最主要病因。文献报道病毒性肝炎肝硬化病人中有 25%～35%发生静脉曲张破裂出血,并且这些病人中 80%～90%的出血发作是食管胃底静脉曲张破裂出血所致的。约 30%的初次出血发作为致死性发作,并且多达 70%的幸存者在首次食管胃底静脉曲张破裂

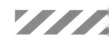

出血后复发出血。

食管胃底静脉曲张病人的治疗包括预防初次出血发作(一级预防)、控制活动出血和预防首次出血后的再出血(二级预防)(表 21-1)。

表 21-1　食管胃底静脉曲张破裂出血治疗方法总结

治疗目的	一线治疗	评价	备选治疗	评价
一级预防	β 受体阻滞剂单用或与单硝酸异山梨酯合用	不推荐单用硝酸酯 在肝病晚期(Child-Pugh C 级),最佳疗法尚不清楚(可能为套扎术)	套扎术	对药物治疗有禁忌证或不能耐受的病人可应用套扎术。联合 β 受体阻滞剂和套扎术的疗效尚不清楚。均不推荐 TIPS 或硬化治疗作为一级预防
活动性食管胃底静脉曲张破裂出血	奥曲肽(或特利加压素)和内镜治疗	持续给予奥曲肽(或特利加压素)24～48 小时 套扎术可能优于硬化治疗	三腔二囊管压迫止血 TIPS(经颈静脉肝内门体分流术)	只用于不适宜 TIPS 的病人 TIPS 只用于顽固性或早期反复出血的病人
二级预防	只做套扎术或联合 β 受体阻滞剂,合用或不合用单硝酸异山梨酯	套扎术联合 β 受体阻滞剂,合用或不合用单硝酸异山梨酯可能比两者单用更有效。晚期肝病病人经常不能耐受 β 受体阻滞剂	TIPS	最好将 TIPS 作为肝病晚期病人行肝移植前的一种过渡方式,只用于有选择的 Child-Pugh A 或 B 级肝硬化病人

4. 肝肾综合征　肝肾综合征(HRS)是严重肝病尤其是肝硬化腹水病人病程后期出现的以少尿、血尿素氮(BUN)及肌酐升高等为主要表现的肾衰竭综合征。按临床表现 HRS 分为以下两型。Ⅰ型(急进型):通常在数日或 1～2 周内出现进行性少尿、稀释性低钠血症与肾衰竭,可无诱因或伴随某些诱因之后出现。Ⅱ型(渐进型):发病相对缓慢,持续数周甚至数月,肾功能损害相对较轻。HRS 诊断需具备以下主要标准:①GFR 降低,血肌酐>1.5 mg/dl,或 24 小时肌酐清除率<40 ml/min;②排除其他病因(如休克、感染、肾毒性药物、液体丢失等);③停用利尿剂及扩容治疗(输液 1.5 l)后无改善;④尿蛋白<500 mg/d,超声检查无尿路梗阻及肾实质损害等异常。次要标准:①尿量<500 ml/d;②尿钠<10 mmol/l;③尿渗透压高于血浆渗透压;④尿红细胞<50 个/HP;⑤血钠<130 mmol/l。

HRS 本身为一种功能性肾衰竭,病人的治疗效果及预后主要取决于基础肝病的性质、严重程度及其他并发症;严重肝病可引起三种主要肾脏并发症,即肾前性尿毒症、HRS 和急性肾小管坏死(ATN),依据尿钠、中心静脉压、扩容治疗反应等可以做出鉴别。对 HRS 目前尚无确切有效的治疗,凡严重肝病出现肾衰竭的病人,可按如下程序进行综合处理:①积极治疗基础肝病及其他并发症。②排除其他肾病。③尿液检测、中心静脉压测定,与肾前性尿毒症、ATN 等鉴别,以确定 HRS 诊断。④确诊前后均可试行扩容治疗。⑤扩容无效者应限制水、钠摄入,维持电解质及酸碱平衡。⑥选用血管活性药物或联合应用冷冻新鲜血浆扩容治疗,甘氨酰加压素为加压素衍生物,具有较强的全身及内脏缩血管作用,而对冠状动脉、肾动脉无显著收缩作用。采用血管收缩药物封闭外周动脉、静脉分流,阻止外周血管扩张,改善有效循环血量及肾血流。⑦透析治疗:血液透析或连续性肾脏替代治疗(continuous renal replacement therapy,CRRT)是治疗急、慢性肾衰竭的有效方法,透析治疗本身是一种暂时的支持治疗,可选择性地应用于部分急性肝衰竭或慢性肝病并发 HRS 准备行肝移植的病人,可作为 HRS 病人接受肝移植前的过渡治疗。HRS 治疗成功的关键是基础肝病的恢复和逆转,肝移植后,随着肝功能的好转,肾功能也逐渐恢复。对于这些病例,肝移植是唯一可以挽救病人的措施。

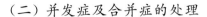
（二）并发症及合并症的处理

等待移植病人除待移植器官功能衰竭外,往往并发或合并其他系统疾病,特别是机体重要系统的疾病,与移植手术效果密切相关。

1. 贫血   贫血(Hb<80 g/l)与营养不良常常同时存在,慢性肾衰竭病人大多伴有贫血,而肝硬化病人常因营养不良和上消化道大出血而出现贫血。对于慢性肾衰竭病人常用促红细胞生成素(EPO)治疗,必要时补充铁剂。而肝硬化病人,宜术前每天输新鲜全血 300~400 ml。

2. 冠心病   冠心病病人进行移植手术,可诱发心脏并发症,术前应积极检查并处理。①近期无心肌梗死、无心绞痛发作,心电图检查未证实有明显心肌缺血和严重心律失常,心功能代偿良好者,可按计划经准备进行手术。②对于有心绞痛发作,特别是不稳定型心绞痛或心电图提示冠状动脉供血不足及有严重心律失常者,应在心绞痛控制、冠状动脉供血改善、心律正常后方可手术。③对于那些心绞痛药物不能控制症状、有严重冠状动脉主支阻塞者,术前建议行冠状动脉介入治疗。

3. 慢性呼吸道疾病及肺功能不全   老年和吸烟病人中,常合并慢性支气管炎、肺气肿等,以致不同程度的呼吸功能不全,容易在移植术后并发肺不张、肺部感染、呼吸功能衰竭。术前应戒烟,控制感染,超声雾化吸入排痰,锻炼肺活量。

（三）改善病人全身状况和手术后适应性准备

术前补充热量、蛋白质和维生素,输血和补液,纠正水、电解质紊乱和酸碱平衡失调,并预防感染。进行适应手术后变化的锻炼,练习床上排便,避免下肢血栓形成;进行肺活量锻炼,训练病人掌握正确的咳嗽和咳痰方法;胃肠道准备包括手术前 12 小时禁食,4 小时禁饮;肝胰十二指肠器官簇移植手术前,口服肠道抗生素。

（四）高免疫反应性病人的术前预处理

供者和受者经过免疫学选择后(包括 ABO 血型、HLA 配型、淋巴细胞毒性试验和 PRA),部分受者由于各种原因(如输血、妊娠等),导致淋巴细胞毒性试验阳性,PRA>10%,说明受者体内存在针对供者 HLA 的预存抗体,术后可能发生超急性排斥反应。所以需要对高免疫反应性病人进行术前预处理,主要方法有血浆置换/免疫吸附、免疫抑制处理等。

1. 血浆置换/免疫吸附   对捐献器官产生排斥的抗体主要存在于血浆中,而血浆置换就是将病人体内的异常血浆非选择性地分离后弃去,然后将血浆的有形成分以及所补充的平衡盐和白蛋白输回体内,以清除血浆内的预存抗体。一般在术前行多次血浆置换,使 PRA 水平降至 20% 以下为宜。国外有报道,对不符合输血原则的供者和受者,通过血浆置换清除血型抗体后,可以进行肾移植而无超急性排斥反应。

2. 免疫抑制处理   ATG 或 OKT3 联合 CD20 单克隆抗体用于高 PRA 病人的诱导治疗,结果显示术后排斥反应、并发症的发生率等均下降,并揭示小剂量 ATG 或 OKT3 诱导治疗对所有致敏病人均有效。

第二节   腹部多器官联合移植手术技术要点

手术包括供者器官簇的获取与修整、受者手术两部分。

（一）供者器官簇的获取与修整

供者器官簇的切取采用原位灌注法,腹主动脉和肠系膜上静脉双重插管,灌注液为 0 ℃ 的 HTK 液或者 UW 液,灌注高度为 80~100 cm,量约 5000 ml,整块切取全肝、胰腺、十二指肠、部分上段空肠、脾及双侧肾脏,注意切取双侧髂血管备用。国外文献报道,建议在冷灌注时可给供

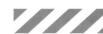

者静脉注射 ATG 或 OKT3,在膈肌和肾静脉头侧水平切断下腔静脉,切取保留腹腔干和肠系膜上动脉的腹主动脉,整块切取全肝、胰腺、十二指肠、脾及双侧肾脏,剪开胆囊底部,用灌注液冲净胆囊中的胆汁,紧靠幽门切断十二指肠,保留部分上段空肠,约 20 cm。联合小肠切取时,最好能够分离出肠系膜下静脉,通过此处灌注门静脉,可以不影响肠道的回流。具体手术操作如下。

采取腹部大"十"字形切口,上抵胸骨剑突,下达耻骨联合,两侧至腋中线。迅速将腹腔内容物推向上方,暴露腹主动脉和下腔静脉。剪开后对腹膜稍做游离,于腹主动脉分叉处上方结扎腹主动脉远端,结扎的近心端套入一粗线,上提粗线,剪开主动脉前壁,插入腹主动脉灌注管(18～20 F 气囊导尿管,远端腔孔以小纱条堵塞,于气囊下方 2～5 cm 范围内另开两个宽大侧口,注意勿剪破气囊充气导管),深度约 15 cm,气囊内注入 30 ml 气体,结扎粗线,打结不要过紧,以免影响灌注流量。打开硅胶管节流阀,开始重力灌注,灌注高度约 100 cm,流速呈直线。然后在下腔静脉分叉处上方结扎下腔静脉远端,剪开近端下腔静脉前壁,插入下腔静脉引流管(可用 26 F 硅胶管),将回血引出。然后行门静脉插管。提起横结肠,于小肠系膜根部右侧游离显露肠系膜上静脉,远端结扎,近端套入一粗线,上提粗线,剪开前壁,插入肝门静脉灌注管(以14～16 F 气囊导尿管为宜)。插管同时,左手放在小网膜孔处触摸插管的深度,最佳位置是在肝门静脉主干内,注意勿插入肝门静脉分支或脾静脉内。插入门静脉的导尿管气囊不用打气,以免影响胰腺灌注液的回流。灌注高度约 100 cm,量约 3000 ml。

将肠管推向右侧,在结肠脾曲及降结肠外侧沟剪开后腹膜,边剪边将腹腔内脏向右推,暴露左肾、输尿管,于髂血管平面用蚊式钳钳夹输尿管,剪断并提起。用剪刀锐性游离至肾下极,注意不要粗暴撕扯,以免破坏输尿管系膜。左肾及输尿管游离完毕后,提起降结肠,剪断降结肠系膜直至脾曲水平,将肾脏和输尿管置于结肠的内侧。然后将肠管推向左侧,剪开右侧腹膜,暴露右肾及输尿管,同法游离。处理胃肠道时,分别在十二指肠与幽门和上段空肠间以粗丝线双重结扎肠管,在结扎线间切断并以活力碘消毒残端,依次将胃、小肠和结肠移出腹腔。游离脾周韧带,以脾脏为抓持物轻轻提起胰体尾部,游离胰腺后方,注意不要过分挤压胰腺。

切断肝镰状韧带,沿冠状韧带在膈面附着处,向两侧切开膈肌并向脊柱方向游离,将肝脏向右侧翻起,剪开左三角韧带及左侧冠状韧带。再将肝脏向左下方翻,剪开右三角韧带、右侧冠状韧带、膈肌后侧附着处及膈脚。助手向下牵拉肝脏,在心房水平切断腔静脉和胸主动脉,紧贴脊柱向下锐性游离至膈肌下缘。助手将手置于肾脏和肝脏下方,向上方牵拉保护,主刀提起下腔动静脉的插管,在血管后方,紧贴椎体前缘,用剪刀向头侧锐性游离,将肝脏、肾脏整体连同胰腺和脾脏取出,置于 0～4 ℃的 UW 液内,此时应继续保留门静脉的灌注。剪开胆囊,挤出胆汁,经胆囊反复注入 4 ℃ UW 液,冲洗胆道,直到颜色清亮为止。最后,将肝脏、胰腺、十二指肠和肾整体放入装有 0～4 ℃ UW 液的灭菌塑料袋内保存。

供体修整需考虑联合移植的器官和移植的术式,一般步骤如下。

纵向剖开腹主动脉后壁,分离下双肾,结扎胃左动脉,在胰腺下缘结扎肠系膜上动脉远端及分支,将肠系膜上动脉近端和腹腔干动脉重建共干,如果困难,可以修剪腹腔干和肠系膜上动脉的开口,分别与取自供体的髂外、髂内动脉端端吻合,使前两者连接为一个出口,即髂总动脉出口,吻合后的髂总动脉可与受体的腹主动脉行端侧吻合。

用甲硝唑冲洗十二指肠和上段空肠内容物,缝闭十二指肠近端,暂时以粗丝线双重结扎上段空肠残端,仔细结扎胰周筋膜,紧靠胰尾切除脾脏,经肠系膜上静脉灌注 UW 液,妥善结扎胰腺周围细小血管,检查有无渗漏。分离出肝上下腔静脉、肝下下腔静脉、肠系膜上静脉,最后切除胆囊。如果器官簇较大,应适当在肝门处游离出一段门静脉,以备与受者门静脉端侧吻合用。对于整块的肝胰十二指肠器官簇移植而言,修整反而相对简单。修整完毕后,浸泡于 1～4 ℃ UW 液中,以备移植。

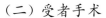

（二）受者手术

主要包括病变脏器的切除和器官簇的植入。肝胰联合移植手术方式有两种。第1种是标准的原位肝脏移植和标准的异位胰腺移植，胰腺的外分泌可以是膀胱引流也可以是空肠引流。这种术式最大的优点是，胰腺移植的各种并发症如胰腺炎、血栓形成和感染等不会对移植肝造成影响。第2种术式是肝胰十二指肠器官簇移植，即原位整块的肝脏、十二指肠、胰腺联合移植，胆汁和胰液直接通过十二指肠进入受者的肠道，供体器官的切取和修整简单，移植时只需吻合3～4根血管，做一个空肠吻合，不需要胆道吻合，更符合器官的生理位置，胰腺属门静脉回流，使得胰岛素的代谢更加稳定。上述两种术式各有利弊，各个移植中心理解侧重不同，可以采取不同的术式。

对于恶性肿瘤的受者而言，毫无疑问，胰腺必须切除。而对于良性病变的病人，胰腺是否切除有待商榷，如果胰腺伴发慢性胰腺炎、多发囊性变、胰腺内多发结石或梗阻等，切除胰腺是合适的，此时，要切除胰腺的范围也较恶性肿瘤病人有所缩小；对于单纯的1型和2型糖尿病病人，并不需要切除胰腺，只需切除病变的肝脏即可，这样不仅大大减少了手术创伤，还缩短手术时间。

1. 病变脏器切除　病变脏器切除的目的是分离出供吻合的血管，腾出空间以便植入新器官。以双肋缘下"人"字形切口进腹。

对于恶性疾病，手术的难点之一是多个病变器官的联合切除，此时癌肿往往侵犯或贴近肠系膜血管或腹腔干。手术时既要确保肿瘤切除的彻底性，又要避免主要血管的损伤，同时手术创面大，术中解剖与操作应细致，尽量避免大出血或损伤重要血管。一般切除的器官包括肝、胰、胃、十二指肠、脾、部分空肠、大小网膜及上腹部脂肪和淋巴结等，有时尚需切除一侧的肾上腺。进腹后探查有无腹水，大网膜、盆腔有无转移，胃、大小肠是否正常，肠系膜淋巴结有无肿大，胰腺部位肿物与肠系膜上动静脉、结肠中动脉是否紧密粘连或有侵犯。手术切除范围包括全肝、胰腺、十二指肠、胃大部分、脾脏、全部网膜，并清扫腔静脉旁、腹主动脉旁、胰头后、结肠中动脉、肠系膜上动脉、肝总动脉、脾动脉、胃左动脉旁淋巴结。注意保护结肠中动脉，避免损伤而影响结肠血供。

而对于良性病变的病人，如上所述，如果保留胰腺则只需切除病变的肝脏，手术过程大大简化。

但是，在原位整块联合移植时，必须在所有的血管吻合后才能开放血流，往往使得病人的无肝期有所延长，笔者所在的器官移植研究所在20世纪90年代行腹部多器官原位整块移植时，就使用了体外转流系统。由于外科技术的进步，同时也积累了大量的非转流经典式原位肝移植的经验，大的移植中心一般可以在无体外转流情况下完成手术。

2. 肝胰十二指肠器官簇移植　根据是否保留病人胰腺，目前主要有以下两种手术方法。

（1）经典的器官簇移植：首先切除全肝、全部胰腺、十二指肠、脾脏及部分胃与空肠。手术创面彻底止血，将已修整完毕的多器官簇整块原位移植于病人腹腔，供肝植入可采用改良背驮式或经典式，供者肠系膜上静脉与受者门静脉吻合。肠系膜上动脉可与腹腔干动脉共干后，吻合于受者的腹腔干，也可分别和同名受者动脉吻合，结束无肝期。最后行消化道的重建，封闭包埋供体十二指肠球部残端，在受体空肠上段距Treitz韧带约40 cm处切断，近端与供体十二指肠水平部端侧吻合，远端与残胃端侧吻合，空肠与空肠之间行Roux-Y吻合（图21-1）。经Roux-Y短袢置入"蕈"状管至供体十二指肠降部减压，空肠-空肠端侧吻合口远端约10 cm处行空肠穿刺造瘘，管尖置入约20 cm，以行术后肠内营养支持和应用药物。分别于右膈下、温氏孔、胰上、胰下和食管空肠吻合口处各放置1根腹腔引流管。

（2）保留病人胰腺的器官簇移植：保留病人全部胰腺及十二指肠、脾脏、胃与空肠，手术仅需切除病肝后即可原位植入器官簇。首先，手术创面彻底止血，将移植物置入原位，供肝植入可

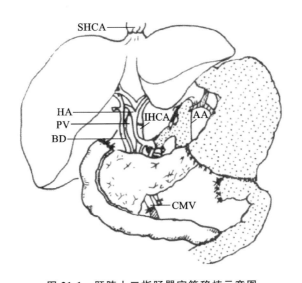

图 21-1 肝胰十二指肠器官簇移植示意图
注:SHCA,肝上下腔静脉;IHCA,肝下下腔静脉;HA,肝动脉;
PV,门静脉;BD,胆总管;CMV,肠系膜上静脉;AA,腹主动脉。

采用改良背驮式或经典式,供者肠系膜上静脉与受者门静脉吻合,肠系膜上动脉可与腹腔干动脉共干后,与腹主动脉搭桥相连,结束无肝期。通过供体髂总动脉与受体腹主动脉行端侧吻合提供血管桥,这一血管整形可适当延长血管蒂,使吻合更方便。最后是消化道重建:供者十二指肠近端缝闭,远端与受者空肠行 Roux-Y 吻合或侧侧吻合,供者十二指肠残端戳孔置粗减压管,回肠戳孔置营养管。分别于右膈下、温氏孔、胰上、胰下和食管空肠吻合口处各放置 1 根腹腔引流管。

(3)与经典的切除病人胰腺的器官簇移植术比较,保留病人胰腺的术式的主要优点如下:①胰腺位于腹后壁,位置较深,且血供丰富。避免切除胰腺不仅缩短了手术时间,同时也减少了术中出血,使手术应激大大减轻。②避免了切除病人健康的十二指肠,病人胃肠道仍为一个完整统一的整体,利于术后病人胃肠功能的恢复。③保留了原有胰腺残存的内分泌及外分泌功能,在一定程度上缓解了术后新胰腺功能恢复的压力。④保留了病人的脾脏。现在研究者们认为脾脏对机体有重要的免疫调节作用。⑤避免了切除大网膜:大网膜具有吸收、粘连、修复功能,腹腔炎症时,可包裹病灶,防止炎症蔓延。但该类手术并不适用于肝、胰腺、十二指肠晚期恶性肿瘤侵犯邻近脏器的病人。

第三节 腹部多器官联合移植术后并发症及处理

(1)腹腔出血:较多原因为器官簇因切除创面止血不彻底,植入多脏器修整过程血管漏扎,或凝血机制异常。一般在关腹后严密观察 1~2 h,血压稳定或不用升压药情况下血压稳定,引流血性物不多且无血凝块情况下即可送回 ICU 病房。如短期内大量出血,血压不稳定,立即进手术室再次探查,仔细检查创面活动出血并予以妥善止血。

(2)植入脏器功能丧失:植入脏器功能丧失最易观察的是肝脏,即出现肝衰竭系列临床表现(如黄疸、出血倾向、神志改变等),实验室检查发现肝功能异常。而胰腺功能丧失早期则表现为急性胰腺炎的症状和体征,如腹痛、压痛、腹水、血尿、血淀粉酶升高、血糖升高。一旦发生移植的多器官功能丧失,后果严重。如不及时、早期再次移植,往往危及生命。

(3)胰腺炎、胰周积液和胰瘘:器官簇移植后易发生急性胰腺炎及胰漏,主张早期腹腔持续冲洗引流,应用生长抑素1~3周,可予以控制。胰周积液大部分不需外科治疗,仅在胰周脓肿、盆腔脓肿或腹膜炎时需手术治疗。

(4)胰腺血栓形成:术后常规预防性应用肝素及低分子量右旋糖酐等抗凝药物可有效预防血栓形成。术后定时行床边彩超检查,了解移植肝及胰腺血流情况是目前临床上最常用的有效的方法。此外,降低吻合口张力、积极预防感染、密切关注胰腺内外分泌功能等也都是预防术后并发症发生的有效措施。

(5)胃肠吻合口瘘及肠壁瘘:多出现在术后5~7天,应及时剖腹探查,若因血液循环不畅所致,必须切除血液循环较差的胃肠段再行吻合;若吻合口瘘小,或肠管有局灶坏死瘘,应予以修补,并妥善引流。此时,空肠营养管的留置极为必要,可以在术后早期进行肠内营养支持治疗。早期肠道营养有助于病人肠蠕动恢复,保护肠黏膜,并可有效预防肠道细菌移位,利于病人恢复。

(6)癌肿复发:移植术后癌肿性病变一旦复发或转移,预后极差。

(7)移植后淋巴组织增生性疾病(PTLD)和移植物抗宿主病(GVHD):多见于小肠移植病人中,对于肝脏胰腺十二指肠移植受者,发生率相对较低。但是一旦发生了移植物抗宿主病,就像在其他实体器官移植中一样,它可能是持久的并且最终是致命的。移植物抗宿主病可以用糖皮质激素和增加免疫抑制剂的剂量来治疗。但是当免疫抑制剂剂量增加时感染的风险也会增加,而可能会危及病人生命。

移植后淋巴组织增生性疾病(PTLD)主要的症状有不明原因的发热、腹泻、上呼吸道感染、肝脾大、腹胀和外周淋巴结肿大,但是也有些病人完全没有任何症状。若怀疑病人有PTLD,常规行CT监测和胃肠道活检。组织活检仍然可以提示有异常的淋巴细胞性浸润增多。如果浸润细胞用EB病毒原位杂交实验检测结果是阳性的,则可以认为有PTLD。治疗PTLD最重要的是停用免疫抑制剂。绝大多数PTLD病人停用免疫抑制剂都有效。但是对小肠移植的病人来说,完全停用免疫抑制剂可能会诱导排斥反应,使情况变得更加复杂。

(8)各种感染。

①细菌感染:一般在术后1~3周内由于大量免疫抑制剂的使用,机体抵抗力下降,加上手术创伤所致。应根据细菌敏感试验,尽早控制感染。结核分枝杆菌感染:近期感染为潜在性结核灶扩散所致,手术远期多为免疫抑制剂长期使用致结核分枝杆菌感染。一般移植后有1%~4%病人因不明原因发热经抗结核治疗取得好的疗效。

②真菌感染:一般发生在2~4周内,应尽量避免长期大量使用广谱抗生素,一旦感染被控制,应及时停用抗生素。真菌感染一旦发生,应加用氟康唑治疗。

③CMV及其他病毒感染:可发生在术后任何时候,在无细菌感染及真菌感染情况下,一般可送标本查CMV,以帮助确诊。应用更昔洛韦可控制。

(陈知水　杜敦峰)

▶▶ 参考文献

1. 陈知水,魏来,刘敦贵,等.肝胰十二指肠器官簇移植(附一例报道)[J].中华器官移植杂志,2005,26(6):325-328.

2. 陈知水,魏来,刘敦贵,等.肝胰十二指肠器官簇移植外科技术[J].中国现代手术学杂志,2005,9(2):98-101.

3. 陈知水,陈孝平,刘敦贵,等.保留受者胰腺的肝胰十二指肠器官簇移植一例报告[J].中华器官移植杂志,2007,28(12):708-711.

4. Mieles L,Todo S,Tzakis A,et al. Treatment of upper abdominal malignancies with organ

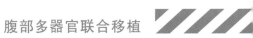

cluster procedures[J]. Clin Transplant,1990,4(2):63-67.

5. Young A L,Peters C J,Toogood G J,et al. A combined liver-pancreas en-bloc transplant in a patient with cystic fibrosis[J]. Transplantation,2005,80(5):605-607.

6. Mekeel K L,Langham M R Jr,Gonzalez-Perralta R,et al. Combined en bloc liver pancreas transplantation for children with CF[J]. Liver Transpl,2007,13(3):406-409.

7. Pirenne J,Deloose K,Coosemans W,et al. Combined 'en bloc' liver and pancreas transplantation in patients with liver disease and type 1 diabetes mellitus[J]. Am J Transplant,2004,4(11):1921-1927.

8. Starzl T E,Kaupp H A Jr,Brock D R,et al. Homotransplantation of mulitiple visceral organs[J]. Am J Surg,1962,103(2):219-229.

9. Abu-Elmagd K,Bond G,Reyes J,et al. Intestinal trantsplantation:a coming of age[J]. Adv Surg,2002,36:65-101.

10. Kato T,Kleiner G,David A,et al. Inclusion of spleen in pediatric multivisceral transplantation[J]. Transplant Proc,2006,38(6):1709-1710.

11. Alonso A,Fernández C,Cillero S,et al. Effects of Portal Versus Systemic Venous Drainage in Pancreas and Kidney-Pancreas Transplantation[J]. Transplant Proc,2007,39(7):2335-2337.

12. Friedrich J,Charpentier K,Marsh C L,et al. Outcomes with the selective use of enteric exocrine drainage in pancreas transplantation[J]. Transplant Proc,2004,36(10):3101-3104.

13. Young C J. Are there still roles for exocrine bladder drainage and portal venous drainage for pancreatic allografts? [J]. Curr Opin Organ Transplant,2009,14(1):90-94.

14. Troppmann C,Gjertson D W,Cecka J M,et al. Impact of Portal Venous Pancreas Graft Drainage on Kidney Graft Outcome in Simultaneous Pancreas-Kidney Recipients Reported to UNOS[J]. Am J Transplant,2004,4(4):544-553.

第二十二章
心肺联合移植

第一节　临床心肺联合移植概述

心肺联合移植自 20 世纪 60 年代开始,伴随着心脏移植的发展起步,但是受限于肺移植仍存在诸多问题,结果令人失望,早期发展十分曲折。自 20 世纪 80 年代初以来,随着肺移植技术难题的突破,心肺联合移植手术也在世界各地迅速开展,在器官移植领域占有重要地位。我国心肺联合移植起步较晚,发展相对缓慢。1992 年 12 月 26 日牡丹江心血管病医院刘晓程完成了我国内地首例心肺联合移植手术,病人术后存活 3 天。但随后心肺联合移植工作的开展并不顺利,主要是长期存活率不理想。

对于终末期心、肺功能衰竭,并且单纯心脏移植或肺移植效果差的病人,心肺联合移植手术为他们提供了新的希望。但是,当病人预期生存率超过 2 年时,病人将无法从心肺联合移植手术中获益。因此,合理地把握移植适应证和移植时机至关重要。

一、心肺联合移植的适应证

一般认为符合以下条件的病人,建议考虑心肺联合移植。

(1) 60 岁以内,也可适当放宽。

(2) 同时累及心脏和肺的疾病导致终末期心、肺功能衰竭,主要包括如下情况:①终末期肺血管病变或肺实质病变合并严重右心功能不全和(或)严重的三尖瓣反流;②先天性心脏病合并艾森曼格综合征,肺血管阻力>10 Wood 单位;③特发性肺动脉高压;④复杂性先天性心脏病合并肺部畸形,常规手术或单纯心脏移植预期效果不佳者。

(3) 上述病情经正规、系统的内、外科治疗无效,有明显持续的心肺功能不全,预期寿命在 2 年以内。

(4) 其他脏器功能正常或可逆性功能不全。

(5) 终末期心肺疾病病人一旦出现严重并发症,如大咯血、严重右心衰竭等,可将其列入心肺联合移植候选名单。

二、心肺联合移植的禁忌证

对于许多不能进行单纯心脏移植或肺移植的病人,心肺联合移植给了他们更多的治疗方案。心肺联合移植手术的禁忌证与单纯心脏移植、肺移植的禁忌证基本相同。

(一) 绝对禁忌证

(1) 急性严重感染性疾病。与心脏移植和肺移植相同,心肺联合移植术后需要长期采用联

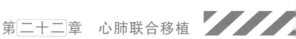

合免疫抑制剂治疗,容易造成感染迅速地扩散、恶化,导致受者死亡。若术前无法有效控制感染,则不适合接受心肺联合移植。

（2）恶性肿瘤。除基底细胞癌、皮肤细胞癌等可以进行手术治疗且疗效较好的恶性肿瘤外,对于手术切除不确切或已有复发、转移迹象的恶性肿瘤,以及心脏源性恶性肿瘤不可行心肺联合移植。

（3）HIV血清阳性者。HIV感染者由于免疫系统缺陷而极易发生感染或恶性肿瘤且目前无有效治疗办法,晚期可累及心脏而发生HIV性心肌病,最终发生心力衰竭,因此不适合接受心肺联合移植。

（4）近期患有严重全身性疾病,或治疗效果差的病人,如活动性消化性溃疡、严重结缔组织病、血糖不易控制或处于酮症酸中毒状态的重度糖尿病、近期脑梗死或脑出血等情况的病人。

（5）血型不合。供者与受者ABO血型不一致会引起移植术后超急性排斥反应,导致心力衰竭。虽然少数ABO血型亚型不一致者也进行了脏器移植手术,但是在心肺联合移植领域尚缺乏相关经验。

（6）与其他器官移植一样,为避免严重的超急性排斥反应,病人的人类淋巴细胞毒素抗体必须与供体进行交叉配合试验。若交叉配合试验为阳性,心脏移植是绝对禁忌。

（7）病人及家属不能配合治疗,以及吸毒或酗酒、精神障碍者。

（二）相对禁忌证

得益于技术的不断进步、经验的大量积累,各种新型免疫抑制剂的问世,以往的许多绝对禁忌证已经逐渐转变为相对禁忌证。既往侧开胸或正中开胸手术史可能导致纵隔、胸腔内粘连严重,可能导致术中止血困难、术后出血量大,给手术及术后监护带来困难,但已不是绝对禁忌证。糖皮质激素治疗也已不是绝对禁忌证,小剂量（≤20 mg/d）的糖皮质激素治疗可以考虑进行移植手术。

三、手术时机

符合心肺联合移植适应证条件而无禁忌证的病人入选后应尽早完成移植相关手术准备,心肺联合移植的常规术前检查与心脏移植、肺移植相同,如登记血型和HLA位点、控制感染、戒烟戒酒、控制血糖及血压、检测肝肾功能、评估心肺功能等,具体请参阅相关章节。另外,有研究表明预期生存期超过2年的病人不能从心肺联合移植手术中获益,但是生存期的准确评估较为困难,任何患有终末期心肺疾病的病人一旦出现严重心律失常、难以控制的大咯血或药物难以逆转的心力衰竭、呼吸衰竭等并发症,均提示预后不良,应尽早进行心肺联合移植手术。

四、等待期治疗

入选心肺联合移植的病人术前都存在严重的心、肺功能衰竭和（或）恶性心律失常,预估生存期在1年以内。而且心肺联合移植受供体来源的限制,等待期比单纯心脏移植或肺移植的时间更长。许多受者因病情加重或心肺功能衰竭于等待期内死亡。因此,等待期心肺功能的维护对于心肺联合移植受者而言至关重要,综合了心脏移植和肺移植术前内科维持治疗的特点（具体请参阅相关章节）,此期重点是控制心力衰竭和呼吸衰竭、营养支持、防治感染及其他内科疾病的控制与治疗。心力衰竭的控制除了常规的强心、利尿、扩张血管这三大举措外,必要时可应用机械辅助循环作为移植的过渡桥梁。ECMO技术主要用于心、肺功能衰竭的支持,对于严重呼吸、循环衰竭的病人,及时使用ECMO技术以保证重要脏器功能,为受者争取更多的时间等待供体。一项多中心临床研究表明,应用ECMO技术者半年存活率高于常规治疗方法者,但是有美国学者指出ECMO技术作为过渡治疗手段的心肺联合移植病人术后近期和远期病死率均高于对照组。因此,应用 ECMO 技术辅助过渡治疗的病人应尽早进行移植手术,避免长时间使用该技术辅助导致严重并发症的发生。呼吸功能的支持治疗可采用氧疗、呼吸训练、控制肺部感染、胸部理疗及机械通气辅助治疗。对于术前严重急性呼吸循环衰竭的病人,必要时需要机械通气支持治疗。但是国外多项研究显示,相对于术前未接受机械通气治疗的病人,移植手术前应用机械通气过渡治疗的病例术后恢复得更慢、预后更差。

第二节　心肺联合移植手术技术要点

一、供体心肺的获取

确定供体脑死亡后,行麻醉、气管插管,清理气道分泌物,使用机械辅助通气给氧,气道压力控制在 20 mmHg 以下。经胸部正中切口迅速切除心前壁显露心脏。游离升主动脉至头臂动脉水平,行上、下腔静脉套带。全身肝素化后结扎并切断上腔静脉和无名静脉,然后经心包横窦阻断升主动脉及主肺动脉,剪开左心耳。采用 10 F 管道进行主动脉和肺动脉插管,分别灌注4 ℃心脏保护液和肺保护液(均提前加入前列腺素 E1 500 μg),保护液通过下腔静脉和左心耳切口排出。心脏保护液灌注流量一般为 300 ml/min,灌注量为 1000~1500 ml,肺保护液灌注压力控制在 30 mmHg 以下,灌注量为 3000~4000 ml。灌注保护液至心搏完全停止,肺表面呈灰白色,无血色,流出清亮液体为止。灌注时可用 4 ℃低温生理盐水轻轻冲洗心、肺表面。于头臂动脉水平剪断升主动脉,分离纵隔折返和肺韧带及气管周围组织。100%氧气充盈肺至 70%后,在气管隆嵴上 5 个软管环处用切割闭合器或双重钳夹后于其上方切断气管,沿气管后壁钝性分离,将整块心肺组织连同食管外膜一起取出。取出的心肺组织先进行创面消毒,然后放入三层洁净塑料袋中,灌入 4 ℃保护液,使心肺组织能完全浸泡在保护液中,第二层袋中灌入 4 ℃生理盐水。三层塑料袋分别封口后用碎冰包埋进行转运。心肺保存液有多种选择,具体请参阅相关章节,若需兼顾心、肺两个器官,则可考虑选用 UW 液。

供体心肺的保护是心肺联合移植成功的重要环节,获取供体心肺器官时,要注意以下几点操作:①供体全身肝素化有利于充分灌洗肺组织,去除血液残留;②气管插管后应彻底清理气道分泌物,有利于移植后恢复及避免术后呼吸道感染;③灌注过程中避免供体心肺过度膨胀;④手术操作应迅速、准确,尽可能缩短供体器官缺血时间,特别是心脏的热缺血时间,以减少心肌氧耗。

二、受体心肺的切除

受者取仰卧位,可以采用胸部正中切口或横向胸廓胸骨切口(双侧前胸第 4 肋间的弧形切口并横断胸骨,呈"蛤壳式"切口)进胸。纵行打开心包,全身肝素化,按心脏移植方法进行插管、切除心脏,心脏切除时保留右心房。

心包外切除肺,因操作简便,一般先进行左肺切除。在左侧膈神经前、后方各 3 cm 处自膈肌至肺门纵行剪开心包。在心房后壁两侧肺静脉之间纵行切开,分离肺静脉。结扎切断左肺韧带,将左肺从胸膜切口向右前方牵出,游离显露支气管,结扎支气管动脉。从动脉导管附着处远端切断左肺动脉,以避免损伤喉返神经。用支气管吻合器钳闭主支气管,自其远端切断气管,取出左肺。同样,在右侧膈神经前、后方各 3 cm 处切开心包,切口上至上腔静脉,下至下腔静脉入口。结扎切断右肺韧带,将右肺向左前方牵出,结扎支气管动脉,注意避免损伤肺门后方的迷走神经。于肺门水平游离切断右肺动脉。用支气管吻合器钳闭主支气管,自其远端切断气管,取出右肺。

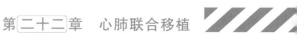

受体心肺的切除要注意保护膈神经、迷走神经、喉返神经和胸腔内的相应血管,避免盲目地、大范围地游离气管周围组织,争取保留气管侧支循环,技术要点如下。

（1）切口选择:"蛤壳式"切口能更好地显露后纵隔、胸腔顶部,良好的手术野对于先天性心脏病后纵隔侧支血管有出血的病人和既往有手术史或患有严重炎症性肺部疾病导致胸腔内粘连严重的病人十分重要,有利于止血处理。

（2）膈神经保护:注意观察膈神经的走向,保留膈神经前、后 3 cm 处的心包片,避免钳夹或电刀灼伤神经。

（3）喉返神经保护:切除左肺动脉时保留动脉导管韧带周围的部分动脉壁,避免缝针进针过深伤及喉返神经;避免盲目钳夹或大面积电刀烧灼。

（4）心后部止血:心脏植入后,心后部盲区若移植前止血不彻底,则心肺植入后止血将极其困难。

三、供体心肺的植入

供体心肺运送到手术室后要在另外的无菌台上进行二次修剪。将供体心肺浸泡在 4 ℃低温生理盐水中,继续灌注 4 ℃心脏保护液和肺保护液各 2000 ml。去除多余脂肪组织、淋巴结及心包,结扎左心耳,缝扎上、下腔静脉,将修剪完毕的心、肺浸泡在 4 ℃低温生理盐水中备用。

心肺联合移植按照气管、心房、主动脉的吻合顺序进行。首先,于气管隆嵴上方 2 个气管环的位置切断供者气管,修剪整齐,清除肺内分泌物。将心、肺放入胸腔内相应位置,肺组织经两侧膈神经后方放入胸腔。用 4-0 prolene 线进行端端吻合,供受者气管直径不一致时可在气管膜部进行适当调整。气管吻合完毕后开始肺通气,直至双肺完全膨胀,无肺不张,维持 4～8 cm H$_2$O PEEP。然后用 3-0 prolene 线吻合心房,应注意避开窦房结,若存在卵圆孔未闭则予以封闭。用 4-0 prolene 线连续缝合吻合主动脉。缝合完毕后在主动脉开放前给予 1000 mg 甲基泼尼松龙,开放上、下腔静脉,排尽心腔内气体,开放主动脉,心肺复苏,恢复机械通气,循环稳定后停止体外循环。手术部位彻底止血,留置起搏导线,留置心包、纵隔及双侧胸腔引流管,关胸。

与肺移植类似,为了防止术后出现气管吻合口瘘和吻合口狭窄,术中应避免过度游离受者气管,可以用气管周围组织包裹支气管吻合口。供者和受者气管大小不匹配时,可采用软骨部间断缝合、膜部连续缝合的方式,在膜部适当调整使其相互匹配。气管吻合口的缝线可采用可吸收缝线（如 4-0 maxon 线）,也可采用刺激较小的不可吸收缝线（如 4-0 prolene 线）。

第三节　术后处理及并发症诊疗

一、术后处理

心肺联合移植术后处理与心脏移植处理相同,另外,要兼顾肺部情况。心肺联合移植术后早期要求较其他器官移植更加严格的无菌环境和交互条件。其治疗重点在于维持受者血流动力学稳定,维护肺功能,保护移植器官及其他重要器官的功能。

（一）血流动力学处理

10%～20% 的心肺联合移植病人术后早期出现不同程度的窦房结功能障碍,多为窦性心动过缓,通常 1 周内可恢复。术后早期心排血量依赖于心率,因此可积极应用临时起搏器或异丙肾上腺素维持心率（90～110 次/分）。部分心肺联合移植病人术后发生不同程度的急性心功能不全,主要影响因素包括移植物缺血时间长、心脏保护不良、移植前儿茶酚胺耗竭及低血容量、心包压塞、心动过缓等,应注意观察,给予相应的处理。值得注意的是,与单纯心脏移植不同,心

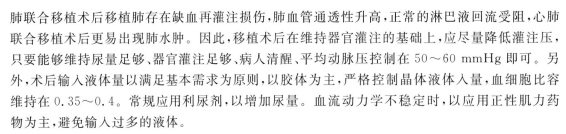

肺联合移植术后移植肺存在缺血再灌注损伤,肺血管通透性升高,正常的淋巴液回流受阻,心肺联合移植术后更易出现肺水肿。因此,移植术后在维持器官灌注的基础上,应尽量降低灌注压,只要能够维持尿量足够、器官灌注足够、病人清醒、平均动脉压控制在 50～60 mmHg 即可。另外,术后输入液体量以满足基本需求为原则,以胶体为主,严格控制晶体液体入量,血细胞比容维持在 0.35～0.4。常规应用利尿剂,以增加尿量。血流动力学不稳定时,以应用正性肌力药物为主,避免输入过多的液体。

（二）肺部情况处理

心肺联合移植术后机械辅助通气的目标是在吸入最低浓度的氧($FiO_2 < 60\%$)及在尽可能低的气道峰压条件下,达到满意的氧合状态(氧饱和度≥90%,$PaO_2 \geqslant 80$ mmHg),要避免气道峰压过高导致气管黏膜损伤,一般使用 3～6 cmH_2O PEEP,气道峰压≤30 cmH_2O。呼吸机辅助呼吸期间,每 2 小时进行气道冲洗配合软导管吸痰,要注意操作轻柔,避免损伤吻合口。每 4～6 小时翻身拍背促进分泌物排出。若病人出现分泌物多及黏稠、X 线胸片提示肺不张、氧合下降,则应及时行纤维支气管镜吸痰,并观察吻合口情况。术后移植心、肺功能满意时应尽早拔除气管插管和脱离呼吸机。当 $FiO_2 \leqslant 50\%$、氧合状态满意($PaO_2 \geqslant 75$ mmHg,$PaCO_2 \leqslant 50$ mmHg)、X 线胸片未提示严重的渗出或炎症反应,即可考虑脱机拔管。拔管前应进行纤维支气管镜检查,清除气道分泌物,观察吻合口及气道黏膜情况。拔管后应常规进行胸部理疗,鼓励咳嗽及深呼吸,配合体位引流促进分泌物排出。

（三）免疫抑制治疗

1. 诱导治疗 诱导治疗可以减少早期急性排斥反应、慢性排斥反应和阻塞性细支气管炎的发生,但同时也可能增加感染发生率。心肺联合移植手术免疫移植诱导治疗的比例低于肺移植手术,近十年来 40%～70%的病人接受诱导治疗,没有明显增加的趋势。常见的用于免疫抑制诱导治疗的药物有多克隆抗淋巴细胞球蛋白/抗胸腺细胞球蛋白、IL-2 受体拮抗剂、阿伦单抗等,其中 IL-2 受体拮抗剂的使用比例逐渐增加。使用了这些免疫抑制剂可以降低心肺联合移植排斥反应的发生,应酌情使用。

2. 维持治疗 斯坦福大学心肺联合移植术后早期免疫移植维持治疗方案如下。

（1）环孢素 A(cyclosporine A,CsA):术后第 1 天起 0.05～0.1 mg/(kg·h)静脉滴注,然后根据目标血药浓度调节剂量;正常进食后一般 2～5 mg/(kg·d),分两次口服,或以 1/3 的口服剂量持续静脉滴注。

血浆 CsA 目标浓度如下。

①0～3 个月:175～200 ng/ml。

②3～6 个月:150～175 ng/ml。

③6～12 个月:125～150 ng/ml。

④>12 个月:125～150 ng/ml 或根据肾功能、排斥反应史和药物间期调整为更小浓度。

（2）硫唑嘌呤(AZA):术后第 1 天起 2 mg/(kg·d),口服或静脉推注,维持剂量1～2 mg/(kg·d),根据白细胞数量调整剂量,维持白细胞计数大于 $4 \times 10^{12}/L$。

（3）糖皮质激素:术后 24 小时应用甲基泼尼松龙 125 mg/次,q8h,静脉注射;术后第 15 天开始口服泼尼松 0.6 mg/(kg·d),bid,3～4 周内减至维持量 0.1～0.2 mg/(kg·d)。

近年来,许多中心对传统的三联疗法进行了改良,用 FK506 替代环孢素 A,嘌呤抑制剂用 MMF 替代 AZA,急性排斥反应发生率有了明显的下降。总的来说,各中心的药物用法虽然不尽相同,但用药原则基本一致:最常见的是三联疗法即 FK506 或 CsA、MMF 和糖皮质激素联合使用;早期用药剂量偏大,之后根据个体情况和检测状况逐渐减量,直至达到维持量。

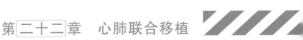

二、术后并发症及诊疗

心肺联合移植术后早期的死亡（术后 30 日内）主要由移植物功能衰竭、感染、技术失误等引起，晚期的死亡主要由肺移植后闭塞性细支气管炎（bronchiolitis obliterans，BO）或感染引起，心肺联合移植术后主要死亡原因见表 22-1。

表 22-1　1990 年 1 月—2016 年 6 月国际心肺移植协会（ISHLT）报道成人心肺联合移植术后主要死亡原因

引起死亡的原因	0～30 日 （n＝472）	31 日～1 年 （n＝360）	>1～3 年 （n＝294）	>3～5 年 （n＝175）	>5 年 （n＝535）
BO	0	14 (3.9%)	69 (23.4%)	38 (21.7%)	110 (20.5%)
移植物衰竭	127 (26.9%)	76 (21.1%)	44 (15.0%)	32 (18.2%)	78 (14.6%)
急性排斥反应	7 (1.5%)	6 (1.7%)	5 (1.7%)	1 (0.6%)	3 (0.6%)
感染	80 (16.9%)	128 (35.6%)	86 (29.3%)	46 (26.3%)	116 (21.7%)
恶性肿瘤					
淋巴瘤	0	7 (1.9%)	12 (4.1%)	8 (4.6%)	11 (2.1%)
其他恶性肿瘤	1 (0.2%)	8 (2.2%)	13 (4.4%)	7 (4.0%)	43 (8.0%)
心血管系统疾病	39 (8.3%)	15 (4.2%)	22 (7.5%)	18 (10.3%)	53 (9.9%)
外科操作相关并发症	110 (23.3%)	12 (3.3%)	3 (1.0%)	3 (1.7%)	7 (1.3%)
多器官衰竭	51 (10.8%)	54 (15.0%)	15 (5.1%)	7 (4.0%)	36 (6.7%)
其他	57 (12.1%)	40 (11.1%)	25 (8.5%)	15 (8.6%)	78 (14.6%)

（一）术后出血

围手术期出血是心肺联合移植术后早期的严重并发症，早期报道的发生率为 13%～24%，虽然近年来有所下降，但仍是引起术后早期死亡的主要原因之一。艾森曼格综合征、肺囊性纤维化、胸部手术史和严重炎症性肺部疾病的病人术后更易发生出血。术后出血经常需再次手术（再手术率为 36%），并且与肺水肿、多器官功能衰竭和感染等问题相关。因此，预防出血非常重要，预防措施如下：①移植物植入前，心后区仔细止血；②受体心肺分离时采用电灼分离止血，减少不必要的分离；③注意供体和受体肺门部位残面的结扎止血；④支气管动脉缝扎止血；⑤术中加强血液成分保护，体外循环后尽快恢复凝血系统，包括应用抑肽酶、凝血因子、纤维蛋白原、鱼精蛋白以及必要时输入新鲜冰冻血浆和血小板。

（二）移植物早期失功和原发性移植物衰竭

术后早期（48 小时以内），移植物可能出现功能障碍，主要表现为心或肺功能不全、肺水肿、X 线胸片示肺门处阴影、肺顺应性下降和气体交换功能障碍，这种现象通常被称为"再植入反应"。心肺联合移植术后再植入反应发生率低于单肺或双肺移植，其原因可能与移植物缺血再灌注损伤、外科操作、淋巴管阻断和去神经化等因素有关。大部分病人可以通过利尿和限制液体治疗缓解病情，但有一部分病人进展为原发性移植物衰竭。原发性移植物衰竭发生率为 2%～7%，低于单纯肺移植。原发性移植物衰竭主要表现为难以缓解的低氧血症和高碳酸血症，需要较高浓度氧气和较高水平 PEEP 辅助。除了利尿和限制液体治疗以外，配合镇静、降温、NO 吸入治疗，必要时予以 ECMO 支持。

（三）急性排斥反应

心肺联合移植术后急性排斥反应发生在术后 1 年内，尤其是 2～10 周。移植肺急性排斥反应的发生常早于移植心脏，而且发生率更高，移植心脏和移植肺可单独或先后发生排斥反应。

心肺联合移植术后移植肺急性排斥反应发生更频繁、更严重,这种现象称为"combi-effect"。研究认为这种现象可能与移植肺淋巴组织对移植心脏发挥保护作用有关,类似现象在心胰联合移植中也存在。

术后急性排斥反应的诊断主要依靠临床症状和体征,但是临床表现复杂多样,为早期诊断带来困难。移植肺急性排斥反应包括低热、不同程度的呼吸困难、肺通气功能障碍、X线胸片提示肺部浸润影。移植心脏急性排斥反应早期可能无明显症状,当病人出现乏力、四肢发冷、脉搏细数、心音减弱、心动过速、心包摩擦音时,应警惕急性排斥反应的发生。心电图提示电压下降;超声心动图提示室间隔活动幅度低且顺应性下降;X线胸片提示新发的双肺间质性浸润。临床上,肺部感染和急性排斥反应经常难以鉴别。组织活检仍被认为是鉴定移植物排斥反应的"金标准",目前仍然采用 ISHLT 制订的移植心、肺组织排斥反应分类标准,具体请参阅相关章节。

急性排斥反应主要是同种异体 T 淋巴细胞介导的细胞免疫反应,处理原则为早发现、早治疗。高度怀疑排斥反应时,在等待活检结果过程中可以应用甲基泼尼松龙冲击治疗(静脉注射 1000 mg),如果冲击治疗后 X 线胸片示明显改善或活检结果阳性,则继续使用 500~1000 mg 甲基泼尼松龙治疗 3 天。对少数糖皮质激素治疗无效的病人可用抗淋巴细胞球蛋白治疗,也可考虑调整免疫方案,如用 FK506 替代 CsA 等。对于无法缓解的急性排斥反应,全身淋巴细胞放射治疗可能有一定作用,是否适用于心肺联合移植尚缺乏大样本的研究和长时间的随访。

(四)术后感染

感染是移植术后的主要并发症和致命因素。与单纯心脏移植相比,心肺联合移植受者术后感染发生率更高。心肺联合移植术后最常见的感染部位为肺,其次为皮肤、胃肠道、泌尿系统、心脏及中枢神经系统等,这与肺脏直接与大气相通、咳嗽反射消失和黏液纤毛系统受损等相关。术后早期的感染发生率和死亡率最高,随着时间的延长下降至稳定水平。文献报道,细菌感染占总感染的 50%,真菌感染占 14%,巨细胞病毒(CMV)感染是主要的病毒性感染类型,占 13%,其他病毒性感染(如单纯疱疹病毒、腺病毒和呼吸道合胞病毒)较为少见,卡氏肺孢子虫引起的感染占 5%。感染导致的死亡占总死亡人数的 25%。术后早期感染发生于术后 30 日之内,主要是细菌感染,多为肺部感染、纵隔感染、留置管感染、尿路或皮肤感染。术后晚期感染多为机会性感染,由病毒、真菌、原虫引起,多发生于肺部、中枢神经系统、胃肠道和皮肤。术后感染的治疗原则主要是明确病原体、控制感染源及针对性抗感染治疗,重度感染时可以减少免疫抑制剂用量,甚至加用丙种球蛋白。

1. 细菌感染 细菌感染是术后早期首要的、威胁生命的感染类型,多发生于术后 2 周内。临床表现为发热、咳嗽、咳脓痰并伴有不同程度的呼吸困难等。X 线胸片可见肺纹理增粗、紊乱或有实变影。气管分泌物及灌洗液中细菌学涂片及培养可明确诊断。尽早明确致病菌及根据药敏试验选择抗生素是诊断及治疗的关键,要警惕检验的假阳性或假阴性。移植术后细菌性感染多以革兰阴性菌最为常见,特别是发酵菌属(如铜绿假单胞菌、鲍曼不动杆菌等)。术后早期即开始大剂量广谱抗生素的治疗,推迟糖皮质激素的使用,可起到一定的预防效果。

2. CMV 感染 CMV 感染通常发生于术后 3 个月内。CMV 感染既可以是原发性感染(血清学阴性受者接受阳性供者的器官),也可以是受者术前即存在潜伏的 CMV 感染,或者接受 CMV 阳性的血制品。CMV 感染临床表现多样,包括发热、白细胞减少、肺炎、胃肠道炎症、肝炎和视网膜炎等,其中视网膜炎最难治疗。血液、尿液、支气管肺泡灌洗液病毒培养阳性或组织活检发现巨细胞病毒,抗 CMV IgM 由阴性转为阳性或病毒抗体滴度增加 4 倍以上,可以诊断 CMV 感染。更昔洛韦等抗病毒治疗对大多数病例有效。移植前,应对受者、供者行 CMV 血清学检查,受者 CMV 阳性或接受 CMV 阳性供者器官时,需要应用更昔洛韦预防性治疗,5 mg/kg,静脉注射,每日 2 次;2 周后改为 6 mg/kg 静脉注射,每日 1 次;3 周后改为 1 g 口服,每日 3 次,持续治疗 3 个月。治疗期间注意监测肾功能、血常规,肾功能不全者予以减量,如出现白细胞减

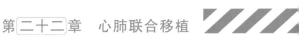

少($<2\times10^9$/L),则暂停治疗。

3. 卡氏肺孢子虫肺炎　由于术后应用免疫抑制剂,机体免疫水平低下,可机会性感染卡氏肺孢子虫,发生卡氏肺孢子虫肺炎。此种感染可发生于移植后任何时期,多在移植术后 1.5 个月。临床上绝大部分感染无症状,或仅出现上呼吸道感染症状,且易与细菌感染并存。支气管肺泡灌洗液及肺组织活检 Grocott 染色找到滋养体可确诊。可使用磺胺甲噁唑和甲氧嘧啶进行预防及治疗,剂量为磺胺甲噁唑 800 mg、甲氧嘧啶 160 mg,1 天 2 次。肾功能不全的病人予以减量。

4. 真菌感染　真菌感染通常发生于术后早期 2 个月内,以念珠菌、曲霉菌感染多见。除加强口腔护理外,术后常规使用两性霉素 B 吸入可降低真菌感染的发生率,治疗方案为术后第 1 天 5 mg,每日 3 次;第 2 天 10 mg,每日 3 次;第 3 天 15 mg,每日 3 次;第 4 天 15 mg,每日 3 次;第 5 天 20 mg,每日 2 次,直到出院。术后需要密切监测真菌感染情况,若 X 线胸片有结节状阴影需行痰培养、CT 下针刺活检或支气管镜检查,如确诊有真菌感染,则针对病原体进行抗真菌治疗。

（五）气管吻合口并发症

气管吻合口并发症主要包括吻合口瘘、狭窄及气管软化等,其发生的主要原因有局部组织缺血、应用免疫抑制剂、感染、心功能不全等。心肺联合移植术后,局部支气管的血液循环依靠来自肺循环与支气管血管交通侧支,还有来自冠状血管的交通支,因此吻合口并发症的发生率要低于肺移植。临床表现上,轻者表现为不同程度的咳嗽、咯血、呼吸困难及肺部感染的症状等,重者出现气胸、纵隔气肿、急性大咯血、急性呼吸困难等。气管吻合口并发症主要表现为供体气道黏膜的局部坏死、出血、吻合口瘘、狭窄等,一般通过纤维支气管镜检查可以明确诊断。

气管吻合口并发症的处理要视具体情况而定。气管吻合口狭窄早期可进行气囊扩张治疗,气管吻合口顽固性狭窄或气管软化可以考虑气管支架置入方法。一旦出现吻合口瘘,早期瘘可以进行手术修补或再次吻合,但是对于瘘口大或完全断裂的病人,二次肺移植治疗是唯一有效的治疗方案。避免吻合口并发症的发生关键在于预防:①采用支气管套叠吻合技术进行吻合,尽可能多地保留支气管周围组织;②调整免疫抑制方案,减少术后早期糖皮质激素的使用;③术后避免高压通气、使用大剂量缩血管药物、肺部感染、低血压、低蛋白血症等可能影响吻合口愈合的因素。

（六）闭塞性细支气管炎

闭塞性细支气管炎(bronchiolitis obliterans,BO)是晚期心肺联合移植术后病人死亡的主要原因之一,通常于术后半年至一年开始发病,发生率随着时间增加而逐渐提高。有研究显示,在心肺联合移植受者中,BO 的 5 年发生率为 31.5%,低于单纯肺移植。目前认为 BO 发生的主要原因是慢性排斥反应,其他影响因素还包括 CMV 感染和上皮细胞损伤等,这些因素引起大量炎症因子释放,导致肉芽组织生长、纤维瘢痕形成和管腔狭窄堵塞。BO 早期临床表现为干咳和劳力性气短,晚期表现为静息时呼吸困难、发绀及右心功能不全。BO 的诊断依赖于支气管镜活检,主要组织学特点有细支气管壁嗜酸性纤维瘢痕出现和小气道部分或完全的闭塞。最敏感的无创性诊断指标是肺功能检查,包括第 1 秒用力呼吸容积(FEV_1)、用力呼气流量 25% 与 75% 比值($FEF_{25\%}/FEF_{75\%}$)、用力呼气流量 50% 与用力肺活量比值($FEF_{50\%}/FVC$)等指标的下降,呼吸流量-容量环上呼气支呈弓形。闭塞性细支气管炎综合征(bronchiolitis obliterans syndrome,BOS)是指病人具有 BO 临床表现,经过或未经组织学证实。ISHLT 根据病人目前的 FEV_1 与术后最佳 FEV_1 比值的下降程度对 BOS 进行分级,即根据实际 FEV_1 基础最佳值 80% 以上、66%～80%、51%～65%、50% 以下将 BOS 分为 0、1、2、3 级,在没有感染或其他症状情况下,如果 FEV_1 降低超过 20%,即使没有组织学证据,也可被诊断为 BOS。

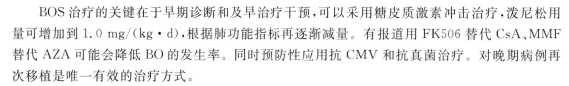

BOS 治疗的关键在于早期诊断和及早治疗干预,可以采用糖皮质激素冲击治疗,泼尼松用量可增加到 1.0 mg/(kg·d),根据肺功能指标再逐渐减量。有报道用 FK506 替代 CsA、MMF 替代 AZA 可能会降低 BO 的发生率。同时预防性应用抗 CMV 和抗真菌治疗。对晚期病例再次移植是唯一有效的治疗方式。

(七)冠状血管病变

与心脏移植相同,心肺联合移植术后晚期移植心脏也会发生冠状动脉粥样硬化,导致动脉狭窄、闭塞,即移植后冠状血管病变(cardiac allograft vasculopathy,CAV)。其病变特点是动脉内膜增生导致血管狭窄、闭塞,常发生在小动脉,严重者可影响整个冠状动脉,心外膜静脉亦受累。移植心脏冠状动脉粥样硬化不同于自然发生的冠状动脉粥样硬化,主要表现如下:①移植体冠状动脉粥样硬化呈持续不断的同心性内膜肥厚;②病变呈弥漫性血管受累;③主要侵犯小动脉;④呈进行性发展病情,进展迅速;⑤很少合并钙化。目前研究显示,CAV 的发生与慢性排斥密切相关,构成自然发生动脉粥样硬化的危险因素如高血压、糖尿病、高脂血症、吸烟及肥胖等也可能同样对移植体产生危害。

与普通冠心病病人不同,移植心脏无神经支配,病人很少有典型的心绞痛症状,可出现疲劳、持续性咳嗽、劳力性呼吸困难、反复发作性呼吸道感染,冠状动脉病变严重者,可能发生充血性心力衰竭、恶性心律失常。由于 CAV 病人症状隐匿、不典型,故早期不易发现,就诊较晚。心电图检查可以发现心肌缺血及无痛性心肌梗死。用动态心电图(Holter)监测发现有明显的室性心律失常时,提示预后不良与供体心发生冠状动脉疾病密切相关。超声心动图可以评估心脏收缩及舒张功能,间接地评估是否存在 CAV。冠状动脉造影仍是诊断冠状动脉病变的最佳方法,但对于弥漫性、向心性的冠状动脉狭窄,也许会误认为是"小动脉"而忽略了狭窄的动脉血管腔。心肺联合移植术后定期进行冠状动脉造影,通过对比可以发现血管变窄或远端分支消失,可以帮助诊断 CAV。

目前的治疗措施以控制易患因素为主,如控制急性排斥反应、控制血脂水平、控制血压、维持正常血糖水平、无其他禁忌情况下予以抗凝治疗、积极预防感染、减少手术操作的机械性损伤等。上述方法可以在一定程度上延缓、预防 CAV 的发生发展,但是效果十分有限。由于本病广泛地累及大小型冠状动脉,呈弥漫性病变,介入治疗及冠状动脉旁路移植术并不适用;仅对局灶性冠状动脉狭窄,可以考虑使用经皮冠状动脉腔内成形术(PTCA)治疗;如属弥漫性冠状动脉粥样硬化,则必须做再次心脏移植手术。但是,不管是 PTCA 还是再次心脏移植,死亡率均较高,疗效并不满意。

(八)恶性肿瘤

恶性肿瘤是移植病人长期应用免疫抑制治疗的常见并发症,多发生于移植手术后 5 年,心肺联合移植术后的病人亦是如此。心肺联合移植术后的病人常常发生皮肤癌、外阴癌、肛管癌、口唇癌、淋巴瘤及卡波西肉瘤等,其中以淋巴瘤最常见。移植后的淋巴瘤不同于未做移植病人发生的淋巴瘤,移植后的淋巴瘤主要表现为多发性的孤立病灶,发生在胃肠道、脑、肺、软组织等淋巴结以外的器官,而发生在淋巴结的相对少见。对同种移植体发生肿瘤的治疗方法,包括全身治疗及局部治疗两个方面。全身治疗即减少或停用免疫抑制剂,恢复受者自身免疫功能,已有通过此种方法获得移植后恶性肿瘤治疗成功的报告。多项研究显示移植术后淋巴瘤的发生与 EB 病毒感染密切相关,阿昔洛韦、更昔洛韦等抗病毒药物的使用有益于预防与治疗移植术后恶性肿瘤。局部治疗包括局部病灶切除及放射治疗的方法,与未移植人群的恶性肿瘤治疗方法大致相同。

(魏 翔 朱学海)

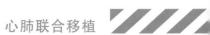

▶▶ 参考文献

1. Cooley D A,Bloodwell R D,Hallman G L,et al. Organ transplantation for advanced cardiopulmonary disease[J]. Ann Thorac Surg,1969,8(1):30-46.

2. Chambers D C,Yusen R D,Cherikh W S,et al. The Registry of the International Society for Heart and Lung Transplantation: Thirty-fourth Adult Lung And Heart-Lung Transplantation Report-2017;Focus Theme:Allograft ischemic time[J]. J Heart Lung Transplant,2017,36(10):1047-1059.

3. Goldfarb S B,Levvey B J,Edwards L B,et al. The Registry of the International Society for Heart and Lung Transplantation: Nineteenth Pediatric Lung and Heart-Lung Transplantation Report-2016;Focus Theme:Primary Diagnostic Indications for Transplant [J]. J Heart Lung Transplant,2016,35(10):1196-1205.

4. Goldfarb S B,Levvey B J,Cherikh W S,et al. Registry of the International Society for Heart and Lung Transplantation: Twentieth Pediatric Lung and Heart-Lung Transplantation Report-2017;Focus Theme:Allograft ischemic time[J]. J Heart Lung Transplant,2017,36 (10):1070-1079.

5. Kirklin J K,Young J B,McGiffin D C. Heart transplantation[M]. 北京:人民卫生出版社, 2002.

6. Pasupneti S,Dhillon G,Reitz B,et al. Combined Heart Lung Transplantation:An Updated Review of the Current Literature[J]. Transplantation,2017,101(10):2297-2302.

7. 陈实. 移植学[M]. 北京:人民卫生出版社,2011.

8. Sarris G E,Smith J A,Shumway N E,et al. Long-term results of combined heart-lung transplantation:the Stanford experience[J]. J Heart Lung Transplant,1994,13(6):940-949.

9. McCarthy P M,Starnes V A,Shumway N E. Heart and heart-lung transplantation:the Stanford experience[J]. Clin Transpl,1989:63-71.

10. Hayes D,Jr. ,McConnell P I,Yates A R,et al. Induction immunosuppression for combined heart-lung transplantation[J]. Clin Transplant,2016,30(10):1332-1339.

11. O'Grady J G,Burroughs A,Hardy P,et al. Tacrolimus versus microemulsified ciclosporin in liver transplantation:the TMC randomised controlled trial[J]. Lancet,2002,360(9340): 1119-1125.

12. Verleden G M,Dupont L J,Vanhaecke J,et al. Effect of azithromycin on bronchiectasis and pulmonary function in a heart-lung transplant patient with severe chronic allograft dysfunction:a case report[J]. J Heart Lung Transplant,2005,24(8):1155-1158.

13. 廖崇先. 实用心肺移植学[M]. 福州:福建科学技术出版社,2003.

14. 陈知水,夏穗生. 联合器官移植学[M]. 南京:江苏科学技术出版社,2009.

15. Scott J P,Fradet G,Smyth R L,et al. Prospective study of transbronchial biopsies in the management of heart-lung and single lung transplant patients [J]. J Heart Lung Transplant,1991,10(5 Pt 1):626-636.

16. Loubeyre P,Revel D,Delignette A,et al. High-resolution computed tomographic findings associated with histologically diagnosed acute lung rejection in heart-lung transplant recipients[J]. Chest,1995,107(1):132-138.

17. Belperio J A,Lake K,Tazelaar H,et al. Bronchiolitis obliterans syndrome complicating

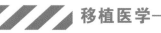
lung or heart-lung transplantation[J]. Semin Respir Crit Care Med,2003,24(5):499-530.

18. Reichenspurner H,Girgis R E,Robbins R C,et al. Stanford experience with obliterative bronchiolitis after lung and heart-lung transplantation[J]. Ann Thorac Surg,1996,62(5): 1467-1472.

19. Westra A L,Petersen A H,Prop J,et al. The combi-effect—reduced rejection of the heart by combined transplantation with the lung or spleen[J]. Transplantation,1991,52(6): 952-955.

第二十三章
临床同种异体胰岛移植

临床同种异体胰岛移植应追溯到 1977 年，Najarian 等在明尼苏达大学报道了首例临床胰岛移植的病例，此后胰岛移植的临床研究在多个中心逐渐开展起来。由于临床胰岛移植技术要求简单，仅通过注射方式来完成移植，手术安全性高，创伤小，即使移植失败也只是移植物失去功能，而不会危及病人生命，因此胰岛移植逐渐成为治疗 1 型糖尿病的一个主要研究方向。2000 年以前，国际上共有 355 位病人接受了胰岛移植，但仅有 11% 的病人在移植后 1 年可以脱离胰岛素治疗，其中疗效最佳的胰岛移植病例是一位胰岛和肾联合移植的病人，该病人在移植后 6 年内保持脱离胰岛素治疗。2000 年加拿大阿尔伯塔大学的研究团队报道了 7 例胰岛移植的成功病例，在改良免疫抑制方案（无激素方案，使用达利珠单抗作为诱导药物，应用小剂量他克莫司联合雷帕霉素），使用多个供体胰岛进行移植，病人移植后均达到脱离胰岛素治疗的效果，该方案被命名为 Edmonton 方案并一直沿用至今。经过近 10 余年的发展，在 Edmonton 方案的基础上进行了改良，并且胰岛分离纯化、移植技术及移植后管理均取得了长足的进步，使得胰岛移植的疗效得到进一步提高。目前在一些经验丰富的胰岛移植中心，胰岛移植 5 年后脱离外源性胰岛素治疗的比例接近 60%，胰岛移植的中期和长期疗效已经相当于胰腺移植，提示胰岛移植已经从实验性治疗阶段过渡到临床治疗难治性糖尿病的常规治疗手段。据国际胰岛移植登记处（CITR）最新公开数据显示，北美、欧洲、澳大利亚和韩国的 50 多个胰岛移植中心，总计共完成 1055 例同种异体胰岛移植。

我国临床胰岛移植发展较晚，但近年来多家中心已经或正在积极筹备开展临床胰岛移植工作，迄今中国已经成功开展临床胰岛移植的单位有上海市第一人民医院、中国医科大学附属第一医院、四川省人民医院、天津市第一中心医院、中日友好医院、江苏省人民医院、上海长征医院及中南大学湘雅三医院等单位。

一、胰岛移植的适应证、禁忌证

1. 胰岛移植适应证

（1）单独胰岛移植：单独胰岛移植适应证主要为治疗效果欠佳的 1 型糖尿病。病人接受胰岛素强化治疗后，血糖仍不稳定，包括频发低血糖或前 12 个月至少发生过 1 次严重低血糖事件。单独胰岛移植受者入选标准：1 型糖尿病发病超过 5 年，年龄＞18 岁，空腹及刺激后 C 肽水平＜0.3 ng/ml。但病人应用其他治疗方案或干预措施不能避免严重低血糖发作，并因此存在不可逆脑损伤甚至死亡风险的可能性，可以不受年龄限制选择胰岛移植治疗。

（2）其他器官移植后胰岛移植：其他器官移植后的病人由于已经接受免疫抑制药物治疗，胰岛移植的适应证可以适当扩大。1 型或 2 型糖尿病病人如果已经接受肝、肾等实体器官移植，移植后糖尿病治疗效果不佳或因服用免疫抑制剂的因素等导致移植后新发糖尿病；这些病人在诊断时基本已经出现胰岛功能受损，并且由于免疫抑制药的毒副作用等因素，胰岛功能将

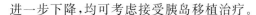

进一步下降,均可考虑接受胰岛移植治疗。

2. 胰岛移植禁忌证 胰岛移植禁忌证主要如下。

(1)肾功能异常:GFR<40 ml/(min·1.73 m²),或血肌酐>300 mg/dl,并出现尿蛋白。

(2)肝炎、结核病等传染病活动期。

(3)终末期肺病、肝硬化、严重冠心病。

(4)恶性肿瘤。

(5)严重心理及精神疾病等。

(6)术后无法坚持服用免疫抑制剂等。

一般病人 BMI>30 也不适于接受胰岛移植,但病人经过积极减重并且 BMI 下降至 30 以下时,可以重新纳入胰岛移植的等待名单。病人如果胰岛素需要量>1.0 U/kg,说明胰岛素抵抗情况严重,需要积极治疗后方可考虑胰岛移植治疗。

二、供体胰岛制备及移植前处理

1. 供体胰腺选择及获取 供体胰腺基本要求同其他器官移植,供体既往史、个人史良好,身体检查合格,实验室检查符合多器官供者的标准,传播疾病的概率很低。当供体患有下列疾病时将不能用于同种异体胰岛移植:糖尿病、胰腺外伤、颅外肿瘤、艾滋病、乙型肝炎病毒和丙型肝炎病毒感染或具有感染以上疾病的危险因素及全身性感染。

供体年龄应在 20～50 岁之间,冷却血时间应小于 12 小时,糖化血红蛋白低于 6.5%,器官捐献时血压在正常范围内。供体 BMI 应在 20 以上,研究证实器官捐献者 BMI 越大,胰岛制备的成功率越高,甚至一些胰岛移植中心基本选用 BMI 超过 27 的捐献者。但在我国,器官捐献者如果 BMI 水平高,可能会有潜在的 2 型糖尿病或胰岛素分泌功能缺陷的风险,在评估供体时应结合血糖、空腹 C 肽及糖化血红蛋白水平进行综合评估。

在供体胰腺的获取过程中必须保持高度谨慎,以确保胰腺腺体的完整,但也应尽量缩短处理时间,尽量在主动脉关闭前保留更多的含氧血量。胰岛移植在获取供体胰腺时没必要保存血管,经过 UW 液灌注胰腺后,整条胰腺与部分十二指肠需整块切取,置于 4 ℃ UW 液里无菌运输至胰岛制备中心。

2. 临床胰岛细胞分离、纯化和移植前培养 临床胰岛细胞制备整个过程需要在专业 GMP 实验室中完成。当供体到达 GMP 实验室后,首先检查胰腺是否完整,灌注是否充分,是否存在水肿、纤维化等。确认供体胰腺适合进行胰岛细胞分离后,应将胰腺周围脂肪组织、淋巴结尽可能全部去除。但在此过程中应完整保留胰腺外膜,以利于灌注消化液时达到良好的效果。

胰岛消化过程应用胶原酶化学消化联合机械振动方法进行。将胶原酶溶液通过主胰管灌注到胰腺内部,整个灌注过程保持一定的灌注压力,使得胰腺膨胀良好、胶原酶充分灌注至胰岛周围。充分灌注后将胰腺组织切成 3 cm×3 cm 大小的组织块后,连同胶原酶溶液一并转入 Ricordi 消化罐中进行消化。消化胰腺的整个过程维持温度在 37 ℃左右,以发挥胶原酶的最大活性,同时以一定的力度和频率摇晃 Ricordi 消化罐,当样本中组织量增多、胰腺腺泡变小、大多数胰岛细胞与胰腺腺泡分离时,即可停止消化。然后应用冷却的细胞培养液稀释消化罐中的胶原酶的浓度,降低胶原酶的活性。同时保持一定的力度、频率继续摇晃 Ricordi 消化罐。将消化产物收集到含 10% 人血白蛋白的冷却细胞培养液中,反复离心,收集沉淀物,清洗后悬浮于冷却的 UW 液中,30 分钟后进行纯化。

胰岛纯化方法采用连续密度梯度离心法。利用 Cobe2991 细胞分离机纯化胰腺的消化产物,介质一般采用聚蔗糖或碘克沙醇,离心后将纯化产物根据密度不同分别收集到 12 个离心管中,再分别提取每个离心管中的样品做纯化鉴定,根据每管中胰岛细胞的纯度可以将纯化产物分为高纯度(≥70%)、中等纯度(40%～69%)和低纯度(30%～39%)产物。胰岛细胞分离后可

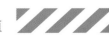

以立即移植或培养一定时间后移植。培养时应用含有 10%～15% 人血白蛋白的 CMRL1066 培养液(糖浓度为 5.5 mmol/l),将胰岛细胞悬浮培养于 37 ℃含 5% CO_2 培养箱中过夜、而后在 22 ℃条件下继续培养 24～48 小时。

胰岛移植前应进行胰岛质量评估:①首次胰岛移植时胰岛数量应大于 5000 IEQ/kg,再次移植时胰岛数量应大于 4000 IEQ/kg;②胰岛纯度大于 30%;③胰岛活性高于 70%;④胰岛培养液细菌、真菌镜检为阴性;⑤胰岛培养液中内毒素含量低于 5 U/kg。

三、胰岛细胞移植手术及移植前、后治疗

1. 术前准备

(1)心理准备:术前病人对于胰岛移植疗效及终生服用免疫抑制剂感到焦虑,需向病人介绍移植的目的和意义,给予病人心理支持,建立医患间相互信任,使病人主动配合治疗。

(2)完成心、肝、肺等重要脏器的功能评估。

(3)糖尿病病情评估:完成糖耐量试验、C 肽激发试验,评价剩余胰岛细胞功能,测定糖化血红蛋白水平,检测糖尿病自身抗体。对病人还需评估糖尿病并发症,做常规肾功能检查,可行肾脏超声检查,必要时进行肾脏穿刺活检,评价外周神经功能,检查眼底,评价糖尿病视网膜病变程度。

(4)移植相关治疗检测:完成血型、HLA、群体反应性抗体(PRA)检测,供体和受体淋巴毒试验应为阴性。

(5)移植当天检测项目:完成病人血常规、血生化、凝血指标及输血全套检测,常规进行心电图、X 线胸片检查。

2. 胰岛移植手术　理想的胰岛移植部位要求移植手术操作方便、安全性高、胰岛移植物易于存活、符合胰岛素的生理引流途径等特点。迄今已经在临床中尝试选用门静脉、大网膜、骨髓、胃黏膜等部位实施胰岛移植,其中经皮经肝门静脉穿刺胰岛移植是目前常规的胰岛移植手术方案。

介入科或超声科医生在病人皮肤局部麻醉后,将腋中线、腋前线第 9～10 肋间隙或剑突下作为穿刺部位,选择 22G Chiba 针在 X 线或超声引导下穿刺至肝脏内开始注入造影剂,确定 Chiba 针进入门静脉分支后,将细导丝通过 Chiba 针送入门静脉主干,然后再用 6 F 套鞘替换 Chiba 针。测量门静脉压力,如果门静脉压力小于 20 mmHg,无其他异常,即可开始缓慢输注含有肝素(70 U/kg(受者体重))的胰岛悬液。每 5～10 分钟测量一次门静脉压力,防止因输注速度过快导致急性门静脉高压。撤管时可用明胶海绵、弹簧圈甚至止血凝胶等将肝实质的穿刺路径栓塞,预防胰岛移植后肝脏穿刺孔出血。

如果病人因患有肝脏血管瘤等原因,经皮经肝门静脉穿刺的风险较高时可以选择通过脐静脉再通后插管至门静脉实施胰岛移植,或者行开腹手术后选择网膜静脉或肠系膜静脉将胰岛细胞注入门静脉系统。

虽然目前肝门静脉系统是大多数胰岛移植所采用的移植部位,但门静脉系统作为胰岛移植的部位还存在一定的弊端。研究证实门静脉胰岛移植后会发生经血液介导的立即炎症反应(IBMIR),接近 50% 的胰岛会在移植后 2 小时内遭到破坏,严重影响胰岛移植的整体疗效。另外,由于胰岛移植后必须服用免疫抑制剂,而这些药物在门静脉系统保持较高的血药浓度,将会对胰岛移植物造成不利的影响。进一步研究发现在胰岛细胞被输注入门静脉系统后,胰岛移植物血管化的程度也维持在较低的水平,将对胰岛移植物的长期功能性存活造成一定的影响。为此研究者尝试了在不同部位实施胰岛移植,以期提高胰岛移植的疗效。最近的临床研究显示,利用大网膜为胰岛移植的部位并结合生物材料的使用,病人在移植后取得了较好的临床疗效。由于大网膜生物支架胰岛移植手术安全性较高,并且可以在肝、肾移植的同时实施,具有较

好的临床推广应用价值。

3. 胰岛移植术后处理

(1) 一般处理：胰岛移植术后，病人须卧床 8 小时，监测脉搏、呼吸及体温，监测病人血常规、血生化、凝血指标等。术后第 2 天，常规接受 B 超检查以确定肝脏内无血肿或门静脉血栓发生。病人在接受胰岛移植后常规给予短期抗凝治疗，通常在 48 小时内给予静脉肝素泵入，维持 APTT 在 50～60 秒，然后在 1 周内给予低分子量肝素抗凝治疗。术后病人常规接受预防感染治疗，给予抗细菌、抗真菌及抗病毒治疗。

(2) 免疫抑制剂应用：目前胰岛移植免疫抑制治疗以 Edmonton 方案为基础，不使用糖皮质激素，使用 ATG 或巴利昔单抗作为诱导治疗，小剂量 FK506 联合西罗莫司或 MMF 作为免疫抑制维持治疗。

①首次胰岛移植：应用 ATG 诱导，在移植前以及移植后第 1、2、3 天分别给予 ATG(总剂量为 6 mg/kg，静脉滴注)，维持治疗给予口服小剂量 FK506(药物浓度 4～6 ng/ml)联合西罗莫司(药物浓度 8～12 ng/ml)或 MMF(750 mg,bid)。

②再次胰岛移植：应用巴利昔单抗(移植前及移植后第 4 天分别给予 20 mg,静脉滴注)，若第三次胰岛移植在第二次移植后的 30～70 天内，则不额外给予巴利昔单抗治疗，如果第三次移植在第二次移植后的 70 天以后，则给予双倍剂量巴利昔单抗治疗。维持治疗给予口服小剂量 FK506(药物浓度 4～6 ng/ml)联合西罗莫司(药物浓度 8～12 ng/ml)或 MMF(750 mg,bid)。

(3) 预防经血液介导的立即炎症反应(IBMIR)治疗：IBMIR 以天然免疫反应为特征，当胰岛与血液直接接触后，迅速出现血栓形成和(或)炎症反应，主要是因为凝血和补体系统被立即激活，活化的血小板与胰岛细胞表面结合，胰岛受到白细胞浸润。胰岛被凝血块包绕，胰岛内浸润了大量白细胞(主要是多核淋巴细胞)，破坏了胰岛细胞完整性。研究表明，门静脉内胰岛移植后 2 小时内可以因为 IBMIR 而破坏近 50% 的胰岛，严重影响胰岛移植的治疗效果。

①抑制血栓形成治疗。门静脉内胰岛移植时，胰岛悬液内加入 70 U/kg 的肝素抗凝，移植后迅速给予静脉肝素泵入，维持 APTT 在 50～60 秒。

②抗肿瘤坏死因子治疗。胰岛移植前，给予 TNF-α 拮抗剂会减少非特异性胰岛 β 细胞的损失，显著提高移植胰岛物的存活。目前较为常用的 TNF-α 拮抗剂为依那西普，属于融合蛋白类 TNF-α 抑制剂，临床研究已证实依那西普能够显著减轻 IBMIR，目前已广泛应用于临床胰岛移植。门静脉胰岛移植前，给予依那西普(50 mg,静脉滴注)，移植后第 3、7、10 天分别给予依那西普(25 mg,皮下注射)。

(4) 胰岛素应用和血糖控制：胰岛移植后，由于病人的病情差异和胰岛移植物功能的不同，病人在移植后一定时间内血糖水平波动幅度可能较大。通常认为胰岛移植物血管化需要 2～4 周完成，从而发挥正常的生理学功能。所以接受胰岛移植治疗的病人术后需继续使用胰岛素控制血糖，以利于胰岛移植物避免因血糖过高而影响其生理学功能恢复。胰岛移植后尽可能利用动态血糖监测设备密切观察病人的血糖水平，同时给予病人静脉泵入胰岛素，以控制病人血糖在 6～8 mmol/l 区间内，如果血糖水平下降，可以适当减少胰岛素的用量，移植 2 天后改为皮下注射胰岛素或应用胰岛素泵继续稳定病人血糖水平。如果病人在不使用胰岛素治疗的情况下，连续 3 天餐后 2 小时血糖均低于 10 mmol/l 则达到脱离胰岛素治疗的标准。

4. 胰岛移植术后监测　　胰岛移植术后的监测主要包括以下两个方面。

(1) 免疫状态监测：与其他器官移植不同的是，胰岛移植后如果发生排斥反应，胰岛移植物将在很短时间内被免疫系统所摧毁，基本很难有机会进行挽救性抗排斥反应治疗，因此胰岛移植后对于病人的免疫状态监测尤为重要。胰岛移植后常用的监测指标包括 T 淋巴细胞亚群、PRA 等。另外，如果接受胰岛移植的病人原发病为 1 型糖尿病，则要考虑自身免疫病的因素，在胰岛移植后常规检测胰岛素抗体(IAA)、胰岛细胞抗体(ICA)和谷氨酸脱羧酶抗体(GAD)等

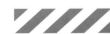

糖尿病自身抗体指标。

（2）胰岛移植物功能监测：胰岛功能监测是评判胰岛移植疗效的重要指标，虽然胰岛功能监测无法预知早期排斥反应，但如果胰岛功能快速下降甚至消失可以作为排斥反应发生的依据。综合来说，胰岛移植物活检非常难以实现，因此很少在临床中应用胰岛移植病理学检查。通过检测血糖、糖化血红蛋白（HbA1c）水平、C肽水平及胰岛素用量可以有效评估胰岛移植后疗效。

如果病人在接受胰岛移植后C肽水平上升至正常人水平，在不依赖外源性胰岛素的情况下血糖水平、HbA1c水平在正常值范围内，可以判定胰岛移植后获得治愈性效果。但如果病人存在不能完全脱离胰岛素治疗的可能性，则根据胰岛素需求量下降为移植前的50%；C肽水平较移植前显著升高，并能维持一定血糖水平，使HbA1c水平保持在7%以内，提示胰岛移植物成功存活，但未达到完全治愈。无论是否能脱离胰岛素治疗，病人在接受胰岛移植后发生严重低血糖的概率显著降低，生活质量得到显著改善。即使胰岛移植后病人不能获得脱离胰岛素的治疗效果，但胰岛移植物可以分泌C肽，这些内源性分泌C肽对于改善病人的微循环具有十分重要的意义，可以有效预防或延缓糖尿病并发症的发生发展。

关于胰岛移植物损伤的评估，目前还没有非常成熟的检测或检查指标应用于临床。虽然miRNA-375、miRNA-200c和外泌体都被证实可以作为胰岛移植后损伤或排斥反应发生的指标，但还需进一步积累更多的临床病例来进行验证。

影像学技术的快速发展，为胰岛移植物提供了有效的检测方法。目前可以利用核磁共振、PET来对胰岛移植物进行影像学分析，从而判断胰岛移植物的生存情况。这些新的影像学技术在判断胰岛移植治疗效果方面具有较好的临床应用前景。

四、胰岛移植并发症防治

胰岛移植治疗安全性较高是胰岛移植能持续发展的重要因素之一。目前已经完成的临床胰岛移植绝大多数是经皮经肝门静脉穿刺胰岛移植方案，通常情况下仅需在皮肤穿刺点局麻下即可完成手术，创伤较小。虽然胰岛移植术后发生并发症的概率很小，但根据临床研究显示，胰岛移植后还是可能出现以下并发症。

1. 穿刺针道出血或血栓形成　目前胰岛移植手术期间及术后给予充分抗凝，以抑制因凝血反应而造成的IBMIR及预防门静脉分支血栓形成，病人凝血指标中APTT需维持在50秒左右。这段时间病人凝血功能较差，如果穿刺针道封堵不确切或肝脏表面存在多个穿刺针孔，可能导致肝脏表面穿刺点持续出血，严重者需要输血甚至外科干预止血治疗来防止病人出现腹腔大量出血而导致严重后果。预防胰岛移植后出血最为根本的措施是在穿刺时尽可能在肝脏表面只用一个穿刺孔，并且在胰岛素输注结束后使用弹簧圈或止血凝胶封堵针道。

如果病人在胰岛移植时或移植后因抗凝力度不充分，或者IBMIR发生程度较剧烈，可能导致胰岛移植物局部形成大量血栓，严重者可能导致门静脉系统大量血栓，肝脏发生严重病变。预防血栓形成最重要的治疗措施是胰岛移植手术期间及移植后给予充分抗凝，并且联合使用抗肿瘤坏死因子等药物抑制IBMIR发生的程度。

2. 其他并发症　胰岛移植后可能引起肝内导管入口处瞬时的不适或偶尔活度的疼痛，还可能出现由于横膈膜被刺激引发的右肩端牵涉性疼痛。大多数情况下，常规止痛药物可以使疼痛在24～48小时解除。肝内胰岛移植的另一个风险是ALT和AST缓慢增长，发生率可达50%，通常在1个月后即完全恢复正常。近20%胰岛移植受者可出现肝微脂肪变性。胰岛移植另一个风险是因供体存在感染造成胰岛移植物携带少量微生物，虽然在整个胰岛制备的过程中可以有效地去除可能存在的微生物，而且在移植前也需确认镜检无细菌及真菌，但细菌及真菌培养需要较长时间，无法在移植前获得培养的结果，移植后还是可能造成感染，因此病人在移植后常规给予抗感染治疗。

胰岛移植后有可能出现对供体 HLA 抗原致敏,尤其是当移植多个供体胰岛时,出现致敏的可能性会增加。虽然目前使用的抗排斥药物可以有效降低胰岛移植后致敏的发生,特别是使用 T 淋巴细胞清除药物诱导治疗后可以将致敏的可能性显著降低,但在胰岛移植前后应常规监测病人 PRA,如果病人在移植前 PRA 呈弱阳性,应根据 PRA 细筛结果选择避开阳性位点的供体,并且移植前常规行供体和受体淋巴毒试验,结果为阴性时才可以接受胰岛移植。如果病人 PRA 为强阳性,应暂停胰岛移植。

门静脉胰岛移植后因 IBMIR 的发生,可以在很短时间内导致大量胰岛遭到破坏,病人可能因胰岛素大量释放而出现严重低血糖反应。在胰岛移植手术中和手术后应监测血糖,如果血糖持续下降应给予葡萄糖静脉滴注,严重者给予静脉注射高渗葡萄糖来纠正低血糖。

胰岛移植后病人需终生服用免疫抑制剂,长期免疫力下降可以引起机会性感染和增加肿瘤发生的风险。因此在胰岛移植前应向病人阐明长期服用免疫抑制剂的副作用及注意事项,定期复查各项指标,做到早发现、早处理。

目前经皮经肝门静脉穿刺主要是在 X 线介导下完成,由于穿刺时无法精准定位穿刺针道,可能会误伤胆囊,导致胆囊穿孔。因此推荐在穿刺时应结合 X 线和 B 超引导,提高穿刺的精准程度,避免误伤胆囊的情况出现。

五、结语

经过近 30 余年的发展,胰岛移植已经成功应用于治疗难治性糖尿病。加拿大、澳大利亚等国已经将胰岛移植正式纳入本国的医保体系。美国和欧洲的多个国家已经完成临床试验,正在积极申请将胰岛移植列入正规临床诊疗技术。近年来,我国开展临床胰岛移植的单位数量逐渐增加,胰岛移植的疗效也有较明显的提高。2017 年初我国正式出台《胰岛移植技术管理规范》,标志着中国胰岛移植技术已经作为正式治疗项目应用于临床。

目前我国糖尿病病人数量已经超过 1 亿,其中相当一部分病人出现胰岛功能衰竭,需要通过胰岛移植或胰腺移植来治疗严重糖尿病。另外,我国接受器官移植手术的病人中患糖尿病比例较高,并且移植后因服用免疫抑制剂将导致糖尿病进一步加重,即使病人在移植前没有糖尿病,在移植后新发糖尿病的比例仍然较高,严重影响病人移植的治疗效果,无疑胰岛移植为这些病人提供了安全且有效的治疗方法,具有十分广阔的应用前景。

(王树森)

▶▶ 参考文献

1. Najarian J S,Sutherland D E,Matas A J,et al. Human islet transplantation:a preliminary report[J]. Transplant Pro,1977,9(1):233-236.

2. Shapiro A M,Lakey J R,Ryan E A,et al. Islet transplantation in seven patients with type 1 diabetes mellitus using a glucocorticoid-free immunosuppressive regimen[J]. N Engl J Med,2000,343(4):230-238.

3. Hering B J,Kandaswamy R,Ansite J D,et al. Single-donor, marginal-dose islet transplantation in patients with type 1 diabetes[J].JAMA,2005,293(7):830-835.

4. Bellin M D,Barton F B,Heitman A,et al. Potent induction immunotherapy promotes long-term insulin independence after islet transplantation in type 1 diabetes[J]. Am. J. Transplant,2012,12(6):1576-1583.

5. Berney T,Ferrarilacraz S,Bühler L,et al. Long-term insulin-independence after allogeneic

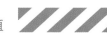

islet transplantation for type 1 diabetes：over the 10-year mark[J]. Am. J. Transplant，2009，9(2)：419-423.

6. Gibly RF，Graham J G，Luo X，et al. Advancing islet transplantation：from engraftment to the immune response[J]. Diabetologia，2011，54(10)：2494-2505.

7. Qi M，Kinzer K，Danielson KK. et al. Five-year follow-up of patients with type 1 diabetes transplanted with allogeneic islets：the UIC experience[J]. Acta Diabetol. 2014，51(5)：833-843.

8. Hering B J，Clarke W R，Bridges N D，et al. Phase 3 Trial of Transplantation of Human Islets in Type 1 Diabetes Complicated by Severe Hypoglycemia[J]. Diabetes Care，2016，39(7)：1230-1240.

9. Ryan E A，Bigam D，Shapiro A M. Current indications for pancreas or islet transplant[J]. DiabetesObes. Metab，2016，8(1)：1-7.

10. Galindo R J，Wallia A. Hyperglycemia and Diabetes Mellitus Following Organ Transplantation [J]. Curr Diab Rep. 2016，16(2)：14.

11. Jenssen T，Hartmann A. Emerging treatments for post-transplantation diabetes mellitus [J]. Nat Rev Nephrol. 2015，11(8)：465-477.

12. 陈实. 移植学[M]. 北京：人民卫生出版社，2011.

13. Hering BJ，Kandaswamy R，Harmon JV，et al. Transplantation of cultured islets from two-layer preserved pancreases in type 1 diabetes with anti-CD3 antibody[J]. Am J Transplant，2004，4(3)：390-401.

14. Kaddis J S，Danobeitia J S，Niland J C，et al. Multicenter analysis of novel and established variables associated with successful human islet isolation outcomes[J]. Am J Transplant，2010，10(3)：646-656.

15. Hanley S C，Paraskevas S，Rosenberg L. Donor and isolation variables predicting human islet isolation success[J]. Transplantation，2008，85(7)：950-955.

16. Nano R，Clissi B，Melzi R，et al. Islet isolation for allotransplantation variables associated with successful islet yield and graft function[J]. Diabetologia，2005，48(5)：906-912.

17. O'Gorman D，Kin T，Murdoch T，et al. The standardization of pancreatic donors for islet isolation[J]. Transplantation Proc，2005，37(2)：1309-1310.

18. Ng MC，Lee SC，Ko GT，et al. Familial early-onset type 2 diabetes in Chinese patients：obesity and genetics have more significant roles than autoimmunity[J]. Diabetes Care，2001，24(4)：663-671.

19. Kin T，Shapiro A M. Surgical aspects of human islet isolation[J]. Islets，2010，2(5)：265-273.

20. Schuetz C，Markmann JF. Islet cell transplant：Update on current clinical trials[J]. Curr Transplant Rep，2016，3(3)：254-263.

21. Owen R J，Ryan EA，O'Kelly K，et al. Percutaneous transhepatic pancreatic islet cell transplantation in type 1 diabetes mellitus：radiologic aspects[J]. Radiology 2003，229(1)：165-170.

22. Nilsson B，Ekdahl KN，Korsgren O. Control of instant blood-mediated inflammatory reaction to improve islets of Langerhans engraftment[J]. Curr Opin Organ Transplant，2011，16(6)：620-626.

23. Shapiro A M，Gallant H L，Hao E G，et al. The portal immunosuppressive storm：relevance

to islet transplantation？［J］. Ther Drug Monit，2005，27（1）：35-37.

24. Lau J，Carlsson P O. Low revascularization of human islets when experimentally transplanted into the liver［J］. Transplantation，2009，87（3）：322-325.

25. 王树森，裴广辉，王金山等. 经大网膜生物支架胰岛移植技术的探索［J］. 实用器官移植电子杂志，2016，4（6）：378-380.

26. Baidal D A，Ricordi C，Berman D M，et al. Bioengineering of an Intraabdominal Endocrine Pancreas［J］. N Engl J Med，2017，376（19）：1887-1889.

27. Fiorina P，Shapiro A M，Ricordi C，et al. The clinical impact of islet transplantation［J］. Am J Transplant，2010，8（10）：1990-1997.

28. Del U C，Fiorina P，Amadio S，et al. Evaluation of polyneuropathy markers in type 1 diabetic kidney transplant patients and effects of islet transplantation：neurophysiological and skin biopsy longitudinal analysis［J］. Diabetes Care，2007，30（12）：3063-3069.

29. Thompson D M，Meloche M，Ao Z，et al. Reduced progression of diabetic microvascular complications with islet cell transplantation compared with intensive medical therapy［J］. Transplantation，2011，91（3）：373-378.

30. Yoshimatsu G，Takita M，Kanak MA，et al. MiR-375 and miR-200c as predictive biomarkers of islet isolation and transplantation in total pancreatectomy with islet autotransplantation［J］. J Hepatobiliary Pancreat Sci，2016，23（9）：585-594.

31. Vallabhajosyula P，Korutla L，Habertheuer A，et al. Tissue-specific exosome biomarkers for noninvasively monitoring immunologic rejection of transplanted tissue［J］. J Clin Invest，2017，127（4）：1375-1391.

32. Malosio ML，Esposito A，Brigatti C，et al. MR imaging monitoring of iron-labeled pancreatic islets in a small series of patients：islet fate in successful，unsuccessful，and autotransplantation［J］. Cell Transplant，2015，24（11）：2285-2296.

33. Eriksson O，Selvaraju R，Eich T，et al. Positron Emission Tomography to Assess the Outcome of Intraportal Islet Transplantation［J］. Diabetes，2016，65（9）：2482-2489.

34. Kawahara T，Kin T，Kashkoush S，et al. Portal vein thrombosis is a potentially preventable complication in clinical islet transplantation［J］. Am. J. Transplant，2011，11（12）：2700-270.

35. Venturini M，Angeli E，Maffi P，et al. Technique，complications，and therapeutic efficacy of percutaneous transplantation of human pancreatic islet cells in type 1 diabetes：the role of US［J］. Radiology，2005，234（2）：617-624.

36. Villiger P，Ryan E A，Owen R，et al. Prevention of bleeding after islet transplantation：lessons learned from a multivariate analysis of 132 cases at a single institution［J］. Am. J. Transplant. 2005，5（12）：2992-2998.

37. Ryan E A，Paty B W，Senior P A，et al. Risks and side effects of islet transplantation［J］. Curr Diab Rep，2004，4（4）：304-309.

38. Rafael E，Ryan EA，Paty BW，et al. Changes in liver enzymes after clinical islet transplantation［J］. Transplantation，2003，76（9）：1280-1284.

39. Maffi P，Angeli E，Bertuzzi F，et al. Minimal focal steatosis of liver after islet transplantation in humans：a long-term study［J］. Cell Transplant，2005，14（10）：727-733.

40. Toso C，Isse K，Demetris AJ，et al. Histologic graft assessment after clinical islet transplantation［J］. Transplantation，2009，88（11）：1286-1293.

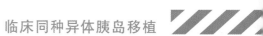

41. Gala-Lopez B，Kin T，O'Gorman D，et al. Microbial Contamination of Clinical Islet Transplant Preparations is Associated with Very Low Risk of Infection［J］. Diabetes Technol. Ther，2013，15(4)：323-327.

42. Rickels MR，Kearns J，Markmann E，et al. HLA sensitization in islet transplantation［J］. Clin. Transpl，2006，413-420.

43. Owen RJ，Ryan EA，O'Kelly K，et al. Percutaneous transhepatic pancreatic islet cell transplantation in type 1 diabetes mellitus：radiologic aspects［J］. Radiology，2003，229(1)：165-170.

第二十四章
皮肤移植

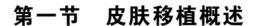

第一节　皮肤移植概述

　　皮肤移植是指将一块皮肤组织由身体的某处取下，与供皮区完全游离，移植于另一处(受皮区)，重新建立血液循环并成活，以达到修复皮肤缺损的目的。皮肤移植有着悠久的历史。相传公元前2500年，古印度人就能运用皮肤移植修复缺损的鼻子。1804年意大利人Baronio报道了在羊身上进行皮肤移植的实验研究。第一例有完整记录的人类皮肤移植发生在1817年。

　　当病人全身皮肤缺损面积超过体表面积的30%时，自体皮肤移植常难以满足修复创面的需要，因此利用他人的皮肤或动物皮肤移植成为可能的替代方案。Bent通过动物实验认识到自体皮肤移植与异体、异种皮肤移植，其成活率不同。Lexer报道了同种异体皮肤移植后被排斥的经过，证实了异体皮肤移植与自体皮肤移植的结果不同。Schone提出了移植免疫的概念，认为移植免疫反应发生是导致异体皮肤移植后被排斥的主要原因。Holman在实验研究中发现相同供体和受体进行异体皮肤移植时，第二次发生排斥反应的速度比第一次发生排斥反应速度快。Gibson和Medawar(1943)观察了移植于创面上的同种异体皮片的存活和受排斥的过程，并观察到第二次移植的同一供体皮片遭到迅速的排斥，被称为二次移植现象。

　　1953年Brown等在临床上应用异体皮肤作为生物覆盖物用于大面积烧伤创面的临时覆盖，取得了很好的临床效果。大面积烧伤病人创面的感染率、死亡率明显下降，此后异体皮肤移植逐步被外科医生们接受。1966年上海交通大学医学院附属瑞金医院报道了利用异体皮肤打孔嵌入自体小皮片的混合移植方法，成功治愈烧伤面积70%(50%Ⅲ度)的创面，为大面积深度烧伤的治疗提供了一种有效的新方法。1985年北京积水潭医院报道使用大张异体皮加微粒自体皮，手术可一次完成，自体皮的利用率达10%以上。1998年武汉市第三医院报道了喷洒法皮粒播植术，不仅手术方法进一步简化，疗效也明显提高，自体皮的利用率提高到5%以上。我国学者在利用大张异体皮或异种皮少量自体皮混合移植的上述方法中，不断地提高手术效果，使过去无法想象的特大面积深度烧伤病人得以成功救治，使我国的烧伤救治成功率达到了国际领先水平，受到国际同行的瞩目。

　　尽管同种异体皮作为临时创面覆盖物在烧伤的治疗中取得了很大的作用，但毕竟其来源有限，制作、储存及运输不便，同时也存在传播疾病的风险。从20世纪40年代开始就不断有学者研究能够替代皮肤功能的人工皮肤产品。早期的人工皮肤是以各类天然纤维或合成材料为基础，对烧伤创面起到暂时性的屏障作用，但与传统敷料并无本质上的区别，此后发展出的藻酸盐敷料、甲基纤维素、含药物敷料等除屏障作用外，还有一定促进愈合等作用，保持于创面的时间也较长。1975年Rheinwald和Gveen利用少量人体皮肤，用皮肤细胞培养技术在体外成功培

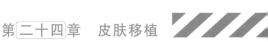

养可供移植的表皮膜片，开启了组织工程化人工皮肤的新时代。美国的 Integra 人工皮肤于 1996 年正式上市，其含有硅胶表皮层及多孔胶原海绵结构的真皮层，移植于人体创面后可起到临时皮肤的作用。近年来，以来自人体及动物的脱细胞真皮基质，或人工合成的真皮基质，加上培养的自体皮纤维细胞及表皮细胞，构成复合皮肤，或称为组织工程化人工皮肤。随着组织工程技术及干细胞研究技术的不断发展，大面积深度烧伤病人自体皮源不足的难题有望得到解决，皮肤移植技术的发展也将进入一个全新的时代。

第二节　皮肤移植的分类

皮肤移植可以根据皮肤的厚度、移植方法、移植部位、供体与受体的遗传学关系、皮肤的活力等进行不同分类。

一、按移植皮片的厚度分类

根据移植皮片的厚度，可将其分为表层皮片、中厚皮片、全厚皮片和含真皮下血管网皮片 4种，前两者又称为断层皮片。

（一）表层皮片

表层皮片是指皮片中仅含有皮肤的表皮层和少量真皮乳突层，厚 0.20～0.25 mm，因其薄如刀刃，所以又称为刃厚皮片。表层皮片的优点是皮片较薄，易于成活，抗感染能力强，无论在新鲜创面或肉芽创面上都易成活；其供皮区损伤小、愈合快，取皮后供区可在短期内愈合(7～10天)。头皮等皮肤较厚的部位可以待愈合后反复多次取皮，适合于大面积烧伤后皮源不足的病人。

表层皮片的缺点是因为皮片中真皮成分少，愈合后易收缩，有时可因收缩而出现高低不平的皱褶；不耐摩擦，在活动关节处易起水疱而溃破。同时皮片成活后色素沉积较明显，色泽深暗，干硬粗糙。因此表层皮片移植不适于修复面部等外观重要的部位、关节等活动部位及经常受压和摩擦的部位。

（二）中厚皮片

中厚皮片含有表皮及部分真皮，一般相当于全层皮肤厚度的 1/4～1/3，在成人其厚度为 0.3～0.8 mm。临床上有时根据厚度又将其分为薄中厚皮片、普通中厚皮片和厚中厚皮片。

中厚皮片比较容易成活。中厚皮片含丰富的胶原纤维、网状纤维和弹性纤维组织，皮片成活后质地较柔软而且结实，成活后皮片挛缩少，色泽改变亦不明显，可耐受一般的摩擦和压力。中厚皮片的成活能力和抗感染能力虽然较表层皮片稍差，但较全厚皮片强得多；薄的中厚皮片在这方面更是近似表层皮片，完全能在污染的新鲜创面上、有轻度污染的肉芽创面上及与体表相通的腔道如鼻腔、口腔及阴道内成活生长。中厚皮片的供皮区创面上仍然留有真皮组织，供区能借残留的毛囊、皮脂腺及汗腺上皮的生长而自行愈合。

中厚皮片的缺点是抗感染能力较表层皮片弱，移植成活后可产生一定程度的色素沉积，在面部、手掌和足跟等负重部位，结果也不够理想。故中厚皮片不能完全替代表层皮片及全厚皮片。较厚的中厚皮片可在供皮区遗留瘢痕。

（三）全厚皮片

全厚皮片包含表皮和真皮全层，移植成活后效果接近正常皮肤。因为全厚皮片含有全部真皮组织，其中弹性纤维、网状纤维及胶原纤维等组织含量多，故成活后其色泽、柔韧度和松动性都较好，能耐受摩擦和压力；成活后皮片收缩及色泽改变均不明显，适合于头面部及关节等对外

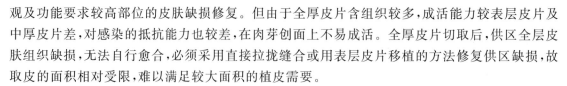

观及功能要求较高部位的皮肤缺损修复。但由于全厚皮片含组织较多,成活能力较表层皮片及中厚皮片差,对感染的抵抗能力也较差,在肉芽创面上不易成活。全厚皮片切取后,供区全层皮肤组织缺损,无法自行愈合,必须采用直接拉拢缝合或用表层皮片移植的方法修复供区缺损,故取皮的面积相对受限,难以满足较大面积的植皮需要。

(四) 含真皮下血管网皮片

含真皮下血管网皮片除含有皮肤的全层组织外,还保留了完整的真皮下血管网,同时还带有一层薄薄的脂肪,皮片的厚度超过全厚皮片。传统观念认为皮片越厚,建立血液循环越慢,皮片越难成活。1979 年日本学者冢田贞夫首先报道含有真皮下血管网的皮片,他认为含真皮下血管网的皮片通过真皮下血管网与受区血管组织吻接,促进皮片的血液循环重建,移植后较易成活。但对此种皮片的实际应用效果尚有争议。有学者认为此种皮片成活后色泽良好,质地软,较全厚皮片移植有更大的优越性,有时甚至可以替代血管吻合的皮瓣使用而无臃肿的弊端;亦有学者认为该皮片与全厚皮片移植成活机制基本一致,移植后皮片更容易出现水疱、花斑、表层坏死及变硬现象,效果不够理想。

二、按移植皮肤遗传学来源分类

根据供体与受体的遗传学关系,皮肤移植可以分为以下 4 类。

(一) 自体移植

自体移植是指供体和受体为同一个体,如将同一个人的大腿皮肤切取下来移植到其手部。自体移植可永久性存活,是修复全层皮肤缺损创面的主要手段。

(二) 同种移植

同种移植是指在同一种类的两个个体之间的移植,如将某人的皮肤移植到另一个人身上。由于移植排斥反应,同种移植难以永久性存活。

(三) 双生移植

双生移植是指同卵孪生之间的移植,虽属两个不同个体,但他们的基因相同,因此移植后不产生移植排斥反应,其结果与自体移植相似。

(四) 异种移植

异种移植是指不同种类的两个个体之间的移植,如将猪皮移植到人体创面。由于异种动物之间的遗传差异较同种个体之间更大,故移植排斥反应更快、更强烈,移植存活的时间更短。

三、按移植方法分类

根据移植方法的不同可分为以下 3 类。

(一) 游离移植

游离移植是指皮肤从供皮区切取下来,完全与供体脱离以后再移植到受皮区,待该皮片与受区建立血液循环后即可成活。

(二) 带蒂移植

带蒂移植是指移植皮肤与供皮区之间未完全分离,仍保留了部分联系,移植皮肤自身保持着从供区来的血液供应,因此易于成活。由于移植皮肤与供皮区之间有相连的"蒂",因此一般称其为带蒂皮瓣移植。

(三) 吻合血管的游离移植

吻合血管的游离移植是指采用显微外科技术,将移植皮肤的血管与受区血管吻合,以重建

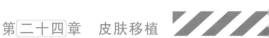

移植物的血液循环,促进移植物的成活。

四、按皮片的形状分类

(一)点状皮片

将表层皮片剪切成(3~5)mm×(3~5)mm大小的正方形或长方形皮片,皮片间距为5~10 mm,散在移植于肉芽创面上,称为点状皮片移植。

点状皮片的制作方法:将表层皮片的皮面平铺于凡士林纱布上,将皮片连同纱布一起切成需要大小的点状皮片,然后移植到受皮区。

点状皮片移植操作简单,对于受皮区创面的要求不高,即使创面有一定程度的感染仍能生长成活。同时,点状皮片移植可以节约供皮区,皮片剪切得愈小,其使用率愈高,皮片扩大生长的倍数亦愈大,适用于自体皮源不足的病人。点状植皮时皮片的间距越小,创面愈合越快。点状皮片移植的缺点是皮片成活后,皮片之间多遗留斑状瘢痕,外形不佳,不适用于外露部位缺损的修复;由于术后瘢痕不同程度地增生和挛缩,易造成关节功能及活动恢复受限,故点状皮片移植亦不适用于功能部位的修复。由于点状皮片移植不利于功能及外形的恢复,目前临床已较少应用。

(二)邮票状皮片

将较大的表层皮片或薄中厚皮片修剪成邮票大小,一般为1 cm×1 cm或1 cm×2 cm大小,移植于制备好的创面上,称为邮票状皮片移植。邮票状皮片移植具有表层皮片移植的优点,易成活,抗感染能力强,节约皮源,适用于肉芽创面及其他创面的修复。

邮票状皮片的制备:将切取下来的表层皮片或薄中厚皮片的表皮面裱衬于凡士林纱布上,然后平铺在木板上,用剪刀剪成1 cm×1 cm或1 cm×2 cm的皮块,即形成邮票状皮片;再将剪好的皮片移植到受区创面上,为扩大修复面积,皮片之间可相隔一定距离,但间距一般不宜超过1 cm。

(三)网状皮片

将较大的大张皮片,用手工或用网状轧皮机切出间隔均匀的开口,相邻两行的开口互相交错,拉开皮片即形成有密集菱形孔洞的网状皮片。网状皮片依据孔洞大小和密集程度,可扩大不同倍数,常见的倍数有1、3、5、6等几种类型。

网状皮片移植可以用较少量的皮片覆盖较大的创面,是节约皮源的方法之一,并可以缩短手术时间。其适用于深度烧伤削痂后的创面或肉芽创面。一般以扩大3倍为宜,扩大6倍者用于非功能部位也可取得较好的效果。但为了减少网状皮片植皮时网眼的创面暴露,可用异体皮、异种皮或人工皮等做重叠覆盖。网状皮片大大地扩大了皮片边缘的长度,有利于上皮向网眼内生长。但若网眼创面暴露过多或引起感染,可导致植皮失败或延长愈合时间。愈合良好的网状皮片移植区,经使用弹性绷带持续加压包扎后,远期可有一定的弹性和耐磨性,外观与功能较点状及邮票状植皮为佳。如不进行弹性包扎,有时可见到网眼内出现菱形突起的瘢痕增生,呈网格状,有碍外观及功能恢复。

过去网状皮片一般是手工制作,轧出的孔洞往往不够均匀,也比较耗时。现在采用网状轧皮机,可以根据所需扩大的面积,选用不同扩大倍数的轧皮刀具,可以很方便地轧出网状皮片。如果以手工开孔,且孔洞的间距较大,则皮片呈筛孔状,又称为筛状植皮,现已少用。

(四)大张异体皮开窗自体小皮片嵌植术

大面积深度烧伤切痂后,在大张异体皮上轧出间隔均匀的小窗,一般约4 mm×4 mm大小,然后移植于创面上。2~3天后去除外敷料,此时异体皮与创面已初步成活。在异体皮的小窗孔内嵌入大小适当的自体小皮片。这样大张异体皮与点状自体皮均在创面上成活,自体皮逐

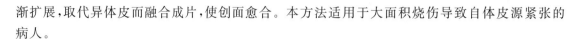

渐扩展,取代异体皮而融合成片,使创面愈合。本方法适用于大面积烧伤导致自体皮源紧张的病人。

（五）微粒皮移植

将皮片剪切成很小的微粒,其数量很多,皮片总的边缘很长,发挥其向四周蔓延修复创面的作用,使皮片得到最充分的利用。微粒皮移植的自体皮扩展倍数较大张异体皮开窗自体小皮片嵌植术更大,手术操作也更简单,节省手术时间。微粒皮移植到创面上后,由于微粒皮很小,若无良好保护,不易附着在创面上成活,故微粒皮外层需要覆盖物保护。覆盖物可选用同种异体皮、异种皮或人工皮等,以同种异体皮效果较好。

五、按处理方法不同分类

（一）新鲜皮肤移植

皮肤从供区取下来立即移植,或在数小时以内移植。因离体时间短,皮片无须经过任何保存处理,称为新鲜皮肤移植。

（二）保存皮肤移植

皮肤从供区取下来以后,经一定方法处理后保存起来,供以后需要时再移植。常用的保存方法是低温保存。在低温状态下,皮肤的活力可以保存一定时间。将皮片加少量生理盐水及抗生素,置于普通冰箱 4 ℃条件下,一周内可有较高的存活率。若将皮片置于 0 ℃以下保存,则需采用防冻处理,否则冰晶可对皮肤形成损害,影响皮片的活力。经适当防冻处理的皮肤可在深低温状态保存一年以上。

（三）细胞培养皮肤移植

细胞培养皮肤移植是指取少量皮肤,在体外采用细胞培养技术使细胞扩增形成皮肤膜片后移植于创面。细胞培养能在 1 个月最大扩大 1 万倍。早期采用单纯的培养表皮细胞膜片移植,因缺乏真皮成分,移植成活后不耐摩擦,易破溃感染,疗效不佳。现在多将培养的自体皮片与异体、异种真皮或人工真皮结合形成复合移植。这一方法又称为组织工程皮肤技术。由于疗效及高昂的费用限制,组织工程皮肤技术当前仍处于研究探索阶段,临床应用尚不多。

（四）脱细胞真皮基质移植

将人体或动物皮肤经一定的理化方法处理,去除所有的细胞成分,仅留下无抗原性的真皮基质,移植于病人创面后不引起移植排斥反应,在体内最终诱导形成永久性的真皮成分。在其外层再移植自体刃厚皮片或培养的自体细胞膜片,可形成具有表皮和真皮的复合结构,愈合后具有良好的功能、外形和柔软性。目前市面上已有商品化供应的脱细胞真皮基质产品。

（五）无活性皮肤移植

采用辐射照射、冷冻干燥、使用化学药物(如碘、甘油、苯扎溴铵等)等方法,将同种或异种皮肤处理后供临床随时使用。这些无活力的生物材料可以暂时起到覆盖创面的作用,对清洁新鲜的深浅Ⅱ度烧伤创面及切削痂的深Ⅱ度和Ⅲ度创面、肉芽创面有一定的暂时性保护作用,配合各种形式的自体皮肤移植,可以起到较好的效果。

（六）人工皮肤

人工皮肤是指以天然生物材料或人工合成化学材料制成的人造皮肤。常用的人工皮肤材料有牛或猪胶原、甲壳素、海藻酸钠,高分子合成材料聚乙烯、聚氨酯、硅橡胶,以及尼龙丝网、多肽丝绒等织物类。但真正适合临床应用的人工皮肤尚待进一步研究开发。

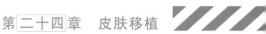

第三节　皮片切取方法

一、表层皮片的切取

（一）术前准备

表层皮片的供皮区可以选大腿、头皮、背部、上臂及胸腹部等处，大腿内侧因较隐蔽常被选用。头皮血供丰富，切取表层皮片后创面愈合较快，可重复切取，愈合后一般不留任何痕迹，应用也较多，尤其适用于大面积烧伤而皮源紧张者。对于特大面积Ⅲ度烧伤病人，全身任何部位的皮肤都可考虑取皮以挽救病人生命。供皮区应注意检查局部有无皮肤急性或慢性炎症、皮肤疾病及病灶等，手术前一天用肥皂和水清洗供区，剃除毛发备皮。

（二）器械准备

切取表层皮片常用的器械主要有滚轴式取皮刀、气动式取皮刀、电动式取皮刀。滚轴式取皮刀为手动。窄型滚轴式取皮刀多用于头皮等供皮区，所取皮片较窄；宽型滚轴式取皮刀长度可达 20 cm，多用于大腿、躯干等处，可取较宽的皮片。气动或电动式取皮刀分别由氮气或电力驱动，一般均备有不同的宽度调节板用于切取不同宽度的皮片。若只需切取面积很小的表层皮片，也可不用上述专用器械，采用普通 21 号手术刀片，或用血管钳夹持一片双面剃须刀片，直接从供皮区切取表层皮片。

手术中最好另备两块消毒木板和少许液体石蜡。木板的作用是将供皮区皮肤绷紧拉平，只有在皮肤绷紧拉平的情况下才能顺利切取长而宽的较薄皮片。液体石蜡的作用是使皮肤表面滑润，减少取皮刀与供皮区之间的阻力，便于取皮操作。

（三）表层皮片的切取方法

表层皮片临床应用广，切取简单。初学者经过学习不难掌握，但要切取厚度均匀的大张薄皮片，需多在实践中体会操作要点，经反复练习才可达到。

1. 滚轴式取皮刀取皮法　滚轴式取皮刀由可转动的滚轴、调节皮片厚度的旋钮、安装刀片的压板、刀架和手柄等几部分组成。用滚轴式取皮刀切取皮片方便简单，皮片厚度可以调节。刀片安装时，先揭开刀架上的刀片压板，将刀片上的三个洞孔对准刀架上三个突起部装入刀片，盖上刀片压板并将压板扣紧。然后调节两端的厚度控制旋钮。两端的旋钮刻度共 4 格，每一格表示所取的皮片厚度约为 0.25 mm；将旋钮固定在第一格时，所取的皮片厚度约为 0.25 mm，合乎表层皮片的厚度。但刀架上的刻度并非完全准确，尤其是使用较长时间的滚轴刀，其刻度只能作为参考，须结合目测刀片与滚轴之间距。

手术方法：先将消毒液体石蜡均匀涂在滚轴刀架及供皮区，术者与助手分别用手或木板从取皮处的上下两端绷紧皮肤，使皮肤平展。将刀架放在供皮区表面，使刀架与皮肤之间成一定角度（一般 30°左右），适当向皮肤方向施压并往复运动刀架，待刀片切入皮肤后，调整刀架与皮肤角度为 20°左右，然后向前均匀地往复运动刀架，使刀片徐徐前进切取皮片。为防止皮片边缘不整齐，刀片要锋利，取皮时用力要均匀，持刀时腕关节保持稳定，避免刀片前进时压力忽轻忽重地跳行。根据所取皮片厚度，不断调整取皮刀架的角度，角度愈大，则所取皮片愈厚，角度愈小，则所取皮片愈薄，通过调整角度切取适当厚度皮片。

为切取大张表层皮片，供皮区可先用 0.5％普鲁卡因加入 1∶20 万肾上腺素做皮下浸润注射充填，使供区变得平整且较坚实以便于皮片切取。肾上腺素可减少供皮区的出血。供皮区注射充填有助于切取大而厚度均匀的皮片，尤其是在皮肤松弛或有凹陷的部位，最好充填后取皮。

2. 气动或电动式取皮刀取皮法　气动或电动式取皮刀除动力分别为氮气和电力外,其余结构及原理基本相同。故在此一并介绍。气动或电动式取皮刀均由动力部分、传动系统、手柄、刀架、厚度刻度盘、调节螺丝、刀片等部分构成。采用气动或电动式取皮刀取皮具有操作简单,切取皮片速度快,缩短手术时间,在肢体平坦部位可切取长条皮片,皮片边缘整齐等优点。操作方法:从消毒包中取出取皮机,连接好动力源(电或氮气),装上取皮刀片,根据所需皮片宽度选择合适取皮宽度板(一般取皮刀备有 10.2 cm、7.6 cm、5.1 cm、2.5 cm 等几种宽度),拧上紧固螺丝。根据取皮厚度,调节侧方刻度表,每一刻度为 0.05 mm。皮肤表面和刀片处涂上少许消毒凡士林,起润滑作用。打开取皮机主机的保险开关至"ON"位置,将刀片端置于供区皮肤上,按下取皮机开关,向供皮区方向施加适当压力,与皮肤成 30°～45°角匀速向前推进切取皮片。取得足够长度的皮片后起刀使皮片离断。供皮区创面用凡士林纱布覆盖,以纱布、棉垫、绷带加压包扎。

二、中厚皮片切取

切皮机的种类很多,主要有鼓式、吸引式、气动式和电动式等,这些切皮机各有优点和缺点。气动及电动式切取方法与表层皮片切取相同,只是调节刀具刻度及取皮时施加的压力不同。本处重点介绍鼓式切皮机取皮法。

鼓式切皮机的机身为一半圆形的鼓面,一般长 20 cm,宽 10 cm,可切取相同面积大小的皮片。鼓的凹面有一个机柄,柄中穿过一个既可左右滑动,又可上下转动的轴杆。杆的两端连接一个刀架,以备放置刀片。杆的右边有一拉动刀架的拉手和一个调节皮片厚度(即刀片与鼓面的距离)的调节螺盘。

鼓式切皮机取皮需将皮肤粘在鼓面后切取,有胶水及双面胶纸两种粘皮方式。取皮前需用乙醚将切皮机鼓面及供区皮肤洗净。采用双面胶纸时,先去除胶纸上一面上的护膜,将其均匀粘贴在鼓面上,注意起始处应超过鼓缘约 1 cm,反折粘在鼓缘反面。粘胶纸时应从起始端向远端展开,用无菌纱布将其压紧,确保平整,不留任何气泡及皱褶。然后将胶纸另一面的护膜揭去即可取皮。采用胶水粘贴时,用胶水分别在鼓面和皮肤表面均匀涂上一层,待胶水干后取皮。

取皮时,用左手握紧机柄,右手扶持刀架,将鼓面的前缘准确地压紧在供皮区的一端,使其与供皮区紧密粘连。将鼓的前缘稍稍抬起,如果与鼓面前缘接触的皮肤被粘起,即可将刀架放下。以拉锯式的往复动作将取皮刀片切入皮肤,随后边拉锯式切皮边缓慢向前转动取皮鼓,直至取得足够长度皮片。取皮开始时应将厚度刻度调到较大位置,再根据需要将厚度刻度调整至适当位置。取皮完毕后,将鼓面抬起与皮肤脱离,再拉动刀架即可将皮片切断。将皮片从鼓面上分离下来后,揭下胶纸或拭去皮面上的胶水,留待移植时使用。

气动式、电动式切取中厚皮片的方法基本与表层皮片切取相同。与鼓式切皮机相比,其不必在供区使用黏合剂,操作简单,缩短了手术时间。

三、全厚皮片切取

全厚皮片含有皮肤表皮层和真皮层全部组织,移植成活后其色泽、质地及功能均优于中厚皮片及表层皮片。但全厚皮片对创面的要求较高,抗感染能力较差,不易在肉芽创面上成活,如皮下有出血也容易导致失败。全厚皮片移植一般用于面部、手部及关节等功能部位。全厚皮片多采用手术刀徒手取皮法,亦可用鼓式切皮机切取。

全厚皮片的形状和大小应与受区相同,才能保持皮片的正常张力,利于皮片的成活。供区皮肤应与受区的皮纹或毛发方向一致。取皮前,根据受区创面形状及大小在供皮区标出取皮范围,可用透明塑料纸或废胶片剪出受区所需皮片的形状,然后在供皮区依据其画出皮片的轮廓

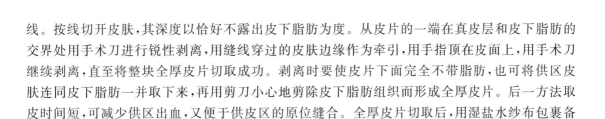

线。按线切开皮肤,其深度以恰好不露出皮下脂肪为度。从皮片的一端在真皮层和皮下脂肪的交界处用手术刀进行锐性剥离,用缝线穿过的皮肤边缘作为牵引,用手指顶在皮面上,用手术刀继续剥离,直至将整块全厚皮片切取成功。剥离时要使皮片下面完全不带脂肪,也可将供区皮肤连同皮下脂肪一并取下来,再用剪刀小心地剪除皮下脂肪组织而形成全厚皮片。后一方法取皮时间短,可减少供区出血,又便于供皮区的原位缝合。全厚皮片切取后,用湿盐水纱布包裹备用。

四、含真皮下血管网皮片切取

含真皮下血管网皮片除含有皮肤的表皮层和真皮层外,还应保留真皮下血管网及其间少许脂肪组织,移植后通过这层血管网,皮肤组织可以存活或较易成活。含真皮下血管网皮片一般均采用徒手法切取。根据受区缺损的面积及形状在供区标出取皮范围。沿线切开皮肤,将皮肤连同皮下组织整块切下,皮面朝下,底面朝上,用小剪刀仔细修剪皮下脂肪组织,仅留一层很薄的细小颗粒脂肪组织,可以隐约透见真皮下血管网。尽量减少真皮下血管网的损伤,不必排空血管内的血液。修剪脂肪时,皮片内的血液流向皮面的较多;当修剪完毕皮面朝上时,积血反流向真皮下血管网,则可见血管网充盈,毛细血管较明显。

含真皮下血管网皮片的供区选择及术后处理同全厚皮片移植。

五、同种异体皮肤的切取

自愿捐献遗体皮肤的切取,一般需在捐献者死亡 6 小时以内获取皮肤,夏季无冷藏条件时应提早到 3 小时以内,冬季可延长到死亡后 12 小时。在 4 ℃严格冷藏条件下,最长不超过 24 小时。捐献者或其亲属应事先签署自愿捐赠文件,捐献者去世后,皮肤及其他捐赠器官的获取人员应向捐赠遗体默哀致敬,然后依次切取捐赠器官。由于皮肤的耐缺血时间较长,一般安排在其他捐赠器官切取完成之后进行。

捐献皮肤的切取可分为无菌切取及有菌切取 2 种方式。无菌切取前应清洗、剃毛,常规消毒铺无菌巾,切取者按无菌手术原则洗手及消毒,穿无菌手术衣并戴无菌手套,以灭菌手术器械切取尸体皮肤。有菌切取方式则无须消毒灭菌,先行切取皮肤,然后以 1‰洗必泰浸泡消毒。同种异体皮肤的储存及使用方法详见本章相关内容。

捐献皮肤的切取方法有两种,一种是以电动式或气动式取皮刀切取,另一种是以手术刀将全层皮肤自深筋膜层完整取下,然后再以鼓式取皮机反取去除皮下脂肪,将皮肤制备成大张中厚皮片。前一种方法对遗体外形的影响较小,但皮片的宽度有限(一般取皮刀的宽度仅 10 cm);后一种方法获取的皮片面积较大,可为整个肢体的周径宽度,有利于大面积烧伤病人的自体和异体皮肤混合移植,但此方法对遗体外形的破坏较大,不符合尊重死者及其家属的原则,现已较少使用。

六、异种皮肤的切取

常用于烧伤治疗的异种皮肤为猪皮,包括有活力的新鲜猪皮和经灭活处理的无活力猪皮,后者可保存较长时间,方便储存及运输,现已成为主要方式。异种皮肤的切取方法同异体捐献人体皮肤一样,但大都是连同皮下脂肪整张切取,再以专用取皮机去除皮下脂肪,根据临床需要,制备成不同厚度的大张异种皮,经消毒灭菌处理后备用。随着我国医疗行业依法执业要求的不断提高,目前临床医生已很少再自行切取和制备异种皮肤,各类异种皮肤均由专业公司生产和销售,具体方法在此不赘述。

第四节　自体皮肤移植

皮肤移植是皮肤缺损常用的修复方法,不仅广泛应用于深度烧伤及各种原因所致的皮肤缺损病人,也是整形外科、创伤外科、修复重建外科等常用的重要治疗手段。选择哪一种植皮方式应根据待修复创面的性质和部位决定。整形手术一般采用大张皮片移植;Ⅲ度烧伤面积小于50%体表面积,可采用大张皮片、网状皮片及小皮片移植等方法。

一、大张皮片移植

大张皮片移植除皮片边缘缝合处外,很少遗留瘢痕,一般采用中厚或全厚皮片,移植成活后可获得良好的外观及功能,因此大张皮片移植多用于整形手术,颜面部和手等功能部位的烧伤一般也尽可能采用大张皮片。皮片与创缘缝合固定,缝合后皮片应有一定张力,再用多层纱布加压包扎,5~10天拆线。此种植皮方式能改善外观和功能,但创面需具有良好的受皮条件,包括感染程度轻、不能残留坏死组织、充分止血等。

二、网状皮片移植

在大张皮片上做许多长度一致而呈有规律排列的小切口,切口彼此平行,但相邻两行切口之间相互错开,拉开皮片可见小切口形成许多菱形小空格,以皮条相连并互相交错,形似渔网,故又名网状皮片。其优点是可增加皮片面积、节约皮源、引流通畅和减少皮片下积血的机会。该方法可用较少的皮片覆盖较大面积的创面,是节约皮源的一种方法。由于网状皮片含真皮成分,且连成网状,因此较耐摩擦和牵拉,瘢痕挛缩程度比小皮片植皮轻,并可缩短手术时间。临床多用于大面积深度烧伤切削痂创面,也可用于创面处理得当的肉芽创面。

制作网状皮片一般选择中厚皮片为宜。皮片太薄,其真皮成分少,切割后易拉破,难以拉成网状;太厚则对供皮区损伤大,成活也相对困难。网状皮片的制作有两种方法:一是将切取的大张中厚皮片用特制的机器切出网孔,拉开皮片即成网状,二是将所取大张皮片平铺于木板上,用手术刀片在皮片上有规律地交错切割网孔。但网眼不可太大、太多,否则创面愈合时间过长,网眼间会出现肉芽组织过度生长,影响治疗效果。在网状皮片扩展比例较大时,为减少创面暴露,最好用异体皮或异种皮覆盖网状皮片,可促进创面早日愈合。

网状皮片因孔的大小和间距不同,皮片扩大的倍数不等,一般扩展比例为3~6倍。网状皮片细条状边缘表皮细胞向四周扩展,1:3网状皮片的网眼间隙在7~10天就被迁移的表皮细胞覆盖。为了不使网眼创面裸露,在网状皮片上可应用甲壳胺膜、辐照猪皮和Biobrane等覆盖物,由于甲壳胺膜无占位性并有加速上皮化的作用,是网状皮片植皮的理想覆盖物。网状皮片植皮时需缝合固定。皮片成活后应外用弹力绷带,可减少瘢痕增生,使植皮区有一定弹性和耐磨性。

三、小皮片移植

将切取的皮片剪成小片状移植于创面,称为小皮片移植。由于皮片常类似邮票大小,故又称为邮票状皮片移植。本方法通常使用刀厚皮片,多将小皮片间隔一定间距移植,减少自体皮片需要量,同时也有利于创面引流,在有一定感染的肉芽创面也易于成活。皮片成活后,逐渐向四周扩展直至融合成片,皮片间隙愈合后遗留斑状瘢痕,故一般不适用于面部及功能部位。小皮片移植主要应用于创面大而供皮区面积有限,或创面须立即覆盖但又残留少量坏死组织时,多用于修复肉芽创面,也常用于大面积深度烧伤自体皮源不足时。将自体邮票状刀厚皮与同种

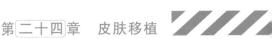

或异种植皮相间移植,对于修复大面积Ⅲ度烧伤创面实用价值高。

将大张刃厚皮片表皮向下平铺在凡士林油纱布上,连同油纱布一起剪切成所需大小。皮片准备好后用镊子移植于已清创好的受皮区。根据皮片的多少,可将皮片密集移植,也可使皮片间相距一定距离以扩大覆盖范围,皮片间距离越小,创面愈合越快。移植皮片的扩展面积与皮片周长成正比,皮片愈小,总的扩展面积愈大。临床常用的小皮片边长为 0.5~2 cm,皮片间的间距以 1~1.5 cm 为宜。间距 1 cm 时皮片间隙需 10~14 天才能被皮片边缘迁移的表皮细胞完全覆盖。间距过大超越皮片边缘表皮细胞迁移的能力,创面间隙难以愈合。在大面积烧伤自体皮源极度缺乏时,可将刃厚皮剪成边长 0.5 cm 以下的小皮片,分散移植到创面以扩大修复面积,节约皮源,因皮片小,故又称点状皮片移植术。

移植前创面准备:将受区创面用 1‰洗必泰或稀释活力碘及生理盐水反复冲洗;切痂创面可立即植皮;肉芽创面用抗生素纱布湿敷 10~15 分钟,将剪切好的小皮片移植于创面上,外用一层网眼纱布固定皮片,再敷上数层浸有 1‰洗必泰或稀释活力碘的湿纱布,然后用多层干纱布或棉垫均匀加压包扎。

四、肉芽创面植皮术

由于各种原因错过了早期削痂植皮,致创面脱痂后肉芽组织生长,可行肉芽创面植皮术。手术成功的关键是控制感染、及早清除坏死组织和积极培养健康的肉芽组织。

肉芽创面一般存在程度不等的局部感染,为确保移植皮片成活,临床上多选用刃厚皮片移植。但在面部等外观及功能十分重要的部位,也可酌情选用中厚皮片甚至全厚皮片移植,只要创面处理得当,皮片也可成活并获得较好的外观及功能。手术时充分冲洗创面,清除坏死组织及分泌物,用 0.1%新洁尔灭消毒创面,用刀柄或刀片平行于创面刮除肉芽组织。时间较长的老化肉芽创面可将肉芽全部刮除直至肉芽基底纤维板层,此层基底平整,植皮成活率较高。用生理盐水反复冲洗,抗生素纱布湿敷 10~15 分钟,然后再移植皮片。由于肉芽创面植皮多采用小皮片,一般无须缝合固定。皮片移植后覆盖一层大网眼纱布起固定皮片的作用,外用数层松软的含抗生素的纱布加压包扎。一般术后 2~3 天更换敷料并观察皮片成活情况,清除分泌物。若为整张皮片移植,可在皮片上散在打洞,以利引流(颜面部除外),术后 7~10 天更换敷料;对无法加压包扎的部位,如面部、颈部及会阴部等,可行打包加压包扎,术后局部制动。

第五节　异体皮肤及异种皮肤移植

大面积烧伤病人的自体皮源非常有限,难以采用自体皮肤移植修复创面,这时往往要借助同种异体皮、异种异体皮或皮肤代用品。异体皮移植成活一段时间后,在机体免疫系统的作用下终将被排斥。因此,临床上一般都是采用与少量自体皮肤混合移植的方式,利用异体或异种皮肤暂时覆盖创面,在其保护下,移植的少量自体皮肤逐渐扩展,修复创面。混合皮肤移植是消灭大面积烧伤创面、挽救病人生命的重要措施。异体及异种皮肤移植所起的主要作用为减少创面感染机会,避免大量体液丧失,为自体皮最终修复创面提供良好的条件和基础。

一、同种异体皮移植

同种异体皮移植是同种个体与个体间皮肤的移植。最早应用尸体皮肤移植的记录可以追溯到 1881 年,但真正应用于临床是在 1942 年以后。过去的使用方法是将异体皮肤移植到创面上,待异体皮被排斥后,再在新鲜创面上移植自体皮,或在排斥反应发生之前采用自体皮片逐步更换异体皮。现在一般采用异体皮与自体皮混合移植的方式。

　　根据临床来源不同可以将同种异体皮分为两类：一类是新鲜同种异体皮，直接从健康人体上取皮，供皮者为活体，这种方法取皮面积受到一定限制，只能取薄皮片，虽然皮片成活率高，但在供区可留有瘢痕或色素沉着，并且对供皮者的心理会产生一定影响，故临床应用受到限制；另一类是取自捐献的尸体皮肤。

　　来自捐献遗体的异体皮肤的制备：异体皮供皮者应无皮肤病、感染性疾病及传染性疾病、恶性肿瘤等。取皮时间一般在死后 6 小时以内为宜，夏季不超过 3 小时，冬季或保存在 4 ℃冰箱内不超过 24 小时。用肥皂水及清水将供皮者皮肤洗净，去除污垢，剃除毛发，死婴应除去胎脂。若要制作大张皮片，可暂不消毒，沿肢体内侧、躯干一侧腋中线、腹股沟及肩颈线切开皮肤，从深筋膜平面连同皮肤皮下组织整张取下，然后用清水清洗数次，置入 0.5‰洗必泰中浸泡 15 分钟，用生理盐水洗净。无菌条件下，用取皮鼓反鼓制成所需厚度的皮片。取皮时要将皮肤表面贴紧鼓面，调好厚度，一般为 0.4～0.5 mm，助手用组织钳在鼓前端向两侧、前下方把皮肤固定好，术者来回拉动刀架，切除全部脂肪及部分真皮，即可得到所需皮片。取完一鼓，不要剪断皮肤，变换方向或更换位置，连续进行，可得到大张皮片。若皮片暂时不用，可做储藏备用。

　　异体皮移植到创面后，最初能与自体皮一样与创面建立血液循环。但由于异体排斥反应，最终无法避免因排斥反应而脱落。由于表皮及其真皮抗原性程度不同，自体和异体皮肤混合移植后改变了异体皮被排斥的方式。异体表皮由于抗原性强，因此，在移植后 3 周左右，随着自体上皮细胞的扩展，异体表皮自真皮上被清除，即被排斥。而异体真皮的主要成分——胶原的抗原性较弱，因此，能长期留在体内。异体纤维细胞及胶原纤维在自体表皮的掩盖下，经历着一个缓慢的生物退化过程。被排斥的血管、神经末梢及少量真皮附近则被识别为异物而被包围吸收。在这个包围吸收的过程中，少数病人在移植后 3 周至 2 个月内可出现排异高峰，临床表现为高热、白细胞计数增高、神志不清、局部肿胀明显等，一般经过 2～3 周可消退。

　　临床上异体皮被排斥的形式可表现为干性痂皮脱落、湿性痂皮脱落和脱屑三种形式。三种形式可以单独发生在一个病人，也可以同时发生于一个病人。一般来说，凡自体皮片密植者，多表现为脱屑（如采用与自体微粒皮肤混合移植时）。自体皮肤间距较宽者（如大张异体皮开窗自体小皮片嵌植时），多表现为干性痂皮或湿性痂皮脱落方式。

二、异种异体皮移植

　　当同种异体皮皮源不足时，可使用异种异体皮，简称异种皮。报道过的异种皮有猪皮、鸡皮、鱼皮及羊皮等，临床上常用的是猪皮。猪的皮肤在组织结构上较接近人类的皮肤，尤其是小猪皮肤质地柔软，覆盖在创面上，在未脱落前可起到保护创面的作用。文献记载最早的异种皮移植是 1880 年，Bromberg 1965 年报道了利用猪皮覆盖深度烧伤创面。1969 年国内首次报道了猪皮移植治疗深度烧伤。此后，不断有猪皮应用于临床的报道。猪皮与人尸体皮相比，存活时间一般要短 1～2 周。在自体皮与异种皮移植后 2 周，随着人体肉芽组织的长入，人体对猪皮的排斥也随即开始。此时猪皮表皮开始坏死、脱落。

　　异种皮的制备：一般选用小白猪，体重 10～20 kg，处死动物并放血，皮下充气，剃毛洗净皮肤，将猪皮整张剥下，置入 1‰洗必泰液中浸泡 15 分钟。取出后用生理盐水冲洗干净，无菌条件下用鼓式取皮机按制作同种异体皮方法制成大张厚度为 0.4～0.6 mm 的中厚皮片。但取皮时应特别注意猪皮较人皮质地硬，不易完全贴于鼓面上，因此，助手应特别注意将猪皮加压使其紧贴鼓面，并且切取速度要慢，边切取边改变方向，循序进行，制成大张中厚皮片。

　　临床应用的猪皮可采用新鲜猪皮，也可采用储存猪皮。其保存方法与异体皮相同。异种皮主要用于大面积深度烧伤创面的覆盖，也可用于供皮区创面及Ⅱ度创面的覆盖等。临床应用的具体形式有大张异种皮开窗嵌植自体小皮片或自体皮、异种皮间植等。若用的是冷冻猪皮，则要先用 40 ℃温水快速复温后使用，具体手术方法参照异体皮移植的应用。

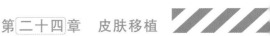

三、无活力皮肤移植

所谓无活力皮肤是指用化学方法或物理方法预先处理,使皮肤失去活力,但其结构不变。该种皮片覆盖创面后,抗原性减弱,与创面附着时间明显延长。由于制作方法简便,容易保存,其具有一定临床应用价值。由于异体皮肤的来源有限,临床上使用的无活力皮肤多为异种皮肤。临床常用的无活力皮肤有辐照猪皮、戊二醛储存猪皮、冻干猪皮及洗必泰酒精储存猪皮等种类,目前市面上已有商品化产品供应,使用起来非常方便。

四、大张异体皮(异种皮)开窗自体小皮片嵌植术

本方法是将大张异体皮或异种皮与自体小皮片混合移植,利用异体皮或异种皮暂时覆盖创面,自体皮成活后扩展修复创面,主要用于治疗大面积深度烧伤自体皮源紧缺时。异体皮一般是冷冻储存的尸体皮,异种皮可用新鲜或储存的小猪皮。

操作方法如下:将异体皮或异种皮片按创面大小拼接成大张,然后将其绷紧,用多用轧皮机轧成U形小孔,或用两把21号尖刀片用消毒纱布捆在一起,两者相距约0.5 cm,在大张异体皮或异种皮片上戳等距离小孔,再剪开相邻两小孔的一侧即成U形小孔。小洞间距为1 cm左右。将此制备好的大张皮片移植到切削痂创面,缝合固定。注意缝合时要使其保持一定张力,以便与创面紧贴。将所取的自体刀厚皮片表皮向下铺在油纱布上,用剪刀或手术刀片剪切成边长为0.3~0.5 cm的方形皮片,或用轧皮机轧成所需大小的皮片。术者两手各拿一把镊子,左手将异种皮片小洞处掀起,右手挟持一小块自体皮片轻放在掀起的异种皮片下方,重复进行,直至将全部创面植皮完毕;也可先移植大张异体皮或异种皮片,2~3天后打开观察,若其已存活,可于戳洞处嵌植小片自体皮。这种方法在植皮生长较好的病例,往往没有明显的异体皮排异过程,一般可见异体皮呈脱屑样排异,排异后自体皮片已融合成片,若自体皮片脱屑、坏死或异体皮溶解而自体皮片尚未融合,遗留的部分残余创面可待肉芽组织生长后,再补充移植自体皮片。

本方法是上海交通大学医学院附属瑞金医院烧伤科于20世纪60年代首创,对当时提高大面积烧伤治愈率起到了重要作用,曾被称为"中国方法"。其优点是修复大面积深度烧伤创面效果稳定可靠,缺点是手术操作烦琐、耗时长、自体皮的利用率最大不超过10倍。

五、微粒皮肤移植术

该方法由北京积水潭医院张明良于1986年报道,使用1%的供皮区可覆盖10%甚至更多的创面。其方法操作较异体皮开窗自体小皮片嵌植术简便,自体皮利用率提高,较好地解决了大面积烧伤病人自体皮供区严重不足的问题。本方法自使用后,逐步取代了异体皮开窗自体小皮片嵌植术。

(1)基本原理:同样面积的供皮剪得越小,数量越多,均匀分布移植到创面,结合异体皮或异种皮覆盖保护,成活后扩展可修复较大创面。若将1 cm²的自体皮剪成200粒,当供区和受区面积比为1:10时,每平方厘米创面有20粒皮;当供区和受区面积比为1:20时,每平方厘米创面有10粒皮。虽然皮粒很小,但由于彼此间距较小,易于互相扩展融合。由于表皮层的脂肪含量较真皮层高且相对密度较小,漂浮于等渗盐水中时,大部分微粒皮表皮层向上、真皮层向下。利用绸布将微粒皮转移到大张异体皮的真皮面,然后一起移植到创面,可使大部分微粒皮保持表皮层向上的方向。

(2)操作方法:用不锈钢或有机玻璃等制成长方形平底漏盘,盘底钻大量小孔。另备一个较漏盘稍大的托盘。将漏盘置于托盘内,再用一块绸布平铺在漏盘上。用剪刀或碎皮机将所取刀厚皮片剪成微粒皮肤,将微粒皮肤在生理盐水中分散漂浮后,倒于漏盘的绸布上,加入生理盐水至漏盘高度的1/3~1/2,双手提起托盘,缓缓向一端倾斜,使微粒皮肤接触到绸布,然后再将

托盘向另一端倾斜,让生理盐水自微粒皮肤下冲过,这样反复进行,可使绝大多数皮片表皮面向上,并均匀分散在水面上。双手平稳提起漏盘,漏掉盐水,微粒皮肤均匀沉在绸布上,把绸布取下,将有微粒皮肤的一面覆盖于异体皮或异种皮的真皮面,用手轻拍后揭去绸布,即可使微粒皮肤均匀地分布于异体皮或异种皮上(图24-1)。如果操作得当,可见大多数微粒皮的真皮面朝上。将此异体皮缝合于切削痂后待移植的创面上,均匀加压包扎。若无特殊情况,一般术后一周左右首次检视创面。只要覆盖创面的异体皮或异种皮成活良好,其下微粒皮多可扩展修复创面。

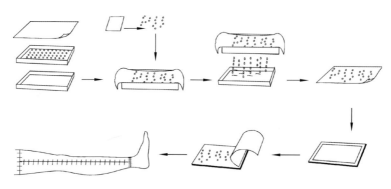

图 24-1 微粒皮肤漂浮后经绸布的转移过程示意图

六、喷撒法皮粒播植术

此方法是在微粒皮肤移植方法基础上改进的新方法,由武汉市第三医院谢卫国于 1998 年报道。这一方法取消了微粒皮肤移植术中微粒皮经生理盐水漂浮后再通过绸布转移的复杂过程,将微粒皮用皮粒播撒器直接喷撒移植,使手术方法大大简化,时间缩短,而效果明显提高。由于移植的皮粒分布非常均匀,不仅能避免皮粒分布不匀造成的愈合不良,还增加了对自体皮的利用率。

手术方法如下:根据受区和供区面积比例,在供皮区以滚轴刀取自体刃厚皮。以手工或电动碎皮机将取下的刃厚皮片剪切为 0.2～0.5 mm 大小的皮粒。皮粒播撒器由储皮罐、充气加压装置及喷头等组成。将剪成微小颗粒状的皮粒混悬于储皮罐内的生理盐水中,抽动活塞充气后使储皮罐内形成一定压力。按动开关扳手,混悬于生理盐水中的皮粒在气压作用下均匀喷出,直接播植于创面及待移植的大张异体或异种皮的真皮面。将剪好的皮粒置于皮粒播撒器的储皮罐内,加适量生理盐水,一般每 100 cm² 皮片加生理盐水 30～50 ml。旋紧密封盖后轻轻摇动播撒器使皮粒混悬于生理盐水中。抽动加压活塞杆 20～25 次,使储皮罐内压力增至 90 kPa 左右。根据不同喷皮部位调整好喷头的喷出角度。轻轻扳动开关,使皮粒喷出,均匀喷撒于平铺的异体或异种皮的真皮面,也可以直接喷撒到待植皮的创面。将已喷撒自体皮粒的大张异体或异种皮移植于受皮区,以自动缝皮器或针线缝合固定,均匀加压包扎(图24-2)。术后 7 天左右首次检视创面,以后根据情况每 2～3 天更换敷料,如果覆盖创面的异体或异种皮成活良好,创面无明显分泌物,也可采用暴露方式,直至痊愈。

本方法与传统微粒皮肤移植术最大的区别在于,不考虑移植微粒皮的方向,因而省去了手术中烦琐的皮粒漂浮及绸布转移过程。其理论依据是,如果皮粒被剪成有六个面的正方体置于创面,只有六分之一的机会是表皮面向下的"反面"。而事实上皮粒在反复剪切过程中,多被剪成了接近球形的极多面体,播撒到创面后表皮面正好朝向创面而无法吸收营养的概率几乎为零。动物实验和大量的临床应用结果都证实,不论是将皮粒喷撒或直接涂抹到创面,均能获得良好成活。微粒皮移植中,皮粒分布是否均匀是影响自体皮利用率和手术结果的关键因素。采用皮粒漂浮绸布转移法行微粒皮移植时,常产生皮粒分布不匀而影响手术效果。皮粒分布稀疏

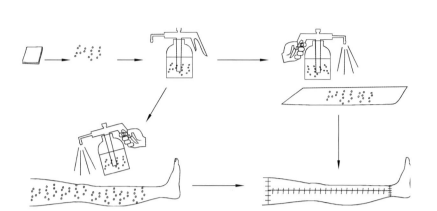

图 24-2 喷撒法皮粒播植术示意图

的部位在异体皮脱落后遗留肉芽创面,需补植自体皮片方能愈合。而皮粒堆积过多的部位可因阻断其上方的异体皮营养而致后者存活不良,导致其过早溶脱而影响手术。采用皮粒播撒器播植时,由于高压气流的作用,混悬于生理盐水中的皮粒呈放射状喷出,因而分布十分均匀。这样不仅能最大限度地避免皮粒分布不匀造成的影响,而且缩短了皮粒间隙创面的上皮化过程,在异体皮或异种皮因排斥反应而脱落之前,自体皮已封闭创面,减少了创面再次裸露及感染的机会。

七、自体与异体皮相间皮片移植术

这是最早使用的自体与异体皮混合移植方法。将自体皮、异体皮制成条状或方块等形状,相间移植到创面。借助异体皮片暂时覆盖创面,待自体皮片互相融合后,异体皮片会自行脱落。自体皮一般选用刃厚皮片;异体皮可用新鲜或储存异体/异种皮片。自体皮片间距最大为0.5~1.0 cm。因本方法操作烦琐、皮片间隙多、易暴露创面等缺点,现已较少单独用于大面积烧伤的治疗。一般是当不适合行大张异体/异种与自体皮混合移植,后期大片肉芽创面形成而自体皮源仍十分紧张时,采用此方法尽量覆盖创面,避免创面裸露,因此现在多作为一种补充使用的方法。临床上也可采用自体皮与异种皮或各种无活力皮肤相间移植。

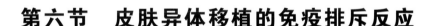

第六节 皮肤异体移植的免疫排斥反应

自体皮移植是修复全层皮肤缺损创面的最好方法。然而,大面积严重烧伤病人可供取皮的皮源不足,是影响大面积烧伤病人救治成功的重要因素。20世纪50年代起同种异体皮肤作为临时覆盖物用于大面积烧伤创面治疗,取得了很好的临床效果,大面积烧伤病人死亡率明显下降。但异体皮在移植后因机体的排斥反应而不能长期存活。对异体皮肤移植免疫学的了解,有助于提高异体皮移植的质量,提高严重烧伤的治疗水平。

一、皮肤内与免疫有关的细胞

(一)朗格汉斯细胞

朗格汉斯细胞有多种免疫功能,其细胞膜表达高密度的 MHC-I 类和 MHC-II 类分子,还表达 CD1、Fcr 受体和 C1、C3 受体。它是皮肤的抗原提呈细胞(antigen presenting cell, APC),能摄取、加工、提呈外来抗原。表皮内的朗格汉斯细胞可以游走、穿越基膜而进入真皮,最后离开真皮到达局部引流的淋巴结深皮质区内,具有同种异基因刺激作用。朗格汉斯细胞还能分泌 IL-1、IL-2 等细胞因子,在皮肤异体移植排斥反应中起十分重要的作用。一些影响朗格汉斯细胞数量及功能的因素,可明显影响异体皮移植的存活时间。实验证明,朗格汉斯细胞引起的排

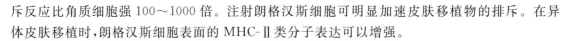

斥反应比角质细胞强 100~1000 倍。注射朗格汉斯细胞可明显加速皮肤移植物的排斥。在异体皮肤移植时,朗格汉斯细胞表面的 MHC-Ⅱ类分子表达可以增强。

(二)角质细胞

角质细胞表面具有 MHC-Ⅰ类分子。正常情况下,角质细胞缺乏 MHC-Ⅱ类分子;仅在特定的环境下表达Ⅱ类分子,从而发挥抗原提呈功能。Th 细胞在被抗原激活后,可诱导移植物内皮细胞、角质细胞表达 MHC-Ⅱ类分子。培养的角质细胞在干扰素的诱导下表达 MHC-Ⅱ类分子,角质细胞可产生一定量的免疫活性多肽物质,如 IL-1、IL-3、淋巴细胞活化因子、自然杀伤(NK)细胞活化增强因子及胸腺细胞激活因子(ETAF),它们均通过不同的途径参与免疫反应。如:IL-1 具有促进胸腺细胞增殖、活化 T 淋巴细胞、促进 B 淋巴细胞转化等作用;IL-3 有促进淋巴细胞生长和分化成熟作用;ETAF 具有与 IL-1 相同的多效功能,包括发热、促进中性粒细胞趋化、促进淋巴细胞激活及诱导胸腺细胞、角质细胞和成纤维细胞的增殖。

(三)成纤维细胞

成纤维细胞是真皮中的主要细胞成分,对促进移植物血管化起重要作用。其机制是通过产生、分泌多种细胞生长因子促进内皮细胞分化、增殖。另一方面,成纤维细胞也参与免疫反应,其参与免疫反应的途径并非其表达低下的 MHC-Ⅰ类分子,而是分泌一种相对分子质量为 30000 的可溶性物质,刺激 T 淋巴细胞表达 Bcl-XL,防止 IL-2 等细胞因子活化的 T 淋巴细胞凋亡。

(四)内皮细胞

内皮细胞位于真皮血管内,其特征性标志物是胞质内的怀布尔-帕拉德(Weibel-Palade)小体和Ⅷ因子阳性。内皮细胞通过多种方式参与免疫反应:①具有抗原提呈功能;②能产生 IL-1、IL-2 等细胞因子;③参与淋巴细胞再循环。但是皮肤中的内皮细胞在排斥反应中似乎并不重要(此点与其他带血管的实质性器官不同),因为皮肤移植物初期的成活主要依赖创面渗出的营养液,后期的营养由受者创面肉芽中长入的血管提供,其为受者自身的,故不发生移植排斥反应。

(五)淋巴细胞

人体表皮同胸腺结构一样,含有上皮细胞和骨髓来源的细胞成分。小鼠表皮内有两种不同的骨髓来源细胞,即 Thy-1$^+$ 树突状细胞(Thy-1$^+$ DECs)和朗格汉斯细胞。Thy-1$^+$ DECs 与胸腺内早期 T 淋巴细胞相似,TCRγδ 阳性(C4$^-$、CD8$^-$、TCRγδ$^+$),但不能表达成熟的 Th 细胞或抑制性 T 淋巴细胞(Ts 淋巴细胞)的表面抗原。Thy-1$^+$ DECs 具有 NK 细胞的活性,因此推测这种细胞可能是表皮免疫监视过程中的杀伤细胞。另有学者认为,Thy-1$^+$ DECs 可能是一些未成熟的细胞,对抗原刺激高度敏感,在抗原作用下趋向成熟。在人类皮肤内已发现表皮内树突状 CD1a 细胞、CD3$^+$ 细胞及 γ、δ 链阳性细胞,并发现 γ、δ 基因及其蛋白质产物。皮肤中还有从胸腺来的成熟淋巴样细胞。真皮内含有组织细胞、肥大细胞及淋巴细胞等。这些细胞在皮肤的免疫监视及异体皮移植排斥反应中均具有重要的作用。

二、异体皮移植排斥反应

异体皮移植的排斥反应是典型的细胞免疫,习惯上分成三个阶段:①输入阶段:抗原物质进入所引流的淋巴结,即免疫识别异体抗原,进行加工、处理和提呈抗原的阶段。②中心反应阶段:局部淋巴结内宿主免疫系统的活化,即免疫细胞的活化阶段。③输出阶段:活化的免疫细胞攻击和破坏移植物,即细胞毒性反应或效应阶段。

皮肤移植物在没有淋巴引流时,或在没有 T 淋巴细胞的动物(如裸鼠、SCID 鼠等)上,其移植物存活时间相应延长。当淋巴引流被完全隔绝(或完全丧失)时,异体皮移植的排斥反应将明显减弱。可以推测,异体皮移植排斥反应的发生过程大致是,移植物的 APC 迁移或宿主的

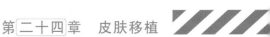

APC 对异体抗原进行识别、加工和处理，APC 与机体免疫细胞作用，激活 Th 细胞，再活化细胞毒性 T 淋巴细胞(CTL)和迟发过敏型 T 淋巴细胞(DTH)，活化的 T 淋巴细胞通过淋巴液、血液输出至移植物，释放淋巴因子和淋巴毒素，攻击和破坏移植物。这中间的每一环节又包含着复杂的内容和机制。

三、皮肤排斥反应的判断标准

目前尚缺乏统一的皮肤异体排斥反应的判断标准，可从组织学、免疫学及功能上来判断。

异体移植排斥反应大体(肉眼上)表现：移植皮肤显著红肿、水疱形成，继而进行性地脱屑、严重溃疡、坏死、发黑等。光镜表现：异体移植 5～6 天内，组织学变化不大。而 6 天后，移植物的微血管内皮细胞显示局部变性和显著肿大，导致管腔消失。排斥反应是表皮、真皮内 MHC-Ⅱ类分子启动的。尽管炎症细胞在移植物的不同层次均存在，但在血管周围显著增多，并以淋巴细胞和巨噬细胞为多数，两者数量几乎等比例，脱颗粒的肥大细胞也常见。8～10 天后炎症细胞显著增加，同时血管性损伤更严重，并伴有血管内皮细胞的肥大、坏死及广泛的血管内阻塞性栓塞。10 天后，移植物广泛排斥反应发生，表皮和真皮细胞凝固性坏死，真皮血管栓塞和细胞外水肿广泛存在。超微结构：移植后 6～8 天，移植物坏死前，小静脉、小动脉内皮细胞肿胀、空化、细胞膜断裂、核固缩、局灶性内皮细胞脱落、腔内栓塞。血管的损伤总伴有血管内单核细胞浸润和纤维蛋白沉积，而同基因移植时内皮细胞则没有这些改变。

未经任何处理的异体皮移植物内的大部分单核细胞带有淋巴细胞的 OX-1$^+$ 和 1a$^-$(OX-4$^+$)抗原。与淋巴因子诱导活化一样，真皮内的内皮细胞可变为 1a$^+$。浸润的单核细胞由等比例的淋巴细胞与巨噬细胞组成，90% 以上淋巴细胞具有 Tc 细胞膜的表型(OX-8$^+$，W3/13$^+$)，而 90% 以上的巨噬细胞具有活化的标志 A1-3，A1-3 的单抗可直接对抗前凝血因子组织因子(TF)，并且在 A1-3$^+$ 巨噬细胞分布与存在的相应部位有纤维蛋白沉积。异体皮排斥与血管周围 T 淋巴细胞聚集、巨噬细胞激活均有密切关系。

在临床上，肾或肝等移植物是否发生排斥，常以其是否仍有功能或功能的好坏进行判断，如有无尿液、血肌酐水平等。这时取组织活检可见明显的病理学变化，即组织的变化与功能密切相关。但皮肤不同，在组织学上已坏死的皮肤仍可作为一个屏障贴附在创面上以保护创面，减少水、电解质及营养成分的丧失，防止感染。因此，对皮肤移植排斥反应的判断不能以功能为标准，应依赖组织学检查。

四、皮肤排斥反应的特点

皮肤是由表皮与真皮组成的复杂器官，其表皮与真皮的免疫原性是不同的。在异体皮移植后常常可见表皮红肿、起水疱，随后与真皮分离、脱落、被完全排斥，但真皮则不同，它在表皮脱落后仍在创面上存活较长时间，这说明表皮的抗原性强，而真皮的抗原性极弱。研究发现，真皮来源的细胞在体外混合淋巴细胞反应系统中有很强的免疫刺激性，但在活体，浸润的受者淋巴细胞与真皮内的细胞并无广泛而明显的接触。由于反应细胞和靶细胞之间无接触，故无免疫攻击反应发生，其原因是这些浸润的淋巴细胞为 LFA-1$^-$、CD8$^+$、CD4$^-$，所以表面 ICAM-1 的真皮细胞不能捕捉 LFA-1$^+$ 的淋巴细胞。深度创面植皮愈合时，由于缺乏真皮成分，愈合后不仅不耐磨，而且瘢痕很多。许多学者正是利用异体真皮免疫原性较弱的特点，在异体真皮上加培养的自体表皮细胞作为复合皮而应用在创面，可一次性、永久性地封闭创面，又可明显减少瘢痕的形成，达到理想、满意的效果。

五、免疫抑制与免疫耐受的诱导

为了延长皮肤移植的存活时间，人们进行了大量的研究与探索，但尚未寻求到一种十分有效的措施。目前的研究热点是在免疫抑制与供体特异性免疫耐受诱导方面。

（一）非特异性的免疫抑制

非特异性的免疫抑制包括使用物理的、化学的、生物的及其他方法抑制宿主的免疫功能或抑制供体的抗原性，从而减轻了异体皮肤移植的排斥反应。

人们发现，UVB、UVC 照射皮肤能有效减少朗格汉斯细胞数量，显著抑制朗格汉斯细胞的抗原提呈功能。动物和临床的移植均表明，经紫外线照射后的皮肤移植物，其存活时间显著延长。虽然尚不能确切知道紫外线照射是以何种机制抑制 APC 功能的，但已有一些实验证明，经紫外线照射的皮肤表皮细胞将产生一些免疫抑制物质，如顺咪唑丙烯酸、IL-10 等；γ 射线照射的皮肤，其 MHC-Ⅱ类分子阳性的细胞数量显著减少，移植后皮肤存活时间显著延长。经深低温处理后，皮肤的抗原性也显著下降，其机制尚未能完全阐明，一些实验证明了低温保存后朗格汉斯细胞表面的 HLA-DR 表达变化不明显，但其共刺激分子 CD86 却显著减少了，移植这样的皮肤，其存活时间也明显延长。也有资料表明，低温能明显抑制皮肤内朗格汉斯细胞的功能与数量，包括朗格汉斯细胞数量减少、体积变小、胞突消失，并且保存温度越低，这种抑制越为明显。

DMSO、甘油处理皮肤后可降低皮肤免疫原性，它们是通过抑制朗格汉斯细胞的抗原提呈功能而发挥作用的，DMSO 抑制抗原提呈功能比甘油强。可的松、环磷酰胺及巯嘌呤等用于宿主能非特异性地抑制免疫系统，减轻异体皮肤移植的排斥反应，但需要长期服用，有严重感染、易发生肿瘤等不良后果。

已有广泛报道，CsA 局部或全身应用均可延长皮肤移植的存活时间。CsA 抑制了 Th 细胞功能，如抑制 IL-1、IL-2、IFN-γ 等基因的转录；CsA 还影响 APC 的功能，如在鼠的朗格汉斯细胞培养体系中加入 CsA，则明显抑制 APC 的抗原提呈功能，但此功能降低并非由 IL-1 产生的减少、PGE 合成的增加或朗格汉斯细胞膜上 CD1a 表达的减少所致。所以，与化学治疗一样，CsA 应用同样能抑制全身免疫功能。FK506 比 CsA 具有更强的抑制功能，能明显抑制混合淋巴细胞反应，可抑制多种细胞因子的释放，包括 IL-2、IL-3、IFN-γ。而 FFY720 比 CsA、FK506 的免疫抑制作用更强。皮肤移植后一旦停用这些药，常发生免疫排斥。另一些生物物质如抗淋巴细胞血清、抗 MHC-Ⅰ 及Ⅱ类抗体、抗 β_2 微球蛋白抗体、抗 CD45 抗体和抗 CD4[+]、抗 CD8[+]、抗 CD3 单抗等，均可抑制机体的免疫功能，从而延长移植物的存活时间。其他还有一些淋巴因子如 IL-10、TGF-β 等，也具有抑制免疫活性的功效，能延长皮肤移植物的存活时间。

（二）免疫耐受的诱导

免疫耐受是指免疫活性细胞接触移植物抗原时所表现的一种特异性的免疫无应答，具有对供者抗原的特异性，没有全身免疫抑制的副作用。这是人们长期追求的理想目标。目前，诱导特异性的免疫耐受主要是给受体输入各种供体的抗原（可以是外周血淋巴细胞、骨髓细胞、脾细胞等），其途径有胸腺内注射、门静脉注射、口服，或全身放射线照射以摧毁受者免疫系统后输入供体的抗原，以及在应用全身免疫抑制剂的条件下输入抗原成分，诱导机体内嵌合体形成。此外，诱导免疫耐受的方法还有肝与其他器官联合移植、阻断 T 淋巴细胞活化的辅助信号（如 CTLA-4）、给予人工合成 MHC 肽等。

给予大剂量或小剂量供体抗原，机体免疫系统中未成熟的免疫细胞接触这些抗原后，因免疫功能不成熟，对其不发生应答反应，对该抗原应答的免疫细胞克隆则选择性丢失，再移植同样供体的器官时则无免疫应答，即产生免疫耐受。嵌合体在诱导免疫耐受中起重要作用，能显著延长供体移植物的存活时间。一些肾脏移植的病人长期应用 CsA，数年后可诱导供体的嵌合体形成，这时减少或停用 CsA，发现移植的肾脏未发生排斥反应。但给予供体抗原诱导免疫耐受需要一定的时间，限制了其在大面积切痂皮肤移植中的应用。根据免疫细胞活化的双信号学

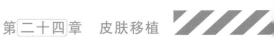

说,若缺乏共刺激分子的辅助信号作用,则免疫细胞活化不完全,即可对供体移植产生特异性的免疫耐受。实验证明,阻断 CD28/B7、CD40/CD40L 等共刺激通路能在一定程度上诱导免疫耐受产生。

六、展望

异体皮移植可以解决严重大面积烧伤病人自体皮不足的难题,但终因免疫排斥而不能永久存活。应用非特异性的免疫抑制剂,则全身性地抑制免疫功能,增加了严重感染发生的危险性;同时,长期应用有发生恶性肿瘤的可能。而诱导特异性的免疫耐受,既避免了排斥反应,又没有其他的危险,是未来研究的方向。

第七节　皮肤储存

治疗因大面积烧伤、外伤或感染所引起大面积皮肤缺损的病人时,有时由于自体皮来源不足或全身情况不允许,不可能完全进行自体植皮,常需要用同种异体皮(捐献人体尸体皮肤,简称异体皮)或异种皮(动物皮肤,一般采用猪皮)移植。采用皮肤储存技术可以将异体皮或异种皮长时间储存以便随时使用。大面积烧伤病人行自体皮肤移植手术时,也常需要将多余的自体供皮存储,以供日后其他部位的创面移植使用。因此,皮肤储存具有重要的临床意义。

一、异体(种)皮肤的采集与制备

异体皮或异种皮是保护切削痂后的新鲜创面及晚期肉芽创面的良好创面覆盖物。适当的采集和制备过程对于保证存储后异体皮或异种皮的活力极为重要。异体皮肤应来源于非肿瘤性疾病、严重皮肤病、传染性疾病和感染性疾病所致死亡的捐献遗体。取皮时间距离死亡时间越短越好,在室温下一般不超过 6 小时,夏季不超过 3 小时,0~4 ℃低温保存也不宜超过 24 小时。取皮可采用电动或气动式取皮刀,或用滚轴式取皮刀切取适当厚度的皮肤。为简化和缩短取皮操作过程,可将大块皮肤连同皮下脂肪全层剥下后运回皮库,再进一步处理。如途中时间较长,需加冰块降温。冰块应放在塑料袋内,不要和皮块直接接触。处理时先剃去皮块表面的毛发,用肥皂及大量清水刷洗后,把皮块浸于 0.05% 洗必泰溶液中消毒 15 分钟,再以无菌生理盐水洗涤 3 次。以后按无菌操作进行,用取皮鼓修去皮下脂肪及部分真皮。皮片的厚度以 0.3~0.4 mm 为宜。皮片的大小以大张为好,有利于作为微粒皮肤移植或开窗嵌植自体小皮片的创面覆盖物。

异种皮最常用的是猪皮,因其结构最接近人类皮肤。一般选用健康纯白猪,处死并放血后,用肥皂水刷洗冲净污垢,剃毛后用清水洗净。除头、尾和四肢外,连同皮下脂肪整张取下,再按上述异体皮相同的方法消毒及去脂。

经以上处理后,再将异体/异种皮冷藏或低温储存以供随时取用。

二、普通冰箱储存

普通冰箱储存的优点是简便易行,缺点是储存的时间很短。

1. 生理盐水储存法　将皮片用无菌纱布包裹,以含庆大霉素(16 万 U/l)的生理盐水浸湿纱布,放无菌瓶内,置 4 ℃冰箱内储存。4 ℃冰箱储存时间一般最长不超过 7 天,其间尽量避免频繁及长时间打开冰箱门,防止温度波动太大。

2. 营养液储存法　应用细胞培养的液体如 MEM、DMEM、RPMI-1640 液作为保养液。这些液体中含有供细胞生长的各种氨基酸、微量元素、维生素及缓冲系统的平衡液,若加入 10%

小牛血清则效果更好。皮肤与液体的最佳比例为每毫升液体对应 $2\sim4\ cm^2$ 的皮肤。液体过少,则其中各种成分无法满足维持皮肤代谢、营养的需要,并且储存时间长,代谢产物的浓度相对升高,pH 值迅速下降,影响皮肤的活力。如果溶液过多,则液面与皮肤间的距离增大,空气中的氧气就不易通过溶液进入储存的皮肤中去,也影响皮肤的活力。应用细胞培养液在 4 ℃冰箱储存的皮肤一般可保存 2 周左右。

三、皮肤低温存储

皮肤在 4 ℃储存的时间较短。如果将储存的温度降低,储存的时间就可相应延长。常应用的储存温度如下:普通冰箱的冷冻格温度为 $-20\sim-18$ ℃,深低温冰箱温度为 $-80\sim-60$ ℃;液氮储存温度为 -196 ℃。温度越低,储存的时间越长。例如,在 -196 ℃的环境下,细胞内各种酶的活性及代谢很低,甚至近于零,即所谓"生命悬滞状态"。在此温度下的细胞或组织,理论上可无限期储存。

1. 低温冰冻对皮肤的损伤 当环境温度降到 0 ℃以下时,细胞外液中的水分首先开始结晶,形状由点状变成网状、管状,最后形成大片结晶。细胞可被逐步增大的冰晶直接挤压而受损伤。随着温度的下降,细胞内液也开始结冰,结晶由小到大,又加重了对细胞的损伤。由于细胞外液内的水分开始形成冰晶,没有形成冰晶的细胞外液逐步变成高渗,高渗液可引起细胞皱缩、细胞膜及细胞内结构的破坏,是低温引起细胞损伤和死亡的主要原因。细胞外液形成高渗后,缓冲系统受到破坏,pH 值升高,一些有害物质如尿素及有害气体的分压增高,这些均加重了对细胞的损伤。

在储存皮肤从深低温状态复温到 0 ℃以上过程中,冰晶有融化-结晶-再结晶的过程,这又引起复温过程中的细胞和组织损伤。

2. 减轻低温损伤的方法

①应用抗冻剂:常用的穿透性抗冻剂有二甲亚砜、丙二醇、甘油等。非穿透性抗冻剂常用的有聚乙烯吡咯酮、聚乙烯、白蛋白、羟化淀粉、蔗糖、甘露醇等。抗冻剂的可能作用机制如下:减低冰晶形成的速度,使冰晶形成小颗粒,从而减轻对细胞的损伤;抗冻剂透过细胞膜进入细胞内后,能留住水分,延迟冰晶的形成,并可减轻因细胞外液高渗带来的损伤;抗冻剂能使皮片在复温过程中比较平稳,减轻压力骤然改变引起的损伤。抗冻剂本身对细胞有一定的毒性作用,尤其在高浓度时。如果皮片在抗冻剂中浸泡过长,则其活力就会明显下降。减低抗冻剂毒性作用的方法有降低抗冻剂的浓度、缩短皮片在抗冻剂内浸泡的时间、几种抗冻剂混合使用等。

②控制降温速率:以每分钟下降 1 ℃的速度降温,细胞受冷冻的伤害最轻。慢降温可用控降温容器来实现,也可将皮片吊在液氮容器内液氮面上部空间内,逐步下降到液氮面,越靠近液氮温度越低,从而实现逐步降温。将温度在 0 ℃以上的皮片放入深低温冰箱,可达到每分钟下降 $1\sim3$ ℃的速率。在此温度放置 $8\sim12$ 小时后取出,再迅速投入液氮内。

③速冻法:又名玻璃化法,迅速将皮片温度从 0 ℃以上降到液氮温度即 -196 ℃。由于冷冻的速度太快,细胞内外的水分来不及形成由小到大的结晶,而成为均匀的玻璃样状态,这样就避免了冰晶及高渗状态对细胞的损伤。

④避免复温过程中的损伤:在储存皮片从低温容器取出使用时,也应注意避免复温过程中冰晶对细胞的损伤。采用 42 ℃水中快速复温可最大限度避免复温过程中的损伤。

3. 普通冰箱冷冻储存 应用三星级普通冰箱的冷冻格(-18 ℃)进行皮肤储存,很适合在基层单位推广。皮片在 4 ℃温度的抗冻剂浸泡 30 分钟后,装入塑料袋,封口加标签后,直接放入普通冰箱的冷冻格或 -20 ℃冷藏箱内即可。使用时迅速取出,放入 42 ℃水浴中复温至皮片柔软后立即取出,再用无菌生理盐水清洗就可进行移植手术。

4. 深低温冰箱储存 常用的深低温冰箱温度维持在 $-80\sim-60$ ℃。将皮片用抗冻剂浸泡

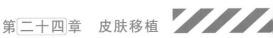

2 小时后直接放入深低温冰箱内。深低温冰箱的优点如下：只要不停电和不发生机械故障,就可保持设定的恒定温度,不需要经常维修或补充制冷源或其他物质。缺点是储存的时间最长不超过 1 年。

5. 液氮储存　氮气的沸点是－196 ℃,所以只要储存的皮片浸泡在液氮内未露出液面,理论上可以无限期储存。其缺点是设备及维持费用成本较昂贵。应用时快速将皮片从液氮内取出,放入 42 ℃的水浴中复温,速度越快越好,当皮肤变软后立即取出,用无菌生理盐水冲洗掉残余的抗冻剂,即可进行植皮术。

(谢卫国)

参考文献

1. Herndon D N. Total burn care [M]. 3rd ed. Edinburgh: Saunders, 2007.

2. 张明良,汪昌业,常致德,等. 皮肤微粒播散移植的实验研究和临床应用[J]. 中华外科杂志, 1986, 24(4): 219-221.

3. 刘学龙,赵鹏,路一平,等. 犬微粒皮肤移植试验[J]. 畜牧与兽医, 2009, 41(2): 76-78.

4. 葛绳德. Meek 皮肤移植技术的创建和发展[J]. 中华损伤与修复杂志:电子版, 2006, 1(1): 10-11.

5. 李小兵. 组织工程真皮支架材料的研究进展[J]. 组织工程与重建外科杂志, 2017, 13(2): 102-105.

6. 王浩,陈欣. 人工真皮修复急性创伤后足背皮肤软组织缺损 14 例[J]. 中国组织工程研究与临床康复, 2011, 15(42): 7977-7980.

7. 陶凯. 从皮瓣发展史看穿支皮瓣的发展方向[J]. 中国美容整形外科杂志, 2016, 27(3): 129-132.

8. 胡大海,王洪涛,王耘川,等. 组织工程皮肤研究现状[J]. 创伤与急危重病医学, 2013, 1(1): 13-16.

9. 石静,钟玉敏. 组织工程中 3D 生物打印技术的应用[J]. 中国组织工程研究, 2014, 18(2): 271-276.

10. 盛嘉隽,刘功成,李海航,等. 皮肤三维打印的研究进展[J]. 中华烧伤杂志, 2017, 33(1): 27-30.

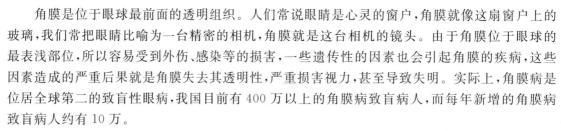

第二十五章

角膜移植

角膜是位于眼球最前面的透明组织。人们常说眼睛是心灵的窗户,角膜就像这扇窗户上的玻璃,我们常把眼睛比喻为一台精密的相机,角膜就是这台相机的镜头。由于角膜位于眼球的最表浅部位,所以容易受到外伤、感染等的损害,一些遗传性的因素也会引起角膜的疾病,这些因素造成的严重后果就是角膜失去其透明性,严重损害视力,甚至导致失明。实际上,角膜病是位居全球第二的致盲性眼病,我国目前有 400 万以上的角膜病致盲病人,而每年新增的角膜病致盲病人约有 10 万。

所幸,对角膜混浊、角膜穿孔引起的严重角膜病病人,可以采用他人捐献的角膜进行更换,这就是常说的角膜移植手术。角膜移植手术已经存在了 2 个多世纪,由于相对肝、肾、心等实体器官来说,正常角膜是没有血管的,这一点使其处于相对的免疫赦免地位,因此角膜移植手术的成功率要远高于富含血管、淋巴系统的实体器官移植手术,常规移植角膜的 5 年透明率可以达到 90% 以上。但是由于病变角膜存在新生血管,尤其是合并角膜缘干细胞失代偿的病人,其免疫排斥发生率会显著增加,因此被称为高危角膜移植。对这种高危病人移植后排斥反应的机制研究及其防治方法是近些年来研究的重点方向之一。

正常角膜没有血管,因此其营养和氧气来源于房水、角膜缘血管网和空气,这一点也使其活性保存易于实体器官的保存。现代眼库技术已经得到充分的发展和完善,作为活性组织移植的供体角膜可以采用中期保存液保存 2 周以上、器官培养液保存 1 个月以上,为供体角膜的筛选、分配和移植赢得了充足的时间,也为感染性角膜溃疡、角膜穿孔等急诊病人的手术提供了随时备用的角膜来源。这是移植手术的巨大进步之一。

随着先进仪器设备的不断研发,尤其是无创性角膜检测方法如共聚焦显微镜、光学相干断层成像(OCT)、角膜地形图等的出现,使角膜病诊断和移植都向着精准定位迅速发展,主要表现为各种新兴的成分角膜移植术正在取代传统的穿透性角膜移植术,包括板层角膜移植术、角膜内皮移植术等。这些成分化角膜移植术的优点是保留了病人正常的角膜成分,而替换掉病变的角膜成分,因此创伤更小、恢复更快、远期效果更好、排斥反应更少。更重要的是,成分角膜移植术可以实现一片角膜供体治疗多个角膜病致盲病人,在角膜捐献数量严重不足的情况下可以充分利用捐献角膜为更多病人带来光明,其代表了未来角膜移植术的发展方向。

第一节　角膜移植概述

一、穿透性角膜移植术

穿透性角膜移植术是指采用穿透性切割的手术技巧,以透明的正常供体角膜替换全层病变

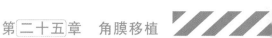

角膜,从而达到恢复角膜透明性或密闭性的手术方式。对具有较大角膜穿孔的病人,穿透性角膜移植术也适用。

（一）适应证

1. 角膜瘢痕 根据瘢痕严重程度可以分为角膜斑翳、角膜白斑和粘连性角膜白斑。根据瘢痕发生的病因,可以分为感染性角膜炎、角膜外伤,后者又分为机械性外伤和理化性外伤两类。

（1）感染性角膜炎引起的角膜瘢痕:病毒、真菌、细菌、阿米巴、衣原体感染引起角膜炎症,从而破坏角膜正常结构,引起角膜溶解或变性,严重者可以引起角膜穿孔,虹膜组织脱出、嵌顿于伤口。经过治疗后感染若获得控制,炎症反应消退,可以形成不同程度的角膜瘢痕,一般在炎症消退后 6 个月以后进行手术。对合并眼睑异常,如眼睑内翻、外翻、倒睫、眼睑闭合不全者应先行手术治疗后再进行角膜移植手术,以降低手术后角膜植片上皮愈合不良、继发感染或角膜溶解的风险,提高手术成功率。

病毒性角膜炎是一类具有潜伏性、复发性的疾病,病毒基因或颗粒会长期潜伏在三叉神经节及角膜基质内,在病人患发热性疾病等免疫力低下时复发,因此病毒性角膜炎引起的角膜白斑病人,应选择在病毒感染静止期间手术,并且在围手术期常规给予抗病毒药物以预防复发。

（2）外伤引起的角膜瘢痕:由于角膜位于眼球的最表浅部位,所以容易受到外伤。各种原因引起的角膜损伤,一旦损伤深达角膜基质层,就会引起角膜混浊,留下瘢痕。这是角膜移植手术最常见的手术适应证。这些外伤因素包括机械性外伤和理化性外伤。机械性外伤包括锐器切割伤、穿通伤,以及钝器引起的挫裂伤、破裂伤;理化性外伤则包括酸碱烧伤、毒性化学物质烧伤、热烧伤等。

外伤常合并角膜外的其他眼部组织受损,例如,机械性外伤可以同时合并视网膜视神经挫伤、眼内异物、外伤性白内障、晶体脱位、外伤性青光眼、玻璃体积血等。这些都会影响穿透性角膜移植术后的视力恢复,需要加以判断并向病人进行必要的病情告知,取得理解。合并眼睑外伤的病人,可以合并睑内翻、倒睫、睑外翻、眼睑闭合不全、泪道阻塞、慢性泪囊炎等,这些是需要预先进行手术治疗的手术禁忌证。

严重的烧伤对角膜的破坏往往是毁灭性的,是穿透性角膜移植术预后最差的一类角膜疾病,特别是碱性物质易向眼部深层组织渗透,不易清除。若组织受损范围大,常会在急性期发生角膜溶解穿孔、角膜缘及巩膜缺血坏死、继发性青光眼等严重并发症,而经过治疗后保存了眼球的病人,往往合并角膜缘干细胞失代偿、角膜新生血管、继发性青光眼。这是导致角膜移植失败的危险因素。同样,合并睑内翻、倒睫、睑外翻、眼睑闭合不全、泪道阻塞、慢性泪囊炎等情况则是需要预先手术治疗的情况。

角膜中央瞳孔区的瘢痕阻挡光线进入眼内或瘢痕严重改变角膜屈光状态,使矫正视力低于0.1 者,可考虑穿透性角膜移植术。

2. 角膜变性、角膜营养不良、圆锥角膜及球形角膜

（1）角膜变性:种类比较多,主要包括边缘性角膜变性、透明角膜变性、带状角膜变性等。其病理改变为在组织退行性变的同时失去正常生理功能状况,即变混浊。其大多数发病原因不明。有些角膜变性不需治疗,如角膜老年环。有些角膜病变症状轻时不需治疗,如带状角膜病变、Salzmann 结节状角膜变性、类角质性角膜变性等,但当组织退行性变影响到瞳孔区角膜透明性时,可做角膜移植以改善外观或提高视力。

（2）角膜营养不良:由于角膜组织对某些营养物质代谢异常引起的角膜病变。病因大多为遗传性,因此发病年龄较早,但进展缓慢,表现为角膜组织结构、形态及功能受损,进行性混浊加重,影响视力。常见的有颗粒状角膜营养不良、斑块状角膜营养不良、格子样角膜营养不良、先天性遗传性基质营养不良、Fuchs 角膜内皮营养不良、后部多形性角膜内皮营养不良等。角膜营养不良呈进行性发展,一般累及双眼,但可先后发病,大多数除了视力下降进行性加重外无其他症状。当角膜混浊影响视力的时候病人才会就诊,对视力较差影响生活和工作者可考虑角膜移植。

(3)圆锥角膜及球形角膜:两者同属于膨隆性角膜病变,一般认为由于基因异常引起,但确切病因不明。这两种病变均以角膜扩张变薄并向前凸为特征,主要表现为角膜屈光状态异常,晚期角膜基质混浊,视力显著下降。不同的是圆锥角膜表现为局限性角膜变薄,中下部角膜逐渐出现锥状隆起,因此会合并 Flering 环、Muson 征阳性等体征,而球形角膜则表现为弥漫性角膜变薄。圆锥角膜根据临床发展可以分为临床前期、初发期、完成期、瘢痕期。部分病人还会发生急性圆锥角膜,这是由于后弹力膜的破裂导致的角膜急性水肿,可造成病人视力急剧下降。圆锥角膜可独立出现,也可以与眼部其他病变同时出现,如晶体混浊、悬韧带断裂等。当视力下降到影响生活自理能力、佩戴眼镜不能矫正时,应考虑行角膜移植手术。

3. 先天性角膜混浊及畸形 包括先天性角膜白斑、Peter 异常、A-R 综合征、先天性角膜内皮营养不良、角膜皮样瘤等。角膜混浊严重时,尤其是遮挡瞳孔区的混浊,可选择角膜移植,以利于视觉的正常发育。对先天性角膜混浊及畸形,其治疗选择时间应早,避免发生弱视。先天性角膜混浊及畸形患儿多同时合并眼部其他组织发育异常,如先天性白内障、青光眼,所以在角膜移植前应全面检查眼部情况,包括眼前段 OCT 和超声生物显微镜(UBM),综合权衡利弊后再决定手术。

4. 感染性角膜溃疡、穿孔 一般认为炎症时期施行穿透性角膜移植术的远期透明率要低于择期手术,这是因为炎症是诱发排斥反应的重要因素,因此这类病人的手术又称为治疗性角膜移植术。对药物治疗难以控制的感染性角膜溃疡、穿孔,若不能及时行治疗性角膜移植术,则感染难以控制,最终导致眼内炎症而不得不行眼球内容物摘除术。近年的研究表明,穿透性角膜移植术是挽救这类眼球(包括真菌性角膜溃疡、细菌性角膜溃疡、阿米巴性角膜溃疡、病毒性角膜溃疡等)免于毁损的唯一有效途径。由于手术技术的提高和术后免疫抑制剂的改进,感染性角膜溃疡、穿孔的病人施行穿透性角膜移植术后的远期疗效也可以非常理想,除了治疗,兼具复明的效果。

5. 其他 前房积血合并高眼压所致的角膜血染、白内障和其他眼内手术后引起的角膜内皮失代偿、硅油所致的角膜变性等,使角膜丧失正常功能,在对原疾病造成的视功能损伤做出正确评价后,可选择穿透性角膜移植术恢复角膜透明性,从而消除症状、提高视力或改善外观。

(二)禁忌证

随着手术技术及手术设备的日臻完善,角膜移植手术的适应证不断扩宽,有些有手术禁忌证的病人在术前做适当的处理后也有行角膜移植的指征,故下面提到的手术禁忌证针对的是择期进行的穿透性角膜移植术,在病症没有得到控制改善时,手术不能进行。对感染性角膜溃疡、穿孔等需要急诊手术挽救眼球或视力的情况,可以在同时治疗这些禁忌证的情况下施行穿透性角膜移植术。

1. 眼内及眼表疾病 眼压控制不理想的青光眼、眼内活动性炎症(特异性或非特异性炎症,如葡萄膜炎)、角膜知觉消失、麻痹性角膜炎及眼肿瘤、角膜缘干细胞失代偿。

2. 眼附属器官疾病 严重的结角膜干燥症,尤其是相关检查提示泪液分泌严重异常的病人;结膜广泛破坏、眼睑闭合不全、倒睫、睑外翻;眼睑感染性疾病,化脓性睑缘炎,睑腺炎,急、慢性泪囊炎;甲状腺相关性眼病或眶内肿瘤造成的严重突眼及眼睑闭合不全。

3. 全身性疾病 有严重感染性疾病,如高热、败血症等;严重消耗性疾病,获得性免疫缺陷综合征,严重糖尿病、心血管疾病等。

(三)手术时机及等待期治疗

根据手术的目的,穿透性角膜移植分为光学性角膜移植术和治疗性角膜移植术。前者以

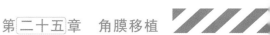

恢复角膜透明性、提高视力为目的,后者以挽救眼球为目的。光学性角膜移植术病人对手术期望值高,而角膜移植手术的成功率及手术预后与很多因素相关,包括排斥反应、手术后屈光不正及是否合并白内障、青光眼、眼底病等,影响视力恢复等情况,因此术前的准备工作中应包括医生与病人双方的心理准备和良好沟通。

根据手术时机,穿透性角膜移植术分为择期手术与急诊手术。前者指的是角膜病变混浊发展缓慢或保持稳定,可以进行充分的检查准备,往往以恢复视力或改善外观为目的。后者如感染性角膜溃疡、穿孔等则需要紧急手术或尽早手术,往往以挽救眼球为目的。

由于角膜的无血管特点和免疫赦免地位,相对于肝、肾等实体器官移植来说,穿透性角膜移植术的成功率是非常高的。常规穿透性角膜移植术包括大泡性角膜病变、角膜变性、角膜营养不良、圆锥角膜等,无眼部其他病变者预后较好,5年成功率在70%以上。圆锥角膜中央角膜瘢痕稳定,无其他眼疾者成功率可达80%。但是严重烧伤、曾接受过角膜移植或同时有眼部其他并发症者,预后较差,手术成功率低于50%。角膜移植的成功与否还与角膜供体质量、病人全身情况、个体差异有关,故在术前准备时均应逐一问问、检查并记录在案。此外,角膜移植的成功率与病人手术后的复诊及用药情况密切相关,规范、及时的术后复诊和用药是预防并发症,并及时治疗并发症的关键。因此在手术前就应跟病人及家属强调其重要性,这是提高手术成功率的重要工作。

1. 术前心理准备 角膜移植是比较大的眼科手术,对病人来说,接受同种异体捐献的角膜来治疗自身的疾病,也有复杂的心理过程。手术前详细询问病史,了解疾病发生、发展的过程,准确、全面的诊断,对手术预后做大致判断,以便让病人具有合理的预后预期。同时,对手术风险及可能发生的术中及术后并发症详细向病人及家属解释、交代;尤其是当发现其他眼部合并症的时候,可能需要增加手术内容或进行多次手术,让病人大致了解手术过程、手术效果、可能的并发症及意外情况、手术后的随访观察等,使其积极配合治疗。

供体角膜来源于眼库,是角膜捐献志愿者在去世后捐献给红十字会眼库的宝贵资源,在用于临床前已经经过了严格的筛查和检验,健康合格的供体角膜才会用于移植。接受角膜移植意味着爱心和光明的传递,医护工作者和病人及家属都应珍惜这种宝贵的机会,共同合作取得最佳的治疗效果。

2. 术前检查

(1) 视力检查:远视力、近视力、矫正视力及光定位检查,可以准确判断病人由于角膜病变造成的视觉损害程度,了解手术的必要性。

(2) 眼压:准确了解眼压非常重要,尚未控制的青光眼病人不宜施行择期的穿透性角膜移植术。根据角膜情况可选择压陷、压平、非接触式眼压计测量眼压,多数病人因为合并角膜病变而无法应用常规的眼压计测量准确眼压。压陷式眼压计、Tono-Pen 压平式眼压计或者 ICARE 回弹式眼压计的测量结果相对可靠。手指触摸法测量眼压虽然比较粗糙,但是对眼压计的测量结果有很好的复核作用,尤其是在对侧健康眼的眼压基础上触摸双眼,可以相对准确地判断病变一侧眼的眼压。

(3) 角膜及眼前节检查:裂隙灯显微镜下详细检查泪膜、角膜、虹膜、瞳孔、晶状体及前房角情况,了解角膜病变范围、程度,注意有无新生血管及角膜知觉减退,如有条件,还应做角膜内皮检查、角膜曲率及地形图检查等。对角膜混浊严重的病例可以采用眼前节 OCT、超声生物显微镜(UBM)、共聚焦显微镜等完成上述检查。常规角膜内皮镜无法完成检查的病人可以采用活体角膜共焦显微镜了解内皮细胞病变,角膜地形图和眼前节 OCT 对了解角膜厚度非常重要,有利于术中环钻切割深度的设计。

(4) 玻璃体及眼底检查:通过残存的透明角膜、眼部 B 超或 MRI 等尽可能了解玻璃体及视网膜情况。

（5）眼附属器检查：详细检查眼睑、睫毛位置，眼睑闭合情况，以及有无甲状腺相关性眼病或眶内肿瘤造成的严重突眼及眼睑闭合不全。BUT、SIT 等判断有无严重的结角膜干燥症。检查有无眼睑感染性疾病、化脓性睑缘炎、睑腺炎。行泪道冲洗以判断有无泪道阻塞及慢性泪囊炎。

（6）视觉电生理检查：采用 VEP、EOG、ERG 等检查尽可能判断视网膜及视神经功能状态，有利于判断预后及把握适应证，对检查结果严重异常的病人，要向病人交代病情以降低病人对手术结果的预期。

（7）全身检查：全面了解心、肝、肾、肺功能，监测血压、血糖、心电图等，排除严重感染性疾病，严重消耗性疾病及获得性免疫缺陷性疾病。检测血常规、尿常规、感染性疾病免疫学指标、出凝血时间等。

3．术前准备

（1）清洁结膜囊：每天滴抗生素滴眼液，每天 4 次，连续 3 天，手术前冲洗结膜囊。

（2）冲洗泪道。

（3）降眼内压：20％甘露醇注射液（静脉滴注，手术前 30 分钟）。

（4）缩瞳：1％毛果芸香碱滴眼液（术前 1 小时，每 10 分钟 1 次，连续 4 次）。

（5）局麻病人术前用适量镇静剂。

（6）全麻病人术前（成年人 8 小时以上，婴幼儿及儿童 3～6 小时）禁止饮水及进食。

（7）术前 1 周停用全身抗凝药物如阿司匹林、华法林等。

二、板层角膜移植术

相对于穿透性角膜移植术，板层角膜移植术（lamellar keratoplasty，LKP）指的是通过移植板层角膜组织来治疗角膜疾病的手术方式。广义上来说，板层角膜移植分为前部板层角膜移植及后部板层角膜移植两种，将来还可能会出现中间板层角膜移植术（SMILE 手术的逆过程）。传统概念上的板层角膜移植术指的是前部板层角膜移植术，而后部板层角膜移植术则是指的角膜内皮移植术中的角膜后弹力层剥除联合深板层内皮移植（DSEK）术。前部板层角膜组织范围从前板层到深板层不等，有时候需要用到双层板层组织，即双板层角膜移植术。

（一）适应证

根据手术目的，板层角膜移植术也可以分为光学性板层角膜移植术、治疗性板层角膜移植术和美容性板层角膜移植术。

光学性板层角膜移植术的适应证为角膜病变未侵及角膜基质深层或后弹力层、角膜内皮功能健康的各种角膜病变，包括圆锥角膜、未累及角膜内皮细胞层的角膜白斑和角膜溃疡、各种角膜变性、非内皮型角膜营养不良、角膜血管翳等。手术目的是增加角膜的透明性，提高视力。通常认为，板层角膜移植术病人内皮细胞密度为每平方毫米 1000 个以上是选择手术的必要条件，但是由于这类病人存在严重角膜基质瘢痕，会影响角膜内皮细胞密度的准确检测，常规的角膜内皮显微镜往往难以完成，活体角膜共聚焦显微镜检查有助于判断角膜内皮细胞密度。此外，裂隙灯显微镜下仔细检查角膜上皮、基质水肿、厚度等体征，也可以帮助判断内皮功能是否正常，是否适合板层角膜移植术。

治疗性板层角膜移植术的手术目的是切除病变组织，重建眼球正常结构、促进组织愈合、保存眼球，其适应证包括累及深层的角膜皮样瘤、边缘性角膜变性、蚕蚀性角膜溃疡、直径 3 mm 以下的角膜溃疡穿孔。角膜皮样瘤的手术时机可根据其大小、部位选择，要综合考虑角膜皮样瘤对视力和外观及病人心理的影响。由于前部板层角膜组织不含后弹力膜及正常角膜内皮细胞，因此对角膜穿孔病人，需要先用一小片后弹力膜的板层组织封闭穿孔区域，缝合达到水密状态，再行常规的板层角膜移植术，这样才能有效避免术后的角膜植片水肿和融解，提高成功率。

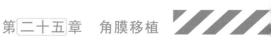

美容性板层角膜移植术则是对无视功能的患眼切除角膜白斑,移植透明角膜组织,这种手术成功的前提也是正常或接近正常的角膜内皮功能。

(二)禁忌证

眼部禁忌证包括角膜内皮功能失代偿、累及角膜内皮细胞层的感染性角膜炎、直径较大的角膜穿孔病人。这类病人采用板层角膜移植术无法解决角膜内皮细胞病变问题,因此是板层角膜移植术的禁忌证。

粘连性角膜白斑病人行板层角膜移植术无法达到光学复明目的,因此不宜行板层角膜移植术,但是在溃疡很深,即将穿孔或者已经合并溃疡穿孔时,为了封闭穿孔,保存眼球,为将来行穿透性角膜移植术创造条件,此时可以选择板层角膜移植术。复明性角膜移植术、合并角膜内皮损害以及侵犯深层的活动性病毒性角膜炎,原则上应禁忌做板层角膜移植术。

穿透性角膜移植术中所列的全身疾病禁忌证同样适合板层角膜移植术。不同的是,由于板层角膜移植术中不需要做大范围的角膜切口,因此安全性更好,并发症少,部分病人可以在局部麻醉下实施手术,因此对全身情况不适合全麻的病人,可以考虑在局麻下实施板层角膜移植术。

(三)术前准备

同穿透性角膜移植术。

三、角膜内皮移植术

角膜内皮移植术(endothelial keratoplasty,EK),指的是以更换病变角膜内皮细胞,从而恢复病变角膜内皮细胞功能,以恢复视力或者消除病人不适症状为目的的角膜移植手术方式。这是随着角膜移植手术的更加精细化而出现的新式角膜移植手术,代表着未来手术发展的方向和趋势。角膜内皮移植术最早是作为后部深板层移植术(posterior deep lamellar keratoplasty,PDLK)的延伸手术方式,即首先切除病变的角膜内皮、后弹力膜和部分后部基质,移植相应厚度和层次的后部板层角膜供体。但是 PDLK 因为手术操作困难,并发症多而成功率低已经慢慢被放弃,但是作为一种治疗角膜内皮病变的划时代性创新手术,PDLK 的历史意义不容置疑。

根据移植供体角膜是否含有一定厚度的角膜基质层,角膜内皮移植术可以分为含有一定厚度角膜基质的 DSEK 和仅含有后弹力膜及内皮细胞层的 DMEK 两大类。前者又根据制作供体角膜的方法不同分为 DSAEK、DSMEK 及 PDMEK,后者则是依赖手术技巧的手工分离制备后弹力膜内皮植片。

(一)适应证

各种病因引起的角膜内皮病变,导致角膜水肿、视力下降、大泡性角膜病变是角膜内皮移植术的适应证。这些疾病包括 Fuchs 角膜内皮营养不良、后部多形性角膜营养不良、先天性角膜内皮营养不良、白内障手术导致的角膜失代偿、青光眼导致的角膜内皮失代偿、病毒性角膜炎内皮型等角膜内皮病变严重而角膜基质层无明显瘢痕的病人。

(二)禁忌证

穿透性角膜移植术的眼部及全身禁忌证,同样适用于角膜内皮移植术病人。此外,角膜内皮移植术由于治疗原理和手术技巧的特殊性,有些特殊的手术禁忌证。由于角膜内皮移植术仅能改善角膜内皮功能,对角膜瘢痕无治疗作用,因此对合并严重角膜瘢痕的病人不宜选择角膜内皮移植术,而应该选择穿透性角膜移植术。由于内皮供体植片的固定依赖于前房内气体的顶压,因此完整的晶体虹膜隔断有利于手术成功率的提高,而无晶体的玻璃体切割术后病人手术成功率较低,因此这类病人是否列为禁忌证病人还需要进一步探讨。

（三）术前准备

角膜内皮移植术的术前准备可参照穿透性角膜移植术，不同点在于角膜内皮移植术病人由于切口小、风险小，大多数可以在局麻下完成，增加了这种手术的灵活性和适用范围。在等待角膜材料以接受手术期间，为了减轻眼部刺激感、减轻炎症，可以给予人工泪液、抗感染等治疗，或者配戴绷带型角膜接触镜。

第二节　角膜移植手术技术要点

一、穿透性角膜移植术

1. 麻醉及软化眼球　全麻病人建议使用肌肉松弛类药物，以降低眼内压。局部麻醉采用球后阻滞麻醉或球周浸润麻醉，联合眼轮匝肌阻滞麻醉，充分麻醉眼部感觉神经及眼轮匝肌、眼外肌等运动神经，使眼球固定不动且不受眼睑挤压。注射麻醉药物（2%利多卡因、0.75%布比卡因1∶1混合，总量3～5 ml）后用手指或手掌压迫眼睑、按摩眼球10～15分钟，使眼球充分软化，进一步降低眼压。适当的压迫除了可有效预防球后出血，也有利于药物的扩散。一般每压迫30秒轻轻放松5秒，以防止视网膜动脉阻塞、视神经缺血等并发症。

2. 开睑　以开睑器开睑（采用螺丝开睑器），可以在术中根据需要调整眼睑开大程度，控制眼压水平。用上、下直肌牵引缝线固定眼球，对高度近视、儿童或无晶状体病人，需在角膜缘2 mm后缝合Flieringa环固定。这样做既可以防止眼球塌陷，又有利于避免晶体脱位、囊膜破裂、玻璃体脱出等严重并发症。对眼球穿孔或行将穿孔的病人，为了避免加重穿孔、眼内容物脱出等并发症，尽量采用全身麻醉，且适当减少麻醉药物用量，不要用上、下直肌牵引缝线固定眼球。

3. 供体植片制备　①从湿房保存的尸眼切取植片：供体眼球用0.05%碘伏溶液浸泡1分钟，用平衡液冲洗干净。以2000 U/ml的庆大霉素溶液浸泡15分钟后再用平衡液冲洗角膜。采用眼球握持器，或者请助手握住供眼眼球，保持一定压力。如供眼眼压过低，可以从视神经处注入适量生理盐水以增加眼压。术者将环钻垂直于角膜中央，旋转环钻的同时均匀施加一定压力，切开前房时，因眼球压力突然降低，提起环钻时会有房水溢出。自角膜切穿口注入黏弹剂保护角膜内皮。环钻未穿透的部分则用角膜剪沿环钻切口剪开，完成植片的制作。将其安放于角膜托匙上，内皮面朝上，内皮面再滴适量黏弹剂及平衡液以防植片干燥，并用小钢杯盖起以预防被打翻。根据病变大小或者需要切除角膜受体的直径确定供体角膜直径。②从中期保存液保存的角膜片切取植片：将保存角膜片放在环钻切割架上，内皮面向上放于切割砧板，角膜顶点与切割砧板中心重合，角膜冲切器与角膜片垂直、中心也重合，一次性冲切下角膜植片，同样安放于角膜托匙上备用。

4. 受体植床制备　在患眼角膜中央部，或者病变中央部，通过角膜移植切口定位器标记角膜中心及缝线的位置与方向，用直径比供体植片小0.25～0.5 mm的环钻轻压角膜做压迹划界，观察环钻的环形压迹是否位于角膜正中或者完全切除病变角膜。确立正中位置后，术者将环钻垂直放在角膜上，首先向一个方向旋转环钻，然后轻轻往复切割，钻切深度尽量接近全层而不穿透全层。对无晶状体病人，可以直接切穿全层，但是对有晶状体的病人，尽量不要切穿全层，以免刀刃损伤虹膜乃至晶状体，造成并发症。以15°穿刺刀穿透角膜全层，前房内注入0.01%卡巴胆碱注射液（卡米可林）缩小瞳孔。前房注入黏弹剂以防止剪切角膜时误伤虹膜或晶状体。角膜供体植片及受体植床的直径制备需根据角膜病变范围及手术目的预先设计，一般供体植片比受体植床大0.25～0.5 mm，在特殊情况下可以大1 mm以上。切割角膜的关键是

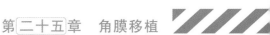

边缘光滑整齐,以最有利于伤口的吻合及后期愈合,减少瘢痕形成及并发症。

5. 缝合　受体植床制作完成后,虹膜表面再滴适量黏弹剂,将供体植片移至植床上,以10-0尼龙线铲形针缝合固定。先在12、6、3、9点钟方位间断缝合4针固定,前房注入黏弹剂支撑前房,分离虹膜与角膜的粘连,预防进一步缝合角膜的时候引起虹膜嵌顿。缝合要求为从距植片缘0.5 mm进针,从植床缘外1 mm出针,缝针深度应达角膜厚度的3/4以上,尽量越深越好,但是要避免穿透全层。这最初缝合的4针往往松紧度和深度都不能达到标准,因此会在缝完其他的缝线后予以拆除和重新缝合,因此又称为预置缝线。接下来可做间断或连续缝合法。间断缝合法要领同上,根据植片直径大小,一般可缝12~16针。连续缝合法即再用10-0尼龙线铲形针做一周连续缝合,包括单线法连续缝合或者双线法连续缝合。在间断缝合法拆除预置缝线后,或者连续缝合法收紧连续缝线前,采用平衡液冲洗前房去除黏弹剂,也可采用超声乳化仪器的注吸功能清除前房内黏弹剂,以预防手术后因为黏弹剂残留引起的高眼压。对无晶状体、晶状体半脱位病人,上述清除黏弹剂方法无效,因此术后药物控制眼压的同时,对眼压升高的病人采用自植片植床切口放出部分液体的方法帮助降低眼压。不论采用哪种缝合技术,缝合完成后要求使切口紧密对合达水密,植片植床对合平滑,没有高低差别,尤其是植片不能高于植床,否则会引起上皮愈合困难,造成并发症。缝合完毕后要把线结转入角膜基质层,以避免手术后的缝线暴露。术中缝合完毕后可以采用手持式角膜曲率计观察角膜散光程度,当角膜散光显著时,可以术中调整缝线的松紧及方位予以矫正。

6. 重建前房　用20号冲洗针头从植片植床缘间进入前房,注入平衡液重建前房,检查植片植床切口以确认达到水密标准,也可注入适量过滤除菌空气。空气可以帮助形成前房,并在术后高眼压的情况下被压缩而缓解部分高眼压,但是空气泡太大有形成瞳孔阻滞,并诱发瞳孔阻滞性青光眼的可能。此种情况如果处理不及时可以严重影响视力乃至失明,因此空气泡不可太大,尤其是瞳孔大小正常的病人。此外,虹膜晶状体隔不完整的病人,尤其是无晶状体者不要注射空气泡,以免气体进入后房,顶压周边虹膜引起急性闭角型青光眼。

7. 手术结束时用药　对常规非感染病人不必采用结膜下注射给药。对细菌性角膜炎病人行结膜下注射庆大霉素2万IU或者万古霉素2 mg,对真菌性角膜炎病人行球结膜下注射0.2%氟康唑注射液50 μl。对炎症反应较重的非感染病人可结膜下注射地塞米松2.5 mg,虹膜渗出较严重,有虹膜后粘连风险的病人结膜下注射散瞳合剂(0.1%阿托品注射液、1:1000 IU盐酸肾上腺素、2%利多卡因注射液1:1:1混合)0.1 ml,结膜囊涂抗生素激素眼膏(如妥布霉素地塞米松眼膏),或者单纯抗生素眼膏,包盖患眼。

二、板层角膜移植术

板层角膜移植术球后麻醉、开睑及上、下直肌肌腱吊线牵引线固定眼球等步骤与穿透性角膜移植术大致要求相同,不同点在于板层角膜移植术安全性较高,可以较多采用局部麻醉。

1. 供体植片准备　板层角膜移植术的供体由于不需要活性角膜细胞,可以是新鲜获得的供体,也可以是眼库长期保存的供体,保存方法包括湿房保存、中期保存液保存、100%甘油脱水保存。此外,已经商品化的组织工程角膜(即脱细胞猪角膜基质)也可以用作板层角膜移植供体。

去除供体角膜后弹力膜及内皮细胞层后,采用负压真空环钻或者手动环钻切取比植床直径大0.25~0.5 mm的角膜供体。一般来说,供体植片厚度要求与受体剥除的角膜厚度相匹配,以便板层植片适合植床,便于愈合。

2. 受体植床准备　根据病灶大小和手术目的选择合适的环钻直径。采用角膜压痕器确定角膜顶点或者病变中心点,用龙胆紫标记笔做出标记,采用缝线标记器标记需要缝合的缝线位置及方向。用环钻先在角膜上轻轻压一次,可出现压迹,观察病灶是否被环钻压迹包围,如果恰到好处,再用同一环钻垂直放置在角膜面上,旋转环钻做环形切口。根据病变深度及手术目的确定切割深度。对复明性的光学深板层角膜移植术来说,要求深度在角膜总厚度的90%以上。取下环钻后,用显微有齿镊夹起角膜基质层,用虹膜恢复器或者板层角膜刀从环钻切口边缘进行板层分离。剖切时应注意始终在同一板层面上,使植床底面光滑、平整。可以请助手共同牵引角膜片,形成板层间分离拉丝现象,以板层角膜刀进行分离,既可以保证植床平滑,又有利于防止穿孔。一般采用气泡辅助的深板层角膜移植术,则首先剥除1/2厚度的角膜基质层,再采用29G或者30G细针头,在剩余角膜基质层内注气,利用气体对角膜基质的扩张作用或者形成大气泡对角膜基质和后弹力膜的分离作用,达到尽量去除角膜基质层的目的,从而尽最大可能地去除病变组织,并有利于手术后视力的改善。

3. 缝合固定 植片与植床边缘用10-0尼龙线铲形针间断或连续缝合,手术要点是植片植床高度平滑过渡,或者植片高度略低于植床,以有利于术后角膜上皮的愈合。手术结束时,对细菌性角膜炎病人可于球结膜下注射庆大霉素21万IU,或者万古霉素2 mg。真菌性角膜炎病人可于球结膜下注射0.02%氟康唑0.2 ml,结膜囊涂抗生素眼膏(如0.5%左氧氟沙星眼用凝胶),包盖。非感染性角膜病变病人可以涂抗生素激素眼膏(如妥布霉素地塞米松眼膏)。

三、角膜内皮移植术

角膜内皮移植术球后麻醉、开睑等步骤与穿透性角膜移植术大致要求相同,不同点在于角膜内皮移植术安全性较高,可以较多采用局部麻醉。

1. 受体植床准备 撕除病变角膜后弹力膜及内皮细胞层。虽然有的学者认为可以在保留病变角膜后弹力膜及内皮细胞的情况下直接进行内皮移植也可以取得良好的治疗效果,但是大多数学者则坚持在角膜内皮移植术中去除病变角膜后弹力膜及内皮细胞层。具体做法是首先在12点钟方位做一个宽3 mm角膜缘隧道切口,前房注入黏弹剂以支撑前房,以内皮撕除钩去除病变角膜后弹力膜及内皮细胞层,再用平衡盐溶液冲洗完全去除黏弹剂。

2. 供体角膜内皮植片准备 国外(如美国)移植供体角膜大多数是由眼库提供的预先制备好的后板层角膜或者后弹力膜及内皮细胞层,由术者根据需要在手术中用环钻切取即可,这样既节约了手术时间,也有效避免了手术中供体植片准备过程中的并发症。我国目前的眼库发展还没有进入到这个阶段,因此角膜移植医生还需要在手术过程中切割角膜板层或分离后弹力膜及内皮细胞层。

以后弹力膜角膜内皮移植术(Descemet's membrane endothelial keratoplasty,DMEK)为例,具体方法如下:手术显微镜下,取新鲜供体角膜植片1枚,角膜内皮面向上放置于角膜供体准备台,以锋利的乳突刀片刮除残余虹膜及小梁网组织,自周边分离后弹力膜及内皮细胞层,采用无齿镊或特制的角膜内皮镊抓持后弹力膜周边部,分离后弹力膜与内皮细胞层(范围占全角膜1/2~2/3面积)。在后弹力膜面滴0.06%台盼蓝溶液,用平衡盐溶液冲洗去除多余染料,此时可见分离区域的后弹力膜清晰显示。用平衡盐溶液轻轻冲洗展平,以环钻自内皮面切下后弹力膜及内皮细胞层,抽吸植片进入植入器头。观察植片内皮卷曲方向及形态,以确保植入前房时内皮面向下。

3. 角膜内皮植片植入固定 检测12点钟方位角膜缘3.0 mm隧道切口是否可以顺利进入内皮植入器头。自角膜缘切口推注供体植片进入前房,推注过程中密切观察后弹力膜内皮植片方位及舒展情况,内皮面朝下。立即以10-0尼龙线缝合固定切口。保持较浅的前房深度,采用敲鼓技术配合平衡盐溶液冲洗,调整植片居中。前房注入过滤消毒空气,顶压植片使其与角膜基质植床紧密结合。为了避免术后植片脱位,应在前房内注满空气,压力维持较高水平(约40 mmHg)并保持2小时以上。术中采用裂隙光判断,或者采用手术显微镜一体的实时光相干断层扫描检查确定植片与植床是否紧密贴附。

手术结束时,结膜囊涂抗生素激素眼膏(如妥布霉素地塞米松眼膏),包盖。

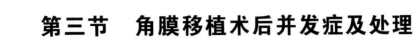

第三节 角膜移植术后并发症及处理

一、不同方式角膜移植术共有的并发症

（一）排斥反应

正常情况下角膜是无血管、无淋巴的透明组织，这种解剖学特点使其处于相对的免疫赦免状态。因此，角膜移植术是器官移植术中成功率最高的手术，5 年成功率可以高达 90% 以上，尤其是板层角膜移植术和角膜内皮移植术的成功率更高。但是，大多数穿透性角膜病病人的原发疾病可以诱发角膜新生血管，从而破坏了这种免疫赦免地位，因此排斥反应仍是角膜移植术失败的首要原因。

1. 发病机制 移植术后排斥反应是一种机制复杂的免疫反应，虽然其发生机制尚未完全明了，但是已有的研究结果提示这是主要由 T 淋巴细胞介导的细胞免疫反应（Ⅳ型免疫反应），体液免疫反应也参与了部分免疫排斥反应，尤其是早期的急性排斥反应。

2. 危险因素 角膜移植术后免疫排斥反应主要与如下因素有关：①角膜新生血管；②供体角膜直径大于 8 mm；③植片偏离中心；④多次角膜移植；⑤虹膜前粘连；⑥眼前段炎症病史；⑦青光眼病史、内眼手术史。

3. 临床类型 根据排斥反应发生的解剖定位，可以分为上皮排斥反应、上皮下浸润、基质排斥反应和内皮排斥反应。

4. 临床表现 排斥反应一般发生在术后 1～6 个月，最早可以在 2 周后出现，晚的可以在数年以后才发生。有在行角膜移植术 35 年后发生排斥反应的报道。根据排斥反应发生的部位，角膜移植术后排斥反应可有以下几种表现。

（1）上皮排斥反应：主要表现为角膜上皮不完整，严重者可以发展为角膜溃疡。

（2）上皮下浸润：前弹力膜下出现灰白色浸润点，可与上皮排斥反应同时出现。

（3）基质排斥反应：植片基质全层混浊、水肿，有些可以见到白色的反应带。

（4）内皮排斥反应：内皮细胞形态变异，角膜后有沉着物，伴有前房炎症反应，严重者可以导致大泡性角膜病变。典型病人可以观察到角膜内皮排斥线。

上述几种表现可混合存在，或以某种表现较为突出，积极治疗后多数角膜能恢复透明性，但是其中内皮排斥反应发生率最高，且如果治疗不及时会最终引起角膜内皮细胞不可逆性损害，主要表现为细胞密度下降、形态不规则化，甚至角膜内皮失代偿。板层角膜移植由于保留了正常的受体角膜内皮细胞，因此不存在内皮排斥反应，从而具有更低的排斥反应风险和更佳的远期疗效。

角膜内皮移植术（EK）后排斥反应发生率大大低于穿透性角膜移植术（PKP），这是 EK 相比 PKP 的一大优势。EK 术后排斥反应发生率低可能与以下因素有关：移植的组织少、不含上皮层，而且植片与含有大量抗原提呈细胞的受体上皮层之间有基质层隔开；植片与植床间无缝线固定，这减少了新生血管的产生，进而减少了排斥反应。但也有学者认为，这是由于 EK 手术病人的原发疾病不同于 PKP，EK 手术病人角膜一般不含新生血管。DMEK 后免疫排斥反应的临床表现有别于其他角膜移植手术：约 1/3 的病人排斥反应发生时无任何自觉症状，仅在常规检查时被发现。排斥反应的临床表现通常为睫状充血、KP（角膜后沉着物）和角膜水肿，KP 常为弥漫性，而不是排斥线。排斥反应所致的角膜水肿要与角膜内皮植片功能失代偿相鉴别。一般来说，在术眼角膜已经透明的情况下突然出现的角膜水肿，或既往中央角膜厚度、角膜内皮细胞计数均正常而在短时间内出现角膜水肿者，大多为排斥反应所致。另外，应用糖皮质激素后水肿消退也可以提示排斥反应的发生。排斥反应的发生一般与免疫抑制剂或糖皮质激素减量及停药不规则有关。

Price 等报道 DMEK 后 2 年的免疫排斥反应发生率为 3.7%（在共计 431 例中有 16 例发生），移植排斥反应的发生可能和研究的群体有关。例如，非裔美国人与白种美国人相比，可能表现出更强的排斥反应。Anshu 等在 141 例 DMEK 后平均随访 13 个月发现仅有 1 例发生排斥反应。

5. 预防及治疗

（1）皮质类固醇：局部或全身应用，用于手术后早期预防排斥反应，或者用于治疗排斥反应。治疗时要随时观察，排斥反应控制后应逐渐减少剂量，一般用药 1～2 周后排斥反应减轻。

（2）免疫抑制剂：包括 FK506 和 CsA。两者均可全身及局部应用，全身应用参考肾移植用药，但是仅用于多次角膜移植或者高危角膜移植病人，一般不用于角膜内皮移植及板层角膜移植。而且，全身应用免疫抑制剂不良反应大，全身应用时要注意观察血象。局部应用 0.1% FK506 或者 1% CsA 滴眼液可以达到很好地预防或者治疗排斥反应的目的，可以长期应用。其中 FK506 滴眼液刺激性较小，每天应用 2 次，而 CsA 滴眼液刺激性稍大，病人舒适度较低。

（3）非甾体抗炎药：包括 0.1% 普拉洛芬滴眼液或者 0.1% 溴芬酸钠滴眼液，相对于激素滴眼液来说，其抗炎效能低，但是没有引起眼压升高、白内障等风险，因此适合于长期使用，通过抗炎预防排斥反应的发生。

（4）再次手术：排斥反应导致角膜内皮失代偿、植片完全混浊、炎症控制后也不复透明者，可以考虑再次手术治疗，但是其排斥反应发生的风险增加。

（二）上皮组织愈合延迟

由于正常角膜上皮细胞平均每 7 天更新一次，加上供体角膜的获取、保存、手术过程中的冲洗、摩擦作用，大多数会在手术过程中脱落，而板层角膜移植供体角膜本身就不含有角膜上皮细胞，因此角膜移植后的供体角膜表面是没有上皮组织覆盖的。通常情况下，角膜上皮层组织可以在 3～7 天正常愈合，但是糖尿病、病毒性角膜炎、角膜缘干细胞失代偿等病人，或者供体角膜直径较大时，会出现角膜上皮组织延迟愈合的情况。手术操作不当，造成角膜植片植床对位不良，尤其是当植片高于植床的时候，上皮组织难以顺利愈合。角膜内皮移植的病人由于长期存在角膜水肿，上皮组织容易松解脱落，而术中为了提高前房清晰程度往往需要去除上皮细胞，因此部分病人会在手术后出现上皮组织愈合延迟。

上皮 1 周内未完全愈合会造成感染风险增加，因此需要积极处理，包括患眼包盖、配戴绷带型角膜接触镜、羊膜移植、睑裂闭合术等。对上皮组织延迟愈合的情况要做出具体分析，如果是植片高于植床，持续 1 周以上上皮组织不愈合就需要及时手术处理，原则上植片高度不高于植床，有利于上皮细胞层的移行愈合。

（三）缝线松脱

缝线松脱指的是角膜缝线由于切割组织或者由于水肿消退表现为松脱。角膜缝线松脱一般是由于角膜水肿减退引起的自然过程，尤其容易发生于感染性角膜炎病人，一般发生在手术后 2 周至 1 个月，只要及时发现并处理，预后很好。单条缝线松脱，角膜伤口闭合良好的病人可以考虑直接拆除，多条缝线松脱的病人可以考虑拆除缝线，在相邻正常角膜区域重新缝合。角膜缝线松脱的另一个危害是诱发角膜新生血管、细菌或真菌感染，或者角膜溶解、瘢痕增生，因此应该教育病人定期复诊，及时发现并处理这种并发症。

（四）角膜新生血管

部分病人术前本身就有角膜新生血管，移植手术可以去除中央区的新生血管，但是并不能去除植床部分的血管。部分病人则是由于缝线刺激或者炎症反应诱发的角膜新生血管。新生

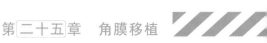

血管可以打破角膜的相对免疫赦免地位，从而增加免疫排斥反应的风险。角膜新生血管重在预防，主要通过减轻炎症反应、及时拆除松脱的缝线来预防。粗大的角膜新生血管可以考虑以电凝等方法去除，近年来出现的新生血管生长因子抗体类药物局部注射可能有助于减少角膜新生血管。

（五）伤口裂开

伤口裂开主要由外伤引起。手术后早期角膜缝线因外伤断裂，或者拆线后的钝挫伤均可引起角膜伤口裂开。这是一种比较严重的并发症，一旦发生，应行急诊手术重新缝合，以减轻眼内容物脱出、眼内炎等更严重的并发症。

（六）角膜植片感染

这种感染可以是细菌感染也可以是真菌感染，主要发生于角膜上皮组织愈合延迟、泪道阻塞等病人。一旦发生，应积极应用抗生素、抗真菌药物，同时进行菌种鉴定和药物敏感试验，为进一步的药物选择提供依据。对严重的感染，应考虑更换植片或再次行角膜移植术。

（七）原有疾病复发

原有疾病复发包括病毒性角膜炎、感染性（细菌、真菌、阿米巴等）角膜炎等复发，部分颗粒状角膜营养不良病人手术后植片也可能发生颗粒状角膜营养不良改变，形成复发。病毒性角膜炎、感染性（细菌、真菌、阿米巴等）角膜炎的复发应首选药物治疗，效果不佳的考虑再次行角膜移植手术治疗。

（八）丝状角膜炎

这是一种由于角膜上皮不健康，形成黏液，与上皮组织混合成丝状物的病变，主要发生于严重干眼或者眼表不平整的病人。穿透性角膜移植术后病人由于缝线的作用，眼表不平整度较高，因此容易发生丝状角膜炎。临床表现为睫状充血及显著的异物感。治疗方法包括刮除丝状物、应用低浓度激素、补充人工泪液、配戴绷带型角膜接触镜等。

（九）视网膜脱离

这种并发症发生率很低，但是后果严重。在穿透性角膜移植术与角膜内皮移植术病人，由于存在角膜切口，尤其在高度近视、外伤病人，可以发生视网膜脱离。对手术后屈光间质透明而矫正视力差的病人，或者主诉黑影遮挡视野的病人，应行眼底检查或者B超检查，以及时发现这种并发症，并采取及时的药物或者手术治疗，避免视力不可逆损害、眼球萎缩等严重后果。

（十）屈光不正

角膜移植植片植床的愈合依赖瘢痕形成，而切口的不规则和缝线松紧度、炎症反应、植片植床尺寸的不恰当匹配等都可以引起严重的角膜曲率不规则，从而造成严重的角膜源性屈光不正，包括近视、远视及不规则散光。严重的屈光不正会影响病人视力恢复，尤其是裸眼视力的提高。一般认为连续缝合缝线法有助于减轻总体的不规则散光，但是间断缝线法则可以通过调整缝线松紧度、设计手术后拆线时间来调整角膜曲率，减轻不规则散光程度，从而提高病人的裸眼视力和矫正视力。配戴框架眼镜、硬性透气性角膜接触镜（RGP）可以矫正部分屈光不正，角膜松解切开术和准分子激光角膜切削术（PRK）也是有效的治疗方法，但是其有效性和安全性还需要进一步临床研究的探索和提高。

二、不同方式角膜移植术特有的并发症

（一）穿透性角膜移植术

1. 前房消失或浅前房　穿透性角膜移植术中要求伤口缝合达到水密状态。术后第二天发生前房消失或变浅，首先检查确定是否为切口漏水或裂开，荧光素钠染色溪流征是这一并发症

的典型体征。这种并发症可以引起严重角膜内皮损伤、房角关闭、并发性白内障等更严重的并发症,因此一旦发生,应及时处理。轻者通过包盖双眼的方式减少活动,扩大瞳孔,观察 24 小时前房不恢复者,应急诊手术调整缝线,达到伤口的水密状态,恢复前房。浅前房也发生在脉络膜脱离的病人,因此必要时采用 B 超检查予以鉴别。

2. 虹膜前粘连 虹膜粘连多位于角膜植片与植床缝合处。术后浅前房、切口缝合深度不够、切口对合不齐、瞳孔管理不理想等是虹膜前粘连发生的危险因素。尤其是在手术中曾分离过虹膜前粘连,或者虹膜无力的病人,更易发生虹膜前粘连。术后早期轻度虹膜前粘连可以通过活动瞳孔达到分离粘连的目的,对于粘连范围大于一个象限的虹膜前粘连必要时采取手术分离,以减少由于虹膜前粘连诱发的排斥反应。

3. 继发性青光眼 PKP 术后 24 小时内发生的高眼压往往与黏弹剂残留有关。而虹膜广泛粘连、前房角粘连、长期使用激素、原有小梁网受损及手术后炎症反应等是其常见原因。继发性青光眼是角膜移植失败的重要原因,因此针对不同原因引起的高眼压可以选择药物或激光小梁切开、小梁切除术、减压阀植入术、睫状体光凝或睫状体冷凝等方法来降低眼压。

瞳孔阻滞性青光眼是角膜内皮移植手术早期,尤其是 8 小时内的常见并发症,如果不能及时发现处理,后果往往非常严重。其对视力及眼内结构的破坏作用类似于急性闭角型青光眼。它的发生原因是前房内注入的气泡压迫瞳孔并导致了瞳孔阻滞,房水无法通过瞳孔进入前房并通过小梁网排出,因此造成周边虹膜前膨隆导致房角关闭,从而引起进行性眼压急骤升高。为了更好支撑供体角膜内皮植片,前房气泡的直径要大于植片,最好充满前房并维持稍高于正常眼压水平 1 小时以上,才能确保植片完全贴附于受体基质面,而这种大气泡则会压迫瞳孔,引起瞳孔阻滞性青光眼。Lusk 等在术前常规采用 6 点钟周边虹膜切开术,可以预防大部分这种瞳孔阻滞性青光眼的发生,但是过大的虹膜切除手术有破坏前房稳定性的风险,小的虹膜周切孔由于渗出物阻塞或者被气泡压迫,仍然有发生瞳孔阻滞的可能性。因此在手术后 2 小时要在裂隙灯下观察病人,确保虹膜周切孔通畅。笔者采用的方法是在手术后 2~4 小时根据眼压和瞳孔阻滞情况及时释放适量气体,解除瞳孔阻滞。放气的时候,要确保瞳孔阻滞已经解除,表现为房水突然通过瞳孔大量涌入前房,瞳孔下缘淹没在房水内。但是要注意避免过多过快释放气体,以免引起眼压过低、眼球变形,增加植片脱位的风险。

4. 植片混浊 由移植片内皮严重受损,功能衰竭所致。主要原因包括供体角膜内皮密度过低、保存时间过长,或者手术操作不当、免疫排斥反应等。当植片混浊在手术后 3 个月仍无好转趋势时,应该考虑原发性角膜内皮失代偿并重新更换植片。

5. 眼内炎 主要表现为感染性眼内炎的表现,包括睫状充血、KP、前房积脓、视力下降等。这是内眼手术均可能发生的并发症,发生率较低,但是后果严重。眼内炎发生的危险因素包括供体植片污染、术后低眼压、切口闭合不良、泪道阻塞、慢性泪囊炎、糖尿病、眼外伤史等。角膜供体的无菌性主要依赖取材过程中的无菌操作和稀释的碘伏、庆大霉素溶液的浸泡步骤,但是这些都无法保证其保持无菌,因此在植入眼内后有携带微生物的危险。术后眼内炎需要尽早发现,采用眼内注射抗生素甚至玻璃体切割手术控制感染。角膜内皮移植术后出现的眼内炎有可能需要去除内皮植片。

6. 瞳孔强直综合征 主要表现为停用扩瞳药物后一段时间瞳孔仍处于扩大状态,从而产生畏光、视力差等不适。该并发症发病原因不明,一般认为这是由于瞳孔括约肌发育不良导致,但是手术后早期的高眼压病人出现这种现象明显多于眼压正常病人,提示手术后早期高眼压是其重要危险因素。此外,病毒性角膜炎、角膜营养不良、圆锥角膜病人均具有比其他类型病人更高的发生率。

7. 其他 其他发生率较低的并发症包括黄斑囊样水肿、人工晶状体脱位、玻璃体脱出、白内障、角膜薄翳、植片植床层间色素沉着等。

（二）板层角膜移植术

板层角膜移植术病人由于移植供体角膜不含有角膜内皮细胞层，甚至不含有活性细胞，手术过程中可以不切开眼球，因此其手术后并发症相对较少，尤其是免疫排斥反应远远少于穿透性角膜移植术病人。其发生最多的并发症是缝线松脱，因此需要及时复诊，发现并处理缝线松脱。板层角膜移植术的特有并发症如下。

1. 层间异物　最常见的是棉花丝或者敷料碎屑进入夹层。手术中对植床应反复冲洗，在用高倍显微镜下确认无杂质后，再做植片与植床缝合。小的异物残留不会严重影响视力，可以观察病情变化，暂不处理。大的异物残留则需要再次手术掀开植片，去除异物，然后再重新缝合植片。此外，术中采用高膨胀性吸血海绵取代棉球进行伤口止血或清洁，可以有效防止此类并发症。

2. 层间积血　多因植床边缘或植床底部新生血管渗血所致。手术中缝合前采用烧灼止血，使新生血管回退、闭缩，待植床面无出血后再缝合植片以利于减少角膜层间积血的发生。

3. 层间脂质变性　角膜层间新生血管的长期存在，可以继发脂质变性，严重影响外观及视力。因此需要彻底切除角膜植床新生血管，严重的角膜层间脂质变性需要再次手术处理。

4. 植片固定皱褶　这种并发症是由于植片与植床直径的不匹配造成的，严重者可能影响视力，但是有些病人尤其是后弹力膜膨隆显著的圆锥角膜病人需要通过植片压平植床，这种固定皱褶的出现是不可避免的。

（三）角膜内皮移植术

1. 植片脱位　植片脱位是角膜内皮移植术后最常见的并发症，主要表现为在裂隙灯显微镜下观察到植片与植床之间有缝隙存在，角膜基质和上皮水肿明显，在高分辨率眼前节 OCT 上可以显示脱离的后弹力膜内皮植片，测量其脱离高度和范围（图 25-1）。

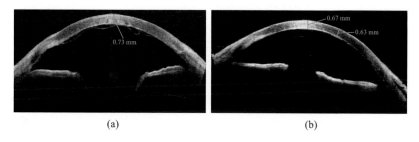

图 25-1　DMEK 后 OCT 观察

注：（a）术后 3 天，植片脱位；（b）重新前房注气后 3 天，植片复位。

根据脱位范围，植片脱位可分为部分脱位（不超过植片总面积的 1/3 或者超过 1/3）以及全脱位。早期报道 DMEK 后的植片脱位发生率高达 58%～92%，而技术的改进已经把这种概率降低到了 18%～20%。Rodríguez-Calvo 等报道了 500 例 DMEK 的研究结果，发现脱位率为 15.8%，其中 9% 的植片脱位面积小于 1/3，6.8% 大于 1/3 面积。其中供体年龄越大，植片脱位概率越低，而保存时间越长，植片脱位概率越高。

脱离范围较小的情况下内皮植片有自发性复位的可能性，因此可以首先观察。而当脱位范围大于 1/3 面积时则需要及时进行前房注气复位处理。根据 Maier 等人的观察，DMEK 后植片脱位小于 1/3 是否需要进行再次气泡复位？是早期还是晚些采取干预措施？是用空气还是惰性气体？这些问题还需要进一步研究。笔者通常采用的是过滤除菌的空气，一般再次注气后可以获得复位效果。

Rodríguez-Calvo 等报道的 500 例 DMEK 发生的植片脱位病人中，15 例需要再次气体复位，在手术后 6 个月有 9 例因为植片脱位、2 例因为原发性植片衰竭进行了第二次手术。

植片脱位后常规的处理方法，可以参考白内障术后发生自体角膜后弹力膜脱离复位的原则和技巧。手术方法是从前房重新注入气泡以复位脱落的植片,此法对于大多数病人是可行的,但是对一些卷曲严重的内皮植片,可能需要重复 DMEK 中展平、复位植片的步骤,如降低前房深度、敲鼓技术等,甚至重新更换植片(图 25-2)。

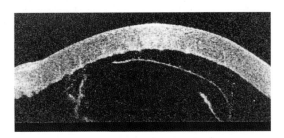

图 25-2　DMEK 后 OCT 观察
注:术后 2 天,植片脱位且严重卷曲,可能需要再次展平固定,或者更换植片。

　　角膜内皮植片的稳定贴附与前房内气泡的稳定性有密切的关系,而晶状体虹膜隔的完整性与气泡在前房内的稳定有密切的关系。如果晶状体虹膜隔不完整,气泡容易进入玻璃体腔,无法顶住植片,就容易导致植片脱位。对于一些特殊病例(如晶状体虹膜隔异常,尤其是伴有虹膜缺损的病人),其植片脱位的发生率更高,因此不宜采取 DMEK,而应该选择更容易成功的DSAEK。Weller 报道在合并前房复杂情况的病例中,DMEK 后发生植片脱位需要再次前房注气复位的比例为 46%(11/24)。

　　植片脱位发生的主要原因在于气泡支撑不足。DMEK 仅移植后弹力膜及内皮细胞层,缺乏基质的支撑,非常容易卷曲并漂浮在房水中,因此植片脱位发生率高。植片脱位的危险因素如下:黏弹剂残留,特别是残留在植片植床层间的黏弹剂使植片不能良好贴附;植片的大小与植床不匹配;前房气泡过小而不能很好地顶压植片,尤其是术后早期释放前房气体时过多过快导致眼球变形;特殊病人如小儿、精神病病人术后不能很好地配合平躺;用手揉眼和眼部碰撞、外伤等。

　　Rajan 等研究发现,植片脱位可能与三大因素有关,分别为供体植片的保存方法、角膜内皮植入器的类型、手术中气泡维持时间。器官培养液保存的供体角膜比中期保存液冷藏保存的角膜供体植片脱位发生率低,塑料的移植片植入器导致植片脱位可能性增加,而气泡维持时间应大于 1 小时。术后病人取仰卧位非常重要,Maie 等人的研究结果提示这是与植片脱位相关的最重要的因素。

　　针对这些情况,除应谨慎地选择手术适应证以外,还应注意如下方面:制作受体植床后,刮擦植床周边约 1 mm 的环形区域,使边界变粗糙、增加摩擦力,还可为植片提供更多的纤维连接断端;尽量选用高黏型黏弹剂,以利于在植入后弹力膜内皮植片前可以完全从前房清除;可在受体角膜周边部做 3~4 个小窗放液或采用准分子激光原位角膜磨镶术中的滚轴按压技术,尽量减少植片与植床间的残余液体;适当延长平躺或眼内气体停留的时间,对没有发生瞳孔阻滞性青光眼的病人不采取释放前房气体的方法;嘱病人勿揉眼等。

　　2. 原发性植片衰竭　这是由于角膜内皮细胞严重损伤引起的并发症。DMEK 的角膜内皮细胞丢失率要高于 DSAEK,因为其平均手术过程中的并发症更多,操作时间更长。

　　供体植片的角膜内皮细胞丢失可发生于内皮植片的分离、钻切、植入、展平固定的各个环节。亚洲人一般前房浅,尤其是天然晶状体眼,植片植入和展开比较困难,在器械接触的过程中对角膜内皮细胞易造成直接的损伤。植入器的使用避免了植片的夹取,使角膜内皮细胞的丢失率大大下降,但总体的丢失率仍高于 PKP 和 DSAEK。此外,为了增加后弹力膜内皮植片的可视性,采用 0.1% 台盼蓝或 0.25% 吲哚青绿染色,有利于镊子准确夹持和保护,但是染色剂的应用可能引起细胞毒性损伤,增加内皮细胞丢失率。

Baydoun 等报道 DMEK 后 7、8 年的平均内皮细胞密度分别为每平方毫米(952±366)和(771±321)个,与植片脱位发生率相关,也就是说植片贴附越好,内皮细胞存活率越高,而植片脱位发生后可能采取前房注气等手术操作,会增加内皮细胞的损伤。

Weller 报道在合并前房复杂情况的病例,内皮细胞的密度在手术后第 1、2、3、6 个月平均分别为每平方毫米(2478±185)、(1454±193)、(1301±298)、(1374±261)个,其中 4 例病人(17%)发生植片内皮失代偿。Gundlach 等报道,穿透性角膜移植术后角膜内皮失代偿的病人接受 DMEK 后 6 个月内皮细胞密度为每平方毫米(1398±510)个,损失率为 40%。

3. 层间异物　角膜内皮移植术作为一种特殊类型的深部板层角膜移植术,与 LKP 相似,容易发生层间异物。最常见的层间异物是棉花丝或者敷料碎屑。层间有异物残留不会严重影响视力,可以观察病情变化,暂不处理。大的异物则需要手术取出,但是这需要冒着损伤内皮细胞的危险。用高膨胀性吸血海绵取代棉球,可以有效防止此类并发症的发生。

(李贵刚)

参考文献

1. 杜蜀华.眼科疾病诊疗指南[M].北京:科学出版社,1999.
2. 李凤鸣.眼科全书[M].北京:人民卫生出版社,1996.
3. 谢立信,史伟云.角膜病学[M].北京:人民卫生出版社,2007.
4. 史伟云.角膜手术学[M].北京:人民卫生出版社,2012.
5. Harris J K,Rao G N,Aquavella J V,et al. Keratoprosthesis:technique and instrumentation[J]. Ann Ophthalmol,1984,16(5):481-484.
6. Marshall J,Grindle C F. Fine structure of the cornea and its development[J]. Trans Ophthalmol Soc U K,1978,98(3):320-328.
7. Tourtas T,Laaser K,Bachmann B O,et al. Descemet membrane endothelial keratoplasty versus descemet stripping automated endothelial keratoplasty[J]. Am J Ophthalmol,2012,153(6):1082-1090.
8. Terry M A. Endothelial keratoplasty:why aren't we all doing Descemet membrane endothelial keratoplasty?[J].Cornea,2012,31(5):469-471.
9. Roberts H W,Mukherjee A,Aichner H,et al. Visual Outcomes and Graft Thickness in Microthin DSAEK-One-Year Results[J].Cornea,2015,34(11):1345-1350.
10. Lee W B,Jacobs D S,Musch D C,et al. Descemet's stripping endothelial keratoplasty:safety and outcomes:a report by the American Academy of Ophthalmology[J].Ophthalmology,2009,116(9):1818-1830.
11. Melles G R,Ong T S,Ververs B,et al. Descemet membrane endothelial keratoplasty(DMEK)[J].Cornea,2006,25(8):987-990.
12. Park C Y,Lee J K,Gore P K,et al. Keratoplasty in the United States:A 10-year review from 2005 through 2014[J].Ophthalmology,2015,122(12):2432-2442.
13. Monnereau C,Quilendrino R,Dapena I,et al. Multicenter study of descemet membrane endothelial keratoplasty:first case series of 18 surgeons[J].JAMA Ophthalmol,2014,132(10):1192-1198.
14. Veldman P B,Dye P K,Holiman J D,et al. The S-stamp in Descemet Membrane Endothelial Keratoplasty Safely Eliminates Upside-down Graft Implantation[J].Ophthalmology,2016,123(1):161-164.

15. Kruse F E,Schrehardt U S,Tourtas T. Optimizing outcomes with Descemet's membrane endothelial keratoplasty[J]. Curr Opin Ophthalmol,2014,25(4):325-334.

16. Heinzelmann S, Hüther S, Böhringer D, et al. Influence of donor characteristics on Descemet membrane endothelial keratoplasty[J]. Cornea,2014,33(6):644-648.

17. Price M O,Price F W Jr. Descemet's membrane endothelial keratoplasty surgery:update on the evidence and hurdles to acceptance[J]. Curr Opin Ophthalmol,2013,24(4):329-335.

18. Tourtas T,Laaser K,Bachmann B O,et al. Descemet membrane endothelial keratoplasty versus descemet stripping automated endothelial keratoplasty[J]. Am J Ophthalmol,2012,153(6):1082-1090.

19. Anshu A,Price MO,Tan DT,et al. Endothelial keratoplasty:a revolution in evolution[J]. SurvOphthalmol,2012,57(3):236-252.

20. Rodríguez-Calvo de Mora M,Groeneveld-van Beek EA,Frank LE,et al. Association Between Graft Storage Time and Donor Age With Endothelial Cell Density and Graft Adherence After Descemet Membrane Endothelial Keratoplasty[J]. JAMA Ophthalmol,2016,134(1):91-94.

21. Balachandran C,Ham L,Verschoor CA,et al. Spontaneous corneal clearance despite graft detachment in Descemet membrane endothelial keratoplasty[J]. Am J Ophthalmol,2009,148(2):227-234.

22. Bucher F,Hos D,Müller-Schwefe S,et al. Spontaneous long-term course of persistent peripheral graft detachments after Descemet's membrane endothelial keratoplasty[J]. Br J Ophthalmol,2015,99(6):768-772.

23. Maier A K,Gundlach E,Pilger D,et al. Rate and Localization of Graft Detachment in Descemet Membrane Endothelial Keratoplasty[J]. Cornea,2016,35(3):308-312.

24. Weller J M,Tourtas T,Kruse F E. Feasibility and Outcome of Descemet Membrane Endothelial Keratoplasty in Complex Anterior Segment and Vitreous Disease[J]. Cornea,2015,34(11):1351-1357.

25. 洪晶.关注角膜内皮移植术后的植片脱位[J].中华眼科杂志,2012,48(1):6-8.

26. Ham L,Van der Wees J,Melles G R. Causes of primary donor failure in descemet membrane endothelial keratoplasty [J]. Am J ophthalmol,2008,145(4):639-644.

27. Rajan M S. Surgical strategies to improve visual outcomes in corneal transplantation[J]. Eye(Lond),2014,28(2):196-201.

28. Baydoun L,Ham L,Borderie V,et al. Endothelial Survival After Descemet Membrane Endothelial Keratoplasty:Effect of Surgical Indication and Graft Adherence Status[J]. JAMA Ophthalmol,2015,133(11):1277-1285.

29. Weller J M,Tourtas T,Kruse F E. Feasibility and Outcome of Descemet Membrane Endothelial Keratoplasty in Complex Anterior Segment and Vitreous Disease[J]. Cornea,2015,34(11):1351-1357.

30. Gundlach E, Maier A K, Riechardt A I, et al. Descemet Membrane Endothelial Keratoplasty as a Secondary Approach After Failure of Penetrating Keratoplasty[J]. Exp Clin Transplant,2015,13(4):350-354.

31. Stanzel T P,Ersoy L,Sansanayudh W,et al. Immediate Postoperative Intraocular Pressure Changes After Anterior Chamber Air Fill in Descemet Membrane Endothelial

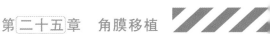
Keratoplasty [J]. Cornea,2016,35(1):14-19.

32. 洪晶.角膜内皮移植手术并发症分析[J].中华实验眼科杂志,2011,29(3):193-195.

33. Price M O,Jordan C S,Moore G,et al. Graft rejection episodes after Descemet stripping with endothelial keratoplasty:part two:the statistical analysis of probability and risk factors[J]. Br J Ophthalmol,2009,93(3):391-395.

34. Anshu A,Price M O,Price F W Jr. Risk of corneal transplant rejection significantly reduced with Descemet's membrane endothelial keratoplasty[J]. Ophthalmology,2012,119(3):536-540.

35. Rudolph M,Laaser K,Bachmann B O,et al. Corneal higher-order aberrations after Descemet's membrane endothelial keratoplasty[J]. Ophthalmology,2012,119:528-535.

36. Guerra F P,Anshu A,Price M O,et al. Endothelial keratoplasty:fellow eyes comparison of Descemet stripping automated endothelial keratoplasty and Descemet membrane endothelial keratoplasty[J]. Cornea,2011,30(12):1382-1386.

37. Goldich Y,Showail M,Avni-Zauberman N,et al. Contralateral eye comparison of descemet membrane endothelial keratoplasty and descemet stripping automated endothelial keratoplasty[J]. Am J Ophthalmol,2015,159(1):155-159.

38. Guerra F P,Anshu A,Price M O,et al. Descemet's membrane endothelial keratoplasty:prospective study of 1-year visual outcomes,graft survival,and endothelial cell loss[J]. Ophthalmology,2011,118(12):2368-2373.

39. Price M O,Gupta P,Lass J,et al. EK(DLEK,DSEK,DMEK):New Frontier in Cornea Surgery[J]. Annu Rev Vis Sci,2017,15(3):69-90.

40. Phillips P M,Phillips L J,Muthappan V,et al. Experienced DSAEK Surgeon's Transition to DMEK:Outcomes Comparing the Last 100 DSAEK Surgeries With the First 100 DMEK Surgeries Exclusively Using Previously Published Techniques[J]. Cornea,2017,36(3):275-279.

41. Green M,Wilkins M R. Comparison of Early Surgical Experience and Visual Outcomes of DSAEK and DMEK[J]. Cornea,2015,34(11):1341-1344.

42. Ilhan-Sarac O,Akpek E K. Current concepts and techniques in keratoprosthesis [J]. Curr Opin Ophthalmol,2005,16(4):246-250.

43. Frigo A C,Fasolo A,Capuzzo C,et al. Corneal transplantation activity over 7 years:changing trends for indications,patient demographics and surgical techniques from the Corneal Transplant Epidemiological Study(CORTES)[J]. Transplantation proceedings,2015,47(2):528-535.

44. Darren S J,Ting C Y,Sau S,et al. Changing trends in keratoplasty in the West of Scotland:a 10-year review[J]. Br J Ophthalmol,2012,96(3):405-408.

45. Xie L,Song Z,Zhao J,et al. Indications for penetrating keratoplasty in north China [J]. Cornea,2007,26(9):1070-1073.

46. 徐晶,张虹,蒋继贫,等.心脏死亡后捐献角膜用作穿透性角膜移植术供体的安全性研究[J].国际眼科杂志,2015,15(2):317-319.

47. Chen W L.Hu F R,Wang I J. Changing indications for penetrating keratoplasty in Taiwan from 1987 to 1999[J].Cornea,2001,20(2):141-144.

48. Sony P,Sharma N,Sen S,et al. Indications of penetrating keratoplasty in northern India [J]. Cornea,2005,24(8):989-991.

49. 谢立信,崔彦,董晓光,等.穿透性角膜移植432例流行病学报告[J].眼科研究,1997,15(4):243-245.

50. 董晓光,谢立信,史伟云,等.穿透性角膜移植治疗真菌性角膜溃疡的评价[J].中华眼科杂志,1999,35(5):386-387.

51. 史伟云,谢立信.我国角膜病领域的学术发展方向[J].中华眼科杂志,2014,50(9):641-645.

52. 田乐,宋秀胜,谢立信.2000至2009年角膜移植手术适应证变化趋势的研究[J].中华眼科杂志,2011,47(7):623-627.

53. Xie L,Zhai H,Shi W,et al. Hyphal growth patterns and recurrence of fungal keratitis after lamellar keratoplasty[J]. Ophthalmology,2008,115(6):983-987.

54. 刘丽梅,史伟云,王婷,等.2004至2011年感染性角膜炎行角膜移植手术的适应证及手术方式变化趋势的研究[J].临床眼科杂志,2013,21(01):1-4.

55. 施节亮,冯一帆,郁继国,等.深板层角膜移植术与穿透角膜移植术治疗圆锥角膜临床疗效的Meta分析[J].中华实验眼科杂志,2012,30(10):926-931.

第二十六章
骨髓移植

第一节 临床骨髓移植概述

骨髓移植又称为造血干细胞移植,一般分为自体移植和异基因移植。自体移植实质是大剂量化疗后的干细胞解救,我们这里所说的骨髓移植主要指异基因移植。

一、骨髓移植的适应证

1. 具有高危预后因素的恶性血液系统肿瘤 ①难治或复发急性髓系白血病或急性淋巴细胞白血病;②初治急性白血病,但有明确的不良预后因素;③中危及中危以上的骨髓增生异常综合征,低危的骨髓增生异常综合征但有良好的移植条件及强烈的移植意愿的病人;④骨髓增生性疾病有移植条件和移植意愿的病人;⑤高危的非霍奇金淋巴瘤,如急性 NK 细胞白血病或结外 NK/T 淋巴细胞淋巴瘤,复发难治的非霍奇金淋巴瘤有移植条件和移植意愿的病人;⑥慢性粒细胞白血病加速期或急变期,酪氨酸激酶抑制剂(TKI)耐药的慢性粒细胞白血病病人。

2. 非恶性疾病 ①骨髓衰竭性疾病,如重型再生障碍性贫血或输血依赖的非重型再生障碍性贫血有移植条件和移植意愿的病人、先天性再生障碍性贫血有移植条件和移植意愿的病人;②遗传性溶血性贫血,如地中海贫血、镰状细胞贫血等,或获得性溶血性贫血如阵发性睡眠性血红蛋白尿等有移植条件和移植意愿的病人。

3. 其他疾病 包括遗传性代谢性疾病、重症联合免疫缺陷症、噬血细胞综合征、严重自身免疫病、难治性特发性血小板减少性紫癜(ITP)、难治性自身免疫性溶血性贫血(AIHA)、遗传性血小板异常等。

二、骨髓移植禁忌证

随着骨髓移植技术的不断进步,骨髓移植的禁忌证不断被打破。曾经老年病人不宜行骨髓移植,但目前年龄不是绝对禁忌。由于年龄影响骨髓移植的效果,增加受者移植后并发症发生率和移植相关死亡率,因此,决定是否移植,需要综合考虑病人年龄、疾病性质、疾病状态、体能状态、器官功能及病人的治疗意愿和经济状况。

三、手术时机

骨髓移植的时机因疾病性质不同而不同,与骨髓移植的目的有关。

(1) 对于需要行骨髓移植的急性白血病病人,最好在第一次完全缓解后行骨髓移植。对于中高危的急性髓系白血病病人,有合适的全相合供体,完全缓解后即可手术,不需要巩固治疗。

对于高危的急性髓系白血病病人，完全缓解后尽早移植，以避免复发。对于急性淋巴细胞白血病病人，缓解后尽可能巩固强化治疗 2～3 个周期，以降低移植前的肿瘤负荷。

（2）对于有些高危的非霍奇金淋巴瘤（如急性 NK 细胞白血病、惰性淋巴瘤）转化为侵袭性淋巴瘤、高危慢性淋巴细胞白血病、EBV 相关的淋巴增殖性疾病病人，缓解后尽早移植。对于复发的非霍奇金淋巴瘤病人，缓解后 2～3 个周期后行骨髓移植。

（3）对于中高危的骨髓增生异常综合征病人，目前主张采用含地西他滨的方案治疗缓解后移植；对于有输血依赖的低危骨髓增生异常综合征、有移植意愿和合适供体的病人可考虑直接移植。

（4）对于重型再生障碍性贫血病人，诊断明确，有同胞全相合供体，尽早行骨髓移植，无合适供体的病人尽早行 ATG/ALG 治疗，3～6 个月治疗无效可考虑无关供体移植。也有个别移植中心考虑直接行单倍体移植。

（5）噬血细胞综合征的病人，噬血症状控制后尽早行骨髓移植。

（6）对于患非恶性疾病（如遗传性代谢性疾病）且有移植意愿的病人，最好在器官功能尚好的情况下移植。

四、等待期治疗

（1）对于血液肿瘤病人，准备移植之前，不宜等待太久，必要时需继续巩固化疗，同时预防和控制感染。

（2）对于急性白血病病人，移植前注意脑膜白血病的预防，对于高危淋巴瘤病人，移植前同样需注意脑膜白血病的预防。

（3）对于重型再生障碍性贫血病人，移植前积极控制感染，尽量减少输血，或者输辐照血制品。

第二节　骨髓移植技术要点

一、骨髓移植供体选择

进行造血干细胞移植供体选择时，首先要评估供体对移植后受体 GVHD 和植入失败风险的影响，主要考虑是否为亲缘供体、HLA 配型、供体年龄和性别。其次要考虑经供体传播给受体的疾病，还要考虑供体的心理状态和健康状态。

选择造血干细胞移植供体首先根据 HLA 配型结果，亲缘全相合移植后并发症明显低于无关供体和位点不合的移植。亲缘全相合供体是移植的首要选择。年龄小于 30 岁的供体移植后并发症明显减少，女供男的移植并发症较多。遗憾的是临床上供体选择的范围很窄，HLA 全相合的供体常缺乏，位点不合的移植供体是医生不得已的选择。

HLA 不相合的骨髓移植（BMT）存在两大难题，即 HVGR（宿主抗移植物反应）及 GVHD（移植物抗宿主病）。其中 HVGR 最为突出。HLA 不相合的程度与移植失败率显著相关。单倍体相合的 BMT，GVHD 发生率也较高。Beatey 等在 105 例白血病病人 HLA 不完全相合的 BMT 研究后指出，白血病缓解期接受 BMT，当 HLA 一个位点不相合，对生存率并无太大影响。Anasetti 等报道三个位点不相合者移植失败率为 5%。Anasetti 等又发现 B+D 位点不相合的移植失败率最高（28%）。有学者证明 HLA 不相合组行 BMT，Ⅱ～Ⅳ度 GVHD 发生率高于相合组。Ⅰ类与Ⅱ类抗原不相合，GVHD 的严重程度差别不大。选择 HLA 一致的供者，是异基因移植成功的关键之一。

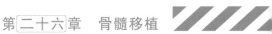

（一）亲缘 HLA 相合和半相合供体选择

1. 同胞 HLA 配型基因水平全相合的确定

（1）同胞 HLA 配型基因水平全相合：经家系调查（至少包括父母及全部同胞兄弟姐妹的 HLA 配型结果）确定，供体和受体来自同一个家庭，遗传同一双亲的同样的 HLA 单体。

（2）供体和受体至少需要经 DNA 检测证实 HLA-A、HLA-B、HLA-C 表型相合和高分辨检测 HLA-DRB1 和 HLA-DQB1 亚型相合。

2. 同胞表型全相合的定义　当同胞供体和受体的 HLA-A、HLA-B、HLA-C、HLA-DRB1 和 HLA-DQB1 相合，但缺乏家系调查结果或其他证据的证明：同胞供体和受体确系遗传了来自同一对父母的同样的 HLA 单体，推测这类供受体是 HLA 基因水平相合，但是不能被最终确认。

3. 在直系亲属或旁系亲属中 HLA 半相合（HLA 单体相合）的定义

（1）病人和供体经家系调查分析确认共有一条 HLA 单体（HLA 半相合），并排除其他情况。

（2）HLA 半相合移植供体配型最低要求是 HLA-A、HLA-B、HLA-C 表型配型及 HLA-DRB1 和 HLA-DQB1 高分辨。

（3）病人与供体在配型不相合的 HLA 单体上的抗原/亚型也可能有表型相合，或者可以有一个或多个位点不合，具体定义如下。

①无抗原位点不相合：病人与供体在不相合的 HLA 单体上的 HLA-A、HLA-B、HLA-C、HLA-DRB1 和 HLA-DQB1 抗原/亚型表型相合。在单倍体相合的供体和受体对，仅有 HLA-C 或 HLA-DQ 抗原或亚型不相合应视为一个抗原不相合。

②一个抗原不相合：病人和供体在不相合的 HLA 单体上有一个 HLA-A、HLA-B、HLA-C、HLA-DRB1 或 HLA-DQB1 抗原/亚型不相合。HLA-C 和（或）HLA-DQ 不相合在有 HLA-A、HLA-B、HLA-DRB1 不相合情况下不再计为第二或第三个抗原不相合，即不视为供受者对有两个或三个抗原不相合。

③两个或三个抗原不相合：在病人或供体不相合的 HLA 单体上有两个或三个 HLA-A、HLA-B、HLA-DRB1 抗原/亚型不相合。HLA-C 和 HLA-DQ 不包括在这两个或三个抗原不相合的定义内。原因在于 HLA-C 或 HLA-DQ 多位点不相合的精确意义尚不明了。

（二）非血缘供体的选择标准

1. HLA 表型相合

（1）相合的最低要求：在非血缘 HLA 相合移植中最低要求是 HLA-A 和 HLA-B 表型相合及 HLA-DRB1 亚型高分辨检测相合。

（2）相合的进一步要求：可选供体多于一个，作为进一步选择条件。供体选择的增选标准应当是在确定 HLA-A、HLA-B、HLA-C 相合之后尽可能选择 HLA-DQ 亚型相合的供体。

2. 一个位点次要不相合的定义

（1）Ⅰ类抗原（HLA-A 和 HLA-B）：HLA-A 或 HLA-B 位点次要不相合发生在 HLA-A 或 HLA-B 的抗原或亚型之间，这些抗原或亚型属于同一个交叉反应组，其他位点的亚型水平均相合。

（2）Ⅱ类抗原（HLA-DR）：HLA-DR 次要不相合发生在 HLA-DRB1 亚型之间，经低分辨配型技术鉴定，这些亚型属于同一个 DR 组。

3. 一个位点主要不相合的定义

（1）Ⅰ类抗原（HLA-A 和 HLA-B）：HLA-A 或 HLA-B 位点主要不相合发生在任何一对不属于同一个抗原交叉反应组的抗原/亚型之间，在有一个位点的主要不相合时，要求其他位点亚型水平均应相合。

（2）Ⅱ类抗原（HLA-DR）：HLA-DR 主要不相合发生在 HLA-DRB1 抗原或亚型之间，经低分辨配型技术鉴定，这些亚型不属于同一个 DR 组。

4. HLA 纯合子 为了定量表示 HLA 不相合程度，在给定的位点上，病人和（或）供体表现为位点纯合状态将视为同一抗原的单一表达。不相合的位点被记录如下。

（1）A1，A1 vs. A1，A1＝HLA-A 位点相合。

（2）A1，A1 vs. A1，A3＝一个 HLA-A 位点次要相合（A1、A3 属于同一交叉反应组）。

（3）A1，A1 vs. A3，A3＝一个 HLA-A 位点次要相合。

选择供体除考虑 HLA 配型外，还可参考 DSA 检测，DSA 是抗供者特异性抗体，尤其是抗人类白细胞抗原（HLA）抗体。HLA 是影响造血干细胞移植物植入、造血重建时间和受者存活的重要因素之一，特别是抗供者特异性 HLA 抗体（DSHA）与供受者 HLA 错配后异基因造血干细胞移植失败密切相关，导致病人生存率显著下降。

移植供体需要常规检测 HIV、HBV、HCV。活动性肝炎病人和 HIV 感染的病人显然不宜作为供体，乙肝表面抗体阳性而表面抗原阴性的供体对乙肝表面抗原阳性的受体而言有一定的抗病毒作用，可部分减少移植受体乙肝病毒的活动。而乙肝表面抗原阳性者不宜作为移植供体，其作为供体可传播乙肝病毒至受体。近期感染 CMV 的供体可将病毒传染给 CMV 阴性的受体，CMV 隐性感染率在中国很高，绝大多数移植受体均有 CMV 感染，移植后 CMV 感染的发生主要由于受体有 CMV 潜在感染。其他可能通过供体干细胞输注传播的疾病包括弓形虫病、疟疾、鼠疫、利什曼原虫病、淋病、梅毒等。供体有 EB 病毒、腺病毒及呼吸道合胞病毒感染的暂时不宜作为供体。患自身免疫病和遗传性疾病者不宜作为供体。

二、病人状态的评估及移植方式的选择

异基因移植没有绝对禁忌证，病人是否移植根据疾病种类、病人状态、移植方式和移植中心经验选择，随着移植技术的进步，移植适应证范围在扩大。

病人状态的评估是决定是否进行移植的重要因素。移植病人一般状态评分在 80～100 分（卡氏评分法），没有严重活动性感染，没有严重器官并发症，疾病缓解或稳定。

异基因移植的方式根据疾病状态、病人状态、供体来源而选择。根据供体来源可将移植分为同胞全相合移植、无关供体全相合移植、单倍体移植、位点不合的无关供体移植、脐带血移植等。由于单倍体移植技术的发展，目前采用位点不合的无关供体移植越来越少。脐带血移植主要用于儿童或体重轻的成人。移植方式的选择因移植中心的经验而各有侧重。有同胞全相合供体者首选同胞供体。无同胞全相合供体者，如果疾病进展快，易复发，可选择单倍体移植。

异基因移植根据预处理方式分为清髓性移植和非清髓性移植。非清髓性移植多用于肿瘤复发率低、疾病进展慢的老年病人。

三、移植预处理和造血干细胞的回输

（一）移植预处理

预处理是造血干细胞移植的前提，预处理的目的为根除原发疾病、利于供体植入。成功的预处理不仅要达到这两个目的，而且要毒副作用低，减少预处理相关的死亡。

常用预处理方案及预处理相关毒性分级如下。

根据预处理强度，将常用预处理方案分为清髓性预处理和非清髓性预处理。传统的预处理为清髓性预处理。鉴于清髓性预处理毒性大、耐受性差，特别对年龄比较大的移植病人，移植相关的死亡率高，近年来提出非清髓性预处理，在加强免疫抑制、保证供体干细胞成功植入的前提下，降低预处理强度，虽没有达到清髓的目的，但能减少预处理毒性。清髓性预处理分为含全身

照射(TBI)的预处理及不含 TBI 的预处理。经过多年医学实践,BU/CY 预处理是目前成功的、为多数移植中心采用的预处理方案。经典的 BU/CY 方案是马利兰(BU)16 mg/kg 加环磷酰胺(CY)120~200 mg/kg,其他部分方案在 BU/CY 基础上进行了改良。对于无关供体移植,在 BU/CY 基础上,加用 ATG 6~15 mg/kg。病人口服马利兰,不仅消化道反应重,血药浓度不稳定,并且存在胃肠道的首过效应,不仅无法保证有效清髓作用和确保造血干细胞的成功植入,而且肝静脉窦闭塞症发生率高。近年来采用静脉应用马利兰,能有效减少口服剂型的副作用,在保证药物的有效浓度、保证清髓处理和干细胞植入、减少肝静脉窦闭塞症方面均优于口服马利兰,已经有替代口服马利兰的趋势。含全身照射(TBI)的预处理方案(TBI 加 CY),TBI 剂量一般为 1200 cGy,1 次或分 3 次照射,主要肺部屏蔽。含 TBI 的预处理方案适合于急性淋巴细胞白血病和淋巴瘤或白血病中枢浸润的病人,比 TBI 更好的方案包括全骨髓照射(TMI)、全骨髓和淋巴照射(TMLI),可减少对正常组织的损害。自体移植的方案变化大,以 BEAM 方案使用较多。单倍体移植预处理的北京方案已受到国际认可,具体如下:阿糖胞苷 4 g/(m² · d),移植前 9~10 天;白舒非 3.2 mg/(kg · d),移植前 8~9 天;CY 1.8 g/(m² · d),移植前 4~5 天;甲基环己亚硝脲 250 mg/m²,移植前 3 天;兔 ATG,2.5 mg/(kg · d),移植前 2~5 天。

　　再生障碍性贫血的预处理方案不同于白血病,经典的预处理是 CY 50 mg/(kg · d)连续 4 天合并或不合并 ATG,或者 CY 60 mg/(kg · d)连续 2 天合并 TBI 或全淋巴照射。由于该方案毒性较大,部分移植中心降低 CY 剂量,加用氟达拉滨,常用的含氟达拉滨方案:氟达拉滨 30 mg/(kg · d),5 天,CY 50 mg/(kg · d),2 天,ATG。自身免疫病自体移植预处理方案以 CY+ATG 为主。CY+TBI 预处理方案及非 TBI 预处理方案见表 26-1、表 26-2。

表 26-1　CY+TBI 预处理方案

药物	总剂量	CY	TBI	移植类型
阿糖胞苷	3 g/m²,1~2 次	60~120 mg/kg	5~12Gy	Allo/Auto
马利兰	7 mg/kg	50 mg/kg	12Gy	Allo/Auto
VP16	40~60 mg/kg	80~100 mg/kg	12Gy	Auto

注:Allo,异体移植;Auto,自体移植;CY,环磷酰胺;TBI,全身照射。

表 26-2　非 TBI 预处理方案

方案	药物	总剂量	移植类型
BUCY	马利兰	14~16 mg/kg	Allo/Auto
	环磷酰胺	120~200 mg/kg	
BCV	卡氮芥	300~600 mg/kg	Allo/Auto
	环磷酰胺	6~7.2 g/m²	
	VP16	600~2400 mg/m²	
BEAM	卡氮芥	300 mg/m²	Auto
	VP16	400~800 mg/m²	
	阿糖胞苷	800~1600 mg/m²	
	马法兰	140 mg/m²	
TCC	噻替哌	500 mg/m²	Auto
	环磷酰胺	6000 mg/m²	
	卡铂	800 mg/m²	
TC	噻替哌	800 mg/m²	Auto
	环磷酰胺	6000 mg/m²	

续表

方案	药物	总剂量	移植类型
BCC	卡氮芥	600 mg/m²	Auto
	顺铂	165 mg/m²	
	环磷酰胺	6000 mg/m²	
MVT	氨甲蝶呤	30 mg/m²	Auto
	VP16	1200 mg/m²	
	噻替哌	750 mg/m²	

预处理相关毒性分级标准如下。

按 WHO 有关癌症治疗的毒副作用评估标准,根据预处理对特殊脏器的影响,对预处理相关毒性进行分级。

(1) Ⅰ级:轻微异常症状,无须治疗可以逆转。

(2) Ⅱ级:中等严重程度的异常症状,伴有器官功能损害客观指标,需要医学处理。

(3) Ⅲ级:毒副作用为危及生命的主要临床征象。需要强有力的支持治疗和护理,如肾衰竭时血液透析治疗或呼吸衰竭时人工呼吸机维持通气。

(4) Ⅳ级:致死性、不可逆毒性、预处理毒副作用,可能导致脏器功能损害,甚至病人死亡。

在移植第 1、7、14、28 及 100 天,可以分别确定预处理相关毒性分级。移植后 100 天内病人存活的可能性不仅取决于预处理毒性的严重性,还取决于多脏器的复合毒副作用。

(二)造血干细胞回输

造血干细胞的输注时间应与末次化疗后间隔 36 小时,采集的造血干细胞应尽快输入。输注前鉴定供体和受体 ABO 血型和 Rh 血型,血型不合的供体和受体还需检查血型抗体滴度并做相应处理。

造血干细胞的输注量以单个核细胞数或 $CD34^+$ 细胞数为依据,输注量因移植方式不同有差异并要结合具体情况,一般单个核细胞数以 $(4\sim8)\times10^8$/kg 为宜,过低影响植入,过高可能增加 GVHD,不过 $CD34^+$ 细胞应超过 2×10^6/kg。脐带血移植病人单个核细胞数不能低于 2×10^7/kg,否则影响植入。

细胞输注开始宜慢,开始以 0.5 ml/(kg·h) 速度输注,15 分钟后根据耐受情况增加输注速度。在输注前、输入后 15 分钟及每小时均需检查生命体征。

输注的不良反应如下。

(1) 输注量多:主要发生在骨髓移植过程中,注意液体负荷过多导致心功能不全发生,必要时利尿。

(2) 变态反应和过敏反应:可能出现寒战、发热和皮疹,采用激素和抗过敏治疗处理。

(3) 肺静脉微栓塞:病人出现胸痛、呼吸困难和咳嗽,主要由脂肪和粒子引起。在骨髓输注中,避免输入脂肪颗粒,减慢输注速度,吸氧和加用激素。

(4) 抗凝过度:骨髓造血干细胞采集中使用肝素,输注骨髓时要采用等量的鱼精蛋白中和。

(5) 输血反应:对于移植供受体血型不合的造血干细胞输注,重要的是在输注前根据不同情况做相应处理。

四、移植后感染预防及 GVHD 的预防

(一)感染预防

1. 全环境保护(total environmental protection,TEP) 口服不吸收抗生素,给予无菌饮食,

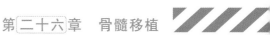

注意皮肤清洁消毒和眼、鼻、耳、口腔、脐、阴道等部位的消毒,住空气层流病房等。尽量减少病人体内致病菌的负荷,使移植病人的感染率降到最低程度,为减少肠道菌负荷,要清洁灌肠。

2. 造血干细胞移植前预防感染的措施 为了减少细菌、霉菌、病毒、原虫感染,除了 TEP 外,尚应予以预防感染的处理,包括清除感染病灶及体内存在的病原体。

(1)细菌感染的预防:预防性应用抗生素多在插管以后开始,因导管感染的发生率在 10% 左右,肠道不吸收的抗生素应用很重要。在有导管存在时,有效的全身性应用革兰阳性菌敏感的抗生素较为重要,有明确的感染病灶,亦可用敏感的抗生素进行短暂的大剂量冲击疗法。

(2)抗霉菌药物预防性应用:在移植过程中,易有两种霉菌感染发生,分别为念珠菌及曲霉菌。制霉菌素或氟康唑对预防白色念珠菌感染是有效的,也可考虑应用其他唑类药物或棘白菌素药物预防。

(3)抗病毒药物预防性应用:移植过程中最常见的病毒感染为单纯疱疹病毒(HSV)、带状疱疹病毒(VZV)及巨细胞病毒(CMV)感染,临床可采用阿昔洛韦进行预防性清除治疗。

(4)卡氏肺孢子虫预防性治疗:可用复方新诺明或其他磺胺类药物预防性治疗。

(5)抗结核药物预防性治疗:由于移植后病人免疫功能低下,化疗、放疗及激素的使用可使不活动的结核病复燃。对有结核病史又未经足够治疗者,在造血干细胞移植的同时,行抗结核药物预防性治疗。

(二)GVHD 预防

1. 尽可能选择 HLA 配型相合的供体 HLA 差异是 GVHD 发生的关键因素。对 CMV 血清学阴性的 BMT 受体,同样 CMV 血清学阴性的供体不仅可减少 CMV 感染的风险,也降低 GVHD 发生的风险。清洁肠道、降低肠道感染率可降低单用 CY 预处理的再生障碍性贫血病人急性 GVHD 发生的风险和提高其生存率。用氟康唑预防可减低肠道 GVHD 发生的风险。在动物实验中,表皮生长因子可预防表皮损伤,降低 LPS 和 TNF 水平,降低 GVHD 发生的风险。IL-11 保护胃肠道细胞,减少菌血症,有利于降低 GVHD 发生的风险。

2. 联合使用免疫抑制剂预防 对 HLA 相合的亲缘供体移植,多采用环孢素或普乐可复加短程 MTX 预防。对于无关供体移植和位点不合的移植,可在此基础上加用 ATG 或加用 CD25 单抗。静脉用免疫球蛋白对抑制超急性 GVHD 和降低死亡率有一定效果。去 T 淋巴细胞移植可降低 GVHD 发生的风险,但影响干细胞植入和使复发率增加。

第三节 骨髓移植后并发症及处理

一、预处理对各脏器的相关毒性表现和防治

1. 心脏毒性 接受 CY 预处理的病人心脏毒性发生率占 5%～10%。心脏毒性表现为数周内心电图低电压、进行性心功能衰竭或心包炎(有或不伴有心包填塞)。心电图改变,如 S-T 波改变,室上性心律失常,少数可发生内膜下心肌缺血或心肌梗死,严重者可有出血性心肌坏死。CY 剂量是发生心脏毒性的关键因素,接受剂量小于 1.55 g/(m² · d)的病人心脏毒性发生率为 3%,死亡率为 0,而接受剂量超过 1.55 g/(m² · d)的病人心脏毒性发生率为 25%,死亡率为 12%。预处理前心功能不全对预处理毒性的影响仍未得到证实,一些移植中心认为移植前静止心脏放射核素射血量小于 50% 的病人不宜进行移植。移植前静止心脏放射核素射血量小于 50% 的病人心脏毒性发生率为 20%,而移植前静止心脏放射核素射血量大于 50% 的病人心脏毒性发生率为 4%。动物实验证明美司那可防治 CY 心脏毒性,但临床上尚未得到证实。

2. 肝脏毒性及 SOS 预处理可以导致肝功能损害,但最严重的预处理肝脏毒性表现为肝

静脉窦闭塞综合征(SOS)。SOS早期被称为肝静脉闭塞综合征(VOD),名称的改变是基于对疾病病理认识的深入。SOS指肝窦非血栓性阻塞,肝窦损害是SOS发生的主要因素,肝窦内皮细胞损伤,肝窦内皮屏障破坏,损伤的肝窦内皮细胞、Kupffer细胞、星状细胞阻塞肝窦,使肝窦血流减慢或停止,同时也有肝细胞坏死。在SOS中肝循环的破坏是病因而不是肝实质性病变的结果,尸检结果表明肝静脉不是SOS的根本原因,45%的轻中度SOS和25%的重度SOS没有肝静脉闭塞。

据报道移植后的SOS发生率在50%以下,SOS是否发生主要取决于预处理是否规范合理。非清髓性预处理如氟达拉滨加小剂量TBI无SOS报道,而TBI剂量超过13.2Gy的CY/TBI预处理中SOS发生率接近50%。近年来SOS发生率和严重程度下降的原因在于:预处理强度降低;严重SOS的主要危险因素慢性活动性肝炎移植减少;在移植中不再使用增加SOS的药物如炔诺酮。目前影响SOS的因素有CY、BU、TBI。CY增加SOS的原因在于CY代谢产物丙烯醛和羟乙基磷酰胺氮芥。CY的代谢有很大的个体差异,根据CY代谢确定CY剂量是降低SOS发生率的一种策略。BU是导致SOS的另一种预处理药物,BU不仅降低肝细胞、肝窦内皮细胞内谷胱甘肽水平及诱导氧化应激,而且BU可改变CY的代谢。在BU之前给予CY可降低SOS发生率,采用静脉用BU代替口服BU也可明显降低SOS发生率。降低TBI剂量是降低SOS发生率的方法,但分次TBI是否降低SOS发生率尚无定论。

(1) SOS的预防:对于有SOS高危因素的病人改变预处理方案是降低SOS发生率的主要手段,如采用非清髓性预处理,改静脉用马利兰,CY用量减少10%~20%,CY之后再用BU。除改变预处理计划外,肝素或低分子量肝素、前列腺素E1、去纤核苷酸、熊去氧胆酸预防有一定作用。

(2) SOS治疗:移植后2周内出现SOS多伴有多器官受累和衰竭,死亡率极高,但目前尚无满意、有效的治疗方案。目前可能有效的方法包括抗凝治疗、应用去纤核苷酸。组织纤溶酶原激活物,总量60 mg在2~4天中分次给药;肝素150 U/(kg・d),连续用10天,对1/3中重度SOS有效,但伴随出血等严重并发症。去纤核苷酸20~60 mg/(kg・d),连续14天对35%~60%中重度SOS有效。其他治疗包括N-乙酰半胱氨酸50~150 mg/(kg・d)、前列腺素E1、泼尼松、维生素E和谷氨酰胺治疗。经颈静脉肝内门体分流术可能是最后的选择。

3. 膀胱毒性 CY的膀胱毒性表现为出血性膀胱炎,分为4级:1级——镜下血尿;2级——肉眼血尿;3级——明显肉眼血尿伴有血块;4级——严重肉眼血尿出现尿路梗阻。CY是导致出血性膀胱炎的主要原因,合并使用马利兰,出血性膀胱炎可能更严重,CY输注结束就可发生,移植后3个月发生的病例也有报道。预防方法主要为强化利尿,碱化,使用美司那。严重出血性膀胱炎的治疗包括纠正血小板减少、水化碱化,前列腺素E、雌激素治疗。严重者需要外科治疗。

4. 肾脏毒性 预处理药物包括顺铂、卡铂、异环磷酰胺或者TBI均可导致肾功能损害,但移植中其他药物如环孢素、两性霉素和氨基糖苷类抗生素同样可导致肾功能损害。肿瘤细胞溶解和低血容量导致肾功能损害的可能性也存在。但严重肾功能损害的发生率较低,且多伴有肝功能损害,无肝脏毒性的病人仅11%出现肾功能不全,轻度和中度肝损害的病人有38%出现肾功能损害,而严重肝脏毒性的病人同时出现肾功能损害。所以发生肾衰竭的病人均有肝脏损害,发生肾衰竭的高危因素包括高胆红素血症、明显的水钠潴留、两性霉素的使用和移植前肌酐水平偏高。多数药物性肾功能损害是可逆的,限制液体、维持水盐平衡、停用肾损害药物后肾功能可以恢复,但严重肝肾功能损害易导致多器官衰竭,预后极差。

5. 其他毒性 口腔炎是大剂量放化疗的常见合并症,发生率达90%。应用TBI和大剂量马利兰后严重口腔黏膜炎发生率高,从而增加其他合并症的发生,导致更高的感染率、更多的肠外营养需求和麻醉镇痛剂的使用。局部防治措施包括联合使用漱口液、抗酸剂、纤维素薄膜形

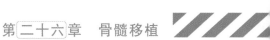

成剂、利多卡因等。静脉和（或）局部使用上皮细胞生长因子对预处理后口腔黏膜炎有肯定的预防和治疗作用。对于接受大剂量马利兰预处理的病人,采用冰片冷疗法可以降低其口腔黏膜炎的发生率和严重程度。接受 TBI 的病人易出现皮肤红斑及色素沉着,阿糖胞苷、噻替哌、卡氮芥、马利兰、VP16 等引起的皮肤损害多表现为红斑和皮疹。

二、GVHD 的防治

1. 急性 GVHD 的临床表现和诊断　GVHD 所累及的靶器官主要为皮肤、肠道和肝脏(表 26-3)。皮肤损伤最常和最早发生。GVHD 通常发生在 BMT 后的 2～5 周,发生在 10 天以内的为超急性 GVHD,病情凶险,提示预后不佳。皮肤病变主要表现为斑丘疹,首先出现在手掌、足掌、耳后、面部和颈部,亦可发生于躯干和四肢。严重者皮肤出现广泛大疱性表皮松解坏死。一旦怀疑 GVHD 应尽早进行皮肤活检。

肠道 GVHD 常在皮肤 GVHD 出现后一周甚至数周内发生腹泻,水样便严重者呈血水样便,且有肠黏膜上皮脱落。严重者可发生痉挛性腹痛甚至发生肠梗阻。肠镜检查和肠黏膜活检对确定诊断有重要帮助。

肝脏 GVHD 常出现在 BMT 后 40 天左右。主要表现为肝功能异常,包括胆红素、GPT、AKP 增高等,但需与肝静脉闭塞病鉴别。后者发生于 BMT 30 天以内,早于肝脏 GVHD,主要表现为肝大、体重增加、腹水和右上腹痛等。其发生率仅约 6%,而死亡率可高达 50%。诊断主要依据肝穿刺活检。

表 26-3　各器官 GVHD 分度

分度	皮肤	肝脏	肠道
Ⅰ	斑丘疹体表面积<25%	胆红素 34～51 μmol/l	腹泻量>50 ml/d
Ⅱ	斑丘疹体表面积<50%	胆红素 51～103 μmol/l	腹泻量>100 ml/d
Ⅲ	全身广泛斑疹面积>50%	胆红素 103～255 μmol/l	腹泻量>1500 ml/d
Ⅳ	全身广泛斑丘疹伴水疱或皮肤剥脱	胆红素>255 μmol/l	腹泻量>2000 ml/d 或有腹痛、肠梗阻

2. 急性 GVHD 的治疗　急性 GVHD 的治疗要求尽早诊断、尽早用药。治疗延迟或治疗不足导致 GVHD 进展为难以控制的 GVHD。激素类药物是治疗急性 GVHD 的标准首选药物,主要的作用原理是破坏淋巴细胞及抑制炎症反应。但不同的移植中心专家对于激素初始用量有不同的看法,特别是在急性 GVHD 的早期的使用观点不同。一般认为,Ⅱ～Ⅳ度急性 GVHD 的初次给药剂量为甲强龙 2 mg/(kg·d)或同等剂量的其他激素。有观点认为单用激素治疗缓解率大约仅 50%,提高激素剂量并不能提高缓解率。对于Ⅰ～Ⅱ度急性 GVHD,激素用量低者相对更安全。能坚持用药 1～2 周且有效者,可以逐渐减量,每周减药量不得超过总药量的 10% 以上。激素使用 3 天后病情仍有进展或者用药 5～7 天后症状没有好转的病人应该及时加以其他治疗手段。其他治疗手段如下。

(1) 单克隆抗体:包括 CD25 单抗如舒莱(basiliximab)和赛尼哌(daclizumab),CD52 单抗如阿仑单抗(alemtuzumab)、TNF-α 抗体(inflimah)。对激素治疗无效的病人,小样本研究显示 daclizumab 对肝脏和肠道的急性 GVHD 的有效率为 50%。采用 alemtuzumab 治疗激素耐药的Ⅳ度胃肠道 GVHD,60% 的病人有治疗反应。infliximab 用于急性 GVHD 的治疗效果不明确。有报道 daclizumab 和 infliximab 联合使用可提高激素耐药的 GVHD 的治疗效果。

(2) 抗胸腺细胞球蛋白:治疗对激素耐药的急性 GVHD 病人可考虑采用抗胸腺细胞球蛋白。应用抗胸腺细胞球蛋白后,急性 GVHD 的缓解率为 30%～45%,但最终死亡率没有明显下降。大多数病人因为感染、EB 病毒相关的淋巴组织增生及严重免疫抑制导致的疾病而死亡。

（3）大环内酯类免疫抑制剂：包括他克莫司（tacrolimus）和西罗莫司（sirolimus），属于大环内酯类免疫抑制剂，比环孢素有更强的免疫抑制作用。对急性 GVHD 有一定的治疗作用，但目前多用于 GVHD 的预防。

（4）霉酚酸酯（MMF）：主要通过抑制鸟苷三磷酸嘌呤的合成而抑制 T 淋巴细胞增殖，作为 GVHD 的二线治疗的常用药物，也可用于 GVHD 的预防。

（5）喷司他丁（pentostatin）：拟嘌呤类的抗肿瘤药，是一种腺苷脱氨酶（ADA）的强抑制剂，抑制淋巴细胞增殖，可用于治疗对激素耐药的急性 GVHD 病人。

（6）芦可替尼（ruxolitinib）：作为 JAK1/2 抑制剂，近年来有用于治疗 GVHD 的报道，特别在治疗慢性 GHVD 方面有一定效果。

（7）伊马替尼（imatinib）：作为 BCR/ABL 抑制剂，对于激素治疗无效的慢性 GVHD 有一定效果。

（8）细胞治疗：间充质干细胞或 FoxP3⁺CD4⁺CD25⁺ 调节性 T 淋巴细胞输注。

间充质干细胞是一种多能干细胞，具有免疫调节作用，可抑制 T 淋巴细胞增殖。输注供体或第三方间充质干细胞可提高急性 GVHD 病人 GVHD 的缓解率。早期输注间充质干细胞可降低 GVHD 的发生率。FoxP3⁺CD4⁺CD25⁺ 调节性 T 淋巴细胞可抑制 T 淋巴细胞反应，降低 GVHD 发生率。

（张义成）

参考文献

1. Petersdorf E W, Mickelson E M, Anasetti C, et al. Effect of HLA mismatches on the outcome of hematopoietic transplants[J]. Curr Opin Immunol,1999,11(5):521-526.

2. Hurley C K, Baxter Lowe L A, Logan B, et al. National Marrow Donor Program HLA-matching guidelines for unrelated marrow transplants[J]. Biol Blood Marrow Transplant, 2003,9(10):610-615.

3. Flomenberg N, Baxter-Lowe L A, Confer D, et al. Impact of HLA class Ⅰ and class Ⅱ high-resolution matching on outcomes of unrelated donor bone marrow transplantation: HLA-C mismatching is associated with a strong adverse effect on transplantation outcome [J]. Blood,2004,104(7):1923-1930.

4. Ibisch C, Gallot G, Vivien R, et al. Recognition of leukemic blasts by HLA-DPB1-specific cytotoxic T cell clones: a perspective for adjuvant immunotherapy post-bone marrow transplantation[J]. Bone Marrow Transplant,1999,23(11):1153-1159.

5. Kamatani Y, Wattanapokayakit S, Ochi H, et al. A genome-wide association study identifies variants in the HLA-DP locus associated with chronic hepatitis B in Asians[J]. Nat Genet, 2009,41(5):591-595.

6. Shaw B E, Marsh S G, Mayor N P, et al. HLA-DPB1 matching status has significant implications for recipients of unrelated donor stem cell transplants[J]. Blood,2006,107(3): 1220-1226.

7. MacMillan M L, Weisdorf D J, Wagner J E, et al. Response of 443 patients to steroids as primary therapy for acute graft-versus-host disease:comparison of grading systems[J]. Biol Blood Marrow Transplant,2002,8(7):387-394.

第二十七章
其他临床器官移植

第一节 甲状旁腺移植

一、概述

(一)甲状旁腺移植的发展历程

甲状旁腺移植是甲状旁腺功能低下的病人恢复生理性血钙水平的有效途径,Halsted 于 1907 年和 1909 年分别报告了犬和人甲状旁腺组织移植,但通过组织学检查发现,仅犬的自体移植物是存活的。1966 年 Gittes 和 Radde 成功地在同品系动物间行甲状旁腺移植术。1973—1975 年 Wells 等共进行 29 例人甲状旁腺移植术,其中 1 例为同种异体移植,28 例为自体移植,研究显示无论是自体移植还是同种异体移植的甲状旁腺都具有足够的分泌功能以维持正常血钙,其设计的甲状旁腺薄片移植也成为预防甲状旁腺功能低下的重要治疗手段。1980 年陈国锐等在国内首次报道了带血管甲状腺-甲状旁腺同种异体移植术治疗甲状旁腺缺如后手足抽搐症,术中将带血管蒂的单侧甲状腺叶连同甲状旁腺移植于右侧股部,随访 1 年 7 个月,移植的甲状旁腺有功能。1989 年,Sun 等将微囊化处理的大鼠甲状旁腺细胞通过腹腔注射移植给切除甲状旁腺的同基因大鼠,术后受者的血钙及甲状旁腺素水平明显升高并且持续 8 周,这种方法也为甲状旁腺移植的临床应用提供了新思路。

(二)甲状旁腺的解剖特点和生理功能

甲状旁腺为两对小体,长 5~6 mm,宽 3~4 mm,厚约 2 mm,呈棕黄色或淡红色,略有光泽,数目不一,一般有 4 个,上下各一对呈对称分布。甲状旁腺位于甲状腺侧叶的后部、真假被膜之间,并且其自身的被膜与甲状腺的被膜分开,有时可位于甲状腺实质内或被膜外气管周围的结缔组织中。在胚胎发育过程中,起源于第四咽囊的上甲状旁腺紧贴于甲状腺原基的后表面,随甲状腺一起下降,移行距离相对较短,因此位置比较固定,多位于甲状腺侧叶上、中份交界处的后方,相当于环状软骨下缘的平面,个别位于食管和甲状腺之间,亦可位于颈动脉鞘内;而起源于第三咽囊的下甲状旁腺随胸腺一起下降,移行距离相对较长,位置较不固定,可以位于下降过程中的任何部位,但大多数仍位于甲状腺侧叶下极的后方。甲状旁腺的血供主要来自甲状腺下动脉,也有来自甲状腺上、下动脉的吻合支。

甲状旁腺分泌的激素为甲状旁腺素(PTH),是由 84 个氨基酸组成的直链多肽类激素,相对分子质量为 9500,具有调节和保持正常血清钙、磷水平的作用,主要作用部位为骨、肾和小肠。PTH 的正常分泌具有昼夜节律性,在夜间 20 时及凌晨 4 时有两个分泌高峰,白天血液浓度则保持平稳。正常 PTH 的分泌主要受血清钙浓度调节。

（三）甲状旁腺移植的组织来源

甲状旁腺移植按照组织来源不同可分为自体移植、异种移植和同种异体移植。

（1）自体移植：组织移植是自体移植的主要方式，移植组织与受体同源可有效避免排斥反应，且成功率较高，主要与移植时机、疾病类型及组织保存时间等有关。自体移植是外科医生规避术后甲状旁腺功能减退的重要技术，即刻自体甲状旁腺移植常在甲状腺全切除术或甲状旁腺功能亢进症病人的甲状旁腺切除术的术中使用，甲状腺全切除术是否需要同时进行预防性甲状旁腺自体移植尚有争议。Friedman 等认为在甲状腺全切除术中监测血 PTH 水平，当低于 10 ng/l 时考虑行自体甲状旁腺移植术。经冷冻保存后的自体甲状旁腺移植术则主要用于治疗持续性或复发性甲状旁腺功能亢进症。

（2）异种移植：异种移植是一种理论可行的移植方式，若能成功实施则可为器官移植提供丰富的组织来源，但由于不同物种间 HLA 差异较大，易发生急性排斥反应而影响移植效果。随着微囊化技术的提出和完善，已有多项研究成功地将人类或兔、猪的甲状旁腺组织和细胞移植到鼠类身上并发挥功能，但远期效果并不理想。

（3）同种异体移植：同种异体甲状旁腺移植的供体包括尸体、甲状旁腺腺瘤及胎儿组织。该技术实施的难点在于强烈的排斥反应、移植物血供的建立、移植物分泌的激素如何到达血液循环并发挥作用。多项实验及临床研究认为异体移植前先对甲状旁腺腺瘤组织进行预处理（如^{60}Co 照射、裸鼠肾包膜下培养等），可取得较好的效果。胎龄超过 5 个月的胎儿甲状旁腺异体移植后仍保留较好的内分泌功能。

二、甲状旁腺移植术的临床应用

（一）手术适应证和禁忌证

1. 适应证

（1）特发性甲状旁腺功能低下，伴有血清钙水平降低及低钙症状，需补充钙剂才能维持血钙浓度和改善症状者。

（2）医源性甲状旁腺功能低下并发严重低钙血症。

（3）迪格奥尔格综合征（DiGeorge syndrome，DGS）：先天性胸腺和甲状旁腺发育不良，表现为免疫功能低下并伴有甲状旁腺功能低下等。

2. 禁忌证

（1）医源性甲状旁腺功能低下但症状不严重，功能可逐渐代偿者。

（2）虽有甲状旁腺功能低下，但不需要静脉补充钙剂，仅口服一定钙片或少量二氢速变固醇、钙三醇等即可控制症状者。

（3）甲状腺癌术后所致甲状旁腺功能低下，同时合并有远处或全身多处转移者。

（4）伴有重要生命器官严重疾病或功能衰竭者。

（二）术前准备

（1）常规术前准备：包括测定血常规、尿常规、肝肾功能，做心电图，以及行胸部 X 线检查和凝血功能检查等。

（2）甲状旁腺及甲状腺功能检查：血钙、磷、三碘甲状腺原氨酸（T_3）、甲状腺素（T_4）、游离 T_3（FT_3）、促甲状腺素（TSH）、甲状旁腺素（PTH）。

（3）组织相容性检查：包括供者和受者 ABO 血型，HLA 配型，胚胎供者如不一致并不十分重要（因胚胎组织免疫原性较低），成人供者要求最好相匹配以改善远期移植效果。必要时行混合淋巴细胞培养或微量淋巴细胞毒性试验。

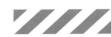

（4）手术局部行超声多普勒检查，了解准备施行吻合的血管有无血栓或闭塞的情况。

（5）躯干骨X线检查，了解骨质脱钙情况。

（6）术前短期应用免疫抑制药物及预防性应用抗生素。

（三）供体组织预处理

对供体组织进行预处理的目的如下：①减少或消除过客淋巴细胞（passenger lymphocyte，PL），减弱移植物的免疫原性。PL学说认为PL含有较高浓度的MHC-Ⅰ类抗原，是引起免疫排斥反应的主要原因。②储存甲状旁腺组织，解决供体来源。

目前对移植物预处理的常用方法如下：①组织、细胞培养：培养方法包括普通空气环境培养（95%空气+5%CO_2）和高氧环境培养（95%O_2+5%CO_2）。②裸鼠体内培养：无胸腺裸鼠对异体组织免疫反应性较弱，甲状旁腺组织移植于其体内不产生排斥反应。经裸鼠过渡后，引起排斥反应的PL可能死亡或离开移植物，其免疫原性降低。③^{60}Co照射：由于PL对^{60}Co照射有较高的敏感性，而甲状旁腺主细胞对此的敏感性较弱，适当剂量的^{60}Co照射移植物可以杀伤或杀死PL，减弱移植物的免疫原性，而甲状旁腺组织仍可保持正常活性。④低温冷冻技术：该技术可使移植物长期保存，且可以减少HLA的表达，减弱免疫原性，对于需多次移植的病人实用性更强。液氮冻存技术可使移植物的保存时间达4年以上，但对移植组织有较大损伤。

（四）移植部位的选择

良好的移植部位应符合如下几点：①具有较高的局部氧分压；②周围组织血管化程度高；③位于免疫特许区或免疫相对隔离区。但这些条件很难同时满足。经典的移植部位是受者前臂肌肉，其优点是操作简单、可重复性强，还可经肘静脉测PTH浓度评估疗效。为了找到免疫特许区，先后有将甲状旁腺组织或细胞移植于腹腔、腹股沟区、肝脏、胸腺、肾上腺、脑室、睾丸、子宫内膜及肾脂肪囊的报道。Echenique等人对35例切除甲状旁腺的病人进行胸骨部皮下甲状旁腺移植，术后随访150周，除1例复发外，其余PTH水平正常，认为皮下移植也是一种可行的办法。另外，对移植部位进行预血管化或促血管化处理也可获得较好的效果，如在微囊内包被血管内皮生长因子、酸性成纤维细胞生长因子等。

（五）手术方式

1. 带血管甲状腺-甲状旁腺移植 此方法的好处在于移植体在较短时间内得到充足的血液供应。基于此理论陈国锐等于1981年在国内开展了首例带血管甲状腺移植术，获得成功。该移植术可以为移植腺体提供充足的血液供应，提高移植存活率。具体手术方式是将带血管蒂的甲状腺-甲状旁腺的无名动、静脉与受体的动、静脉进行端端吻合，移植部位多选择位置隐蔽、软组织丰富的腹股沟和腹腔大网膜区，短期移植效果显著。但移植术后远期效果欠佳，主要原因为移植后的急性和慢性免疫排斥反应的发生。该术式操作上较复杂，不宜反复施行，且易发生移植排斥反应，吻合口易形成血栓，远期效果尚不明确，逐渐被改进的细胞和组织移植方式所替代。

2. 组织移植 甲状旁腺移植最早出现的移植方式为组织移植，1929年由Cattell倡导并实施。同种异体移植容易发生排斥反应而导致移植失败，因此术者进行了肾包膜下移植、脑室内移植、胸腺内移植等相对免疫特许区的多种尝试。研究结果表明，在移植物存活率与生存时间上，脑室内移植或胸腺内移植要明显优于肾包膜下移植。但也存在一些问题，Gaumann等的研究表明，组织微囊化移植中，组织中心缺血、坏死且对低钙的反应能力差、周围组织纤维化明显。

组织移植是自体移植的主要方式，无须考虑排斥反应的问题，成活率通常较高，主要适用于如下情况：①甲状腺全切或次全切除手术中甲状旁腺被连带全切或误切；②尿毒症或甲状旁腺瘤病人继发性甲状旁腺功能亢进，术中一旦经病理确定为甲状旁腺正常组织即可行自体移植。研究表明未行甲状旁腺移植的病人术后发生永久性甲状旁腺功能低下概率大于移植至少一叶的病人,而移植两叶以上的病人,甲状旁腺素与保留甲状旁腺的甲状腺切除术后的病人水平相当。

3. 细胞输注移植 细胞输注移植因其操作简单、安全、有效,并可多次重复进行等优点,近年发展较快。甲状旁腺组织经酶消化为细胞或细胞团后进行移植是近来研究较热的移植方式,理想的细胞移植能达到器官移植的效果并且避免器官移植组织中心坏死等问题。Nawrot 等对 85 例病人进行 116 次甲状旁腺细胞输注移植,50% 以上的细胞在移植 2 个月后仍可保持正常的内分泌功能。该移植方法的可行性虽得到临床验证,但仍缺乏长期大样本临床试验,移植细胞能否长期保持活性及内分泌功能尚不明确,并有逐步被微囊化组织及细胞移植所取代的趋势。

4. 微囊化细胞移植 随着微囊化技术的出现,细胞输注移植取得了较大的进展。微囊化技术是用具有组织相容性的选择性半透膜包被移植物,为移植物提供氧和营养物质的同时使移植物免遭受者的免疫攻击。微囊化移植技术即为将此包被后的移植物移植至受者体内的技术。目前应用最成熟的微囊制备材料是海藻酸和多聚赖氨酸,具有组织相容性好、小分子物质通透性好等优点。Hasse 等的研究表明,海藻酸钠微囊化组 DA 大鼠在第 26 周血清甲状旁腺素仍有较高水平,而无微囊化组 Lewis 大鼠在术后第 2 周后血清甲状旁腺素水平即降为零。Tibell 等对 4 例慢性甲状旁腺功能低下的病人进行了术后不用免疫抑制剂的大微囊化同种组织移植,移植物均存活 1 年以上。

微囊化细胞输注移植能下调免疫排斥反应,同时不影响微囊内、外进行正常的生理交换;异种腺体能获得较为理想的生存时间,使极易发生急性排斥反应的异种移植成为可能;此外微囊化细胞输注移植操作相对简单,并可短期内反复进行,并且移植后常无须服用免疫抑制剂。但是微囊化技术仍存在一定的局限性,如:在甲状旁腺细胞的提取及微囊的制备过程中会丢失、损伤部分细胞;微囊材料会对周围组织产生作用而使周围组织发生纤维化,最终发生移植失败;异体移植的供体往往为猪、牛等动物,寿命较短,远期效果不佳,另外微囊是否能长期保留其完整性尚不明确,一旦损坏或破裂后仍存在发生排斥反应的风险。

(六) 围手术期处理

因移植器官较小,其免疫原性较弱,故发生急性排斥反应时全身反应很轻,有学者认为术后主要并发症为移植物内分泌功能不全甚至无分泌作用,Murray 提出了评估内分泌组织移植后是否成功的标准:①移植前肯定有激素缺乏;②移植后激素缺乏得到纠正;③显微镜下可见移植物存活;④死后的移植组织检查。这些标准在临床上难以全部具备,但仍可以作为一种临床参考。目前国内外判定移植效果的主要方法包括临床症状、体征、血钙、血磷、血镁的测定及特殊的物理和实验室检查。其中通过临床症状来判断是比较简单适用的方法。

在术前各免疫指标监测的基础上,术后应继续监测受者体液免疫和细胞免疫各项指标,包括 IgA、IgG、IgM、补体(C3、C8)、淋巴细胞转化率、CD4 和 CD8 细胞等。检查频率一般为术后 1 个月内每周一次,术后半年内每个月一次,半年后 3~6 个月一次。结合免疫功能变化及腺体功能变化可正确判断免疫排斥反应的情况。

围手术期应用的免疫抑制剂主要包括 CsA 或 TAC、MMF 或 AZA 和糖皮质激素、环磷酰胺、雷公藤等,一般是联合用药,且对预防和治疗急性排斥反应的疗效优于对慢性排斥反应的疗效。国内作者报道多在围手术期小剂量、短期应用 CsA。也有研究指出,应用免疫抑制剂并不能延长甲状旁腺移植的存活时间。但随着微囊化技术的发展,不用免疫抑制剂的甲状旁腺移植也取得较为理想的存活时间。

多数学者认为,诱导并维持移植物的免疫耐受,可减少免疫排斥反应的发生,提高移植成功率。术前对受者进行免疫耐受处理,可用的方法包括反复输血、血浆置换或淋巴细胞输注,以提高受者对移植物的耐受能力。围手术期应用 CD4 单克隆抗体可抑制排斥反应,有文献支持应用抗 CD4 单克隆抗体可明显提高移植的甲状旁腺的存活率与甲状旁腺素的分泌水平。

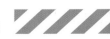

如前所述,移植来源、移植物免疫原性及组织移植后有功能存活时间仍是限制甲状旁腺移植术临床应用的主要因素。随着上述各种理论、技术的完善与成熟,这些问题已经在较大程度上被解决了。虽然目前甲状旁腺移植是治疗原发性甲状旁腺功能低下和部分继发性甲状旁腺功能低下的最理想手段,但无法完全消除或屏蔽移植物的免疫原性等,因此将各种移植方式有机结合,寻找合适的移植部位,进一步改良术式,对移植物进行预处理以提高移植物稳定性与组织相容性将是未来甲状旁腺移植的主要发展方向。

第二节　脾脏移植

一、概况

(一)基本概念

将解剖和功能正常的全部或部分脾脏,或脾脏碎片、薄片或脾脏细胞团,移植于另一个体或自体体内,称为脾脏移植。如果脾脏被植入正常的解剖部位,即为原位移植;移植于另一个部位者,称为异位移植。带血管蒂的全部或部分脾脏通过血管吻合与受者相应的动、静脉相吻合,开放血流后脾脏即能恢复血流循环,发挥正常的脾功能,称为活体移植。移植的脾脏被切成脾片、脾块、碎粒统称为脾组织移植。将脾脏捣碎、研磨过滤后制成脾细胞悬液,然后输注于受者体内,称为脾细胞移植。如果移植的脾脏源于自体,称为自体移植,如将外伤的脾脏制成脾片、脾块,然后植入自体的大网膜和后腹膜内。

(二)脾脏移植的发展史

1. 脾脏移植实验研究　脾脏移植的最早记录开始于 20 世纪初。1910 年,Carrel 首先施行了狗原位带血管的全脾脏移植,其目的是探索血管吻合技术,并取得了成功。Carrel 因在血管吻合技术方面一系列的开拓性成就,获得 1912 年诺贝尔生理学或医学奖。此后很长时间,无人继续做脾脏移植的研究工作。直到 20 世纪 50—60 年代,才出现全脾脏移植的实验报道。1953年 Eyquem、Ondot 施行脾脏的异位移植,将山羊的脾脏移植到自身颈部。1961 年 Pierce 将狗脾脏移植到自身颈部。1960 年 Moore 报道 29 例狗的同种全脾脏移植,其中 10 例获得成功,最长存活 65 天。1962 年 Kountz 施行狗脾-肾联合移植,为自体异位移植,移植物置于髂窝,首创脾动、静脉与髂总动、静脉端侧吻合术式。同年 Starzl 施行狗脾-胃肠联合移植,1989 年又施行脾-胰联合移植。1971 年 Norman 施行狗的自体异位全脾脏移植,研究凝血因子Ⅷ:C 的生成器官,为临床治疗血友病提供了实验学的基础。

在脾组织移植方面,1917 年 Manley 报道了自体脾组织移植于皮下或肌肉内,成功率达100%。在成年大鼠,脾组织的自体移植成功率也达到 90% 以上。1975 年 Zielinski 将大鼠脾组织碎粒注射于腹腔内,脾组织在腹膜壁层、网膜及小肠系膜等处生长,3~4 周后能形成具有显微镜下可见的正常结构的脾粒。1964 年 Norman 等系统研究脾脏移植与血友病的关系,将患血友病的狗行自身脾组织大网膜内移植,注射肾上腺皮质激素后,可见凝血因子Ⅷ增加。1 年后,Norman 等又成功地施行了患血友病狗的自体全脾异位移植。1978 年 Likhite 进行了大鼠切除脾脏的实验研究,结果显示切脾后的大鼠比切脾后施行自体脾脏移植大鼠感染肺炎链球菌后的死亡率增加 4 倍。

我国脾脏移植的实验研究起步较晚。20 世纪 80 年代,由笔者所在医院领头,全国先后有10 家单位陆续展开大小动物的自体脾脏移植术,如将小动物(兔、大鼠)的脾片自体异位移植于耳廓血管旁,大鼠脾片异位移植于网膜内、肠系膜内、脾窝及腹壁肌层内,还有大动物(如狗)的脾片移植于网膜内、脾窝和腹直肌内。笔者所在医院还施行了狗的半脾脏异位移植并获得成功。

在实验研究的基础上,自 1985 年起,脾片移植,尤其是外伤脾切除后的脾片或脾组织移植已成为许多外科医生的一项选择,脾片或脾组织移植进入了临床应用阶段。与此同时,笔者所在医院关于脾脏移植的实验研究不断深入,从狗的自体部分脾异位移植,到狗脾的同种异位移植都取得成功。因此,1988 年在重庆召开的第二次全国脾功能研究与外科手术会议上,成立了全国脾外科协作组,夏穗生任组长。由此说明,笔者所在医院在脾脏外科和脾脏移植领域起着引领作用,在系列实验研究的基础上,笔者所在医院的多种类型的脾脏移植也陆续进入了临床应用阶段。

2. 脾脏移植的临床应用 临床脾脏移植起始于 20 世纪 60 年代。1960 年 Woodruff 为丙种球蛋白缺乏症的婴儿施行了脾脏移植术,手术成功,但脾脏无功能。1964 年 Marchioro 报道了 5 例,1 例为低丙种球蛋白血症,母亲供脾,移植后脾脏无明显功能,病人存活 7 个月;另 4 例为恶性肿瘤,脾脏移植后肿瘤未见缩小,3 例于 3 个月内死亡。1969 年 Hathaway 为 1 例 16 岁男孩施行亲父供脾脏移植术,移植后病人凝血因子Ⅷ:C 水平上升,但术后 4 天因排斥反应移植脾脏破裂,被迫切除。1973 年 Croth 为 1 例戈谢病(GD)病人施行了脾脏移植,术后有功能者达 44 天,以后移植脾脏逐渐萎缩纤维化。

国际上临床脾脏移植开始于 1960 年,到 1973 年共施行 8 例,最长有功能者仅 44 天,因效果不佳陷于停顿,再无后续报道。

我国临床脾脏移植开始于 20 世纪 80 年代中期,1985 年夏穗生、刘乐欣报道 3 例晚期肝癌的病人施行尸体全脾脏移植,脾脏置于髂窝,移植后病人甲胎蛋白水平明显下降,NK 细胞活性上升,肝脏肿块有所缩小,最长 1 例存活 11 个月,脾脏有功能达 8 个月,是迄今脾脏移植治疗晚期肝癌存活最长的一例。1987 年夏穗生、刘乐欣报道尸体全脾脏移植治疗血友病甲 3 例,首例脾有功能 34 天,后因排斥反应切除脾脏而病人存活,第 2 例因脾蒂扭转 24 小时后切除,第 3 例脾脏有功能达 7 个月。从 1989 年开始,夏穗生领导的小组将重点转向亲属活体供脾脏移植治疗血友病甲的临床实践,并连续获得成功。他们一共为 6 例病人施行了脾脏移植术,其中 1990 年 10 月 27 日施行 1 例母亲供脾脏移植,移植后凝血因子Ⅷ:C 立即上升到 50% 以上,然后维持于 10%～15% 水平,病人生活自理,正常上学学习。术后 4 年就诊彩超证明移植脾脏大小正常,血流通畅,凝血因子Ⅷ:C 维持在 8%～10% 之间,病人能骑自行车。脾脏维持功能达 10 余年,无自发出血,是国际上功能存活最长的纪录。

哈尔滨医科大学附属第一医院姜洪池,在获得博士学位后返回单位,继续开展脾脏移植的工作。1992 年姜洪池等共施行 5 例,除首例移植后 33 天意外死亡,其余 4 例均存活,脾脏功能良好。他们还开创了脾脏移植新术式,即劈离式脾脏移植,供者仍保留部分脾脏,使供受者都有足够的脾脏功能。

1989 年,新疆石河子医院报道了胚胎供脾脏移植 5 例,手术均获成功,3 例短期有功能,1 例失访,最佳 1 例脾脏有功能超过 1 年。

2000 年呼和浩特市第一医院谢东等报道 6 例自体移植,5 例为脾外伤,切除撕裂脾,将完整的部分脾脏移植在腹腔内,随访 6 个月～8 年,脾功能良好;另 1 例为门静脉高压症行脾脏切除后,将脾脏移植于脾下获成功。

哈尔滨医科大学附属第二医院孙振华等于 2000 年报道 1 例脾门区脾动脉瘤,做全脾脏与动脉瘤切除后,将脾进行原位移植,随访 2 年余,脾功能良好。

2000 年文志向、夏穗生施行 1 例尸体脾脏移植手术,病人是一名 13 岁的男孩,术前下肢行走障碍(坐轮椅),生活不能自理。术后病人采用新型强效免疫抑制剂 FK506 作为主要抗排斥药物,取得满意效果。病人凝血因子Ⅷ:C 明显提高,最高达 20%,无自发性出血;术后 2 个月双下肢能站立,5 个月病人活动自如,生活自理。术后 1 年复查,病人凝血因子Ⅷ:C 在 10% 左右,

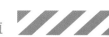

生活自理,活动自如无自发性出血,移植脾脏稍有缩小。术后 2 年,病人无自发性出血,活动正常,偶发肢体碰撞后出现青紫现象,移植脾脏明显缩小为 3 cm×4 cm。术后 4 年,病人生活自如,无自发性出血,每 4～6 个月预防性输注凝血因子Ⅷ一次,移植脾脏萎缩成条索状。现病人双下肢活动自如,生活能自理,每个月输注凝血因子Ⅷ一次。这是一例尸体脾脏移植后效果最佳者。

2001 年,文志向、夏穗生又施行 1 例尸体脾脏移植,手术近期凝血因子Ⅷ:C 明显升高,术后 1 周因排斥反应致移植脾脏失活,行移植脾脏切除术。

此后,同种异体脾脏移植处于基本停顿状态,其原因是多种多样的。

关于脾细胞移植,1986 年夏穗生、刘乐欣、刘慎徽等报道 40 例同种脾细胞悬液输注治疗重症血友病甲,近期效果明显,但远期效果不理想。1989 年夏穗生、王滔对同种脾细胞移植治疗血友病甲的输注途径、血流动力学等进行了系统研究,共施行了 15 例。同种脾细胞移植因方法简单、费用不高、副反应少,从此在同济医院得到较为广泛的应用,除用于治疗血友病甲外,各种晚期肿瘤成为另一主要的适应证。

笔者所在医院在脾脏移植的实验研究和临床应用等方面的工作得到业界的普遍认可,其中“同种脾脏移植:实验与临床研究”,经国内专家鉴定为国际领先,先后获得湖北省卫生厅和湖北省政府科技成果一等奖,1992 年获国家科学技术进步三等奖。脾切除后对机体免疫功能影响的进一步研究,获 1991 年国家教育委员会科技成果二等奖。

（三）脾脏功能介绍

传统看法认为,脾脏是一个无用之物。这种看法可追溯到 500 年前。1549 年意大利人 Zaccarello 为一名脾肿大的女病人首次施行了脾脏切除术;1590 年 Viard 为一例腹部贯通伤、脾脏暴露于身体外的病人切除了整个脾脏;1867 年 Mathias 治疗一名剖腹自杀、脾脏外露于体外 3 天的病人,他用丝线结扎脾蒂后予以切除;1892 年 Riegner 首次为腹部闭合伤、脾脏横断者切除了全脾。这一系列切除脾脏手术的成功,导致著名外科学家 Kocher 在 1911 年的外科教科书中写下了一个明确的论断:脾脏切除后对机体没有危害,因此,当脾脏损伤时,就应该予以切除。

这一观点在以后的外科实践中受到越来越多的质疑。1919 年 Morris 和 Bullock 首次指出,小儿脾脏切除术后感染概率明显增加,但未能引起重视。1952 年 King 和 Shumacker 报道 5 例先天性贫血儿童在切脾后 2 年内,发生一种极为强烈的全身性感染,即脾脏切除术后凶险性感染(OPSI),导致 2 例病人死亡,引起广泛注意。1986 年 Roth 报道儿童外伤切脾后 OPSI 发生率为 1.6%,而多种血液病切脾后 OPSI 发生率竟高达 2.86%～9.8%。1981 年 Oakes 报道成人切脾后 18 例发生 OPSI,其中 15 例死亡。Buntain 认为脾脏切除术后 OPSI 发生率是正常人的 50～100 倍;Krivit 则认为切脾后儿童 OPSI 发生率比正常儿童高 58 倍。1985 年中山医科大学附属第一医院报道 119 例儿童切脾后,随访 15 年,发生感染 12 例(10.08%)。笔者所在医院 1988 年报道 30 年来 2664 例住院的败血症病人,29 例为脾脏切除术后,证实发生 OPSI 的有 17 例。上海市金山县人民医院 1958—1987 年共切脾 3734 例,随访 0.5～25 年,死亡 184 例,其中发生 OPSI 占 29 例。以上资料充分说明脾脏切除后,人体抗感染能力大为降低,与此同时随着脾脏功能陆续被证实,“切脾无害论”的观点被彻底推翻了。

1. 脾脏的抗感染功能 脾脏的抗感染功能是其最重要的功能,通过以下几种机制发挥作用。

（1）滤过作用:脾脏是最大的周围淋巴器官,解剖学上脾脏由大量的血窦及免疫细胞组成,血流十分丰富,每分钟有 4%～5% 的全身总血量流经脾脏,正常成人每天流经脾脏的血量约300 l。大量的血液在流过脾脏时,血流循环中的微生物、肿瘤细胞、衰亡的血细胞及异物等被脾脏过滤掉。

另外,脾脏中包含有大量的吞噬细胞及树突状细胞,对循环血液中的抗原及异物起到吞噬、吸附及免疫黏附作用。

(2)细胞免疫作用:脾脏内含有大量的淋巴细胞,其中 T 淋巴细胞占 35%。当受到外来抗原刺激后,T 淋巴细胞发生增殖分裂,形成具有免疫活性的细胞,从而发挥细胞免疫作用。杀伤性 T 淋巴细胞直接产生杀伤作用;效应性 T 淋巴细胞释放多种淋巴因子,直接或间接发挥免疫作用。

脾脏内含有大量的巨噬细胞及树突状细胞,这是机体内重要的抗原提呈细胞(APC)。进入机体内的异体抗原通过 APC 捕获后,将具有免疫原性的抗原决定簇信号传递给 T 淋巴细胞并使其活化,分化增殖的淋巴细胞产生多种淋巴因子(主要为 IL-2)并促进 B 淋巴细胞合成及分泌抗体,从而产生免疫应答反应。

脾脏内还含有一定数量的 K 细胞、NK 细胞和 LAK 细胞。K 细胞在抗体参与下,可对肿瘤细胞、侵入体内的病原微生物及同种异体组织、细胞等发挥杀伤作用,即抗体依赖性细胞介导的细胞毒作用(ADCC)。NK 细胞即天然杀伤细胞,主要分布在脾脏的红髓及脾小结的生发中心,能杀伤肿瘤细胞。LAK 细胞,即淋巴因子活化杀伤细胞(lymphokine activated killer cells),它是在 IL-2 的作用下形成的,具有较宽的抗肿瘤谱。

(3)体液免疫作用:B 淋巴细胞是产生特异性抗体的淋巴细胞,主要分布在脾小结边缘区和红髓,脾脏内含量最多,约占脾脏内所有淋巴细胞的 55%。B 淋巴细胞受抗原刺激后能分化增殖为浆细胞,合成免疫球蛋白,发挥特异性的体液免疫反应,即抗原-抗体反应。

(4)其他免疫活性物质的促免疫作用:

①特夫素(Tuftsin):1970 年美国 Tufts 大学的 Najjar 和 Nishioka 首先发现体内有一种四肽物质,它能促进吞噬细胞的吞噬功能,脾脏切除后该物质明显减少,甚至消失;先天性无脾者,也是同样的结果。因此推测该物质是由脾脏或主要由脾脏产生。

研究证明:Tuftsin 是机体自然存在的四肽,含 4 个氨基酸残基,即苏氨酰-赖氨酰-脯氨酰-精氨酰,它是从免疫球蛋白 IgG 重链的 CH 区裂解下来的氨基酸残基。人体的中性粒细胞和单核巨噬细胞膜上有 Tuftsin 的受体,而且在极微量(0.05~0.1 ng/l)的情况下,Tuftsin 也能显著地促进吞噬作用。

②补体成分:单核巨噬细胞可合成补体 C3、C4、C8、B 因子,还有备解素。脾脏含有大量的吞噬细胞,是上述成分的主要生产地。并且,备解素是一种 γ 球蛋白,其对 C3 和 C5 转化酶的活性有稳定作用。众所周知,补体成分特别是 C3 在机体抗感染及免疫应答中起着非常重要的作用。

2. 脾脏的抗肿瘤作用 大量的实验研究证明脾脏具有抗肿瘤作用,但值得一提的是脾脏的抗肿瘤作用具有双向性。在肿瘤的早期,脾脏具有明显的抗肿瘤作用;而在进展期,脾脏反而能起到促进肿瘤生长的作用,其发生机制还有待更深入的研究。

笔者所在医院曾经采用脾脏移植治疗晚期肝癌 3 例,取得一定疗效,病人术后一般情况改善,肿瘤有所缩小,血中甲胎蛋白(AFP)水平下降。

关于脾脏抗肿瘤的机制有以下几点:①脾脏内含有大量的巨噬细胞、NK 细胞、LAK 细胞等,能直接杀伤肿瘤细胞;②脾脏还能产生大量的淋巴因子如干扰素及 Tuftsin,可明显提高 NK 细胞及巨噬细胞吞噬、溶解肿瘤细胞的功能。

3. 脾脏的促凝血功能 血友病甲是常见的性连锁隐性遗传性疾病,其发病与 X 染色体长臂 2 区 8 带基因缺乏、致使体内的抗血友病球蛋白(AHG)或凝血因子Ⅷ异常有关。脾脏是仅次于肝脏而产生抗血友病球蛋白的第二位的器官。这也是临床上选择脾脏移植或脾细胞悬液输注治疗血友病甲的主要依据。

(四)脾脏移植的分类

临床脾脏移植根据供脾的来源,供脾的解剖和形态特点(全脾脏、部分脾脏、脾片、脾细胞悬

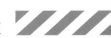

液等)以及移植手术的方法分为如下几类。

1. 自体脾脏移植 供体和受体为同一个体,移植脾脏可以是带血管蒂的全部或部分脾脏,也可以是经过精心修剪后的脾片组织。移植的部位可以是原脾的位置或者异位,如大网膜、肠系膜、后腹膜或者髂窝。

2. 同种异体脾脏移植 供体和受体不是同一个体。移植脾脏可以来源于活的亲属或非亲属捐献者,也可以从脑死亡的尸体捐献者获取。移植脾脏可以为全脾脏或者部分脾脏,移植部位为异位,如髂窝或者腹腔内。通过血管吻合术将供脾的动、静脉与受体的动、静脉吻合,开放血流后,移植脾脏恢复血液循环,发挥脾脏功能。

3. 同种脾细胞移植 将取自同种异体的脾脏,制备成脾细胞悬液,然后通过输注或者注射的方法移植到受者体内,亦称脾细胞输注。

脾细胞输注临床操作简单,可反复多次施行,近期效果也明显,但远期效果欠佳。

二、自体脾脏移植临床应用

(一) 自体脾脏组织片移植

自体脾脏组织片移植是针对临床上脾脏外伤而产生的。

临床上,脾脏外伤是常见的外科疾病,Gall 和 Scheele(1986)根据脾脏外伤严重程度将其分为 4 级,并提出了相应的治疗措施。

Ⅰ级:脾包膜撕裂,可行红外线凝固或纤维蛋白黏合。

Ⅱ级:脾实质破裂,不到脾门,可行缝合或黏合。

Ⅲ级:脾实质破裂,延及脾门或部分离断,可行脾部分切除。

Ⅳ级:脾门整个离断或者严重碎裂,可行脾切除。

1. 适应证 Ⅳ级脾外伤,脾门整个离断,脾实质严重碎裂,发生急性大出血,病人出血量大,血压难以维持,已不允许在解剖原位进行修补或部分切除,为了抢救病人生命,必须迅速切下全脾。切脾后,若病人病情允许,腹腔内无污染,病人凝血功能正常,切下的脾脏没有明显的病理改变,则可以进行自体脾脏组织片移植。

2. 手术操作 将破裂的脾脏置于 0～4 ℃的无菌平衡液中,平衡液中加肝素 100 mg,庆大霉素 8 万 U。先将脾脏用冷的平衡液反复冲洗,然后切除脾被膜及脾门处结缔组织和大血管,用剪刀将脾实质剪成许多薄片,薄片长 2～3 cm,宽 1～3 cm,厚 0.4～0.5 cm,共十余片或数十片。剪切好的薄片,置于冷的无菌清亮的平衡液中备用。

将大网膜展平,将其前叶靠近边缘处剪开一个小孔,将碎片从小孔放入,铺平,分开排成 U 形,不成堆;亦可将脾片缝合数针固定。一般认为移植的脾片应占原脾的 1/4～1/3,才足以恢复功能。移植完毕后,将大网膜复原,然后关腹。

如果脾脏碎裂无法制成脾片,可将脾组织漂洗干净后用眼科小剪刀剪成碎屑,然后用注射器吸入,再注入网膜内。

根据临床经验,脾片越薄,越容易获得营养供应而存活,否则的话易发生血供不足而坏死。移植部位首选大网膜,因其血液循环较丰富,并且脾血回流到门静脉,较符合生理状态。此外皮肤下、腹直肌间也可以作为植入的部位。

3. 术后观察 脾组织片移植后一般要经过三个阶段:移植后 1～2 周,脾组织片中心因营养供应不足而发生坏死,逐渐被吸收;移植后 4～5 周,脾组织再生,脾细胞恢复生长,红髓先于白髓出现;3～5 个月后,脾结构逐渐完善,脾组织片逐渐恢复到类似脾正常组织结构,并恢复正常功能。

脾组织片移植后有一定的并发症发生,最常见的是肠梗阻,其他尚有腹腔脓肿形成、无菌性坏死、假性囊肿等。肠梗阻的形成与大网膜粘连扭转等因素有关。1986 年 Seifert 收集文献

250 例和他自己的病例 64 例,总的并发症发生率为 1%～3%。

关于脾组织片移植的临床应用,Holdsworth 于 1991 年得出下列结论:腹腔内移植脾片容易存活,容易再生,再生的脾块有正常的组织学结构,有充分的脾过滤功能;网膜内移植是首选,较其他部位为佳;仅有少数证据表明这些移植脾片有足够能力保护病人对抗肺炎链球菌感染,也有脾脏组织片移植后发生 OPSI 的报道。

(二)带血管自体脾脏移植

1. 适应证 严重局限性脾脏撕裂伤,出血汹涌,不允许在原位修补或部分切除,必须迅速切下全脾,切除其破裂部分后,若残余脾连同供应血管仍保留完整,而病人情况允许,则可以同时做自体脾脏移植。此种术式移植的是大部分或半脾脏,脾脏的大体组织结构较完整。但手术操作较复杂,风险较大,需要有经验的手术者来完成,手术室内也要求有先进的监测抢救设施,必要时还要进行输血。

2. 手术操作 将切下的脾脏,置入 0～4 ℃的肝素平衡液中,操作要轻柔,避免挤压脾脏而造成进一步损伤。经脾动脉插管,行低温重力灌洗。灌洗液可选用肝素平衡液、Collins 液或笔者所在医院自制的 WMO-1 号液。灌洗直至脾静脉或撕裂口处流出清亮液体为止。

解剖修整脾动、静脉,并切除脾蒂周围的结缔组织。切除脾脏撕裂部分,用褥式缝合断面。经脾动脉插管继续灌洗以检查断面是否漏水。将已经降温的半脾脏或大部分脾脏置入冷的肝素平衡液中备移植用。

移植部位多选择髂窝,属异位移植。选择右或左下腹部斜形切口,逐层切开腹壁,推开侧腹膜进入腹膜后间隙,到达髂窝。然后分离髂内动脉和髂外静脉并游离足够长度以便用于血管吻合。

将脾静脉与髂外静脉端一侧吻合,然后再行脾动脉与髂内动脉端端吻合,吻合过程中用肝素盐水冲洗动、静脉及吻合口。吻合完毕后,先开放动脉吻合口,若脾脏充盈良好、色泽红润,脾动脉搏动有力,再开放静脉吻合口。若吻合口有漏血,需补针缝合。补针过程中可以阻断,也可以不阻断血流,根据漏血量和医生的经验自行掌握。吻合口渗血不需补针,通过生理盐水纱布热敷即可止血。

确认血管通畅、手术野无活动性出血后,可缝合固定脾脏数针,以防止脾蒂扭转。然后逐层缝合肌肉层、皮下组织及皮肤层,手术完毕。

3. 术后处理 自体脾脏移植后应动态监测血压、脉搏及移植脾脏的局部情况,明确有无活动性出血。若病情需要,随时行移植脾脏的彩色多普勒超声检查,以了解吻合口血流通畅情况、脾脏血供情况及出血情况。

术后应适当应用抗凝剂,以预防吻合口血栓形成。

术后也应使用适量的抗生素,以防止感染发生。

自体脾脏移植因脾脏解剖结构完整,可使脾功能始终处于正常范围。笔者所在医院于 1985 年共施行 2 例自体脾脏移植手术,术后 ^{99m}TC 造影显示脾脏血液供应良好,出院后长时间随访,病人健康,脾功能良好。

三、同种异体脾脏移植

根据供体来源,同种异体脾脏移植可分为尸体供脾同种异体脾脏移植和活体供脾同种异体脾脏移植,两种术式仅供脾获取有区别,其余临床常规基本相同,故一起叙述。

(一)适应证和禁忌证

1. 适应证 同种异体脾脏移植的适应证如下。

(1)重症血友病甲:属常见的遗传性凝血因子Ⅷ缺乏所致。临床表现为软组织、肌肉、承重

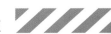

关节(如膝关节)反复自发性出血或轻微外伤及拔牙后出血不止。病程较长者,双膝关节变形、僵直以致病人行走困难或者瘫痪卧床不起。经保守治疗,如输新鲜血浆、全血、浓缩凝血因子Ⅷ等疗效不持久者。

(2)晚期肝癌:指已经不能实行肝叶切除、肝动脉栓塞或肝移植的晚期原发性肝癌病人。

(3)丙种球蛋白缺乏症:病人体内无丙种球蛋白或丙种球蛋白含量低以致反复发生感染者。

(4)戈谢病:一种先天性家族性类脂代谢紊乱性疾病。

(5)各种晚期原发性和转移性癌肿:临床上没有其他更好治疗方法的各种晚期原发性和转移性癌肿,如病人身体状况还能接受较大的手术打击,可考虑行同种异体脾脏移植术。

2. 禁忌证

(1)全身严重感染或活动性结核病者。

(2)严重心、肺、肝、肾功能损害。

(3)一般有全身转移,出现生命器官功能不全的晚期癌肿。

(4)活动性溃疡。

(5)临床上未能控制的精神病。

(6)重型糖尿病伴有明显的并发症。

(二)术前准备

1. 供体准备　同种脾脏移植的供体可以是活的亲属或非亲属供体,也可以是"脑死亡"的供体。供脾者术前要全面进行血常规、肝肾功能检查、肝炎全套检查、梅毒及 HIV 检测、肝脏 B 超检查及胸部 X 线检查,必要时行 CT 及 MRI 检查。

另外还要根据病情需要选择相应检查,如受体患血友病甲时,供者要检查凝血功能,测定凝血因子Ⅷ:C 及血栓弹力图;若受体为晚期肿瘤病人,供体要检查 IgM、IgG、IgA,补体 C3、NK 细胞活性,以及 Tuftsin 值。免疫学方面检查,包括供体血型、供受体之间 HLA 配型等,微量淋巴细胞毒性试验必须阴性或低于10%。

2. 受体准备　根据受体病情选择必要的术前准备,以确保手术的安全性。血友病甲的病人应详细记录出血情况,如次数、间隔时间及出血量,要记录有无关节肿胀畸形、关节活动情况。晚期癌肿者,观察病人一般情况,有无肝脾肿大,腹胀、腹水及黄疸情况,心、肺、肾功能情况,进行肝部 B 超、胸部 X 线以及 CT、MRI 检查(必要时选择),以了解肿瘤大小、数量及分布情况。同种脾脏移植供受体血型必须相同,HLA 配型尽量相符。

血友病甲受体术前1周开始补充浓缩凝血因子Ⅷ,致使凝血因子Ⅷ:C 上升到50%,以保证手术正常进行。关于术前免疫抑制剂的预处理,同济医院采用了下列三种方案,取得了一定的临床效果,详细方案为:①ALG 或 OKT3 的预处理:在脾脏移植前1~2日,给予 ALG,按8~10 mg/(kg·d),加入 250 ml 生理盐水静脉滴注,每日1次或者选用 OKT3 5 mg 加入生理盐水 250 ml 中,静脉滴注,每日1次。②CsA 或 FK506 的预处理:一般在术前3~5日开始,CsA 用量为6~8 mg/(kg·d),分2次口服,每12小时1次;或 FK506,用量按0.1~0.2 mg/(kg·d),分2次口服,每12小时1次。③环磷酰胺(CTX)或硫唑嘌呤的预处理:术前5~7日开始,选用环磷酰胺 50~100 mg/d,一次顿服,或者硫唑嘌呤 50~100 mg,一次顿服。环磷酰胺和硫唑嘌呤均有骨髓抑制的副作用,因此,血白细胞计数偏低的病人慎用或者禁用。

晚期肿瘤的病人术前应给予足够的支持治疗,大量补充白蛋白或者输注血浆或全血,以改善病人状态,纠正低蛋白血症或贫血,控制腹水。

(三)供脾获取

1. 尸体供脾获取　原位低温冷灌注,腹部多器官联合切取。

具体步骤:以腹部大"十"字切口进腹,分离腹主动脉及下腔静脉,经腹主动脉插入冷灌洗管先做原位冷灌洗,灌洗液温度为 0~4 ℃。经下腔静脉插管引流,待腹腔脏器灌洗良好后,将肝、肾、胰、脾等脏器整块切取。切取后的脏器置入盛有冷保存液(常用的有 WMO-1 号液、HTK液、UW 液)的无菌塑料袋中,外面再套两层无菌塑料袋再放入保温塑料桶内,桶内加有水和碎冰块,温度在 8 ℃以下。然后快速送回手术室。

脾脏的修整要在手术室的无菌手术台上进行。先将脾脏及胰腺体尾部从整块脏器上分离下来,然后解剖脾门,将胰腺及脾门处的结缔组织剔去,再解剖分离脾动脉和静脉,分离动静脉的长度为 4~5 cm。脾门周围的小血管均需结扎止血,以免血供恢复后出血,甚至发生术后大出血。修整好的脾脏放入无菌的冷保存液中备用。

2. 亲属活体供脾获取　供脾者手术先进行。取左肋缘下切口进腹,先游离脾脏分离结扎脾肾韧带,术者用右手从侧腹壁插入脾外侧,手掌托住脾的凸面,指尖盖住脾上极,均匀平稳用力缓缓地将脾托出切口外,用大纱布卷填塞脾窝防止脾滑回脾窝。

解剖脾蒂处,仔细将胰尾与脾血管分离开。先游离脾静脉,再游离脾动脉,脾动、静脉的游离长度为 4~5 cm,然后双重结扎脾动、静脉干,切下整个脾脏。切取的脾脏立即经脾动脉插管灌入冷保存液,灌洗量为 300~500 ml,直至脾脏呈均匀苍白颜色、脾静脉流出液清亮为止。切取的脾脏放入冷的无菌容器内,并由专人看护,备移植手术用。

供者脾窝止血,并放置引流管一根,然后缝合腹膜层,并逐层缝合腹部肌肉层及皮肤,手术毕。

(四)脾脏移植手术

一般采用异位移植,部位多为右侧或左侧髂窝。

受者多采用气管插管全身麻醉。取右侧或左侧下腹部斜切口,切开腹壁肌层,结扎并离断腹壁下血管(女性病人还要结扎离断子宫圆韧带)将腹膜推向对侧以完全暴露髂血管和髂窝,分离髂内动脉远端并双重结扎,近端用 Satinsky 钳夹住血管后,剪断髂内动脉,用肝素生理盐水冲洗血管腔后备用。再游离髂外静脉,长度在 5 cm 以上,用宽 Satinsky 钳夹住侧壁,在髂外静脉上剪开 1 cm 左右的切口(与脾静脉宽度相近),用肝素生理盐水冲洗静脉内腔。脾静脉与髂外静脉做端侧吻合,脾动脉与髂内动脉行端端吻合,检查吻合口有无漏血,然后再依次开放脾动脉、脾静脉,移植脾脏恢复血液供应,可见脾脏迅速充盈起来,颜色由苍白变红润,脾动脉搏动良好,脾静脉血流通畅,脾脏位置放正后,固定几针于后腹壁后,缝合腹壁肌肉层,然后缝合皮肤,髂窝内置引流管一根后手术毕。

如果受者为血友病甲的病人,手术前需监测凝血因子Ⅷ:C 在 30% 以上,以防止病人术中和术后发生大出血等并发症。

(五)脾脏移植的监测及免疫抑制剂的应用

1. 术后监测　脾脏移植是一个较大的手术,再加上受者病情特别(血友病甲易出血或晚期癌肿病人病情较重),术后应严密监测病人各项生命体征,特别是注意观察病人伤口出血情况。

病人应定时检查凝血功能,应保持白陶土部分凝血活酶时间(KPTT)在基本正常范围内,监测凝血因子Ⅷ:C 水平,应维持在 20% 以上。根据病情需要,选择移植脾脏 B 超和彩色超声检查,以观察脾脏的血液供应,观察脾脏周围有无出血。如果出血较多,应急诊行手术探查,止血和清除血肿,以防止出血引起血管吻合口受压迫,或血肿形成后脓肿和并发败血症。

脾脏移植的病人应给予广谱抗生素以预防感染,同时应补充液体、电解质以及补充能量。术后 3 日左右如病人恢复满意、有食欲,可以从流质→半流质→普通食物循序渐进地恢复饮食。体力恢复较好的病人,应尽早恢复活动。术后 5 日内不下床,在床上活动手足及翻身,手术 5 日以后的病人应鼓励尽早下床活动。

2. 免疫抑制剂的应用　脾脏移植后采用免疫抑制剂的联合用药方案。笔者所在医院开展器官移植 30 余年,在免疫抑制剂的使用上形成了自己的一套经验。具体用药方案如下。

手术当日及术后 1～2 日,选择泼尼松龙,按 10 mg/(kg·d),溶于 10％葡萄糖溶液 100 ml 中,30 分钟内快速输入,即激素冲击治疗。从手术第 3 日开始改泼尼松口服,初始剂量为 60 mg/d,隔日减量 10 mg,直到维持剂量 10 mg/d。

手术当日及术后 1～2 日,选用抗淋巴细胞球蛋白(ALG),按 10 mg/(kg·d),加入生理盐水 250～500 ml 中,静脉滴注;或者选择 OKT3 5 mg/d,加入生理盐水 250 ml 中滴注。

血友病甲或晚期肿瘤的病人,血中白细胞计数一般偏低,因此,对骨髓有抑制作用的环磷酰胺(CTX)和硫唑嘌呤(AZA)慎用或禁用。

从术后第 3 日开始,病人可以口服 CsA,按 6～8 mg/(kg·d),分 2 次口服,每 12 小时一次,服药后 1 周左右查 CsA 谷浓度,CsA 谷浓度范围在 150～200 mg/ml,以后定期检测药物浓度,并根据浓度调整用药量。

另一种可供选择的药物是 FK506,该制剂的免疫抑制作用较 CsA 强 10～100 倍,且毒副作用较少,FK506 的起始剂量为 0.1～0.2 mg/(kg·d),分 2 次口服,每 12 小时服药一次。FK506 的有效浓度范围:近期在 8～12 ng/ml,远期在 4～6 ng/ml。实践证明,这样的浓度范围,既能预防脾脏移植术后的排斥反应,又对移植物抗宿主反应(GVHR)有预防作用。FK506 与 CsA 不能同用,以免增加药物的毒副作用。

(六) 脾脏移植术后并发症

1. 免疫学并发症

(1) 急性排斥反应:最早发生在手术后 5～7 日,3 个月内发生率较高。临床表现:移植脾区胀痛不适,腰背部亦有疼痛不适,伴有发热及精神、食欲差。体检:移植脾脏明显肿胀,质地变硬,压痛阳性。KTPP 延长,血友病病人凝血因子Ⅷ:C 水平明显下降。

急性排斥反应一旦发生,必须首选甲基泼尼松龙冲击治疗,剂量为 500 mg/d,冲击 3～5 日,如果效果不明显,则应考虑用 ALG 或 OKT3 治疗,ALG 用量为 500 mg/d,OKT3 的用量为 5 mg/d,疗程为 10～14 日。与此同时,应加大 CsA 或 FK506 的用量,以提高 CsA 或 FK506 的血药浓度,经上述处理,多数急性排斥反应都能逆转。

(2) 移植物抗宿主反应(GVHR):脾脏是最大的周围淋巴器官,含有大量的淋巴细胞,植入宿主后会针对宿主组织细胞发生免疫反应,可累及的靶器官为皮肤、胃肠道、肝脏和淋巴结。临床表现:不同程度的阵发性腹泻,每日少则 3～5 次,多则 6～10 次,伴有腹部痉挛性疼痛和黑便,常用的止泻药难以奏效。皮疹也是 GVHR 常见的症状之一,早期呈斑丘疹、苔藓样疹或大疱样病变,几日后可呈鳞屑样剥脱。其他症状如黄疸、肝功能损害及肝脾肿大也可出现,严重者可呈现血白细胞计数下降。病人一般会有精神、食欲差等表现。

皮肤病理学检查:表皮棘层与颗粒层菲薄,成熟或角化不佳,基底层细胞散在空泡样变,真皮乳头低平或消失;浅层为弥漫性纤维组织增生伴有轻、中度胶原化,皮肤附件萎缩或消失。

典型的 GVHR 诊断并不困难,治疗主要选择放射治疗。

现在的治疗多采用移植脾脏局部放射治疗,用深部 X 线或 ^{60}Co 照射,剂量为 100～200 cGy/d,连续 4～6 日,多能有效。而常用的抗急性排斥的药物如甲基泼尼松龙、ALG、OKT3 等证明是无效的。

在病人严重腹泻时,要禁食、补液,维持水、电解质平衡。

同时应给予广谱抗生素预防感染。对于血白细胞计数严重减少者,应给予升白细胞药,或者输全血或输白细胞。

如果 GVHR 来势凶猛、局部放射治疗无效,病情严重者,应当机立断,切除移植脾脏,以保障病人生命安全。

（3）移植脾脏功能亢进：移植脾脏功能亢进是移植脾脏功能过强的一系列病理变化的结果，准确地说并非一种免疫反应。主要临床表现为外周血"三少"，即红细胞、白细胞及血小板均减少，病人可以出现头晕、乏力、精神和食欲差，皮肤出现出血点，严重者可并发局部或全身感染。

因移植脾脏功能亢进与 GVHR 有诸多相似之处，故治疗上两者相同，均选择移植脾脏局部深部 X 线或 ^{60}Co 照射，同时输血，使"三少"症状迅速得到纠正，脾脏功能恢复到正常。对严重的不可控制的移植脾脏功能亢进需要切除移植脾脏。

2．外科并发症

（1）移植脾脏周围出血：血友病甲病人由于凝血因子水平偏低，凝血功能异常，容易发生移植脾脏周围渗血或出血。其发生原因如下：①血友病甲病人血中凝血因子Ⅷ：C 水平不够，创面渗血增多；②血管吻合口渗血；③移植脾脏脾门处小血管漏扎或结扎线滑脱出血；④部分移植的脾脏断面缝扎不牢靠而出血；⑤移植脾脏破裂出血。

移植脾脏周围出血的处理根据出血量的大小来选择相应的处理方法。少量出血可以采用输血、输凝血因子Ⅷ，以及使用止血药等保守治疗。出血量较大，伴有血红蛋白含量明显下降和生命体征不能维持正常者，需立即行手术治疗，清除血肿及修补出血部位。

（2）血管吻合口血栓形成：多与外科操作技术及脾血管的长短有关，临床上不多见。血管吻合口血栓形成一旦发生，可试用抗凝药物及溶栓药物，如尿激酶、蝮蛇抗酸酶、川芎嗪等。无效者应切除移植脾脏。

（3）移植脾蒂扭转：移植脾脏置于腹腔内因固定不牢靠而容易发生脾蒂扭转，而异位移植脾脏置于髂窝内，脾蒂扭转很少发生。

脾蒂扭转一旦发生，多需行移植脾脏切除术。除非在移植手术中发生蒂扭转，立即行脾蒂复位，方能保留移植脾。

（4）腹膜后感染：脾脏移植术后较普通腹部手术容易发生感染，其发生原因如下：①脾脏移植手术范围较大，创面容易渗血，从而形成积血或血肿，如果引流不彻底很容易发生感染；②脾脏移植需要使用大量的免疫抑制剂，可使机体的抵抗力下降，成为发生感染的最主要的危险因素。

发生腹膜后感染者首先应行病灶的开窗引流，并用加有抗生素的生理盐水冲洗，然后置引流管持续引流。病人应全身使用广谱抗生素配合治疗，直至感染控制、伤口引流少或无为止。辅以局部红外线或超短波理疗，可以加快伤口的愈合，缩短病程。

（七）影响移植脾脏长期存活的因素

1．HLA 配型 HLA 配型与移植脾脏长期存活密切相关。按国际标准，供体和受体检测 HLA 六个位点，应选择 HLA 位点相配多者间进行移植。一个或者多个 HLA 位点错配，特别是 HLA-DR 错配会明显地影响移植后的长期存活。

笔者所在医院多年来的临床实践有力地证明了 HLA 配型对其长期存活的影响。亲属供脾脏移植，由于供体和受体之间 HLA 配型佳，术后发生排斥反应或 GVHR 的概率降低，脾脏功能存活时间明显优于尸体供脾脏移植。2000 年笔者所在医院施行一例尸体供脾脏移植治疗血友病甲，HLA 六位点全相配，术后脾脏有功能存活达 4 年之久。因此良好的 HLA 配型对移植脾脏的长期存活是有益的。

2．术前预处理 脾脏是最大的周围淋巴器官，移植后不仅容易发生急性排斥反应，还能发生移植物抗宿主反应（GVHR）。急性排斥反应或 GVHR 是影响移植脾脏长期存活的直接原因。术前对供受体实行免疫学方面的预处理，能有效地减少供受体内免疫活性细胞的数量，从而有效地预防急性排斥反应或 GVHR 的发生，延长移植脾脏的功能存活时间。

3．免疫抑制方案 从器官移植免疫抑制的发展史来看，免疫抑制剂的使用直接关系到器官移植的长期存活，对器官移植的发展具有决定性意义。

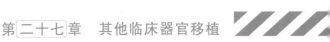

　　20世纪50—60年代,由于能够选择的免疫抑制剂只有硫唑嘌呤、环磷酰胺和泼尼松,器官移植的临床效果总的不太理想,脾脏移植也不例外。到了20世纪70年代,新一代的免疫抑制剂CsA被发现并投入到临床应用,使器官移植的发展出现了大的飞跃。进入20世纪90年代后,CsA微乳化制剂的出现,增强了药物代谢的稳定性,使器官移植的存活情况又出现了较大的进步。笔者所在医院的脾脏移植也是随着CsA进入我国并不断得到推广应用的情况下才逐渐开展起来的。笔者采用的免疫抑制方案是免疫抑制剂联合应用方案,即"CsA＋Pred＋ALG"的联合应用。该方案在脾脏移植方面的应用取得了非常好的成绩。1989年在笔者所在医院施行的1例亲属供脾脏移植采用上述联合用药方案,移植脾脏有功能存活超过10年,也是脾脏移植的国际纪录。进入21世纪后,新一代强效免疫抑制剂普乐可复(FK506)进入广泛临床应用阶段,与CsA比较,FK506具有免疫抑制作用强、毒副作用较小的特点,使移植器官的存活率又有较大的提高。

　　笔者所在医院2000年施行的1例尸体脾脏移植治疗血友病甲,就是采用了以FK506为主的免疫抑制方案,移植脾脏有功能存活时间达4年之久,这也是全球尸体脾脏移植效果最佳者。

　　目前,笔者所在医院脾脏移植的免疫抑制方案有二套:一套是"CsA＋ALG＋Pred"的免疫抑制方案,另一套是"FK506＋ALG＋Pred"的方案。CsA和FK506作为免疫抑制方案的主要药物,浓度的监测是非常重要的。根据脾脏移植的时间长短和病人身体状况,选择适宜的药物浓度范围,达到既能防止急性排斥反应和GVHR的发生,又能减少免疫抑制剂带来的毒副作用的目的,对脾脏移植后的长期存活是有帮助的。

四、同种脾细胞移植

　　将取自同种异体的脾脏,制成脾细胞悬液,用输注或注射的方法移植给受体的过程,称为脾细胞移植或输注。1963年Woodruff首先用脾细胞移植治疗8例晚期癌症病例,均获得暂时的临床症状和体征的改善;1969年Desai和1973年Mehta分别报道用脾细胞输注治疗6例和4例血友病,输注后均见血凝血因子Ⅷ:C水平不同程度上升,维持1～52周。笔者所在医院从1986年开始在国内首先开展同种脾细胞移植,主要用于治疗血友病甲和晚期肝癌,获得和国外相似的临床疗效,并且于1990年进行了门静脉插管输注脾细胞悬液治疗晚期癌肿的尝试。

　　(一)脾细胞移植的适应证

　　1. 血友病　血友病甲是脾细胞移植的首选适应证。研究显示:脾脏是产生凝血因子Ⅷ的主要器官之一,其产生量仅次于肝脏,居第二位。临床脾细胞移植后病人血凝血因子Ⅷ:C水平可有不同程度提高,一般为移植前的2～3倍,移植后半年以上随访,病人出血次数明显减少,出血间隔时间延长,生活基本能自理。Desai等给1例血友病乙病人输注脾细胞也获得较好疗效。

　　2. 晚期肝癌　对于晚期肝癌,临床上没有其他更好的治疗方法,输入脾细胞悬液因方法简单,安全性好,也不失为一种治疗选择。笔者所在医院共为15例病人施行了脾细胞移植,结果显示:病人NK细胞活性上升,IgM、IgG、IgA水平亦有提高,肝脏B超和CT检查可见癌块缩小,甲胎蛋白含量明显下降,病人临床症状改善,生存期有所延长。

　　3. 其他晚期肿瘤　如晚期胃癌、晚期鳞状细胞癌、晚期乳腺癌、晚期卵巢癌、恶性黑色素瘤等均可作为脾细胞移植的适应证。

　　4. 其他疾病　如先天性免疫球蛋白缺陷症、戈谢病等。实验研究可用脾细胞输注来诱导同种器官移植的免疫耐受。实体器官移植如心、肝、肾等移植前3天～1周输注脾细胞,可以明显地延长移植器官的存活期。但输注的脾细胞量要适中,输注脾细胞数量过少或过多都不易产生免疫耐受。

　　(二)脾细胞悬液的制备

　　1. 供脾来源　脾脏的来源包括尸体供脾、活体供脾和胚胎脾。尸体供脾是主要来源,一般取自脑死亡的自愿捐献者。活体供脾来自脾外伤和门脉高压症切下的脾脏,胚胎脾则来自水囊引产的足月胎儿。

供脾者要求无传染性疾病,亦无恶性肿瘤病史,脾脏凝血功能正常,血中 IgM、IgG、IgA、补体 C3、NK 细胞活性或 Tuftsin 值测定等正常。脾细胞移植不需要严格的组织配型,只要求血型相同或符合输血原则就可以了。

2. 脾细胞悬液的制备过程　脾细胞悬液的制备最初由 Desai 所开创,在接种箱或超净工作台内,先将脾脏用剪刀剪碎,予以挤压,放入等渗盐水中,通过不同目的筛网过滤,再离心。这样制备的脾细胞失活率为 35%～45%,并且在接种箱内操作既不方便也费时。

笔者所在医院在该方法的基础上进行了改良,整个制备过程改在宽敞的专业消毒手术间和手术台上进行,制备过程严格按无菌操作。先将供脾用 4 ℃冷平衡液灌洗,直至脾静脉流出液清亮为止,供脾置于盛有冰屑和冷平衡液(0～4 ℃)器械盘内。首先剪去脾门区的纤维组织,去掉脾被膜,将脾剪成 0.5 cm×0.5 cm 大小的脾块。再将脾块和冰屑以 2∶1 比例混合装入 MSE 组织捣碎玻璃罐内,整个捣碎过程在低温下进行,捣碎机转速为 2500 r/min,共 5 分钟,最后将脾组织匀浆用 ACD 溶液稀释,多次过滤。脾细胞悬液细胞总数用常规血细胞计数法算出,一个成人脾可制备 550 亿～1200 亿个脾细胞,脾细胞存活率可达 70%～90%。

近年来,笔者所在医院采用 XB-Ⅱ型细胞悬液制备器,使操作过程更方便,更简化。

3. 脾细胞悬液的保存　临床上,制成的脾细胞悬液要求立即使用,保存时间不宜超过 6 小时,常用保存溶液为 ACD 液,WMO-1 号液因含有较高的钾离子不作为脾细胞悬液的常规保存液。输注之前,脾细胞悬液应进行常规脾细胞计数、细胞活力测定和细菌培养。

(三)脾细胞悬液输注步骤

1. 术前准备　病人术前应做下列常规检查:①血液学:血型、血常规、凝血酶原时间(PT)、出凝血时间。②血友病检查:凝血机制 KPTT、凝血因子Ⅷ:C 水平。③肝肾功能检查。

2. 操作过程　目前最常用的方法是静脉输注,经周围表浅静脉建立静脉通道,为防止输注时发生过敏反应,预防移植后的排斥反应和 GVHR,一般在脾细胞悬液内加入 5～10 mg 地塞米松,并且在输注前,常规静脉注射甲基泼尼松龙 40～80 mg。脾细胞悬液输注遵循先慢后快原则,每分钟滴数为 70～90 滴,一次输完。输入的脾细胞悬液 300～500 ml,脾细胞数量为 238 亿～544 亿个。

笔者所在医院在施行脾细胞悬液输注治疗晚期肝癌时,曾采用过门静脉插管输注的方法。操作过程如下:剖腹进入腹腔,显露肠系膜上静脉一个分支,将导管插入门静脉内,输入脾细胞悬液 300 ml 左右,缓慢输入。经门静脉输入的优点是肝内有利于脾细胞生长,脾细胞能直接到达癌肿处,并且大量输入的脾细胞有一定的栓塞作用。

3. 脾细胞悬液的输注次数　脾细胞悬液输注可以重复施行,但移植脾细胞的最小有效量以及重复输注间隔尚无定论。有研究者报道脾细胞移植间隔一天,输注脾细胞悬液 30 次,也未见明显副作用和不良反应。

4. 脾细胞悬液输注后处理　脾细胞悬液输注后主要的并发症是过敏反应及急性排斥反应、GVHR,因此在脾细胞悬液输注过程中就要开始抗过敏,如注射甲基泼尼松龙及输注地塞米松;对于发生寒战、发热和皮疹的病人,应立即注射地塞米松或异丙嗪,一般可以收到明显效果。

为预防发生急性排斥反应和 GVHR,术后 3 天给予环磷酰胺 50～100 mg/d 口服,以及泼尼松 15～20 mg/d 口服,一般没有长时间给予免疫抑制剂,临床上也未发生明显的急性排斥反应和 GVHR 的情况。

五、脾脏移植的随访

脾脏移植术后随访是影响脾脏移植的远期疗效非常重要的因素。因此,建立良好的随访制

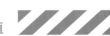

度和加强医患合作以便于及时发现病情变化,及时处理和解决问题,是移植脾脏长期存活的重要保障。

临床经验表明:术后近期的病人一般能按照医生的要求定期就诊,但随着移植时间的延长,病情稳定的病人往往容易放松警惕,就诊的时间越来越不准时;有的病人因为经济原因,交通不便利,慢慢失去了与医生的联系。因此,对于移植医生来说应定期举办病友教育座谈会,并积极主动地与病人保持联络,及时给病人提供帮助,也是提高移植物存活非常重要的环节。

脾脏移植随访的具体内容包括以下几个方面。

1. 移植后病情的变化 血友病病人术后应主要观察出血的情况,包括出血的程度和间隔时间,尤其是有无自发性出血现象。一般来讲凝血因子Ⅷ:C 水平超过 10% 不会出现自发性出血。对晚期癌症病人,注意病人精神食欲状态,有无病灶处疼痛不适,肿块大小变化及压痛等。若出现明显的临床症状,应立即到医院就诊,寻求及时的诊断与治疗。

2. 血生化检查 血友病甲病人行脾脏移植后应定期监测凝血因子Ⅷ:C 水平及凝血功能变化。晚期癌肿者,应定期检测 AFP、CEA 水平及肝功能变化,不定期监测 NK 细胞活性、IgM、IgG、IgA,以及 IL-2 受体表达。

3. 特殊检查 彩色多普勒超声检查可以观察移植脾脏大小及血流情况,有无脾脏肿大或萎缩。脾脏肿大伴血管阻力指数增加(高于 0.70)提示发生排斥反应的可能性。CT 和 MRI 检查等可以了解癌肿大小,从而反映移植脾的功能状态。

4. CsA 或 FK506 浓度测定 维持 CsA 或 FK506 浓度在合适的范围内,是预防脾脏移植后发生急性排斥反应和 GVHR 的重要因素。根据笔者所在医院用药经验:CsA 谷浓度 1 年内在 200 ng/ml(TDX 单抗法)左右,1 年以后维持在 150 ng/ml 左右是比较合适的。FK506 谷浓度 1 年内在 6~10 ng/ml(1MX 法)范围内,1 年后在 4.5~6 ng/ml 之间比较合适。

六、脾脏移植临床意义的再思考

临床脾脏移植开始于 20 世纪 60 年代,迄今已有 50 多年的历史。尽管脾脏移植与肾、肝、心等大器官移植的起步时间相近,但其发展过程并没有如人们所期待的那样平稳。

迄今为止,全球脾脏移植的总例数近 30 例(不包括脾细胞移植),其中笔者所在医院例数最多达 15 例,亲属供脾脏移植长期有功能存活者已超过 10 年,尸体供脾脏移植有功能存活者已超过 4 年,长期存活者生活自理,活动自如。脾脏移植总例数不多,长期存活情况也不尽如人意,因此对脾脏移植的临床意义,许多学者都在进一步反思。

（一）关于脾脏移植的适应证选择

脾脏移植最初选择的是丙种球蛋白缺乏症的病人,移植后效果欠佳,再加上强烈的排斥反应,均以失败告终。后来选择恶性肿瘤为其适应证,其机理为脾脏具有免疫功能,脾脏包含大量的巨噬细胞、NK 细胞能直接杀死肿瘤细胞;脾脏能产生干扰素、备解素及 Tuftsin 等生物活性物质,这些物质能提高 NK 细胞及巨噬细胞杀伤肿瘤的作用。

脾脏移植另一适应证是先天性血友病甲,这是以一种性连锁隐性遗传性疾病,致病基因位于 X 染色体上,发病者均为男性,病人体内缺少或缺乏凝血因子Ⅷ而发生自发性出血,反复发作,并随着病人年龄增长而逐渐加重,反复发生的内脏和关节出血可导致病人肢体残疾或死亡。脾脏移植治疗血友病甲是基于脾脏能产生和储存凝血因子Ⅷ,并且脾脏并非生命的必需器官,从移植技术来讲困难不是很大。

综合脾脏移植的临床疗效来考虑,脾脏移植治疗丙种球蛋白缺乏症疗效欠佳,治疗晚期肿瘤能达到一定治疗效果,脾细胞移植治疗晚期肝癌病人存活期达 11 个月,尸体供脾脏移植治疗晚期肿瘤病人最长存活超过 1 年,因此在目前晚期肿瘤总治疗效果不佳的情况下,脾脏移植不失为一种可供选择的治疗方法。

脾脏移植治疗血友病甲是目前疗效较好的一种选择,亲属供脾脏移植有功能存活者超过10年,尸体供脾脏移植有功能存活者达4年,长期存活者无或少发生出血现象,生活自理,活动自如,可以步行或骑单车,与术前相比生活质量明显提高。另外脾细胞输注治疗血友病甲的效果也可达数月,并且可以反复输注。目前,对血友病甲大多采用额外补充凝血因子Ⅷ,或采用输血的方法来达到治疗目的,但长期输注可以产生相应抗体而影响治疗效果。因此,脾脏移植应为目前治疗血友病甲比较明智的选择。

（二）关于脾脏移植和脾细胞移植的选择

脾细胞移植是将供脾制成脾细胞悬液,通过输注的方法植入受者体内的一种方法,本身操作简单,易于掌握,输注后免疫抑制剂的使用也比较简单,仅选择环磷酰胺和小剂量激素作为免疫抑制剂。由于脾细胞输入受者体内后广泛分布于血液循环中,再加上免疫抑制剂用量较小,往往输注后数月或者1年后功能逐渐消失,再次或多次输注后体内可产生抗体而影响移植的效果。

全脾或部分脾脏移植操作比较复杂,对受者会有手术损伤,并且也需要有较好的外科技术,术后免疫抑制剂的使用比较严格,疗效比脾细胞移植佳。

比较两者的特点和利弊,笔者认为:对于晚期癌症和病情较重的血友病甲病人,最好选择脾细胞移植,因其有比较安全的疗效,并且可以反复多次输注。而对于体质较好的血友病甲病人,选择全脾脏或部分脾脏移植可以保持较长时间的疗效。

（三）关于免疫抑制剂的合理选择

脾脏移植的起初阶段采用激素和硫唑嘌呤作为主要免疫抑制剂,效果不太理想。进入20世纪80年代后,强效免疫抑制剂CsA进入广泛临床应用阶段,脾脏移植的效果才出现明显改善,出现了长期有功能存活的病例。到了20世纪90年代,新的强效免疫抑制剂FK506进入临床应用阶段,与CsA相比具有免疫抑制作用强、代谢稳定、毒副作用较小的特点。

临床上是选择以CsA为主的免疫抑制方案还是选择以FK506为主的免疫抑制方案,应根据病人情况、移植医生的临床经验等来进行合理选择。任何一种免疫抑制方案只要使用得当都能达到较好的免疫抑制效果,从而提高移植存活率。

（四）关于移植后脾脏萎缩的问题

长期随访观察表明:脾脏移植后1年左右,移植脾脏逐渐萎缩,到移植后2～3年的时间,移植脾脏的大小不到手术近期的1/3,脾脏功能也逐渐减退。其发生原因可能与脾脏异位移植、移植脾脏置于髂窝、缺乏门静脉系统的血流有关;另外脾脏移植后排斥反应较其他脏器移植多发,也更难控制,这也是导致脾脏逐渐萎缩的一个原因。但值得一提的是:选择脾脏移植治疗血友病甲的病人,尽管后期脾脏萎缩明显,血中凝血因子Ⅷ:C水平下降到与术前相似的水平,但病人自发性出血的情况还是较移植前要轻得多,关节红肿及下肢功能障碍的情况发生较少。这可能与脾细胞扩散到全身继续发挥作用有关,脾脏作为一个器官发生萎缩,但脾细胞分布到全身继续存活或者与受者的体细胞发生嵌合现象。对这个问题的明确答案还需要进一步研究和探讨。

第三节　其他联合器官移植

联合器官移植成为治疗多器官终末期疾病的常用手段,相较于胰肾联合移植和肝肾联合移植,心肾联合移植（simultaneous heart-kidney transplantation, SHKT）和心肝联合移植（combined heart-liver transplantation, CHLT）等多器官移植的临床研究报道较少,下面将分别

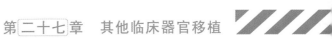
予以介绍。

一、心肾联合移植

当病人心脏和肾脏同时患有不可逆疾病发展至终末期时,心肾联合移植是一种有效的治疗方法。1978 年 Norman 施行了世界首例心肾联合移植,术后 15 天受者死于革兰阴性杆菌败血症,但移植心脏和肾脏的功能一直保持良好。40 余年来,心肾联合移植已在临床上取得了满意的效果,长期存活率与心脏移植类似,略低于肾脏移植。但相对单纯心脏移植或肾脏移植,该手术相对较少见,仅为心脏移植的 0.5%。

(一)手术适应证

主要分为两大类:一类是心脏移植受者合并由器质性肾脏疾病所致严重肾功能不全;另一类是肾移植受者合并终末期心脏疾病(符合心脏移植标准)。后者的手术适应证较易确定,因为病人的心功能不能耐受肾脏移植手术,必须同期行心肾联合移植。前者则应区分术前肾衰竭是否为血流动力学紊乱或肾实质不可逆病变所致,术前评估肾衰竭并进行心肾联合移植的标准尚没有统一,一般采用包括内生肌酐清除率、血清尿素氮、尿蛋白、尿管型、超声影像检查和肾活检在内的综合评价,其中术前肾穿刺活检有助于明确不可逆肾组织损害。

(二)手术方式

因供心冷缺血时间一般应控制在 6 小时之内,目前多采用先心后肾的移植顺序。先行心脏移植,常规建立体外循环,阻断上、下腔静脉和主动脉,顺次行病心切除和供心吻合。吻合过程可采用分离式氧合血经冠状静脉窦逆行持续灌注法保护心肌,开放循环后心脏自动复跳,待血压等生命体征稳定,停止体外循环。心脏移植后何时进行肾脏移植尚有不同看法,多数建议在心脏移植完成后,在微量血管活性药物支持、血流动力学维持稳定的情况下,可以立即进行肾脏移植,以缩短供肾的冷缺血时间,避免二次麻醉。肾脏移植术经左下腹切口,采用常规方式进行,完毕后重新检查供心血管吻合情况,再关胸完成同期心肾联合移植。但是如果存在供心功能不全,血流动力学的不稳定可能导致低灌注压以及多种血管活性药物的大剂量使用,从而加重供肾的缺血再灌注损伤,此时肾脏移植手术应延迟 12 小时或等血流动力学稳定后再进行。

(三)围手术期处理

心肾联合移植受者的围手术期处理中,呼吸道管理、免疫抑制方案、抗感染治疗、营养支持和隔离监护与心脏移植类似,但对循环系统的管理却有其特殊性。心脏移植术后,由于供心缺血再灌注损伤及供心右心室与受者肺血管阻力不适应而引起的右心功能不全,要求减轻心脏前、后负荷,避免高血容量状态;而供肾功能的恢复则有赖于足够的灌注压和灌流量。因此,应审慎掌握上述控制的尺度,解决好供心和供肾的治疗矛盾。注意对 CVP 等指标的监测,控制液体摄入,直至心脏功能恢复。有学者建议在移植心脏功能衰竭时应用血液滤过清除体内多余水分,从而减轻心脏前负荷,有利于移植心脏和移植肾脏功能的及时恢复。

心肾联合移植的免疫抑制治疗一般参照心脏移植治疗标准执行。

(四)术后并发症

常见并发症是感染和排斥反应。UNOS 统计报告显示,心肾联合移植受者有近 1/3 死于感染,这与手术时间长、创伤大及术后免疫抑制药物的应用等因素有关。对感染的监测,包括常规的血、尿和气管/支气管分泌物的细菌培养,以及 CMV、BKV、EBV 等病毒感染的监测。急性排斥反应是心肾联合移植术后另一重要并发症,但心肾联合移植排斥反应的特点与单独心脏或肾脏移植有较大不同。首先是排斥反应的程度较单独心脏、肾脏移植轻,其次是两个器官中移植肾脏与移植心脏相比排斥反应较少,且两个器官同时发生排斥反应少见。这些现象可用"大剂量学说"或"免疫共存学说"解释。对两个移植器官要分别进行排斥反应的监测,其中针对心脏的监测内容如下：①临床表现：可有发热、乏力、胸闷、气短、心脏扩大及心率加快等心功能不全表现。②无创性检查：一般认为X线胸片、心电图的敏感性及特异性均不强，超声心动图的敏感性亦有异议，但它对心脏收缩、舒张功能的改变，心脏大小、心包积液及等容舒张时间和压力降半时间（PHT）等的观察，有助于排斥反应的诊断。③心内膜心肌活检是目前诊断心脏移植排斥反应的金标准。肾脏移植排斥反应可通过临床表现（如尿量减少、水肿、体重增加、血压升高、移植肾脏肿大变硬等），肾功能指标（血肌酐等）检测、肾脏B超检测血流及阻力指数等辅助诊断，但确诊仍需行经皮肾穿刺活检。大部分排斥反应可使用甲基泼尼松龙冲击治疗成功逆转，少数耐激素的严重急性排斥反应需要应用ATG或血浆置换。

二、心肝联合移植

（一）适应证与禁忌证

适应证主要包括各种终末期心脏病合并或继发肝衰竭、原发肝病继发心功能衰竭等。原发病为各种终末期心脏病包括心脏淀粉样变、原发性扩张型心肌病、先天性心脏病、缺血性心肌病（冠状动脉疾病）、酒精性扩张型心肌病、其他扩张型心肌病、限制型心肌病、肥厚型心肌病、心脏瓣膜疾病等。其中淀粉样变、原发性扩张型心肌病、先天性心脏病占CHLT的50%以上。原发病为各种终末期肝病包括肝炎后肝硬化、酒精性肝硬化、急性肝衰竭、原发性胆汁性肝硬化、原发性硬化性胆管炎、其他代谢性肝病、Budd-Chiari综合征等。禁忌证包括肺动脉高压（肺动脉压>60 mmHg）、严重肺部疾病、肾功能不全、神经精神障碍、药物依赖、恶性肿瘤等。

（二）术前评估

主要包括以下方面：①一般资料：受者年龄、性别、体重指数（BMI）、血型等。②心脏功能评估：既往原发性心脏病病史及诊疗过程，心功能分级、X线胸片、心电图、大血管CTA、超声心动图、肺动脉压力检测、心排血量等。③术前肝功能评估：肝脏超声、肝脏增强CT、血液学检查、Child-Pugh评分、MELD评分等。④血液学检查：生化全项、凝血机制、甲状腺功能、脑钠肽（BNP）等。⑤肺部评估：包括血气分析、肺功能、胸部CT等。⑥肾功能评估：SCr、BUN、GFR水平，24小时尿蛋白情况等。⑦感染风险评估：肝炎病毒CMV、EBV、HIV检测等。⑧其他项目：HLA配型、PRA检测，神经精神系统及家庭经济状况等评估。

（三）手术方式

供肝、供心一般来自同一供体，供心切取时采用升主动脉灌注HTK液，供肝采取动静脉插管联合灌注HTK液。而心肝联合移植的手术方式主要包括以下几种：①心脏移植术后二期施行肝脏移植手术；②术中同期施行心肝联合移植，肝脏植入在供心植入并关胸后完成，在静脉转流下完成；③供肝植入在供心植入关胸后进行，在非转流下完成；④术中同期施行心肝联合移植，在心脏移植吻合左心房与主动脉后开放主动脉，心脏恢复供血，继续吻合肺动脉、上腔静脉、下腔静脉，逐步脱离体外循环期间，完成病肝切除和供肝植入，吻合肝动脉、胆管后再关闭胸腹切口。以上4种手术方式均获得了满意的临床效果。心脏移植可选择心房吻合与上、下腔静脉吻合两种方式，肝脏移植可选择经典式原位肝脏移植与背驮式肝脏移植术式，具体根据阻断肝上、下腔静脉时的血流动力学状态决定。体外循环下肝脏移植的优势如下：①肝脏移植术对复跳的供心影响较大，体外循环辅助可以减轻心脏损伤，且体外循环中可以另外建立静脉引流通路；②明显缩短冷缺血时间。但是长时间体外循环可能导致术中凝血功能紊乱、止血困难及引起术后严重全身炎症反应，影响临床预后，因此目前选择体外循环停机后行肝脏移植者相对较多。

（四）围手术期监测与处理

心肝联合移植手术时间长，而且经历较长时间体外循环后，肝功能处于恢复期，凝血功能较

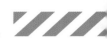

差,因此术后要密切监测凝血功能、补充凝血因子及进行止血治疗。另外术后必须严密监测液体负荷和心脏功能,在保证容量的同时适当限制液体摄入量。因为围手术期过多的液体负荷及血液制品的应用可能影响心肺功能。术后呼吸机支持治疗有别于单纯心脏移植或肝脏移植,需保证足够的潮气量(10~12 ml/kg),呼吸频率在 10~14 次/分,呼气末正压(PEEP)设置不宜过高,否则会影响下腔静脉回流,进而影响肝脏门静脉血流、心排血量等。术后早期在移植心功能完全恢复前,常需要使用血管活性药物支持循环稳定,应监测心排血量、肺动脉压力、超声心动图等;对于术前存在肺动脉高压的病人,应采取积极措施降低肺动脉压力,如吸入一氧化氮(NO)、口服西地那非等。移植肝脏功能和影像学评估与单纯肝脏移植类似,包括监测肝功能生化指标、胆汁分泌情况,超声测量门静脉/肝动脉血流等。另外术后需应用广谱抗菌药物积极行抗感染治疗,并改善受者全身营养状态。

心肝联合移植后的免疫抑制治疗方案基本同单独的肝脏移植。手术日开始行甲基泼尼松龙负荷剂量冲击治疗 3 日,术后 24 小时后根据受者肾功能情况采取 CNI(FK506/CsA)+吗替麦考酚酯(MMF)+泼尼松联合抗排斥维持治疗。术后急性排斥反应的发生率,同一供者的心肝联合移植要明显低于单独心脏移植和单独肝脏移植,这可能与肝脏诱导免疫耐受有关,具体原因尚不明确。

(文志向　夏穗生)

▶▶ 参考文献

1. Halsted W S, Auto-And Isotransplantation, In Dogs, Of The Parathyroid Glandules[J]. J Exp Med,1909,11(1):175-199.

2. Gittes R F, Radde I C, Experimental model for hyperparathyroidism: effect of excessive numbers of transplanted isologous parathyroid glands[J]. J Urol,1966,95(5):595-603.

3. Friedman M, Vidyasagar R, Bliznikas D, et al., Intraoperative intact parathyroid hormone level monitoring as a guide to parathyroid reimplantation after thyroidectomy [J]. Laryngoscope,2005,115(1):34-38.

4. 林乐岷,宋一民,宋纯,等. 微囊化新生猪甲状旁腺细胞异种移植的实验研究[J]. 中华器官移植杂志,2002,23(3):170-172.

5. Saxe A W, Spiegel A M, Marx S J, et al. Deferred parathyroid autografts with cryopreserved tissue after reoperative parathyroid surgery[J]. Arch Surg,1982,117(5):538-543.

6. 陈实. 移植学[M]. 北京:人民卫生出版社,2011.

7. 王存涛,郭卫东,邹浩,等. 甲状旁腺移植临床及实验研究新进展[J]. 中华普外科手术学杂志:电子版,2014,8(1):87-89.

8. Echenique-Elizondo M, Amondarain J A, Vidaur F, et al. Parathyroid subcutaneous pre-sternal transplantation after parathyroidectomy for renal hyperparathyroidism. Long-term graft function[J]. World J Surg,2007,31(7):1403-1409.

9. 土深明,朱易凡. 甲状旁腺功能低下症治疗的现状和趋势[J]. 中国药物与临床,2005,5(5):325-327.

10. Hasse C, Bohrer T, Barth P, et al. Parathyroid xenotransplantation without immunosuppression in experimental hypoparathyroidism: long-term in vivo function following microencapsulation with a clinically suitable alginate[J]. World J Surg,2000,24(11):1361-1366.

11. Tibell A, Rafael E, Wennberg L, et al. Survival of macroencapsulated allogeneic

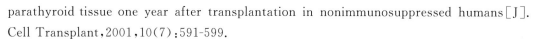

parathyroid tissue one year after transplantation in nonimmunosuppressed humans[J]. Cell Transplant,2001,10(7):591-599.

12. Saxe A. Parathyroid transplantation:a review[J]. Surgery,1984,95(5):507-526.

13. 夏穗生.腹部脏器移植研究[M].武汉:湖北科学技术出版社,2005.

14. 夏穗生.临床移植医学[M].杭州:浙江科学技术出版社,1999.

15. 文志向.脾脏移植术临床意义的再思考[J].中华实用外科杂志,2004,24(12):722-723.

16. 文志向,张伟杰,夏穗生.尸体脾移植治疗血友病甲的临床观察[J].腹部外科,2001,14(4):215-216.

17. 夏穗生,刘乐欣,姜洪池,等.同种脾移植治疗血友病甲5例报告[J].中华器官移植杂志,1994,15(1):11-14.

18. 陈知水,夏穗生,于昌松,等.亲属脾移植治疗血友病甲长期存活的追踪报道[J].中华器官移植杂志,1996,17(2):51-52.

19. 夏穗生.谈我国脾脏外科的发展[J].中华肝胆外科杂志,2004,10(5):289-292.

20. Norman J C,Brook M I,Cooley D A,et al. Total support of the circulation of a patient with post-cardiotomy stone-heart syndrome by a partial artificial heart(ALVAD) for five days followed by heart and kidney transplantation[J]. Lancet,1978,311(8074):1125-1127.

21. Nagpal A D,Chamogeorgakis T,Shafii A E,et al. Combined heart and liver transplantation:the Cleveland Clinic experience[J]. Ann Thorac Surg,2013,95(1):179-182.

22. Cannon R M,Hughes M G,Jones C M,et al. A review of the United States experience with combined heart-liver transplantation[J]. Transpl Int,2012,25(12):1223-1228.

23. Rana A,Robles S,Russo M J,et al. The combined organ effect:protection against rejection? [J]. Ann Surg,2008,248(5):871-879.

第二十八章

器官移植术后非免疫相关并发症

第一节 感 染

　　器官移植是治疗终末期疾病的主要方法之一，器官移植手术要取得成功必须跨越两个主要的障碍，分别为排斥反应和感染。前者需要加强免疫抑制治疗，而后者又需要减少免疫抑制药物的剂量，如何维持两者的平衡已成为影响器官移植受者预后的关键。术后有80%以上的器官移植受者至少出现一次临床感染。

　　器官移植术后受者感染的特点如下：①感染的发生率增高，严重程度增加，病情发展迅速。②机会性感染明显增多，不同的免疫抑制方案机会性感染发生率也不同。器官移植受者接受免疫抑制剂治疗后，巨细胞病毒（cytomegalovirus，CMV）感染发生率可增加1倍，实体器官移植后7%～32%的受者会出现CMV感染相关问题。结核病的发生率根据所在地区传染性不同，发生率为1%～15%。对于术后正在使用CsA、FK506和甲基泼尼松龙等免疫抑制剂的受者，如果血清学检查阳性，其发展成为有症状感染即CMV感染的可能性为10%。而如果使用OKT3，那么发展成CMV感染的可能性则大于50%。③感染症状不典型，大约40%的肝脏移植受者感染时不伴随发热、白细胞计数升高等反应。移植后的发热可能和抗体清除淋巴细胞、输血、药物反应或移植物排斥有关，从而忽视了感染的存在，导致诊治不及时，引起不良后果。

一、感染的诱因和时间

　　1. 感染的诱因　移植后感染的诱因包括移植前因素、术中因素和移植后因素。

　　（1）移植前因素：包括潜在疾病、营养不良、特殊器官移植、病人年龄、移植前接触到感染源和基础免疫力等。

　　移植原发病的严重程度与移植后感染发病率及死亡率成正比。原发病引起的器官功能衰竭会增加移植后感染发生率。移植前的缓解手术也会增加移植手术难度，从而增加移植后感染的机会。长期营养不良是儿童感染发生的诱因之一，等待移植期间使用呼吸机会增加院内感染的可能性，且致病菌通常为多重耐药菌。

　　年龄因素可影响受者对某种病原体的易感性及移植后感染的临床表现程度。对呼吸道合胞病毒、副流感病毒、凝固酶阴性的葡萄球菌等病原体引起的严重感染，儿童的症状往往很轻，而成人则表现出较为明显的临床症状。新型隐球菌感染在儿童中很少发现，而在成人肾移植中的发生率为 2.5%～3.6%。

（2）术中因素：包括手术持续时间、输注血液制品、手术操作原因和来自供者器官的病原体感染等。

供者器官来源的感染包括 CMV、EB 病毒、弓形虫、组织胞浆菌、乙型肝炎病毒、丙型肝炎病毒和人类免疫缺陷病毒等病原体感染。供者肺部呼吸道存在的细菌、真菌等病原体也会引起术后感染。切取器官时的菌血症也会对受者构成威胁。

手术操作也能够引起感染并发症，如肝移植中胆道重建的方式能够影响感染并发症发生率。肺移植术中损伤横膈、迷走神经、喉返神经会影响肺通气功能，引发肺炎。移植术中的局部缺血损伤会影响移植物的存活能力，增加感染发生率。手术时间延长、手术区域污染、出血等都会导致受者的术后感染。

（3）移植后因素：包括免疫抑制方案和剂量、术后留置导管、院内感染和社区获得性感染等。

免疫抑制是影响移植受者发生感染的主要因素。虽然近几年个体化免疫抑制剂的应用对机体免疫系统的损害达到最低程度，然而，所有的免疫抑制剂都会削弱受者对病原体的抵抗能力，对急性排斥反应的治疗增加了这种风险，尤其是 OKT3 等抗淋巴细胞制剂的使用会加大感染发生的可能性。

移植手术的技术问题是引起移植后感染并发症的另一个主要原因。肝移植后动脉血栓可引起肝脓肿或菌血症；肾移植后膀胱输尿管反流可引起肾盂肾炎；心、肺移植术后因纵隔内出血需要再次探查手术，可引起纵隔脓肿及脓毒血症。

长期留置导管也是引起移植后感染的常见因素。中心静脉导管会增加发生菌血症的风险，留置导尿管会引起泌尿系统感染，长期气管插管和呼吸机辅助呼吸则会引起呼吸机相关性肺炎。

2. 感染的时间　移植术后感染划分为三个阶段：移植术后第 1 个月，移植术后第 2 至第 6 个月，移植术 6 个月之后。不同阶段感染的特点不同。

（1）移植术后第 1 个月受者的感染情况可分成四种类型：①外科并发症引起的感染，如出血、狭窄、移植物损伤等。②供者来源的感染，包括移植物携带的细菌、真菌、寄生虫及病毒等。③受者术前预先存在的感染，移植后感染加重。④院内感染，包括呼吸机引起的肺炎、艰难梭菌结肠炎和曲霉菌肺炎等。DCD 器官捐献后第二种感染逐渐增多。术后第 1 个月内，尽管免疫系统被严重抑制，但机会性感染并不多见，提示免疫抑制药物的持续应用时间是一个重要的感染相关因素。

（2）移植术后第 2 至 6 个月受者主要面临发生机会性感染的危险，绝大多数由 CMV 和卡氏肺孢子虫引起。部分可由第 1 个月的感染迁延或术后并发症引起。

（3）移植术 6 个月之后感染的类型主要取决于移植物的功能和制订的免疫抑制方案，拥有功能良好移植物的受者，免疫抑制剂维持剂量较小，感染风险较低。部分移植受者有慢性病毒感染，可以引起移植物失功，如 EBV 甚至可引起致命的移植后淋巴增生紊乱；HBV/HCV 再感染引起病毒性肝炎和肝癌的复发；BKV 感染引起移植肾功能不全。还有部分受者由于急性和慢性细胞性或体液性排斥反应而强化免疫抑制，则更容易面临危及生命的机会性感染。

二、移植术后感染的预防和治疗

1. 抗生素的应用

（1）目标性治疗：指在了解致病菌特点的基础上，根据感染的临床情况，选择针对性强的抗生素。这时所选用的抗生素的抗菌谱要窄，针对性要强。在应用抗生素的同时，要根据外科感染的特点对感染灶进行积极、充分的引流。一般来说，抗生素应在感染的临床表现（包括症状和

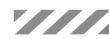

体征)消失、微生物学和放射学检查恢复正常后再使用一段时间,用以预防复发。

(2) 预防性治疗:指对于所有免疫受损病人可能发生的感染而预防性使用抗生素。这种感染应该是相对多发、较为严重,而且治疗方案相对便宜,病人能够耐受的感染。目前最有效的预防方案是使用小剂量的复方新诺明(SMZ-TMP)预防卡氏肺孢子虫、弓形虫、诺卡菌属、李斯特菌属感染,使用更昔洛韦预防 CMV 感染。

(3) 经验性应用抗生素:指在病区内病原菌流行病学资料的基础上,根据临床情况,及早应用有效抗生素。外科原发感染及可能存在的继发感染的细菌学资料在短期内无法获得,尤其是危重病人,在抵抗力低下、感染危重的情况下,盲目等待病原学检查资料会贻误治疗的最佳时机。现在对于危重病人采取降阶梯治疗方案,一开始应用强效广谱抗生素,尽量覆盖可能导致感染的所有病原菌,再根据微生物检验和药敏试验结果调整抗生素的使用。这种治疗方案避免了因细菌耐药造成的抗生素频繁更换,最大限度地保障了抗感染治疗的临床效果。

经验性应用抗生素要及早开始,防止感染的进行性发展。已有资料表明,经验性应用抗生素越早,感染的治愈率越高。医生选用抗生素的经验主要来自对本地区或本院的菌群变迁及耐药性情况、临床情况的判断和对不同种类抗生素特性的掌握。因此,追踪并了解本单位的病原菌流行病学情况对于防治医院获得性感染是十分重要的。尽管如此,经验性应用抗生素的准确率仍然不高。而且长时间应用广谱抗生素会引发严重的不良后果,所以应尽可能地缩短经验性应用抗生素的时间。在经验性应用抗生素之前及其应用过程中,应定期进行病原学调查,一旦查出致病菌,就要针对病因更换抗生素。

(4) 优先治疗或先发治疗(preemptive therapy):指对于一部分尚无临床症状的高危病人,流行病学特点及实验室血清学检查高度提示其有严重感染的可能性而采取的治疗。对于 CMV 感染的治疗,国内称为优先治疗,对于真菌感染的治疗则称为先发治疗。病毒学检测提示存在无症状性 CMV 感染依据时给予抗病毒治疗,其策略是检测 CMV 复制或感染,预防症状性 CMV 病。优先治疗可以及时降低病毒负荷,缩短治疗时间,减少病人因 CMV 感染入院治疗的风险,减少 CMV 并发症及 CMV 感染复发率。同样,真菌的感染也可以通过优先治疗来有效预防。血液标本中真菌细胞壁成分曲霉菌半乳甘露聚糖抗原(GM 试验)和 $1,3-\beta-D$ 葡聚糖抗原(G 试验)的检测,是诊断侵袭性真菌感染的微生物学检查依据之一,其敏感性和特异性均达到 80% 以上,可以为优先治疗提供指导依据。

2. 其他治疗

(1) 外科引流:对感染灶充分引流是治疗外科感染的第一原则。它可以减少机体的炎症反应介质,改变感染部位的生物环境,减轻机体炎症反应,抑制局部细菌繁殖。

(2) 免疫营养:营养支持不但可以纠正和预防受者的营养不足,还可以改变疾病的治疗效果,更重要的是可以通过特异营养素的药理学作用达到治疗目的。免疫营养这一新概念是指某些营养物质不但能防治营养缺乏,而且能以特定方式刺激免疫细胞增强应答功能,维持正常、适度的免疫反应,调控细胞因子的产生和释放,减轻有害的或过度的炎症反应,维持肠道屏障功能等。营养给予模式已由过去热衷于全肠外营养支持转为适时的肠内营养支持。在感染病人中,肠内营养的药理学作用大于其营养支持作用。其药理学作用如下:①改善肠道屏障功能,防止肠道菌群失调;②预防感染,尤其是腹腔感染;③防止由长期禁食和全肠外营养导致的胆汁淤积等并发症。大量的动物实验与临床研究已证明多种特殊营养底物的作用,如谷氨酰胺、精氨酸、ω-3 脂肪酸、中链甘油三酯和膳食纤维等在预防感染的发生上起一定作用,因此也称为免疫营养制剂。

(3) 维护肠道屏障功能:肠道屏障包括机械、化学、免疫和生物屏障四个部分,因各种疾病引起的上述复合屏障中任何部分的损害均可能导致肠源性感染的发生。目前认为,正常肠道屏障功能的维持依赖于肠黏膜上皮屏障、肠道免疫系统、肠道内正常菌群、肠道内分泌及肠道的蠕动,其中最关键的屏障是肠黏膜上皮屏障和肠道黏膜免疫屏障。目前对肠源性感染的对策包括选择性肠道去污染制剂的应用、肠内生态免疫营养剂的应用和阻止肠黏膜的氧化损伤。在同时伴有免疫抑制和肠道黏膜屏障破坏的重症病人中使用选择性肠道去污染制剂,并不能有效地达到维持肠道微生态平衡的目的,因此选择性肠道去污染制剂的疗效尚未确定。而目前较为肯定的是生态免疫营养剂的作用。生态免疫营养剂由益生菌和益生元构成,益生菌是一种微生物食品佐剂,通过调节黏膜和系统免疫,改善肠道内菌群及酶的平衡,对宿主的生理功能产生有益作用。

（4）应用免疫调节剂:免疫调节剂泛指调节、增强和恢复机体免疫功能的一大类药物,如左旋咪唑、丙种球蛋白、干扰素等。此类药物能激活一种或多种免疫活性细胞,对机体的免疫功能具有双向调节作用。由于细菌在临床上耐药性的增强,免疫调节剂在外科感染治疗中已显示出重要的地位。

（5）持续血液净化:持续血液净化可以通过非特异性体外清除细胞因子和其他炎症介质,改善病人全身炎症反应综合征状态,治疗脓毒血症和多器官功能衰竭。目前,应用较多的方法是连续性静脉-静脉血液滤过(continuous veno-venous hemofiltration,CVVH)或连续性静脉-静脉血液透析(continuous veno-venous hemodialysis,CVVHD)。

三、细菌感染

随着公民逝世后器官捐献成为我国器官移植供体的主要来源,移植物携带的细菌感染比例明显提高。我国移植中心器官保存液细菌培养阳性率在 45% 左右,其中部分为多重耐药(multidrug-resistant,MDR)、广泛耐药(extensively drug-resistant,XDR)或全耐药(pandrug-resistant,PDR)的细菌。这些细菌感染导致移植受体出现严重的并发症,如动脉破裂、切口及肺部感染、败血症、感染性休克,甚至危及生命。有调查显示,自 2015 年 1 月至 2016 年 12 月我国 10 家移植中心供体来源发生感染相关不良反应,肾移植 45 例(1.22%),肝移植 2 例(0.23%)。其中受者死亡 18 例(41.9%)、移植物切除 19 例(44.2%)、出血或脓肿导致二次手术 6 例(14%)。病原体分析中有如下细菌:肺炎克雷伯菌(41.5%)、耐万古霉素肠球菌(17%)、铜绿假单胞菌(12.5%)、鲍曼不动杆菌(10%)、大肠埃希菌(10%)、耐甲氧西林金黄色葡萄球菌(7%)和凝固酶阴性葡萄球菌(2%)。

ESKAPE 耐药细菌是医院内常见的六种耐药细菌的统称,其中包括耐万古霉素肠球菌、耐甲氧西林金黄色葡萄球菌、肺炎克雷伯菌、鲍曼不动杆菌、铜绿假单胞菌和大肠埃希菌。前两种革兰阳性球菌虽然对万古霉素耐药,但对替考拉宁和利奈唑胺基本敏感,所以治疗上并不是特别棘手。而广泛耐药的革兰阴性杆菌几乎对所有抗菌药物耐药,缺乏有效的治疗药物,抗菌药物单药(多黏菌素或替加环素)治疗效果不佳,多需联合用药。移植受体由于使用免疫抑制药物治疗,临床预后极差,已经成为目前细菌感染领域最为棘手的问题。

细菌的主要耐药机制如下:①产生灭活抗生素的各种酶,如 β-内酰胺酶可打开 β-内酰胺类抗生素的 β-内酰胺环,导致药物失活。现在发现的 β-内酰胺酶超过 300 种,分为四型:第 1 型为不被克拉维酸抑制的头孢菌素酶(AmpC 酶);第 2 型为能被克拉维酸抑制的 β-内酰胺酶,包括超广谱 β-内酰胺酶(ESBLs),其活性可以被舒巴坦或他唑巴坦所抑制;第 3 型为不被所有 β-内酰胺酶抑制剂抑制的金属 β-内酰胺酶(需要 Zn^{2+} 活化),可以水解几乎所有 β-内酰胺类抗生素,包括亚胺培南;第 4 型为不被克拉维酸抑制的青霉素酶。另外,还有氨基糖苷修饰酶,其中包括乙酰转移酶、磷酸转移酶和核苷转移酶,使得氨基糖苷类抗生素不能与核糖体靶位结合而发生作用,失去抗菌活性。②改变药物作用靶位,例如,产生青霉素结合蛋白,是耐甲氧西林金黄色葡萄球菌(MRSA)和耐青霉素肺炎链球菌的主要耐药机制。DNA 拓扑异构酶的改变引起喹诺酮类抗生素的耐药。③细胞膜透性屏障和抗生素主动外排泵。例如,铜绿假单胞菌的特异性孔

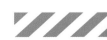

蛋白OprD2缺失导致碳青霉烯类抗生素耐药,MexAB-OprM系统的主动外排作用也是导致铜绿假单胞菌耐药的重要因素之一。

1. 肺炎克雷伯菌　肺炎克雷伯菌为革兰阴性杆菌,是医院感染的重要致病菌之一,也是感染供体来源的主要病原菌之一。随着耐药菌株的不断增加,移植受者一旦感染,可能导致移植受者发生肾动脉破裂出血、感染性休克等严重不良事件。肺炎克雷伯菌常用的抗生素包括碳青霉烯类、β-内酰胺类-β-内酰胺酶抑制剂合剂、头孢霉素类和氧头孢烯类、氟喹诺酮类和氨基糖苷类、多黏菌素和替加环素、磷霉素和呋喃妥因、头孢菌素类这七类,根据感染的严重程度和药敏试验的结果选择抗生素联合治疗。移植受者容易继发重症感染,所以宜选用碳青霉烯类抗生素、头孢哌酮-舒巴坦和哌拉西林-他唑巴坦等。

随着耐碳青霉烯类抗生素的肺炎克雷伯菌(CRKP)出现,能够使用的抗生素更加少。多黏菌素和替加环素是对CRKP感染可能有效的两种主要抗生素,但缺乏满意的疗效并有较大毒性。多黏菌素具有肾毒性和神经毒性,导致治疗的耐受性较差。替加环素由于在血浆中达不到足够的浓度,所以不推荐在血液感染中使用。替加环素还有在使用后死亡率增高的报道。在免疫系统受损的病人中,静脉注射磷霉素治疗CRKP会相对较快出现耐药的情况。有报道称头孢他啶-阿维巴坦对于治疗严重的CRKP感染有良好的效果,但是对于金属β-内酰胺酶效果不佳。双碳青霉烯也被多次报道能有效治疗CRKP,其机制在于先用一种碳青霉烯类抗生素中和掉CRKP产生的碳青霉烯酶,从而使另外一种碳青霉烯类抗生素发挥作用。噬菌体是一类细菌病毒,在自然界中广泛存在,因其具有特异性、高效性、安全性高,低成本、开发周期短等优点,为多重耐药菌的治疗提供了新的途径。

2. 鲍曼不动杆菌　治疗鲍曼不动杆菌的常用抗生素包括舒巴坦及含有舒巴坦的复合制剂、碳青霉烯类、头孢菌素类、四环素类、喹诺酮类、氨基糖苷类、多黏菌素和替加环素等。含舒巴坦的复合制剂对于鲍曼不动杆菌具有良好的抗菌活性,因此推荐在治疗时给予足够的剂量(4 g)。头孢哌酮与舒巴坦在体外对鲍曼不动杆菌存在协同抗菌活性。替加环素对鲍曼不动杆菌敏感性高。因此对于多重耐药的鲍曼不动杆菌感染,常使用以舒巴坦或含舒巴坦的复合制剂、替加环素、多黏菌素为基础的联合治疗方案。

3. 铜绿假单胞菌　治疗铜绿假单胞菌的常用药物包括抗假单胞菌青霉素及其与β-内酰胺酶抑制剂的复合制剂、抗假单胞菌头孢菌素及其与β-内酰胺酶抑制剂的复合制剂、抗假单胞菌碳青霉烯类抗生素、氨曲南、抗假单胞菌喹诺酮、氨基糖苷类、磷霉素和多黏菌素等。对于铜绿假单胞菌感染多采用敏感的β-内酰胺类抗生素为基础,联合氟喹诺酮类,谨慎联合氨基糖苷类的药物治疗方案。还可以采用双β-内酰胺类抗生素联合治疗,如果对于碳青霉烯类耐药的泛耐药或全耐药铜绿假单胞菌感染,多在上述联合基础上加用多黏菌素,并延长碳青霉烯类抗生素的滴注时间以增加疗效。

4. 嗜麦芽窄食单胞菌　嗜麦芽窄食单胞菌的常用治疗药物包括复方磺胺甲噁唑片、β-内酰胺类-β-内酰胺酶抑制剂合剂、氟喹诺酮类、四环素类、替加环素和多黏菌素。头孢菌素、氨基糖苷类耐药率高,碳青霉烯类天然耐药。临床上多应用以复方磺胺甲噁唑片为基础的治疗方案,联合β-内酰胺类-β-内酰胺酶抑制剂合剂、氟喹诺酮、替加环素等。

四、真菌感染

由于移植受者使用免疫抑制药物和大剂量抗菌药物,真菌感染(fungal infection)一直是移植物失功和受者死亡的重要原因之一。通常情况下,器官移植后第1个月内很少发生真菌感染,但肝脏移植除外。多数研究表明,器官移植受者真菌感染多发生在移植后3个月内,以白色念珠菌、曲霉菌、隐球菌和毛霉菌感染多见。后期易发生排斥反应需要加强免疫抑制治疗,也会导致真菌感染发生率增加。

　　移植后的真菌感染与普通真菌感染相比,临床表现无特异性,且易合并细菌、病毒混合感染,造成早期诊断上的困难;同时,多数抗真菌治疗药物和抗排斥药物存在一定程度的相互影响,需要调整这两类药物的剂量;免疫抑制状态造成抗真菌治疗效果不佳,需要联合使用多种抗真菌药物或延长治疗的疗程。抗真菌药物的毒副作用比如肝肾毒性,对于肝移植或肾移植的受者尤其明显。

　　真菌感染的危险因素包括环境因素,地方性真菌如组织胞浆菌存在于土壤和鸟类粪便中,具有潜在的致病性。抗排斥药物和病毒感染会降低机体免疫力,增加真菌感染的风险。糖尿病、手术相关并发症、受者术前病情危重程度和营养状况、病毒感染都是真菌感染的危险因素。

　　真菌感染分为浅表感染和深部感染。前者主要包括由表皮癣菌、发癣菌和小孢霉菌等引起的头癣、足癣、指(趾)癣及体癣等;后者主要包括由真菌引起的深部组织和内脏器官感染,如胃肠道、泌尿道等感染,严重者可引起心内膜炎、脑膜炎和败血症等。深部真菌感染可分为两大类:①由致病性真菌所致的组织胞浆病、球孢子菌病、类球孢子菌病、芽生菌病、足分支菌病、着色霉菌病、孢子丝菌病等,多呈地区性流行;②条件致病性真菌所致的念珠菌病、曲霉菌病、隐球菌病、毛霉菌病、放线菌病、奴卡菌病等。

　　中国实体器官移植受者侵袭性真菌病临床诊治指南(2016年版)用侵袭性真菌病(invasive fungal disease,IFD)的概念代替了原来指南中的侵袭性真菌感染(invasive fungal infection,IFI),主要指真菌侵入人体,在组织、器官或血液中生长、繁殖,并导致炎症反应及组织损伤的疾病。

　　临床诊断侵袭性真菌病的诊断依据见表28-1。

表 28-1　侵袭性真菌病的诊断依据

项目	诊 断 依 据
宿主因素	(1)近期发生中性粒细胞缺乏(中性粒细胞计数$<500\times10^6/l$)并持续10天以上; (2)接收异基因造血干细胞移植; (3)应用糖皮质激素超过3周($0.3\ \mathrm{mg/(kg\cdot d)}$以上)(变应性支气管肺曲霉菌病除外); (4)90天内应用过针对T淋巴细胞的免疫抑制剂(如CsA、TNF-α、阿仑单抗等)或核苷类似物; (5)侵袭性真菌感染病史; (6)受者同时患有艾滋病或遗传性免疫缺陷病(如慢性肉芽肿或联合免疫缺陷病)
临床标准	(1)下呼吸道真菌感染,CT检查至少存在以下三项之一: ①致密、边界清楚的病变,伴或不伴晕征; ②空气新月征; ③空洞。 (2)气管支气管炎,支气管镜检发现以下表现:气管和支气管溃疡、结节、伪膜、斑块或结痂。 (3)鼻窦感染,至少符合以下一项: ①局部出现急性疼痛(包括放射至眼部的疼痛); ②鼻部溃疡伴黑痂; ③从鼻窦侵蚀骨质,包括扩散至颅内。 (4)中枢神经系统,符合以下至少一项: ①影像检查提示局灶性病变; ②MRI/CT检查提示脑膜强化。 (5)播散性念珠菌病。此前2周内出现念珠菌血症,并伴有以下至少一项: ①肝/脾牛眼征; ②眼科检查提示进展性视网膜渗出

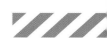

续表

项目	诊 断 依 据
微生物学标准	(1)直接检查(细胞学检查、直接镜检或培养): ①在痰液及支气管肺泡灌洗液、支气管刷取物、窦吸取物中发现至少以下一项提示霉菌感染:发现真菌成分显示为霉菌或培养提示霉菌; ②痰液或支气管肺泡灌洗液经培养新型隐球菌阳性或经直接镜检/细胞学检查发现新型隐球菌。 (2)间接检查(检测抗原或细胞壁成分): ①曲霉菌:血浆、血清、支气管肺泡灌洗液或脑脊液检测半乳甘露聚糖抗原阳性; ②侵袭性真菌病(隐球菌病、接合菌病除外):血清 1,3-β-D-葡聚糖检测阳性。 (3)新型隐球菌荚膜多糖抗原阳性

侵袭性真菌病深部组织真菌感染的确诊依据如下:①霉菌:相关组织存在损害(镜下可见或影像学证据确凿)时,在针吸或活检取得的组织中,采用组织化学或细胞化学方法检获菌丝或球形体(非酵母菌的丝状真菌);或在通常无菌而临床表现或放射学检查支持存在感染的部位,在无菌术下取得的标本,其培养结果呈阳性。②酵母菌:从非黏膜组织采用针吸或活检取得标本,通过组织化学或细胞化学方法检获酵母菌细胞和(或)假菌丝;或在通常无菌而临床表现或放射学检查支持存在感染的部位(不包括尿道、鼻旁窦和黏膜组织),在无菌术下取得的标本,其培养结果呈阳性;或脑脊液经镜检(印度墨汁或黏蛋白卡红染色)发现隐球菌或抗原反应呈阳性。③肺孢子菌:肺组织标本染色、支气管肺泡灌洗液或痰液中发现肺孢子菌、滋养体或囊内小体。真菌血症的确诊依据如下:①血液真菌培养出现或获得霉菌(不包括曲霉菌属和除马尔尼菲青霉的其他青霉属)、念珠菌或其他酵母菌阳性;②同时临床症状及体征符合相关致病菌的感染。

侵袭性真菌病的临床诊断需要至少符合一项宿主因素、一项临床标准和一项微生物学标准。拟诊需要至少符合一项宿主因素、一项临床标准,缺乏微生物学标准。未确定是至少符合一项宿主因素,临床证据及微生物学结果不符合确诊、临床诊断及拟诊 IFD 标准。

真菌细胞壁成分曲霉菌半乳甘露聚糖抗原(GM 试验)和 1,3-β-D 葡聚糖抗原(G 试验)的检测,是诊断侵袭性真菌病的微生物学检查依据之一,其敏感性和特异性均达到 80% 以上。GM 试验可在临床症状和影像学表现尚未出现前数天表达阳性,对高危病人连续动态监测(每周 2 次)具有早期诊断的价值。1,3-β-D 葡聚糖存在于念珠菌、曲霉菌等真菌细胞壁中,能特异性激活鲎成分中的凝血因子——G 因子,此过程也称为 G 试验。G 试验阳性提示可能为念珠菌或曲霉菌感染。G 试验一般在临床症状和影像学表现出现数天后才表达阳性。

抗真菌药按作用机制大致可以分为如下几类:①多烯类:包括两性霉素 B、制霉菌素等,该类药物与真菌细胞膜上的麦角固醇结合,使膜分解或通透性增加,造成细胞内容物外溢导致真菌死亡,代表药物为两性霉素 B 及其脂质体。②丙烯胺类:角鲨烯环氧酶的非竞争性抑制剂,可导致角鲨烯聚集及麦角固醇合成受阻,从而影响真菌细胞膜的结构和功能,包括萘替芬、特比萘芬和布替萘芬。③吡咯类:能抑制真菌麦角固醇生物合成中的 C-14 脱甲基过程,从而破坏真菌细胞膜的完整性,又可分为咪唑类及三唑类,前者包括咪康唑、克霉唑、益康唑、酮康唑、联苯苄唑、硫康唑、布康唑和奥昔康唑等,后者包括氟康唑、伏立康唑、伊曲康唑、特康唑、沙康唑和泊沙康唑等。④棘白菌素类:包括卡泊芬净、米卡芬净、阿尼芬净、尼可霉素和帕地霉素,为真菌细胞壁合成抑制剂。其中卡泊芬净是细胞壁主要成分葡聚糖合成的抑制剂。⑤其他:包括灰黄霉素、氟胞嘧啶和氯碘羟喹等。

实体器官移植受者的免疫功能低下,一旦发生侵袭性真菌病,病情进展迅速,不但影响移植物功能,还可严重威胁受者的生命。常规真菌感染诊断方法缺乏敏感性和特异性,为降低侵袭性真菌病的发病率和死亡率,应采用合理的预防措施,包括优化手术和免疫抑制治疗方案,减少不必要的侵入性操作,尽早拔除引流管、中心静脉置管等,并预防性应用抗真菌药物,如使用复方磺胺甲噁唑预防卡氏肺孢子虫肺炎、高位风险的肝移植受者应用米卡芬净预防等。

侵袭性真菌病的治疗分为拟诊治疗、临床诊断治疗、确诊治疗三级。拟诊治疗又称经验性治疗,当诊断证据不足又高度怀疑侵袭性真菌病时,可以根据以往的经验适当进行抗真菌治疗。临床诊断治疗又称先发治疗。对移植受者连续监测,发现阳性结果立即开始进行抗真菌治疗,既可避免经验治疗的用药过度,又可避免误诊和后续复杂治疗。确诊治疗又称为目标治疗,是针对明确的真菌种类选择特异性抗真菌药物治疗。如果真菌感染严重,危及病人生命,需停用免疫抑制药物,联合多种抗真菌药物治疗。

1. 念珠菌感染(candida infection)　念珠菌是引起深部真菌感染最常见的真菌,包括白色念珠菌、热带念珠菌等100余种,其中白色念珠菌占50%～70%。正常人群口腔和胃肠道念珠菌带菌率为30%～50%,免疫抑制导致细胞免疫功能低下是造成念珠菌机会致病的主要原因。念珠菌感染一般发生在术后2个月内,移植受者术后长期留置导尿管及静脉置管,长期应用广谱抗生素、免疫抑制剂,以及糖尿病是诱发念珠菌感染的重要因素。念珠菌感染常见的受累器官为肾、脑、心、肺、眼、皮肤、肝、脾、骨及关节,其临床表现缺乏明显的特异性。念珠菌感染一般推荐使用棘白菌素类抗真菌药物进行治疗,其中米卡芬净对免疫抑制药物浓度影响较小;还可以考虑使用两性霉素B脂质体,但需注意其肾毒性;无氟康唑耐药者可以使用氟康唑,但需注意减少FK506的剂量。

2. 曲霉菌感染(aspergillus infection)　曲霉菌是仅次于念珠菌的第二大致病菌,包括烟曲霉菌、黑曲霉菌、黄曲霉菌等100余种,其中烟曲霉菌是最常见致病菌。移植术后长期应用广谱抗生素(超过3周)和大量应用免疫抑制剂导致的中性粒细胞及巨噬细胞功能低下是引起曲霉菌感染的主要原因。曲霉菌感染一般发生于移植术后3个月以内。移植受者一旦术后发生中枢神经系统曲霉菌感染或严重全身播散性曲霉菌感染,其死亡率接近100%。曲霉菌感染的传播途径主要为呼吸道传播,极少数全身播散性曲霉菌感染可能由局部皮肤破损造成的感染所致。曲霉菌的治疗推荐使用伏立康唑或两性霉素B脂质体。伏立康唑在肺组织中的浓度是血浆中的22倍,对于肺部曲霉菌感染优势明显,但需注意伏立康唑对肝脏的毒性和升高CNI药物浓度的作用。对于严重的曲霉菌感染,可以使用伏立康唑加卡泊芬净的联合治疗方案。

3. 卡氏肺孢子虫肺炎(pneumocystis carinii pneumonia,PCP)　卡氏肺孢子虫是真核单细胞生物,广泛存在于自然界,是条件致病菌。感染后主要累及肺部,传播途径为空气飞沫。移植受者免疫力低下,卡氏肺孢子虫可大量繁殖并在肺组织中扩散导致间质性浆细胞性肺炎,也可合并感染。其临床表现无特异性,可先有失眠、乏力和厌食;继而出现发热伴干咳、呼吸急促、呼吸困难、中枢性发绀。肺部体征甚少,但X线已有显著改变。早期可见双肺下野散在弥漫性条索状或细颗粒状阴影,自肺门向外扩散,融合成结节或云雾状;肺镓扫描吸收量增加是卡氏肺孢子虫肺炎早期诊断的最敏感指标。临床和X线改变均不能确诊,痰液查卡氏肺孢子虫的阳性率极低,通过检查生理盐水雾化后的痰液可提高阳性率。支气管肺泡灌洗和经支气管镜活检有很高的诊断价值。

移植受者宜预防卡氏肺孢子虫肺炎,对于疑似病例,可以给予试验性治疗;喷他脒是治疗卡氏肺孢子虫有效的药物,剂量为0.2 g/d,1次深部肌内注射,连续14天为一个疗程,常需两个疗程,以防复发。复方磺胺甲噁唑(SMZco)或磺胺嘧啶(SD)均为有效药物,剂量为4.0 g/d,分次静脉滴注或口服,有良好效果,且有预防作用。对重症病例应加用喷他脒联合治疗。口服SMZco需要同时口服碳酸氢钠片碱化尿液,并保持每天尿量在2000 ml以上,防止形成结晶影响肾脏功能。

五、病毒感染

1. 巨细胞病毒感染　巨细胞病毒(cytomegalovirus,CMV)感染是移植后受者最常见的病

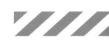

毒感染类型。CMV 感染的定义是用传统培养法或 shell-vial 快速培养法从血液、尿液或活检组织中分离出 CMV,出现 CMV PP65 抗原血症,移植前 CMV 阴性者术后发生血清转换,CMV阳性者移植后 CMV 抗体滴度升高 4 倍或血液中检测到 CMV DNA。当病毒学检查仅血清CMV-IgG 阳性,称为静止性 CMV 感染;CMV-IgM 阳性和(或)CMV 抗原阳性时称活动性CMV 感染。CMV 侵入肝脏、肺、胃肠道等器官并引起相应临床症状时,称为 CMV 病。

器官移植术后发生 CMV 感染与下列因素有关:①CMV 阴性受者(R$^-$)接受 CMV 阳性供者(D$^+$)的器官,也称为原发感染。②受者术前 CMV 阳性(R$^+$),当内源性的潜伏病毒再次激活时就发生 CMV 感染再燃。大约 75% 的移植受者移植前血清学检查结果为阳性。③受者输入CMV 阳性的血液。④因急性排斥反应而使用激素冲击治疗或采用单克隆或多克隆抗淋巴细胞抗体治疗的受者。⑤免疫抑制方案与 CMV 感染的发生率也有关。

CMV 感染的主要临床表现是发热,通常伴有食欲不振、乏力、肌痛和关节痛。根据感染的部位不同,有相应的临床表现,较为常见的是肺部和肝脏症状。

CMV 肺炎是一种间质性肺炎,临床表现主要有发热、干咳、胸闷气促、呼吸困难、心率增快及低氧血症等,部分病人在 1 周内发展到呼吸衰竭。病情严重时可合并细菌或真菌感染,出现咳嗽、咳痰、肺部干性和湿性啰音。X 线征象缺乏特异性,最常见的征象是双侧肺间质浸润性病变、毛玻璃样改变、网状改变和结节状改变,结节直径 2～3.5 mm。少数病人出现双侧肺实变和胸水。

CMV 肝炎主要表现为转氨酶和胆红素升高等肝功能损害的表现。CMV 侵入移植肝的肝细胞,导致主要组织相容性复合物(MHC)抗原表达,因而细胞毒性 T 淋巴细胞侵袭表面表达CMV 抗原的肝细胞,在 MHC 抗原表达的同时,肝细胞作为一个"异己"被识别而受到 T 淋巴细胞破坏。肝脏移植后 CMV 感染时的症状具有多样性,应与急性排斥反应、缺血性肝损害、血管内血栓形成、溶血、胆道并发症和其他病毒感染(如乙型病毒性肝炎)相鉴别。

器官移植后 CMV 感染的实验室检查分三种。①病毒培养:病毒培养有常规和快速病毒培养法。常规病毒培养法 CMV 增殖速度非常缓慢,检测周期需 7～21 天,容易污染,不适宜作为临床快速检测方法。快速病毒培养法与常规病毒培养法相比,特异性相近,敏感性提高,检测时间缩短,同时一次可检测多种标本,以便对照参考,常被用作 CMV 感染的确认实验。②CMV病毒血清学检测:CMV-IgM 阳性或 CMV-IgG 滴度升高 4 倍以上,提示活动性 CMV 感染。器官移植受者接受免疫抑制剂,由于机体不能产生抗体或者抗体产生延迟,血清学检测阳性率低,不利于临床早期诊断。仅有 CMV-IgG 阳性,而无抗体滴度动态升高,只说明受者曾经有过感染,不能确诊为 CMV 病。③CMV 抗原血症检测:用免疫荧光标记的单克隆抗体,检测周围血中性粒细胞中 CMV 的基质磷蛋白(PP65)。PP65 抗原是 CMV 病毒复制的早期蛋白,在外周血白细胞中的含量十分丰富,其功能是将病毒锚定在受染细胞的核膜上,血中 CMV 抗原阳性细胞是病毒在细胞内活动性复制的感染细胞。抗原阳性细胞出现在感染的早期,通常在 CMV病发作前出现,且在 CMV 病发作期间持续存在,治疗后随病毒消失而转阴。目前临床常采用定量 PCR 直接检测肝移植受者体液中 CMV DNA,评估病毒载量,用来指导 CMV 感染的诊断及预防性治疗。

CMV 感染的预防包括两个方面:①消除 CMV 感染的高危因素,尽可能避免将 CMV 阳性供者器官给 CMV 阴性受者,尽可能了解供者的 CMV 感染情况。对无法了解者,术后须进行严密监测。②预防性使用抗病毒药物:移植受者术后即接受抗病毒治疗并在预定终点停止治疗,目的在于预防 CMV 复制、感染,防止 CMV 病发生。目前预防 CMV 感染的常用药物是更昔洛韦,一般口服 3～6 个月,但要注意其肾脏损害和骨髓抑制的副作用。

CMV 感染的优先治疗是在移植术后定期监测 CMV DNA 拷贝数或 PP65 阳性细胞,存在无症状性 CMV 感染依据时才给予抗病毒治疗,其策略是检测 CMV 复制或感染,预防症状性

CMV 病。

治疗 CMV 感染的抗病毒药物主要有更昔洛韦、膦甲酸钠、阿昔洛韦等。更昔洛韦和膦甲酸钠是治疗 CMV 的首选药物,二者均抑制病毒 DNA 复制,但不能杀灭体内的 CMV。部分 CMV 病毒株因基因突变可致对更昔洛韦耐药,这时可联合应用膦甲酸钠。

(1) 更昔洛韦(ganciclovir):更昔洛韦口服生物利用度仅 3%～4%,故需静脉给药。具体治疗剂量:更昔洛韦 5 mg/kg,每天 2 次,用 2～3 周后改为 5 mg/kg,每天 1 次。维持时间根据临床情况而定。更昔洛韦在体内基本不进行代谢,肝功能不良时不影响药物的清除。其清除主要是以原形经肾小球滤过或经肾小管分泌。肾功能正常者在剂量 1～5 mg/kg 时血浆半衰期为 2～4 小时,但在肾功能损害时其清除速度随肌酐清除率的降低呈线性下降。例如,肾功能受损时需根据血肌酐清除率来调整用药剂量。更昔洛韦对绝大多数机体正常细胞的毒性是极低的,但对集落生成细胞特别敏感,在接近常规推荐剂量时即能产生毒性作用,临床上易引起中性粒细胞和血小板减少。

(2) 膦甲酸钠(foscarnet sodium):剂量 40～50 mg/kg,每 12 小时 1 次,静脉滴注时间不得少于 2 小时,连用 2～3 周或直至治愈。为减低膦甲酸钠的肾毒性,使用以前及使用期间受者应水化。静脉输 5% 葡萄糖或生理盐水 2000 ml/d,并可适当使用利尿剂。膦甲酸钠不能与其他药物混合静脉输注,仅能使用 5% 葡萄糖或生理盐水稀释。

(3) 缬更昔洛韦(valganciclovir):更昔洛韦口服剂型生物利用度低,易导致病毒耐药,CMV 疾病暴发,使其应用受到一定限制。目前的一种新药缬更昔洛韦,是更昔洛韦的前体,为其缬氨酸酯,生物利用度可达到更昔洛韦的 10 倍。2003 年美国 FDA 批准其临床应用于肾脏移植术后预防 CMV 感染,在肝移植后预防 CMV 感染的价值仍在研究探索中。

2. EB 病毒感染 EB 病毒(Epstein-Barr virus,EBV)是疱疹病毒的一种,可引起移植后淋巴组织增生性疾病(PTLD),在肝脏移植受者中,其发生率为 2.7%。与 CMV 类似,EBV 也是通过暴露于病毒环境或通过接受阳性移植物而感染。发生 PTLD 的危险因素包括原发性 EBV 感染(移植前血清 EBV 抗体阴性,移植后发生感染)、CMV 感染及应用 OKT3,EBV 的复制似乎可以逃脱细胞毒性 T 淋巴细胞的监视,随后即可感染 B 淋巴细胞。这些感染的 B 淋巴细胞开始无限制地增殖,最终发生 PTLD,然而大约 2% 的 PTLD 则是 T 淋巴细胞源性的。

PTLD 通常发生于移植术 6 个月之后,常常累及移植器官,并可涉及脑组织、骨髓、胃肠道及肺。一旦发生 PTLD,死亡率为 69%～81%。老年、移植术后远期发生、单克隆淋巴瘤常提示预后不良。组织活检并进行组织学分类是目前 PTLD 的主要诊断方法。

关于 PTLD 的治疗目前尚存在争议。常规治疗是减少免疫抑制药物的用量,但究竟减少到何种程度以及维持多长时间并无定论。对于 EBV 阳性的 PTLD 病人,静脉注射阿昔洛韦或免疫球蛋白有一定疗效。CD20 在 B 淋巴细胞表面广泛表达,抗 CD20 单抗(美罗华)结合到 B 淋巴细胞后,可以激活抗体和补体依赖的细胞毒性 T 淋巴细胞(CTL),从而抑制 B 淋巴细胞增生。EBV 特异性 CTL 输注也可以治疗 EBV 感染。CHOP 化疗方案是第 1 天给予环磷酰胺、阿霉素、长春新碱,第 1、5 天给予泼尼松,21 天为一个周期。化疗的作用有限且副作用大,因此常作为辅助治疗。

3. BK 病毒感染 BK 病毒(BK virus,BKV)属于多瘤病毒的一种,因 1971 年首次在一例肾移植受者尿液标本中获得,所以用该病人姓名首字母命名。BK 病毒原发感染多发生于儿童期,几乎所有的儿童在 10 岁以前就被感染,通常无症状。移植受者由于免疫力低下,该病毒可再次激活引起病毒相关性疾病累及肾、肺、眼、肝和脑。

肾移植术后 BK 病毒感染可分为 3 个阶段。在免疫抑制状态下,潜伏在尿路上皮和肾小管上皮中的 BK 病毒开始活化并复制,引起上皮细胞的坏死脱落,尿液样本中可以检测到 Decoy 细胞和 BK 病毒 DNA,称为 BK 病毒尿症。随着病情进展,肾小管上皮细胞脱落后暴露出局部

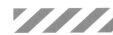

的基底膜,病毒得以通过肾小管周围毛细血管进入血液中,此时可以在血液中检测到 BK 病毒 DNA,称为 BK 病毒血症。BK 病毒在血液中持续高载量表达,进一步破坏移植肾组织导致肾小管萎缩和间质纤维化,最终形成 BK 病毒相关性肾病(BK virus-associated nephropathy, BKVN)。

尿液中的 Decoy 细胞被认为是尿道上皮细胞被 BK 病毒侵犯后发生病变并脱落的细胞,其内可见病毒包涵体。Decoy 细胞镜下特点为脱落的肾小管上皮细胞的细胞核显著增大,细胞外形不规则,肿大的细胞核由嗜碱性包涵体组成。采用 qRT-PCR 技术检测尿液中 BK 病毒载量,当尿液中 BK 病毒载量$>10^7$ copies/ml 或者在尿液中发现 Decoy 细胞即可诊断为 BK 病毒尿症。血中 BK 病毒载量$>10^4$ copies/ml 即可诊断为 BK 病毒血症。移植肾穿刺活组织检查(活检)是诊断 BKVN 的金标准。BK 病毒常发现于肾髓质中,且呈现局灶性特点,因此穿刺部位首选肾髓质部。其镜下特点主要是肾小管上皮细胞或肾小球壁细胞核内发现病毒包涵体,肾小管上皮细胞及肾小球壁细胞中的 BK 病毒包涵体决定了 BKVN 的组织学特点,往往存在上皮细胞的损伤和急性肾小管坏死。这些病变常局限于数个肾单位,伴随着不同程度的炎症细胞浸润、肾小管萎缩和纤维化。病毒性细胞改变往往伴随着上皮细胞的坏死和肾小管基底膜的剥脱。

普遍认为肾移植术后每 3 个月需监测 1 次移植受者血尿 BK 病毒 DNA 或尿液中的 Decoy 细胞。一旦确诊为 BKVN 的病人,应减少免疫抑制剂用量,遵循最小量免疫抑制原则,或是停用 MMF,更换为来氟米特或西罗莫司,也有一定的治疗作用。

4. 微小病毒 B19 微小病毒 B19(HPV B19)是微小病毒科微小病毒属中目前认为唯一致人类疾病的病毒,也是动物病毒中体积最小、结构最简单的 DNA 病毒。移植受者免疫力低下,容易发生 HPV B19 的感染。感染最常见的临床症状是发热、严重贫血,偶发全血细胞减少。贫血多为纯红细胞再生障碍性贫血(pure red cell aplasia,PRCA),是骨髓单纯红系细胞显著减少或缺如所致的一种贫血,本质是以骨髓单纯红系造血衰竭为特征的一组异质性临床综合征。排除出血性贫血、溶血性贫血、缺铁性贫血和巨幼细胞贫血等,查血 HPV B19 IgM 抗体阳性或 DNA 拷贝数超过最小检出限,骨髓活组织检查和骨髓涂片细胞学检查表现为红细胞成熟障碍,如果发现原红祖细胞内出现巨大空泡,有伪足和(或)核内嗜酸包涵体形成诊断价值更高。治疗上停用可能产生骨髓抑制不良反应的 MMF,减少免疫抑制药物剂量,可以将他克莫司转换成 CsA,同时使用静脉注射免疫球蛋白(IVIG)治疗,推荐剂量为 400~500 mg/(kg·d),连续使用 5~7 天。有个案报道使用膦甲酸钠抗病毒成功治疗 HPV B19,但需大样本临床试验进一步验证。

第二节 肿 瘤

随着器官移植的不断成功,移植受者存活时间逐渐延长,移植后出现肿瘤的现象越来越普遍,已经成为移植术后带有功能移植器官死亡的重要原因之一。我国还没有专门统计移植后肿瘤发生的数据的机构,也没有大宗病例的临床研究,所以国内的移植后肿瘤发生的数据还不齐全。但根据国际移植肿瘤登记处(IPITTR)统计,移植术后新发恶性肿瘤的总发病率为 6% 左右,明显高于普通人群,而且发病率随移植物存活时间的延长而增加。彭明强等分析 1977—2003 年间 15 篇国内公开报道肾移植术后并发肿瘤的文献,病例共 13969 例,肾移植后发生恶性肿瘤 210 例,肿瘤发生率为 5.6‰~42.0‰,总体发生率为 15.0‰;在 210 例恶性肿瘤中,泌尿系统肿瘤 64 例(30.5%),肝癌 28 例(13.3%),皮肤癌 16 例(7.6%),淋巴瘤 12 例(5.7%),Kaposi 肉瘤 10 例(4.8%),其他类型肿瘤有 80 例,占 38.1%。我国肾移植受者恶性肿瘤发生率低于欧美国家,泌尿系统肿瘤和肝癌多发。朱志军报道天津市第一中心医院器官移植中心

1994年1月—2007年5月行肝移植术且随访病历完整的受者有852例,出现移植后新发恶性肿瘤10例,发生率仅为1.17%,远低于其他国家和地区。我国肾移植术后受者恶性肿瘤的首要发病种类与国际上的报道大相径庭,泌尿系统移行细胞癌的发生率和复发率远远高于其他国家和人种,但皮肤癌明显低于欧美国家。特别在原发病为间质性肾炎的女性移植受者中尤为显著,成为移植术后泌尿系统移行细胞癌的发病特征,其他系统的新发恶性肿瘤与国外文献报道基本一致。

一、移植后肿瘤的危险因素

为维持移植器官在受者体内的生存和发挥正常功能,移植受者必须长期应用多种免疫抑制剂,使受者处于全身免疫抑制状态,预防移植物遭受排斥反应,结果使免疫监视功能遭到破坏,肿瘤细胞则得以生长和逃逸。这决定了器官移植受者移植后肿瘤发病率高于普通人群的特性,是器官移植受者发生恶性肿瘤的主要原因。免疫抑制剂通过多种途径发挥免疫抑制作用,可以直接损伤宿主细胞DNA,或者影响损伤后基因的修复能力,使细胞经过长期、不断的损伤-修复后发生恶性突变。各种免疫抑制剂均可抑制抗原提呈细胞的功能。近年来越来越多的各种诱导治疗,强化针对淋巴细胞和细胞因子分泌的全面抑制和杀伤作用,更加重了对肿瘤免疫的影响。最终结果使免疫系统对致癌物诱发的恶性表型细胞的清除能力降低,造成移植受者处于肿瘤高危状态。

病毒感染是器官移植受者和普通人群肿瘤发生的共同的危险因素。有学者认为,全世界1/7的肿瘤与病毒感染有关,而其中80%是由HBV和人乳头状瘤病毒引起的。对于器官移植受者而言,由于免疫抑制状态持续存在,不但肿瘤免疫监视功能下降,对各种感染的防御能力亦受到严重影响,是各种病毒感染的特别易感人群。由于移植后受者处于免疫功能低下状态,感染后病毒更容易介入宿主细胞的生长调控和插入诱变,修饰、改变宿主细胞基因的表达,参与恶性转化过程。在抗原刺激下淋巴细胞增生失调,病毒癌基因在淋巴细胞转运过程中增殖,而感染的宿主处于免疫抑制或过度免疫状态,不能形成有效反馈,导致肿瘤发生。HBV和HCV的感染与肝细胞癌的发生有直接的关系。人乳头状瘤病毒(human papilloma virus,HPV)感染与皮肤癌、口咽癌、食管癌和膀胱癌的发生有关,HPV还与宫颈癌有密切关联。EB病毒是导致移植后淋巴组织增生性疾病(PTLD)的最主要病因,还可引起平滑肌肉瘤。

二、移植后肿瘤的分类

移植后的肿瘤根据其来源分为移植后新发肿瘤、移植前肿瘤复发和供体源性肿瘤三类。

由于移植受者老龄化、移植后免疫抑制剂的长期使用和受者生存时间延长,移植后新发肿瘤的发生率总体呈上升趋势,与正常人群相比,风险成倍增加。美国的数据显示皮肤癌在实体肿瘤发病率中排名第一,第二是PTLD。我国移植受者新发肿瘤以泌尿系统肿瘤和消化道肿瘤为主。

移植前肿瘤复发以肝癌病人行肝移植后复发多见,一方面是因手术适应证比较宽泛,另一方面也与免疫抑制剂降低机体对肿瘤的免疫作用有关。2007年OPTN/SRTR年度报告显示,移植受者肿瘤复发比例为4%。

供体来源的匮乏导致高龄供者或既往有低级别活动性肿瘤病史的病人也被列入供者范围,增加了恶性肿瘤转移到受者的风险。有统计报道26例接受胶质母细胞瘤供者器官的受者中,有8例(31%)受者发生了来源于供者的胶质母细胞瘤;7例为成神经管细胞瘤供者器官的受者,有3例(43%)发生了来源于供者的神经管细胞瘤。

三、移植后肿瘤的筛查和预防

器官移植受者群体是肿瘤高发人群,应该积极进行普查和筛查。移植术后的肿瘤筛查,是

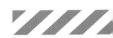

移植术后长期随访中的重要组成部分。肿瘤筛查是对器官移植群体进行常规试验检查或体检，早期发现无症状的肿瘤受者，区分疑似肿瘤受者和非肿瘤受者。目的是降低移植群体中恶性肿瘤的发病率和死亡率，提高器官移植受者的生存率和生活质量。常规检查包括每年1次全身查体、腹部器官的B超检查、胸部X线检查和直肠指诊；男性受者进行前列腺指诊；女性受者进行乳腺扫描或X线检查、妇科内诊、妇科B超和宫颈脱落细胞学检查。有可疑肿瘤的情况需加查肿瘤标志物、CT、磁共振及核素扫描。其中，核素扫描中的PET显像对于肿瘤的筛查具有较高的准确性。必要时可以通过穿刺活检、介入造影、内镜活检等明确诊断。

移植术后肿瘤的预防主要包括减少不良生活习惯（如戒烟戒酒）、健康饮食、加强锻炼、维持正常的人际交往，保持愉快的心情。

四、移植后肿瘤的诊断、治疗和预后

（一）诊断

恶性肿瘤的早期诊断、癌前期诊断比较困难。诊断应依据临床表现和病史并参考家族史，分析有无明确的致癌因素、家族倾向、恶性增生性疾病的症状与体征、移植前有无肿瘤史及供者是潜在肿瘤病人等可能的发病因素。对器官移植受者应充分了解其免疫抑制剂应用过程，判断是否长期处于免疫过度抑制状态，还应了解移植后是否存在曾经发生严重病毒感染等发生恶性肿瘤的危险因素。对疑似病例行进一步检查，根据阳性结果做出正确诊断。检查中获取细胞学和组织病理学证据是主要和直接的诊断依据，其他免疫学、生物学等标志物的测定作为重要的间接证据。

在移植受者的肿瘤鉴别中，特别需要注意区别慢性炎症。由于免疫反应能力的下降，移植后慢性炎症往往缺少炎症的特征性表现而易与肿瘤浸润混淆。

（二）治疗

肿瘤治疗学近年来发展非常迅速，外科治疗、化疗、放疗和生物治疗的缓解率、有效率和治愈率均有不断提高。对肿瘤的治疗推荐参考肿瘤学的相应方法，但应考虑移植受者的个体差异和特殊性。在器官移植受者中恶性肿瘤比普通人群更容易生长和转移，一旦确诊应立即开始治疗，可以采用包括手术治疗、放疗、化疗和变更免疫抑制剂方案在内的一切方法。

对于可以承受手术的器官移植受者，手术治疗应该作为首选（但是该原则不适用于淋巴瘤这类疾病，移植后淋巴瘤与普通人群淋巴瘤一样，手术多以确诊为目的），这样可尽量减少和避免由于放、化疗和生物治疗带来的副作用，以及与免疫抑制剂之间的相互矛盾。手术对移植受者是一种打击，可能造成对移植物的影响，尤其对那些移植物功能不全的受者。手术前、后，必须严格评估受者的全身状况，充分考虑手术可能带来的风险与利益。

化疗可能对移植受者造成一定损伤。大多数化疗药物具有肝、肾或神经毒性，与常规免疫抑制剂的毒副作用有重叠。对于移植群体中最大群体肾移植和肝移植受者，使用前更需要充分检查，评估肝、肾功能是否可以承受化疗药物的毒性影响。必要时需要在加强保护肝、肾功能的措施之下进行。骨髓抑制是化疗药物的另一种常见副作用，可以加重常规免疫抑制剂中抗代谢药物的副作用，也是移植合并肿瘤化疗时经常遇到的问题。由于需要大幅度减少免疫抑制剂的用量，由此可能引起排斥反应的发生。

放疗是肿瘤病人采用较多的治疗方法。当肿瘤类型适合放疗时，移植受者通常可以接受。移植器官对放射损伤比较敏感，治疗中放射线照射位置应不伤及移植器官。放疗的副作用同样突出表现为对骨髓的影响，与免疫抑制剂有叠加，需加以注意。放疗作为手术前和手术后的辅助治疗应用比较普遍。单独放疗的治疗方法，已经较少应用，仅用于不能接受手术和化疗的病例。通过放疗和化疗减少手术范围和创伤，是现在广泛采用的综合治疗方法。

随着人们对肿瘤免疫学的认识不断深入,生物制剂治疗在肿瘤的治疗中得到很大发展。虽然近年来生物治疗的特异性越来越强,多是以提高免疫力为基础实现对肿瘤的抑制或杀伤作用。对于器官移植受者,很可能会由于肿瘤的治疗改变了免疫抑制状态而发生排斥反应,多数不主张使用生物制剂。但是如果肿瘤危及生命,还应以保全性命为首要条件。生物制剂种类繁多,常用的有白介素类、干扰素、卡介苗、细胞因子和免疫细胞。生物制剂多用于综合治疗方案中的辅助治疗。

分子靶向治疗是针对可能导致细胞癌变的环节或物质,如细胞信号传导通路、原癌基因和抑癌基因、细胞因子及受体、抗肿瘤血管形成、自杀基因等,从分子水平来逆转这种恶性生物学行为,从而抑制肿瘤细胞生长,甚至使其完全消退的一种全新的生物治疗模式。近年来随着抗CD20 单克隆抗体(美罗华)的上市,肿瘤分子靶向治疗药物在普通人群的肿瘤病人中得到越来越多的应用。与传统化疗及放疗相比,分子靶向治疗药物的抗肿瘤作用机制存在更好的针对性,预测这一类药物在移植后恶性肿瘤病人中可能具有很好的应用前景。

西罗莫司作为一种 mTOR 抑制剂,同时具有免疫抑制作用和抗肿瘤作用,是移植后恶性肿瘤病人较好的合并用药选择。2007 年美国发表的关于应用增殖信号抑制剂治疗移植后肿瘤的临床指南中,明确了将 mTOR 抑制剂作为移植受者发生恶性肿瘤时免疫抑制治疗方案的主要药物。该指南提供了关于移植后不同肿瘤更换 mTOR 抑制剂的指导方法,适用于移植前有肿瘤病史和移植后新生肿瘤的病人。因此,减少或停用 CNI 类制剂,减少抗代谢类药物的剂量,小幅增加免疫抑制水平,并转换使用 mTOR 抑制剂成为移植后肿瘤的常用治疗方案。

（三）移植物切除

移植术后发生恶性肿瘤是否需要切除移植物,以便停止使用免疫抑制剂,改善病人的免疫监视功能,利于抑制肿瘤生长和复发,这需要根据肿瘤的种类、临床分期、恶性程度的病理分型、所受累的器官和受者的身体状况、年龄和意愿而定。以肾移植为例,有些病人可能希望长期存活而要求切除移植物,以便停用免疫抑制剂。相反,另一些病人可能希望保持良好生活质量,而宁愿继续正常使用免疫抑制剂。有些器官(如肝脏、心脏等)没有其他替代治疗,必须保持良好移植物功能才能保全性命,此时就没有其他选择,只能继续维护良好的移植物功能,以利于更好的接受放、化疗和手术治疗,甚至接受生物治疗。对于移植器官可以有其他替代疗法的,如果病人较年轻、肿瘤恶性度高、有很大可能复发并无法进行辅助治疗时,为保全或延长病人生命应该考虑切除移植物。

（四）预后

移植后各种肿瘤的生存率和死亡率在移植器官种类、不同年龄及性别等方面均有很大差别。由于缺少大样本、多中心、随机、前瞻对照研究,移植受者各种肿瘤的带瘤生存期、死亡率等数据的信息资料差距较大,有报道 PTLD 的死亡率范围在 30%～60%。器官移植术后肿瘤的预后取决于疾病发现的早晚和治疗措施的实行,还与受者的全身状况是否能承受综合治疗的打击,移植器官是否能保持良好生理状态,以及能否积极预防、及时发现复发等诸多因素有关。无论是新发肿瘤、复发肿瘤还是供者转移肿瘤,都需要严格按照相关临床路径进行手术前后的筛查和复查,做到早期诊断、早期治疗、积极预防,提高器官移植受者的生活质量和延长存活时间。

第三节　心血管系统并发症

器官移植是目前治疗实体脏器功能衰竭有效的方法之一。随着器官移植技术的发展,外科并发症逐渐减少,内科并发症特别是移植后心血管系统并发症已成为影响受者生存时间的主要

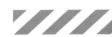

问题之一。统计表明,对移植受者,传统心血管疾病的危险因素,如高血压、糖尿病、高脂血症等发生率要明显高于普通人群。此外,移植受者还存在着与移植相关的非传统的心血管危险因素,因而这类受者移植后心血管事件发生率明显高于普通人群。以肾移植为例,每年致死性和非致死性心血管事件的发生率为 3.5%～5%,是一般人群的 50 倍以上,发生心力衰竭的危险性也是一般人群的 3 倍。

一、高血压

高血压(hypertension)是移植后常见的心血管并发症之一,同时也是移植后发生心血管事件独立的预测因素。对于肾移植而言,血压还是决定移植肾长期功能的重要因素。统计数据表明在服用 CsA 的肾移植受者中,有 70% 受者在肾移植后合并高血压。肝移植和肺移植受者术后合并高血压的发病率也分别在 36%～77% 及 45% 以上,并且随移植受者生存时间的延长,其患病率有逐渐增高的趋势。

(一)高血压的病因和危险性因素

移植后血压增高目前认为是多因素作用的结果。移植前病人已合并高血压、免疫抑制药物的影响是移植后合并高血压的常见原因。就肾移植而言,肾衰竭的病因、高血压的原因、供肾来源、是否保留原肾、移植肾功能、肾移植术后肾动脉狭窄也是肾移植后合并高血压相关的影响因素。相反,与原发性高血压发生有关的某些因素如年龄、性别、种族等在移植后血压增高的发生中无明显意义。影响血压的移植相关免疫抑制药物主要有 CsA 和皮质醇类药物。CsA 促进血压增高的机制尚不明确。目前认为和以下两种机制相关:①CsA 增加肾小管对水钠的吸收而增加容量负荷;②CsA 通过调节血管活性物质的表达,如内皮素表达增加、一氧化氮表达减少,使肾小球的入球小动脉收缩导致血压升高。而皮质醇类药物主要通过水钠潴留影响血压。移植术后肾动脉狭窄则表现为顽固性高血压,病情进展迅速,舒张压升高明显,药物难以控制。

(二)高血压的诊断

移植后如果受者收缩压≥140 mmHg 和(或)舒张压≥90 mmHg 则可考虑移植后高血压。对移植后高血压的诊断关键是明确高血压的原因,特别是对于肾移植受者。肾移植术后高血压的诊断需要依据尿液分析、肾功能及移植肾组织学检查。移植肾动脉造影可诊断移植肾动脉狭窄引起的高血压。

移植肾功能损害引起的高血压,主要根据对移植肾功能的检测而诊断,包括血清肌酐(SCr)、肌酐清除率(CCr)、肾小球滤过率(GFR)、半胱氨酸蛋白酶抑制剂 C、24 小时尿白蛋白定量,注意监测和调整 CsA 的剂量。若是移植肾功能受损,在排除移植肾动脉狭窄及移植肾输尿管不全梗阻之后宜施行移植肾活检,以鉴别肾病复发、新生肾病或排斥反应等。

(三)高血压的治疗

对一般移植后合并高血压者要求血压控制在 140/90 mmHg 以下,对于有糖尿病或肾病者血压要控制在 130/80 mmHg 以下,如合并有蛋白尿,则要求血压控制在 125/75 mmHg 以下。移植后高血压的治疗措施应该是综合性的。

1. 改善生活习惯 减轻体重、减少钠盐的摄入、减少脂肪的摄入、戒酒、增加体育锻炼。

2. 病因治疗 若移植后高血压有明确病因可根据病因进行针对性治疗。例如,移植后肾动脉狭窄的高血压受者首选经皮腔内血管成形术,当手术失败或无法进行时可以考虑开放式手术治疗。若考虑为 CsA 相关性高血压时应调整 CsA 剂量或切换为他克莫司或西罗莫司。

3. 降压治疗 移植后高血压的降压药物的选择应依据治疗对象的个体状况(合并症和并发症)、药物的靶器官保护作用、药物不良反应和药物的相互作用,特别是降压药物与免疫抑制药物之间的相互作用。对于肾移植而言,同时要重视降压对移植肾功能的影响。基于上述考虑,Nichaolas 等人对近年来 60 个关于肾移植后高血压的降压治疗的临床试验进行 Meta 分析。结果表明:与安慰剂/未服药相比,钙通道阻滞剂(calcium-channel blocker,CCB)可以显著降低移植肾失功的发生率和提高肾小球的滤过率;而血管紧张素转化酶抑制剂(angiotensin-converting enzyme inhibitor,ACEI)与安慰剂/未服药相比,对肾小球滤过率的影响是不确定的,对移植肾失功的影响结果也并不一致。而 ACEI 和 CCB 相比,虽然 ACEI 可以减少蛋白尿的发生,但肾小球的滤过率却明显下降,贫血和高血钾的发生率明显增加。因此 Nichaolas 等最终推荐二氢吡啶类 CCB 应作为肾移植后高血压一线的治疗药物。二氢吡啶类 CCB 在肾移植后降压的优势目前认为是其在降压的同时可以拮抗 CsA 或 TAC 引起的肾小球入球动脉收缩,从而改善移植肾长期预后。但非二氢吡啶类 CCB 却可以显著抑制细胞色素 P450,而导致钙调磷酸酶抑制剂服用后的血药浓度显著升高。不过 ACEI/ARB(angiotensin Ⅱ receptor blocker,即血管紧张素Ⅱ受体阻滞剂)在移植后高血压受者中的应用目前仍存在较大的争议,但明确的是对于移植后高血压的降压治疗可以降低移植受者的心脑血管事件的发生率,同时有利于保护移植肾的功能。对于有蛋白尿和(或)糖尿病的移植后高血压的受者可考虑以 ACEI/ARB 为基础或联合二氢吡啶类 CCB 的治疗方案。移植后高血压药物的选择可参考表 28-2。

表 28-2 移植后高血压药物的选择

药物类型	有利影响	不良影响
β₁ 受体阻滞剂	治疗冠心病、心力衰竭和前列腺增生	减少心排血量,可能降低肾血流量,导致传导阻滞等,影响血脂、血糖代谢
α 受体阻滞剂	可能增加肾血流	直立性低血压
二氢吡啶类 CCB	治疗 CsA 引起的血管收缩最佳的选择	水肿,反射性心率增快,急性冠状动脉综合征,心力衰竭时应避免使用
地尔硫䓬类	可以拮抗 CsA 引起的血管收缩	增加 CsA、TAC 的血药浓度
维拉帕米类	可以拮抗 CsA 引起的血管收缩	增加 CsA、TAC 的血药浓度,导致便秘和心动过缓
ACEI 或 ARB	可能是治疗左心室扩大和左心室射血功能降低,以及降低蛋白和降低 CsA 诱导的肾纤维化最好的药物	高钾血症、肾功能恶化(特别是肾动脉狭窄时)
利尿剂	治疗容量超负荷	电解质紊乱,实验表明可能加重 CsA 诱导的肾纤维化,影响血脂、血糖代谢

二、冠状动脉粥样硬化性心脏病

冠状动脉粥样硬化性心脏病(coronary atherosclerotic heart disease,CHD)简称冠心病(coronary artery heart disease,CAD)。冠心病心肌梗死和心源性猝死是最为常见的心血管事件。统计表明,移植后心血管事件的发生率明显高于普通人群。如上文所述,以肾移植为例,每年致死性和非致死性心血管事件的发生率在 3.5%~5%,是一般人群的 50 倍以上。

（一）冠心病的危险因素和分层

血脂异常、吸烟、高血压、糖尿病、肥胖、年龄、性别和遗传因素是冠心病常见的危险因素,而有统计表明移植术后受者高血压、血脂异常、糖尿病的发生率却明显高于普通人群。因此在移植术后有较高的心血管事件发生率。移植后血脂异常的原因是多方面的。对肾移植而言,在透析中常合并高甘油三酯血症和低密度脂蛋白(LDL)水平增高,而移植后仍可延续透析时的血脂异常。此外,移植后受者除 LDL 水平增高外常合并高密度脂蛋白(HDL)和载脂蛋白 A 水平的

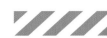

升高。免疫抑制药物也可影响血脂代谢。CsA 可以升高 LDL 和载脂蛋白 A 水平,皮质醇激素类药物可以升高 LDL 和 HDL 水平。此外,蛋白尿也可导致继发性 LDL 和载脂蛋白 A 水平升高。值得一提的是,虽然移植后 HDL 水平可能升高,但升高的 HDL 水平却没有其相应心血管保护作用。移植后糖尿病的发生率也明显增高。有大约 25% 的肾移植受者有新发的胰岛素抵抗和高血糖而需要降糖治疗。移植后体重增加、皮质醇激素类药物的应用、钙调磷酸酶抑制剂的应用是移植后新发糖尿病的危险因素。TAC 比 CsA 能诱导更高的新发糖尿病发生率。冠心病除受血脂异常因素影响外,其独立危险因素如下:吸烟;高血压(BP$\geq$140/90 mmHg,或正在进行降压治疗);HDL-C$<$1.04 mmol/l(40 mg/dl);肥胖(BMI$\geq$28)有家属史(一级男性家属55 岁前发病,一级女性家属在 65 岁前发病);年龄(男性:$\geq$45 岁,女性:$\geq$55 岁)。判断个体心血管危险因素,还要考虑冠心病相关危症,包括 2 型糖尿病、周围动脉病变、腹主动脉瘤和颈动脉病变等。

(二)冠心病的诊断

对有典型的胸痛症状、心电图有相应的改变,临床上诊断冠心病并无困难。移植前存在冠心病是移植后发生心血管事件的一个重要危险因素,因此在移植前对高危人群需明确有无冠心病。就目前而言,冠状动脉造影是诊断冠心病的金标准,但由于冠状动脉造影是种有创的检查手段、价格昂贵,同时造影剂可加重肾功能损伤,引起造影剂肾病,导致受者肾功能恶化,因此据美国移植学会推荐,患糖尿病、年龄$\geq$40 岁,存在 2 个及 2 个以上心血管危险因素等的高危者,移植前应行运动平板试验,以明确有无冠心病。

(三)冠心病的预防和治疗

器官移植受者是心血管事件的高危人群,因此对移植受者需要定期监测血脂、血糖、血压等。对移植受者进行饮食控制,给予低盐、低胆固醇饮食,控制体重,戒烟,控制血压和血糖。移植术后受者血脂控制目标和治疗选择可参考中国的血脂控制指南(表 28-3)。值得注意的是当他汀类药物与 CsA 合用时,CsA 可以增加他汀类药物肌溶解和肝功能不良的发生率;同时移植受者应用贝特类药物后,其肌溶解的发生率也明显增高。而对肝移植术后高脂血症的受者,有研究表明如果合用钙调磷酸酶抑制剂,普伐他汀的剂量要控制在 10 mg/d 以内,如没有合用,剂量可增加到 20 mg/d 以内。

表 28-3　血脂异常病人开始调脂治疗的 TC 和 LDL-C 值及目标值

危险等级	TLC* 开始 /(mmol/l(mg/dl))	药物治疗开始 /(mmol/l(mg/dl))	治疗目标值 /(mmol/l(mg/dl))
低危	TC$\geq$6.22(240)	TC$\geq$6.99(270)	TC$<$6.22(240)
(10 年危险性$<$5%)	LDL-C$\geq$4.14(160)	LDL-C$\geq$4.90(190)	LDL-C$<$4.14(160)
中危	TC$\geq$5.18(200)	TC$\geq$6.22(240)	TC$<$5.18(200)
(10 年危险性为 5%~10%)	LDL-C$\geq$3.37(130)	LDL-C$\geq$4.14(160)	LDL-C$<$3.37(130)
高危	TC$\geq$4.14(160)	TC$\geq$4.14(160)	TC$<$4.14(160)
(冠心病或其相关危症,或 10 年危险性为 10%~15%)	LDL-C$\geq$2.59(100)	LDL-C$\geq$2.59(100)	LDL-C$<$2.59(100)
极高危	TC$\geq$3.11(120)	TC$\geq$4.14(160)	TC$<$3.11(120)
(急性冠状动脉综合征,或缺血性心血管病合并糖尿病)	LDL-C$\geq$2.07(80)	LDL-C$\geq$2.07(80)	LDL-C$<$2.07(80)

注:* TLC 代表治疗性生活方式改变。

对于确诊冠心病者,应积极给予抗血小板、调脂等治疗,预防心血管事件的发生。目前冠心病的治疗推荐如下的 ABCDE 方案：A，阿司匹林、ACEI；B，β受体阻滞剂、控制血压；C，戒烟、调脂；D，控制饮食、控制血糖；E，运动、健康教育。ACEI 和β受体阻滞剂在移植受者中应用应注意的事项可参考移植后高血压药物的选择。对阿司匹林的应用，目前认为对肾移植受者常规使用阿司匹林，可以提高移植肾的存活率，降低心血管事件的风险。

三、心力衰竭

心力衰竭（heart failure）又称心功能不全（cardiac insufficiency），是肾移植早期严重的心血管并发症之一，也是重要常见的心血管事件之一。心力衰竭是各种心脏结构或功能性疾病导致心室充盈和（或）射血能力受损而引起的一组综合征，临床表现主要是呼吸困难和无力而致体力活动受限和水肿。

（一）心力衰竭的病因和诱因

冠心病、高血压、糖尿病等是心力衰竭常见的病因，而吸烟、高脂血症、贫血等是心力衰竭常见的危险因素。高血压、冠心病、糖尿病可引起心脏舒张和（或）收缩功能障碍，引起左心室肥厚、心腔扩大、心肌纤维化等心脏的重构，使其容易发生心力衰竭。如上文所述，移植后受者高血压、糖尿病、冠心病、血脂异常和贫血等发病率明显增加，因此移植后受者发生心力衰竭的危险性也明显增加，尤其是对于肾移植的受者。对于移植受者出现心力衰竭常见的诱因有急性排斥反应（心脏移植）、感染、电解质紊乱、输液过多过快、心律失常等。肾移植受者出现急性排斥反应可导致急性肾衰竭，从而诱发心力衰竭。而移植后合并感染特别是肺部感染、术后电解质紊乱、术后输液过多过快是移植早期出现心力衰竭常见的诱因。

（二）心力衰竭的类型、分期和分级

心力衰竭根据临床表现等常分为左心衰竭、右心衰竭和全心衰竭。移植后心力衰竭以左心衰竭常见。根据起病的缓急，心力衰竭也分为急性和慢性心力衰竭。近年来，随着对心力衰竭认识的加深，根据心脏收缩功能是否受损分为收缩性和舒张性心力衰竭。

（1）心力衰竭的分期具体如下。

①A 期：心力衰竭高危期，尚无器质性心脏病或心力衰竭的症状。

②B 期：已有器质性心脏病，但无心力衰竭的症状。

③C 期：器质性心脏病，既往或目前有心力衰竭症状。

④D 期：需要特殊干预治疗的难治性心力衰竭。

（2）心力衰竭的分级如下。

①Ⅰ级：患有心脏病，但日常活动量不受限制，一般活动不引起疲乏、心悸、呼吸困难或心绞痛。

②Ⅱ级：心脏病病人的体力受到轻度的限制，休息时无自觉症状，但平时一般活动下可出现疲乏、心悸、呼吸困难或心绞痛。

③Ⅲ级：心脏病病人的体力明显受限，小于平时一般活动量即引起上述的症状。

④Ⅳ级：心脏病病人不能从事任何体力活动。休息状态下也出现心力衰竭的症状，体力活动后加重。

（三）心力衰竭的诊断

根据病因、病史、症状和体征及客观检查可以诊断心力衰竭。对怀疑心力衰竭的病人需常规行胸部 X 线、心脏超声、心电图等检查，胸部 X 线检查可显示心脏大小及外形，有无肺淤血及原发肺部疾病。心脏超声、心电图比 X 线能更准确提供各心腔大小的变化及心瓣膜结构及功能情况。此外脑钠肽（brain natriuretic peptide，BNP）和氨基末端-BNP 前体（NT-proBNP）的检测有助于心力衰竭的诊断，但需要考虑肾功能、年龄等因素对其的影响。

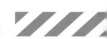

（四）心力衰竭的治疗

1. 慢性心力衰竭的治疗　慢性心力衰竭的治疗应防止和延缓心力衰竭的发生,缓解临床心力衰竭病人的症状,改善其长期预后和降低死亡率,因此慢性心力衰竭的治疗是综合性的:①病因治疗:包括基本病因治疗和消除诱因,如对高血压、冠心病、糖尿病、代谢综合征尽早进行有效的治疗,消除感染、贫血、心律失常等诱因等。②一般治疗:控制钠盐摄入及控制体力活动等。③药物治疗:心力衰竭的药物治疗包括利尿剂、ACEI(ARB)、β受体阻滞剂、醛固酮受体拮抗剂、洋地黄等。

1) 对于慢性收缩性心力衰竭的治疗

(1) 按心力衰竭分期:①A期:积极治疗高血压、糖尿病、血脂紊乱等高危因素。②B期:除A期措施外,有适应证的病人使用 ACEI 或 β受体阻滞剂。③C 期及 D 期:按 NYHA(美国纽约心脏病学会)分级进行相应治疗。

(2) 按心功能 NYHA 分级:①Ⅰ级:控制危险因素,ACEI。②Ⅱ级:ACEI,利尿剂,β受体阻滞剂,用或不用地高辛。③Ⅲ级:ACEI,利尿剂,β受体阻滞剂,地高辛。④Ⅳ级:ACEI,利尿剂,地高辛,醛固酮受体拮抗剂;病情稳定后,谨慎应用 β受体阻滞剂。

2) 对于舒张性心力衰竭的治疗

(1) β受体阻滞剂:改善心肌的顺应性,改善舒张功能。

(2) 钙通道阻滞剂:降低心肌内钙浓度,改善舒张功能。

(3) ACEI:改善心肌和血管的重构,有利于改善舒张功能。

(4) 尽量维持窦性心律,保持房室顺序传导,保证舒张期充分的容量。

(5) 对症处理肺淤血的症状:应用静脉扩张剂和(或)利尿剂减低前负荷,减轻肺淤血。但是注意不要使前负荷过度降低。

(6) 在无收缩性心力衰竭的情况下,禁用正性肌力药物。

2. 急性心力衰竭的治疗　对于移植后急性左心衰竭者必须尽快地缓解其缺氧和呼吸困难。病人取坐位,双腿下垂、吸氧、应用吗啡、快速利尿,扩张血管、强心,必要时血液超滤可迅速控制心力衰竭。

四、移植心冠状动脉血管病

移植心冠状动脉血管病(transplant heart coronary artery disease,TCAD)也称心脏移植物血管病变(cardiac allograft vasculopathy,CAV),是指心脏移植后移植心的各级血管分支在移植后的免疫性和非免疫性损伤因素的共同作用下,导致血管内皮的损伤修复进而血管内膜明显增生,管腔狭窄甚至完全阻塞,造成移植心慢性持续性缺血,最终导致心律失常、心功能不全、心肌梗死或猝死。TCAD 与典型的冠心病不同,它可累及各级冠状血管树,包括动脉、静脉各级大血管,但不累及移植心脏之外的血管。TCAD 在移植后具有相当高的发病率,TCAD 可以在术后 3 个月发生,其发病率随受者的存活时间逐渐上升。TCAD 是心脏移植术后第 1 年主要的患病及死亡原因,更是影响心脏移植长期存活的主要因素。

（一）病因或危险因素

与普通动脉粥样硬化相比,TCAD 在病因或危险因素方面有明显的区别。除了普通动脉粥样硬化的危险因素以外,移植后免疫学损伤因素在 TCAD 发病中发挥了关键作用。此外非免疫性因素如移植心脏不同程度的灌注与缺血性损伤、移植后病毒感染尤其是 CMV 感染、长期大量免疫抑制剂的应用等对 TCAD 的发生具有重要的促进作用。由此可见,TCAD 的病因和危险因素要较普通的非移植者的动脉粥样硬化的病因和危险因素更多、更复杂。

1. 免疫介导的因素　免疫介导的因素中主要是由于供者和受者免疫遗传学方面的差异,

导致不同类型及程度的细胞介导性排斥反应或抗体介导性排斥反应。

（1）细胞介导性排斥反应：主要通过 CD4$^+$ 淋巴细胞、CD8$^+$ 淋巴细胞和巨噬细胞介导。CD4$^+$ 淋巴细胞可产生和释放 IL-2 以及多种活化巨噬细胞的细胞因子使巨噬细胞活化，后者产生血小板衍生生长因子（platelet derived growth factor，PDGF）等，促进平滑肌细胞增生。此外，CD4$^+$ 淋巴细胞也参与延迟性超敏反应导致内皮损伤。而在 TCAD 中 CD8$^+$ 淋巴细胞则通过穿孔素直接介导对内皮细胞的损伤。细胞介导性排斥反应在 TCAD 的致病机制中具有重要的作用。

（2）抗体介导性排斥反应：在 TCAD 中的作用目前尚不清楚，主要表现为移植后针对表达于移植物血管内皮细胞及组织细胞表面的 HLA 抗原产生了供者特异性的细胞毒抗体，该抗体与抗原结合激活补体或通过抗体介导细胞毒作用导致移植物血管内皮的损伤。

2. 非免疫介导的因素 就 TCAD 而言，非免疫介导的因素复杂多样。

（1）供者年龄因素：供心者年龄因素主要是高龄供者自身已经存在不同程度的心脏动脉粥样硬化，并且在移植后的免疫损伤、病毒感染等多种损伤因素的促进作用下，其粥样硬化病变进展加快，在术后较短时间内可造成移植心脏 TCAD。

（2）移植心脏的缺血再灌注损伤：移植心脏的缺血损伤主要来自供者严重意外致脑死亡后，因严重创伤形成的对供者心脏的应激性损伤，以及供心切取保存过程中的缺血损伤两个方面。

（3）血脂代谢异常：血脂代谢异常在冠状动脉粥样硬化中的作用已很明确，血脂代谢异常在 TCAD 病人中非常常见。这可能与肥胖、术前高脂血症、年龄、性别、糖尿病等综合因素有关。此外激素和 CsA 等药物也可加重高脂血症。

（4）高血压：术后高血压是移植受者中的常见并发症，与术后激素的大量应用、体重的增加、CsA 的长期应用等相关。

（5）巨细胞病毒（CMV）感染：CMV 感染后主要引起移植心脏冠状动脉血管内皮细胞变化，通过促使内皮细胞 HLA 抗原、黏附分子表达等而引起一系列感染性炎症反应，甚至间接促进移植后急性排斥反应的发生，造成了明显的免疫性损伤过程。

（6）免疫抑制剂的应用：已经证明肾上腺皮质激素及 CsA 等药物具有致高血压作用，间接促进 TCAD 的发生与进展，其他非免疫因素包括吸烟、血浆同型半胱氨酸水平升高、血清肌钙蛋白水平增高等。

（二）发病机制

TCAD 的发病机制目前尚不十分明确。目前认为主要的发病机制为各种损伤因素直接或间接损伤移植物血管内皮细胞，血管内皮细胞损伤后，血管内皮细胞功能发生改变，细胞因子、生长因子、黏附分子表达上调，促进白细胞与损伤血管内皮细胞的黏附、血小板的活化、平滑肌细胞的迁移增生、分泌大量细胞外基质蛋白，造成动脉重建及损伤血管的收缩与痉挛，最终导致血管内膜明显增生，管腔狭窄甚至完全阻塞。

（三）组织病理

TCAD 作为移植心脏慢性排斥反应的特征性病变，常用作诊断移植心脏慢性排斥反应的特异性指标。TCAD 的病理学特点有别于传统的冠状动脉粥样硬化，其发病早期先累及移植心脏冠状血管树的远端小血管，进而累及心肌内和心外膜动脉，表现为冠状动脉血管内膜弥漫性向心性增生、平滑肌细胞及巨噬细胞浸润，晚期可有局灶性粥样硬化斑块、内膜增厚或两者并存，导致整个冠状动脉血管狭窄性阻塞甚至完全闭塞，但侧支循环和钙化少见。内膜的增厚表现为对称性增厚，即主要以血管中心为圆心的全周内膜增生增厚及冠状动脉各级分支均可累及，病变分布的广泛性是 TCAD 的主要的特点。

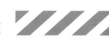

（四）病理生理

完好的心脏是由自主神经系统的交感神经与副交感神经纤维的相互制约来激活和调节的。心脏移植时必然离断这些神经纤维，使移植心脏去神经化并发生生理学改变。由于缺乏自主神经的传入纤维，移植心脏的窦房结以增快的内在静息频率（90～110 次/分）发放冲动。因移植心脏的激活依靠来源于远处非心脏部位的儿茶酚胺，故对应激反应会有一定程度的延迟，直到循环中儿茶酚胺浓度达到足够高的水平，才能产生心脏正性变时效应。由于缺乏直接的神经刺激通路，移植心脏不能应对运动时快速增加的心率，表现为运动首先导致静脉回心血量增多，然后通过心肌固有的 Frank-Starling 机制引起心排血量的增加。运动后血液中儿茶酚胺水平增高，心率加快，表现为延迟的心脏正性变时效应。同时心率减慢也是延迟的，运动停止后，随着儿茶酚胺水平降低，心率逐渐减慢。但是，心排血量的下降主要是静脉回心血量减少和 Frank-Starling 机制反作用的结果。

另外，心脏移植受者因对静脉血管池反应引起正常反射性心动过速，而易于频繁发生直立性低血压。心脏去神经化改变了其直接通过心脏自主神经系统干预治疗的反应，使颈动脉窦按摩、Valsalva 动作、阿托品等对窦房结发生冲动或房室结传导的刺激无效。

虽然上述不典型的调解机制使心脏移植受者在运动能力上弱于正常人，但是在休息时，心脏移植受者的血流动力学可以完全正常。心脏移植受者同样具备充沛的日常生活能力，可以进行中等强度体力活动。此外，部分研究表明心脏移植到后期，部分移植心脏可恢复神经支配，从而使移植心脏的功能得以改善。移植的心脏不仅缺乏传出神经纤维，同时还缺乏传入神经纤维，因此移植受者发生心肌缺血，甚至在出现心肌梗死时，都缺乏胸痛、胸闷的感觉。如果心肌缺血引发心力衰竭、心律失常或心排血量降低，受者可能出现晕厥等表现。对于这些受者，特别是移植后期的受者，要特别注意这些细微的体征和症状可能提示缺血性心脏病。

（五）筛查和诊断

由于移植心脏去神经化造成 TCAD 无症状性心肌缺血，因而室性心律失常、充血性心力衰竭及猝死可以是严重 TCAD 的常见初发表现。加之绝大多数心脏移植受者可无缺血性胸痛症状，致使 TCAD 的早期识别比较困难，故在临床上应常规筛查无症状性 TCAD。不过，部分心脏移植术后存活数年者，心肌内神经可以再生而恢复神经支配，这时如果出现心肌缺血性疾病可以表现出心绞痛样的临床症状。

1. 无创性检查

（1）多巴酚丁胺负荷超声（dobutamine stress echocardiography，DSE）：DSE 是检测 TCAD 的一种比较敏感和特异的方法。DSE 能可靠地反映 TCAD 的严重性，其敏感性为 95%、特异性为 55%、阳性预测值为 69% 及阴性预测值为 92%。DSE 若显示有室壁运动异常则是预测发生心脏事件的重要指标，其预测发生心脏事件的能力优于运动负荷心电图及冠状动脉造影。由于 DSE 具有高度可重复诱发性，故可用于心脏移植受者的系列检测，从而降低对常规冠状动脉造影的需要。

（2）心肌灌注显像：运动负荷和静息的双放射性核素心肌扫描显像对检测 TCAD 有 77% 的敏感性和 97.7% 的特异性。但由于影像学方法往往依赖于各移植中心的经验，故心肌灌注显像作为无创性筛选检查可能并不非常可靠。

（3）64 排螺旋 CT 冠状动脉成像：与冠状动脉造影相比，64 排螺旋 CT 冠状动脉成像对管腔没有狭窄的 TCAD 有更好诊断率。与 IVUS 相比，64 排螺旋 CT 冠状动脉成像有 70% 敏感性、92% 特异性、阳性预测值为 89% 及阴性预测值为 77%。

2. 有创性检查

（1）冠状动脉造影（coronary arteriography）：目前监测 TCAD 最常用和可靠的手段，也是监测 TCAD 的金标准。冠状动脉造影检查中 TCAD 的典型表现为:冠状动脉的中等以及细小口径的分支出现弥漫性、连续的管腔狭窄,狭窄的动脉血管局部可见陡然的管腔闭塞。冠状动脉远处的或小分支的狭窄较主干的狭窄更为明显,远处细小分支可以由于某处的阻塞而形成下属分支血流中断,出现所谓剪枝效应。移植心脏冠状动脉造影的不足主要表现在其具有创性及冠状动脉造影可能低估病变的严重程度,对检出早期动脉粥样硬化也不敏感。

（2）血管内超声(intravascular ultrasound,IVUS):与冠状动脉造影相比,IVUS 能更好地提供有关血管壁形态学和内膜增厚程度的重要定量信息,可以更精确地估测管腔内径,识别出在冠状动脉造影时显示正常的粥样硬化斑块及其组成特征。因此 IVUS 是检测和评价 TCAD 最佳的方法,是对冠状动脉造影检测 TCAD 极有价值的辅助诊断方法。

（3）心内膜心肌活检(endomyocardial biopsy,EMB):对于 TCAD 的诊断而言,EMB 缺乏明确诊断的价值。在 EMB 活检组织内发现明显的心肌缺血性损伤灶甚至心肌缺失,则对 TCAD 具有一定的提示作用。目前,建议对 TCAD 的筛查及诊断原则如下所述。①在移植术后 1 年内,应行移植心脏冠状动脉造影检查,有条件时可行 IVUS 检查;之后应 1～2 年行 TCAD 的筛查。筛查的方法可以是无创性方法(DSE 或心肌灌注显像),也可以是有创性方法(冠状动脉造影＋IVUS)。②而对于已经诊断 TCAD 而需要定期复查与随访者,通常为每 6～12 个月复查 1 次,同时必须视其具体的病变程度、进展快慢确定复查的间隔时间。

（六）预防及治疗

1. 预防 由于 TCAD 的弥漫性和全血管性病理特点,晚期 TCAD 最终只能行再次心脏移植。因此,防治的重点在于 TCAD 的预防,关键在于纠正危险因素(如注意饮食、调脂治疗、戒烟、控制血压等)。现今对 TCAD 尚无有效的预防方法。初步临床研究表明钙通道阻滞剂(如地尔硫䓬)和他汀类药物有预防 TCAD 加速进展、降低其发生率的益处。对于移植后血脂异常的控制,要求低密度脂蛋白(LDL)控制在 100 mg/dl 以下,但是要注意的是当他汀类药物与 CsA 合用时,CsA 可以增加他汀类药物肌溶解和肝功能不良的发生率。另外,研究显示 ACEI 可以减少血管排斥反应和血管内膜增厚,而应用 L-精氨酸、西罗莫司等血管抑肽也能显示对 TCAD 有益的预防效应。

2. 治疗

（1）经皮冠状动脉介入术(percutaneous coronary intervention,PCI):PCI 对移植心脏弥漫性冠状动脉狭窄病变有较高的手术发病率、死亡率及术后再狭窄率。多数 TCAD 受者几乎无可能经 PCI 再血管化治疗,仅在选择性的冠状动脉局限性病灶的受者,PCI 有较好的短期和长期结果,因此 PCI 用于治疗 TCAD 的意义有限。

（2）冠状动脉搭桥术(coronary artery bypass grafting,CABG):仅有少数心脏移植受者成功进行 CABG 治疗。由于 TCAD 的弥漫性质,CABG 也只能起有限的治疗作用。

（周 仑 施辉波）

第四节 消化系统并发症

现代的免疫抑制治疗已经引起了肾脏和其他器官移植的"革命",但是也带来了多种副作用。胃肠道并发症是应用免疫抑制药物的后果。事实上,对于任何免疫抑制治疗,都必须尽可能降低药物副作用的发生率,医生必须认识到相关的优点和风险。本章回顾了实体器官移植后免疫抑制治疗后可能出现的主要胃肠道并发症,主要集中在肾脏移植和胰肾联合移植,并回顾了降低这些并发症发生率的方法。移植后治疗的管理是强制性的,不仅要增加移植物和病人的

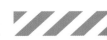

生存期,而且要通过减少并发症的发生提高病人生活质量。正如预期的那样,免疫抑制治疗最常见的并发症是感染,可能会持续影响胃肠道的功能和完整性。持续接受免疫抑制治疗引起感染的病原体可能是细菌、病毒或寄生虫。

一、巨细胞病毒感染

所有可能影响胃肠道的病毒,包括巨细胞病毒(cytomegalovirus,CMV)、腺病毒、呼吸道合胞病毒、流感病毒、多瘤病毒等,本章将主要关注 CMV 感染,因为它会导致最大范围的胃肠道并发症。CMV 感染影响了许多移植的病人,特别应提到的是,CMV 不仅仅出现在预先潜伏感染的区域。据估计,肾移植或肾胰联合移植后高达 100% 的病人存在 CMV 感染,其中很大一部分有相关症状。即使症状是局限于消化道的特定区域,但 CMV 感染也可能是全身性的。CMV 感染的消化系统症状通常在移植后的 6～12 个月发生。

值得注意的是,CMV 感染可以影响消化道的任何部位,从口到肛门,使得其症状可以具有非常广泛的范围,从吞咽困难、吞咽痛、恶心、呕吐、腹痛到胃肠道出血、穿孔或出血等。有时 CMV 感染可以出现胰腺炎的临床表现,特别是在病人已经接受了肾胰联合移植或者具有预先存在的 CMV 感染的情况下。在 CsA 治疗的病人中,CMV 感染的消化道表现更为常见。有文献报道,MMF 与 CMV 组织侵袭性的相关性更高,特别是在胃肠道。事实上,加强免疫抑制治疗(如使用抗淋巴细胞抗体和常规 MMF 疗法)是 CMV 感染的主要诱发因素之一。除此之外,还有 CMV 感染的其他独立危险因素,如从 CMV 阳性供体移植到 CMV 阴性受体等。最近的研究将 CMV 感染与 MMF 剂量之间的相关性进一步复杂化,通常认为,经 MMF 治疗的 CMV 感染发生率取决于 MMF 的剂量(每日 2～3 g)。

通常,CMV 感染引起的胃肠道并发症,如持续性的腹泻、恶心、呕吐和白细胞计数减少均可导致停用 MMF 治疗。此外,处于这种情况下的病人可以行内镜评估、活检或者内镜治疗。大多数情况下胃内镜检查及活检显示 CMV 存在于胃黏膜或肠黏膜层面。理论上,处于移植后早期或强化免疫抑制治疗中的病人,一旦合并发热、恶心、呕吐、腹泻和白细胞减少等,应尽早接受胃肠道内镜检查以及活检,排除 CMV 胃肠炎的存在。

移植后预防 CMV 感染的药物已经从阿昔洛韦发展到缬更昔洛韦。最近一项对两组病人进行比较的随机研究(一组接受安慰剂,另一组接受缬更昔洛韦治疗,连续 90 天)显示,使用缬更昔洛韦的病人在 6 个月内 CMV 感染发生率显著降低。

二、腹泻

1. 免疫抑制剂引起的腹泻　移植病人腹泻主要是由感染引起,但即使没有感染也可能发生腹泻。许多研究表明,与 CsA 相比,当给予他克莫司(tacrolimus,TAC)时,肠道的副作用更多。接受 TAC 治疗的病人腹泻、恶心和呕吐更常见。此外,腹痛、消化不良和便秘也很常见。显然,所有这些症状都取决于免疫抑制剂的使用剂量。一般而言,剂量减少之后胃肠道症状会减少或消失。当病人在使用 TAC 出现这些症状时,如果替换为 CsA,胃肠道症状会减轻。有时,有严重胃肠道症状的病人可能需要肠外营养,以改善营养状况。

用 MMF 治疗也有很高的胃肠道并发症发生率。MMF 引起肠道症状特别是腹泻的可能机制之一是通过免疫介导机制抑制细胞分裂和在结肠隐窝水平诱导细胞凋亡,以及绒毛丧失。由于许多胃肠道症状与 MMF 的使用有关,替换为肠溶性霉酚酸钠,胃肠道副作用可能会减少。

显然,考虑到上述药物引起的胃肠道症状,应选择其他用药策略或者改变免疫抑制剂的服用方式,将总剂量减少或将总剂量分成两次或三次服用,可以减轻胃肠道症状的强度和持续时间。

2. 细菌感染引起的腹泻　肠道细菌感染在移植受者中并不罕见。其中最常见的致病菌是小肠结肠炎耶尔森菌和艰难梭状芽胞杆菌。通常情况下,如果病人合并 CMV 感染,这些细菌感染会更加常见。特别是在糖尿病或慢性肝病的病人中,可能会出现由小肠结肠炎耶尔森菌引起的败血症。过强的免疫抑制有利于这些感染的发生。临床上,病人会出现胃肠道症状,如腹泻和腹部压痛,但很少会出现结节性红斑、关节炎、心肌炎、脑膜炎或急性肾衰竭等。适当的抗生素治疗是有效的。

虽然在移植病人中艰难梭状芽胞杆菌感染的真正发病率尚不清楚,但据评估,8%~16%小儿肾移植病人存在艰难梭状芽胞杆菌感染,胰肾联合移植病人中约有 15.5%感染率,成人肾移植病人中约有 3.5%感染率。移植的病人可以是艰难梭状芽胞杆菌感染的无症状携带者,但有时会进展为腹泻、肠梗阻、脓肿或中毒性巨结肠。口服甲硝唑和万古霉素治疗艰难梭状芽胞杆菌感染通常是有效的。

3. 寄生虫引起的腹泻 在免疫抑制的情况下,寄生虫感染常见的是原生动物或后生动物寄生虫感染。微孢子虫是细胞内原生动物寄生虫。微孢子虫的胃肠道感染是不同类别的免疫抑制病人(包括艾滋病病人)腹泻的最常见原因。然而,这种感染也出现在实体器官移植病人中,导致腹泻和体重减轻。微孢子虫感染率可能比预期的高得多,但这需要特殊的粪便检查来诊断。

在移植的病人中引起感染的另一种寄生虫是粪类圆线虫,通常会引起发热、腹痛、腹胀、恶心、血性腹泻或呕吐。有些病人可能会因为粪类圆线虫向肺部迁移而出现急性呼吸道症状,这种病例的死亡率非常高。这种寄生虫感染在西印度群岛或亚洲的流行地区很常见。临床应用 CsA 后,这种寄生虫的感染率明显下降。对于这些地区的活体捐献者是否存在这种寄生虫,建议对粪便进行特殊检查。若在可能的肾脏供体中仅怀疑有粪类圆线虫感染,最好先用阿苯达唑治疗,直到感染被根除,还可以对移植受者进行同样的治疗。值得注意的是,噻苯咪唑干扰含有黄嘌呤的药物在肝脏的代谢,但它不干扰钙调磷酸酶抑制剂(CNI)的肝脏代谢。

三、消化性溃疡

很多因素会导致移植病人发生消化性溃疡,如手术的打击、非甾体抗炎药(NSAIDs)的使用、大量糖皮质激素的使用、AZA 或 MMF 等对胃肠道细胞保护机制的损害、各种感染。对于肾移植病人,还有其他的促进溃疡的因素,如肾移植后透析期间胃酸分泌增加、透析期间使用肝素、围手术期组胺和胃泌素水平升高等。

直到最近发现,糖皮质激素的使用明显是导致溃疡发展的原因。很显然,在排斥危象期间接受甲基泼尼松龙治疗的病人与没有接受此类治疗的病人相比,消化性溃疡或炎性病变的发生率明显更高。同样清楚的是,移植病人发生胃肠道溃疡实际上是一种多因素现象。消化性溃疡往往发生在不同且不可预知的时间段。而且,糖皮质激素的使用实际上掩盖了溃疡和其他胃肠道疾病的临床症状,从而延误了病变的诊断和治疗。事实上,移植病人的许多溃疡病变完全无症状。在一项研究中,只有 39%被内镜下证实有溃疡病变的病人出现症状。尚未完全阐明的一个事实是,在肺移植病人中,特别是双肺移植病人,出现了巨大的胃溃疡(直径大于 3 cm)。在移植后至少一周内采用的大剂量的 NSAIDs 联合大剂量的抗急性排斥反应的糖皮质激素治疗,可以合理阐明这一现象。因此,许多移植中心在移植病人中不再使用 NSAIDs。

预防这些类型的溃疡的方法可基于减少胃酸分泌,或者保护黏膜免受胃酸分泌的影响。这些药物包括 H_2 受体拮抗剂、质子泵抑制剂(PPI)、表面保护剂或前列腺素。如上所述,在保护移植的病人免于发生消化性溃疡以及在各种药物组合的情况下,过多的药物可能通过几种机制使免疫抑制治疗的有效性大大复杂化。H_2 受体拮抗剂的使用降低了 CsA 的有效作用。而且,H_2 受体拮抗剂可能通过阻断肌酐的肾小管分泌而导致肌酐水平的错误升高。常规应用硫糖铝可减少 CsA 的吸收。PPI 和 H_2 受体拮抗剂可通过减少胃酸分泌而改变肠道菌群,并增加细

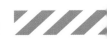

菌、寄生虫和真菌定殖的风险。目前,移植领域的大多数专家推荐使用上消化道内镜,这样既可以解决胃溃疡,也可以治疗溃疡所引起的并发症。

幽门螺杆菌(Helicobacter pylori,Hp)在胃炎和消化性溃疡的发病中起重要作用。Hp感染在透析病人和接受肾移植的病人中相对较常见,但胃炎仅在部分透析病人中出现,而在接受肾移植的病人中更常见,提示肾移植受者还有其他一些促进胃炎发生的因素,如糖皮质激素和免疫抑制剂的使用等。除应考虑除胃部病变外,还应考虑十二指肠损伤,特别是胃炎或十二指肠炎,因为消化道受累的比例要高得多。因此,每当肾移植病人具有这些特定症状时,就需要检测是否存在Hp感染。

如前所述,在免疫抑制治疗的病人中,在维持移植器官功能的过程中,出现真菌感染有多种危险因素,如持续的抗生素治疗、糖皮质激素的使用、原发性或继发性高血糖、长期导管维持等。真菌感染在移植后的头两个月发生最频繁,最常见的是念珠菌感染。白色念珠菌感染经常表现为伴有或不伴有口腔损伤的食管炎。已经提到的相关危险因素有:广谱抗生素、大剂量糖皮质激素的使用以及应用抗淋巴细胞抗体治疗急性排斥反应。临床上,病人可能出现吞咽痛或吞咽困难,可能有发热、胸痛、上腹痛或胃肠道出血等。在内镜下,病变可能表现为表面糜烂,伴有白色斑块和结节的溃疡。鉴别感染的类型是非常重要的,因为它的发展可能导致溃疡的扩大及坏死,从而导致气管和食管瘘。念珠菌感染最常见的病原体是白色念珠菌或热带念珠菌。这些真菌感染可以与全身性CMV感染一起发生。通过真菌培养或组织病理学检查可以诊断。治疗包括局部应用抗真菌药以及口服或静脉注射抗真菌药。两性霉素B的脂质体制剂比普通的两性霉素的肾毒性低,但脂质体制剂更昂贵。

很明显,不同的移植方案有不同的真菌感染发生率。因此,各个移植中心的预防措施可能有所不同。为了预防上消化道真菌感染,通常使用制霉菌素,6个月内每6小时口服给药一次,特别是在开始治疗急性排斥反应后。然而,预防性抗真菌治疗的最佳方案和时间并没有标准化。

四、憩室病

42%的终末期肾衰竭病人被诊断出憩室病。当憩室病变进展后,可能会出现穿孔、脓肿、蜂窝织炎或瘘管。通常情况下,如果憩室病出现在肾移植后,病情恶化的比例显著降低。有人认为多囊肾病人出现肠道憩室病的比例较高,并发症发生率也高。然而迄今为止,还没有任何已知的因素支持这些判断。个别移植中心,考虑到移植后并发症的发生率较高,在憩室病与多囊肾相关的背景下,在肾移植前预防性行节段性结肠切除术。因此,即使是50岁以上的病人也不建议其在移植前常规行小肠憩室病筛查。筛查只能选择性地进行,特别是对于那些有多囊肾并有复杂性憩室炎病史的病人。

五、胃肠道穿孔

移植术后胃肠道穿孔可能发生在胃肠道的任何部位,但在结肠中最为常见,1/3的病人因此丧命。多数情况下,穿孔是由憩室疾病和胃肠道完整性受损、NSAIDs治疗、糖皮质激素或其他免疫抑制剂的连续作用导致的。

肾移植病人胃肠道穿孔出现的两个时期:在移植后相对较短的时间内或后期。移植后早期穿孔的病人通常是术前行血液透析治疗的病人,并且免疫抑制过度,特别是使用大剂量的糖皮质激素的病人。发生在移植后早期的穿孔通常与先前存在的疾病如结肠憩室病或CMV结肠炎相关。移植后晚期穿孔(有时在移植后数年)通常归因于憩室病或恶性病变如淋巴瘤等。显然,正如我们迄今所描述的所有复杂情况一样,还可能有其他因素。因此,糖皮质激素被认为是正常人群和移植病人自发性结肠穿孔的潜在因素。MMF研究小组最近的一份报告显示应用

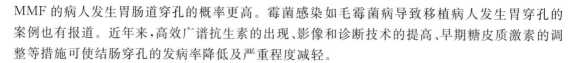

MMF 的病人发生胃肠道穿孔的概率更高。霉菌感染如毛霉菌病导致移植病人发生胃穿孔的案例也有报道。近年来,高效广谱抗生素的出现、影像和诊断技术的提高、早期糖皮质激素的调整等措施可使结肠穿孔的发病率降低及严重程度减轻。

六、胆道系统疾病

移植病人比普通人群出现胆道并发症的风险更高。移植后胆囊切除术通常在急诊情况下进行,且死亡率高。在一项心脏、肺或心肺联合移植病人的研究中,37%的病人被诊断出胆囊疾病,包括胆囊壁增厚、胆囊内胆管扩张、胆囊积水或胆管结石,急诊手术后死亡率高。移植后胆道系统疾病的病因是多因素的;CsA 治疗与胆汁淤积和胆汁排泄减少导致胆石症发生率较高有关。此外,使用 CsA-泼尼松组合的肾移植病人与使用 AZA-泼尼松治疗的病人相比,胆总管结石发生率更高。最近关于移植病人胆道系统疾病治疗的建议包括在移植前进行选择性治疗,以及对所有可能存在胆道系统疾病的病人进行移植后超声检查,以全面监测胆道并发症。

七、急性胰腺炎

急性胰腺炎并不是一个很常见的并发症,但在移植的病人中非常严重。原位肝移植病人合并急性胰腺炎的发生率为 3%~5.7%,但是病死率却高达 64%。主要原因是肝移植过程中的胆道处理、预先存在的病毒性肝炎以及邻近区域同时发生的恶性肿瘤。在肾移植病人中,急性胰腺炎的发生率较低,但死亡率要高得多。CMV 感染、高钙血症、酒精、胆结石和免疫抑制是最常见的诱发因素。有研究显示,与接受非移植心脏手术的病人相比,心脏移植病人的急性胰腺炎发生率高 30 倍,合并急性胰腺炎的移植病人死亡率明显高于对照组。

计算机断层扫描(computed tomography,CT)是诊断急性胰腺炎的重要诊断工具。它明确地显示了胰腺炎的程度、水肿、坏死和胰周区域的胰液扩张或积液。移植病人的胰腺炎治疗包括去除病因(如果已知)、禁食和使用肠外营养、疼痛治疗以及可能的急诊手术治疗以挽救生命。

综上所述,有许多移植后消化系统并发症是免疫抑制药物的副作用。事实上,对于任何免疫抑制治疗,应遵循旨在减少药物副作用的发生的原则。由于绝大多数移植病人大剂量服用糖皮质激素,有时甚至完全掩盖临床症状,因此对这些病人应始终保持高度关注,应对病人进行更为谨慎和频繁的监测。即使对胃肠道事件只是怀疑,或仅有轻微的表现,也应该通过内镜检查和活检进行积极的诊断。

(施辉波)

第五节　移植后新发糖尿病

早在 20 世纪 60 年代,人们就发现在肾移植术后受者可以并发糖尿病,并发生急性排斥反应导致移植失败,而且此类受者发生感染和死亡的风险都升高。此后在肝移植、心脏移植等实体器官的移植后也有类似的发现。对移植后新发糖尿病的控制,有改善移植后器官存活率和延长受者生存期的重要意义。

一、移植后新发糖尿病的定义

移植后新发糖尿病(new-onset diabetes mellitus after transplantation,NODM/NODAT),指的是移植前无糖尿病的病人在移植术后出现持续性高血糖,达到世界卫生组织(World Health Organization,WHO)或美国糖尿病学会(American Diabetes Association,ADA)关于糖

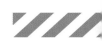

尿病的诊断标准,即空腹血糖(fasting plasma glucose,FPG)≥7.0 mmol/l 或口服葡萄糖耐量试验(oral glucose tolerance test,OGTT)测得餐后 2 小时血糖(2 h-PG)≥11.1 mmol/l。而以往的称谓是移植后糖尿病(post-transplantion diabetes mellitus,PTDM),现在的称谓排除了在移植前既往患有糖尿病的情况。

最近还有学者提出了移植相关性高血糖(transplant-associated hyperglycemia,TAH)的说法,其包括的范畴较移植后糖尿病更广,除了糖尿病之外,还包括糖尿病前期,即糖耐量减低(impaired glucose tolerance,IGT)和空腹血糖受损(impaired fasting glucose,IFG),详见表 28-4。

表 28-4　糖尿病诊断标准(ADA,2005)

指标	正常	高血糖		
		糖尿病前期		糖尿病
		IFG	IGT	
FPG/(mmol/l)	<5.6	5.6~6.9		≥7.0
2h-PG/(mmol/l)	<7.8		7.8~11.1	≥11.1

注:①糖尿病症状+随机静脉血浆血糖≥11.1 mmol/l(随机的定义为无论进食与否的任何时间。糖尿病的典型症状,包括多饮、多尿、多食及不能解释的体重减轻);②OGTT 试验中,FPG>7.0 mmol/l(126 mg/dl)(空腹是指至少 8 小时无热量摄入);③餐后 2 小时血糖≥11.1 mmol/l(200 mg/dl)(OGTT 应该根据 WHO 的方案进行,将 75 g 葡萄糖溶于水后口服)。以上三种方法均可诊断糖尿病,如果高血糖症状不典型,那么每一种方法都必须在另外一天再次检测以确定。

二、流行病学

NODAT 在肾移植后第 1 年发生率报道为 2%~50%。Kasiske 报道在 1996—2000 年之间,美国 11659 名首次接受肾移植的受者,在移植后 3、12 和 36 个月新发糖尿病累计发生率分别为 9.1%、16.0%和 24.0%。而 Tariq 等报道 15309 名成人肾移植受者术后平均随访时间为 306 天,有 1581 人发生糖尿病,发生率为 10%。国内有报道肾移植术后 NODAT 发病率为 12.2%。

移植肾之外的实体器官移植术后糖尿病发生率目前缺乏大样本的统计数据。肝移植术后糖尿病的发生率也各有差异,因随访时间长短(8~11 年)而不同(0~32%)。国内有报道肝移植随访半年以上 NODAT 发病率为 19.3%。国际心肺移植学会(International Society for Heart and Lung Transplantation,ISHLT)调查研究显示,肺移植 NODAT 发病率第 1 年为 24.3%,第 5 年为 33.5%;心肺联合移植 NODAT 第 1 年为 15.4%,第 5 年为 20%。不同研究中心报道的 NODAT 发生率存在差异,很可能是由 NODAT 的定义在各研究中不统一所致。而且在一些回顾性研究中,由于早期的血糖资料记录不全而有相当一部分病例未能统计在内,这在国内尤为明显。

三、高血糖对移植物的危害

一方面,NODAT 与肾移植失败的风险呈正相关。Roth 等人报道,肾移植受者的移植物 4 年存活率与无糖尿病的对照组(82%)相比,NODAT 组明显减低(54%,$P<0.05$)。而 Miles 等人报道,肾移植术后 5 年 NODAT 者的血清肌酐值远高于无糖尿病对照组,显示移植肾的肾功能明显受损。

另一方面,肾移植 NODAT 受者死亡风险更高。Lentine 等人的调查研究显示,在移植后的最初 3 年内,受者的心肌梗死风险与 NODAT 具有很强的相关性,明显超过移植前糖尿病对心肌梗死的影响。而 Cosio 的研究也表明,在肾移植后即便是糖尿病前期空腹血糖受损的受者,第 1 年发生心血管事件的风险也要高于空腹血糖正常的受者。

此外,在其他器官移植也有类似的结论,Baid 等人发现,NODAT 是肝移植受者死亡的独立危险因素。ISHLT 调查显示,肺移植受者中,患有 NODAT 以及术前有糖尿病的受者,其 5 年死亡率要比没有糖尿病的受者高 24%。而 Valentine 报道,TAH 的心脏移植受者存活率降低,而其冠状动脉内膜明显增厚。

四、病因和风险因素

(一)免疫抑制剂的使用

1. 糖皮质激素 最初曾经认为 NODAT 完全是移植后使用糖皮质激素的并发症,尽管后来发现还有其他原因可导致 NODAT,但糖皮质激素致 NODAT 的风险最高。糖皮质激素的最主要作用机制是降低胰岛素敏感性,拮抗肌肉和脂肪中胰岛素介导的糖利用效应,从而造成周围组织对胰岛素的抵抗。此外,糖皮质激素可以加速肝脏糖异生过程。糖皮质激素所致的NODAT 作用与其剂量呈正相关。大剂量的糖皮质激素冲击治疗引发 NODAT 的风险最大,并可能增加 HCV 复制的风险。而在将糖皮质激素减量或停用后,糖代谢异常可能会改善,NODAT 甚至能完全缓解。因此建议一旦出现血糖升高,应立即将糖皮质激素快速撤用,并使用不含糖皮质激素的免疫抑制治疗方案。

2. 钙调磷酸酶抑制剂 钙调磷酸酶抑制剂(calcineurin inhibitor,CNI)也可能与 NODAT的发生有关。其可能机制有:①能造成胰岛素抵抗,使胰岛素敏感性下降;②对胰岛 β 细胞有毒性作用,使胰岛素生成减少。他克莫司(TAC)比环孢素 A(CsA)更可能引发 NODAT,服用TAC 者相对危险度(relative risk,RR)为 1.50。一旦发生 NODAT,首先应当减少这些药物的剂量。但是 TAC 与 NODAT 不存在剂量依赖性,所以滴定疗法并不适用于该药物,而是应当在发生 NODAT 时完全停用 TAC,换用其他免疫抑制药物。有报道,肝移植和肾移植的受者使用 TAC 后出现 NODAT,换用 CsA 后,血糖有所改善。

3. 抗增殖药物 有报道显示,如果使用的免疫抑制剂方案中不含有抗增殖药物(MMF 或硫唑嘌呤),则会增加发生 NODAT 的风险。而 Kasiske 报道如果使用上述药物则可能使发生NODAT 的风险降低。但这类药物的具体机制不详,究竟是因为这些药物对糖耐量有直接的改善作用,还是因为在免疫抑制方案中使用了这些药物后减少了糖皮质激素或 CNI 用量导致的间接效果,还需要进一步的研究。有报道,诱导期使用人源性抗 CD52 单克隆抗体可使发生移植后糖尿病的风险降低。

(二)其他因素

种族、年龄、体重、家族史(尤其是糖尿病家族史)以及丙型肝炎病毒(HCV)感染等因素也与 NODAT 相关。Tariq 等报道肾移植 PTDM 的独立危险因素包括:受者年龄每增加 10 岁,相对危险度(RR)增加 29%。肥胖者体重指数(body mass index,BMI)为 25~30 时,RR 为 1.39;当 BMI 达 30 时,RR 增至 1.85。服用 TAC 者 RR 为 1.50,HCV 感染者 RR 为 1.42 和非洲裔受者 RR 为 1.32。而 Bertram 报道的肾移植 PTDM 风险因素与之类似,包括年龄、非洲裔、西班牙裔、男性器官供者、HLA 配型不合、HCV 感染、BMI≥30、使用 TAC。减少 PTDM 风险的因素,包括使用 MMF 和硫唑嘌呤等。对于肝移植,体重和酒精性肝硬化增加了 NODAT 的发生风险;与 HBV 相比,HCV 感染与肝移植后 NODAT 的关系更加密切,其机制可能与胰岛素抵抗及 HCV 直接损伤胰岛 β 细胞有关;非洲裔或糖尿病家族史也是高危因素。但与肾移植不同的是,年龄不是肝移植的高危因素。

五、处置策略

(一)移植前策略

移植前应对病人发生 NODAT 的风险进行评估,筛查高危人群,术后个体化使用免疫抑制

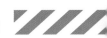

治疗。首先,询问既往有无患糖尿病病史以及糖尿病家族史;其次,测空腹血糖(FPG),如 FPG 正常,还应进一步行 OGTT 检查,因为该检查能检出糖耐量减低(IGT)的病人,比 FPG 更能预测心血管疾病的发生风险。检出 IGT 的病人在移植后也应当严密监测有无发生 NODAT。但是,对于肝移植受者,术前行 OGTT 还应考虑到肝硬化可能引起餐后高血糖,而这样的病人在肝移植术后血糖可能会恢复正常。

除血糖之外,病人还应筛查有无代谢综合征的其他因素,如血压、血脂(包括低密度脂蛋白和高密度脂蛋白),以及心血管其他高危因素(如吸烟等)。研究显示,代谢综合征提高了心血管疾病的死亡率和全因死亡率,即代谢综合征的病人发生心血管疾病的风险是升高的。病人在接受移植手术前,还应对其生活方式进行指导,包括合理的饮食、运动和体重控制,这对于 IGT 等糖尿病前期状态的病人尤为重要。

（二）移植后策略

治疗糖尿病的主要目标是预防急慢性并发症,从而提高生活质量,尽可能地降低糖尿病相关的死亡率。国内外大规模的临床研究表明,无论是 1 型糖尿病还是 2 型糖尿病,严格控制血糖都是实现这一目标的重要手段。对于 NODAT,控制血糖的意义也在于预防急慢性并发症。

1. 监测

1）血糖监测　对于所有的移植受者,在移植术后第 1 个月,每周至少应当监测 FPG 1 次。如果 FPG 在 6.1～6.9 mmol/l,推荐进一步行 OGTT。从 1 个月后开始,所有受者应在第 3、6 和 12 个月监测 FPG,之后是每年监测 1 次。如果诊断了糖尿病,应立即进行治疗,以有效地控制血糖。如果发现 IGT 和血脂异常,也应当进行相应处理,如控制体重、合理饮食和适量运动,并对免疫抑制药物进行相应调整。对于已诊断为 NODAT 的受者,在口服抗糖尿病药物和使用胰岛素期间,还应强调自我血糖监测。自我血糖监测的频率因人而异,但基本原则是能够提供足够的血糖信息,既要发现高血糖,还要及时发现致命性的低血糖,从而指导血糖控制治疗方案的调整。

2）糖化血红蛋白(glycosylated hemoglobin,GHb,HbA1c)监测　在移植后最初的 3 个月内不主张普查 HbA1c,因为 HbA1c 反映过去 3 个月的平均血糖水平,而有些受者在移植时都接受了输血。但是对于移植术后诊断糖尿病和 IGT 等受者,则应当监测 HbA1c。来自糖尿病控制和并发症研究试验(the diabetes control and complications trial,DCCT)以及英国糖尿病前瞻性研究(UK prospective diabetes study,UKPDS)的分析表明,HbA1c 水平与微血管病变之间连续性相关而无明显有效性阈值。在 DCCT 中,HbA1c 水平下降 1.0%,伴随着视网膜病或其他病变的风险降低 40%～50%,而风险的绝对降低主要是在 HbA1c 水平更低(如在 7.5% 以下)时。UKPDS 报道了这样的线性关系,即 HbA1c 水平每降低 1.0%,会使微血管并发症的风险降低 25%,而且 HbA1c 水平<7.5%时会使微血管并发症的绝对风险降得更低。应当注意的是,贫血和肾衰竭以及真性红细胞增多症都对 HbA1c 的检测结果有影响。而且 HbA1c 在低浓度范围是不敏感的,因此即使 HbA1c 的水平正常也不能排除糖尿病或 IGT 的可能。

3）其他指标　通常糖尿病肾病的评估需要进行微量白蛋白尿的检测,但是,对于肾移植受者,即使在肾移植术后,受者原有的病肾仍可经尿排出微量白蛋白,因此会造成干扰,所以微量白蛋白尿这一指标的使用价值在 NODAT 的应用受到限制。此外,美国糖尿病学会指南建议对血脂水平进行常规监测。而且,在肾移植后病人高脂血症的发生率要高于普通人群。

2. 非药物治疗　对于肥胖者(美国 BMI＞30)而言,节食和减肥,可以减轻胰岛素抵抗,改善糖耐量。而非肥胖者,体育锻炼也能改善胰岛素敏感性,降低血脂水平。总之,无论受者是否需要接受抗糖尿病药物治疗,都应当对生活方式进行调整。

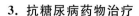

3. 抗糖尿病药物治疗

1)口服药物 如果在初始治疗后血糖没有达标,应当采取更加积极的治疗方案。尽管有学者认为,早期使用胰岛素,能够对抗糖毒性,保护胰岛β细胞功能,但是在NODAT的受者中,尚缺乏这样的临床研究证据,所以目前口服抗糖尿病药物仍然是一线用药。目前没有联合使用两种以上口服抗糖尿病药物治疗NODAT的临床资料,所以不推荐使用抗糖尿病药物联合降糖方案。迄今为止,还没有比较几种口服抗糖尿病药物在NODAT的应用优劣的临床试验。以下是几种常用的抗糖尿病药物。

(1)磺脲类:促进胰岛β细胞分泌胰岛素,既可以控制餐后血糖又可以控制空腹血糖。格列喹酮经肝脏代谢,对肾脏影响较小。其余磺脲类药物均经肾脏代谢。

(2)双胍类(二甲双胍):改善胰岛素敏感性,主要用于控制空腹血糖,禁用于肾功能不全的病人,因为肾功能不全导致双胍经肾排泄障碍,可能在体内蓄积,进而出现乳酸酸中毒。

(3)非磺脲类胰岛素促分泌剂(格列奈类):餐时快速胰岛素促泌剂,用于控制餐后血糖,降糖效果与磺脲类相当,但对肝、肾影响较小。

(4)α糖苷酶抑制剂:可用于NODAT,通过抑制肠道的α糖苷酶活性,进而延缓碳水化合物在肠道的吸收分解,但注意有少量的活性成分可经肾排泄,因此严重的肾功能不全病人禁用。

(5)长效胰高血糖素样肽-1(glucagon-like peptide-1,GLP-1)类似物和二肽酶Ⅳ(dipeptidase Ⅳ,DPP-Ⅳ)抑制剂上市不久,在NODAT的使用经验非常有限,其安全性和有效性有待于进一步观察。

2)胰岛素 在调整生活方式或使用口服药物后血糖控制不佳时,使用胰岛素。胰岛素无肝、肾毒性,因此适用于肝、肾功能不全的病人。胰岛素使用时要注意预防低血糖,在肾功能不良时可能排出减少,因此胰岛素的使用剂量应相应减少。发生急性血糖升高(血糖>20 mmol/l)时,应立即使用胰岛素治疗,对于围手术期的受者尤为如此,因为急性高血糖时可能发生糖尿病酮症酸中毒或高渗昏迷等严重的并发症,并导致多器官功能衰竭,最终导致受者死亡。待血糖稳定后,应当按照慢性高血糖的血糖达标方案,进行后继治疗。

(三)免疫抑制药物的调整

术前应对所有的病人进行NODAT的风险评估,对于高危人群,应慎重选择免疫抑制药物,适合的免疫抑制药物既能够有效抑制移植术后的免疫排斥反应,保证移植器官存活,又能最大限度地降低NODAT的发生风险。总的说来,CsA的安全性要优于TAC,最好避免使用糖皮质激素。如果血糖仍不能控制,则应考虑换用MMF。

(四)降脂药物治疗

所有NODAT受者都应接受降脂药物治疗,因为NODAT受者是心血管疾病的高危人群,而积极的降脂药物治疗可以降低心血管疾病发生的风险。他汀类药物治疗可以降低有心血管病史的受者的LDL水平,进而降低心血管疾病再发风险。但是,CNI和大多数他汀类药物都通过细胞色素P450代谢,因此可能存在药物相互影响。贝特类药物适用于甘油三酯水平偏高(>6.8 mmol/l)的受者,但是除吉非贝齐之外,所有的贝特类药物都可能有肾毒性,所以在肾功能不全的受者中使用尤其要小心。此外,还发现在心脏移植后使用非诺贝特可能会降低血中CsA浓度。如果单药降脂效果不佳,可以考虑加用胆固醇吸收抑制剂依泽替米贝。他汀类药物一般不与贝特类药物联合使用,因为这样可能增加肝脏损害和横纹肌溶解的风险。

(五)降低血压治疗

NODAT受者的血压控制目标值为130/80 mmHg以下,降压药物首选血管紧张素转化酶抑制剂(angiotensin converting enzyme inhibitor,ACEI),也可以加用其他降压药物。目前对于NODAT受者,高血压药物没有特别的禁忌,但对于大剂量使用CNI或有肾动脉狭窄的病人,

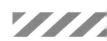

在移植后的最初 6 周，在使用 ACEI 等降压药物时仍应当监测肾功能。如无禁忌证，如消化性溃疡、出血性疾病等，为进一步降低心血管事件的风险，还可以加用阿司匹林。

（刘喆隆 施辉波）

第六节 精神、神经系统并发症

目前由于器官移植的手术操作、对术后免疫排斥反应的干预、感染的防治等诸多方面有了显著的进步，终末期病人的生活质量得到了极大的提高。尽管如此，临床观察发现移植术后很多受者仍然不可避免地合并有各种与临床密切相关的严重精神问题以及神经系统并发症，它们对术后受者的长期生存率和生活质量产生了重要影响。

一、移植后的精神症状

移植术后受者可出现多种精神异常，包括谵妄、焦虑、失眠、幻觉、幻听、抑郁、适应性障碍和性功能障碍等。这些精神症状直接影响到术后的医疗护理行为的进行，甚至导致移植物失去功能，所以对于术后的精神症状必须及时发现和处理。移植术后常见的精神症状如下。

（一）谵妄

谵妄是人体中枢神经系统急性功能紊乱，在移植后的受者中常见且出现较早，表现为意识障碍、兴奋躁动与感知觉障碍三联征的器质性精神障碍。目前，谵妄发生的病理生理学机制尚不十分清楚，一般认为是多种因素共同作用的结果。引起谵妄的常见原因有代谢紊乱、心源性和肺源性的组织缺氧、肝衰竭、肾衰竭、术后感染、大量免疫抑制剂的神经毒性、撤药和酒精戒断，以及延迟的睡眠障碍和长期的精神疲劳等。其特征性的临床表现如下：①意识障碍（如注意力下降、注意时间缩短、注意力转移等）；②认知力改变（错觉）或进展的知觉紊乱（幻觉）；③精神运动性行为和睡眠障碍；④症状周期性（数小时甚至数天）进展和波动。最典型的特征是昼轻夜重，即所谓的落日综合征。谵妄主要见于术后 1 周之内，尤其是在监护病房拔除气管插管后的 8～72 小时。早期发作的谵妄由于症状典型较易诊断，迟发性谵妄由于症状和体征较隐蔽而难以及时诊断。幻觉和错觉的出现，偶尔可不伴随意识的紊乱或波动，最常出现在移植前就有听力或视力损害的受者中，但在无感觉障碍的受者中也同样可以出现。

对出现谵妄者合理的处理方法包括：缓解紧张性症状和针对病因进行治疗。对于移植术后早期睡眠障碍者，应积极干预，适当应用短效安定类药物，绝大多数病人在充分的镇静休息后，都能恢复正常。对于已处于谵妄状态者，应密切观察和监测，及时控制症状，常口服或静脉给予氟哌啶醇。对于急性谵妄可用丁酰苯类和无代谢活性的苯二氮䓬类药物如地西泮等联合治疗，若症状严重需要快速控制行为失控与精神易激状态时，常静脉给予氟哌利多。氟哌利多具有加速静坐不能（锥体外多巴胺受体被阻滞所引起的一种主观感觉不安的症状）的发作和减少其发作机会的双重作用，所以它的使用可减少在控制明显的不安症状时大量应用多巴胺受体拮抗剂所引起的正反馈环路的发生。氟哌利多的初始试验剂量为每 5 分钟给药 0.625～1.25 mg，同时严密监测可能出现的高血压、心动过速等不良反应；若无这些不良反应，可逐渐加大剂量至每 10～15 分钟给药 2.5～10 mg，直到急性躁动症状得到控制。如果受者因心功能不全而引起明显的高血压和心动过速，可以经胃肠外途径给予氟哌啶醇来代替氟哌利多。对于任何类型的谵妄，在抗胆碱能药物副作用出现后，禁忌用低效的药物（其中以氯丙嗪为典型代表），因为此类药物可加重认知功能的损害。同时由于氯丙嗪和卡马西平会明显改变肝药酶的活性，从而影响免疫抑制剂的药物浓度，因此也应避免使用。对于出现幻觉和错觉的受者，如果

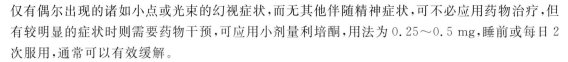

仅有偶尔出现的诸如小点或光束的幻视症状,而无其他伴随精神症状,可不必应用药物治疗,但有较明显的症状时则需要药物干预,可应用小剂量利培酮,用法为 0.25～0.5 mg,睡前或每日 2 次服用,通常可以有效缓解。

(二)失眠

失眠是移植后最常见的主观性神经精神症状。在术后早期出现的失眠多与受者不适应急症或重症监护医院的治疗环境、术后伤口疼痛及术后大量糖皮质激素的使用对大脑皮质的过度兴奋有关。其中,糖皮质激素是引起失眠最主要、最常见的原因。而移植后期的失眠可能与受者对移植物功能状况的关注以及多种免疫抑制药物对中枢神经系统的影响有关。对于轻微的失眠可通过减少晚间周围环境对受者的刺激以缓解;由疼痛引起的失眠可以给予镇痛处理。长期的严重失眠必须使用药物控制,以避免诱发受者情绪紊乱甚至谵妄等更为严重的精神症状,最常用的药物是替马西泮,大多数受者使用 15～30 mg 便可以起效。三唑仑和其他短效三唑苯二氮䓬类药物,如阿普唑仑和咪达唑仑,对失眠是不适用的,因为短效苯二氮䓬类药物可引起失眠症状反弹和认知、感觉功能紊乱,并且可能进展到严重的情感障碍、谵妄状态和明显的幻觉状态。

(三)焦虑

焦虑在术后很大程度上和移植物的功能状况有关,若术后受者移植物功能恢复良好,则出现焦虑的可能性较小,同时也与糖皮质激素的使用有关。既往有焦虑紊乱病史(如惊恐后焦虑、广场恐惧症和其他恐惧症、创伤后应激障碍、强迫症等)的受者术后很容易发生严重的焦虑。对于这类受者,术后应严密观察其精神状态,明确是否为术后停用抗焦虑药物的撤药症状以及频繁应用多巴胺受体拮抗剂治疗恶心引起的静坐不能症状。此时,恢复应用原来的精神活性药物或停用多巴胺受体拮抗剂是缓解焦虑最好的方法。有轻度焦虑症状的受者,若不是由上面提到的病因所引起,开始可以应用小剂量的氯硝西泮,用法为每 8～12 小时给予 0.25～0.5 mg,根据症状的严重程度,可逐渐增加给药剂量和频率。对那些必须经胃肠外途径给药或由于应用氯硝西泮发生悲观情绪或明显抑郁的受者,可换用劳拉西泮,用法为每 4～6 小时静脉或口服给予 0.25～0.5 mg。巴比妥类药物因为会改变肝药酶活性,与免疫抑制剂发生交叉反应导致免疫抑制剂血药浓度的改变而不推荐使用。

(四)情绪紊乱

情绪紊乱可表现为抑郁或躁狂,或者两者同时存在,其原因是大脑兴奋不足或过度兴奋。移植术后受者的症状表现复杂多样,其特征是在意识清楚(即感觉和定向力正常)的情况下出现情感障碍、强迫语言,甚至行为失控等。抑郁的特征:与处境不相称的、显著而持久的悲观情绪和(或)快感缺乏(大于 2 周),伴思维内容改变(绝望或自杀观念)、思维过程改变(沉思)、注意力改变(注意力下降)、社会联系改变(消极)和躯体功能的改变(如精力不足、睡眠与食欲紊乱等)。典型的抑郁状态表现为三低,即情绪低落、兴趣和活动性降低、自我评价降低。部分病例合并有焦虑及运动性激越,病情严重者可有妄想、幻觉等精神症状,或出现严重消极行为甚至自杀。既往有严重抑郁或其他情感障碍病史者在移植后发生抑郁的危险性更高。对发现有反复发作(两次或多次发作)严重抑郁病史的受者,最安全、最有效的办法就是在移植前预防性药物治疗,中等半衰期的选择性 5-羟色胺再摄取抑制药(selective serotonin reuptake inhibitors,SSRIs)通常是最好的选择。必须注意的是,血清素激活剂类抗抑郁药物会引起钙调磷酸酶抑制剂(CsA 或 TAC)血药水平的升高,其影响效应由大到小的顺序为:氟伏沙明＞萘法唑酮＞氟西汀＞氟哌三唑酮＞帕罗西汀＞舍曲林＞西酞普兰,因此多选用影响效应较小的如舍曲林或帕罗西汀。对睡眠紊乱的受者,帕罗西汀还有改善睡眠质量的优点。对初次出现抑郁和移植前曾反复发作抑郁但被漏诊的受者,可应用舍曲林(晨起 50～150 mg)或者帕罗西汀(睡前 10～20 mg),通常可

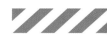

在数日到数周内逐渐缓解症状。对抑郁或其相关症状引起的失眠和焦虑,可分别给予奥沙西泮和小剂量劳拉西泮控制症状。躁狂的特征:持续性的情绪高涨,其性质可以是自我协同性(欣快感)或自我非协同性(易激惹),同时伴随注意力改变(注意力下降)、思维过程改变(思维奔逸或联想松弛)、语言过程改变(语速过快或强迫语言)、躯体功能改变(如失眠、躁动和(或)性欲亢进等)、自我评价和判断的改变(无法控制的情绪冲动和(或)夸大妄想)以及行为失控等症状。对躁狂治疗不当可导致受者不配合治疗(对免疫抑制治疗和约定的随访不依从)引起移植物失功、临床与家庭设施严重破坏,而受者行为失控对受者自身和其他人可造成致命性的危害。对怀疑有躁狂症者必须进行心理咨询。在等待心理咨询的阶段,急性失控需要持续观察与药物治疗(针对谵妄者应胃肠外给予氟哌利多,如需要更迅速地得到镇静,可辅用胃肠外途径给予劳拉西泮等办法)。如果症状轻微可应用氯硝西泮,用法为每 4～6 小时 0.5～2.0 mg;症状较重可给予加巴喷丁,初始剂量为每次 100～200 mg,每日 3 次,可逐渐增加至为每次 400～600 mg,每日 4 次。对苯二氮䓬类药(benzodiazepine drugs,BZD)不耐受的受者应慎重加量,以避免因过度镇静而引起呼吸抑制。对于既往有躁狂-抑郁双相情感障碍的受者,术后使用大剂量的类固醇皮质激素会导致病情加重。因此,在移植前评估有情绪紊乱病史的受者,应该在移植前预防性给予情绪稳定剂如丙戊酸或加巴喷丁治疗。

(五)撤药综合征

出现撤药综合征的受者都是术前长期服用精神活性药物及其对烟草或酒精等物质依赖者。通常表现出一系列易激症状如紧张、焦虑、情绪失控、行为失控、谵妄等。严重的撤药后精神症状,其至可能引起致死性并发症。移植受者常用的可引起撤药症状的精神活性药物有:①选择性 5-羟色胺再摄取抑制药(SSRIs),其撤药症状可延迟到 36 小时出现;②突触后 5-羟色胺受体激动剂,如萘法唑酮和曲唑酮;③多巴胺受体拮抗剂(常用于治疗肾透析病人的胃肠道反应);④苯海拉明(许多透析病人常用此药);⑤苯二氮䓬类药物尤其是短效的阿普唑仑和咪达唑仑。而且大部分免疫抑制药物都可以增强中枢神经系统的活性,降低惊厥阈,从而使撤药后的精神症状更容易被诱发。苯二氮䓬类药引起的撤药症状需要紧急处理。对于中度症状,可用劳拉西泮 0.5～1.0 mg 静脉滴注,当逆转撤药引起严重的心动过速和收缩期高血压时,应及时停药。在处理和纠正撤药症状的过程中,必须做好气管插管的准备,并备好苯二氮䓬类受体拮抗剂氟马西尼。预防移植术后出现严重撤药症状的方法是避免突然停药或快速停药。必要时为了短时间控制撤药症状,可以及时恢复原来使用的精神药物。对于停用酒精或尼古丁等非药物成瘾物质引起的症状,可以用苯二氮䓬类药代替酒精或者皮下注射尼古丁来控制。

(六)反应性精神病

反应性精神病即创伤后应激障碍(post-traumatic stress disorder,PTSD),一般发生在对精神造成较大刺激的创伤以后,比如在大手术后的早期。创伤后应激障碍是受者对超乎寻常的创伤刺激的延迟或持久的反应,受者可以表现为淡漠、情感麻痹,有时有幻视、幻听、被害妄想,也可以出现焦虑、缄默、抑郁等症状。这主要与受者术前的精神状态以及受者是否是敏感性人格有关。主要的危险因素:存在精神障碍的家族史、童年时代的心理创伤、性格内向以及神经质倾向,并且在一定程度上和躯体健康状态欠佳相关。诊断主要依靠排除法,即除外药物副作用和器质性疾病引起的精神障碍。创伤后应激障碍者应首先使用心理治疗并改善其睡眠,在药物的应用上,一般可以用轻度的抗精神病药物,如利培酮等。

二、神经系统并发症

神经系统并发症在实质器官移植后很常见,约 1/3 的移植受者术后可出现神经并发症,发生率为 10%～59%。各种类型器官移植后最常见的并发症是免疫抑制剂引起的神经毒性作

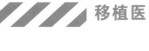

用,其次是癫痫、中枢神经系统机会性感染、心血管事件、脑病和颅内新生肿瘤。肝移植术后出现的神经并发症比其他实质器官移植更常见(13%～47%),其中脑病最为常见,其次是癫痫。脑桥中央髓鞘溶解发生率虽有1%～8%,但可导致永久性的残疾甚至死亡。在肾移植受者中,脑卒中是最常见的神经并发症,而心脏移植后出现脑梗死和脑出血则更具有典型性。肺移植术后出现的神经并发症类似于心脏移植后并发症。感染、代谢异常和电解质紊乱是最主要的危险因素,然而明确具体的致病因素以及早期诊断仍然比较困难。

(一)免疫抑制剂的神经毒性作用

免疫抑制剂相关的神经毒性作用是最常见的移植后神经系统并发症,目前的免疫抑制剂包括钙调磷酸酶抑制剂(calcineurin inhibitor,CNI),如环孢素A(cyclosporin A,CsA)、他克莫司(tacrolimus,TAC)以及单克隆抗体和糖皮质激素均有不同程度的神经毒性,而西罗莫司(sirolimus,SRL;rapamycin,RAPA,雷帕霉素)及吗替麦考酚酯(mycophenolate mofetil,MMF)引起神经毒性的则很少见。CNI引起肾毒性或高血压比引起神经毒性更多见。

1. 钙调磷酸酶抑制剂 CsA和TAC都有很强的血管收缩作用,可能引起微血管损伤,破坏血脑屏障。但是有研究表明两种药物具体的作用机制不尽相同。因此,当出现中枢神经系统症状时,有时一种药可以被另一种药替代而不会失去免疫抑制作用。CNI可引起脑白质病变和星形胶质细胞增生。CsA和TAC可通过以下机制影响特定环路的神经传导:①抑制神经系统内主要起抑制作用的γ-氨基丁酸系统,引起移植受者痫样放电活动增多;②耗竭5-羟色胺神经元,引起抑郁和震颤;③抑制谷氨酸能-N-甲基-D-天冬氨酸受体,这可能是引起谵妄的重要原因。有10%～28%使用CsA的受者出现神经毒性反应,多为轻微症状,如震颤、神经痛、周围神经病,其中因β受体阻滞剂引起的上肢良性姿势性震颤最为常见。有5%的移植受者可出现严重的神经系统症状,包括精神异常、幻觉、失明、癫痫、小脑共济失调和脑白质病。TAC引起的神经并发症比CsA更常见,也更严重。轻症受者可有震颤、失眠、噩梦、头痛、眩晕、感觉障碍、畏光或心境障碍,严重的则可出现无动性缄默、癫痫、皮质盲、局灶性神经缺损症状、精神异常和脑白质病。对免疫抑制剂引起的神经毒性的治疗包括纠正电解质紊乱及治疗高血压,减少药物用量,必要时两种药物可相互替代。联合用药如CNI加MMF或西罗莫司和依维莫司能够减少CsA或TAC的用量而不降低其免疫抑制作用,可使大多数受者临床神经症状消失和有神经影像学异常的逆转。

2. 糖皮质激素 糖皮质激素出现急性副作用的发生率为3%～4%,最常见的神经系统并发症为行为异常,如思维混乱、心境障碍、躁狂和精神反应。这些症状在药物减量和(或)停止静脉用药后可得到缓解。

3. 单克隆抗体(OKT3) OKT3是一种针对特异性T淋巴细胞表面分子的鼠免疫球蛋白的单克隆抗体。OKT3引起的神经毒性报道较少,最常见的副作用是流感样症状,有50%以上的受者可出现头痛和发热。由于OKT3的低毒性以及目前有限的临床适应证,与OKT3相关的神经系统并发症相对少见。有5%～10%使用OKT3者可出现急性无菌性脑膜炎。OKT3可引起全身炎症因子的释放,因而产生流感样综合征,并可能是引起脑水肿的重要因素。同时这些炎症介质也可能导致脑膜的炎症反应,引起发热、严重的头痛、意识障碍等脑膜刺激症状,而发生弥漫性脑病。OKT3的副作用多于治疗后24～48小时出现,症状可自行消失而无须停药。

(二)癫痫

癫痫(seizures)是移植术后的第二常见神经系统并发症。其发作类型可以是全面性发作、部分性发作或癫痫持续状态,但以强直-阵挛性发作为多见。表现形式的多样性和容易复发是此类癫痫的重要特点,癫痫发作的受者常伴有中枢神经系统的器质性改变,死亡率较高。

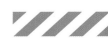

1. 病因　移植术后受者出现癫痫的原因是多方面的，常难以确定病因。归纳起来主要有下列几个方面因素。

（1）术前已存在的基础疾病：受者在行移植手术之前大多数有严重的疾病和多系统功能异常，它们可以单独或共同作用引起癫痫的发作。术前脑电图分析可以发现异常改变。

（2）电解质紊乱：移植术后早期存在不同程度的内环境紊乱。其中低钙血症可以引起脑病、反应迟钝和癫痫发作；血钠浓度升高或降低，可以干扰颅内水平衡导致癫痫发作；纠正低血钠速度过快可以导致脑桥内外神经节髓鞘溶解而引起癫痫发作；低镁血症也可引起癫痫，它可能与 CsA 的治疗有关。

（3）高血糖非酮症状态：血液的高渗或低渗状态都可以引起脑细胞的脱水或肿胀，诱发癫痫。高血糖非酮症状态可能是由移植受者手术中血糖自身调控能力降低，以及手术中或手术后输入过多的葡萄糖引起血糖浓度过高和血浆渗透压升高导致大脑细胞脱水所致，可引起受者癫痫、昏迷甚至死亡。

（4）脑血管意外：移植术后受者出现脑血管意外是很常见的致癫痫发作的原因。脑血管意外包括脑梗死、脑出血、动静脉畸形、蛛网膜下腔出血和脑缺血等，其中最常见的是弥漫性脑缺血，这可能与手术中及手术后血压降低或心搏骤停有关。

（5）感染：癫痫常常是中枢神经系统感染的最早表现，中枢神经系统感染常继发于全身脓毒症。细菌、病毒和真菌等均可引起中枢神经系统感染。最常见的病原体有肺炎克雷伯菌、李斯特菌、新型隐球菌、结核分枝杆菌、念珠菌、曲霉菌和巨细胞病毒等。多种病原体的混合感染并累及多个系统是肝移植术后感染的重要特点。

（6）药物：许多药物的毒性作用也是引起癫痫发作的重要原因。可能诱发癫痫的常用药物有：免疫抑制剂如 CsA、TAC、硫唑嘌呤（AZA）、泼尼松、单克隆抗体（OKT3）等，抗生素类药物如亚胺培南、万古霉素、氨基糖苷类药、异烟肼（isoniazid，INH），还有利多卡因、茶碱等。其中最常见的是 CsA，即使在其治疗范围内，有时甚至在小于治疗剂量时也会出现癫痫症状。一般情况下当药物减量或停药时癫痫症状便可缓解甚至消失。与 CsA 引起癫痫起协同作用的因素有低胆固醇血症、低氯和低镁血症以及静脉输入大剂量糖皮质激素。已有研究证实，CsA 和 TAC 可以引起脑血管的内膜炎，从而导致脑血管的微小病变，如微血栓形成、脑组织的缺血性梗死等，还可以出现大脑白质的改变，这种改变与影响脑白质的反应性星形细胞溶解有关。

（7）其他因素：受者在移植手术之前有脑部外伤、颅内占位性病变（如脑脓肿、肿瘤等）和癫痫发作的病史，手术可诱发癫痫发作。此外，酒精性肝硬化肝移植术后受者因为戒酒也可诱发癫痫发作。

2. 检查和诊断　在移植术后一旦出现癫痫发作对受者的顺利恢复和生存的影响很大。因此，及时发现癫痫发作之前的一些轻微的症状和体征，以及尽量明确可能导致癫痫发作的原因具有十分重要的意义。归结起来应从以下几个方面着手进行检查。

（1）临床表现：应当注意癫痫局限性发作的表现，如 Jackson 型运动性癫痫发作、肢体的姿势等；同时还要注意发现有无癫痫发作后局部肌肉麻痹的表现。但移植术后出现的肌肉发抖、扑翼样震颤和节段性肌阵挛等不应该被误认为是癫痫发作的表现，而意识模糊、精神错乱或反应迟钝可能是癫痫活动的唯一临床表现。

（2）辅助检查：

①脑电图（electroencephalogram，EEG）：由于移植术后受者常频繁发作精神错乱、神志不清，对移植受者手术后最初几天进行持续性的脑电图监测有可能捕捉到意识模糊加重和神经功能改变时的脑电图变化，这对癫痫的及时诊断、相应处理和随访都极为重要。同时脑电图有助于非惊厥性癫痫持续状态和代谢脑病的鉴别诊断。

②头颅电子计算机断层扫描（CT）或磁共振成像（MRI）：头颅 CT 和 MRI 在神经系统疾病

的诊断方面具有重要的价值。移植术后受者出现癫痫表现时,CT 和 MRI 中任一项检查都应当及时进行,以便发现颅内是否有器质性病变。行 CT 检查时最好用造影剂增强显影,但对显示脑出血和脑部整体效果,增强 CT 和平扫相差无异。MRI 具有能更清楚地显示脑部解剖结构和多层连续性显像的优点,特别是用显影剂钆。MRI 可显示增强的脑膜影,理论上它比 CT 更有利于头颅疾病的诊断,但由于其操作复杂,不宜对危重受者进行检查。

③脑血管造影:如果怀疑是脑血管畸形引起的癫痫可用常规脑血管造影或在使用血管造影剂后行 MRI 检查。

④脑细胞学检查:在三维空间立体定位下行脑组织穿刺细胞学检查具有一定危险,如果脑部影像学检查显示脑内有占位性病变而原因不明时,可考虑用此方法,它不仅用于诊断也可用于治疗。由于移植术后受者常有凝血功能不良,因此在行此检查之前需做凝血功能检查,以避免凝血功能障碍可能给本项检查带来的并发症。

(3)实验室检查:应包括血电解质、血糖、凝血功能、血细胞和血小板等检测,同时还应包括监测血中 CsA 和 TAC 的浓度,如果受者用过抗癫痫药物还应当检查血中抗癫痫药物水平。

(4)脑脊液检查:由于癫痫发作常预示颅内有器质性病变,所以癫痫发作后行脑脊液检查是必需的,以便及时查明感染原因。但在腰穿之前必须纠正凝血功能异常,包括使用冰冻血浆、血小板或冷沉淀等。

3. 治疗　癫痫发作时可能影响呼吸或造成误吸。因此,一旦诊断癫痫,应给予抗癫痫药物控制发作。治疗移植受者术后癫痫发作的首选药物是苯妥英钠和苯巴比妥,这两种药物都可以静脉给药,药物动力学和副作用都比较明确。癫痫持续状态开始发作时可以使用地西泮控制症状,但维持用药时还是使用苯妥英钠和苯巴比妥。苯妥英钠从周围静脉给药时有局部刺激性,容易引起静脉炎,最好经中心静脉插管给药。磷苯妥英钠是一种新型抗癫痫药物,其疗效与苯妥英钠相当,但具有副作用小和可以肌内注射的优点。加巴喷丁和左乙拉西坦是有效的口服抗惊厥药且无肝酶诱导作用。抗癫痫药都有很强的蛋白结合能力,然而真正发挥活性作用的是血清中游离的部分。由于移植受者体内往往存在着多项生化指标异常,包括血清胆红素升高和血肌酐升高、血浆白蛋白浓度降低等,均可引起苯妥英钠结合能力降低,即使苯妥英钠用量未到正常有效治疗剂量,血中游离苯妥英钠浓度也可达到较高水平。因此应及时监测血中抗惊厥药物水平,苯妥英钠总用量和游离浓度,特别是对游离浓度的随访十分重要。随着病人病因的解除,多可停用抗癫痫药物。

(三)脑病

脑病的临床表现可从轻度意识改变到谵妄和昏迷。病人多有头痛、视觉受损、震颤、多发性肌阵挛、扑翼样震颤、舞蹈样运动等症状,有时还可出现癫痫。其常见原因包括非免疫抑制剂的神经毒性作用、各种代谢性精神错乱、中枢神经系统或全身性感染,以及脑卒中。免疫抑制剂也能引起脑病,多与 CsA 和 TAC 有关,单克隆抗体则相对少见。神经毒性多与血药浓度增高有关,但在正常治疗范围内时也可能出现。常见的症状有震颤、头痛、小脑或锥体外系症状。最严重的并发症是可逆性的迟发型脑白质病,表现为恶心、呕血、头痛、失明、癫痫和意识改变,这与皮质下和深部脑白质改变有关。随着血流动力学的恢复,症状可自行缓解。代谢性脑病在移植受者中常见,可能与电解质和血糖的紊乱有关,尤其是高钙血症、高镁血症、低钠或高钠血症、低渗或高渗状态,均可导致代谢性脑病的发生。临床上可表现为睡眠障碍、情感淡漠、时间和空间失定向、谵妄、急性精神障碍,伴有情绪激动、认知功能紊乱和自主神经功能障碍。脑病的诊断主要取决于临床,脑电图可能显示出慢波节律和 θ 波。治疗上主要是纠正电解质和血糖紊乱,以及合理调整免疫抑制剂的血药浓度。

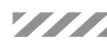

（四）中枢神经系统感染

有文献报道，移植后有 5%～10% 的受者会出现中枢神经系统感染，且死亡率很高。中枢神经系统感染多涉及机会性的致病菌，常由多种微生物引起，最常见的是病毒和真菌，而细菌性或寄生虫性感染较为少见，移植术后 1 个月是中枢神经系统感染的高发期。颅内感染的主要原因是大量免疫抑制剂及糖皮质激素的使用导致免疫力下降，使中枢神经系统直接或间接受累。由脑膜炎、脑炎或脑脓肿侵犯脑组织引起的感染为直接侵犯，脑脓肿可以是多发的，也可以是单个巨大的局部病灶。继发于高热或脓毒性休克的脑部感染为间接侵犯。

1. 病毒性脑炎　移植术后的受者免疫力低下，容易发生各种病毒感染，以疱疹病毒最为常见。当出现不明原因的中枢神经系统症状时，应该考虑病毒性脑炎。病毒性脑炎时部分受者有头痛、发热等前期症状，也有的受者很快就出现淡漠、失语等精神障碍，甚至癫痫发作和昏迷。受者的检查与一般病毒性感染相似，脑脊液检查可见白细胞计数增多，蛋白质水平正常或轻度增高，也可表现为正常。临床检查受者多没有阳性体征，有些受者只有脑电图改变，主要为慢波的增加，所以诊断比较困难。治疗原则为抗感染和抗变态反应，防治脑水肿，改善神经代谢和缺血缺氧状态。可应用抗病毒药物、糖皮质激素以及维生素 B_6、维生素 E、泛酸等改善脑代谢的药物。伴有癫痫发作的病人应用抗癫痫治疗。

2. 颅内真菌感染　移植术后受者颅内真菌感染都伴有颅外感染所造成的真菌血症，受者常有发病急、病情重、病情进展快、死亡率高、临床诊断和实验室诊断困难等特点。当侵袭性真菌感染没有得到控制，而出现了严重的神经精神系统症状的时候，要考虑可能是颅内真菌感染。受者可以发热，也可以在使用抗生素后仍然高热不退。颅内存在感染灶时，也可以出现病理表现或体征，甚至癫痫发作，此时在头颅 CT 和磁共振成像上可见到病灶。颅内真菌感染的治疗相当困难，特别是曲霉菌感染，可使用的药物非常有限。现在临床上广泛使用的药物包括氟康唑、伊曲康唑和伏力康唑。三唑类药物氟康唑、伊曲康唑对白色念珠菌感染有一定的治疗效果。伏力康唑抗真菌谱较广，对曲霉和非白色念珠菌也有较好作用，但是毒副作用较大。在这三种药物里，氟康唑和伊曲康唑不能通过血脑屏障，而伏力康唑可在脑中达到较高的治疗浓度。两性霉素 B 抗菌谱广，较少有真菌耐药，但是副作用大，并且不能通过血脑屏障。5-氟胞嘧啶是窄谱抗真菌药，主要作用于隐球菌感染，可通过血脑屏障。另外一类人工合成的棘白菌素类药物，抗真菌谱广，可以用于白色念珠菌、非白色念珠菌和曲霉菌感染，并且副作用小，这一类药物有卡泊芬和米卡芬净，都不能够通过血脑屏障，对中枢神经系统的真菌感染治疗效果不佳。总之，在治疗颅内真菌感染的时候，既要考虑到神经系统的感染，还要考虑到全身其他组织器官的感染情况；既要考虑到真菌的感染，也要考虑到可能同时合并有耐药的细菌感染。所以在用药的选择上就非常重要。同时，移植术后发生各种感染性并发症时，都要减少免疫抑制剂的用量，要提升机体自身的免疫能力，这对控制颅内感染非常重要。

（五）脑血管病变

移植术后受者可出现局限性的脑血管病变并发症如脑出血、脑梗死等，也可出现弥漫性的脑缺血改变。移植术后出现脑血管病变与围手术期死亡率的增高明显相关，预后不佳。

1. 脑出血　脑内出血的种类很多，包括脑实质出血、硬脑膜下腔出血和蛛网膜下腔出血等。引起出血的原因很多，归结起来有下列几个方面：①出血素质：移植手术前、术中和术后早期受者可能出现严重的凝血障碍，表现为血小板减少、凝血酶原时间的延长和部分凝血活酶时间的延长。同时在移植术后，因为担心脏移植器官的血管血栓形成，可较积极地使用抗凝治疗。在受者凝血功能异常的情况下，有出现脑出血的可能。②感染：真菌感染特别是曲霉菌和念珠菌的感染可以产生真菌感染性动脉瘤，其破裂引起蛛网膜下或脑实质出血，其中曲霉菌特别容易侵入脑血管。其他细菌也可产生感染性脑血管出血。③高血压：无论是受者本身存在的高血压还是药物引起的高血压,移植术后均容易出现脑出血,出血部位最多见的是基底神经节、丘脑和小脑,其次是大脑半球。

2. 脑梗死 常常与脑缺血和脑血流灌注减少等因素有关。手术过程中失血过多、麻醉药物导致血压过低,术中大量输液导致容量超负荷,术后疼痛导致血压升高,各种因素导致的心律失常等都可能促进血栓形成。其病理改变的一个重要的特点是海马缺血,不一定伴有皮层坏死,其发生原因尚不清楚。引起脑缺血性脑梗死的主要因素有高血凝状态、抗心脂抗体的作用和免疫抑制剂的副作用等。血中抗心脂抗体阳性的受者很容易出现静脉血栓形成和动脉栓塞,血中有狼疮抗凝物存在时更是如此。移植术后受者出现局部神经功能缺失的表现时应考虑到血中抗心脂抗体 IgG 的存在。此时,应当及时使用抗凝剂如华法林进行试验性治疗,并做血中抗心脂抗体的检查。但是,如果没有脑缺血性脑梗死的症状和体征,尽管血中抗心脂抗体阳性也不应该常规使抗凝剂。免疫抑制剂的副作用可引起脑梗死,如:TAC 可引起多发性脉管炎,在脑部产生多灶性脑梗死;CsA 可引起血管内皮素的释放,引起血管收缩,使脑血流灌注减少,严重时可产生脑白质病和脑梗死。

3. 脑静脉窦血栓形成 它可引起脑静脉压升高,导致脑静脉血栓性脑梗死,表现为双侧性或多灶性脑梗死。诱发脑静脉窦血栓形成的原因有感染、脱水及因脑出血使用血液促凝剂等。

4. 脑血管并发症的诊断 脑血管并发症的诊断应包括神经体征的检查、影像学检查和电生理检查等几个方面。移植术后发生脑血管并发症的一个重要标志是突然发生的神经功能的丧失。因此经常对受者做神经系统功能的评估可以及时发现神经系统体征的细微变化。神经系统的影像学检查在脑出血或梗死的定位与定性诊断方面具有重要作用。广泛性脑缺血时,CT 片上可以无明显的改变或呈正常影像,但大脑灰白交界的界面可以模糊不清,注射造影剂后行 MRI 检查可以诊断早期脑缺血。MRI 配合血管造影其动脉相可诊断出脑动脉的梗死,静脉相可以诊断静脉窦血栓形成。脑血管造影可提示病变的位置。脑电图则能显示出与皮层坏死有关的癫痫波形。脑血管并发症的治疗和其他情况下发生的脑血管病变的治疗相似,必须根据不同的病理改变采取相应的治疗措施。如果是凝血功能异常引起的脑出血,要及时输入新鲜冰冻血浆和血小板予以纠正。颅内感染引起的感染性脑出血应及时做细菌培养和药物敏感试验,根据药物敏感试验结果使用抗生素。脑梗死病人,应当调整药物并用抗凝剂如华法林等。此外,如果受者颅内有较大的出血病灶可考虑脑外科手术治疗。

(六) 颅内转移肿瘤或颅内新生肿瘤

移植术后发生颅内肿瘤转移或颅内新生肿瘤相对罕见,多见于移植术后晚期。目前移植术后最常见的神经系统恶性肿瘤是淋巴瘤(移植后淋巴增殖性疾病)、胶质瘤和Ⅰ型多发性神经纤维瘤恶变。淋巴瘤与 EB 病毒感染有关,减少免疫抑制药物使用可使其得到改善,也可通过局部放疗,使用抗病毒药以及抗 CD20 单克隆抗体(美罗华)进行治疗。胶质瘤是发生于神经外胚层的肿瘤,故亦称神经外胚层肿瘤或神经上皮肿瘤。其临床症状为颅内压增高症状(如头痛、呕吐、视力减退、复视、精神症状等)和肿瘤压迫、浸润、破坏脑组织所产生的局灶症状,早期可表现为刺激症状如局限性癫痫,后期表现为神经功能缺失症状如瘫痪。胶质瘤的诊断需根据其生物学特征、年龄、性别、好发部位及临床过程进行分析,并在病史及体征基础上采用放射性核素、放射学及磁共振成像等辅助检查。多发性神经纤维瘤是一种良性肿瘤,其发生率一般在 1/3500 左右,然而这一良性肿瘤本身就有近 7% 的恶变概率。如病人术前已有多发性神经纤维瘤,在术后长期运用免疫抑制剂的过程中很可能出现纤维瘤恶变。如果Ⅰ型多发性神经纤维瘤的病人在短期内瘤体迅速增大,数量迅速增多的话,往往提示肿瘤恶变。另外,较为特殊的是供者转移至受者的神经系统肿瘤。

(七) 脑白质病

脑白质病如脑桥中央髓鞘溶解(central pontine myelinolysis,CPM)是一种罕见的神经系

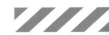

统脱髓鞘疾病，由 Adams 等于 1959 年最先在酒精中毒和营养不良的病人中发现并命名。其发病机制至今未明，一般认为是由严重的电解质紊乱尤其是低钠血症的快速纠正以及局部的髓鞘毒性效应引起。目前发现除 CPM 外，在脑桥以外的神经核也可出现髓鞘溶解（extrapontine myelinolysis，EPM），且 CPM 和 EPM 可发生于同一个病人。病人的血清钠浓度变化与 CPM 和 EPM 密切相关。围手术期是血清钠浓度变化快、幅度大的一个特别危险时间段，低钠血症的快速纠正使原本水肿的脑组织急性脱水，离子渗透压升高，可引起渗透性内皮损伤，使细胞间紧密连接开放，跨血管转运增加，同时释放大量髓鞘毒性物质。由于脑桥为白质和灰质相交替的网格状结构，富含血管的灰质所产生的大量髓鞘毒性物质对白质产生作用，产生脱髓鞘。另外，免疫抑制剂的毒性作用也是诱发因素。脑桥中央髓鞘溶解的临床表现复杂多样，以四肢瘫痪、假性延髓性麻痹、意识障碍、病理征阳性及低血压为主要表现。磁共振检查是目前最有效的诊断方法。T1 加权像脑桥基底部呈低信号，T2 加权像表现为均匀高信号，并随回波的增加而增高。在某些病例可发现脑桥基底部特征性的三叶草样病灶，通常发病 2～3 周后，异常信号就显示清楚，几乎占据整个脑桥。因为 CPM 和 EPM 经常导致四肢局部麻痹、眼运动异常甚至死亡，所以预防是至关重要的。建议应在围手术期频繁监测血清钠浓度，避免快速纠正血清钠或使其水平波动大于 20 mmol/l。一般认为急性低钠血症第 1 天补钠不应超过 12 mmol/l，但即使在此范围内补钠，并不能完全避免渗透性脱髓鞘病变的发生。目前尚无特异性的治疗方案，预后较差。治疗上主要是去除病因，纠正存在的电解质紊乱。对于大剂量使用糖皮质激素尚存在争议，有报道提出尽早使用大剂量甲基泼尼松龙有利于缩短病程，逆转病情。其次，应密切监测血 CsA 或 TAC 的浓度，避免药物产生的神经毒性。最后，应加强对症支持性治疗。

（八）意识改变

移植后出现意识改变主要见于肝移植术后。肝衰竭时出现的意识障碍称为肝性脑病。原发病为终末期肝病的受者，其在肝移植以前都有一定程度的肝性脑病。发生肝性脑病的主要原因是血中一些化学物质成分的改变，特别是血氨的增加；其次是血中支链氨基酸、硫醇和短链脂肪酸等成分的改变。其主要特征是症状典型而无特征性的脑电图改变，最主要的脑电图改变是周期性的三相波、持续时间为 300～500 ms，重复率是 1.5～2.5 Hz。它们是双相同步对称的，前面或后面的一个周期的延搁也很多见。肝移植术后受者出现的肝性脑病称为肝移植后脑病，其原因是多种多样的。除了引起肝性脑病的原因外，感染、癫痫、脑水肿、脑缺血、高糖性高渗状态、免疫排斥反应、脑桥中央髓鞘溶解、Wernicke 脑病、运动不能性缄默症以及使用免疫抑制剂等也是引起意识改变的常见原因。意识水平可以从感觉不清到清醒水平波动，若昏迷，往往提示有移植物失功可能。肝性脑病和肝移植后脑病的主要症状是反应迟钝、认知障碍和昏迷等；主要的神经系统体征是扑翼样震颤、跖肌反射。对肝移植后脑病做出初步的诊断比较容易，但是做出病因诊断往往比较困难但又是十分必要的。因此，多种检查方法都必须兼顾使用，包括临床观察、体格检查、头颅 CT、MRI、脑电图，血细胞计数、血电解质检查，血液和体液细菌培养以及脑脊液检查等。有时还需要定期随访和复查这些项目。肝移植后脑病的治疗原则是针对病因进行治疗，包括纠正血电解质紊乱、清除血中各种异常增高的化学物质、维持充足的氧供给和大脑有效循环血容量灌注等。如果是感染所致，需通过适当的培养（包括血液、痰液、脑脊液和尿培养）排除脓毒症和脑膜炎的可能，并根据细菌培养和药物敏感试验结果进行针对性治疗，在此之前可凭经验使用抗生素；如果怀疑脑部有占位性病变、结构异常或大面积脑损伤，需要适当地行神经影像学检查或行定位穿刺方能确诊，必要时可能需要神经外科手术治疗；如果是移植物失功可考虑再次行肝移植；如果是因癫痫引起的意识改变，首先应当积极控制癫痫症状。

（九）周围神经系统并发症

涉及周围神经系统的并发症尽管不太常见，但是仍有报道，如脑神经损伤、膈神经损伤、臂丛神经损伤、末梢神经病变和神经根脱髓鞘等。引起此类并发症的原因如下。

1. 损伤　在手术过程中,长时间的固定体位、静脉转流、阻断下腔静脉或手术副损伤等均易造成周围神经的损伤。

2. 炎症　慢性感染后多神经根脱髓鞘常见于病毒感染后。

3. 药物的毒性作用　如 CsA、TAC、单克隆抗体(OKT3)等均引起周围神经系统病理改变。

4. 受者原有的周围神经病变在移植后其症状体征加重　移植术后受者周围神经并发症常由于受者本身有严重的疾病和神志不清或存在更主要的中枢神经系统表现而被掩盖,常常不能被及时发现而延误诊断。认识到有此种并发症发生的可能性,及时监测并调整手术中肢体的姿势和体位,调整药物的使用,有可能减少甚至消除此类并发症。治疗上目前尚无特别有效的办法,主要的治疗药物是一些对周围神经功能恢复有帮助的维生素类药物和神经营养剂。

（十）其他神经系统并发症

1. 头痛　头痛是移植术后受者的常见症状。引起头痛的主要原因有颅内感染、出血、梗死、药物的副作用以及功能性头痛或特发性头痛等。在做出功能性头痛或特发性头痛的诊断之前,必须排除颅内器质性病变。一些特有的临床表现常常提示一些颅内病变,如新出现的头痛常提示脑枕部出血;若免疫抑制药物减量或停用时头痛减轻或消失,说明此类头痛可能是使用免疫抑制剂后的副作用。另外,应对头痛受者行必要的辅助检查,如头颅 CT 或 MRI、脑脊液检查、血中免疫抑制药物水平的测定等。特殊的治疗应针对头痛的潜在原因进行。对于原因不明的慢性特发性头痛,主要是对症治疗,常见的药物有钙通道阻滞剂、β 受体阻断剂或三环类抗抑郁药物等,必要时可给予镇静麻醉剂。在紧急性情况时高流量给氧可以缓解症状。

2. 运动障碍　移植后受者出现如肌阵挛、震颤、舞蹈病、偏身颤搐(偏身投掷症)和帕金森综合征等运动异常也并不罕见。引起震颤的原因主要是使用免疫抑制剂,特别是 TAC 的副作用;其次是酒精性肝硬化受者在肝移植后出现的酒精戒断症状,另外,低镁、低钙血症等因素也可引起。体表多通道肌电图记录和脑电图检查有助于描绘出运动的特征,对诊断有一定帮助。治疗震颤目前尚无良好的办法,主要是调整免疫抑制剂的种类和用量。出现肌阵挛者可用抗癫痫药物如氯硝西泮等试验性治疗。小脑功能失调综合征,如舞蹈病、帕金森综合征等,目前原因不明,停用免疫抑制剂后症状可以好转,也有一些病例于术后 1 年左右可自行好转,左旋多巴对此类并发症可能有一定治疗作用。

总之,心理障碍和精神、神经系统障碍是器官移植术后的常见问题,有些神经精神并发症甚至可能严重威胁受者生命健康。但是我们只要认识和重视这些问题,积极采取措施预防和治疗,就可以大大降低其发生率,使受者术后的生活质量和长期生存率得到提高。

（王芙蓉　胡传琛　施辉波）

▶▶ 参考文献

1. 蔡常洁,李敏如,陆敏强,等.肝移植术后真菌感染的防治新策略[J].中国实用外科杂志,2007,27(1):78-80.

2. 中华医学会器官移植学分会,中国医师协会器官移植医师分会.中国实体器官移植受者侵袭性真菌病临床诊治指南(2016 年版)[J].中华器官移植杂志,2016,37(5):300-305.

3. 周华,周建英,俞云松.多重耐药革兰阴性杆菌感染诊治专家共识解读[J].中华内科杂志,2014,53(12):984-987.

4. 赵海峰,孔瑞,孙备,等.免疫调节在外科感染中的应用进展[J].国际外科学杂志,2006,33

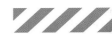

（5）：386-389.

5. 蔡常洁,陆敏强,李敏如,等.重型肝炎病人肝移植术后细菌感染的防治[J].中华普通外科杂志,2006,21(11):804-806.

6. 蔡常洁,陈规划,管向东,等.肝移植术后细菌感染的流行病学分析[J].中国实用外科杂志,2003,23(3):163-164.

7. 蔡常洁,陆敏强,李敏如,等.肝移植术后细菌性感染的病原学特征及分布特点[J].中华外科杂志,2006,44(15):1026-1028.

8. 明英姿,魏伟,刘洪,等.肾移植与 BK 病毒感染[J].器官移植,2016,7(6):427-432.

9. 陈燕燕,黄洪峰,彭文瀚,等.肾移植后微小病毒 B19 感染导致纯红细胞再生障碍性贫血八例[J].中华器官移植杂志,2013,34(4):231-234.

10. 陈栋,魏来,蒋继贫,等.微小病毒 B19 感染致肾移植后纯红细胞再生障碍性贫血诊疗分析 5 例[J].中华器官移植杂志,2015,36(9):520-522.

11. 陈慰峰.免疫学[M].3 版.北京:人民卫生出版社,2000.

12. 陈跃,许戈良.肝肿瘤与肝移植[J].中华器官移植杂志,2007,28(4):253-255.

13. 董昌斌,朱有华,周梅生,等.肾移植术后并发恶性肿瘤的临床分析[J].临床泌尿外科杂志,2004,19(2):67-68.

14. Danovitch G M.肾移植手册[M].张小东,译.4 版.北京:人民卫生出版社,2006.

15. 孙燕.内科肿瘤学[M].北京:人民卫生出版社,2001.

16. 郭华,梁廷波,王伟林,等.成人肝移植后淋巴组织增生性疾病二例[J].中华外科杂志,2006,44(21):1467-1468.

17. 胡小鹏,马麟麟,张小东,等.肾移植术后恶性肿瘤的临床分析[J].临床外科杂志,2006,14(8):504-505.

18. 胡小鹏,马麟麟,王勇,等.肾移植后发生尿路上皮肿瘤的患者转换西罗莫司治疗的临床观察[J].中华器官移植杂志,2008,29(10):620-622.

19. 胡小朋,马麟麟,张小东,等.肾移植术后并发尿路上皮肿瘤的临床分析[J].中华泌尿外科杂志,2006,27(7):493-495.

20. 彭明强,杨志豪,方自林.国内公开报道的肾移植后并发恶性肿瘤病例的总结分析[J].中华器官移植杂志,2005,26(5):269-271.

21. 田野,肖荆,杜林栋,等.肾移植术后并发泌尿系统恶性肿瘤 44 例临床分析[J].中华器官移植杂志,2007,28(7):417-419.

22. 朱志军,李林,张雅敏,等.肝移植术后新发恶性肿瘤的诊治[J].中华肿瘤杂志,2007,29(3):237-238.

23. 杜敦峰,陈孝平,陈知水,等.实体器官移植术后新生恶性肿瘤 23 例的临床分析[J].中华器官移植杂志,2009,30(8):487-489.

24. 陈灏珠.实用心脏病学[M].5 版.上海:上海科学技术出版社,2016.

25. 吴自余,侯建全,陈卫国,等.肾移植术后糖尿病诱发因素分析[J].南通大学学报(医学版),2008,28(3):199-200.

26. 高鹏骥,王东,朱继业,等.肝移植围术期糖尿病防治的初步研究[J].中华普通外科杂志,2006,21(11):783-787.

27. 郑克立.临床肾移植学[M].北京:科学技术文献出版社,2006.

28. 严律南.现代肝脏移植学[M].北京:人民军医出版社,2004.

29. 黄洁夫.中国肝脏移植[M].北京:人民卫生出版社,2008.

30. 丁嘉安,姜格宁.肺移植[M].上海:上海科学技术出版社,2008.

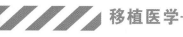
31. 朱继业.肝移植术后神经精神系统并发症[J].中华肝胆外科杂志,2006,12(4):223-224.

32. 陈光,黄维惠.肝移植术后神经系统并发症[J].国外医学(神经病学神经外科分册),2002,29(1):57-59.

33. Marty F M,Rubin R H. The prevention of infection post-transplant:the role of prophylaxis,preemptive and empiric therapy[J]. Transpl Int,2006,19(1):2-11.

34. Singh N. Antiviral drugs for cytomegalovirus in transplant recipients:advantages of preemptive therapy[J]. Rev Med Virol,2006,16 (5):281-287.

35. Gerna G,Lilleri D. Monitoring transplant patients for human cytomegalovirus:diagnostic update[J]. Herpes,2006,13(1):4-11.

36. Fishman J A. Infection in organ transplantation[J]. Am J Transplant,2017,17(4):856-879.

37. Matsuo K,Sekido H,Morioka D,et al. Surveillance of perioperative infections after adult living donor liver transplantation[J]. Transplant proc,2004,36(8):2299-2301.

38. Schneider C R,Buell J F,Gearhart M,et al. Methicillin-resistant Staphylococcus aureus infection in liver transplantation:a matched controlled study[J]. Transplant Proc,2005,37 (2):1243-1244.

39. Robilotti E,Deresinski S. Carbapenemase-producing Klebsiella pneumonia[J]. F1000Prime Rep,2014,6:80.

40. Grim S A,Clark N M. Management of Infectious complications in solid-organ transplant recipients[J]. Clin Pharmacol Ther,2011,90(2):333-342.

41. Camargo J F,Simkins J,Beduschi T,et al. Successful Treatment of Carbapenemase-Producing Pandrug-Resistant Klebsiella Pneumonia Bacteremia[J]. Antimicrob Agents Chemother,2015,59(10):5903-5908.

42. Hodson E M,Jones C A,Webster A C,et al. Antiviral medications to prevent cytomegalovirus disease and early death in recipients of solid-organ transplants:a systematic review of randomised controlled trials[J]. Lancet,2005,365(9477):2105-2115.

43. Ljungman P,Griffiths P,Paya C. Definitions of cytomegalovirus infection and disease in transplant recipients[J]. Clin Infect Dis,2002,34(8):1094-1097.

44. Hoppe L,Marroni C A,Bressane R,et al. Risk factors associated with cytomegalovirus infection in orthotopic liver transplant patients[J]. Transplant Proc,2006,38(6):1922-1923.

45. Hernando S,Folgueira L,Lumbreras C,et al. Comparison of cytomegalovirus viral load measure by real-time PCR with pp65 antigenemia for the diagnosis of cytomegalovirus disease in solid organ transplant patients[J]. Transplant Proc,2005,37(9):4094-4096.

46. Singh N. Antiviral drugs for cytomegalovirus in transplant recipients:advantages of preemptive therapy[J]. Rev Med Virol,2006,16 (5):281-287.

47. Ahmed Z,Marshall M B,Kucharczuk J C,et al. Lung cancer in transplant recipients:a single-institution experience[J]. Arch Surg,2004,139(8):902-906.

48. Campistol J M,Albanell J,Arns W,et al. Use of proliferation signal inhibitors in the management of posttransplant malignancies-clinical guidance[J]. Nephrol Dial Transplant,2007,22(Suppl 1):36-41.

49. Campos B D,Botha J F. Transplantation for hepatocellular carcinoma and cholangiocarcinoma[J]. J Natl Compr Canc Netw,2009,7(4):409-417.

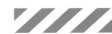

50. Collins J, Kazerooni E A, Lacomis J, et al. Bronchogenic carcinoma after lung transplantation: frequency, clinical characteristics, and imaging findings[J]. Radiology, 2002, 224(1):131-138.

51. Crespo-Leiro M G, Alonso-Pulpón L, Vázquez de Prada J A, et al. Malignancy after heart transplantation: incidence, prognosis and risk factors[J]. Am J Transplant, 2008, 8(5): 1031-1039.

52. Gaumann A, Schlitt H J, Geissler E K. Immunosuppression and tumor development in organ transplant recipients: the emerging dualistic role of rapamycin[J]. Transplant Int, 2008, 21(3):207-217.

53. Kasiske B L, Vazquez M A, Harmon W E, et al. Recommendations for the outpatient surveillance of renal transplant recipients[J]. American Society of Transplantation, 2000, 11(Suppl 15):S1-S86.

54. Fisher R A, Kulik L M, Freise C E, et al. Hepatocellular carcinoma recurrence and death following living and deceased donor liver transplantation[J]. Am J Transplan, 2007, 7(6): 1601-1608.

55. Lipshutz G S, Mihara N, Wong R, et al. Death from metastatic donor-derived ovarian cancer in a male kidney transplant recipient[J]. Am J Transplant, 2009, 9(2):428-432.

56. Lo C M, Fan S T, Liu C L, et al. Living donor versus deceased donor liver transplantation for early irresectable hepatocellular carcinoma[J]. Br J Surg, 2007, 94(1):78-86.

57. Miao Y, Everly J J, Gross T G, et al. De novo cancers arising in organ transplant recipients are associated with adverse outcomes compared with the general population [J]. Transplantation, 2009, 87(9):1347-1359.

58. Monaco A P. The Role of mTOR inhibitors in the management of posttransplant malignancy[J]. Transplantation, 2009, 87(2):157-163.

59. Qin J M, Takada Y, Uemoto S, et al. Present status and recent advances in living donor liver transplantation for malignant hepatic tumors[J]. Hepatobiliary Pancreat Dis Int, 2008, 7(2):126-134.

60. Serraino D, Piselli P, Angeletti C, et al. Risk of Kaposi's sarcoma and of other cancers in Italian renal transplant patients[J]. Br J Cancer, 2005, 92(3):572-575.

61. Stallone G, Schena A, Infante B, et al. Sirolimus for Kaposi's sarcoma in renal-transplant recipients[J]. N Engl J Med, 2005, 352(13):1317-1323.

62. Vasudev B, Hariharan S. Canser after renal transplantation [J]. Curr Opin Nephrol Hypertens, 2007, 16(6):523-528.

63. Villeneuve P J, Schaubel D E, Fenton S S, et al. cancer incidence among canadian kidney transplant recipients[J]. Am J Transplant, 2007, 7(4):941-948.

64. Ojo A O. Cardiovascular complications after renal transplantation and their prevention[J]. Transpantation, 2006, 82(5):603-611

65. Guckelberger O, Mutzke F, Glanemann M, et al. Validation of cardiovascular risk scores in a liver transplant population[J]. Liver Transpl, 2006, 12(3):394-401.

66. Mells G, Neuberger J. Reducing the risks of cardiovascular disease in liver allograft recipients[J]. Transplantation, 2007, 83(9):1141-1150.

67. Silverborn M, Jeppsson A, Mårtensson G, et al. New onset cardiovascular risk factors in lung transplant recipients[J]. J Heart Lung Transplant, 2005, 4(10):1536-1543.

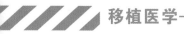
68. Hillebrand U,Suwelack BM,Loley K,et al. Blood pressure,antihypentension treatment, and graft survival in kidney transplant patients[J]. Transpl Int,2009,22(11):1073-1080.

69. Vanrenterghem Y F,Claes K,Montagnino G,et al. Risk factor for cardiovascular events after successful renal transplantation[J]. Transplantation,2008,85(2):209-216.

70. Gill J S. Cardiovascular disease in transplant recipients:current and future treatment strategies[J]. Clin J Am Soc Nephrol,2008,3(Suppl 2):S29-S37.

71. Uretsky B F,Murali S,Reddy P S,et al. Development of coronary artery disease in cardiac transplant patients receiving immunosuppressive therapy with cyclosporine and prednisone. Circulation,1987,76(4):827-834.

72. Gao S Z,Alderman E L,Schroeder J S,et al. Accelerated coronary vascular disease in the heart transplant patient:coronary arteriographic findings[J]. J Am Coll Cardiol,1988,12 (2):334-340.

73. Hruban R H,Beschorner W E,Baumgartner W A,et al. Accelerated arteriosclerosis in heart transplant recipients is associated with a T-lymphocyte-mediated endothelialitis[J]. Am J Pathol,1990,137(4):871-882.

74. Young-Ramsaran J O,Hruban R H,Hutchins G M,et al. Ultrastructural evidence of cell-mediated endothelial cell injury in cardiac transplant-related accelerated arteriosclerosis [J]. Ultrastruct Pathol,1993,17(2):125-136.

75. Hancook W W,Buelow R,Sayegh M H,et al. Antibody-induced transplant arteriosclerosis is prevented by graft expression of anti-oxidant and anti-apoptotic genes[J]. Nat Med, 1998,4(12):1392-1396.

76. Barry W H. Mechanisms of immune-mediated myocyte injury[J]. Circulation,1994,89(5): 2421-2432.

77. Libby P,Zhao D X. Allograft arteriosclerosis and immune-driven angiogenesis [J]. Circulation,2003,107(9):1237-1239.

78. Duquesnoy R J,Demetris A J. Immunopathology of Cardiac transplant rejection[J]. Curr Opin cardiol,1995,10(2):193-206.

79. Everett J P,Hersberger R E,Norman D J,et al. Prolonged cytomegalovirus infection with viremia is associated with development of cardiac allograft vasculopathy[J]. J Heart Lung Transplant,1992,11(3 Pt 2):S133-S137.

80. Carlos T,Gordon D,Fishbien D,et al. Vascular adhesion molecule-1 is induced on endothelium during acute rejection in human cardiac allografts [J]. J Heart Lung Transplant,1992,11(6):1103-1109.

81. Alonso D R,Strek P K,Minick C R. Studies in the pathogenesis of atherosclerosis induced in rabbit cardiac allografts by the synergy of graft rejection and hypercholesterolemia[J]. Am J Pathol,1977,87(2):415-442.

82. Billingham M E. The pathologic changes in long-term heart and lung transplant survivors [J]. J Heart Lung Transplant,1992,11(4 Pt 2):S252-S257.

83. Vebtura H O,Muhanmmed K. Historical perspectives on cardiac transplantation:the past as prologue to challenges for the 21st century[J]. Curr Opin Cardiol,2001,16(2):118-123.

84. Andreini D,Ponotone G,Bartorelli A L,et al. Comparison of feasibility and diagnostic accuracy of 64-slice multidetector computed tomographic coronary angiography versus

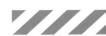

invasive coronary angiography versus intravascular ultrasound for evaluation of in-stent restenosis[J]. Am J Cardiol,2009,103(10):1349-1358.

85. Berardinelli L,Raiteri M,Beretta C,et al. What has changed in more than 40 years of activity and 3000 kidney transplants at Policlinico University Hospital,Milan[J]. Clin Transpl,2011:99-110.

86. Wiesner R H. A long-term comparison of tacrolimus (FK506)versus cyclosporine in liver transplantation:a report of the United States FK506 Study Group[J]. Transplantation, 1998,66(4):493-499.

87. Lempinen M,Halme L,Sarkio S,et al. CMV findings in the gastrointestinal tract in kidney transplantation patients,patients with end-stage kidney disease and immunocompetent patients[J]. Nephrol Dial Transplant,2009,24(11):3533-3539.

88. Benoit G,Moukarzel M,Verdelli G,et al. Gastrointestinal complications in renal transplantation[J]. Transpl Int,1993,6(1):45-49.

89. Ponticelli C,Passerini P. Gastrointestinal complications in renal transplant recipients[J]. Transpl Int,2005,18(6):643-650.

90. Davies NM,Grinyó J,Heading R,et al. Gastrointestinal side effects of mycophenolic acid in renal transplant patients:a reappraisal[J]. Nephrol Dial Transplant,2007,22(9):2440-2448.

91. Ortega F,Sánchez-Fructuoso A,Cruzado J M,et al. MYVIDA Study Group. Gastrointestinal quality of life improvement of renal transplant recipients converted from mycophenolate mofetil to enteric-coated mycophenolate sodium drugs or agents: mycophenolate mofetil and enteric-coated mycophenolate sodium[J]. Transplantation, 2011,92(4):426-432.

92. Kanter J,Pallardó L,Gavela E,et al. Cytomegalovirus infection renal transplant recipients: risk factors and outcome[J]. Transplant Proc,2009,41(6):2156-2158.

93. Campise M,Tarantino A,Berardinelli L,et al. Living-donor kidney transplantation in the cyclosporine era[J]. G Ital Nefrol,2002,19(1):49-54.

94. Kuypers D R,Evenepoel P,Maes B D,et al. Role of immunosuppressive drugs in the development of tissue-invasive cytomegalovirus infection in renal transplant recipients[J]. Transplant Proc,2002,34(4):1164-1170.

95. Helanterä I,Schachtner T,Hinrichs C,et al. Current characteristics and outcome of cytomegalovirus infections after kidney transplantation[J]. Transpl Infect Dis,2014,16 (4):568-577.

96. Kaplan B,Meier-Kriesche H U,Jacobs MG,et al. Prevalence of cytomegalovirus in the gastrointestinal tract of renal transplant recipients with persistent abdominal pain[J]. Am J Kidney Dis,1999,34(1):65-68.

97. Gavaldà J,de Otero J,Murio E,et al. Two grams daily of oral acyclovir reduces the incidence of cytomegalovirus disease in CMV-seropositive liver transplant recipients[J]. Transpl Int,1997;10(6):462-465.

98. Kliem V,Fricke L,Wollbrink T,et al. Improvement in long-term renal graft survival due to CMV prophylaxis with oral ganciclovir:results of a randomized clinical trial[J]. Am J Transplant,2008,8(5):975-983.

99. Lowance D,Neumayer H H,Legendre C M,et al. Valacyclovir for the prevention of

cytomegalovirus disease after renal transplantation. International Valacyclovir Cytomegalovirus Prophylaxis Transplantation Study Group[J]. N Engl J Med,1999,340 (19):1462-1470.

100. Ekberg H,Bernasconi C,Nöldeke J,et al. Cyclosporine,tacrolimus and sirolimus retain their distinct toxicity profiles despite low doses in the Symphony study[J]. Nephrol Dial Transplant,2010,25(6):2004-2010.

101. Liapis G,Boletis J,Skalioti C,et al. Histological spectrum of mycophenolate mofetil-related colitis:association with apoptosis[J]. Histopathology,2013,63(5):649-658.

102. Ferraresso M,Berardinelli L. Nosocomial infection in kidney transplant recipients:a retrospective analysis of a single-center experience[J]. Transplant Proc,2005,37(6): 2495-2496.

103. Aulagnon F,Scemla A,DeWolf S,et al. Diarrhea after kidney transplantation:a new look at a frequent symptom[J]. Transplantation,2014,98(8):806-816.

104. West M,Pirenne J,Chavers B,et al. Clostridium difficile colitis after kidney and kidney-pancreas transplantation[J]. Clin Transplant,1999,13(4):318-323.

105. Didier E S,Weiss L M. Microsporidiosis:not just in AIDS patients[J]. Curr Opin Infect Dis,2011,24(5):490-495.

106. Abanyie F A,Gray E B,Delli Carpini K W,et al. Donor-derived Strongyloides stercoralis infection in solid organ transplant recipients in the United States,2009-2013[J]. Am J Transplant,2015,15(5):1369-1375.

107. Roseman D A,Kabbani D,Kwah J,et al. Strongyloides stercoralis transmission by kidney transplantation in two recipients from a common donor[J]. Am J Transplant,2013,13 (9):2483-2486.

108. Logan A J,Morris-Stiff G J,Bowrey D J,et al. Upper gastrointestinal complications after renal transplantation:a 3-yr sequential study[J]. Clin Transplant,2002,16(3):163-167.

109. Steger A C,Timoney A S,Griffen S,et al. The influence of immunosuppression on peptic ulceration following renal transplantation and the role of endoscopy[J]. Nephrol Dial Transplant,1990,5(4):289-292.

110. Chen K J,Chen C H,Cheng C H,et al. Risk factors for peptic ulcer disease in renal transplant patients—11 years of experience from a single center[J]. Clin Nephrol,2004, 62(1):14-20.

111. Khameneh Z R,Sepehrvand N,Hatami S,et al. The seroprevalence of Helicobacter pylori infection in renal transplant recipients[J]. Transplant Proc,2011,43(10):3720-3722.

112. Fujiwara T,Hamazaki K,Ikeda Y,et al. Helicobacter pylori infection in renal transplant recipients[J]. Transplant Proc,2000,32(7):1976-1978.

113. Patel R,Paya C V. Infections in solid-organ transplant recipients[J]. Clin Microbiol Rev, 1997,10(1):86-124.

114. Tranaeus A,Heimbürger O,Granqvist S. Diverticular disease of the colon:a risk factor for peritonitis in continuous peritoneal dialysis[J]. Nephrol Dial Transplant,1990,5(2): 141-147.

115. Scotti A,Santangelo M,Federico S,et al. Complicated diverticulitis in kidney transplanted patients:analysis of 717 cases[J]. Transplant Proc,2014,46(7):2247-2250.

116. Andreoni K A,Pelletier R P,Elkhammas E A,et al. Increased incidence of

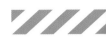

gastrointestinal surgical complications in renal transplant recipients with polycystic kidney disease[J]. Transplantation,1999,67(2):262-266.

117. McCune T R,Nylander W A,Van Buren D H,et al. Colonic screening prior to renal transplantation and its impact on post-transplant colonic complications [J]. Clin Transplant,1992,6(2):91-96.

118. Coccolini F,Catena F,Di Saverio S,et al. Colonic perforation after renal transplantation: risk factor analysis[J]. Transplant Proc,2009,41(4):1189-1190.

119. Bardaxoglou E,Maddern G,Ruso L,et al. Gastrointestinal surgical emergencies following kidney transplantation[J]. Transpl Int,1993,6(3):148-152.

120. Stelzner M,Vlahakos DV,Milford EL,et al. Colonic perforations after renal transplantation[J]. J Am Coll Surg,1997,184(1):63-69.

121. Catena F,Ansaloni L,Gazzotti F,et al. Gastrointestinal perforations following kidney transplantation[J]. Transplant Proc,2008,40(6):1895-1896.

122. Barnajian M,Gioia W,Iordache F,et al. Mucormycosisinduced colon perforation after renal transplantation[J]. Surg Infect (Larchmt),2014,15(5):665-666.

123. Gupta D,Sakorafas G H,McGregor C G,et al. Management of biliary tract disease in heart and lung transplant patients[J]. Surgery,2000,128(4):641-649.

124. van Petersen A S,van der Pijl HW,Ringers J,et al. Gallstone formation after pancreas and/or kidney transplantation:an analysis of risk factors[J]. Clin Transplant,2007,21(5):651-658.

125. Sarkio S,Salmela K,Kyllönen L,et al. Complications of gallstone disease in kidney transplantation patients[J]. Nephrol Dial Transplant,2007,22(3):886-890.

126. Krokos N V,Karavias D,Tzakis A,et al. Acute pancreatitis after liver transplantation: incidence and contributing factors[J]. Transpl Int,1995,8(1):1-7.

127. Mejia J,Sucandy I,Steel J,et al. Indications and outcomes of pancreatic surgery after liver transplantation[J]. Clin Transplant,2014,28(3):330-336.

128. Reischig T,Bouda M,Opatrny K,et al. Management of acute necrotizing pancreatitis after renal transplantation[J]. Transplant Proc,2001,33(1-2):2020-2023.

129. Herline A J,Pinson C W,Wright J K,et al. Acute pancreatitis after cardiac transplantation and other cardiac procedures:case-control analysis in 24,631 patients[J]. Am Surg,1999,65(9):819-826.

130. Eland I A,van Puijenbroek EP,Sturkenboom MJ,et al. Drug-associated acute pancreatitis:twenty-one years of spontaneous reporting in The Netherlands[J]. Am J Gastroenterol,1999,94(9):2417-2422.

131. Montori V M,Basu A,Erwin PJ,et al. Posttransplantation diabetes:a systematic review of the literature[J]. Diabetes Care,2002,25 (3):583-592.

132. Kasiske B L,Snyder J J,Gilbertson D,et al. Diabetes mellitus after kidney transplantation in the United States[J]. Am J Transplant,2003,3(2):178-185.

133. Shah T,Kasravi A,Huang E,et al. Risk factors for development of new-onset diabetes mellitus after kidney transplantation[J]. Transplantation,2006,82(12):1673-1676.

134. Heisel O,Heisel R,Balshaw R,et al. New onset diabetes mellitus in patients receiving calcineurin inhibitors:a systematic review and meta-analysis[J]. Am J Transplant,2004,4(4):583-595.

135. Trulock E P, Christie J D, Edward L B, et al. Registry of the International Society for Heart and Lung Transplantation: twenty-fourth official adult lung and heart-lung transplantation report—2007[J]. J Heart Lung Transplant, 2007, 26(8): 782-795.

136. Roth D, Milgrom M, Esquenazi V, et al. Posttransplant hyperglycemia Increased incidence in cyclosporine-treated renal allograft recipients[J]. Transplantation, 1989, 47(2): 278-281.

137. Miles AMV, Sumrani N, Horowitz R, et al. Diabetes mellitus after renal transplantation: as deleterious as non-transplant-associated diabetes? [J]. Transplantation, 1998, 65(3): 380-384.

138. Lentine K L, Brennan D C, Schnitzler M A. Incidence and predictors of myocardial infarction after kidney transplantation[J]. J Am Soc Nephrol, 2005, 16(2): 496-506.

139. Cosio F G, Kudva Y, van der Velde M, et al. New onset hyperglycemia and diabetes are associated with increased cardiovascular risk after kidney transplantation[J]. Kidney Int, 2005, 67(6): 2415-2421.

140. Baid S, Cosimi A B, Farrell M L, et al. Post-transplant diabetes mellitus in liver transplant recipients: risk factors, temporal relationship with hepatitis C virus, allograft hepatitis, and impact on mortality[J]. Transplantation, 2001, 72(6): 1066-1072.

141. Valentine H, Rickenbacker P, Kemna M, et al. Metabolic abnormalities characteristic of dysmetabolic syndrome predict the development of transplant coronary artery disease: prospective study[J]. Circulation, 2001, 103(17): 2144-2152.

142. Wilkinson A, Davidson J, Dotta F, et al. Guidelines for the treatment and management of new-onset diabetes after transplantation[J]. Clin Transplant, 2005, 19(3): 291-298.

143. First M R, Gerber D A, Hariharan S, et al. Posttransplant diabetes mellitus in kidney allograft recipients: incidence, risk factors, and management[J]. Transplantation, 2002, 73(3): 379-386.

144. Marchetti P. New-onset diabetes after liver transplantation: from pathogenesis to management[J]. Liver Transpl, 2005, 11(6): 612-620.

145. Rydén L, Standl E, Bartnik M, et al. Guidelines on diabetes, pre-diabetes, and cardiovascular diseases: executive summary. The Task Force on Diabetes and Cardiovascular Diseases of the European Society of Cardiology(ESC)and of the European Association for the Study of Diabetes(EASD)[J]. Eur Heart J, 2007, 28(1): 88-136.

146. Stratton I M, Adler A I, Neil H A, et al. Association of glycaemia with macrovascular and microvascular complications of type 2 diabetes(UKPDS 35): prospective observational study[J]. BMJ, 2000, 321(7258): 405-412.

147. Bloom R D, Crutchlow M F. Transplant-associated hyperglycemia[J]. Transplant Rev (Orlando), 2008, 22(1): 39-51.

148. Bloom R D, Crutchlow M F. New-onset diabetes mellitus in the kidney recipient: diagnosis and management strategies[J]. Clin J Am Soc Nephrol. 2008, 3(Suppl 2): S38-S48.

149. Goetzmann L, Klaghofer R, Wagner-Huber R, et al. Psychosocial vulnerability predicts psychosocial outcome after an organ transplant: results of a prospective study with lung, liver, and bone-marrow patients[J]. J Psychosom Res, 2007, 62(1): 93-100.

150. Benedetti E, Asolati M, Dunn T, et al. Kidney transplantation in recipients with mental

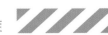

retardation:clinical results in a single-center experience[J]. Am Kidney Dis,1998,31(3):
509-512.

151. Abbott K C,Agodoa L Y,O'Malley P G. Hospitalized psychoses after renal transplantation in the United States:incidence,risk factors,and prognosis[J]. J Am Soc Nephrol,2003,14(6):1628-1635.

152. Crone C C,Wise T N. Psychiatric aspects of transplantation,Ⅲ:Postoperative issues[J]. Crit Care Nurse,1999,19(4):28-38.

153. Stein D P,Lederman R J,Vogt D P,et al. Neurological complications following liver transplantation[J]. Ann Neurol,1992,31(6):644-649.

154. Trzepacz P T,Levenson J L,Tringali R A. Psychopharmacology and neuropsychiatric symptoms in organ transplantation[J]. Gen Hosp Psychiatry,1991,13(4):233-245.

155. Rompianesi G,Montalti R,Cautero N,et al. Neurological complications after liver transplantation as a consequence of immunosuppression:univariate and multivariate analysis of risk factors[J]. Transpl Int,2015,28(7):864-869.

第二十九章
移植后随访

移植手术的成功对移植后长期存活而言只是万里长征第一步,术后随访的重要性不言而喻。与其他通常的外科手术不同,器官移植手术的目的不是"切除性",而是"安装性",让新添加的异体器官能长久地拥有正常功能和使移植受者能长久地保持健康存活方为移植的终极目标。要接近这一理想目标,必须从多方面努力。除了在移植前选择 HLA 相容性较好的供受者配型和严格筛选质量合格的供器官以外,在移植后制订精细化、个体化的免疫抑制方案以及积极防治排斥反应、感染、原发病复发、心脑血管意外和肿瘤等并发症,显得尤为重要。这是由移植受者需在术后终生服用免疫抑制剂和由此造成的免疫力低下状态所决定的。这些防治离不开病人出院后认真规律的随访和接诊医生对其细致、耐心的宣教与管理。随访工作虽然烦琐,但移植医生应高度重视。

一、随访的模式和频率

承担随访任务的医生可以是外科医生,也可以是专职的移植内科医生。目前在我国的多数移植医院,移植后随访都由负责手术的移植外科医生进行。这种模式的优点在于病人的信任度和配合度高,医生对病史、手术等信息把握全面,随访起来较为轻松、有效;缺点在于外科医生的内科经验比较有限,对心脑血管系统、内分泌系统、骨代谢等异常的处理并不擅长,必要时仍需依赖相关内科医生的协助。此外,外科医生常因手术任务繁重而体力、时间受到限制,随访风格多为简单快速,不如内科医生的细致和深入,因而在问诊和调整用药上可能会遗漏一些隐秘的异常,错过一些早期征象。在发达国家,由专职的移植内科医生承担移植后随访工作较外科医生更为多见,这可能也是在国外能开展移植后临床研究较深入、较完善的一个潜在原因。笔者认为,如果有条件的话,由外科医生交接给专职移植内科医生负责移植后随访,不失为提高移植受者长期存活的一个潜在途径。

随访门诊来访的术后病人可能不仅包括本院完成的移植病例,而且也包括在外院接受手术的本地病人或区域病人。门诊医生在接待外院手术的移植病人时,由于缺乏配型资料和对供器官的质量、手术信息不知情等,在判断病人病情和把握"艺术化"用药上会有所困难。应建议受者术后尽可能在其接受移植的医院坚持随访,以保证随访的效果和质量。如果确实因地域遥远而随访困难,也应建议受者在术后 3~6 个月内尽量由手术医院实施随访,之后固定在就近的某家移植医院完成定期随访。

随访的模式包括传统的门诊随访和依赖现代通信的网络随访。门诊随访的优点在于面对面的沟通比网络沟通更为充分、高效,望闻问切的诊疗方式比单纯的病人讲述和提呈化验结果更有利于医生发现和处理问题;缺点是难以应对门诊时间以外的病人突发状况,而且也存在病人和家属定期往来医院的交通、住宿和务工等问题。网络随访,包括电话、短信、微信和 App 随访等,优点是大大方便了病人,并能对某些急诊或意外情况在第一时间给出指导;缺点是脱离了

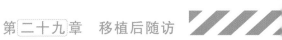

面对面的望闻问切,网络另一端的医生在做出判断时难免有所纰漏或偏差,并且由于不同医院间检验科的化验方法和参考范围不尽相同,使随访医生在阅读外院的化验结果时难以对一些重要的变化(如免疫抑制剂的血药浓度)进行准确判读。此外,网络随访因为不受门诊时间的限制,在给受者带来便捷和安全感的同时,难免对随访医生的个人生活和休息造成一定的影响,故而在现阶段医疗人力资源较为有限的背影下,网络随访尚不被多数移植医生所接受,也不适合在移植受者中全面推广。

理想的随访模式应该是门诊结合网络,外科结合内科,传统手段结合现代科技,移植医院结合当地急诊,并通过一个综合体系有机地联系在一起的模式。在这种模式下,随时能从系统中调阅到每位受者从术后到当前的每次检验结果和病史信息;对病人而言,除了预约的定期随访时间,也能在特殊情况下及时接受专业指导,如通过 24 小时人工智能的热线电话或服务终端等方式接受专业指导等。另外,当地急诊医生在接诊不熟悉的移植病人时,也应能通过系统快速学习和了解相关的注意事项,以顺利处理当地移植病人的急诊状况。

随访的频率应根据术后时间长短和病情变化及 CNI 血药浓度的稳定情况而定。一般而言,从出院到术后 2～3 个月,建议每周随访 1 次;4～6 个月每 2～3 周随访 1 次;半年至 1 年每 3～4 周随访 1 次。1 年之后,随访间隔可以逐渐拉长到每 1～2 个月进行 1 次,5～10 年以及存活更久的病人应至少保证每个季度随访 1 次。对病情出现新变化的受者和 CNI 血药浓度不明原因产生较大波动而调整剂量的受者,应提前进行下一次随访。

二、随访的内容

随访的内容包括随访医生问诊病人的一般状况、体重、尿量、体温、血压、有无腹泻等,查看当天的化验结果(血常规、尿常规、肝肾功能、血糖、抗排斥药物浓度等),并根据抗排斥药物的治疗窗和有无异常情况对移植受者的用药和生活给出指导和建议。除了进行上述常规化验之外,CMV、BKV、EBV、HBV 等病毒核酸检测和 HLA 抗体监测对部分受者而言也是重要的随访项目。其余项目如 24 小时尿蛋白定量、随机尿的白蛋白/肌酐比值、尿位相镜检、移植物彩超、移植物穿刺病理活检等特殊内容由随访医生根据受者的病情需要给予申请。

由于移植的优势不仅在于改善受者存活,还在于显著提高病人生活质量,因此随访的内容也应包括对移植受者在饮食、锻炼、生活方式和婚育问题上的宣教和指导。

饮食方面可以建议受者不必再像移植前那样忌讳豆类、菌类等食品,饮茶和少量饮酒也可以接受,但要注意生冷、海鲜和油腻食物容易引起腹泻,酸味水果多会提升他克莫司的血药浓度,未加工的冬虫夏草和人参可能增强免疫力而引发排斥反应,应尽量避免。此外,也建议避免中草药(尤其是马兜铃酸,如龙胆泻肝丸等)和各类保健品,以免潜在的毒性和对抗、排斥药物浓度而造成影响。

应积极提倡适度锻炼。通常情况下,成功的器官移植手术病人 1 个月后即可以开始轻度体育锻炼,但要循序渐进,不可急于求成。适宜术后早期的锻炼项目应节奏舒缓,包括散步、打太极拳等。随着时间延长,移植 1 年后病人可以进行快步走、慢跑、登山、游泳、瑜伽等活动,也可适当参加羽毛球和乒乓球运动,但应避免足球和篮球等可能导致撞击的激烈运动。肾移植受者不宜过长时间骑行,避免对移植肾区的挤压。移植受者的锻炼应张弛有度,从每周 1～2 次逐渐增加到每周 3～5 次,但每次锻炼不应超过 40 分钟,每天不超过 2 次。可以选择在一天当中温度最适宜的时间段,如夏日清晨、黄昏和冬日午后,以防止感冒受凉。感冒期间应避免锻炼。运动后稍微出汗即可,第 2 天不应觉得疲乏,否则应减少运动强度。另外,过度的体育锻炼可能导致肾移植受者出现微量蛋白尿和血肌酐轻度上升情况,若在复查中出现类似表现,则应适当减轻锻炼强度。患有糖尿病的受者,运动时要携带饼干或糖果,避免发生运动性低血糖。

生活方式上除了教育受者要"三餐有节、娱乐有度"外,应建议受者作息规律,戒烟、不熬夜,避免近距离种花养草和饲养家畜,流感季节应减少外出和在人群密集的场所逗留,以防止病原体感染。

婚育方面,男性受者不必因准备生育而调整抗排斥用药,但是受孕时机建议选择在移植 2 年之后,因为有研究显示此时精子的活动力和正常形态均较移植术后 2 年之内明显好转。对于原发病确诊为遗传性肾炎即 Alport 综合征的男性肾移植受者,建议其与正常女性婚配前进行遗传咨询,婚配后进行产前基因诊断,通过对胎儿是否患病的准确预测,可帮助其选择正常健康胎儿,以优生优育。女性移植受者的妊娠和生育风险较男性更大,生育的条件包括移植超过 2 年、肝肾功能正常、无排斥反应发生病史、无蛋白尿、血压正常、年龄在 35 周岁以下、无高血糖,并且必须停用 MMF,并以硫唑嘌呤(<50 mg/d)替代至少 6 周后,才可考虑受孕。一旦受孕成功后,应联系有经验的妇产科专家随访指导,同时注意随着妊娠周数的增加和受者体重的增加,CNI 类抗排斥药物的剂量也需随之增加,以保证其血药浓度仍处于治疗窗之内。泼尼松剂量维持在 10 mg/d 较为合适,其剂量超过 20 mg/d 时,可能有引起某些偶发的出生缺陷的风险。如果孕期出现血压升高需要药物控制时,应注意妊娠期禁止服用 ACEI 和 ARB 类药物,可选择拉贝洛尔或尼卡地平,但应注意尼卡地平与 CNI 药物间存在显著的相互作用。与尼卡地平合用时,CsA 浓度可提高 25%~50%,TAC 浓度可提高约 50%,应提前预估 CNI 剂量和密切监测血药浓度的变化。

三、随访的注意事项

1. 免疫抑制剂与其他药物间的相互作用 肾移植后的各类并发症用药不可避免,如高血压、糖尿病、骨质疏松、抑郁、机会性感染等,这些并发症的用药可能对免疫抑制剂产生相互作用。由于免疫抑制剂治疗窗窄,且药动学和药效学因 P-糖蛋白和细胞色素 P450 酶的基因多态性在个体内和个体间差异较大,为了安全、有效地使用免疫抑制剂,必须了解和重视其与其他药物的相互作用。有益的相互作用可能增加疗效,减少免疫抑制剂用量和药费,是人们所期望的。有害的相互作用可能导致不良反应发生率增加或程度加重或抗排斥效应不足,是值得随访医生重点关注和应力求避免的。

腹泻或大便次数增多也会影响 TAC 的血药浓度。与以往认为的腹泻导致浓度下降不同,笔者在随访中发现腹泻病人的 TAC 浓度普遍升高,分析可能与肠蠕动增加引起的药物吸收增多以及肠黏膜上皮细胞受损导致的 P-糖蛋白和 CYP3A 酶活性下降,导致 TAC 的代谢减少有关。应告诫受者在家常备易蒙停等止泻药物,一旦出现腹泻可及时服用,以避免 TAC 血药浓度高于治疗窗。此外,据笔者随访观察,多数酸味水果会不同程度地提高 TAC 血药浓度,如柠檬、李子、橘子、葡萄、草莓等,这可能与酸味水果影响了胃内 pH,使药物吸收增加有关。其他值得注意的是,可通过抑制 CYP3A4 酶的活性而提高 CNI 浓度的中药成分(包括五味子甲素、盐酸小檗碱、复方甘草酸苷等)。

他汀类药物是器官移植受者最常用的降脂药,通过竞争性抑制羟甲基戊二酰辅酶 A(HMG-CoA)还原酶而减少细胞内胆固醇的合成,从而反馈性刺激细胞膜表面(主要为肝细胞)低密度脂蛋白受体数量和使其活性增加,使血清胆固醇清除增加、水平降低。研究表明,CsA 可以增加他汀类药物的暴露量,使横纹肌溶解的并发率增加。在口服 CsA 时,合用任何一种他汀类降脂药都应减量,以防止严重的横纹肌溶解的副作用发生。对于使用 TAC 的受者,可联用瑞苏伐他汀(商品名:可定)、阿托伐他汀(商品名:立普妥)、氟伐他汀(商品名:来适可)、普伐他汀(商品名:美百乐镇、普拉固),但剂量应有所限制,而辛伐他汀(商品名:舒降之)、匹伐他汀(商品名:力清之)、洛伐他汀,被认为存在"潜在危害",应避免合用。

在我国,利用药物的相互作用而给 TAC"增效"的药物是由五味子提取的木脂素衍生物精制而成的五酯制剂,包括五酯片、五酯胶囊和五酯滴丸等。随访医生在指导受者联用五酯制剂

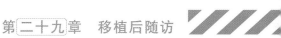

时，一定要注意我国有多家药厂生产五酯制剂，但它们在制备工艺、规格剂量和质控成分等方面均有不同，因此必须向受者反复强调应固定使用一个厂家的一种剂型，避免在不同的制剂之间随意更换，否则引起的 TAC 血药浓度波动将可能带来排斥或中毒的风险。

2. 随访中常见异常情况的诊断和处理　如果移植受者出现发热，多为感染引起，但需与急性排斥反应、肿瘤（如淋巴瘤、鼻咽癌等）相鉴别。如果移植受者主诉疼痛，需考虑水痘-带状疱疹感染、骨质疏松和股骨头坏死、不典型心绞痛、胸-腹部病变（如感染、肿瘤等）。如果受者主诉反复的慢性腹泻，可能与不洁饮食有关，但应警惕免疫抑制剂的胃肠道副作用，必要时需更换免疫抑制方案，如将 MMF 转换为布累迪宁，或者将 TAC 转换为 CsA 等。如果女性主诉月经不调或经血过多而导致长期中-重度贫血，应建议专科诊治，警惕宫颈癌，同时必要时行诊刮甚至子宫切除，以保护移植器官。

在阅读化验单时，如果白细胞计数降低，可能与抗代谢类免疫抑制剂的骨髓抑制作用相关，也可能与活动性乙肝或丙肝状态相关；白细胞计数升高可能代表感染，或只是单纯的移植后造血功能亢进，但也应警惕移植后淋巴细胞增多症的可能。如果血红蛋白水平降低，可能与慢性移植肾功能下降、药物性骨髓抑制、慢性失血性贫血（如由痔疮出血、消化道出血、经血过多等所致）、微小病毒感染、全素饮食等相关。如果转氨酶升高，多见为药物性肝损伤，但大幅升高时需排除活动性肝炎（乙肝、丙肝、戊肝）。出现蛋白尿，如果程度较轻，可能与一些非特异性因素（如疲劳、感冒、发热、熬夜、大量运动等）相关；如果持续加重，需考虑慢性排斥反应、原发肾病复发（如 IgA 肾病、局灶性节段性肾小球硬化症、膜性肾病、抗中性粒细胞胞质抗体相关性肾病等）和慢性移植肾功能不全等。如果出现镜下或肉眼血尿，可能与外伤、边缘供肾、原多囊肾出血、原肾或移植肾结石、肿瘤、原发肾病复发等相关。如果出现血糖的升高，应积极要求受者控制饮食和加强运动，药物方案可以从减少或停用泼尼松开始，必要时更换免疫抑制方案，如用小剂量 CsA＋雷帕霉素组合，并根据血糖控制水平选用降糖药物。对于血肌酐的波动，应鉴别非特异性的升高和病理性的升高，前者包括腹泻、感冒、发热、运动、高蛋白饮食相关的轻度升高，后者则需考虑急性排斥反应、移植肾积水、移植肾 BK 肾病、原发肾病复发等因素。

（朱　兰）

参考文献

1. Sinamon K T，Courtney A E，Maxwell A P，et al. Level of renal function and serum erythropoietin levels independently predict anaemia post-renal transplantation[J]. Nephrol Dial Transplant，2007，22(7)：1969-1973.

2. Marinella M A. Hematologic abnormalities following renal transplantion[J]. Int Urol Nephrol，2010，42(1)：151-164.

3. Lorenz M，Kletzmayr J，Perschl A，et al. Anemia and iron deficiencies among long-term renal transplant recipients[J]. J Am Soc Nephrol，2002，13(3)：794-797.

4. Turkowski-Duhem A，Kamar N，Cointault O，et al. Predictive factors of anemia within the first year post renal transplant[J]. Transplantation，2005，80(7)：903-909.

5. Maiorano A，Stallone G，Schena A，et al. Sirolimus interferes with iron homeostasis in renal transplant recipients[J]. Transplantation，2006，82(7)：908-912.

6. Vanrenterghem Y，Ponticelli C，Morales J M，et al. Prevalence and Management of Anemia in Renal Transplant Recipients：A European Survey[J]. Am J Transplant，2003，3(7)：835-845.

7. Fernández Fresnedo G，Palomar R，Rodrigo E，et al. Prevalence of Anemia in Renal

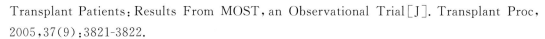

Transplant Patients: Results From MOST, an Observational Trial[J]. Transplant Proc, 2005,37(9):3821-3822.

8. Kahng K, Kang C, Kwak J. Changes in hemoglobin levels after renal transplantation[J]. Transplant Proc,1998,30(7):3023-3024.

9. Muirhead N, Cattran D C, Zaltzman J, et al. Safety and efficacy of recombinant human erythropoietin in correcting the anemia of patients with chronic renal allograft dysfunction [J]. J Am SocNephrol,1994,5(5):1216-1222.

第三十章
器官移植病人的心理辅导

第一节　健康心理学基本概念

心理健康是指在身体、智能、情感上，在与他人的心理健康不矛盾的范围内，将个人心境发展成最佳的状态。而健康心理学是研究在维护和促进人类健康问题上的心理因素作用规律的科学，是运用心理学知识和技术探讨和解决有关保持或促进人类健康、预防和治疗躯体疾病的心理学分支。健康心理学研究的是心理学在矫正影响人类健康或导致疾病的不良行为，以及在预防不良行为时与疾病发生中所发挥的特殊功能，同时探讨如何运用心理学知识改进医疗与护理制度，建立合理的保健措施，寻求节省医疗支出和减少社会损失的途径，以及针对相关卫生决策提出建议。在一定意义上说，它是心理学与预防医学相结合的产物。

马斯洛和米特尔曼心理健康的十条标准如下。

（1）有足够的自我安全感。

（2）能充分地了解自己，并能适当地评价自己的能力。

（3）生活理想切合实际。

（4）不脱离周围现实环境。

（5）维持人格的完整与和谐。

（6）善于从经验中学习。

（7）营造良好的人际关系。

（8）能适度地发泄和控制情绪。

（9）在不违背社会规范的前提下，能恰当地满足个人基本需求。

（10）在符合集体要求的前提下，能有限度地发挥个性。

健康心理学与临床心理学的研究目标是不同的，前者主要研究与躯体疾病相关的心理学问题，目的在于维护人类健康，而不是治疗疾病。这一点与中国传统医学强调的"不治已病，治未病"和"防病于未然"的说法是一致的。

（一）与健康心理学相关的概念

1. 疾病　疾病是机体在一定的条件下，受病因损害作用后，因自身调节紊乱而发生的异常生命活动过程。

2. 生病　生病是机体承受疾病的状态。

3. 生病行为或病感行为　表现出可见的疾病症状，接受症状评估，获取医疗诊治和得到家庭支持的过程。

4. 亚健康状态　亚健康状态是指人体处于健康和疾病之间的一种状态。处于亚健康状态

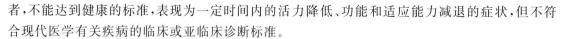

者,不能达到健康的标准,表现为一定时间内的活力降低、功能和适应能力减退的症状,但不符合现代医学有关疾病的临床或亚临床诊断标准。

5. 科学的健康观 健康是由存在相互作用的多个维度组成,健康和疾病是个连续动态变化的过程,包括不同的水平。

(二)健康心理学的主要宗旨

健康心理学的基础是行为医学,主要任务是使心理学在行为医学和预防医学中发挥作用。它在理论和实践中有机地结合了行为理论、行为健康、程序学习和条件反射的原理,并在防治疾病、矫正不良行为、改善生理功能障碍、减少意外事故发生、缓解精神紧张和相关健康知识的普及等方面均取得良好的成果,同时也在降低心身疾病方面有良好的效果。

第二节 器官移植病人心理障碍的原因

第一,由于器官移植手术的治疗效果存在差异,病人在漫长的病程中都会有不同程度的心理障碍,报道显示移植病人术前既承受躯体的不适,又面临由原发病引起的社会功能丧失和生活质量下降,一些病人因此出现了认知功能障碍、抑郁和焦虑等症状。

第二,器官移植手术本身对于病人及其家属而言是很重要的,术前病人对手术的相关流程、主治医生的技术、术中风险及远期预后等缺乏认识,同时一些病人还面临经济负担,这时病人会出现希望与焦虑、恐惧、抑郁并存的心理状态。

第三,文化休克,即文化冲击,是指人从熟悉的环境转变到陌生的环境,在适应新环境时产生的精神紧张综合征,如孤独、无助、迷茫等感觉,与一般病人相比,移植术后的病人出现这种表现的更多见。文化休克的原因多与环境变化、远离家人、术后的经历以及日常生活习惯的改变有关。

第四,药物副作用带来的心理障碍。其中包括:①抗感染药物的副作用:器官移植术后防治感染是术后治疗的重要内容,移植术后常用的抗感染药如泰能、氟康唑和更昔洛韦等均可引起不同程度的神经精神系统副作用,当这些药物与糖皮质激素合用后,将会增高神经精神系统方面副作用的发生率。②免疫抑制剂副作用,TAC、MMF 和糖皮质激素的长期大量使用会损害中枢神经系统,主要表现为精神错乱、烦躁不安等。如果静脉使用这些药物并且合并低镁血症和低胆固醇血症时,病人会出现震颤、头痛、感觉异常和失眠等症状,有的病人甚至会出现癫痫发作。③术后辅助药物的副作用可能使病人出现血压升高、体重增加和毛发旺盛等症状,同时势必引起一系列的心理问题,体形、外表的改变会改变病人的心态,妇女和儿童表现得更加明显,也可能出现对未来生活的焦虑,甚至在家中也变得敏感,移植本身对心理的影响可能导致病人对新器官的接纳出现许多疑问,如:移植的器官是否具有正常的功能;器官供者是男性还是女性,是什么样的人;移植的器官是否会改变自己的性格或者行为方式等一系列的问题。

第三节 器官移植病人精神心理障碍的预防和处理

(一)术前病人的心理支持

在条件允许的情况下应在器官移植前对病人及其家属行心理和社会学的评估,以便确定病人是否存在心理或社会禁忌证,观察比较移植前后病人精神社会功能的变化,方便给予适当的心理干预。术前对病人耐心讲解所得疾病的相关专业知识及进行移植手术的必要性,介绍医务

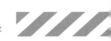

人员的技术水平以及所取得的成果,介绍移植手术对疾病治疗的成就,让病人清楚目前将要实施的手术的成功率和术后存活率,保证他们充分了解手术的风险并解答有关的疑问,让他们充分相信自己的主治医生,使病人及家属在自主自愿、有心理准备的状态下接受移植手术。同时,也要注意向病人讲解在围手术期间他们可能遇到的问题及解决办法,让他们明白从哪些途径可以得到医疗和社会的支持。医生要懂得如何向不同职业、不同文化程度、不同年龄的病人介绍手术和麻醉的过程、手术风险、并发症及术后如何配合治疗等,让病人在手术前就能充分了解移植手术的大致过程,尽可能地改善病人可能出现的焦虑状态,确保病人可以用健康良好的心态迎接手术。

术前病人的 ICU 责任护士要先与病人接触,详细了解病人的心理情况,并根据病人的心理特点,制订个性化的心理护理计划,协助病人熟悉 ICU 的环境。如果可能的话,可以术前带病人参观 ICU,并向其详细介绍 ICU 监护室的各种规章制度及要求,向病人讲解 ICU 中的环境设置、隔离的必要性以及治疗操作对康复影响的意义,消除病人对新环境产生的恐慌心理,从而取得病人自觉、主动的理解和配合。同时术前举办病友交流会,可以让移植成功的病友介绍自己的亲身经历,交流经验,可以有效地稳定病人情绪。

（二）术后心理护理

手术病人意识清醒后,要尽早开始对其进行心理疏导,缓解术后病人的心理负担。早期带领病人熟悉并适应新环境,合理安排家人探视时间。对于缺乏安全感的病人,护士要保持耐心尽可能多地与病人交流,时刻注意病情变化,沟通时要用真诚耐心的态度,这样可以尽快获得病人的信任,消除病人的恐惧感,以便病人更好地配合治疗。需要注意的问题还包括术后的科学用药,要严格遵循用药规范合理用药,医护人员要密切配合,做到根据病人病情变化及时调整和替换药物,尽量使药物的副作用降到最低,另外术后要密切注意病人意识状态的变化,一旦出现异常要及时有效处理。

病人情况稳定后,要帮助病人恢复正常的作息,调整休息时间,合理地分配治疗和家属探视时间,尽量在白天与病人进行交流。

围手术期医护人员应尽量多与病人交流,主动调动病人的谈话热情,寻找病人感兴趣的话题。日常治疗操作时要主动解释,减轻其恐惧感。当病人出现明显的心理不适或不配合治疗时,应采取合适的心理疗法,如疏导法、诱导法等,耐心地倾听,鼓励病人表达出自己的想法。

术后适量的锻炼也有助于身体的康复,相关科室的医生可以根据病人自身的情况制订个体化的术后锻炼方案,如早期鼓励病人下床活动、注意适度锻炼、避免劳累等。根据病人的身体状态制订不同时期的锻炼计划,可以帮助其尽快恢复。

（三）院外指导

病人痊愈出院后会定期回院复查,多数病人在术后会出现不同类型和程度的心理障碍,门诊的接诊医生要耐心地倾听病人的困难,然后帮助其仔细分析病情,疏导心理不适感。应注意器官移植病人的术后心态,协助病人减轻心理负担,因为良好的心态是快速恢复正常生活的重要因素之一。

（蒋继贫）

▶▶ 参考文献

1. Seheper-Hughes N. The tyranny of the gift:sacrificial violence in living donor transplants [J]. Am J Transplant,2007,7(3):507-511.

2. Christie J D,Edwards L B,Kucheryavaya A Y,et al. The Registry of the International

Society for Heart and Lung Transplantation:twenty-seventh official adult lung and heart-lung transplant report—2010[J]. J Heart Lung Transplant,2010,29(10):1104-1118.

3. Silva D S,Andrade Edos S,Elias RM,et al. The perception of sleep quality in kidney transplant patients during the first year of transplantation[J]. Clinics (Sao Paulo),2012,67 (12):1365-1371.

4. Ruzyczka E W,Milaniak I,Przybylowski P,et al. Depression and quality of life in terms of personal resources in heart transplant recipients[J]. Transplant Proc,2011,43(8):3076-3081.

5. 王丽,罗艳丽.肝移植受者焦虑与社会支持的相关性研究[J].护理学报,2012,19(4):74-75.

6. 付丽,李乐之.器官移植术后受者早期精神心理症状原因分析及对策[J].护理学杂志,2011,26(14):91-93.

7. 张运红.接受器官移植大学生受者的心理特点及干预[J].中国组织工程研究与临床康复,2008,12(40):7917-7920.

第三十一章

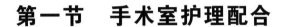

器官移植的护理

第一节 手术室护理配合

一、肾移植术

慢性肾衰竭是临床上常见的疾病之一,据统计,我国终末期肾病(ESRD)的发生率为1/10 000。目前主要的治疗方法为透析和同种异体肾移植。同种异体肾移植自1962年首次施行以来,迄今全球接受此种治疗方法的病人已超过50万人,术后最长存活时间已近40年。随着外科技术的逐步完善和医学科学的发展,肾移植长期存活率进一步提高,此种治疗方法已成为治疗ESRD的最有效方法。

（一）应用解剖

肾位于腰部脊柱两侧,左右各一,肾贴腹后壁的上部,位于腹膜后间隙内。左肾上极平第11胸椎,其后方有第11、12肋斜行跨过,下端与第2腰椎平齐。右肾上方与肝相邻,位置比左肾低半个到一个椎体,右肾上极平第12胸椎,下极平第3腰椎,第12肋斜行跨过其后方。肾脏的外缘弯弯地向外凸出。内缘又弯弯地向内凹陷,这个地方称为肾门。血管、神经、淋巴管、输尿管都由肾门进出肾脏。其排列顺序为肾静脉在前、肾动脉居中、输尿管在后,该处合称为肾蒂。肾门向肾内延续为由肾实质围成的肾窦,窦内含有肾动脉、肾静脉的主要分支和属支,肾小盏、肾大盏、肾盂和脂肪组织等。肾脏分为肾实质及肾盂两部分。肾实质又分为皮质部分和髓质部分。皮质为肾边缘部分,血管丰富,由肾小体、近端小管、远端小管和集合管起始部组成。深部为髓质,由6~8个肾锥体组成。肾实质形成的尿液经此流入肾小盏、肾大盏,又汇合进入肾盂与输尿管。

（二）适应证

所有肾脏疾病导致的肾衰竭,均可视为肾移植的适应证。但受者年龄与移植效果有明显关系,一般受者年龄在12~50岁效果较好,近年来年龄范围有所扩大,但对老年人要严格控制,术前应排除冠心病、脑血管病等疾病。

（1）肾小球肾炎。

（2）慢性肾盂肾炎。

（3）间质性肾炎。

（4）肾硬化症。

（5）抗肾小球基底膜病变。

（6）局灶性肾小球硬化。

（7）肾病综合征。

（8）膜增殖性肾小球肾炎。

（9）糖尿病肾病。

（10）狼疮性肾病。

（11）药物中毒性肾炎。

（12）良性或恶性肾脏肿瘤。

（三）麻醉方式

硬膜外阻滞麻醉或全身麻醉。

（四）物品准备

（1）手术器械：常规胆囊切除器械包1个、肾移植特殊器械（内阻断钳、心耳钳、沙氏钳、血管镊、血管剪刀、血管夹、精细针持、皮管钳若干）、下腹部手术自动拉钩等。

（2）敷料：大腹包1个、基础敷料包1个、衣服5件等。

（3）一次性物品：各种型号的一次性注射器若干、18G留置针1枚、吸引管3根、输血器3个、3M含碘切口膜1张、丝线若干、一次性手控电刀头1个、一次性带连线电刀负极1根（按要求备氩气刀头及负极连线1套）、引流管2根、引流袋3个、10 cm×25 cm 敷贴1张、5-0和6-0 Prolene血管吻合线各2根、Vicryl 3-0可吸收线1～2根，另备无菌冰袋和肾袋1个等。

（4）药品：常备生理盐水、平衡液、碳酸氢钠和肝素；按医嘱备药，各种止血药品及血液制品、抗生素、抗排斥药、灌注液等。

（5）仪器：电凝器1台、吸引器2台、氩气刀1台（必要时）。

（五）手术体位

平卧位或患侧垫高。

（六）手术类型及术式

1. 手术类型

（1）亲体肾移植：亲体肾移植又称亲属肾移植，是指供受体具有密切血缘关系之间的肾移植，包括父母与子女之间，兄弟姐妹之间的肾移植。血缘关系较远或无血缘关系（如姻亲之间）的肾移植失去了亲属肾移植配型好的意义，只能称为活体肾移植。

（2）尸体肾移植。

2. 术式　根据移植部位的选择不同，可分为原位肾移植、腹腔内肾移植、髂窝肾移植。原位肾移植手术部位较深、操作困难，术后对移植肾的观察不便，移植肾活检困难，同时存在输尿管血供等问题。现代肾移植常选择右髂窝、左髂窝肾移植，其次才是原位和腹腔内肾移植。

（七）手术步骤及配合

1. 供肾切除　供肾有活体供肾和尸体供肾，尸体供肾又分为有心跳脑死亡供肾和无心跳死亡供肾。活体供肾的切取与普通肾切除相同。尸体供肾一般采用原位灌注整块切取法，其步骤见表31-1。

表31-1　原位灌注整块切取法肾切除手术步骤

手 术 步 骤	手 术 配 合
1. 开腹	腹部常规消毒铺巾，大"十"字切口，迅速进入腹腔后探查腹腔器官有无肿瘤、感染、结核等，如无上述情况，方可切取

续表

手术步骤	手术配合
2.暴露腹主动脉和下腔静脉,进行肾灌注	①递棉垫将小肠推向头侧,长剪刀剪开后腹膜,暴露腹主动脉和下腔静脉;②由腹主动脉插入特制灌注管,结扎远端,近端充水 30 ml,阻断血管后,开始灌注,结束热缺血;③同时下腔静脉插管,引流血液和灌注液
3.游离左、右输尿管	递剪刀和长镊分离肾周及输尿管周围组织,在输尿管入骨盆处、髂总动脉前面,切断输尿管,向上提起输尿管,将其游离至肾下极水平
4.整块切取双肾	①递长弯血管钳、剪刀切断小肠系膜,小心将其推开,显露双肾及输尿管;②在腹主动脉插管处横断腹主动脉及下腔静脉;③整块切取双肾,置入盛有保存液的肾袋中,三层包扎,低温保存,运送至手术室进行修整

2. 供肾修整与保存　手术室备干燥、清洁手术台及肾脏修整器械包、可升降输液架、输血器、血管吻合线及无菌冰屑。修整的目的是整理出完整的肾动脉、肾静脉及输尿管,剪去肾门过多的脂肪。如果发现肾血管损伤和多支肾动脉,要进行血管修补和成形。将供肾从肾袋中取出后,置入盛有保存液的较大容器内进行修整,并加冰袋维持低温。修整完毕,将肾脏置入特制肾袋内,整体浸入盛有保存液的较小容器中待移植。

3. 肾移植手术步骤及配合　肾移植术分为三个步骤,即移植部位的选择、血管选择和供肾动脉、静脉和输尿管的重建。手术步骤及配合见表 31-2。

表 31-2　肾移植手术步骤及配合

手术步骤	手术配合
1.移植血管的显露	①右下腹常规消毒、铺巾,做"L"形切口,钝性分离推开腹膜,显露髂内、外动脉及髂外静脉;②递长镊、直角钳、长剪刀游离上述血管,随时准备带线结扎和缝扎,保证血管游离的长度,以利吻合
2.肾静脉重建:供肾静脉与髂外静脉端侧吻合	①递 Satinsky 钳阻断髂外静脉侧壁,11 号刀片纵轴切开其前壁,长度与供肾静脉开口一致;②递肝素生理盐水冲洗静脉管腔内的积血;③13 mm 1/2 弧 5-0 血管吻合线连续缝合;④递阻断夹试开放静脉吻合,检查吻合口有无漏血,必要时进行修补
3.肾动脉重建:供肾动脉与髂内动脉端端或髂外动脉端侧吻合	①递心耳钳阻断髂内动脉,13 mm 3/8 弧 6-0 血管吻合线或 5-0 13 mm 1/2 弧血管吻合线;②递阻断夹试开放动脉吻合,检查吻合口有无渗血
4.开放肾血流	①先开放肾静脉,后开放肾动脉;②递剪刀剪开肾袋,检查血管有无扭曲、输尿管有无倒置;③递温生理盐水纱布包围吻合口和肾门,充分止血
5.输尿管重建	①与膀胱吻合或自体输尿管吻合,输尿管膀胱吻合又分为膀胱内吻合和膀胱外吻合,一般采用膀胱外吻合;②递长镊、剪刀游离膀胱顶部,递 11 号尖刀切开膀胱肌层 2 cm,切开膀胱黏膜;③递双"J"管,一端置入肾盂,一端吊线后置入膀胱内;④递 4-0 可吸收线,吻合输尿管全层与膀胱黏膜;⑤膀胱肌层包埋输尿管 2 cm
6.放置引流,关闭体腔	①移植,肾上、下极各放置引流管一根;②按常规清点物品后,逐层关闭体腔

（八）注意事项

（1）术前培训和人员配备:参加手术配合的护士一般应有 5 年以上手术室工作经验,接受过器官移植手术相关知识和技术操作配合的培训,熟悉肾移植手术的步骤及配合要点。

（2）供肾的保护:良好的供肾保护是手术成功的主要因素之一,而尽量缩短热缺血与冷缺血时间是获得高质量供器官的关键。要求器械护士术前考虑周全,准备充分,术中动作敏捷,肾脏修整好后装入肾袋内,外加保存液和冰屑保存,妥善放置于器械台,防止摔落。

(3)严格无菌操作和预防感染:感染是肾移植术后主要的并发症之一。因此,护士要注意每个环节,严格执行无菌技术操作,尽量减少手术间人员活动。

二、肝移植术

自 1963 年 Starzl 首次开展临床肝移植以来,迄今全球已有 10 万多人接受了肝移植手术。目前肝移植 1 年或 5 年存活率达 70% 或 80%。肝移植已成为挽救终末期肝病病人的常规治疗手段。我国从 20 世纪 50 年代开始动物实验,1977 年在上海、武汉进行临床实践,迄今实施了 4000 余例肝移植手术。近年来相继开展了多种新术式(背驮式、减体积、活体和劈离式)肝移植以及以肝移植为主的联合器官移植和多器官移植,取得了较好的临床效果。

(一)应用解剖

肝呈不规则楔形,分为上下两面,前后左右 4 缘。肝上面与膈相连,称膈面。肝下面朝向下后方,邻接一些腹腔脏器,又称脏面。膈面的前部有镰状韧带附着,以此将肝分为大而厚的右叶和小而薄的左叶。脏面中部有略呈"H"形的 3 条沟,其中位于脏面正中的横沟称肝门。肝门是肝固有动脉左、右支、肝左、右管、门静脉左、右支以及神经和淋巴管进出肝的门户。肝的血供来源有两条,即肝门静脉和肝固有动脉。肝门静脉伴肝固有动脉和胆总管在肝十二指肠韧带内上行至肝门,于第二肝门处注入下腔静脉。

(二)适应证

原则上各种急性或慢性肝病用其他内外科方法无法治愈,预计在短期内(6～12 个月)无法避免死亡者,均为肝移植的适应证。具体来讲肝移植适应证分为肝良性疾病和肝恶性疾病两大类。

1. 肝良性疾病

(1)肝实质性疾病:包括肝炎后肝硬化、酒精性肝硬化、急性肝衰竭、慢性活动性肝炎、先天性肝纤维性疾病、多发性肝囊肿、布-加综合征等。

(2)先天性代谢障碍性疾病:包括 α_1-抗胰蛋白酶缺乏症、铜屑沉着病、家属性非溶血性黄疸、糖原贮积症、肝豆状核变性、血友病等。

(3)胆汁淤滞性疾病:包括先天性胆道闭锁、胆汁性肝硬化、肝硬化性胆管炎等。

(4)肝良性肿瘤:多发性肝腺瘤病、巨大肝血管瘤等。

2. 肝恶性疾病　肝细胞癌、胆管细胞癌、肝血管内皮肉瘤、平滑肌肉瘤等。

(三)麻醉方式

气管插管＋静脉复合维持,同时做好心功能、肺功能、肾功能、血气及电解质和体温监测。

(四)用物准备(受者移植)

1. 手术器械　常规肝叶切除器械包 1 个、肝移植特殊器械(内有肝上下腔和肝下下腔阻断钳、门静脉阻断钳、各种精细血管阻断钳、血管镊、血管剪刀、血管夹、精细长针持、皮管钳若干)、肝脏拉钩 1 套、5～12 号胆道探条等。

2. 敷料　大胸包 1 个(内含大胸被 1 张、治疗巾 7 块、纱布巾 10 块、手术棉垫 6 块、小纱块 6 块)。手术衣 10 件、中单 12 块。

3. 一次性用物　各种型号的一次性注射器若干,16～18G 留置针各 2 枚,吸引管 8 根,输血器若干,含碘切口膜 2 张,丝线若干,一次性手控电刀笔 2 个、一次性带连线电刀负极 1 根、氩气刀笔及负极连线 1 套,引流管 3 根,引流袋 5 个,8～12 号 T 管各 1 根,10 cm×25 cm 敷贴 2 张,进口 3-0、4-0、5-0、7-0 血管吻合线若干根,进口 1-0、3-0、5-0 可吸收线各 3～5 根;另备无菌

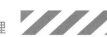

冰和肝袋若干。

4. 药品　常备生理盐水、平衡液、碳酸氢钠和肝素;按医嘱备药:各种止血药品及血液制品、抗生素、免疫抑制剂、灌注药等。

5. 仪器　电凝器 1 台、吸引器 2 台、氩气刀 1 台(必要时)、超声刀、温血装置 2 个、变温水垫 1 张、咽温探头 1 个等。

（五）体位

取平卧位,右季肋部垫高 30°。

（六）手术类型及术式

1. 手术类型　肝移植术可分为亲体肝移植和异体肝移植,亲体肝移植又称为亲属肝移植或活体肝移植,供体来源于有血缘关系的亲属、父母、兄妹以及其他与受体关系密切的健康志愿者。异体肝移植又称为尸体肝移植,供体来源于与受体没有任何血缘关系的脑死亡者。

2. 手术方式

（1）经典式原位肝移植。

（2）背驮式肝移植:背驮式肝移植也称保留肝后下腔静脉的原位肝移植,即为切除受者病肝时保留其肝后下腔静脉和第二肝门处的肝左、中、右静脉,在移植术中将供肝的上、下腔静脉与受者的下腔静脉以一定的方式吻合的原位肝移植。因其植入的肝如同下腔静脉背驮着,故名背驮式肝移植。

（3）劈离式肝移植:劈离式肝移植是指将一个尸体肝脏给两个受者,通常左外肝叶移植给小的儿童,右半肝叶移植给成人或大的儿童。

（4）减体积肝移植:减体积肝移植是指使用肝脏的一部分作为移植物,是部分肝移植引进后最早使用的方法。主要用于受体体积较小,无法使用成人肝脏的儿童终末期肝病病人。目前,尚无确切的计算肝脏减少的体积的方法,仅依据受者的身高、体重和肝脏解剖段而定。根据门静脉和肝动脉在肝内分支走向可将肝脏分成 8 段,在临床上可采用不同的肝叶作为移植体。

（七）手术配合

1. 供肝切除手术配合　尸体供肝切除手术步骤及配合见表 31-3。

表 31-3　尸体供肝切除手术步骤及配合

手 术 步 骤	手 术 配 合
（1）体位及皮肤消毒	下胸及腹部垫高,碘伏消毒
（2）切开皮肤	大纱布两张,22 号手术刀在腹部做大"十"字切口
（3）探查肝脏	①大拉钩牵开腹腔,排除肝脏恶性肿瘤或其他疾病;②了解肝脏质地,有无肝硬化、脂肪肝等,确定是否做受体手术
（4）腹主动脉灌注	①将小肠及乙状结肠向右上翻起,暴露腹主动脉,递 11 号手术刀在腹主动脉做 1 cm 切口,插入特制的 18 号或 22 号 Forleys 导尿管;②当气囊过腹腔动脉开口水平,递 50 ml 注射器抽吸生理盐水 30 ml 注入气囊,固定灌注管;③连接灌注装置,加压灌注 4 ℃普通保存液和 UW 液,速度为 150～200 ml/min
（5）下腔静脉引流	①在插入腹主动脉管的同时,递 11 号手术刀在下腔静脉做 1～2 cm 切口,置入普通塑料管;②4 号丝线带线结扎固定引流管,将保存液引流至体外
（6）门静脉灌注	①翻起横结肠,于胰腺颈部下方钝性解剖肠系膜上静脉,切开后向门静脉方向插入灌注管,达脾静脉水平时,7 号丝线在远端结扎,阻断;②快速灌注 4 ℃普通保存液和 UW 液,灌注高度为 1 m,速度为 100～150 ml/min

续表

手 术 步 骤	手 术 配 合
(7)肝脏保护	①灌注的同时,肝脏表面置冰屑,有效灌注时可见肝脏迅速变白;②通常腹主动脉灌注 2000～3000 ml,门静脉灌注 1500～2000 ml
(8)胆道冲洗	①11 号手术刀切开胆囊底部,吸尽胆汁送细菌培养;②经胆囊切口用 4 ℃ 的 UW 液冲洗胆道;③紧靠十二指肠上缘切断胆总管,再冲洗胆道一次,至冲洗液清亮为止
(9)切断肝肠韧带和肝肾韧带	递长镊、长弯管钳及长剪刀切断肝肠韧带和肝肾韧带
(10)切断肝上下腔静脉	递长镊、长弯管钳及长剪刀切断脾结肠、脾肾、脾胃、肝胃韧带直至膈肌裂孔;于脾膈面上方切开膈肌进入右胸,在心脏下缘切断下腔静脉
(11)切取全部肝脏和部分肝周组织	①处理肝下下腔静脉和腹主动脉,在肾血管平面横断下腔静脉和腹主动脉;②于胰体处横断胰腺,切断肠系膜上静脉,切取肝脏及肝周组织;③切取左、右髂总动脉和静脉及部分腹主动脉备用
(12)器官的储存	①将切取的器官置入盛 4 ℃ UW 液的三层无菌塑料袋内,每层塑料袋分别用橡皮圈扎紧;②将整个塑料袋置入含无菌乳酸林格液的保温冰桶内储存备用

2. 供肝修整的配合 巡回护士仔细核对血型,协助医生从冷藏箱中取出供肝,置入 0～4 ℃保存液内进行修整。游离肝上下腔静脉、肝下下腔静脉、门静脉、肝动脉和胆总管,结扎膈静脉和腰静脉分支、脾动脉、脾静脉、肝门以外的脂肪和淋巴组织。沙氏钳钳闭肝上下腔静脉和肝下下腔静脉,以 4 ℃灌注液从门静脉灌注,检查所有血管、胆管有无渗漏。为防止供肝内温度缓慢升高,在整个修整期间仍应以 4 ℃保存液缓慢灌注。修整完毕,将供肝在无菌状态下保存,存放供肝的容器内必须有足够的冰屑。

3. 肝移植受体手术的配合 以经典的背驮式肝移植为例,见表 31-4。

表 31-4 肝移植受体手术的配合

手 术 步 骤	手 术 配 合
(1)术前准备	①手术床上放置变温水垫;②在病人的右上肢建立静脉通道,连接温血装置,放置导尿管及咽温探头;③术前做好交叉配血、血小板、冷沉淀等准备,酌情输注人血白蛋白;④协助麻醉师进行深静脉置管、桡动脉穿刺、有创监测等
(2)消毒、铺巾、切皮	①常规胸腹皮肤消毒,铺无菌巾、中单,左右各粘贴一张切口膜,铺大胸被;②在双侧肋缘下做"∧"形切口
(3)病肝的切除	①以无菌生理盐水浸湿手套,探查腹腔,确定无移植禁忌证后开始切除病肝。②以直角钳、长弯血管钳、长弯血管钳带线、电刀笔、长剪刀等依次游离肝脏周围韧带:肝镰状韧带、三角韧带、冠状韧带,切断肝十二指肠和肝胃韧带。③巡回护士协助术者安装肝脏拉钩,洗手护士需准备精细直角钳、长弯血管钳带 4 号或 7 号丝线供术者游离胆总管、门静脉、肝动脉直至肝总动脉 0.5 cm 处和肝下下腔静脉直到肾静脉平面。④胆道重建多采用胆总管-胆总管端端吻合式,应先切断胆总管,在紧贴肝门处游离胆总管,尽可能保留十二指肠上段胆总管的血运完整。切断所有肝周围的韧带,用手钝性分离肝后下腔静脉深面。分离右半肝时,寻找肝短静脉和右侧肾上腺静脉予以结扎。⑤全肝游离后,需准备大小不一的阻断钳,分别迅速结扎钳夹肝动脉、门静脉和肝下下腔静脉,分别予以切断(无肝期开始)。⑥最后处理肝上下腔静脉,为防止其滑脱,采用 2 次钳夹整个肝上下腔静脉横径的方法,然后用 11 号刀在阻断钳和肝实质间切断,即可移去全病肝。⑦后腹膜创面严密止血,因为新肝植入后此创面即被遮住,很难再行缝合,需用电刀笔仔细止血,必要时由巡回护士输新鲜红细胞、血小板、冷沉淀等血制品,有条件的可使用自体血回输装置

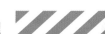

续表

手 术 步 骤	手 术 配 合
（4）供肝植入	①将备好的无菌冰屑敷于供肝表面(供肝用 0~4 ℃UW 液保存),肝素生理盐水溶液冲洗血管腔。②血管吻合:吻合的顺序是肝上下腔静脉、肝下下腔静脉、门静脉、肝动脉和胆道重建。前三者吻合完毕后,即可开放,恢复肝的血供,以尽早结束无肝期,最先吻合的必须是肝上下腔静脉,因其位置深,显露差,吻合技术上最困难,吻合后起固定肝的作用。宜先行 2 针牵引角线,从左角开始做一层连续缝合,先前壁,后后壁,使用 3-0 血管吻合线 25 mm 1/2 弧 2 根吻合完成后,同法吻合肝下下腔静脉(背驮式可不吻合此血管),使用 5-0 血管吻合线 13 mm 1/2 弧 2 根吻合门静脉,随即开放血流(结束无肝期)。使用 7-0 血管吻合线 9.3 mm 3/8 弧 2 根吻合肝固有动脉。③胆道重建:用 5-0 可吸收线行胆总管端端吻合。此时需注意根据吻合部位备好所需型号的缝针,并及时收回缝针,术者打结时及时用生理盐水湿润双手。④放置 T 管,检查无出血后在膈下、肝下和左膈下分别放置腹腔引流管
（5）关闭体腔	①清理腹腔,彻底止血,逐层缝合切口。②洗手护士和巡回护士需彻底清点手术中所用的器械、缝针、纱布、纱布垫、特殊用物的数目,与术前数目一致时方可关闭体腔。③用 1-0 可吸收减张缝线全层缝合

4. 注意事项

（1）术前培训和人员配备:肝移植术是一项涉及多科室及参与人员较多的工作,要求高、时间紧、难度大,各部门默契配合方能保证手术顺利完成,故术前训练和调配非常必要。术前成立专门的移植小组,每人的分工明确细致。参加人员应熟悉肝移植术的步骤及配合要点,要充分准备好各类器械、管道、缝线、大量无菌冰屑。术中所用吻合线要及时收回,以免遗漏。

（2）供肝的保护:良好的供体保护是手术成功的主要因素之一,而尽量缩短热缺血与冷缺血时间是获得高质量供器官的关键。洗手护士术前要考虑周全,准备充分,术中动作敏捷,按手术程序提前备好,并且具有随机应变的能力,快速准确地传递器械,尽可能缩短热缺血期,以减少心肌氧耗时间。如供体异地切取,其冷缺血时间长,故应选择合适的灌注措施和方法,以保证灌注效果。

（3）术中所输入的液体和血制品应加温,及时准确记录输入量。

（4）及时应用抗生素、止血药、抗排斥药,并做好三查七对。

（5）生命支持:预防并及时处理低血压、心律失常、血氧饱和度降低等,巡回护士在病人接入手术室前,应备好除颤器及胸内、外除颤极板。术中严密观察各项监测指标。术后病情平稳后返回监护室进行保护性隔离。

三、心脏移植术

（一）应用解剖

心脏位于胸腔的纵隔内,膈肌中心腱的上方,夹在两侧胸膜囊之间。其所在位置相当于第 2~6 肋软骨或第 5~8 胸椎之间的范围。整个心脏 2/3 偏在身体正中线的左侧。

心脏表面有三个浅沟,可作为心脏分界的表面标志。在心底附近有环形的冠状沟,分隔上方的心房和下方的心室。心室的前、后面各有一条纵沟,分别为前室间沟和后室间沟,是左、右心室表面分界的标志。右心房内的血液经右房室口流入右心室,右心室的出口为肺动脉口,通向肺动脉。左心房通过四个肺静脉口收纳由肺回流的血液,然后经左房室口流入左心室,左心室的出口为主动脉口。

心脏的应用解剖见图 31-1。

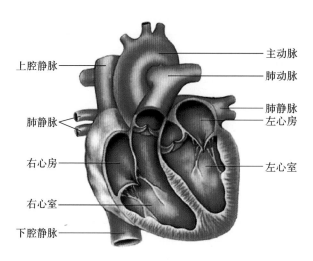

上腔静脉

主动脉
肺动脉

肺静脉

肺静脉
左心房

右心房

左心室

右心室

下腔静脉

图 31-1　心脏的应用解剖

（二）适应证

同种异体原位心脏移植术的适应证为各种终末期心脏病，手术方法有标准法（或称原位经典式）、全心法、双腔静脉法。目前仍以标准法常用。

（三）麻醉方式

全身麻醉。

（四）用物准备

1. 取供器官组用物准备

（1）器械：①常规器械：常规取器官器械。②特殊器械：胸骨锯、胸撑、主动脉阻断钳、血管阻断钳数把、无损伤镊、尖头持针器、心包剪、主动脉灌注针头。

（2）敷料及一次性用物：①敷料：常规取器官敷料。②一次性用物：7 号丝线、7 cm×17 cm 荷包线、5 cm×14 cm 荷包线、4-0 血管吻合线、吸引器管、50 ml 注射器、无菌器官保存袋数个、器官灌注管等。

（3）药品：器官保存液、氯化钾、肝素、无菌盐水冰屑等。

（4）仪器：电动吸引器等。

2. 受者手术组用物准备

（1）器械：①体外循环常规器械。②主动脉阻断钳 2 把，静脉穿刺包、胸骨锯、大胸撑各 1 个。③修心包：心包剪、组织剪各 1 把，纹钳 6 把、无损伤镊 2 把、尖头持针 1 把及刀柄、盆 1 个。

（2）敷料及一次性用物：①敷料：衣服 8～10 件，大胸包 1 个，中单 10 块，小纱布 40 块，纱布、棉垫若干。②一次性用物：1、4、7 号丝线数根，3-0 或 4-0 血管吻合线数根，7 cm×17 cm、5 cm×14 cm 荷包线数根，起搏导线 2～4 根，骨蜡 2 块，切口膜 2 张，钢丝 2 根，引流管 2 根，胸瓶 2 个，导尿包 1 个，输血器 10～20 个，50 ml 注射器 20～30 个，电刀、氩气刀刀头。

（3）药物：抗生素、免疫抑制剂、血液制品、器官保存液、强心药、扩管药、利尿剂、止血药等。

（4）仪器：电刀、氩气刀、除颤器、变温毯、加温鼓风机、输液加温器、起搏器、体温检测仪等。

（五）手术体位

取平卧位。肩下垫一软枕，以抬高胸廓，充分暴露手术野。

（六）手术步骤及配合

1. 供心摘除与修整

（1）供心摘除：供者取仰卧位，垫高胸腔，碘伏消毒皮肤、铺巾。正中劈开胸骨并撑开，剪开心包，右心耳注射肝素 200 mg，7 cm×17 cm 荷包线在主动脉根部缝合双重，从中心插入停搏液

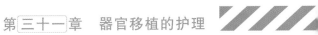

灌注针,阻断上腔静脉、下腔静脉、升主动脉,开始灌注4 ℃ HTK液。剪开下腔静脉及右上肺静脉,心脏周围置无菌冰屑,依次剪断下腔静脉、4根肺静脉、左心房后壁及升主动脉分支处与肺动脉交叉。取出供心立即泡入4 ℃无菌生理盐水内,继续灌注保护液,总量2000 ml,然后加盖逐层装入三个无菌塑料袋内,袋间用少量无菌冰屑间隔,分别封口后装入保温桶内,在无菌塑料袋周围置满冰块封盖后即送手术室。

(2)供心修整:手术室备干燥、清洁手术台及修心包和可升降输液架、输血器、血管吻合线及大量的无菌冰屑。供心到达后根据术式进行迅速准确的灌注修整,以标准法为例:自下腔静脉口向右心耳方向剪开右心房壁全长的1/3~2/3,余下部分在吻合时根据具体情况再做延长;探查有无卵圆孔未闭,如有将其闭合;分离主动脉与肺动脉间的结缔组织,此处防止损伤冠状动脉,分离足够长度后,剪齐血管断端;4根肺静脉可按交叉方向剪开,也可将同侧肺上下静脉纵行剪开后横行剪开左心房后壁。修剪过程中,供心一直浸泡在冷盐水中。

2. 受者心脏移植

(1)巡回护士配合:①术前准备同常规体外循环手术:术前一天访视病人,减少病人的紧张、恐惧心理;检查所需仪器是否齐全、性能完好。②手术当天核对病人后建立静脉通道并协助麻醉医生进行动、静脉穿刺。摆好体位,胸骨下方垫一软枕以抬高胸廓。导尿并接好引流管置于透明瓶中以便术中随时观察尿量。③协助医生消毒铺巾,和洗手护士清点敷料、器械的数目并记录。④熟悉手术步骤能及时提供手术所需用物。⑤手术完毕后,协助医生进行伤口的包扎。⑥术中注意观察尿量,随时调控好手术间的温、湿度,控制室内人数,减少污染并创造一个安静、舒适的手术环境,按医嘱给予输液、输血及治疗用药。

(2)洗手护士配合:手术步骤及手术配合见表31-5。

表 31-5　原位心脏移植手术步骤及手术配合

手术步骤	手术配合
1. 手术野贴手术薄膜	递手术薄膜、干纱垫1块协助贴膜
2. 切皮	递干纱布2块、大圆刀、有齿镊、电刀逐层切皮
3. 正中开胸	递胸骨锯、纱布2块、骨蜡及甲状腺拉钩
4. 切开及悬吊心包	递无损伤镊、心包剪、递7 cm×17 cm带针荷包线数根
5. 建立体外循环	
(1)游离主动脉、肺动脉	递小肾蒂钳、纱布球
(2)缝主动脉荷包	递7 cm×17 cm带针荷包线2根或4-0小针血管吻合线2根
(3)分别缝上下腔静脉荷包	递5 cm×14 cm带针荷包线或4-0小针血管吻合线
(4)主动脉插管	递主动脉插管、尖刀
(5)上下腔插管	分别递上下腔插管、尖刀、剪刀及无损伤镊
(6)阻断主动脉	递主动脉阻断钳
6. 病心切除及供心移植	
(1)供心确认可使用并修整完毕后切除病心	递无损伤镊、剪刀、长弯钳、大盆,并准备充足的无菌冰屑
(2)缝合左心房	递2根3-0大针血管线长针持、无损伤镊予术者
(3)双道吻合房间隔	递2根3-0大针血管线长针持予术者
(4)吻合右心房	递2根3-0大针血管线长针持予术者
(5)吻合主动脉、排尽左心气体、复温	递4-0大针血管线2根短针持予术者,备好温盐水,以温盐水冲湿心脏表面
(6)开放升主动脉、复跳	准备好除颤器
(7)吻合肺动脉	递4-0大针血管线2根短针持予术者

续表

手 术 步 骤	手 术 配 合
（8）关闭肺动脉前开放上、下腔以排尽右心系统气体	
（9）分别拔除下腔、上腔静脉插管及主动脉插管	递剪刀、无损伤镊
7.安置起搏导线	递 1-0 起搏导线 2～4 根、钢丝剪、消毒棉球
8.充分止血后，放置引流管并关胸	递干纱布、电刀止血，放置 2 根胸腔引流管、1-0 钢丝关胸，并仔细地清点器械、缝针和纱布的数目

3. 注意事项

（1）术前培训和人员配备：心脏移植手术是一项涉及科室及参与人员较多的工作，要求高、时间紧、难度大，各部门默契配合方能保证手术顺利完成，故术前训练和调配非常必要。术前成立专门的移植小组，每人的分工明确细致。该工作开展初期，需要进行动物实验，手术室应选派多名长期从事胸心外科手术配合的护士参加，熟悉移植手术的步骤及配合要点，要充分准备好各类器械、管道、缝线、大量无菌冰屑。熟悉手术步骤，传递器械稳、准、快，缩短缺血时间，术中所用吻合线要及时收回，以免遗漏。

（2）供心保护：良好的供心保护是手术成功的主要因素之一，而尽量缩短热缺血与冷缺血时间是获得高质量供器官的关键。洗手护士术前要考虑周全，准备充分，术中动作敏捷，熟悉手术步骤，按手术程序提前备好，并且具有随机应变的能力，快速准确地传递器械，尽可能缩短热缺血期，以减少心肌氧耗时间。如供心异地切取，其冷缺血时间长，故应选择合适的灌注措施和方法，以保证灌注效果。要防止意外情况的发生以及考虑好应对的方法。

（3）专人协调取心肺组与移植组之间的时间安排：因为可因器官本身原因或摘取时突发因素而导致供心不能使用，故受者心脏不能先切除。但为节约时间，移植组可先将受者开胸之前工作全部完成；取心组人员在判断供心可以使用后电话通知手术医生何时开始手术。

（4）生命支持：预防并及时处理低血压、心律失常、血氧饱和度降低等，巡回护士在病人接入手术室前，应备好除颤器及胸内、外除颤极板。术中严密观察各项监测指标。术后病情平稳后返回监护室保护性隔离。

四、单肺同种异体肺移植的手术

（一）肺的应用解剖

肺位于胸腔内，借肺根和肺韧带固定于纵隔两侧。肺表面包有胸膜脏层，透过胸膜脏层，可观察到多边形肺小叶的轮廓。肺的颜色随年龄、职业的不同，小儿呈淡红色，成人由于大量尘埃的吸入和沉积，多呈深灰色，并混有很多黑色斑点。肺内含有空气，呈海绵状，质地柔软。

左、右肺由斜裂分为上、下两叶。右肺又为水平裂，分为上、中、下三个叶。肺门位于肺纵隔面中部的凹陷处，为支气管，肺动、静脉，支气管动、静脉，神经及淋巴管进出肺的门户。这些结构借结缔组织相连并被胸膜包绕形成肺根。肺的血管根据功能和来源可分为组成肺循环的肺动、静脉以及属于体循环的支气管动、静脉。前者为肺的功能血管，后者为肺的营养血管。

肺及肺门的应用解剖见图 31-2 和图 31-3。

（二）适应证

肺移植是目前治疗双侧均有终末期严重肺部病变的唯一有效方法。

（三）麻醉方式

全身麻醉合并静脉复合麻醉。

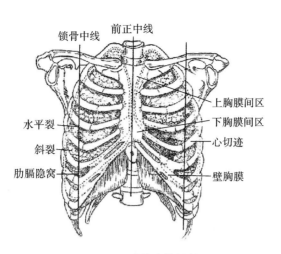

图 31-2　肺的大体解剖

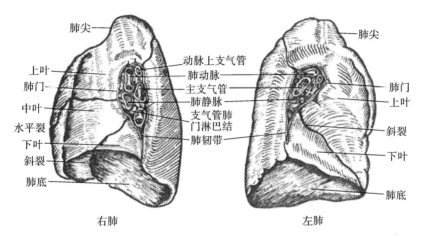

右肺　　　　　　　　　左肺

图 31-3　肺门的解剖

（四）用物准备

1. 取肺组用物准备

（1）器械：①常规器械：常规取器官器械。②特殊器械：气管插管、电锯、胸骨锯、胸撑。

（2）敷料及一次性用物：①敷料：常规取器官敷料。②一次性用物：7 号丝线、吸引器管、50 ml 注射器、一次性直线切割缝合器（55 mm）、导尿管、无菌器官保存袋数个、器官灌注管。

（3）药品：器官保存液、氯化钾、肝素、无菌盐水冰屑。

（4）仪器：连接电动负压吸收器 2 台、氧气 1 瓶。

2. 受者手术组用物准备

（1）器械：常规肺叶切除器械一套和肺移植特殊器械（内含有气管剪、主动脉阻断钳，各种类型的精细的血管阻断钳、血管剪、血管镊、长持针器、皮管钳若干），较大的无菌脸盆。

（2）敷料及一次性用物：①敷料：大胸包 1 个（内含大胸被 1 张、治疗巾 7 块、纱布巾 10 块、手术棉垫 6 块、小纱块 6 块）、衣服 6 件、中单 6 块。②一次性用物：各种型号的一次性注射器若干，16G、18G 留置针各 2 枚，吸引管 2 根，输血器若干，3M 含碘切口膜 1 张，丝线若干，骨蜡，一次性手控电刀头 2 个，一次性吸引器头，一次性带连线电刀负极 1 根，胸腔引流管 1 根，10 cm×25 cm 敷贴 2 张，3-0、4-0、5-0 prolene 血管线若干，3-0、4-0 Vicryl 可吸收线若干，PDS 线 1 根；一次性直线切割缝合器和钉仓。

（3）药物：抗生素、免疫抑制剂、血液制品、器官保存液、利尿剂、止血药、无菌冰屑（500 ml 软袋生理盐水 20 袋组成）；常备生理盐水、平衡液、碳酸氢钠和肝素、前列腺素 E 等。

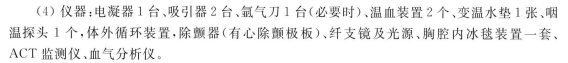

（4）仪器：电凝器 1 台、吸引器 2 台、氩气刀 1 台（必要时）、温血装置 2 个、变温水垫 1 张、咽温探头 1 个，体外循环装置，除颤器（有心除颤极板）、纤支镜及光源、胸腔内冰毯装置一套、ACT 监测仪、血气分析仪。

（五）手术体位

取 90°全侧体位，患侧朝上，既要充分暴露手术野，又要注意病人的舒适、安全。

（六）手术步骤及配合

1. 供肺摘除与修整

（1）供肺摘除：气管插管麻醉后，正中胸骨劈开，打开胸膜，了解供体肺大体情况。心包内游离上、下腔静脉，注入肝素，套好 7 号阻断线，游离升主动脉。主肺动脉处行"荷包"带线，切开主肺动脉，置入肺灌注导管，主肺动脉内注入前列腺素 E1，双重结扎腔静脉带线，夹闭主动脉，同时剪开腔静脉、左心耳，开始肺灌洗。肺表面冰屑降温。肺处于中度膨胀状态。肺灌注结束，肺呈白色，开始取肺，仔细分离肺与纵隔、膈面等处，在隆凸上方游离并切断气管（缝合器处理），肺中度充气，切断大血管，左心房处保留心房袖，切断肺静脉，取出供肺。供肺浸在灌注液中，沿肺静脉再予逆行灌注。保存供肺至移植医院。应注意：准备工作充分，所带物品、器械齐全完好，由两人清点；灌注液注意保持温度，以 4 ℃左右为宜，放入冰桶，用时取出；灌注时注意压力及流速，台上一般用灌注液 4000 ml，逆行灌注用 1000 ml；无菌冰屑量充足，用 500 ml 的生理盐水约 20 袋，可早些准备。

（2）修整供肺：手术室应备无损伤钳及镊各 2 把、组织剪 2 把、刀柄及刀片 1 把、双腔导尿管 1 根（气囊充气约 5 ml）、吸引头及吸引皮条各 1 个、大盆 1 个、无菌培养管及大纱垫数个，2～4 ℃灌注液 1000 ml。供肺送到后，调节好灯光、吸引器，配合做好供肺的低压再次逆行灌注。缝合器于左主支气管根部切断，利用两侧肺修整心房袖至合适大小，修剪肺动脉、支气管，结扎处理取肺过程中锐性分离的组织等处。

2. 受者肺移植

（1）巡回护士配合：①术前准备同常规肺部手术：术前一天访视病人，减少病人的紧张、恐惧心理；检查所需仪器是否齐全，性能完好。②手术当天核对病人后建立静脉通道并协助麻醉医生进行动、静脉穿刺。摆好体位，导尿并接好引流管置于透明瓶中。③协助医生消毒铺巾，与洗手护士一起清点敷料、器械的数目并记录。④熟悉手术步骤能及时提供手术所需用物。⑤手术完毕后，协助医生进行伤口的包扎。⑥术中注意观察尿量，随时调控好手术间的温、湿度，控制室内人数减少污染并创造一个安静、舒适的手术环境，按医嘱给予输液、输血及治疗用药。

（2）洗手护士配合：手术步骤及手术配合见表 31-6。

表 31-6 肺移植手术步骤及手术配合

手 术 步 骤	手 术 配 合
1.手术野贴手术薄膜	递手术薄膜、干纱垫 1 块协助贴膜
2.切皮	递干纱布 2 块、大圆刀、有齿镊、电刀逐层切皮
3.侧开胸	递肋骨剪、纱布 2 块、骨蜡及胸撑
4.病肺切除及供肺移植	
（1）供肺确认可使用并修整完毕后切除病肺	递无损伤镊、剪刀、长弯钳、大盆，并准备充足的无菌冰屑、大直角钳或 6 cm 的直线切割缝合器
（2）主支气管端端吻合	递 2 根 3-0 大针血管线长针持、无损伤镊予术者
（3）吻合房袖（肺动脉）	递阻断钳 2 把、5～6 根 5-0 大针血管线长针持予术者
（4）左心房排气及肺动脉开放	递针头、温水、生物胶予术者

续表

手 术 步 骤	手 术 配 合
5.充分止血后,放置引流管并关胸	递干纱布、电刀止血,放置 1 或 2 根胸腔引流管、PDS 线关胸,并仔细地清点器械、缝针和纱布的数目。协助纤支镜检查吻合口,吸尽分泌物

3. 注意事项

(1)术前培训和人员配备:肺移植手术是一项高难度的手术,要求准备工作充分,所带物品器械、齐全完好,应该配备器械护士 1 人,巡回护士 1 人。

(2)供肺的保护:良好的供肺保护是手术成功的主要因素,故灌注液注意保持温度,以 4 ℃左右为宜,放入冰桶,用时取出;灌注时注意压力及流速,台上一般用灌注液 4000 ml,逆行灌注用 1000 ml;无菌冰屑量充足,用 500 ml 的生理盐水约 20 袋,可些准备。洗手护士术前要熟悉手术步骤,按手术程序提前备好用物,并且具有随机应变的能力,快速准确地传递器械等。

(3)取器官组与移植组之间的协调:因为可因器官本身原因或摘取时突发因素而导致供肺不能使用,故受者肺不能先切除。但为节约时间,移植组可先将受者开胸之前工作全部完成;取肺组人员在判断供肺可以使用后电话通知手术医生何时开胸。

(4)预防感染:器械、物品准备充分完好,严格无菌操作,限制不必要的人员进入;仪器提前一天准备好,注意进入手术室的物品表面须进行消毒。

五、心肺联合移植术

(一)应用解剖

1. 呼吸系统解剖　呼吸系统由呼吸道和肺两部分组成。呼吸道包括鼻腔、咽、喉、气管和支气管,鼻腔、咽、喉为上呼吸道,气管和支气管为下呼吸道。肺位于胸腔内纵隔的两侧,左右各一。

肺为锥形,分肺尖和肺底,有三面三缘。肺尖向上经胸廓上口突入颈根部,底位于膈上面,对向肋和肋间隙的面为肋面,朝向纵隔的面为内侧面,该面中央的支气管、血管、淋巴管和神经出入处为肺门,这些出入肺门的结构,被结缔组织包裹在一起称肺根。通过肺门的结构,主要有支气管、肺动脉和二条肺静脉,其相互关系为:由前向后为肺静脉、肺动脉和支气管;由下向上,右侧仍为肺静脉、肺动脉和支气管,左侧则为肺静脉、支气管和肺动脉。其中肺静脉的位置恒定。左肺由斜裂分为上、下二个肺叶;右肺除斜裂外,还有一水平裂将其分为上、中、下三个肺叶。

2. 心脏解剖　心脏位于胸腔的纵隔内,膈肌中心腱的上方,夹在两侧胸膜囊之间。其所在位置相当于第 2~6 肋软骨或第 5~8 胸椎之间的范围。整个心脏 2/3 偏在身体正中线的左侧。

心肺的应用解剖见图 31-4。

(二)适应证

终末期心肺疾病,即各种终末期心脏病合并肺动脉高压、艾森曼格综合征。

(三)麻醉方式

全身麻醉。

(四)用物准备

1. 取供器官组用物准备

(1)器械:①常规器械:常规取器官器械。②特殊器械:胸骨锯、胸撑、主动脉阻断钳、血管阻断钳数把、无损伤镊、尖头持针器、心包剪、主动脉灌注针头等。

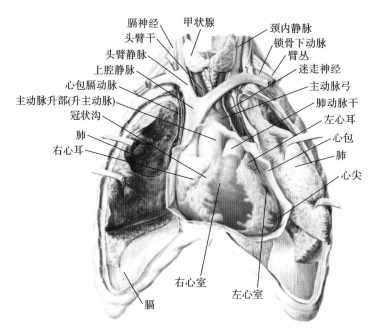

膈神经　甲状腺　颈内静脉
头臂干　锁骨下动脉
头臂静脉　臂丛
上腔静脉　迷走神经
心包膈动脉　主动脉弓
主动脉升部(升主动脉)　肺动脉干
冠状沟　左心耳
肺　心包
右心耳　肺
心尖
右心室　左心室
膈

图 31-4　心肺的应用解剖

(2) 敷料及一次性用物:①敷料:常规取器官敷料。②一次性用物:7 号丝线、7 cm×17 cm 荷包线、5 cm×14 cm 荷包线、4-0 血管吻合线、吸引器管、50 ml 注射器、无菌器官保存袋数个、器官灌注管、各种型号残端闭合器及直线切割器、12 号气囊式导尿管等。

(3) 药品:1% 活力碘、器官保存液、氯化钾、肝素、无菌盐水冰屑等。

(4) 仪器:电动吸引器等。

2. 受者手术组用物准备

(1) 器械:①体外循环常规器械。②特殊器械:主动脉阻断钳 2 把,肺钳 2 把,静脉穿刺包、大胸撑、胸骨锯各 1 个。③修心肺包:心包剪 1 把、组织剪 1 把、纹钳 12 把、无损伤镊 4 把、尖头针持 2 把及刀柄、盆 1 个等。

(2) 敷料及一次性用物:①敷料:衣服 8~10 件,大胸包 1 个,中单 10 块,小纱布 40 块,纱布、棉垫若干。②一次性用物:3-0 保护薇乔数根,各种型号的直线切割器及残端闭合器,3-0 或 4-0 血管吻合线数根,1-0、2-0 荷包线数根,起搏导线 2~4 根,骨蜡 2 块,无菌器官袋数个,切口膜 2 张,钢丝 2 根,引流管 2~4 根,胸瓶 2~4 个,导尿包 1 个,输血器 10~20 个,50 ml 注射器 20~30 个等。

(3) 药物:抗生素、免疫抑制剂、血液制剂、器官保存液、强心药、扩管药、利尿剂、止血药等。

(4) 仪器:电刀、氩气刀、除颤器、变温毯、加温鼓风机、输液加温器、起搏器、体温检测仪等。

(五) 手术体位

平卧位。肩下垫一软枕,以抬高胸廓,充分暴露手术野。

(六) 手术步骤及配合

1. 供心肺摘取及修整

(1) 供心肺摘取:供体平卧位,背部垫高后快速消毒铺巾,胸骨锯正中劈开胸骨,撑开胸骨,常规肝素化,切开心包,检查心肺确无损伤或异常;肺动脉注射前列腺素和甲基泼尼松龙,用荷包线缝合主动脉及肺动脉,主动脉插大号冷灌针并固定,肺动脉插 12 号气囊式导尿管并固定。然后行主、肺动脉阻断,左心耳及右心房切口,使灌注液流出,防止心脏及肺血管过胀。心包腔内置无菌生理盐水冰泥。主动脉、肺动脉同时灌注心脏保存液 1000~1500 ml 及肺保存液 4000 ml,达到心脏完全静止,肺表面呈白色,左心耳及右心房切口灌出液清晰为止。心肺局部用 4 ℃

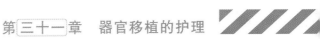

生理盐水降温。立即切断主动脉。轻度膨肺后阻断气管,用干纱布保护气管周围后切断,残端用 1‰ 活力碘消毒。将供体心肺取出胸腔,表面用冰盐水冲洗,置无菌袋中,用 4 ℃ 心肌保护液 1500 ml 浸泡,立即逐层装入 3 层无菌塑料袋中,每层各自扎封口,再放入置有冰块的保温桶内待运送。确保供心肺始终保存在 0～4 ℃ 保存液中直至开放循环。

(2) 供心肺的修整:供心肺送入手术间后,在已置好的无菌小器械台上进行修剪。修剪前先行无菌冰盐水表面冲洗,再放入盛满保存液及盐水冰泥的大盆中进行修剪,必要时行心脏和肺保存液灌洗,至灌出液清晰为止。切勿使液体进入气管内。下腔静脉口向右心耳方向剪开做一弧形切口以便和受者的右心房吻合,注意避免伤及窦房结区;临植入前再在隆突上方 1～2 气管环处将多余的器官切除。供器官修整完毕后再用保存液灌注一次。修剪过程中,供心肺一直浸泡在冷盐水中。

2. 移植手术配合

(1) 巡回护士配合:①手术室准备:手术宜在大手术间进行。术前一日彻底消毒手术间。除按常规心脏体外循环手术准备外,物品应到位。各种仪器合理放置,并严格控制人员出入。②受者准备:术前 1 日理发、备皮、剪指甲并彻底清洁。③病人一般处置:病人接入手术室后,迅速进行各项操作,并与病人亲切交谈,以缓解病人的紧张情绪,同时给予面罩吸氧,连接心电图及无创血压监测,建立静脉通道。全程监测生命体征、尿量、血气等。

(2) 器械护士配合:手术步骤及手术配合见表 31-7。

表 31-7　心肺联合移植手术步骤及手术配合

手 术 步 骤	手 术 配 合
1. 手术野贴手术薄膜	递手术薄膜、干纱垫 1 块协助贴膜
2. 切皮	递干纱布 2 块、大圆刀、有齿镊、电刀逐层切片
3. 正中劈开胸骨	递胸骨锯、纱布 2 块、骨蜡及甲状腺拉钩
4. 切开及悬吊心包	递无损伤镊、心包剪,递 7×17 带针荷包线数根
5. 建立体外循环	
(1) 游离主动脉、肺动脉及气管	递心包剪、肺门钳、纱布球
(2) 缝主动脉荷包	递 7 cm×14 cm 带针荷包线 2 根或 4-0 小针血管吻合线 2 根
(3) 分别缝上下腔静脉荷包	递 7 cm×14 cm 带针荷包线 2 根或 4-0 小针血管吻合线 2 根
(4) 主动脉插管	递主动脉插管、尖刀
(5) 上下腔插管	分别递上下腔插管、尖刀、剪刀及无损伤镊
(6) 阻断主动脉	递阻断钳
6. 病心肺切除及供心肺联合移植	
(1) 待供心肺确认可以使用并修整完毕后切除病心	递无损伤镊、剪刀、长弯钳、大盆,并准备充足的无菌冰屑
(2) 切断气管取并受者气管分泌物行细菌培养	递气管残端闭合器、干纱布垫、长弯、尖刀片及培养瓶
(3) 处理气管	保留的气管残端用 1‰ 活力碘消毒,并用干纱布包好
(4) 手术人员更换手套	更换手套并协助医生更换手套
(5) 将供体心肺移入胸腔后,于其气管内取标本送细菌培养	递无损伤镊、心包剪、培养瓶
(6) 吻合气管	递数根 3-0 可吸收线长针持、无损伤镊予术者

续表

手术步骤	手术配合
(7)吻合主动脉、复温	递4-0大针血管吻合线2根短针持予术者
(8)行主动脉排气并开放主动脉、复跳	准备好除颤器
(9)吻合受者残余右房和供体右房	递2根3-0大针血管吻合线长针持予术者
(10)温盐水冲洗检查各个吻合口确无出血	递温盐水、干纱布
7.放置起搏导线	递1-0起搏导线2～4根、钢丝剪、消毒棉球
8.充分止血后,放置引流管并关胸	递干纱布、电刀止血,放置2～4根胸腔引流管、1-0钢丝关胸。仔细地清点器械、缝针和纱布的数目

3. 注意事项

(1)术前培训和人员配备:心肺联合移植手术是一项涉及科室及参与人员较多的工作,要求高、时间紧、难度大,各部门默契配合方能保证手术顺利完成,故术前训练和调配非常必要。建议成立专门的心肺联合移植小组,每人的分工明确细致。该工作开展初期,需要进行动物实验,手术室应选派多名长期从事胸心外科手术配合的护士参加,这些护士需熟悉心肺联合移植手术的步骤及配合要点,需要配备器械及巡回护士各2名。

(2)供体心肺的保护:良好的供体心肺保护是手术成功的主要因素之一,而尽量缩短热缺血与冷缺血时间是获得高质量供体器官的关键。洗手护士术前要考虑周全,准备充分,术中动作敏捷,熟悉手术步骤,按手术程序提前备好,并且具有随机应变的能力,快速、准确地传递器械,尽可能缩短热缺血期,以减少心肌氧耗时间。如果供体心肺是异地切取,其冷缺血时间长,故应选择合适的灌注措施和方法,以保证灌注效果。冷藏运输过程中保持肺轻度膨胀,并要防止意外情况的发生以及考虑好应对的方法。

(3)严格无菌操作和预防感染:感染是心肺联合移植术后主要的死亡原因之一。因此,每个环节都需注意严格无菌操作。取供心肺时由于条件受限,更应注意无菌操作。巡回护士应做好手术间术前物体表面及空气消毒,术中持续空气净化,尽量减少手术间人员活动。

除此以外,供体心肺摘取过程中,避免损伤气管及支气管导致直接感染。发现供体器官内有误吸应放弃该供体心肺。需行供受者气管内分泌物细菌培养,手术前后使用抗生素。

4. 专人协调取心肺组与移植组之间的时间安排　因为器官本身原因或摘取时突发因素而导致供体心肺不能使用。故受者心肺不能先切除。但为节约时间,移植组可先将受者开胸之前工作全部完成;取心肺组人员在判断供体心肺可以使用后电话通知手术医生何时开始手术。

5. 生命支持　预防并及时处理低血压、心律失常、血氧饱和度降低等,巡回护士在将病人接入手术室前,应备好除颤器及胸内、外除颤极板。术中严密观察各项监测指标。术后病人病情平稳后返回监护室需行保护性隔离。

六、上腹部器官簇移植术

(一) 上腹部应用解剖

1. 胃的位置、毗邻和血供　胃中度充盈时,大部分位于左季肋区;前壁右侧邻接左半肝,左侧上部紧邻膈,下部接触腹前壁;后壁隔网膜囊与胰、左肾上腺、左肾、脾、横结肠及其系膜相毗邻。胃的动脉支配来自腹腔干及其分支,沿胃大、小弯形成两个动脉弓并吻合成网。

2. 十二指肠的位置、毗邻和血供　其上端始于胃幽门,下端至十二指肠空肠曲,呈"C"形包绕胰头,分为降部、水平部和升部。降部中、下1/3交界处可见十二指肠大乳头,其左上方约1 cm处常见小乳头。水平部左侧有肠系膜根和其中的肠系膜上动、静脉跨过。Treitz韧带位于十二指肠上襞右上方深部,为上、下消化道的分界点。十二指肠的血液供应主要来自胰十二指肠上前、后动脉及胰十二指肠下动脉。

3. 肝的位置、毗邻和血供　肝大部分位于右季肋区和腹上区,分为上下两面、前后左右 4 缘。膈面的前部有镰状韧带将肝分为右叶和左叶。脏面与胆囊、下腔静脉、右肾上腺、右肾、十二指肠上部、幽门、胃前面小弯侧及结肠右曲紧邻。肝的脏面较凹陷,有左纵沟(由静脉韧带裂和肝圆韧带裂组成)、右纵沟(由腔静脉沟和胆囊窝组成)和介于两者之间的横沟,三条沟呈"H"形,为第一肝门,是肝固有动脉左、右支,肝左、右管,门静脉左、右支以及神经和淋巴管进出肝的门户。膈面腔静脉沟的上部,肝左、中、右静脉出肝处为第二肝门。胆总管位于门静脉右前方、肝固有动脉的右侧。肝的血供来源有两条,即肝门静脉和肝固有动脉。肝门静脉伴肝固有动脉和胆总管在肝十二指肠韧带内上行至肝门,在第一肝门分为左、右两支于第二肝门处注入下腔静脉。

肝外胆道由肝左、右管,肝总管,胆囊和胆总管组成。胆囊分为底、体、颈、管四部。胆囊的动脉位于胆囊三角(Calot 三角)内起直肝右动脉,该三角由胆囊管、肝总管和肝下缘组成。

4. 胰的位置、毗邻和血供　位于腹上区和左季肋区,右侧较低,被十二指肠环绕。胰分为头、颈、体、尾四部分。胰头前面有横结肠系膜根穿过,并与空肠毗邻,后面有下腔静脉、右肾静脉及胆总管下行。胰颈后面有肠系膜上静脉通过,与脾静脉在胰颈后面汇合成肝门静脉。胰体前面隔网膜囊与胃后壁为邻,后有腹主动脉、左肾上腺、左肾及脾静脉,后面附着于腹后壁,上缘与腹腔干、腹腔丛相邻,脾动脉沿上缘向左走行。胰尾末端达脾门。胰的动脉主要有胰十二指肠前、后动脉(均起自胃十二指肠动脉)及胰十二指肠下动脉(起自肠系膜上动脉)分出的前、后支,在胰头前、后面相互吻合,形成动脉弓。

5. 脾的位置、毗邻和血供　位于左季肋区的肋弓深处,脾的膈面与膈、膈结肠韧带接触,脏面前上份与胃底相贴,后下份与左肾、肾上腺为邻,脾门邻近胰尾。血供为脾动脉,静脉收集胃短静脉、胃网膜左静脉、胃后静脉、肠系膜下静脉和胰的一些小静脉,向右达胰颈处与肠系膜上静脉汇合成肝门静脉。

上腹部的应用解剖见图 31-5。

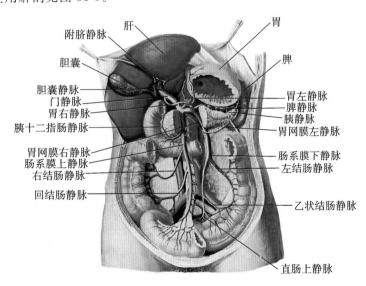

图 31-5　上腹部的应用解剖

（二）适应证

上腹部器官簇联合移植(如肝胰联合移植)的适应证首选为终末期良性肝病伴有 1 型糖尿病的病人;其次为囊性纤维化导致的胰腺外分泌和内分泌功能不全合并晚期良性肝病的病人;

等待肝移植的良性肝病病人,如同时伴有难以控制的并发症(如2型糖尿病)时,肝胰联合移植是更佳选择。

肝、胆、胰腺及十二指肠等脏器恶性肿瘤广泛侵犯邻近脏器,单纯手术已无法切除,上腹部器官簇联合移植可以彻底切除病变脏器并进行腹膜后淋巴结清扫,增加了手术的根治性,延长了病人生命,提高了生活质量,但远期效果有待进一步观察。

(三)麻醉方式

全身麻醉。

(四)用物准备

1. 取供器官组用物准备

(1)器械:常规取器官器械。

(2)敷料及一次性用物:常规取器官敷料,7号丝线、吸引器管、50 ml注射器、无菌器官保存袋数个、器官灌注管等。

(3)药品:1%活力碘、器官保存液、肝素、无菌盐水冰屑等。

2. 受者手术组用物准备

(1)器械:肝脏手术常规器械。特殊器械:各种型号血管阻断钳、长无损伤镊、血管夹、肝脏拉钩、冲洗平针头、精细镊、精细剪、精细针持、小号胆道探条。修器官簇包:心包剪、组织剪各1把,纹钳18把,无损伤镊4把,尖头针持2把,刀柄、盆各1个。

(2)敷料及一次性用物:衣服8～10件,大胸包1个,中单10块,小纱布40块,纱布、棉垫若干。各种型号的直线切割器,3-0、5-0、6-0、7-0血管吻合线数根,3-0胃肠吻合线,无菌器官袋数个,切口膜2张,引流管2～4根,T管1根,空肠内营养管,导尿包1个,输血器10～20个,50 ml注射器20～30个。

(3)药物:抗生素、免疫抑制剂、血液制剂、器官保存液、强心药、扩管药、利尿剂、止血药。

(4)仪器:电刀、氩气刀、除颤器、变温毯、加温温毯仪、输液加温器、起搏器、体温检测仪。

(五)手术体位

平卧位。

(六)手术步骤及配合

1. 供者器官簇的获取及修整

(1)供者器官簇的获取:供者平卧位,快速消毒铺巾,打开腹腔。采用腹主动脉和肠系膜上静脉双重插管灌注。灌注液为0℃的HTK液,灌注高度为80～100 cm,量约5000 ml。整块切取全肝、胰腺、十二指肠、脾及双侧肾脏,剪开胆囊底部,用HTK液冲尽胆囊胆汁。纵向剖开腹主动脉后壁,分离下双肾,结扎胃左动脉,在胰腺下缘结扎肠系膜上动脉远端及分支,将肠系膜上动脉近端和腹腔干动脉重建共干,缝闭十二指肠近端,最后紧靠胰尾切除脾脏,仔细结扎胰周筋膜,切除胆囊,分离出肝上下腔静脉、肝下下腔静脉、肠系膜上静脉。器官簇摘取后放在冰盒中运送。

(2)器官簇的修整:器官簇送至手术室后,配合器官再次修整的巡回护士,准备无菌冰,在修肝盆外加上冰盐水,以保持器官的低温,再将16万U庆大霉素洒于器官簇的表面。肠道部分:准备好200 ml甲硝唑,用于冲洗十二指肠内容物,冲洗干净后关闭十二指肠两端。肝脏部分:剪去多余的膈肌组织,修剪肝上下腔静脉,保留其长度约2 cm;对肝脏周边的分支仔细结扎;修整肝下下腔静脉时,注意缝扎右肾上腺静脉切口,勿过多剥离胆总管外膜;切除胆囊。胰腺:在胰腺下缘结扎肠系膜上动脉远端及其分支,解剖胃十二指肠动脉和肠系膜上静脉以备吻合;保留十二指肠乳头周围直径约4 cm的十二指肠壁片组织。修整完毕后,将器官簇放在冰盒中待用。

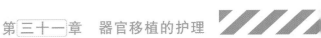

2. 受者手术配合

（1）巡回护士配合。①病人一般处置：病人入室后常规三查三对后进行静脉穿刺，尽可能选用足够大的周围静脉穿刺，一般选择在右上肢（不能做下肢穿刺，因术中可能需阻断下腔静脉），麻醉采用静脉吸入复合麻醉加硬膜外麻醉。麻醉完善后，病人采取仰卧体位并用软垫做好妥善的身体各部位保护，配合麻醉医生行动脉穿刺及深静脉穿刺，放置肺动脉飘浮导管；负责管理药物的护士常规备好急救药物（如阿拉明、肾上腺素、西地兰等）。按医嘱给予免疫抑制剂，术中需按程序给药，并密切观察用药情况及输液情况，记录输血、失血量，抽血查生化、血气分析、激活凝血时间。②病肝切除期的护理：病肝切除期病人处于高心排血量、高血流动力状态，此期的护理要点是配合麻醉师及时应用多巴胺、能量合剂及利尿剂等，以维持血容量。同时严密观察出入量，用称血垫法计算失血量，保持通畅的静脉通道。③无肝期的护理：无肝期因各血管阻断后病人血流动力学参数可能剧烈波动，回心血量明显减少，同时由于植入器官簇处于低温状态，病人体温开始下降。此期的护理要点是加快输血及病人的保温，保温方法：室温维持在22～24 ℃，输入的液体及血液均经过加温系统（恒温或输液装置），使用充气加温毯、红外线加温仪，维持鼻温在35.5～37 ℃，避免因低体温发生心律失常及心搏骤停。④器官簇复流后的护理：复流后由于器官簇血管床的开放极可能出现手术野血管吻合口出血甚至大出血，此期要及时输血、输液，必要时要加压输血、输液，保证足够血容量，预先准备各种止血药及缝合血管用物。视病情准备各类凝血因子，如冷沉淀（Ⅷ因子）、血小板等，并备好温盐水、生物止血用品。

（2）器械护士配合：以肝胰十二指肠器官簇移植为例，手术步骤及手术配合见表31-8。

表 31-8　肝胰十二指肠器官簇移植手术步骤及手术配合

手　术　步　骤	手　术　配　合
1. 手术野贴手术薄膜	递手术薄膜、干纱垫1块协助贴膜
2. 双肋缘下做"人"字形切口	递干纱布2块、大圆刀、有齿镊、电刀逐层切皮
3. 进腹探查	打湿术者双手
4. 病变器官的切除	
（1）游离横结肠肝曲和横结肠右端，在横结肠的上缘剪开大网膜	递长镊、长组织剪，分别用4号、7号丝线缝扎和结扎
（2）从胰腺的颈部切断	
（3）解剖并分别结扎脾动脉和脾静脉	递长弯、直角钳
（4）结扎门静脉、肠系膜上静脉周围属支和扩张侧支静脉	分别用4号、7号丝线缝扎和结扎
（5）切除胰体尾和脾脏	递大盆
（6）于胃远端1/3处切断胃	根据情况给不同型号直线切割器
（7）Treitz韧带下方10 cm处切断空肠	根据情况给不同型号直线切割器
（8）在肠系膜上动、静脉后外方游离十二指肠和胰头	递长镊、长组织剪、长弯、直角钳
（9）分离肝左右三角韧带和肝上下腔静脉	递长弯、直角钳、长组织剪
（10）于肠系膜上静脉和门静脉汇合处阻断门静脉，阻断处在癌栓的下方	递门静脉阻断钳
（11）分别阻断肝上下腔静脉、肝下下腔静脉，切除病肝、十二指肠和胰头	递粗头长弯及腔静脉阻断钳、长组织剪、大盆
5. 器官簇移植	
（1）将供肝、胰腺和十二指肠整体置于腹腔	递供体器官簇

续表

手 术 步 骤	手 术 配 合
(2)依次吻合肝上下腔静脉、肝下下腔静脉	递4根3-0大针血管吻合线长针持、长镊予术者
(3)供体肠系膜上静脉吻合于受体肠系膜上静脉	递2根5-0血管吻合线尖头针持
(4)供体腹腔干动脉吻合于受体肝总动脉	递2根7-0血管吻合线精细无损伤镊及针持予术者
(5)开放血流后,供肝充盈良好,胰腺和十二指肠血供良好,无明显出血	松开阻断钳
(6)消化道重建方式:首先使用直线切割器封闭受体空肠端	根据情况给不同型号直线切割器
(7)将残胃和空肠吻合	递直线切割器或3-0胃肠吻合线
(8)在胃空肠吻合口下方约30 cm处行供体空肠和受体空肠端侧吻合	递3-0胃肠吻合线和0号丝线
(9)其内置管引流胆汁和肠液	给予T管或细引流管
(10)于肝左、肝右、温氏孔、脾窝、胰腺下方、空肠吻合口处放置引流管	给予腹腔引流管
(11)并于空肠吻合口下方40 cm处置空肠内营养管一根,经皮引出	给予空肠内营养管、用小圆针0号丝线固定
6.充分止血后,关腹	递干纱布、氩气刀、电刀止血,并仔细地清点器械、缝针和纱布的数目

3. 注意事项

(1) 积极的术前准备:由于手术过程复杂,手术难度大,手术室护理较复杂,联合器官切除与修整、上腹部多器官的切除与器官簇的移植、胃肠道重建等每一步对移植的成功都至关重要,故做好周密的术前计划及准备尤其重要。与常规肝移植比较,器官簇移植手术规模大、风险大、手术时间长、术中循环系统波动大、感染机会多,熟练配合、减少手术时间和稳定循环是器官移植手术期间的重点。术前准备工作包括:①手术组人员集中讨论手术方案;②做好移植组人员的分工,巡回护士一般安排2人;③用物要准备要齐全,当多台手术同时进行而特殊器械出现供求矛盾时,要合理调配,以免因等待而延长手术时间;④灌注液及保存器官物品准备,如无菌盐水冰屑、肝灌注液(HTK液)等,因为HTK液冰冻后再溶解会出现颗粒状物,故不能冰冻而只能存放在4 ℃的冰柜中。

(2) 严格消毒,预防感染:术后感染是器官移植手术常见的并发症之一,也是该手术主要死因之一。由于手术时间长,感染的概率增加,因此移植组的护理人员要参加术前讨论,熟悉手术步骤,使手术配合默契,缩短手术时间;手术过程中,一切操作都应严格执行无菌操作,手术用的全部用物均须经灭菌后使用,禁止使用浸泡消毒,并严格控制室内人员流动,减少手术间空气污染。各项操作严格按无菌要求,避免术后感染的发生。

(3) 病肝切除期,注意支持循环,维持血容量:病肝切除期,病人处于高心排血量、高血流动力状态,要配合麻醉医生及时使用各种药物,如多巴胺、利尿剂,以维持血容量。无肝期注意预防急剧的低血压及低温。无肝期由于肝各血管阻断后,病人血流动力学剧烈波动,回心血量明显减少,此外,体外静脉转流期间,病人体温开始下降,要注意保温,以防低温致心律失常或心搏骤停。使用恒温装置,维持鼻温在35.5～36 ℃。医护配合默契,输血、输液适量,进入病人体内的全部液体均通过加温装置,避免出现低血压及低温现象。

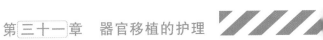

（4）器官簇复流前注意事项：在器官簇血管床开放前，器官簇应保持低温，在器官修整时，HTK液的周围应围上冰块，避免在灌注过程中肝灌注液温度升高，同时在行供肝吻合时，供肝的门静脉灌注液（血浆）要保持在4℃左右。新肝期，全肝血流开放后，血容量相对减少，要准备充足的血液，加压输血，并及时使用碳酸氢钠，适当使用钙剂、冷沉淀。按医嘱给予免疫抑制剂。

（5）手术期间注意病人皮肤的保护：器官移植病人多数全身情况差，并有低蛋白血症现象，加上手术时间长、手术期间体位固定，病人足跟、背部、骶尾部、枕部容易出现压疮。因此，在这些部位应垫上防护垫，并对能触摸到的部位定时给予按摩。手术完毕摘除切口保护膜时动作要轻柔，以免损伤皮肤。

（赵体玉　万静雯）

第二节　移植术前护理及准备

移植术前护理工作非常重要，需要遵循整体护理模式，通过对受者进行系统且有效的评估，实施包括院前护理、术前准备、心理护理等措施，协助移植受者调整身体状态，减轻移植前疾病带来的不适、提高等待移植期的生活质量，并随时为移植手术做好准备。

一、院前护理

通过收集受者的术前登记资料，对其采取信息化在线教育和院前护理知识课堂等多种形式的健康宣教方式来提高受者对术前相关知识及术后配合方式的认知，使之接到急诊手术通知时能正确应对；缩短受者从办理入院到进入手术室的时间；减轻受者术前焦虑情绪和对移植相关因素不知晓而引起的恐惧；消除受者及家属的各种疑问。院前护理还能为术后护理打下基础，提高受者对医疗护理活动的依从性，减少由于知识缺失而导致的如感染、脱管、深静脉血栓、免疫抑制剂服用错误等事件的发生，有效促进病人康复。

二、术前准备

（一）受者的准备

1. 完善移植术前检查　除常规手术检查之外，还需要了解受者的心脏、肺部、肝脏、肾脏、和神经系统的功能情况。肿瘤病人需了解其是否有肿瘤转移的发生。

2. 完善移植术前检验　检查血型、血常规、尿常规、血生化、血糖、凝血功能、输血全套、巨细胞病毒抗体检测等。根据不同的移植类型进行相关免疫学检测，如组织配型和淋巴细胞毒性试验等。根据术后拟用免疫抑制剂进行药物相关性检测，如他克莫司相关基因监测等。

3. 感染的预防　行痰培养、尿培养和咽拭子培养，积极治疗已发生的感染。待移植受者需戒烟戒酒，保持良好的生活习惯，保持皮肤清洁、完整，预防呼吸道、泌尿道感染的发生。术前需进行抗生素皮试。

4. 完善护理风险评估　术前完善跌倒、压疮及深静脉血栓等术后高发风险评估，认真、客观地了解风险等级，并根据其风险等级进行防范知识宣教并采取相应的护理措施，减少移植术后此类护理高风险事件的发生。

5. 一般准备　按外科手术要求做好清洁处置，禁食、水4～6小时，必要时给予肠道清洁。按医嘱留置胃管、导尿管和进行术前备皮护理。

6. 其他准备　患冠心病、糖尿病、高血压、高脂血症的受者术前要严格控制体重，积极治疗相关疾病。加强适应性训练，如掌握床上翻身及活动方法，床上大小便、深呼吸咳嗽及踝泵运动方法等。及时调整术前受者的身体状态,必要时可行术前急诊透析,纠正严重的水、电解质失衡。

(二)病房物品和工作人员要求

1. 房间准备 受者术后一周需安置在层流隔离病室内,情况稳定的受者一周后可转至配有空气消毒机的普通病房。移植术后的病室内需配备空调、中心供氧、中心吸引和应急备用电源系统。

2. 物品准备 氧气装置、吸引装置、呼吸机、除颤器、急救车、体温计、听诊器、多功能心电监测仪、输液泵和注射泵、引流袋、负压盒、精密尿袋、量杯、泵称,必要时配备体外循环机或透析机等。

3. 药品的准备 根据移植种类准备相应的药品,如抗生素、质子泵抑制剂、止血药、抗凝药、强心药、利尿剂、扩管药、血管活性药物、生长抑素、糖皮质激素、免疫抑制剂等。

4. 人员的要求 进入隔离室的医护人员需穿戴隔离服、鞋套、口罩,流水洗手或用手消毒剂消毒双手。隔离室严格控制进入人员数量,家属谢绝进入层流室。

三、心理护理

移植受者术前可能因知识缺乏而导致对移植手术产生恐惧和不确定性,也有一部分受者因家庭状况或经济问题产生焦虑。护理人员应在术前客观、系统地评估受者的心理状况,对负性心理的受者实施针对性的心理干预,及时解决心理问题,促进术后的康复。针对术后可能出现的移植物功能延迟恢复或常见并发症,主动讲解应对方法及常见转归,缓解受者心理压力,减轻其焦虑情绪,使之以最佳心理状态迎接移植手术。

(周晓君　肖甜甜)

第三节　围手术期护理

一、肾移植围手术期护理

(一)术前护理

1. 心理护理 尿毒症病人由于病程长,长期透析,生活质量低,思想压力和经济压力大,对个人的工作学习和前途影响非常大,对治好疾病有迫切的需求,术前难免有恐惧、紧张、焦虑等情绪,或对手术及预后有多种顾虑。因此,医务人员根据病人的心理反应,针对性地给予相应的心理护理,耐心讲解手术的必要性及可能取得的效果,手术的危险性及可能发生的并发症,使病人能以积极的心态配合手术和术后治疗。

2. 生理准备 生理准备是对病人生理状态的调整,使病人能在较好的状态下安全度过手术和术后的治疗过程。需要训练病人床上大小便,教会病人正确的咳嗽和咳痰的方法,术前完善相关检查及免疫学检测,适时给予术前预防性抗生素。术前禁水 4 小时、禁食 8 小时,进手术室前行手术部位标记,常规留置导尿管。

3. 病人物品准备 术前准备带刻度水杯、吸管、湿纸巾、尿壶、便盆、防滑拖鞋、腹带等用品。

4. 病房准备 条件允许时准备层流洁净病房,备麻醉床、氧气装置、心电监护仪、注射泵等仪器设备,物体表面及地面用 500 mg/l 含氯消毒液擦拭。

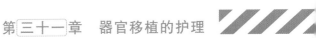

（二）术后护理

1. 严密监测生命体征 术后每小时测量并记录病人心率、血压、呼吸、血氧饱和度,遵医嘱维持血压,以保证移植肾的有效血流灌注。

2. 密切监测出入量,维持出入量平衡 每小时监测并记录病人尿量,并根据尿量、血压和CVP指标及时调整输液速度和补液量,确保出入量平衡。术后病人出现多尿期,应该及时补液,必要时增加输液通道,合理安排输液顺序及速度;病人出现少尿或无尿时应及时报告医生,仔细分析和查找原因并控制入量。补液时避免在病人下肢选择静脉穿刺点,以避免血栓形成。原则上不在血液透析用的动静脉瘘肢体选择穿刺点。输液原则应遵循"量出为入"的原则。

3. 密切观察引流量 病人返回病房后妥善固定引流管,防止引流管扭曲、牵拉,严密监测引流液的颜色、量和性质及切口敷料渗血、渗液情况,及时发现有无活动性出血的症状。

4. 饮食护理 术后待病人胃肠功能恢复后,可给予少量饮食,饮食顺序为流质饮食、半流质饮食、软食、普食,少量多餐,每日严格记录饮食和饮水量,维持出入量平衡。

5. 体位 手术后,应根据麻醉及病人全身情况选择病人既舒适又便于活动的体位,全麻尚未完全清醒的病人应去枕平卧,头偏向一侧,直至完全清醒,可以改为低半卧位,以减少腹壁张力,有利于引流液流出。

6. 皮肤护理 病人在卧床期间做好皮肤护理,骨隆突处予以减压敷料保护皮肤,必要时运用翻身枕协助病人取侧卧位,减轻受压部位的摩擦力和剪切力,预防压疮的发生。

7. 疼痛护理 术后护士对病人进行疼痛评估,了解病人疼痛评分,采取及时有效的镇痛措施。

8. 排斥反应的预防和护理 遵医嘱服用免疫抑制剂,定期监测血药浓度,密切观察病人的尿量、体重、移植肾区局部情况。若病人体温突然升高且持续高热,伴血压升高、尿量减少、血肌酐上升、移植肾区胀痛等应考虑发生急性排斥反应的可能,遵医嘱配合医生行抗排斥治疗。

9. 感染的预防和护理 医护人员严格执行无菌技术操作和手卫生制度,落实病人口腔护理和皮肤清洁卫生,医务人员进入隔离病房前应洗手并穿隔离衣、戴好口罩和帽子。

10. 健康教育 对肾移植病人做好术后健康指导,对提高存活率和生活质量具有重要意义。

（1）指导病人每日监测体温、血压、体重、尿量等指标。

（2）病人在移植后要终生服用免疫抑制剂,出院后仍要继续门诊随访治疗。指导病人掌握药物知识,术后教会病人了解服用药物的名称、剂量、频率、作用及注意事项等。

（3）合理安排生活和活动,保持愉悦的心情,避免不良情绪的刺激,采取适当方式宣泄,保持心理平衡,进行适当体育锻炼时,强度和运动幅度以渐进为宜,同时注意保护移植肾不被硬物挤压或碰撞。

（4）预防感染,注意保暖预防感冒,保持居室定期通风,避免到人员嘈杂、密闭的公共场所。

（5）定期复查,出院后第1个月每周1次,出院后第2个月每2周1次,出院半年后每个月1次。

（刘红艳 田 琴）

二、肝移植围手术期护理

（一）术前护理

1. 心理护理 向病人及家属介绍肝移植的相关知识,耐心指导病人完成各项辅助检查,说明术前检查的目的及注意事项。介绍手术、麻醉的相关知识,减轻病人焦虑和恐惧情绪,保持积极乐观的心态,迎接手术。

2. 病人准备

(1) 做好病人个人的清洁卫生。

(2) 皮肤及肠道准备,根据手术需要,配合医生对手术部位进行标记。

(3) 术前备血,遵医嘱备血并通知血库做好准备。

(4) 术前1日病人进少渣饮食,术晨禁食、禁饮。

(5) 指导有效的深呼吸和咳嗽、咳痰方法,指导病人功能锻炼及床上大小便的方法。

(6) 药品准备,除一般常规药品外,主要有免疫抑制剂、抗生素、止血药、抗凝药、扩管药、镇痛药、护肝药等。

(7) 病房准备:①条件允许时准备空气层流室或者配备其他空气消毒的设备。②医护人员进入层流病室前后要洗手,穿戴隔离衣、口罩、帽子,更换清洁拖鞋。③准备好监护仪、呼吸机、输液泵、吸引器等设备。

(二) 术后护理

1. 病人安置　术后病人安置于空气层流病室,实行保护性隔离,工作人员严格执行无菌操作,治疗和护理有计划地进行,减少出入层流病室的次数。

2. 病情观察

(1) 连接呼吸机,遵医嘱调节呼吸机参数,观察气管插管距门齿距离,密切观察呼吸机的运转情况,配合医生进行血气等指标的检查,待病人麻醉清醒、血流动力学和血气检查指标正常后协助医生拔除气管插管,雾化吸入,协助病人咳痰。使用呼吸机期间床头抬高30°,拔除气管插管后可采取半卧位。

(2) 心电监护,密切观察P、R、BP、SPO₂、CVP、ABP及体温的变化。病情稳定者每30分钟至1小时测量一次,病情不稳定者根据具体情况增加监测频次。

(3) 观察病人意识状态,麻醉未清醒时每小时观察病人的意识、瞳孔变化,对躁动不安、意识不清的病人遵医嘱使用保护性约束和镇静剂。

(4) 移植肝功能观察,根据凝血功能和肝功能的各项指标及病人的意识和胆汁引流情况了解移植肝功能的状态。

3. 妥善固定及标记好各种引流管　保持引流管的通畅,防止扭曲、受压,观察引流液的性质,观察切口敷料有无渗血、渗液及其颜色、性状和量的情况。

4. 保持出入量平衡　准确实时记录24小时出入量,观察尿量变化,每小时尿量不少于100ml。输液原则:由于术后补液,应用止血药、护肝药、抗生素、免疫抑制剂、营养制剂及纠正酸中毒,需要24小时内有步骤地完成,因此应同时建立2～3条输液通道,晶体液、胶体液交替应用,保证药物及时输入,根据HR、ABP、CVP、尿量的变化及时调整输液滴数。

5. 饮食管理　术后在病人胃肠功能未恢复前应持续胃肠减压,2～3天肛门排气拔除胃管后进清淡流质饮食,逐渐过渡到半流质饮食直至普通饮食。饮食以高热量、优质蛋白、富含维生素、低脂肪、易消化食物为主,避免进食人参、蜂王浆等补品。

6. 药物护理　讲解药物的作用,指导病人按时按量服用免疫抑制剂。

7. 准确书写护理文件,评估并填写各种评估表　如疼痛评估、管道滑脱风险、压疮风险评估、跌倒风险评估,深静脉血栓及生活自理能力评估,并给予有效的护理措施。

8. 术后并发症观察及护理

(1) 出血:密切观察切口敷料有无渗血、腹腔引流液的量和性质、胃管引流液性质、大便色泽以及皮肤有无淤血、淤斑。定时监测血常规、凝血功能等指标,防止活动性出血的发生。

(2) 排斥反应:急性排斥反应是肝移植术后最重要和最常见的并发症。多发生在术后1～6周。表现为:病人体温骤升、寒战、全身乏力不适;角膜、全身皮肤黄疸,大便呈陶土色;移植肝区疼痛;肝功能指标如胆红素等异常。一旦发现上述症状,应及时报告医生,配合医生行抗排斥治疗。

（3）感染:采取严密的保护性隔离及无菌技术操作,加强物品、空气及手消毒;定时为病人翻身、拍背协助咳痰,防止肺部感染的发生,做好口腔护理等基础护理;保持切口敷料清洁、干燥。

9. 健康教育

（1）指导病人按医嘱服用各种药物,不可自行增减或停服药物。

（2）鼓励病人均衡饮食,多食蔬菜、水果,禁烟、酒。

（3）预防感染,病人应尽量减少出入密闭的公共场所,出行戴口罩。依体力进行适宜运动。

（4）指导病人自我监测有无发热、乏力、黄疸、移植区胀痛等排斥反应的症状。

（5）术后 3 个月内,每周复查,不适随诊。

（刘红艳　孙叶菁）

三、胰腺移植护理

（一）术前护理

1. 心理护理　术前宣教,向病人充分介绍胰腺移植治疗成功的案例,增加其战胜疾病的信心。帮助病人及家属增加对胰腺移植手术方式、预后的认识,讲解手术需要时间、麻醉方法。使病人及家属对手术风险有充分认识,以减轻病人的心理负担。

2. 病房准备　条件允许者准备层流洁净病房,备多功能心电监护仪、微量泵、呼吸机及抢救用品。用含有效氯 500 mg/l 的消毒剂进行所有物品表面擦拭消毒并进行地面拖拭。

3. 药品准备　备各种药品如生长抑素、白蛋白、抗凝药物、免疫抑制剂等。

4. 术前准备　术前完成各项常规检查,监测空腹、餐前、餐后 2 小时、睡前的血糖以及 C 肽水平,糖化血红蛋白等指标。掌握术前各项指标,以作为术后治疗的参考依据。术前行群体反应性抗原、人类白细胞抗原配型、淋巴细胞毒性抗体交叉配合试验等免疫学检查。

5. 术前适应性训练　术前行肺功能锻炼,戒烟至少两周,术前 1 日备皮、备血,术前晚清洁灌肠。

（二）术后护理

1. 病情观察　监测病人生命体征及血糖、尿糖的变化,术后将病人安置于层流洁净病房,立即连接多功能心电监护仪,严密监测病人神志、意识、生命体征、血氧饱和度、中心静脉压、尿量等变化情况。监测血糖、尿糖、电解质及肝、肾功能,术后 2 周内每日监测血、尿、引流液淀粉酶指标,以便及时监测胰腺功能。

2. 引流管的观察及护理　观察切口敷料渗血情况,引流管的位置,有无折叠、脱出、扭曲,是否通畅。观察、记录引流液的颜色、性状和量,并将每个引流管按顺序妥善固定,保持引流管通畅。

3. 加强基础护理　落实口腔护理和生活护理,加强基础护理,使用气垫床等防止皮肤压疮的发生。鼓励病人深呼吸,有效咳嗽,辅助拍背协助排痰,预防呼吸道感染。

4. 饮食管理　术后 1～4 日给予全胃肠外营养补充机体所需的全部营养物质,予高渗糖、白蛋白、氨基酸、脂肪乳营养支持。第 5 日起肠蠕动恢复后,进流质饮食,逐渐过渡到半流质饮食,其间可口服适量肠内营养素,2 周后逐步进食普通饮食。严格遵医嘱进食,避免冷、硬、刺激性食物。进食前后做好口腔护理,清洁口腔,防止口腔溃疡的发生。告之病人不可进食增强机体免疫力或可能影响免疫抑制剂血药浓度的食品或药品,如灵芝、虫草、人参、西柚等。

5. 并发症的观察与护理 胰腺移植主要的并发症有排斥反应、血栓形成、急性胰腺炎、吻合口漏等。其中血栓形成是胰腺移植的严重并发症,术后遵医嘱预防性使用抗凝药,观察手术切口有无渗血及引流液情况、病人血压变化以及有无皮肤、口腔、胃肠道异常出血倾向。每日监测凝血全套、血常规等指标。

6. 健康指导 合理安排生活与活动,从事力所能及的事,进行适当的体育锻炼。服用免疫抑制剂时严格掌握时间及量,定期复查血药浓度,积极预防感染。自我监测血糖、尿糖、血压等。术后1个月内外出戴口罩,尽量避免去公共场所,预防感冒,注意个人及饮食卫生。出院后第1个月每周复查1次,第2个月每两周复查1次,半年后每月复查1次,若病情变化,及时随诊。

(周业芳)

四、心脏移植围手术期护理

(一)移植受体术前的护理

术前将病人心功能调整到最佳的状态是心脏移植成功的基础。应积极采取强心、利尿、扩血管、抗心律失常(药物或起搏器)、抗凝血等措施纠正心力衰竭。

1. 积极治疗心力衰竭 术前心力衰竭的治疗目标:改善心力衰竭症状、改善重要器官的血流灌注和恢复氧合。

2. 抗心律失常 心力衰竭的病人到了末期常合并心律失常,而一些室性心律失常可能是致命的。选用合适的抗心律失常药物,同时要避免药物引起的心律失常。在使用过程中,要随时监测病人心律和心率,警惕并发症的出现。

3. 抗凝药物的使用 扩张型心肌病常合并心房颤动,充血性心力衰竭时易发生体、肺循环栓塞。抗凝治疗可以有效预防栓塞,在有抗凝药物治疗时,护士应当严格执行医嘱,按时按量给药,同时监测凝血时间,并及时根据检查结果调整抗凝药物的剂量。

4. 机械维持循环 抗心力衰竭药物治疗无效,其他重要脏器无重度功能不全的病人可以采用机械维持循环,使部分病人能够接受心脏移植。对于应用主动脉内球囊反搏(IABP)、体外膜氧合器(ECMO)及心室辅助的病人,应保持各仪器设备的正常运转,定时维护检查,避免因管道引起的感染。少数使用呼吸机的病人,更要注意管道护理、无菌操作,防止术后肺部感染。

5. 营养状态评估 合理的术前营养状态评估,可有效预防术后并发症,并能有效降低术后死亡率。手术准备时,全面了解病史,完善各项相关检查,护士应配合医生结合体格检查评定的病人的体重指数、皮褶厚度和实验室检查指标对病人营养状况进行全面评价。鼓励病人进食高蛋白、低脂肪、富含维生素的饮食。对于进食不佳的病人可给予静脉高营养治疗。

6. 心理状况评估及心理支持 术前对病人心理状态进行分析,缓解病人各种焦虑、紧张情绪。我们可提供有效的医疗信息,用恰当的语言向病人描述医疗手术的过程,让病人对即将经历的手术有所了解,减轻病人焦虑、恐惧的心理。让之前成功进行心脏移植手术的病人对术前病人进行现身说法,这样也能有效增强病人对手术的信心,并减轻其焦虑不安的情绪。了解病人家庭经济情况是否能承担手术及术后康复期的治疗。同时可对病人进行松弛训练,松弛训练可以有效减轻病人焦虑、恐惧等心理,可以用腹式呼吸等最简单的松弛训练方法。可借助柔和轻缓的音乐,帮助转移病人注意力,使病人精神放松。谈话聊天等也能有效的转移病人的注意力,鼓励病人家属多与病人沟通交流。指导家属多鼓励病人,让病人充分感受到家庭和亲情的温暖,树立战胜疾病的信心。

7. 术前准备 术前常规禁食、水8小时,进行皮肤、胃肠道准备,抗生素过敏试验,备血,术前沐浴,更换清洁病服,注意保暖,防止着凉。

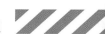

（二）术后监测与护理

心脏移植术后的精心护理同手术技术一样重要，它与病人的顺利康复息息相关。护理人员应严密监护病人全身各个系统的功能。

1. 呼吸系统

（1）术后呼吸支持是保证循环功能稳定的前提，病人进入监护室后，立即将气管插管与预先调适好的呼吸机相连接，根据病人具体情况调节各项呼吸机参数；回监护室后立即进行血气分析，并根据血气分析结果调节呼吸机参数；半小时后复查血气，直至达到最佳血气状态，以后每4～6小时进行血气分析1次。

（2）病人使用呼吸机期间，护理人员应观察病人有无发绀、烦躁及双侧胸廓运动，并根据病人双侧呼吸音、气道压力高低、$PaCO_2$结果，按需且定时进行有效吸痰。吸痰前后暂时给予提高氧浓度。吸痰压力以 10.7～16.0 kPa 为宜，负压过大易损伤气道黏膜，负压过小则不易吸出痰液。吸痰过程应注意无菌操作，吸痰导管尖端一定要超过气管导管，以便有效吸引，每次吸痰时间不超过15秒。

（3）当病人神志清楚、血流动力学稳定、引流液不多、自主呼吸有力、血气分析正常时，即可脱离呼吸机，改用气管插管内给氧。脱机期间，应严密观察病人生命体征的变化，半小时后各项指标稳定、动脉血气分析满意，即可拔除气管插管，改鼻塞或面罩雾化给氧，并立即用朵贝尔液漱口，进行口腔护理及清洁鼻腔。

（4）拔除气管插管后的病人，根据病人的肺部情况进行药物雾化吸入及肺部理疗，护理人员协助进行体位引流，并叩击背部，有利于痰液的排出，鼓励病人深呼吸，有效咳嗽、咳痰。

2. 循环系统　循环系统的监护室是心脏移植术后的重点监护地方之一，护理人员应掌握心脏移植病人循环功能的特点；病人易出现右心衰竭和各种心律失常。因此，护理人员应严密监测病人血流动力学的变化。

（1）补充血容量：早期补充血容量是维持术后血流动力学稳定的保证，但大多数的心脏移植病人体内有大量水潴留，术后补液量需加控制，补液的量及种类应根据心率、血压、中心静脉压、肺动脉楔压、心排血量、尿量、胸腔引流量、血红蛋白含量、血细胞比容等来决定。

（2）严密监测血流动力学：心脏移植术后常规放置动脉测压管及漂浮导管，持续监测各血流动力学指标，每小时记录 HR、BP、SaO_2、CO、CVP、肺动脉楔压（PAWP）一次，若有变化及时记录，并向医生汇报进行处理，在监护过程中应注意保持测压管的通畅，采用高压带少量稀释肝素液持续冲洗各测压管，换能器放置应与心脏相平即腋中线与第4肋间的交叉点的位置。自导管内抽完血标本时，注意勿冲入过多的肝素液。除通过仪器进行循环功能监测外，对于循环状态的临床观察亦非常重要，如病人神志、皮肤黏膜的颜色和温度、末梢循环状态等。

（3）正性肌力药的应用：心脏移植术后的病人早期需给予正性肌力药物以增强心排血量，改善外周灌注，其用量及种类根据心功能状态而定，护理人员应掌握扩管药、强心药的药理作用和使用注意事项，给予正确的浓度、速度，并密切观察其疗效，在使用药物过程中，应保持管道的通畅，防止管道打折扭曲、脱出，使用功能良好并备有蓄电池的微量泵，严禁在用药管道上静脉推注药物，更换药物时应动作敏捷。

（4）心电图：心电图是术后监测的重要手段之一，床旁心电示波连续观察，只能有助于及时发现心律失常。如需分析复杂的心率及 S-T 异常，还应定时描记标准的心电图。每次描记时应保证导联的电极位于同一位置，该位置最好给予标记。如果是异位的心脏移植，电极放在两个心脏的复合心电部位，心电图资料应妥善保存，记录日期、时间，以便以后的比较分析，移植后的心脏失去神经支配，早期心率很不稳定，常有心律失常，对药物的反应与普通心脏术后的反应不同，神经调节剂体液调节效果不良，故护理人员在判断病情的时候要考虑上述特点，及时采取相应措施。

（5）泌尿系统肾功能的监测与维护：亦是心脏移植术后的重点内容之一，由于此类病人术前心排血量进行性下降，对肾功能造成不同程度的损害，加上体外循环的影响及术后的功能不全和免疫抑制剂的应用，都将对肾功能造成进一步的损害，因此术后应对肾功能进行严密的观察和护理。

①尿量：尿量的减少对诊断急性肾衰竭是很重要的依据，心脏术后维持满意的尿量至关重要。每小时记录尿量 1 次，准确记录 24 小时出入量，注意观察尿的颜色、性质，一般尿量每小时 1 ml/kg，24 小时尿量成人＜500 ml、儿童＜200 ml 即为少尿。如出现尿量减少，首先应排除导尿管打折、脱出、引流不畅等外界因素，再根据心率、血压、中心静脉压、肺动脉楔压、心排血量等进行综合判断引起少尿的原因，如血容量不足、心功能不全、肾功能不全或心包压塞等，并积极采取有效措施进行处理。

②术后根据医嘱及时采集血标本。发现异常及时查找原因并进行相应处理。

③病人清醒后间断夹闭导尿管以锻炼膀胱功能，力求尽早拔除导尿管，防止泌尿系统感染。导尿管应固定妥当，以防打折、脱出、堵塞等而延误病情的判断。

3. 消化系统　由于手术刺激及服用大剂量免疫抑制剂，致肝脏及胃肠功能低下，病人的静脉营养补给会受到一定限制，所以肠道营养尤为重要。由于手术、麻醉及药物的副反应，特别是大量糖皮质激素的应用，病人易出现消化系统的并发症，而致消化功能紊乱，术后常规安置胃管行胃肠减压。应准确记录流量、引流液的颜色。术后可应用保护胃黏膜及抗胃酸分泌的药物。当胃液为咖啡色时，应考虑有无消化道出血。重视病人与消化系统有关的主诉，主动询问病人的饮食情况，并严密观察大便颜色、性状。术后早期每日抽血检验肝功能，了解肝功能的变化。心脏移植术后营养极为重要，营养的好坏与术后并发症的发生和死亡有密切的关系。心脏移植术后第二天，即可请营养师根据病人病情调配匀浆膳。匀浆膳是一种天然、高营养、高蛋白、高碳水化合物、富含维生素及微量元素的多成分膳食，经加工后易消化吸收，渗透压不高，对胃肠无刺激。病人早期均使用胃管鼻饲法，胃管置入不得过深或过浅，鼻饲前应确定胃管在胃内方可进行灌注，床头抬高 30°～40°，以防鼻饲饮食反流入气道内。鼻饲应少量多餐，待胃肠道适应后再加用量，由每次 100～200 ml 增加到每次 300～400 ml，每日 5～7 次。灌注时速度均匀，不得过快，间隔时间不小于 2 小时，以防病人出现腹胀。操作时要保持清洁，每次灌注前充分加热，灌注时温度为 40 ℃左右。一次未灌注完的匀浆应放置在 4 ℃冰箱内，保留时间不超过 24 小时。

4. 引流管的护理　心脏移植后，其心包腔间隙较正常为大，易积血，可抬高病人头部 30°，以利于引流。准确记录引流量，经常挤压引流管，保持有效引流。妥善固定引流管，防止意外脱管。正确记录引流量、颜色、性质。严格无菌操作，定时更换引流瓶。

5. 基础护理　心脏移植病人术后应用糖皮质激素、免疫抑制剂，皮肤脆性增加，形体变化，骨质疏松，抵抗力降低，食欲改变，极易导致病人出现多种并发症。因此，术后的基础护理应严格落实，病室内定期开窗通风，保持室内干燥，使之不利于细菌、真菌繁殖。每日给予温水擦浴，并更换床单及病服，保持病人的舒适体位，保持床单的平整、干燥，用赛肤润按摩骨突处和受压部位，防止压疮的发生。做好"三短九洁"，进餐前后用朵贝尔液漱口，并经常观察口腔有无溃疡、白斑形成。

6. 心理护理　保持良好的心理状态是促进病人身心康复的重要因素之一，心脏移植病人对术后效果存有顾虑，早期各类管道缠身，被安置于隔离病房，与亲人朋友分开，加上药物副作用，术后病人往往承受着沉重的心理压力，因而影响休息和治疗，对此护理人员应加强心理护理。保持环境的安静和舒适，可根据病人的喜好适当播放音乐；妥善安排治疗和护理操作时间，以保证病人充足的睡眠；对于病人出现的各种不适，给予耐心的解释，并及时处理；护理操作动作轻柔、准确；做任何检查之前向病人说明检查的目的、过程及如何配合；多与病人谈心，讲解国

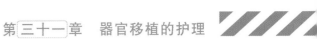

内外心脏移植的成功范例,对于病人每一点的进步都给予及时鼓励,帮助其树立战胜疾病的信心。

7. 康复指导　居住环境要保持清洁,空气新鲜、流通,有条件者每日进行空气消毒。家中的用具、餐具、日用品要注意消毒。合理饮食,禁烟、酒、刺激性大的食物。注意劳逸结合,生活要有规律,适当进行体育锻炼,如散步、打太极拳等,可做一些轻便的家务活。术后4～6个月可重返工作岗位,但应注意劳动强度不宜过大,避免过度劳累,保证充足睡眠。按时按量服用免疫抑制剂,切忌擅自改量、停药。定期复查与随访,发现不适及时就诊,以免延误病情。保持良好心态,避免情绪激动,以积极向上的心态面对生活。

(唐　静)

五、肺移植围手术期护理

(一) 术前护理

1. 病人的准备

(1) 配合医生完善各项术前相关检查,做好术前备皮、备血等准备。

(2) 尽量将病人安排于单人房间,房间内空气消毒机每日消毒两次,每次30分钟,并定时开窗通风;同时限制探视人员,以降低感染的风险。

(3) 鼓励病人进食优质高蛋白、高热量、富含维生素饮食,加强营养,必要时可遵医嘱给予静脉营养支持,以提高病人机体抗病能力。同时嘱病人戒除烟酒,并做好口腔护理,降低术后感染发生。

(4) 指导病人术后床上翻身活动的方法及注意事项,指导病人进行腹式呼吸训练,练习有效咳嗽方法,培养卧床排便习惯。

(5) 心理护理,多关心及鼓励病人,及时了解病人的情绪反应,做好病人的心理安抚工作。向病人介绍层流病房的环境、设备和仪器,以消除或减轻病人的紧张、恐惧心理。

2. 房间及用物准备

(1) 术后将病人安置于层流病房,床单位用500 mg/l的含氯消毒液擦拭,并备好呼吸机、心电监护仪、输液泵、注射泵、除颤器、吸引器等重要仪器设备及抢救药品。

(2) 准备好病人术后生活必需用品,如带刻度水杯、纸巾、毛巾、已消毒病服、便盆、尿壶等。

(二) 术后护理

1. 生命体征的监测　术后严密监测体温、心率、血压、呼吸、血氧饱和度、中心静脉压、动脉有创血压的变化。

2. 体位管理　术后早期,麻醉未清醒时病人取平卧位,麻醉清醒后如生命体征平稳可取半卧位,床头可抬高30°～45°,24小时后可取坐位。病人气管插管未拔除前,需保持病人头部位置相对固定,注意头颈部转动的一致性,可减少气管插管与气道间的摩擦,减轻病人不适,降低管道脱出风险。气管插管拔出后,病情稳定情况下,应鼓励病人床上活动或早期下床活动,早期活动可使膈肌下降至正常位置,利于呼吸及胸腔引流。早期活动还可促进血液循环,加速切口愈合,防止腹胀、下肢静脉血栓及肺栓塞的发生。

3. 人工气道的护理　术后病人带气管插管返回病房,给予呼吸机辅助呼吸,应做好相应护理措施。

(1) 妥善固定气管插管,确保插管的位置正确,防止脱出,记录气管插管的深度,做好记录及交接班。

(2) 保持呼吸机管道的通畅,避免管道受压、打折及扭曲。管道固定于合适高度,以利于管道内冷凝水的引流。及时倾倒呼吸机管道的储液瓶,防止翻身时冷凝水逆流引起病人呛咳及感染。

（3）根据病人具体情况选择大小合适的气管插管及吸痰管。吸痰时严格无菌操作，注意动作轻柔、迅速。吸痰前后可给予 2～3 分钟高浓度、高流量的氧气，吸痰压力控制在 50 mmHg 以下，每次时间不超过 15 秒，以免发生低氧血症。

（4）机械通气易造成呼吸道失水，导致痰液黏稠，不易排出，所以加强气道湿化非常重要。保证呼吸机湿化瓶罐内水分充足，温度适宜。必要时可加用生理盐水 2～4 ml 气道湿化，每 1～2 小时一次。

4. 引流管的护理　术后病人留置多种引流管道，如胃管、导尿管、胸腔引流管，注意妥善固定，并经常挤压以保持管道通畅，胸腔引流瓶要保证密闭，并注意观察引流瓶内水柱有无随呼吸上下波动。保持切口敷料清洁、干燥，观察并记录各引流管的引流量及颜色、性状，每日更换引流管及胸腔引流瓶，严格无菌操作。

5. 预防感染　术后由于免疫抑制剂的使用，病人免疫力低下，极易发生各种感染。移植后感染是病人死亡的主要原因。

（1）做好保护性隔离，限制人流量，减少探视。医务人员进入房间需更换隔离衣、鞋套，戴口罩、帽子，接触病人前严格清洁并消毒双手。

（2）床单位及监护仪器每日用 500 mg/l 的含氯消毒液擦拭 2 遍，房间内定期做空气培养及物品的采样检测。

（3）在进行医疗护理操作时，严格遵守无菌原则。

（4）做好口腔护理及皮肤护理。三餐前后用生理盐水或 5% 碳酸氢钠溶液漱口，以减少口腔溃疡的发生。保持皮肤清洁、干燥，预防压疮的发生。必要时行温水擦浴并更换清洁病服。术后由于免疫抑制剂的使用，病人可能出现腹泻症状，同时还需做好肛周皮肤的护理工作，大便后温水清洁肛周皮肤，涂抹鞣酸软膏等保护剂，防止肛周皮炎的发生。

（5）由于移植肺无咳嗽反射存在，气管插管拔除后，指导病人定时有效咳嗽、咳痰及深呼吸，以利于呼吸道内渗出液及痰液排出。可行雾化吸入，每 4～6 小时一次，促进痰液稀释，容易咳出。

（6）遵医嘱，严格按时按量使用抗生素，配合医生留取各种培养标本。

6. 饮食护理

（1）术后留置胃管期间，遵医嘱给予肠内营养。病人取半卧位，床头可抬高 45°，输注前检查胃管是否妥善固定，并抽吸胃液，以确定胃管是否在胃内。输注前后用少量温开水冲洗胃管。

（2）胃管拔除后，根据病情逐渐由流质饮食、半流质饮食向软食、普通饮食过渡。注意给予低脂肪、优质蛋白、易消化饮食，如鸡蛋、瘦肉、鱼肉等，多食用新鲜蔬菜及水果，但避免食用柚子，因临床研究发现，柚子可影响肝脏对免疫抑制剂药物的代谢。避免食用各类补品，如人参、当归、灵芝、蜂王浆等，以免降低免疫抑制药物的作用。

7. 免疫抑制剂的应用及护理　术后病人需服用免疫抑制剂来减少排斥反应的发生，严格遵照医嘱按时按量准确服药，每次服药时间间隔 12 小时。为了免疫抑制剂服用后能达到最好的吸收效果，建议空腹时服药最佳，可将进食时间安排在服药前 2 小时或服药后 1 小时。配合医生准确采集免疫抑制剂的血药浓度。

8. 抗凝剂使用的观察及护理　为了防止深静脉血栓的形成，术后通常会使用抗凝剂。使用抗凝剂时使用静脉注射泵严格控制输液速度，严密监测凝血功能，根据医嘱调节注射泵速度。同时注意观察切口敷料有无渗血，胸腔引流瓶内引流液的颜色及量，短时间内引流量是否急剧增加；观察有无皮下出血点，有无血尿、血便、血痰等出血倾向，如发现异常，及时通知医生做相应处理。

9. 并发症的观察

（1）支气管吻合口并发症：包括吻合口开裂、漏气、出血、狭窄等。注意观察胸腔引流液的

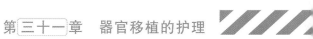

量、性状及有无气体逸出。血压过高易导致吻合口破裂出血,术后收缩压应控制在 100～120 mmHg,平均动脉压维持在 60～75 mmHg 较为理想,中心静脉压控制在 10 cmH$_2$O 以内。

(2)原发性移植肺功能障碍:严格控制输液速度,控制出入量,维持体液平衡,使病人处于相对脱水状态。注意观察病人有无呼吸急促、心率加快、血氧饱和度下降、咳大量白色泡沫痰或粉红色泡沫痰,发现异常及时通知医生。

(3)排斥反应:急性排斥反应常发生于术后 1 周内,临床表现为病人出现胸部紧缩感、压迫感,伴烦躁、乏力、胸闷、气短、体温升高等症状。慢性排斥反应常发生于术后 16～20 个月后,最早术后 3 个月就可发生,临床表现为咳嗽、呼吸困难、肺功能减退。

10. 加强心理护理 术后病人处于监护隔离病房,陌生的环境,无家属的陪伴,加上术后反复的抽血化验检查及纤支镜吸痰等操作,易产生紧张、恐惧心理。医务人员要有耐心,鼓励病人,帮助病人稳定情绪,做各项操作前做好解释工作,以得到病人的配合。必要时可允许家属适当陪伴,增强病人战胜疾病的信心。

(周 黎)

第四节 移植术后远期护理和家庭护理

移植术后远期护理和家庭护理直接关系到移植物的长期存活和受者的生活质量。成功的移植术后如何做好远期护理和家庭护理尤为重要。

一、远期护理

(一)预防感染

移植术后感染是导致移植术后死亡的主要原因之一,可发生在术后任何过程。移植术后远期的感染应以预防为主,护理人员应做好病人的宣教工作,加强病人自我保护意识。尽量不去公共场所或人多的环境。气温下降或上升时,及时添减衣服,戴口罩,防止上呼吸道感染。养成良好的个人卫生习惯,勤换衣裤。水果洗净,饭菜烧熟,不吃变质或不洁净食物,防止胃肠道感染。房间注意开窗通风,空气流通,预防呼吸道疾病的发生。

(二)服药指导

向移植受者宣教排斥反应和感染的危险性,指导病人掌握关于移植术后规律服药的相关知识。护理人员要使病人明确按时服药和定期复查的重要性,了解不依从可能引起的各种危险结果。

(1)指导免疫抑制剂服用方法:遵医嘱定时定量服药,不得擅自停药改量,需根据血药浓度检测结果,遵医嘱调整药物剂量。

(2)合理安排服药和进餐时间:指导受者根据不同药物副作用,合理安排服药和进餐的时间。如他克莫司有明显升高血糖的副作用,应在饭前 1 小时或饭后 2 小时服用;服用 MMF 对胃肠道刺激症状明显者,建议饭后服用;要求服药时间固定且规律,原则是根据服药时间协调好进餐时间。

(3)出院前对病人做好相关药物知识教育,增强病人的服药依从性,病人能自觉与医务人员密切配合。

(三)饮食指导

指导移植受者进食富含维生素、优质蛋白饮食。注意饮食卫生、饮食规律,饮食量相对固定,少食多餐,避免暴饮暴食。禁烟、酒。不得盲目进食补品,如人参、鹿茸、蜂王浆等,以免增加排斥反应发生的风险。

(四)术后复诊

规律的复诊对降低术后并发症的发生率,提高病人远期存活率起着至关重要的作用。

1. 随访的时间 建议移植术后病人3个月内每周复诊一次,病情稳定后2周复诊一次,半年后1个月复诊一次,一年后1～3个月复诊一次,不适时做到随诊。

2. 复诊的内容 包括有无头晕、乏力、心悸、胸闷、呼吸困难、腹泻、便秘等自觉症状,近期体重、尿量、血压、心率、体温情况,心、肺、肝、肾功能及各种血液检查情况,免疫抑制剂的使用情况及免疫抑制剂浓度等。对于部分疑似排斥的病人,需进行组织活检病理学检查。

3. 护理人员配合 护理人员应协助好医生做好移植受者相关资料的记录和整理,交代下次复诊的相关事宜,确保病人明确进一步的治疗方案。

(五)心理干预

情绪状态是生活质量的最主要判定指标,移植术后的病人,焦虑、恐惧和抑郁的发生率比普通人群显著升高。虽然药物可以减少负面的情绪状态,但它不会改变病人对疾病的认知,而这恰恰是负面情绪的开始。心理干预对病人和家人的情绪、社会和行为干预都很重要。尽早开展有目的、适当的心理干预治疗十分重要,可以减少心理危险以适应移植后心理的改变。

(六)远期依从性

随着接受移植时间的延长,越来越多的移植受者对规律药物治疗和随访的不依从性增加,从而导致移植物功能丧失。不依从的表现:不按时服药、不及时复查、私自减用免疫抑制剂等,病人依从性已被认为是移植后生存的预测指标之一。病人的依从性对移植物的长期存活起着重要的影响,这促使了必须建立"依从促进方案"。"依从促进方案"包括保持与病人的频繁接触,提供正面反馈使病人增强对自身健康的责任感,鼓励病人家人参与到增加依从性的队伍中来。

二、家庭护理指导

(一)自我监测和保护

(1)指导移植受者做好家庭自我监测,准备体温计、血压计、血氧饱和度仪、磅秤、量杯等物品。有条件的配备空气消毒净化器。

(2)教会病人每天定时测量晨起体温、血压、脉搏、空腹体重和尿量并每天记录在健康记录手册上。必要时也可记录每天用药的剂量和时间。如出现发热、头晕、乏力、食欲降低、腹泻等症状须及时就诊。

(3)指导病人注意保护移植器官,避免其受到外力冲击挤压而受伤;避免参与有肢体冲撞的激烈竞技比赛。

(二)工作与生活

1. 工作 一般认为术后3个月可恢复半日工作,6个月后恢复全日工作。

2. 锻炼 移植术后合理的锻炼计划有利于提高病人的生活质量。适量的有氧运动,如打太极、散步、慢跑、游泳等,可提高肌肉力量,防止肌肉萎缩,加固骨骼;应注意劳逸结合。移植受者锻炼最好在有监护下进行,并根据身体适应度及时调整锻炼方案。锻炼前须排除严重排斥反应、感染及代谢异常。有严重排斥反应及感染发生时应停止锻炼。每次运动前做好热身活动相当重要,如锻炼时出现身体不适应应及时停止,不适感持续需及时就诊。由于心脏去神经作用病人不能感知心绞痛,故需很好地把握运动量。

(周晓君 杨 敏)

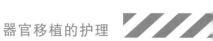

参考文献

1. 严律南.现代肝脏移植学[M].北京:人民军医出版社,2004.

2. 夏穗生.临床移植医学[M].杭州:浙江科学技术出版社,1999.

3. 苏泽轩,余立新,黄洁夫.现代移植学[M].北京:人民卫生出版社,1998.

4. 王海灏,陈知水.肝肾联合移植[J].临床外科杂志,2006,14(6):388-390.

5. 于立新,苗芸,邓文锋,等.18例肝肾联合移植围手术期治疗[J].广东医学,2007,28(1):53-56.

6. 张利峰,陈利芬,黄婉琳,等.5例上腹部器官簇移植患者的术后护理[J].中华护理杂志,2006,41(4):305-307.

7. 张艳.我国同种异体小肠移植手术配合的护理进展[J].中华现代护理杂志,2005,11(16):1297-1298.

8. 柏屏,彭南海,王玲.快速疗法治疗肠外瘘的护理[J].中华护理杂志,2001,36(7):517-518.

9. 田丽.1例小肠唇状瘘患者皮肤与肠内营养的护理[J].中华护理杂志,2005,40(5):348-350.

10. 薛富善,袁凤华.围手术期护理学[M].北京:科学技术文献出版社,2001.

11. Banner NR,Polak J M,Yacoub M H.肺移植[M].陈静瑜,王桂芳,姜庆军,译.上海:第二军医大学出版社,2005.

12. 廖崇先.实用心肺移植学[M].福州:福建科技出版社,2003.

13. 陈知水,夏穗生.联合器官移植学[M].南京:江苏科学技术出版社,2009.

14. Lanuza D M,McCabe M A. Care before and after lung transplant and quality of life research[J]. AACN Clin Issues,2001,12(2):186-201.

15. Flattery M P,Salyer J,Maltby M C,et al. Lifestyle and health status differ over time in long-term heart transplant recipients[J]. Prog Transplant,2006,16(3):232-238.

16. Salyer J,Flattery M P,Joyner P L,et al. Lifestyle and quality of life in long-term cardiac transplant recipients[J]. J Heart Lung Transplant,2003,22(3):309-321.

第四篇

探索与展望
Tansuo yu Zhanwang

第三十二章
器官移植面临的机遇与挑战

一、机遇

我国人口众多,即使器官捐献与移植统计学相对数低,其绝对数也相当可观,任何国家、机构、医药企业、学术团体对其都无法忽视。

现代意义的人口普查,是从中华人民共和国成立后才开始的。从 1949 年至今,我国分别在 1953 年、1964 年、1982 年、1990 年、2000 年和 2010 年进行过六次全国性人口普查。以 2010 年 11 月 1 日零时为标准时点的第六次全国人口普查,经过近千万普查人员的努力和 13 亿各族人民的积极参与,人口普查顺利完成现场登记、复查和事后质量抽查等工作。

1. 人口总量的动态统计 这次人口普查登记的全国总人口为 1370536875 人,与 2000 年第五次全国人口普查相比,十年约增加 7390 万人,增长 5.84%,年平均增长率为 0.57%,比 1990 年到 2000 年的年平均增长率 1.07%下降 0.5 个百分点。数据表明,十年来我国人口增长处于低生育水平阶段。平均每个家庭户的人口为 3.10 人。

2. 人口总数与器官捐献率 以一百万人口为一个单位,我国共有 1339 个单位。当我国每百万人口器官捐献率(PMP)为 1 时,每年实际器官捐献者人数为 1339 人,以此类推得出表 32-1。

表 32-1 器官捐献总人数及捐献案例平均产出器官

每百万人口器官捐献率(PMP)	1339 单位下的实际捐献者总人数/人	2017 年,我国捐献案例平均产出器官	美国捐献案例平均产出器官
1	1339	3819	4552
3.84(2017)	5146	14666	17496
7(港、台地区平均水平)	9373	26713	31868
10	13390	38161	45526
>40(西班牙及美国最高纪录)	53560	152646	182104

2017 年我国广东省中山市每百万人口器官捐献率已经达到 14。巨大的人口基数决定了器官移植绝对数的体量。

据不完全统计,2017 年我国器官捐献率虽然位于全世界的第 51 位,而器官捐献的绝对数则名列前茅,为全世界第 2 位,仅次于美国。理论上说,这一结果是由人口基数带来的红利。如表 32-1 列举,假设我国器官捐献率达到西班牙或美国水平,年器官捐献数将达到 182104 个器官。理论上说,我国成为器官移植大国的概率非常大。

由多部委参与制定的器官运输绿色通道,有利于推动行业及时、迅速地发展。

器官捐献与器官移植始终是我国媒体关注的热点话题,理论上十分有利于器官捐献和器官移植理念推广和医学科学知识普及。

综上所述,我国器官移植发展机遇和优势已经非常明显。

二、挑战

(一)脑死亡管理政策及法规缺位问题

我国目前已由卫生行政主管部门组织医学专家制定了《脑死亡判定标准》与《脑死亡判定技术规范》两份重要的医学文献,并且已公开发表于核心医学期刊。然而,作为配套的行政管理文件仍然缺位。《脑死亡判定标准》已经在临床正式应用,但仍然缺乏相应的政策、法规支撑。这种状况必须引起器官捐献与移植一线工作人员的高度重视。2010 年器官捐献试点以来,涉及死亡判定法律诉讼的案例为数不多。主要是因为:

(1)日常工作中,通过口头和书面的知情同意屏蔽了原告。

(2)个别案例,通过庭外调解得以解决。

(3)极少数案例发生后,在大环境、大趋势下,原告自动撤诉或败诉。尽管如此,日常工作中还是会出现新的、相关的器官捐献纠纷案。因此,为了保证我国器官捐献事业的健康发展,将建立脑死亡政策法规提上议事日程,已成为迫在眉睫的关键性任务。

单一存在的医学标准,如不通过行政文件予以授权和严格管控,势必产生如下状况:

(1)该标准可执行可不执行。

(2)该标准可认真执行,也可以不认真执行。

(3)不认真执行者,也无行政依据予以制裁。

(4)面临规模日益增大的器官捐献工作,在实施中国一类 DBD 脑死亡器官捐献时,实际上无法可依,风险一直存在。

当务之急是推动国家卫生行政主管部门尽快制定相关行政法规。必须强调,死亡时间以具备脑死亡判定资质的医务人员的第二次判定成立及签字时间为准。死亡证上的死亡时间也应以此为据。死亡原因应为全脑功能不可逆丧失。案例若涉及器官捐献,一切相关处置应在此时间节点之后,严禁颠倒或提前。

(二)移植器官收费标准及财务制度问题

到目前为止,各大移植中心就财务政策及收支模式一直存在着困惑和探索。主要挑战体现在对移植器官的定价与收费问题上。器官捐献的一线运营成本和终端使用者收费标准,各移植中心运营模式虽然大不相同,但无不存在一定的风险。财务管理越严谨,案例产出越少;财务管理越灵活,产出越多;这些现象与 OPO 运营中采用较重的经济激励杠杆有关。目前,各类学术会议和行政会议都在讨论这个问题,但都无法找到理想的解决方案,以便指导全国收费标准和财务政策。有关提案,如全成本核算+管理费的单器官收费标准和打包式的单病种收费标准,由于种种客观原因,都没能具体实施。此外,财务监管政策及器官收费标准长期不到位,也容易导致行业内恶性竞争和畸形发展,滋生器官买卖犯罪和经济犯罪。因此,及时填补国家人体器官捐献财务管理政策及制定行业收费标准,已成为关系到该领域健康发展的关键性决策。

(三)捐献器官分享模式目前还仍然处在初级阶段

现有的器官捐献分享系统和模式往往流于形式,很多单位只有通过数据调整才能使本单位产生的器官分回本单位。此外,由于日常分配工作计算机操作的种种流程,先移植后分配的现象和比例也明显失衡。这些状况有待进一步完善和规范化管理。

(四)建立省级 OPO 体系是历史赋予的重任

目前我国 OPO 设置具有多种模式。随着器官捐献与移植的规模化发展,域内竞争和跨区

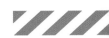

域竞争越来越激烈。其结果必然导致运营成本增加。为了进一步防范区域内和跨区域恶性竞争,建议尽快建立"省级 OPO 体系",对行政辖区内的器官捐献活动进行统一部署、统一管理、统一标准、统一分配。对北京、上海等直辖市,则应按照区域内器官移植中心数、专家人数、床位数、综合服务能力等,预估年移植量。然后,根据年度器官移植数量,进行足够量的人口区域配置,给 OPO 足够大的区域空间(地理省份和其他周边省份)从事器官捐献和获取服务。只有这样,才能从根本上遏制目前存在的、区域内和跨区域转运病人和获取器官的恶性竞争。我国山西省,近年来致力于推动省级独立 OPO 建设取得了初步成效。实践是检验真理的唯一标准,哪一种模式更适合于中国器官移植的健康发展,有待历史的检验。

（五）大数据时代的规范化

目前我国器官移植管理体系建设已经进入大数据时代的规范化管理。器官捐献志愿者登记系统、潜在捐献者跟踪系统、器官捐献系统、器官共享分配系统、移植后科学登记管理系统,从软件、硬件方面已经相当健全。对于器官来源、分配、使用、流向痕迹都有明确的数据记录。这些管理和监控基础设施的建设,有利于器官移植行业的规范化管理、数据监控和科学分析。在此数据化管理的初级阶段,我们仍然需要对体系的使用者进行培训和严格监管,杜绝数据造假、谎报等违法、违规行为。

（六）学会之间的分工合作

中华医学会器官移植学分会和中国医师协会器官移植学分会之间应有明确的分工合作。中华医学会应该主管学术研讨及学术指南、共识的建设;而中国医师学会应该更加注重制定有利于器官移植健康发展的政策、法规建设的建议性的文件,做好政府职能部门的参谋,同时保护器官移植执业医生日常工作的顺利进行,做好法律风险的防控。

（七）各行政管理部门之间的统一和协调

我国目前在器官捐献和移植领域里存在着不同层面、不同机构和组织的共同管理格局。其中包括国家卫生健康委员会及省级卫生健康委员会、红十字会及中国人体器官捐献管理中心、中国人体器官捐献与移植委员会、中国器官移植发展基金会、中国医院协会器官获取与分配管理工作委员会,这些机构和委员会,共同承担着各种不同职能。这种多方位格局,一方面有利于全方位推进该项工作;另一方面,也能互相牵制和制约。统一机构、统一领导、统一政策、统一标准、统一流程、统一分配和统一监管,成为管理体制创新的重大历史任务。

（八）技术层面的问题

其中包括:大数据时代的生物医学信息收集、处理、分析,结论性意见;复合组织移植,包括肢体移植、面部移植;移植生殖医学,包括遗体捐精、脑死亡后分娩、子宫移植;异种移植;人体组织工程建设;生物人工器官等。它们均面临着严峻的、技术层面的挑战。

（九）器官捐献国外进展

1. 伊朗模式转变的启示和借鉴　伊朗曾经是国家允许有偿器官捐献模式的推出国,由肾透析协会牵头负责匹配捐献者和接收者。伊朗规定给予捐献者 2000 左右美元鼓励,同时含一份医疗保险;关键问题在于,允许供受者私下见面,进行额外的交易。伊朗一段时间内成为全世界唯一一个消除移植等待名单的国家。然而,10 年过去,这一模式并没得到国际认可。最近的研究表明,这批捐献者出现了各种问题,包括近期和远期手术并发症、劳动力下降、离婚率增高、就业率下降、贫困加重等。因此近年来,伊朗已全面禁止有偿器官捐献,重新开始推动公民逝世后器官捐献,同时改变了民众对器官捐献的认知。到目前为止,通过几年的努力,在伊朗某些地区每百万人口器官捐献率已经达到 36。这一成绩的取得值得很多发展中国家借鉴。

2. 克罗地亚模式的启示和借鉴　克罗地亚完全成功地复制了西班牙模式。数据统计,

2017 年器官捐献率位于榜首,仅次于西班牙。为什么这样一个人口少、地域小的国家,能如此迅速地达到世界领先水平?结论很简单:团结一致、奋发图强的民族精神。这一精神值得所有发展中国家敬佩和学习。

（陈忠华）

▶▶ 参考文献

1. 陈忠华.论脑死亡立法的生物医学基础、社会学意义及推动程序[J].医学与哲学(A),2002,23(5):26-30.
2. 陈忠华.迎接器官移植全盛时期的到来[J].当代医学,2003,9(2)35-36.

第三十三章
新兴技术与器官移植

　　器官短缺在相当长的一段时间内将是器官移植发展的首要制约因素。大规模商品化制造器官是器官移植领域的终极梦想。除了异种移植，研究者还在寻求许多其他方法，如人造生物器官、机械化器官再造等。

　　人造生物器官属于组织工程技术，是再生医学中的一个重要分支。拥有再生能力是人类的梦想，在各种神话及科幻小说中都可以看到具有再生能力的超能力者。然而在由单细胞向大型动物进化过程中，生物却是逐渐抛弃了再生能力。涡虫自身体中部离断后可重新长出脑组织；蝾螈是具有肢体再生能力的最高级动物，从肘关节离断上肢后仍可完全长出一模一样的肢体；到了人类，只有胎儿可以长出末端指节。为何大型高等动物在进化的过程中抛弃了再生能力仍有待研究，有学者认为可能是为了预防再生时发生癌变，也有人认为可能为了预防感染，需要瘢痕组织尽快将伤口包裹。

　　人体目前仍然保留的再生能力主要体现在细胞层面，大多数人体细胞仍保留着较强的再生能力，如上皮细胞、骨骼肌细胞、平滑肌细胞、成纤维细胞等，体外都可大量扩增培养。但问题是器官再生不仅需要大量细胞生长，还需要这些细胞排列到正确的位置，并且建立良好的相互合作关系才能发挥正常功能。如：正常的子宫内膜组织，如果生长在异常部位，就会造成疾病；肾脏，由二三十种细胞构成，各种细胞精确组合排列形成肾小球、肾小管等结构。肾脏中的大多数细胞，如肾小管细胞、内皮细胞等都有很强的再生能力，但是损伤后如果不能形成正常的结构也不能发挥正常功能。而作为细胞或组织来说，发生损伤后并不知道自己是否长在了合适的位置。于是，研究者想到，细胞不知道正确的生长位置，但是人类知道，能否可以通过支架、细胞因子等人为创造条件指导细胞按照特定的方式生长，最终生长成可供移植的器官？这便是组织工程的基本思想。

　　组织工程的关键无外乎两点，一是细胞，二是人为创造的细胞生长环境。细胞来源包括各种组织细胞、成体干细胞、胚胎干细胞、诱导产生的干细胞等。细胞生长环境又包括生物材料以及制造工艺。其中，生物材料包括各种可吸收高分子聚合物、水凝胶、细胞外基质以及各种添加的生长因子等，制造工艺包括造模铸型、3D打印、脱细胞工艺等。

　　从20世纪90年代初，组织工程初具雏形到现在，二十多年时间，随着细胞分离培养、诱导分化技术的成熟、新材料的发现以及制造工艺的提高，组织工程得到了迅猛的发展。至今，虽然大型复杂器官仍难以制造，但已有不少人造组织或器官在动物实验中取得成功，并有一些在临床研究中取得了令人鼓舞的成果。

　　根据不同的制造工艺，可将组织工程分为三类：①细胞加可吸收支架；②细胞加脱细胞基质；③3D生物打印（细胞加水凝胶）。以下分别做简单介绍。

一、细胞加可吸收支架

　　最经典、最简单的组织工程方法就是使用组织自身原代细胞和高分子可吸收支架，它们也是最早在动物实验中获得成功并应用于临床的再生组织。

早期最成功的例子莫过于人造膀胱。对于某些神经源性膀胱病人,由于膀胱持续性收缩,导致膀胱内压力异常升高,进而使输尿管及肾盂内压力上升,如不进行干预治疗,会逐渐压迫肾皮质,影响肾脏功能。对于此类病人,美国维克森林大学再生医学研究所 Atala 教授等首先使用膀胱活检取得病人膀胱上皮及平滑肌细胞,在体外培养扩增。再使用疝补片作为支架缝合形成穹顶状支架,在支架内层种植上皮细胞,外层种植平滑肌细胞。每次种植细胞后均需在生物反应器(类似于体外循环机一样的循环灌流系统)中培养一段时间使细胞生长牢固。最后将培养好的膀胱穹顶与原膀胱吻合,并用大网膜覆盖,使膀胱容积扩大,从而降低压力膀胱。术后随访十余年,报道病人恢复良好,新生膀胱细胞虽然来自病变膀胱,但再未发生不稳定收缩,通过压力检测证实新膀胱具有良好的顺应性。然而,该膀胱组织确实无神经支配,因此无法自行排尿,需间断清洁导尿。即使如此,人造膀胱是组织工程早期完成的最复杂器官,为组织工程开辟了新的天地。

对于长段型尿道外伤,由于损伤段缺乏尿道上皮及瘢痕增生,常常发生尿道狭窄。用生物工程制作的尿道即可有效避免狭窄发生。使用膀胱活检取得的膀胱上皮及平滑肌细胞,体外培养扩增后,种植到可吸收支架上。同样是内层种植上皮细胞,外层种植平滑肌细胞。并在体外培养一周左右,待细胞生长稳定后移植入缺损部位。术后造影显示人造尿道能保持管腔形态,排尿通畅。与单纯的支架植入相比,组织工程尿道提供了上皮与平滑肌细胞,生物相容性更好;与单纯膀胱黏膜、口腔黏膜移植相比,组织工程尿道的可吸收支架可提供支撑力,保持了尿道正常形态,预防了狭窄发生。

使用类似的细胞加支架的方法,人们还成功构建了人造血管、人造阴道、人造气管、人造输尿管等组织,其中如阴道、气管等组织已完成初步临床研究,显示出良好效果。最近还有研究报道,将卵细胞种到孔隙状高分子材料打印的支架里形成卵巢样组织,移植到小鼠体内后可使其成功怀孕并生下健康小鼠。

目前使用的可吸收支架多由合成高分子材料制造,类似于临床中使用的可吸收疝补片、可吸收螺钉、可吸收血管支架等,目前应用较多的有 polylactic acid (PLA)、polyglycolic acid (PGA)、polycaprolactone (PCL)等,以及不同高分子材料的成比例混合。虽然这些高分子材料可完全吸收,但吸收的过程仍会造成一定的炎症反应,因此更理想的合成材料还有待探索。

细胞加支架方法是最简单的组织工程构建方法,适用于不需要神经支配的管腔状脏器。胃肠道由于需要蠕动与吸收,难以使用这种方法制造。该方法的另一个主要制约因素是血供,由于无血管组织,支架上的细胞主要靠周围组织渗透提供营养,这使得细胞加支架的总厚度必须很薄,一般在 2 mm 左右。因此,不能用于较厚的实体组织。

二、细胞加脱细胞基质

生物组织中,除了细胞,还有非常大一部分是由细胞外基质组成。细胞外基质由组织细胞合成分泌,包括各种胶原蛋白、生长因子等,为细胞提供适宜生长的微环境,在细胞的迁移、增殖、分化中起重要作用。如果把器官比喻成一个社区,细胞是其中生活的人类,而细胞外基质就是各种人们赖以生活的硬件设施,如房间、道路等。硬件设施由人来建设与维护,同时也影响人的生活质量;细胞外基质由细胞合成与维持,同时也为细胞生长提供良好的环境。健康的组织不仅有健康的细胞,也要有健康的细胞外基质。反之,病变的组织不仅细胞发生病变,细胞外基质也有相应病变。

正常组织的细胞外基质含有大量胶原纤维以及各种细胞生长因子,是非常理想的细胞生长介质。于是,研究者想到使用各种物理或者化学的方法将正常组织中的细胞洗脱掉,仅保留细胞外基质,再利用细胞外基质作为支架,种植自体细胞,从而构建自体组织或器官。

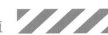

与人工合成支架相比,脱细胞支架生物相容性更好,更利于细胞生长,组织反应更小,而且能保持原组织的结构特征。更关键的是,脱细胞组织能提供目前其他任何方法都无法制造的完整的分级血管结构,从大血管到毛细血管都能够很好保留,为制作大型器官奠定了基础。最重要的是,细胞基质中的胶原蛋白在物种进化中高度保守,不仅可以同种异体移植,而且可以使用动物的组织脱细胞后灌注人来源的细胞,从而构建人类器官。

美国匹斯堡大学 McGowan 再生医学中心 Stephen F. Badylak 教授最早在 20 世纪 80 年代发现细胞外基质的价值,并且结合多种方法脱去各种组织细胞制作细胞外基质产品,如心脏瓣膜、血管、皮肤、肌肉、肌腱、韧带、小肠黏膜、膀胱、肝脏等,用于组织的替代、修补、创面愈合等。其中使用最广泛的是猪小肠黏膜下层脱细胞组织和猪膀胱组织。目前已有多家公司生产人或动物来源的商品化脱细胞产品用于临床治疗,如人皮肤脱细胞产品、猪小肠黏膜下层脱细胞产品、猪膀胱脱细胞产品、猪心脏瓣膜脱细胞产品、猪肝脱细胞产品、牛心包脱细胞产品、人神经脱细胞组织等。在临床上用于皮肤及皮下软组织修复、心脏瓣膜置换、硬脑膜修补、外周神经修复、疝修补等。作为异体移植或者人造材料的替代方法,初步显示出抗排斥反应及生物相容性等优势,长期随访仍在进行中。

2008 年以前,脱细胞基质仅限于小型组织块,采用洗涤剂浸泡的方法脱去组织细胞。2008 年明尼苏达大学 Doris A. Taylor 等开创性地使用大血管灌流的方法将整个器官脱去细胞,在保持器官形态及毛细血管结构的情况下将细胞脱去。Taylor 最先尝试的是大鼠心脏,他将洗脱剂从心脏冠状动脉持续灌注直至细胞溶解脱出,此时心脏只剩下细胞外基质,并保持毛细血管结构。然后,再通过多点注射的方法将原代心肌细胞注入心脏支架,经过生物反应器培养后,重新构建的心脏可出现规律跳动。而后,他们又在猪心上重复了该实验,证实在大动物上也可行。

随后,该方法迅速广泛传播,被尝试应用于肝、肾、肺、胸腺等组织,整体脱细胞后再灌入相应的组织细胞。目前全球已有许多实验室都开始实施整体器官的脱细胞加灌注细胞实验,大多数实验室都有自己改进的洗脱及灌注方法。

在使用洗脱剂洗脱细胞的时候不可避免会对细胞外基质产生或多或少影响,脱细胞的目的就是洗脱细胞的前提下尽量完整的保留细胞外基质。目前还没有统一的脱细胞方法,使用最多的是用 Triton-100 或 SDS(十二烷基硫酸钠)溶液灌注洗脱,原理都是将细胞裂解洗出。Triton-100 比 SDS 更柔和,适合保存细胞外基质,SDS 更适合较厚以及难以洗脱的组织,但对细胞外基质损伤更大。

相对于洗脱细胞,灌注细胞难度更大。灌注最关键的是两种细胞,一是组织细胞,另一种是血管内皮细胞。如何能让组织细胞均匀分布在脱细胞支架中,并且血管内皮细胞完整覆盖毛细血管网是成功的关键。组织细胞可通过血管灌注、管道灌注以及注射器多点注射等方式进行种植,如肝细胞可通过血管、胆管灌注或直接使用注射器在肝脏实质多点注射,肾脏细胞可通过血管或输尿管灌注等。

与组织细胞相比,血管内皮细胞对灌注后器官的存活时间更关键。一般情况下,内皮细胞的损伤会导致凝血发生。因此理论上,从大血管到毛细血管都被内皮细胞完整覆盖才能避免凝血情况的发生。常规灌注种植远无法达到此要求,有人采用大剂量抗凝剂灌洗、预先灌注内皮细胞抗体固定内皮细胞等方法,也只能一定程度增加内皮细胞覆盖率。目前还没有技术能做到保障所有血管壁均被覆盖,只有通过各种方法降低凝血发生的概率,然而效果有限。肝脏由于缺乏毛细血管基膜,较一般器官更容易发生凝血,绝大多数研究报道在体内移植后最多都只能维持 24 小时即发生完全血管栓塞,肾脏也仅能维持数天时间。2013 年哈佛大学 Harald 等发表文章报道,在大鼠体内成功实现肾脏的脱细胞与灌注细胞,并完成同种异体原位肾移植,重新构建的肾脏可产生原始形态的尿液,并且在规定的研究节点内未发生凝血。然而随后即有评论

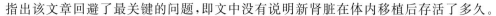

指出该文章回避了最关键的问题,即文中没有说明新肾脏在体内移植后存活了多久。

关于凝血的问题,有研究者想到,阴茎海绵体是血窦样的毛细血管组织,较普通毛细血管粗大,并且血流速度大,因此相对不易发生凝血。维克森林大学 Atala 等使用兔的阴茎海绵体脱细胞加灌注细胞后,移植到另一只切除了部分海绵体的兔阴茎上,观察到后者恢复良好,并且成功繁殖后代。这也是第一个长期存活并且具有功能的带有毛细血管结构的脱细胞加灌注细胞组织。

另外,脱细胞支架并不仅仅可以灌注原细胞,制造原器官,也可以将一种器官脱细胞后灌注于另一种器官细胞,作为其生长支架。例如,有研究者将脾脱细胞后,再灌入胰岛细胞。因为胰腺动、静脉短,难以游离后进行细胞洗脱,更难再次移植。而脾蒂血管易分离,并且并非重要器官,因此将胰岛细胞种植进入脱细胞的脾组织后,再次移植吻合更容易。然而具体是否能达到预期优势还需要更多研究检验。

最近,还有研究者将脱细胞技术进一步扩展到一个新的空间,不仅使用动物脱细胞组织,更使用植物脱细胞组织,作为动物细胞生长载体。植物的细胞外基质的主要成分是纤维素,也是一种可被动物细胞吸收、降解的材料。加拿大渥太华大学 Andrew 等将苹果雕刻成耳朵形状,脱细胞后种上动物细胞,希望能造出可移植的耳朵。美国伍斯特理工学院 Glenn 等将菠菜叶从茎部灌注洗脱剂脱去细胞,得到类似毛细血管网的脉络网状结构,并灌注内皮细胞,希望可用来制造带血管的组织或器官。

综上所述,脱细胞技术具有保留毛细血管网、异种相容性等独特优势,如果能解决凝血、细胞灌注等问题,可作为异种移植的一种"折中方案",将有广泛应用空间。

三、3D 生物打印(细胞加水凝胶)

自从 1981 年日本人 Hideo Kodama 制造出世界上首台光固化 3D 打印机以来,3D 打印技术得到了飞速发展。三十多年来,熔融沉积铸造(fused deposition modelling,FDM)技术的诞生,显著降低了 3D 打印的技术门槛,3D 打印技术由遥不可及到平常生活随处可见,大到汽车制造,小到巧克力成形、咖啡拉花都可以用 3D 打印完成,并且都有商品化的 3D 打印机,价格也越来越亲民化。在 2002 年,可以买到的最便宜的 3D 打印机还要约 3 万美元,现在最低仅需千余人民币即可买到最基本的 3D 打印机组装套件,顶级的桌面级 3D 打印机也不过 5 万人民币左右。虽然 3D 打印仍不能像照相或开车一样容易上手,其需要机械及软件基础,但仍不能阻挡大众对 3D 打印的狂热。

相对于机械 3D 打印,生物 3D 打印更是噱头十足。自从 3D 打印器官这个概念提出以来,其就一直保有较高的关注度。然而生物 3D 打印绝非易事,打印器官并不像打印塑料制品一样,将融化的材料堆积起来就能成形。它不仅仅是将细胞排列在一起,还要考虑细胞的存活率,打印的细胞如何黏附形成结构,打印之后细胞的生长情况等。虽然根据目前的研究进展,打印用于移植的完整器官仍遥遥无期,但打印用于科学研究的小型活体组织结构,特别是用于药物研发的打印组织已比较成熟。笔者围绕生物 3D 打印机的工作原理及研究进展做简单介绍。

首先要说明的是,一般所认为的生物 3D 打印机是指能够使用活体细胞作为打印材料的 3D 打印机。仅能打印生物可吸收材料的打印机,如打印可吸收血管支架的打印机,虽然也是生物用途,其实与普通机械打印机并无本质区别,不能归于生物打印机之列。目前大多数生物 3D 打印机都是在机械 3D 打印机的基础上改造而来,与普通机械打印机相比,生物打印机一般有两个或多个打印头,便于打印多种细胞或细胞与支架同时打印;打印时使用压力控制挤出速度而非送料体积;有无菌的打印仓(多使用改造的注射器制成);温度与压力控制更加精确等。

按照打印方式,生物 3D 打印机分为挤出式、喷墨式、激光式、光固化式等。挤出式 3D 生物打印机原理类似于注射器,通过精确的压力控制将混有细胞的打印墨水挤出,通过控制"注射

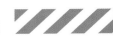

器"在 X、Y、Z 三个轴上的运动将细胞按设计方案排列。因为制造相对简单,是目前应用最广泛的 3D 生物打印机。目前市场上能买到的 3D 生物打印机几乎都是挤出式。喷墨式与挤出式的不同之处是前者打出的墨水是间断的,而后者是连续性的,在某些情况下,需要打出的细胞墨水与底物接触后立即发生固化或其他反应,便需要喷墨式打印机。

不管是挤出式还是喷墨式生物打印机,都需要特殊的打印喷嘴,细胞墨水通过打印喷嘴到达打印界面。打印喷嘴的口径大小对生物打印至关重要。理论上打印喷嘴可以做到单个细胞级别,即 10 μm 左右,但因为挤出的过程是连续性的,仍无法保证每次只打出一个细胞。而且越细的打印喷嘴意味着更大的打印压力与剪切力,因此会导致较高的细胞死亡率。而过于宽大的打印喷嘴虽然可以保证较高的存活率,但打印精度随之下降。目前一般挤出式打印机的打印喷嘴都在 100～400 μm。为了提高打印精度,有研究者开发出激光打印机,原理与前两者截然不同,不需要打印喷嘴与打印仓,取而代之的是打印带。事先将细胞接种到打印带上,打印时将有细胞的一面向下置于激光头下,激光开启后会将单个细胞与载体之间的液体气化,从而将细胞推动打印出来,通过控制激光与细胞带的移动即可控制打印位置。理论上激光打印机可达到接近于细胞级别的打印精度,然而实际上打印出来的细胞仍有少量偏差,无法按单个细胞精密排列成组织。而且由于打印时仅有细胞,不同于挤出式打印机的细胞墨水由细胞与胶体混合而成,细胞缺乏介质,无法多层累积形成组织块。另外,目前的激光打印机从准备到打印都极其耗时,仍处于初步探索阶段。

不论是机械 3D 打印机还是生物 3D 打印机,由于打印口径与打印头移动速度限制,打印速度都非常慢。按目前市场上商品化的挤出式 3D 打印机计算,如果打印一个人肾脏大小实体模型,至少需要 2 天时间,但活体细胞在打印的环境中难以维持如此长的时间。为了解决这一问题,研究者又想到了光固化打印机,利用特殊的液体材料在光照下可以发生固化的特性,使打印的单位由点提高到了面,每次光照一个面即可固化一层,因此显著增加了打印速度。由于光敏材料大多缺乏生物相容性,很长一段时间无法应用于细胞打印,不过目前已开发出多种可生物相容性好的光固化材料,但光固化生物打印机仍处于初步研发阶段,仅少数实验室有相关研究报道。

除了打印机本身,要想获得较好的打印效果,还需要取决于两个重要因素,一是打印墨水,二是打印软件。相比于生物 3D 打印机本身,生物打印墨水对打印的成败更为关键,首先要对细胞没有毒性,另外需要为细胞提供营养,利于气体交换,最后还要有良好的打印性能,即打印时能保持液体状态利于从细小的喷头挤出,而打印完成后,又能够变成固体状态维持打印组织形态,支撑一定重量。目前使用较多有明胶、纤维蛋白与凝血酶等。明胶的熔点在 20～30 ℃,即在 37 ℃时保持液体状态,可从打印喷嘴挤出,而打印出来后在室温下可变成胶冻样固体,非常适合活体细胞的打印,是目前应用最广泛的生物打印墨水。纤维蛋白与凝血酶即血液凝固中的关键因子,在打印墨水中添加纤维蛋白,打印完成后再与凝血酶作用可进一步加固成形的组织。

另外,生物打印机的软件也与普通机械打印机不同。组织设计完成后要打印出来,必须精确地告诉打印机具体的打印路线、速度以及挤出压力。普通机械打印机因为打印模块较大,是由计算机自动切片规划线路生成打印文件,而生物打印的组织一般都比较小,但每一条打印线路的走向甚至先后顺序都很关键,因此多用手动设计每条线路,并根据打印情况适时调整。

3D 生物打印的优势毋庸置疑,能够按照设计要求大量精密地排列细胞,重复性好。然而,目前的生物打印仍有诸多缺陷。首先是打印精度不够,多数生物打印机的打印喷嘴在 100～400 μm,相对于细胞的直径(3～10 μm)仍过于宽大;其次打印细胞之间不能快速黏附,不能迅速建立细胞间的各种信号传导,也不能快速生长成牢固的组织;最后,也是最重要的,打印的大型组织无法保证血供。目前利用多喷头打印机同时打印细胞与高聚物支架,最多可打印出数厘米大小的活体组织,并利用孔隙状结构使营养渗入,然而更大的结构必须要血管网络输送营养与氧气,但目前的生物打印机还无法达到。另外,还有打印时间长、安装复杂、需要多个打印头协调工作等问题。

尽管有以上问题,在某些领域,3D生物打印已开始商业化的道路。其中最有应用前景的就是药物检测。一种药物从最开始开发到最终通过临床试验上市的过程一般需要十余年时间,花费数亿美元,并且90%以上的药物被淘汰。其中非常关键的一个环节是临床试验,在临床试验以前,人体组织对药物的反应是重要参考因素。用于药物检测的组织不需要很大,但需要每批样本一模一样,保证高度重复性。3D生物打印可重复打印完全一样的组织,是药物体外实验的理想对象。目前少有的几家盈利的3D生物打印公司都是依赖药物检测实现盈利的。

四、组织工程的困难与启示

尽管有二十多年的探索,但目前的组织工程仍处于初步发展阶段,仍面临许多问题。其中关键的问题包括细胞来源、合成材料、制造工艺、血管化等。现有的组织工程还远不能造出肝、肾等可供移植的器官,但仍吸引了大量的关注,大量研究者投身于这一领域,笔者认为吸引大家的不只是为了造出完整器官,更是在研究过程中发展的各种新颖的思路与方法。以肾脏为例,目前在大鼠体内移植的人造肾脏,功能远不及现在肾衰竭病人的肾脏,如果随着组织工程技术的发展,人造肾脏的功能都可以达到正常水平了,那么能否将相关技术应用于肾衰竭病人,逆转他们的病情呢?再比如,有些外伤病人,皮肤由于皮下组织损伤严重,缺乏血供缝合后无法存活,对于这样的皮肤组织,能否在用于培养皮肤的生物反应器中维持一段时间,待皮下组织长好后再植入呢?因此,组织工程不仅能够构建器官,其衍生的方法和技术更可以治疗甚至逆转疾病,这也许是它最吸引人的地方。

(李 宁 陈 刚)

▶▶ 参考文献

1. Oberpenning F,Meng J,Yoo JJ,et al. De novo reconstitution of a functional mammalian urinary bladder by tissue engineering[J]. Nat Biotechnol,1999,17(2):149-155.

2. Atala A,Bauer SB,Soker S,et al. Tissue-engineered autologous bladders for patients needing cystoplasty[J]. Lancet,2006,367(9518):1241-1246.

3. Ott HC,Matthiesen TS,Goh SK,et al. Perfusion-decellularized matrix:using nature's platform to engineer a bioartificial heart[J]. Nat Med. 2008,14(2):213-221.

4. Chen KL,Eberli D,Yoo JJ,et al. Bioengineered corporal tissue for structural and functional restoration of the penis[J]. Proc Natl Acad Sci U S A,2010,107(8):3346-3350.

5. Skardal A,Atala A. Biomaterials for integration with 3-D bioprinting[J]. Ann Biomed Eng,2015,43(3):730-746.

6. Murphy SV,Atala A. 3D bioprinting of tissues and organs[J]. Nat Biotechnol,2014,32(8):773-785.

7. Jungebluth P,Alici E,Baiguera S,et al. Tracheobronchial transplantation with a stem-cell-seeded bioartificial nanocomposite:a proof-of-concept study[J]. Lancet,2011,378(9808):1997-2004.

8. Macchiarini P,Jungebluth P,Go T,et al. Clinical transplantation of a tissue-engineered airway[J]. Lancet,2008,372(9655):2023-2030.

9. Raya-Rivera AM,Esquiliano D,Fierro-Pastrana R,Ordorica-Flores R,et al. Tissue-

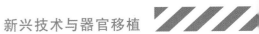

engineered autologous vaginal organs in patients:a pilot cohort study[J]. Lancet,2014,384 (9940):329-336.

10. Kang HW,Lee SJ,Ko IK,et al. A 3D bioprinting system to produce human-scale tissue constructs with structural integrity[J]. Nat Biotechnol,2016,34(3):312-319.

11. Crapo PM, Gilbert TW, Badylak SF. An overview of tissue and whole organ decellularization processes[J]. Biomaterials,2011,32(12):3233-3243.

12. Park KM, Hussein KH, Hong SH, et al. Decellularized Liver Extracellular Matrix as Promising Tools for Transplantable Bioengineered Liver Promotes Hepatic Lineage Commitments of Induced Pluripotent Stem Cells[J]. Tissue Eng Part A,2016,22(5-6): 449-460.

13. Modulevsky DJ, Lefebvre C, Haase K, et al. Apple derived cellulose scaffolds for 3D mammalian cell culture[J/OL]. PLoS One,2014,9(5):e97835.

14. Hughes OB, Rakosi A, Macquhae F, et al. A Review of Cellular and Acellular Matrix Products:Indications,Techniques,and Outcomes[J]. Plast Reconstr Surg,2016,138(Suppl 3):S138-S147.

15. Guyette JP,Gilpin SE,Charest JM,et al. Perfusion decellularization of whole organs[J]. Nat Protoc,2014,9(6):1451-1468.

16. Song JJ, Guyette JP, Gilpin SE, et al. Regeneration and experimental orthotopic transplantation of a bioengineered kidney[J]. Nat Med,2013,19(5):646-651.

17. Indolfi C,De Rosa S,Colombo A. Bioresorbable vascular scaffolds-basic concepts and clinical outcome[J]. Nat Rev Cardiol,2016,13(12):719-729.

18. Hoch E,Tovar GE,Borchers K. Bioprinting of artificial blood vessels:current approaches towards a demanding goal[J]. Eur J Cardiothorac Surg,2014,46(5):767-778.

19. Guillotin B,Souquet A,Catros S,et al. Laser assisted bioprinting of engineered tissue with high cell density and microscale organization[J]. Biomaterials,2010,31(28):7250-7256.

20. Goh SK, Bertera S, Olsen P, et al. Perfusion-decellularized pancreas as a natural 3D scaffold for pancreatic tissue and whole organ engineering[J]. Biomaterials,2013,34(28): 6760-6772.

第五篇

附记
Fuji

第三十四章

中国移植医学大事记

年份	大事记	单位及所在地	主要负责人
1960	首例尸体肾移植	北京医学院	吴阶平
1972	首例活体肾移植	北京医学院	梅骅
1977	首例尸体原位肝移植	上海第二医学院	林言箴
		武汉同济医院	裘法祖、夏穗生
1978	首例尸体原位心脏移植	上海第二医学院	张世泽
1979	首例尸体异体肝移植	山东医学院	张育龄
1979	卫生部批准成立我国首个器官移植研究所	武汉同济医院	裘法祖、夏穗生
1980	《中华器官移植杂志》创刊	武汉	裘法祖、夏穗生
1982	首例尸体胰腺移植	武汉同济医院	夏穗生
1983	我国首个器官移植学会（武汉医学会器官移植分会）成立	武汉	夏穗生
1985	首例尸体脾移植	武汉同济医院	夏穗生
1988	全国性器官移植学会（中华医学会器官移植分会）成立	武汉	裘法祖、夏穗生
1989	首例尸体胰肾联合移植	武汉同济医院	陈实
1989	首例活体脾移植	武汉同济医院	夏穗生
1993	首例尸体心肺联合移植	牡丹江心血管病医院	刘晓程
1993	首例活体部分肝移植	香港玛丽医院	范上达
1994	首例腹部整块原位多器官联合移植	武汉同济医院	周平、夏穗生
1994	首例尸体原位小肠移植	南京军区总医院	黎介寿
1996	首例尸体肝肾联合移植	中山医科大学附属第一医院	黄洁夫
2004	首例尸体肝胰十二指肠器官簇联合移植	华中科技大学同济医学院附属同济医院	陈知水

（王海灏）